器官移植临床技术

总　论

石炳毅　郑树森　叶啟发　主　编

清华大学出版社

北　京

图书在版编目（CIP）数据

器官移植临床技术 / 石炳毅，郑树森，叶啟发主编 . —北京：清华大学出版社，2020.12（2025.1重印）
ISBN 978-7-302-57029-5

Ⅰ. ①器… Ⅱ. ①石… ②郑… ③叶… Ⅲ. ①器官移植 Ⅳ. ① R617

中国版本图书馆 CIP 数据核字（2020）第 238148 号

责任编辑：孙　宇
封面设计：吴　晋
责任校对：李建庄
责任印制：丛怀宇

出版发行：清华大学出版社
　　　　　网　　址：https://www.tup.com.cn，https://www.wqxuetang.com
　　　　　地　　址：北京清华大学学研大厦 A 座　　　　　邮　　编：100084
　　　　　社总机：010-83470000　　　　　　　　　　　邮　　购：010-62786544
　　　　　投稿与读者服务：010-62776969，c-service@tup.tsinghua.edu.cn
　　　　　质量反馈：010-62772015，zhiliang@tup.tsinghua.edu.cn
印 装 者：涿州市般润文化传播有限公司
经　　销：全国新华书店
开　　本：185mm×260mm　　　　印　张：43　　　　字　　数：987 千字
版　　次：2020 年 12 月第 1 版　　　　　　　　　　印　　次：2025 年 1 月第 3 次印刷
定　　价：220.00 元（全两册）

产品编号：091301-01

《器官移植临床技术》
编 委 会

序

　　器官移植是 20 世纪医学的一项重大进展。不同于其他医学技术的是，器官移植手术开展需要有器官捐献——一份来自"生命的礼物"。器官捐献的给予和互助特征赋予了深刻的内涵，也与国家的经济发展、文明进步、法治建设、宣传教育等深层次问题紧密相关。

　　在党中央和国务院领导下，我国器官移植事业从 2005 年至今进行了一场"壮士断腕""刮骨疗毒"的艰难改革，逐渐走上了法制化、科学化、规范化的道路。2015 年 1 月 1 日起，公民自愿捐献成为移植器官的唯一合法来源，2018 年我国公民捐献达 6302 例，加上公民亲体活体移植，器官移植手术已超过 2 万例，百万人口捐献率（PMP）达到 4.53。2019 年 12 月 6 日至 8 日，第四届中国 – 国际器官捐献大会暨"一带一路"器官捐献国际合作发展论坛在云南昆明举办，来自世界卫生组织（WHO）、世界移植协会（TTS）、各大洲移植协会和 62 个国家的器官移植学界代表参加了本次大会。与会专家盛赞中国器官捐献与移植改革发展的成就，肯定了"中国经验"在世界器官移植体系建设中的重要作用。论坛遵循"共商、共建、共享"原则，共同发表了《"一带一路"器官捐献与移植国际合作发展昆明共识》。

　　但是，我国器官捐献与移植事业改革仍在路上。按照国家卫生健康委员会党组部署，我国器官移植正在从数量规模型向质量提升型转变。2007 年国家颁布的《人体器官移植条例》正进入修订程序，器官移植医师培训及资格认定工作正在逐步规范化和科学化。2016 年 9 月 30 日，原国家卫计委下发了《人体器官移植医师培训与认定管理办法（试行）》和《人体器官移植医师培训基地基本要求（试行）》，明确提出委托有条件的社会组织、单位开展培训规划设计，编制教学内容及大纲，指导培训基地建设和管理，制定考核标准和要求等，对人体器官移植医师执业资格认定和培训相关工作程序提出具体要求，要求加大资格审批下放后的监管力度。2018 年 12 月 27 日，国家卫生健康委办公厅下发了《关于做好人体器官移植医师执业资格认定事中事后监管有关工作的通知》，形成了"第一批人体器官移植医师培训基地"名单，并要求各省市级卫健委督促各基地开展移植医生培训及移植医师资格认证。尽管各地按照要求已经陆续开展器官移植医师培训工作，但是由于缺乏统一培训体系，尚未出台统一、完善的标准教材和教学大纲，导致器官移植专科医师培训水平参差不齐，无法满足当前我国全面提升器官移植医疗质量的要求。

　　在国家人体器官捐献与移植委员会、国家卫生健康委员会医政医管局的指导下，由中国器官移植发展基金会发起的"中国器官移植发展培训体系建设项目"（以下简称"培建项目"）于 2019 年 6 月 16 日在厦门召开了项目启动会，成立了以国家人体器官捐献与移植委员会主任、中国器官移植发展基金会理事长黄洁夫教授担任主任委员，中华医学会器官移植学分会、中国医师协会器官移植医师分会、中国医院协会器官获取与分配管理工作委员会、中国人体器官捐献管理中心等专家共同组成的学术委员会，主要依托第一批器官移植医师培训基地开展培训体系建设工作。"培建项目"旨在建立我国"统一标准、统一体系"的器官移植发展培训体系，包括：器官移植管理、器官移植临床技术、器官捐献获取、器官供体识别与维护、器官移植伦理等方面的标准建立，逐步完善我国器官捐献与移植的标准化培训体系，加强器官移植政策法规培训，促进全国各移植中心器官移植临床技术的同质化，推动我国器官捐献与移植工作的规范，促进我国器官捐献与移植工作的健康开展和医疗服务质量提升，实现器官移植从数量规模型向质量提升型转化。

2019 年 9 月 26 日，中国器官移植发展基金会组织专家在武汉召开了《器官移植临床技术》培训教材及教学大纲编写研讨会，会议牵头人为石炳毅教授，另外，肝、肾、心、肺、胰腺和小肠移植等领域专家出席了会议。经过与会专家认真讨论并审慎达成共识：严格按照《人体器官移植医师培训与认定管理办法（试行）》要求，以中华医学会器官移植学分会组织编写的"中国器官移植临床诊疗规范（2019 版）"系列文章为蓝本，按照总论和各论进行编委分组，正式启动《器官移植临床技术》培训教材及教学大纲编写工作。2020 年 5 月 30 日，中国器官移植发展基金会召开第二次编写研讨会，本次会议是在编委们历时半年余，反复推敲，几易其稿，完成教材及教学大纲之后召开的，与会专家经充分讨论，严密分析，肯定了编写工作，并提出了进一步修改建议。8 月 7 日，中国器官移植发展基金会组织召开教材审稿会，国家卫健委医政医管局领导、中国器官移植发展培训体系学术委员会及编委会专家出席会议，大家经研讨认为，本培训教学大纲及教材的编写从内容到形式都符合培训要求，可正式出版。

本教材分为总论和各论两册，配合教学大纲使用。总论包括器官移植医师需要掌握和熟悉的相关的器官移植免疫学基础和前沿知识，免疫抑制剂，尸体器官捐献供体的评估、维护和获取，器官移植术后常见的远期并发症等方面课程。各论按照实体器官进行分册，包含各器官移植临床技术基本操作等课程。本教材通过落实"培建项目"总体目标，达成国家卫生健康委员会有关器官移植医师资格认定要求，可作为全国人体器官移植医师培训基地和器官移植医师资格认定的统一教材，编者们的努力也必将推动全国器官移植临床技术标准化和规范化的进程。

是为序。

中国人体器官捐献与移植委员会主任委员
中国器官移植发展基金会理事长

2020 年 10 月

前　言

中国的器官捐献与移植事业经历了几代人的艰苦创业、规范建设和深化改革的发展历程，逐步形成了一个包括器官捐献、器官获取与分配、器官移植医疗服务、器官移植质控及器官移植监管等完整的器官捐献与移植体系，走上了法制化、科学化和规范化发展的健康轨道，取得了令世人瞩目的成绩，得到了包括世界卫生组织、教皇科学院等国际权威和官方组织的理解和肯定。2018 年，中国大陆地区器官捐献达到了 6302 例，捐献器官数量已居世界第二位，百万人口年捐献率从试点之初的 0.03 PMP 增长到了 4.53 PMP。器官捐献与移植工作有序推进，为器官移植的高速发展奠定了坚实的基础，2018 年，我国共完成器官捐献 6302 例，器官移植手术 20201 例，移植手术总量居世界第二位。2019 年 12 月 6 日至 8 日，第四届中国 – 国际器官捐献大会暨"一带一路"器官捐献国际合作发展论坛在云南昆明举办，来自世界卫生组织（WHO）、国际器官移植协会（TTS）、各大洲移植协会和 62 个国家的器官移植协会的代表参加了本次论坛。与会专家盛赞中国器官捐献与移植改革发展的成就，肯定了"中国经验"在移植体系建设中的重要作用。论坛遵循"共商、共建、共享"原则，共同发表了《"一带一路"器官捐献与移植国际合作发展昆明共识》。中国向世界传递出建立符合伦理的、符合世界卫生组织准则的器官移植体系的信念，也为世界器官移植技术发展提供了"中国经验"。但我们也十分清醒地认识到，中国的移植医疗服务与人民群众的需求还有很大的差距。

目前，中国公民逝世后器官捐献事业进入全新发展阶段，我国器官移植正在从数量规模型向质量提升型转变，建设规范化的诊疗体系是提升医疗质量的重要措施。器官移植规范化诊疗体系建设包括专科医师培养的规范化和临床诊疗技术的规范化。美国在器官移植专科医师培训方面起步较早，在 20 世纪 80 年代，美国器官移植外科医师学会（American Society of Transplantation Surgeons，ASTS）即建立了腹部脏器器官移植培训项目，设立专门委员会负责移植专科医师的培训、考核与认证等工作，并要求美国的器官移植中心至少拥有一位经过培训、考核和认证的专科医师。器官移植专科医师的培训和认证对美国器官移植的规范化发展起到了非常重要的作用，这些经验值得我们借鉴。

为进一步加强我国人体器官移植医师的管理工作，2016 年 9 月 30 日，原国家卫计委下发了《人体器官移植医师培训与认定管理办法（试行）》和《人体器官移植医师培训基地基本要求（试行）》，明确提出委托有条件的社会组织、单位开展培训规划设计，编写教学内容及大纲，指导培训基地建设和管理，制定考核标准和要求等，对人体器官移植医师执业资格认定和培训相关工作程序提出具体要求，要求加大资格审批下放后的事中和事后监管力度。2018年12月27日，国家卫生健康委员会办公厅下发了《关于做好人体器官移植医师执业资格认定事中事后监管有关工作的通知》，形成了"第一批人体器官移植医师培训基地"名单，并要求各省市级卫健委督促各基地开展移植医生培训及移植医师资质认证。目前，尽管各地按照要求已经陆续开展器官移植医师培训工作，但是缺乏统一培训体系，也未能出台统一、完善的标准教材和教学大纲，导致器官移植专科医师培训水平参差不齐，无法满足当前我国全面提升器官移植医疗质量的要求。我国亟待建设统一、标准和规范的器官移植专科医师的培训与建设体系。

在中国人体器官捐献与移植委员会、国家卫生健康委员会医政医管局指导下，中国器官移植发展基金会发起"中国器官移植发展培训体系建设项目"（以下简称"培建项目"），并于2019年6月16日在厦门召开了启动会，成立了以中国器官移植发展基金会理事长黄洁夫教授担任主任委员，由中华医学会器官移植分会、中国医师协会器官移植医师分会、中国人体器官捐献管理中心等专家共同组成的学术委员会。本项目旨在共同建立我国"统一标准、统一体系"的器官移植发展培训建设体系，通过对包括器官移植管理、器官移植临床、器官捐献协调、供体识别与维护、器官移植伦理等方面的标准内容建设，逐步完善器官捐献与移植的标准化培训体系，促进全国各移植中心器官移植和获取技术的同质化，推动我国器官捐献与移植事业的规范、健康开展和医疗服务质量的提升，实现器官移植从数量规模型到质量提升型发展转化。

为了尽快落实培建项目设立的目标，培建项目专家组于2019年9月26日在武汉召开了教材编写启动会，中国器官移植发展基金会副会长兼副秘书长赵洪涛教授主持会议，肝、肾、心、肺、胰腺和小肠移植等移植项目的24位专家出席会议，会议就培训形式、范围和方法等进行了深入的探讨。会后，根据培训教材编写需要，组建了包括器官移植临床专家、国家卫健委人体器官移植培训基地专家等在内的编写委员会。为了培养器官移植专科医师的规范化临床操作能力，编委会以中华医学会器官移植学分会组织编写的《中国器官移植诊疗技术规范（2019版）》为人体器官移植医师培训的教材蓝本，根据《人体器官移植医师培训与认定管理办法（试行）》和《人体器官移植医师培训基地基本要求（试行）》对人体器官移植医师培养和认定的要求，组织专家编写《器官移植临床技术》和《器官移植临床技术（教学大纲）》。编委会共建立了7个编写小组，通过微信群等方式，对培训内容推敲琢磨，字斟句酌，几易其稿，历时半年余，在COVID-19肺炎肆虐期间也未中断，终于完成了"培建项目"人体器官移植医师临床技术教材和教学大纲的编写。为了更加适应人体器官移植临床技术培训的开展，保证培训的权威性和科学性，编委会在2020年5月30日通过线上和线下相结合的方式组织了对编写的汇总和修改，并在同年的8月7日组织了审稿会，经过编委会、中国人体器官捐献与移植委员会和国家卫生健康委的集中统一审定，最终完成了教材和教学大纲的编写。

本教材分为总论和各论两部分。总论部分包括器官移植医师需要掌握和熟悉的相关的器官移植免疫学基础和前沿知识，免疫抑制剂，尸体器官捐献供体的评估、维护和获取，器官移植术后常见的远期并发症等方面的规范化诊疗课程。器官移植各论中，各实体器官移植项目从尸体器官捐献、供体评估、获取与移植、围手术期与术后随访管理以及移植并发症防治等方面制订了相应教材和大纲。通过培训医师有重点地学习规范的器官移植技术，理论联系实际，提高临床诊疗技术的科学化和规范化程度，促进器官移植临床诊疗质量的提升。

　　本教材旨在通过落实"培建项目"，提高器官移植专科医师的临床、教学和科研能力，在全国范围内推广规范化的临床诊疗技术，推进"器官移植质量提升计划"建设。望广大读者，即全国器官移植专科医师培训基地的教员和学员们在使用过程中提供宝贵意见，以便再版时进行修订和完善，使本教材更好地为器官移植专科医师规范化培训服务。

编　者
2020 年 10 月

目 录

第一章

器官移植免疫学基础

　　器官移植是 20 世纪最伟大的医学成就之一，成为许多终末期疾病最为有效的、甚至对某些疾病竟是唯一的治疗手段。但是，器官移植的发展仍然面临诸多理论与实践的瓶颈问题，排斥反应首当其冲，是对移植预后影响最为普遍的危险因素，而其发生发展的关键就是免疫应答反应。为了更好地理解器官移植排斥反应与抗排斥反应药物（免疫抑制剂）的作用机制，本章介绍了 T、B 和 NK 细胞等主要的免疫细胞在器官移植排斥反应中的作用，并结合理论介绍了免疫抑制剂的作用靶点以及器官移植常见的免疫学实验室检查及其应用的原则。以期通过本章的学习，熟悉并掌握免疫系统激活与器官移植预后的影响，能判读主要的免疫学检测指标，了解其检测的过程和原理，以及移植免疫学的研究进展等。

第一节　T 细胞活化与移植物急性排斥反应

　　器官移植是大多数终末期器官功能衰竭的主要治疗方式。移植术后发生的排斥反应是导致移植物失功的主要原因，预防和逆转急性排斥反应是保证移植成功和提高受者及移植物长期存活率的关键。临床上最常发生的急性排斥反应是急性细胞性排斥，其本质是在异体抗原刺激下 T 细胞的活化、白细胞介素 -2（IL-2）的产生和致敏 T 细胞大量的克隆繁殖。因此，T 细胞的活化与增殖以及 IL-2 与 IL-2R 在移植物急性排斥反应中均发挥着重要的作用。

一、T 细胞活化与增殖

　　排斥反应是影响移植物长期存活的最重要因素。急性细胞性排斥反应的本质就是在异体抗原刺激下 T 细胞的活化和 IL-2 类细胞因子的产生与释放。当异体器官植入后，由于供受者之间的组织相容性抗原不同，受者循环中的 T 细胞受到移植物的抗原刺激而致敏，即进入附近的淋巴结中，一部分转化成淋巴母细胞，并迅速增殖分化为致敏淋巴细胞。其中致敏的 CD8 细胞（cytotoxic T lymphocytes, CTL）可直接攻击移植物，致敏的 CD4 细胞（T helper-1, Th1）可释放多种细胞因子，如 IL-2，IL-6，干扰素 -γ（interferon-γ, INF-γ）等，直接（具有杀伤活性的亚群）或间接地（辅助 CD8, NK 和 B 细胞）损伤靶细胞。如果 T 细胞活化之后不产生 IL-2，即转化为抑制细胞（suppression）、克隆无功能细胞（anergy）甚至导致程序死亡（programed cell death），或称细胞凋亡（apoptosis）。

T 细胞的活化主要经历下列几个步骤：

（一）抗原加工与提呈

抗原提呈细胞（antigen presenting cell，APC）：APC 是能够摄取和处理抗原，并将处理后的抗原提呈给 T 细胞的一类辅佐细胞。

APC 的功能：①摄取、加工、提呈 MHC 抗原分子；②运输抗原分子到引流淋巴结；③与 T 细胞非特异结合（adhesion）；④ T 细胞共刺激作用（costimulation）。

APC 的分布：APC 包括分布在全身各组织中的 Ia$^+$ 巨噬细胞，分布在脾脏和淋巴结中的树突状细胞（dendritic cells，DC）、并指状细胞（interdigiting dendritic cell，IC）和皮肤中的郎罕氏细胞（langhans giant cells，LC）。DC、IC 和 LC 均为 Ia$^+$，具有很长的胞浆伸展部分（伪足），交织在滤泡内的淋巴细胞之间，通过其膜上的 Fcγ R 和 C3bR 吸附抗原，将抗原摄入细胞内或递交给 T 细胞。

移植免疫的特殊性在于移植物和宿主各有一套可刺激免疫应答的抗原提呈细胞。供者 APC 表达的主要组织相容性复合体（macro histocompatibility complex，MHC）抗原与宿主不同，而且细胞内所产生的蛋白质分子也与细胞外获得者不同，因此，T 细胞对这两类不同 APC 携带的不同抗原所发生的反应也不尽相同。

供者来源的 APC 携带 MHC Ⅰ类抗原直接提呈给 CD8 细胞。受者的 APC 识别、捕获移植物抗原并摄入细胞内，经内在化形成吞噬体，再与溶酶体融合形成吞噬溶酶体或称内体。外源性抗原在内体酸性环境中被水解为肽段。同时，在内质网内新合成的 MHC Ⅱ类分子转运到内体与其内具有免疫原性的多肽结合。所形成的抗原肽 -MHC Ⅱ类分子复合物被高尔基体送至 APC 表面，供 CD4 细胞的 TCR/CD3 复合体识别。

（二）细胞间粘附作用

粘附分子（adhesion molecule）是一类介导细胞与细胞、细胞与细胞基质间粘附作用的膜表面糖蛋白。免疫应答过程中，APC 和 T 细胞间的相互作用有赖于粘附分子的参与。也就是说，携带抗原的 APC 表面粘附分子与 T 细胞表面的相应配体相互作用，使 APC 粘附于 T 细胞，并在其表面滚动，以检查其是否具有相应的 TCR/CD3 复合体，即所谓抗原识别。

重要的粘附分子主要包括：APC 表面的 LFA-3（CD58）与 T 细胞表面的 LFA-2（CD2）；APC 表面的 ICAM-1（CD54，gP39）与 T 细胞表面的 LFA-1（CD11a/CD18，gP50）。

（三）抗原识别

移植免疫反应发生过程中，受者 T 细胞可以通过以下三种途径识别同种异型抗原：

直接识别：受者同种反应型 T 细胞（CD8/CD4）直接识别供者 APC 所表达的 MHC Ⅰ / Ⅱ类抗原，而不经过受者 APC 处理并提呈供者抗原。

间接识别：受者 T 细胞（CD4）识别经受者 APC 处理并提呈表达于 MHC Ⅱ类分子的

供者抗原。

半直接识别：受者 T 细胞（CD8）识别受者 APC 表面的肽 - 供者 MHC I 类分子，受者 T 细胞（CD4）识别受者 APC 表面的肽 - 供者 MHC II 类分子复合物。

其中直接识别是指 T 细胞直接识别未经加工的异体 MHC I 类分子，而间接识别是指 T 细胞识别经 APC 加工处理后再提呈于自身 MHC II 类分子的多肽抗原，二者之间的区别在于是否有一个抗原加工的过程。另外，半直接识别途径的关键在于 APC 通过细胞间直接接触或胞外囊泡来交换完整的膜成分，使得受者 APC 获得了供者的 MHC 分子并将其呈递给受者 CD4$^+$ 和 CD8$^+$ T 细胞。

TCR 与 CD3 分子以非共价键连接，形成 TCR/CD3 复合体。TCR 分子多肽链的大部分位于胞浆外，仅有小部分在胞浆内；而 CD3 分子则相反，小部分在胞浆外，大部分在胞浆内。因此，TCR 识别抗原后，信号是通过 CD3 分子传到细胞内的。此外，T 细胞上的 CD4 分子与 APC 表面的 MHC II 类分子结合，巩固了 TCR 与抗原的结合。某些粘附分子也参与了抗原提呈与信息传递过程。如 LFA-2/LFA-3，LFA-1/ICAM-1 等。

（四）共刺激因子（第二信号）

APC 加工并提呈抗原至其膜表面，运行至 T 细胞聚集部位并粘附于 T 细胞。T 细胞的 TCR/CD3 复合体识别 APC 表面的抗原肽 -MHC 分子复合物，即为第一信号。此时，T 细胞的激活尚需要第二信号，如果缺乏第二信号的复合刺激，T 细胞将失能（anergy）或凋亡（apoptosis）。所谓第二信号，其中最重要的是 APC 表面的 B7 分子（BB1，costimulator），其配体为 T 细胞表面的 CD28（corecceptor）或与其密切相关的分子 CTLA-4，其中 CD28 活化信号与 IL-2 基因启动子有关。APC 刺激后，未成熟的辅助性 T（T helpler cell，Th）细胞分化为特定的亚型，包括 Th1、Th2、Th17 以及调节性 T 细胞（Treg）。在促炎症环境中，未成熟 Th 细胞主要分化为 Th1 和 Th17 细胞。Th1 细胞分泌 IFN-γ 和 IL-2，与急性排斥反应的发生密切相关。Th17 细胞通过产生 IL-17 及其他促炎分子与急性和慢性排斥反应均具有相关性。另外，Th2 细胞（分泌 IL-4、IL-5、IL-13））也可能参与同种异体移植物排斥反应。Treg 能分泌 IL-10 并抑制 T 细胞和 APC，这与人类和小鼠的同种异体移植耐受密切相关。

由此可见，第二信号是 T 细胞活化的关键一步，有人将抗原提呈区分为专职性提呈（profersional presentation）和非专职提呈（non-profersional presentation），关键在于 APC 表面是否表达 B7 分子，B7 分子与 CD28 结合，使 CD28 活化，便称为专职提呈。反之，称为非职能提呈。很有可能不同类型的 APC 表达不同的共刺激分子，因而刺激不同的 T 细胞功能，一些类型刺激活化 Th1，而另外一些可能活化 Th2。

有时难于区别 APC 表面的粘附分子和共刺激分子，因为二者都是 T 细胞活化所必需的。所不同的是，封闭粘附分子仅仅阻断了 T 细胞对抗原的反应，而封闭共刺激分子则不仅妨碍了 T 细胞活化，而且改变了 T 细胞的性质，使其对相同抗原刺激的低反应性或无反应性持续很长一段时间，这种 T 细胞的负调节状态（down-regulation）称为失能（arergy），例如有人以抗 CTLA-4 Ig 封闭第二信号系统而诱导免疫耐受。

（五）T 细胞的活化与增殖

静止的 CD4（Th1）细胞（G0）期在识别 APC 提呈的抗原后（即第一信号），细胞表面即表达 IL-1R，成为诱导性 T 细胞（inducible T cell，Ti），并接受 APC 产生的 IL-1 而开始活化。T 细胞在共刺激因子（第二信号）的作用下，合成分泌 IL-2 并表达 IL-2R，成为活化的 Th 细胞（G1）期。当 IL-2R 和 IL-2（自分泌或旁分泌的）相结合，T 细胞即母细胞化，分化成效应性 Th 细胞，分泌一系列细胞因子。此过程的关键是效应性 Th 细胞是 Th1 还是 Th2 亚群。Th1 类细胞因子包括 IL-2，IL-6，IFN-γ 等，为促进排斥反应等细胞因子。Th2 类细胞因子包括 IL-4，IL-10，TGF-β 等，一般认为是排斥反应对抗性细胞因子。在排斥反应过程中起最关键作用的是 IL-2，它是促进 Th 细胞增殖分化的重要介质。当活化 Th 细胞（G1 期）上的 IL-2R 和 IL-2 结合即进入 S 期（DNA 合成期），再经过一个较短的 DNA 合成后期（G2 期），即进入有丝分裂期（M 期）。随着新分裂的 Th 细胞的继续增殖，产生更多的 IL-2，作用于 Th 细胞及其他亚群，使 T 细胞不断增殖、分化和成熟。在 IL-2 的作用下，增殖的 T 细胞大多数最终分化为致敏 T 细胞或效应 T 细胞。

T 细胞的活化机制十分复杂，而 IL-2 基因活化、DNA 复制、导致 IL-2 合成与释放可能是 T 细胞活化的关键步骤和中心环节。目前的研究多认为，T 细胞活化主要通过磷脂酰肌醇代谢途径，由蛋白质激酶 C 和钙离子／钙调蛋白依赖性蛋白激酶协同作用而发生。肌醇磷脂占膜磷脂 7%~8%，由三种成分组成，即磷脂酰肌醇（phosphatidylinositol，PI）、磷脂酰肌醇一磷酸（phosphatidylinositol phosphate，PIP）和磷脂酰肌醇二磷酸（phosphtidylinositol（4，5）-bisphosphate，PIP2）。三者通过相应的激酶相互转换，处于动态平衡。当 TCR/CD3 与相应抗原结合后，在第一、第二信号系统的作用下，受体的构型发生改变，使 PIP2 向磷脂酶 C（phospholipases C，PLC）靠拢，并被水解产生甘油二酯（diacylglycerol，DG）和肌醇三磷酸（inositol triphosphate，IP3）。IP3 与内质网膜上相应受体结合，导致钙离子释放并增加细胞膜钙通道的钙内流，使胞浆内游离的钙离子浓度升高，随之钙离子与钙调磷酸酶（calcineurin）结合，活化钙离子／钙调蛋白依赖的蛋白激酶，后者转导活化 T 细胞核因子（nuclear factors of activated T cells，NFAT）的胞浆部分进入细胞核。DG 浓度升高使非活化型 PKC 对钙离子亲和力明显增加，并从胞浆向膜移行与磷脂酰丝氨酸结合，成为活化型 PKC，进而催化多种重要的蛋白质磷酸化，促进 NFAT 的胞核部分合成。NFAT 的胞浆部分（NFATp）与胞核部分（NFATn）在胞核内形成 NFAT 复合体（NFATc），参与启动 IL-2 基因活化。

二、IL-2、IL-2R 和急性排斥反应

（一）IL-2 及其作用

Morgan 等 1976 年发现一种显示有丝分裂原作用的细胞因子，它可引起 T 细胞增殖和维持 T 细胞在体外持续生长，开始将其命名为 T 细胞生长因子（TCGF），1979 年国际会议上统一命名为白细胞介素 -2（IL-2）。IL-2 是自分泌和旁分泌的因子，不进入血液，不

是内分泌生长因子。IL-2 的产生与细胞增殖周期有关，是促使 T 细胞从 G1 转至 S 期的关键因子。IL-2 的主要生物活性有：① IL-2 是 T 细胞的自分泌和旁分泌生长因子，它能维持 T 细胞在体外生长，IL-2 作用的靶细胞是 Th、CTL 和 Ts 细胞，因此是维持细胞免疫功能的重要细胞因子。②激活 NK 细胞增殖，增强其溶细胞活性。③诱导 CTL、LAK 等杀伤细胞的分化和效应功能，诱导这些细胞产生 IFN-γ、TNF-α 等细胞因子。④在较高剂量（103~104U／mL）IL-2 作用下使巨噬细胞活化，吞噬杀伤功能也因此增强。⑤直接活化 B 细胞，促进其生长和刺激抗体产生。

（二）IL-2R 分子表达和作用

静止 T 细胞表面的白细胞介素 - 2 受体（IL-2R）由 2 个多肽链组成，IL-2Rβ 和 IL-2Rγ。IL-2Rβ 是一种 70-75kD 的多肽（CD122）与 64kD 的多肽 IL-2Rγ（CD132）一起形成 IL-2Rβγ 复合体。IL-2Rα 是一种 55kD 的多肽，仅在 T 细胞活化之后才能表达。最早被称为 T 细胞活化抗原（T cell activation antigen，又称 Tac），而现在被命名为 CD25。T 细胞活化之后，α 链（CD25）迅速表达并与 β 链和 γ 链一起形成 IL-2Rαβγ 复合体，后者以高亲合力（Kd 大约为 10-11M）与 IL-2 结合并刺激 T 细胞增殖。IL-2 可以进一步通过自分泌因子的作用促进 IL-2Rα 的合成。IL-2 单与 IL-2Rα 结合并不引起可检出的生物学反应。因为活化的 IL-2R 复合物与 IL-2 结合的亲合力很高，所以信号转导所需要的 IL-2 的浓度便低得多。

（三）急性细胞性排斥反应

急性排斥反应是一个极为复杂的生物学过程，由淋巴细胞系统和单核吞噬细胞系统协同完成。这一过程可以人为地分为三个阶段，即感应阶段（inductive stage）、增殖分化阶段（proliferative and differentiation stage）和效应阶段（effective stage）。也可以将前二阶段统称为淋巴细胞的活化阶段。T 细胞活化，大量的 IL-2 释放和 IL-2R 的表达，二者的结合导致大量 T 细胞的克隆增殖，乃是急性细胞性排斥反应的关键性生物学基础，也就是效应阶段。应当指出，这大量增殖的 T 细胞（包括 CD4$^+$ 和 CD8$^+$）与前二阶段的致敏淋巴细胞是同一克隆的，具有完全相同的生物学特征。具有相同的 TCR/CD3 复合体可以识别相同的 MHC- 抗原复合物。这类 T 细胞离开淋巴器官进入循环，到达靶器官，即移植物。在这里发生效应阶段——急性细胞性排斥反应。组织病理学可见移植物内大量的 CD4、CD8 和巨噬细胞浸润、间质渗出和实质细胞的溶解坏死。

1. CD8 细胞：活化的 CD8 细胞也称为细胞毒性 T 细胞（cytotoxic T cell，TC）或细胞毒性 T 淋巴细胞（cytotoxic T lymphocyte，CTL）。Tc 与 MHC- Ⅰ类抗原的靶细胞结合，直接发挥杀伤作用。Tc 与靶细胞结合后，释放丝氨酸酯酶和淋巴因子（淋巴毒素、穿孔素和 TNF 等）可导致靶细胞膜的损伤，致使细胞外液内流，细胞肿胀，以及胞内电解质和大分子物质流出，最终使靶细胞裂解，Tc 攻击靶细胞后自身完整无损，在数小时之内可连续杀伤数十个靶细胞，这是 Tc 介导急性排斥反应的主要机制。研究表明，在同种器官移植物中，丝氨酸酯酶及穿孔素的表达水平与排斥反应的严重程度相关，能够指导排斥反应的预后及免疫抑制治疗。另外，近期一项研究表明早期细胞介导的排斥反应与移植前血液中 CD8T 细胞基因信号的下调具有相关性。

2. CD4 细胞：活化的 CD4 细胞称为辅助性 T 细胞（Th），在效应阶段发挥免疫调节作用，分为 Th1、Th2 和 Th17 等。Th 细胞作用于 B 细胞并辅助 B 细胞产生抗体，发挥体液免疫作用；Th 细胞作用于 CTL 和 TDTH 细胞，诱导其成熟，产生对细胞直接杀伤的细胞毒效应和引起迟发性超敏反应。大量的 CD4 细胞具有细胞毒功能，直接杀伤表达 MHC-Ⅱ分子的靶细胞。急性排斥反应属于迟发性超敏反应（delay type hypersensitivity，DTH），介导此类反应的 T 细胞属 CD4 亚群，即 T_{DTH} 细胞，有人认为还有 CD8 亚群的 Tc 参与。T_{DTH} 细胞发挥免疫效应的方式是释放多种可溶性蛋白，统称淋巴因子（lymphokine，LK），这些淋巴因子产量虽小，但活性极强，效应作用所涉及的范围狭小，持续时间短暂，淋巴细胞多以非特异的方式作用于其他细胞，产生调节效应和促进生长增殖作用，其中以对巨噬细胞的作用最为重要。它能使巨噬细胞大量积聚和激活，在局部产生巨噬细胞移动抑制因子（macrophage migration inhibitory factor，MIF）、巨噬细胞活化因子（macrophage activation factor，MAF）和巨噬细胞趋化因子（macrophage chemokinetic factor，MCF）等，此外还有其他淋巴细胞生长因子（IL-2、IL-4、IL-5、IL-6）、转移因子、干扰素、淋巴毒素等。因此，急性排斥反应发生过程中，不同类型的 T 细胞亚群、其他免疫细胞及其产生的多种因子形成相互调节的免疫网络，并发挥着重要的作用。

在抗原刺激下 T 细胞活化、增殖至攻击移植物的过程中，IL-2 和 IL-2R 的结合是排斥反应的关键因素和中心环节，任何在此过程能够阻断 T 细胞活化，抑制 IL-2 的产生以及阻止 IL-2 与 IL-2R 的结合的措施，均能起到不同程度的干预急性排斥反应的作用。

（石炳毅　刘志佳　于　涛）

第二节　B 细胞活化与抗体介导排斥反应

20 世纪 90 年代以前，人们普遍认为移植排斥反应主要由细胞免疫所介导。近年来，抗体介导的体液免疫理论在移植排斥反应过程中的作用重新得到重视，B 细胞是体液免疫的核心。B 细胞活化的过程非常复杂，且有众多调控因子参与其精细调节。B 细胞产生抗体诱导的效应机制包括补体依赖途径和非补体依赖途径的抗体依赖细胞毒性、炎症细胞的募集反应和补体依赖的吞噬作用。最终的病理反应为血小板激活和血栓形成、平滑肌和内皮细胞的病理性增殖、体液和细胞侵袭损伤内皮细胞进而导致组织损伤。

一、B 细胞的发育及其表面分子标志

（一）B 细胞发育

B 细胞存在于血液、淋巴结、脾、扁桃体及其他黏膜组织。其发育始于胎肝，出生后，骨髓是 B 细胞的发育、分化和成熟的场所。早期 B 细胞分化和发育与骨髓造血微环境密

切相关，并在骨髓髓质基质细胞表达的细胞因子和粘附分子的作用下经历分化。B 细胞受体（B cell receptor，BCR）作为 B 细胞表面主要的膜分子，其发育是 B 细胞在中枢免疫器官中的分化发育的核心事件。BCR 由识别和结合抗原的膜表面免疫球蛋白（membrane Immunoglobulin，mIg）和传递抗原刺激信号的 CD79a（Igα）/CD79b（Igβ）异源二聚体组成。在滤泡区的生发中心 B 细胞经过体细胞高频突变、抗体类别转换和高亲和力的选择，最终分化为浆细胞和记忆细胞。

（二）B 细胞表面的分子标志

B 细胞有多种表面标志，部分为 B 细胞所特有，或与其他细胞共同表达。最重要的表面标志是 BCR 复合物，由 mIg 和 CD79a（Igα）/CD79b（Igβ）组成性表达，在 B 细胞分化和功能执行中起着重要作用。mIg 表达于所有成熟的 B 细胞表面，不同发育和分化阶段的 B 细胞表面表达不同的 mIg，属于免疫球蛋白超家族原型；CD79a/CD79b 能够传导抗原与 BCR 结合所产生的第一信号，并参与 Ig 从胞内向胞膜的转运。BCR 的作用主要有两点，一是 mIg 的可变区与抗原特异结合，产生刺激 B 细胞活化的第一信号；二是作为抗原提呈细胞，B 细胞的胞吞作用内化 BCR 结合的抗原，进行加工处理，抗原降解后产生的抗原肽结合 MHC II 类分子，形成 MHC II 类分子 - 抗原肽复合物表达于 B 细胞表面并提呈给抗原特异性 Th 细胞。

其他 B 细胞表面标志还有：激活性辅助受体（CD19/CD21/CD81/CD225）；抑制性受体（CD32、CD22、CD72）；共刺激分子（CD40、CD80 及 CD86）和 CD20、CD148 等。新近发表的 T-B 细胞协作研究的重大突破提到，B 细胞表面表达新的标志分子 ICOS 配体（ICOS ligand，ICOSL），命名为 CD275，其受体是表达于 T 细胞表面的诱导性协同刺激分子（inducible co-stimulator，ICOS）。

（三）调节性 B 细胞

人们在自身免疫性疾病研究中发现了一种新的 B 细胞亚群。清除 B 细胞能够改善自身免疫性疾病的临床过程，表明 B 细胞在自身免疫性疾病的致病机制中发挥作用。然而近期的自身免疫性疾病动物模型发现，清除 B 细胞后病情并未好转而是呈现恶化。证明有一部分 B 细胞在自身免疫性疾病的某些环节中具有一定的抑制作用，即 B 细胞的调节功能。进一步的研究证明 B 细胞确实存在不同的调节性亚群。Mizoguchi 等在炎症条件下发现 IL-10 诱导的 B 细胞具有明确的调节性，将该群细胞命名为调节性 B 细胞（B regulatory cell，Breg）。

调节性 B 细胞亚群的表面标志：根据 Breg 的调节功能可分类为自身反应性 B 细胞，边缘区（marginal zone，MZ）B 细胞，过渡型 B 细胞和 CD5$^+$ B 细胞。自身反应性 B 细胞的细胞表型 CD1d^{high}CD21^{int}CD62^{low}IgM^{int}CD23^{high}，MZB 细胞的细胞表型为 CD1d^{high}CD21^{bright}CD62^{high}IgM^{high}CD23$^-$。

调节性 B 细胞的功能：近期更多的实验研究证实了调节性 B 细胞亚群具有抑制炎症反应和诱导免疫耐受等不同功能。

Breg 能够分泌多种细胞因子，在免疫反应过程中发挥重要的免疫调节作用，主要包括：

①产生 IL-10，通过调节 Th1/Th2 的平衡促进炎症的恢复。②产生 TGF-β，诱导效应性 T 细胞的凋亡和 / 或下调效应性 T 细胞上 TCR 的表达。③产生 IgA、IgG 等抗体，中和可溶性炎性因子如 C5a 等，并增强清除凋亡的自身反应性 T 细胞能力。④与 IgG 形成免疫复合物，通过 IgG/Fc γ RIIB 作用抑制 DC 等 APC 的活性。⑤以 β2 微球蛋白依赖模式（MHC-I 和 CD1d）募集 Treg 亚群。

二、B 细胞活化与移植物排斥反应

成熟的 B 细胞离开骨髓后进入外周，如果未遇到相应的抗原，将在数周内死亡；若遇到相应的抗原，则通过 BCR 识别抗原并与之结合，同时在协同刺激信号的共同作用下，诱导 B 细胞活化、增殖、分化成浆细胞，产生抗体发挥免疫效应。根据抗原刺激 B 细胞是否需要 Th 细胞的辅助，分为 T 细胞依赖（T cell dependent，TD）抗原和非 T 细胞依赖（T cell independent，TI）抗原。两类抗原引起的 B 细胞活化的机制不同，产生不同的免疫应答。

（一）B 细胞活化的第一信号

同种异体移植中，受者的 B 细胞通过 BCR 识别供者来源的抗原，BCR 的可变区与特异性抗原表位结合后，提供刺激 B 细胞活化的第一信号，因此 B 细胞活化的第一信号具有抗原特异性。BCR 与抗原结合并被 B 细胞内化，随后在内体中将其加工处理降解为肽段，形成 MHC II- 抗原肽复合物分子。其具体机制概述如下：

BCR 识别特异性抗原表位形成的复合物被内化进入 B 细胞，脂质双层膜上的 BCR 分子即刻发生交联，使得多种参与抗原识别和信号转导的分子包括 BCR-Ig α/Ig β 和辅助分子 CD21、CD19 和 CD81 等发生多聚作用。多聚化的结果是激活一系列的蛋白酪氨酸激酶（protein tyrosine kinase，PTK），彼此成簇，相互磷酸化。激活的非受体型酪氨酸激酶家族之一 Src（包括 Src，Fyn，Lyn，Blk 等）分别使 Ig α、Ig β 胞浆区的免疫受体酪氨酸活化基序（Immunoreceptor tyrosine-based activation motif，ITAM）磷酸化，随后磷酸化的 ITAM 招募胞内各种带有 Src 同源 2（Src-homology 2，SH2）结构域的激酶，如 syk，syk 激活后进一步作用于衔接蛋白（B cell linker protein，BLNK），后者招募信号分子，由此启动下游分子的活化。重要的信号途径主要有 3 条，包括磷脂酰肌醇途径、丝裂原相关激酶相关的 Ras 途径和磷脂酰肌醇 -3 激酶途径。

磷脂酰肌醇（phosphatidylinositol，PLC γ）途径是 BCR 交联后触发 B 细胞活化的第一条途径，其活化导致磷酯酰肌醇二磷酸（phosphatidylinositol 4,5-diphosphate，PIP2）水解，产生第二信使二脂酰甘油（diacylglycerol，DAG），DAG 活化蛋白激酶 C 和肌醇三磷酸（PI$_3$）释放可溶性肌醇三磷酸进入胞浆，PI3 与内质网中受体结合，释放其中储存的钙离子并且开通细胞膜钙离子通道，膜外钙离子内流，导致胞浆内钙离子浓度升高，继而激活钙神经蛋白（calcinurin，CN）。

丝裂原相关激酶（mitogen-associated kinase，MAP）相关的 Ras 途径是 B 细胞活化的第二条途径，主要由 Rac 蛋白介导。Rac 属于小 G 蛋白家族，是一种重要的细胞生长与分化的调节因子。Rac 蛋白和鸟苷酸的结合有两种形式：一是与三磷酸鸟苷（guanosinetriphosphate，GTP）结合，Rac 处于激活状态；二是与二磷酸鸟苷（guanosinediphosphate，GDP）结合，Rac 不显示活性。GDP 转变成 GTP 的信号转导依赖于鸟苷酸置换因子（guanine nucleotide exchange factor，GEF）。GEF 激活 Rac，随后激活丝裂原活化蛋白激酶（mitogen-activted protein kinase，MAPK）。MAPK 进入细胞核促使底物发生磷酸化。

磷脂酰肌醇 -3 激酶（phophoinositide-3 kinase，PI-3K）途径是第三条途径，syk 和 BLNK 快速磷酸化 PI-3 激酶的酪氨酸，产生 PIP_3，PIP_3 作为含有同源（pleckstrin homology，PH）结构域的各种信号蛋白的配体，激活蛋白激酶 C，随后 NF-κB 活化。

（二）B 细胞活化的第二信号

接受第一信号后，B 细胞表面的 CD40 表达增加，与活化 T 细胞表达的 CD154（CD40L）相互作用，CD40 与 CD154 的结合提供 B 细胞活化的第二信号，推动了 B 细胞的抗体产生、类别转换和记忆性 B 细胞形成等。活化的 Th2 细胞分泌 IL-4 与 B 细胞表面的 IL-4R 结合，也可为 B 细胞活化提供第二信号。此外，Th2 细胞分泌其他细胞因子如 IL-5、IL-6、IL-10、IL-13 等在辅助 B 细胞激活、增殖和产生抗体中发挥重要作用。

B 细胞接受抗原刺激后约 1 周，在淋巴结的淋巴滤泡处增殖并形成生发中心。生发中心是 B 细胞发育的微环境，在这里大部分 B 细胞分化为抗体生成细胞，即浆细胞。离开生发中心后，一部分迁移至骨髓，从骨髓基质细胞获得生存信号，这些细胞停止分裂，但可高效合成抗体；另一部分到达外周淋巴组织并参与淋巴细胞再循环，成为记忆性 B 细胞，具有长寿命、低增殖的特点，表达 mIg，但不能大量产生抗体。一旦再次遭遇同一特异性抗原，即迅速活化、增殖、分化，产生大量特异性抗体。

（三）抗体生成与移植物排斥反应

B 细胞活化后产生的抗体参与体液排斥反应，称为供者特异性抗体（donor specific antibody，DSA）或反应性抗体（reactive antibody），包括抗 HLA 抗体、抗 ABO 血型抗原抗体、抗 MICA 或 MICB 抗体以及抗内皮细胞抗体等。依据排斥反应发生时间将其分为 4 种类型，即超急性排斥反应、急性排斥反应、慢性排斥反应和适应状态（accommodation）。由预存抗体引起的超急性排斥反应是 B 细胞介导的典型的体液免疫应答，而急、慢性排斥反应是 B 细胞与 T 细胞共同介导的结果。移植物内抗体沉积和补体结合与急性和慢性排斥反应密切相关。移植物的内皮细胞携带 MHC 抗原或糖基抗原决定簇，因此是同种异体抗体（包括移植前预存的抗体和移植后新产生的抗体）作用的最初靶点。抗体与内皮细胞上相应抗原结合后，可通过四条不同的途径引起内皮细胞的损伤。第一，抗原 - 抗体复合物通过经典途径激活补体系统，形成膜攻击复合物（membrane attack complex，MAC）直接损伤内皮细胞；第二，补体系统被激活后，形成的可溶性补体片断可募集炎性细胞局部浸润并造成内皮细胞的损伤；第三，吞噬细胞可通过表达的补体片段的受体与沉积于内皮细胞的补体片段结合，发挥补体的调理作用，杀伤沉积有补体片段的内皮细胞。第四，补体非依赖的抗体介导的细胞毒性作用，如抗体介导的细胞毒作用（antibody dependent cell-mediated cytotoxicity，ADCC）作用。前三条途径都是补体依赖的，而肾小管周围毛细血管 C4d 的沉积是补体参与的有力证据。C4d 是补体经典活化过程中 C4 活化裂解产物，能共价结合活化的原位与周围组织成分。实验证明，移植肝、肾组织中 C4d 的沉积和浆细胞聚集性浸润与排斥反应密切相关，并且认为 C4d 是诊断体液排斥反应和判断预后的敏感的有效标记。

（四）MIC 基因与移植物排斥反应

临床上一个的现象引起了人们的关注，即在 HLA 无错配的供受体之间实施肾脏移植，也有可能发生急性排斥反应，且部分排斥反应受者 HLA 抗体（即 PRA）却为阴性。研究发现，这类受者 MIC 抗体阳性，即非经典的 MHC-I 类样分子导致了排斥反应。

MICA 基因（Major histocompatibility complex class chain-related gene）是 MHC I 类相关基因（MIC 基因）家族的一个成员。MICA 与 HLA 的相同点可见二者表面糖蛋白均具有很强的免疫原性，并能诱发产生相应的抗 MICA 抗体，故 MICA 抗原与移植免疫密切相关。与 HLA 不同的是，HLA 是在所有有核细胞上表达，而 MICA 在内皮细胞、神经末梢细胞、纤维原细胞、上皮细胞以及许多肿瘤细胞上表达，而不在外周血中的淋巴细胞上表达，所以通过交叉配型试验无法检测出抗 MICA 抗体。MICA 主要与 $\gamma\delta$ T 细胞、CD8$^+$T 细胞以及 NK 细胞上的 NKG2D/DAP10 受体结合，发挥细胞毒作用，引起移植物损伤。MICA 介导的体液免疫参与移植肾慢性排斥反应的发生，是影响移植肾远期功能的一个重要危险因素。

（石炳毅　刘志佳　于　涛）

第三节　自然杀伤细胞在器官移植免疫中的作用

自然杀伤细胞（natural killer cell，NK）是天然免疫系统的主要效应细胞，是机体三大类淋巴样细胞之一，占外周血淋巴细胞的 10%~15%。NK 细胞不需要预先激活即可识别肿瘤和病毒感染的细胞，居于机体免疫防御体系的前线。NK 细胞具有广泛的生物学功能，在器官移植领域，NK 细胞参与了多种免疫学过程，既可促使移植物发生急性和慢性排斥反应，也具有诱导移植免疫耐受和促使移植物存活的作用，还参与了抗病毒感染作用。

NK 细胞与靶细胞相互作用是通过整合复杂的阳性和阴性信号而完成的，其中包括抑制性 MHC-I 类分子和一系列活化配体。与抗原特异的 CD8$^+$T 细胞不同（CD8 识别 MHC-I 类分子呈递的抗原肽进而活化），NK 细胞应用一种镜像（mirror image）识别系统进行识别，其与自身 MHC-I 类分子相互作用产生抑制信号，即传统的"忽略自己假说"，而对低表达 MHC-I 类分子具有监视的作用。但是，只是低表达或不表达 MHC-I 类分子还不足以激活 NK 细胞，同时还需要靶细胞表面表达活化配体。NK 细胞在移植免疫反应中的作用较为复杂。长期以来，NK 细胞被认为其主要作用是杀伤靶细胞，但近年来逐渐认识到 NK 细胞是重要的固有免疫细胞的同时，对适应性免疫具有调控作用。NK 细胞不是同源性的细胞群，具有多种不同功能的亚群。

一、NK 细胞的发育及其表面分子标志

（一）NK 细胞的发育

NK 细胞的发育分化不依赖胸腺，具有独立于 T、B 细胞之外的发育途径，其始于骨髓造血干细胞，在骨髓分化为早期的淋巴前体细胞（early lymphocyte progenitor，ELP），之后发育为共同的淋巴祖细胞（common lymphocyte progenitor，CLP），经历 NK 祖细胞、NK 细胞前体细胞、不成熟 NK 细胞和成熟的 NK 细胞等不同分化阶段。NK 细胞的发育处于精细的调节中，发育分化活跃，在外周血停留时间较短。IL-15 是 NK 细胞发育过程中重要的细胞因子，淋巴毒素 α（LTα）和淋巴毒素 β 受体（LTβR）对 NK 细胞前体细胞发育也十分重要，而转化生长因子（transfer growth factor，TGF）-β 则可能对 NK 细胞的发育起负调节作用。近年来发现，NK 细胞也可以在骨髓以外的其他器官发育成熟，如胸腺、淋巴结或肝脏等，由于其发育环境的不同，这些器官发育成熟的 NK 细胞呈现出一定的多样性。NK 细胞分布于全身的大部分组织，在脾、肺、骨髓等器官大量定植。

（二）NK 细胞的表面分子标志

人类 NK 细胞的表面标志为 CD3$^-$、CD56$^+$、CD16$^+$、和 CD19$^-$ 等，同时，NK 细胞可以根据其功能和表面标志等分为不同的亚群。成熟阶段的 NK 细胞可以根据其 CD56 的表达分为两个功能不同的亚群，其中 CD56^{dim}NK 细胞是主要存在与外周血中的亚群，占外周血 NK 细胞亚群的 90%，以杀伤功能为主。而 CD56^{bright}NK 细胞则是淋巴结中的主要 NK 细胞，几乎占其 100%，其具备针对细胞因子的增殖应答能力，以分泌细胞因子为主。此外，NK 细胞还表达 CD27、CD16（FcγR）、CD226、CD122、KIR 等功能性分子。

NK 细胞表达抑制型受体家族和活化型受体家族，人类的抑制型受体家族主要有杀伤细胞免疫球蛋白样受体（killer cell immunoglobulin-like receptor，KIR）（包括 KIR2L1-4、KIR3DL1 和 KIR3DL2 等）以及 C 型凝集素样受体家族，包括 CD94/NKG2 家族等，这些抑制型受体主要识别靶细胞的 HLA-I 分子，可以下调 NK 细胞的杀伤活性。人类的 NK 细胞活化型受体包括免疫球蛋白受体超家族（immunoglobulin super family，IgSF）的天然细胞毒受体（natural cytotoxicity receptor，NCR）（如 CD16、NKp46、NKp30、NKp44、NKp8）、活化型 KIR 等（KIR2DS1-3）、细胞因子受体（I 型干扰素、IL-12、IL-15、IL-18 等）、各种膜整合素分子和其他活化受体（如 CD18、CD2、TLR-3/-9 等）。

（三）NK 细胞的免疫识别模式

人们对 NK 细胞细胞的识别模式的认识较晚，一直到 1993 年才发现了第一个可以识别 HLA-C 分子的 NK 细胞受体 KIR2DL 分子，2006 年才提出了 NK 细胞识别的"Licensing"假说和"Disarming"模型。与 T、B 细胞的特异性识别特定抗原并启动免疫反应不同，NK 细胞与靶细胞相互作用是通过 NK 细胞抑制性信号（靶细胞表面自身 MHC I 类分子通过 NK 细胞 KIR 传递）与活化性信号之间的平衡来决定的。一些疾病情况下，如感染或肿瘤

发生时靶细胞表面的 MHC-I 类分子表达下调，导致抑制信号减少；或靶细胞上调活化性受体（如 NCR）的配体如 MICA/B、H60、ULBP 等分子的表达，导致活化性信号增加等，都可导致活化性信号超过抑制性信号，从而启动 NK 细胞的活化。

二、NK 细胞与移植排斥反应

NK 细胞是对抗病毒感染和其他来源细胞的一线免疫细胞，NK 细胞不表达 RAG 重组酶依赖的克隆抗原受体，因此不具备识别特定抗原的能力，但是，NK 细胞具有一套自己独有的受体，识别自我和非我抗原。开始人们认为 NK 细胞不参与器官移植排斥反应，因为从 SCID 或 Rag$^{-/-}$ 小鼠的移植试验中发现 NK 细胞正常的小鼠在 T 细胞和 B 细胞均缺陷的状况下，不发生排斥反应。然而，近来的研究发现，经 IL-15 活化后的 NK 细胞参与了 Rag$^{-/-}$ 受者排斥供体皮肤的排斥反应过程，更多的证据表明活化的 NK 细胞在急性和慢性同种异体排斥反应中均有作用。NK 细胞通过多种机制活化，①通过识别靶细胞表面缺失或改变的自身 -MHC-I 分子；②通过识别细胞表面的 IgG 抗体 Fc 段；③识别应激细胞上的活化性配体；④在炎症环境中多种细胞因子作用下活化，包括活化树突状细胞分泌的 IL-12，T 细胞来源的 IL-2 和 IFN-γ 等均可参与 NK 细胞活化。NK 是骨髓移植和异种移植中重要的效应细胞，移植物内急性和慢性排斥反应的血管病变中可以有 NK 细胞的浸润。在啮齿类动物肝移植模型中，在移植后 24 小时，移植物中出现的淋巴细胞中有 70% 的是 NK 细胞，其中一半以上是受者来源的。随着移植物内 NK 细胞的聚集，外周血 NK 细胞数量下降，该现象同样见于临床儿童肝移植，移植后儿童受者的外周血 NK 细胞出现了明显数量下降，尽管无法检测移植物内 NK 细胞数量，该现象可能与移植模型一样，提示外周血的 NK 细胞离开血液循环进入到了移植物内。

NK 细胞显著的细胞杀伤功能，可能通过多种途径介导移植物的免疫反应。① NK 细胞可以产生 IFN-γ 和 TNF-α 等，诱发迟发型超敏反应，引起直接的组织损伤；② NK 细胞可以上调 MHC- Ⅰ和Ⅱ分子表达；③排斥的移植物内 NK 细胞可以产生颗粒酶引起靶细胞的裂解；④从排斥移植物内分离的 NK 细胞表达 FasL，提示 NK 细胞可以诱导 Fas- 介导的杀伤；⑤ NK 细胞产生细胞因子如 IFN-γ 诱导单核细胞因子（monokine），招募 NK 细胞和活化 T 细胞。另外，近年来的研究还发现了 NK 细胞参与移植排斥反应的其他途径，如在受者小鼠皮肤移植物内发现了巨噬细胞炎症蛋白（macrophage inflammatory protein，MIP）-1 和 MIP-1α 的增高，而清除 NK 细胞可以使之明显下降。在小鼠心脏移植模型中发现，在缺乏 CD28 依赖的 Ti 型共刺激信号时，NK 细胞加重了移植物排斥，但是不足以启动排斥，提示 NK 细胞可以为 T 细胞反应提供辅助信号。同时还在这个模型中发现 NK 细胞可以促进抗原提呈细胞增殖并产生 IFN-γ。在另一个小鼠心脏移植模型中也发现，NK 介导的 Th1 细胞参与了心脏移植物血管病变（cardiac allograft vasculopathy，CAV）。在 T 细胞和 B 细胞非依赖的 CAV 模型中，通过过继供者特异性抗体，NK 细胞通过 CD16 分子活化并参与抗体介导的排斥反应的发生。

近年来，肾移植后抗体介导的排斥反应（ABMR）的病理生理学机制的研究中，通过生物信息学鉴别出 ABMR 的特异性 mRNA，在 503 个独特基因的差异表达中，NK 细胞相关基因非常丰富，并且 ABMR 伴有移植物内 NK 细胞浸润增加。通过计算机形态计量学对上述研究进行了验证，发现其与肾小球炎和管周毛细血管炎相关，提示 NK 细胞在肾移植后 ABMR 和移植失败的病理生理过程中起着非常重要的作用。

三、NK 细胞与巨细胞病毒感染

巨细胞病毒（cytomegalovirus，CMV）是实体器官移植，特别是肾移植受者最常见的感染之一，可引起移植肾失功、CMV 性全身各脏器并发症等致命性损害。有研究报道，移植受者所接受的常规抗排斥免疫治疗对 NK 细胞的抑制效果并不明显，甚至还会引起 NK 细胞的表型和功能变化，提示 NK 细胞可能参与移植受者抗病毒防御机制，以部分补偿其受损的 T 细胞功能。更有研究表明，移植前高水平的某种 NK 细胞与移植后 CMV 病毒血症的发病率降低密切相关，原因可能是此种 NK 细胞能有效介导抗体依赖性细胞因子的产生。这表明 NK 细胞可能对机体预防病毒再激活 / 再感染提供一定的保护。还有研究表明肝移植后的 NK 细胞数量下降是 CMV 疾病发病的独立危险因素。因此，有研究者认为监测移植前后 NK 细胞的水平有助于评估 CMV 的控制情况，对临床治疗具有重要指导价值。

四、NK 细胞与移植免疫耐受

NK 细胞通常是参与早期排斥反应的效应细胞（如骨髓移植和实体器官移植），但愈来愈多的证据表明其在某些模型中具有下调排斥反应的作用。，但愈来愈多的证据表明其在某些模型中具有下调排斥反应的作用。Asai 等发现输入 IL-2 激活的供体 NK 细胞可以防止小鼠同种异基因骨髓移植后的 GVHD。研究者将 BALB / c（H-2^d）骨髓细胞和脾细胞输入经致死剂量照射的 C57BL /6（H-2^b）小鼠，很快发生急性 GVHD。如果同时输入 IL-2 激活的供体 NK 细胞，则受体小鼠的生存率明显增加。NK 细胞的这种保护效应可以被抗 TGF-β 抗体所抑制，说明 NK 细胞分泌的 TGF-β 在负调节作用中发挥着重要作用。Beilke 等应用胰岛移植模型发现，在小鼠 GVHD 模型中发现，NK 细胞可以抑制供者反应性的 T 细胞。在小鼠移植免疫耐受诱导模型中，采用抗 CD40L、LFA-1、OX40L 以及 CTLA-4Ig 等抗体诱导免疫耐受过程中必须有 NK 细胞参与。在小鼠肝脏移植模型中发现，在移植的同时清除 NK 细胞会导致免疫耐受诱导失败。然而 NK 细胞似乎对于维持耐受状态并非必须，因为在耐受建立后清除 NK 细胞对移植免疫耐受状态影响不大。通过生物信息学技术发现，在耐受器官中可以发现 NK 细胞相关的基因，特别是在肝移植受者中，相关基因表达更明显。胰岛移植模型发现，NK 细胞与 CD154 特异性抗体或者是 LFA-1 共同应用，可以诱导移植物耐受，这种耐受依赖受者 MHC- I 分子的表达。另外，应用 CD154 特异性抗体诱导的移植物耐受是穿孔素依赖性的，在穿孔素缺陷小鼠，过继 NK 细胞的穿孔素成分足以弥补穿孔素的缺乏，从而诱导移植物免疫耐受。总起来说，这些研究提示 NK 细胞可能影响或者更可能参与了在调控移植物排斥和免疫耐受的建立过程中的适应性免疫反应。NK 细胞的不同作用可能与 NK 细胞所处微环境、发育阶段和来源有关，尚需进一步研究。NK 细胞参与移植免疫排斥反应或免疫耐受诱导是通过与其他免疫细胞之间复杂的相互作用介导的，主要是树突状细胞和 T 细胞。

（一）NK 细胞与 DC 细胞间相互作用

NK 细胞通过与树突状细胞（dendritic cell，DC）之间有双向调节作用，DC 可以通过 IL-12 活化 NK 细胞，而 NK 细胞可以促进 DC 成熟和杀伤幼稚 DC。移植后早期 NK 细胞和幼稚 DC 之间的相互作用导致互相活化，活化的 DC 产生趋化因子和细胞因子也可以诱导 NK 细胞活化，产生 IFN-γ 并增强其细胞毒活性。NK 细胞是 IFN-γ 的早期来源，能够促进 DC 成熟，进而促进 T 细胞的活化。NK 细胞与供体 DC 相互作用促进 Th 细胞向 Th1 发育，从而启动排斥反应，如果没有 NK 与 DC 的相互作用，则 T 细胞反应向 Th2 样反应偏移。

NK 细胞可以杀伤供器官中的供者来源 APC，参与对移植物的免疫耐受诱导。在小鼠皮肤移植模型中，受者 NK 细胞可以杀伤供者 APC，参与抑制 T 细胞的直接活化，介导对皮肤移植物的耐受。皮肤移植物中的 DC 细胞可以迁移到受体小鼠淋巴组织中，被受者 NK 细胞杀伤。但在缺乏 NK 细胞的受者小鼠中，供体 DC 会存活并迁移至受体淋巴组织，直接刺激同种反应性 T 细胞的活化。NK 细胞清除供体 DC 减少了 T 细胞直接识别（依赖供体 APC）介导的排斥反应，而抑制 NK 细胞的杀伤活性可以阻止供体 DC 的清除，从而增加受体 CD4$^+$T 细胞的异体反应性。

NK 细胞快速杀伤供者 DC 还增加了受者 APC 获得供者抗原的可能性，NK 细胞通过杀伤供体 DC 促进了受者 APC 依赖的间接识别，从而增加间接识别的供体反应性 CD4$^+$T 细胞活性。因此，NK 细胞与呈递供体来源抗原的受体 DC 的相互作用可能促进了针对移植物的 T 细胞介导的排斥反应。然而，间接抗原呈递同时也是诱导免疫耐受所必需的途径。最近研究发现，产生 IL-10 的 NK 细胞具有免疫调节活性，介导抑制宿主对寄生虫感染的抵抗。因此 NK 细胞与 DC 细胞之间相互作用极其复杂，仍需进一步研究。

（二）NK 细胞与 T 细胞的相互作用

NK 细胞与 T 细胞的直接作用目前的认识仍不充分。一方面，NK 细胞与 T 细胞以 OX40-OX40L 直接接触可以直接提高 T 细胞的异体反应性，通过旁分泌方式产生 IFN-γ，从而促使发生 Th1 样淋巴细胞反应。同时，NK 细胞与 T 细胞相互作用还可以产生另外一种结果，即抑制或清除活化 T 细胞。T 细胞本身可以表达活化或抑制性 NK 细胞的配体，NK 细胞通过这些配体识别 T 细胞。因为 NK 细胞整合靶细胞上的抑制和活化信号，所以它有可能杀伤表达自身 MHC- I 类抑制性分子的 "stressed" 自身靶细胞。最近的一项研究表明，在持续的 LCMV 病毒感染，T 细胞表达 NK 抑制性配体 CD244 减少，从而导致 NK 细胞以穿孔素依赖方式杀伤 CD8$^+$T 细胞。通过应用 GVHD 鼠模型证实，NK 细胞可以直接抑制 GVHD 诱导的 T 细胞反应，慢性活化的 CD4$^+$T 细胞表达 NK 细胞活化受体 NKG2D，抗 NKG2D 抗体可以抑制 NK 细胞对 T 细胞的清除。除了通过直接杀伤 T 细胞之外，NK 细胞还可能通过间接方式抑制 T 细胞的活性。

（三）NK 细胞与 Treg 之间的相互调节作用

研究发现，调节性 T 细胞（regulatory T cell，Treg）能够直接抑制 NK 细胞的活性，清除 Treg 可以导致病理性的 NK 细胞活性增高，从而导致自身免疫性疾病样病理改变。相反，活化的 NK 细胞抑制 Treg 的产生，并且在某些病原感染的情况下，NK 细胞可以直接裂解 Treg，从而促进反应性 T 细胞的活性。因此，NK 细胞和 Treg 之间的相互作维持了机体的免疫自稳。研究认为，NK 细胞并非直接诱导产生 Treg，而是通过减弱 APC 和反应性 T 细胞的活性，提供了一个有利于其他调节通路发挥作用的环境，促进了移植物的免疫耐受。

（石炳毅　李修彬　刘志佳）

第四节　调节性免疫细胞在移植免疫中的作用

近年来，调节性 T 细胞的基础和临床研究方兴未艾，从调节性 T 细胞的鉴定、分选、体外扩增到临床应用研究取得了许多突破性进展，激发了人们对调节性 B 细胞和调节性树突状细胞的极大兴趣。最近的研究发现，在体内多种免疫调节细胞及其表达的免疫相关分子的相互作用是免疫调控与诱导移植免疫耐受的细胞学基础。调节性 T 细胞、调节性 B 细胞和调节性树突状细胞之间存在着广泛的联系，在自身免疫性疾病和移植后排斥反应的发生发展过程中发挥负性调控作用。

一、调节性 T 细胞与移植免疫

调节性 T 细胞（regulatory T cell，Treg）是指具有负向免疫调控作用的 T 细胞亚群，按照其表面分子的不同可以分为 $CD4^+Treg$、$CD8^+Treg$、NKTreg 和双阴性（double negative，DN）Treg 等 4 大类。其中研究进展最快，对其特性了解最多的是 $CD4^+Treg$。其主要标记有 CD4、CD25、CTLA-4、GITR 和 FoxP3，其中转录因子 FoxP3 是较为明确的特异性标志。此外诱导性 Treg（iTreg）还包括分泌 IL-10 的 Trl（T regulatory 1）细胞、分泌 TGF-β 的 Th3（T helper 3）细胞。在体外，Trl 细胞可在慢性抗原刺激和 IL-10 存在的情况下诱导产生，这类细胞的主要特征是分泌高浓度的 IL-10 和低浓度的 IL-2 和 IL-4。Th3 与口服耐受有关。

Treg 在移植耐受的诱导维持中发挥重要作用。小鼠移植模型证实，清除 $CD4^+$ $CD25^{high}Treg$ 细胞后移植物将很快被排斥，通过过继性转移 $CD4^+$ $CD25^{high}$ Treg 可以诱导移植免疫耐受。混合淋巴细胞反应证实，活化 $CD4^+CD25^+Treg$ 能够发挥抗原特异性及 MHC 限制性的负性免疫调节作用，转移抗原特异性 $CD4^+CD25^+FoxP3^+$ Treg 可以阻止或逆转急性排斥反应。在肾移植受者中进行的一项研究显示，高水平 FoxP3 mRNA 表达与移植物的高生存率相关。

Treg 细胞通过直接或间接作用发挥其抑制效应。

（一）直接作用

在某些趋化性因子作用下，Treg 迁移至免疫反应局部，通过细胞表面 CTLA-4 和膜型 TGF-β 的作用，以细胞—细胞接触方式，抑制靶细胞表面 IL-2Rα 链的表达，从而抑制靶细胞的增殖；或者通过释放颗粒酶 B 和穿孔素来杀伤 APC 或反应性 T 细胞等；另一种形式是通过可溶性细胞因子（TGF-β 和 IL-10 等）来发挥免疫抑制效应。

（二）间接作用

Treg 细胞通过在未成熟 DCs 周围形成聚集体，抑制 DCs 表面 CD80、CD86 分子表达。Treg 细胞表面 CTLA-4 与 DCs 表面的 CD80、CD86 分子结合，活化 DCs 内的吲哚胺 2，3-双加氧酶（indoleamine2，3-dioxygenase，IDO）的合成，从而抑制效应性 T 细胞的活化。或者通过活化转录因子 FoxP3，抑制 DCs 相关细胞因子 IL-6 和 TNF-α 的产生，阻止 DCs 介导的其他 T 细胞的活化。

二、调节性 B 细胞与移植免疫

人们从小鼠实验性自身免疫性疾病和炎症中已获得大量证据证明某些 B 细胞参与了机体免疫应答的负向调控。Mizoguchi 和 Amu 等研究发现，高表达 CDld 的 B 细胞可以分泌 IL-10，具有免疫调节功能，随后于 2006 年，首次使用调节性 B 细胞的概念来定义这群具有负向调控功能的 B 细胞亚群。之后的多个研究都发现了具有免疫调节作用的 B 细胞亚群，如过渡 2 型边缘带前体（transitional 2 marginal zone presuror，T2 MZP）Bregs、B10 调节性 B 细胞（B10 Breg cells）、分泌 TGF-β 的 B 细胞亚群和 Tim-1$^+$CD19$^+$ B 淋巴细胞等。T2 MZP Bregs 通过产生 IL-10，抑制 CD4$^+$T 细胞分化和效应 T 细胞活性，抑制过度的炎症反应。B10 Breg cells 表型为 CD5$^+$CDld^{high} 的 B 细胞，是主要产生 IL-10 的 B 细胞亚群，能够抑制 T 细胞增殖和 T 细胞介导的炎症反应。研究者将 B10 细胞回输至 CD19$^{-/-}$ 小鼠体内，发现原本增强的 CD4$^+$T 细胞依赖性超敏反应恢复至正常水平，并证明 CD5$^+$CDld^{high}B 细胞通过 IL-10 介导的抑制功能具有抗原特异性。Breg 还可以通过分泌 TGF-β 对免疫应答进行负向调控。肾移植受者外周血中存在表型为 Tim-1$^+$CD19$^+$ B 淋巴细胞，高分泌 IL-10，在混合淋巴培养体系中，能够显著地促进细胞凋亡，表明这是一群新的调节性 B 细胞亚群。

Bregs 通过与其他细胞相互作用或者分泌细胞因子或抗体等多种机制发挥免疫调节作用。Bregs 产生的 IL-10 通过调节 T 细胞分化影响疾病过程。产生 IL-10 的 B 细胞缺失造成小鼠淋巴结 Th1 细胞反应增强。此外，Bregs 通过产生 TGF-β 诱导效应性 T、B 细胞凋亡，直接发挥调控作用，也可以通过 IgG/FcγRIIB 作用抑制 DC 等 APC 的活性，以及通过 β2 微球蛋白依赖模式（MHC-I 和 CD1d）募集 Treg 亚群等方式对免疫应答进行负向调控。

三、调节性树突状细胞与移植免疫

树突状细胞（dendritic cells，DC）是一种异质性的细胞群体，其功能是多样性的。其中，具有负向免疫调控作用的 DC 亚群被称为调节性 DC（Regulatory DC，DCreg）。

一般认为，调节性 DC 诱导免疫耐受与其成熟状态密切相关。未成熟 DC 低水平表达主要组织相容相容性复合体（MHC-Ⅱ、MHC-1）、协同刺激分子（CD80、CD86）和粘附分子（CD40、CD44）等，具有极强的抗原摄取、加工处理能力，而激发免疫应答能力却较弱。有研究者在异基因心脏移植前 9 天给小鼠输注未成熟的供者 DC，发现移植物存活时间明显延长，并呈现供者特异性免疫低反应状态。另有类似研究表明，在大鼠异基因心脏移植前 1 天给受者大鼠输注同基因的未成熟 DC，移植物存活时间明显延长。共刺激分子拮抗剂可使未成熟 DC 诱导耐受的作用更加显著。还有一类"调节性"DC，共刺激分子的表达也很低，可有效逆转小鼠的致死性 GVHD。

如果直接将未成熟 DC 用于移植受者作为诱导耐受方案应用，那么这些 DC 有可能在受者体内被激活，发挥抗原递呈，启动免疫应答作用，尤其是在有潜在炎症的情况下。正因为如此，人们试图应用各种方法修饰 DC 以期抑制 DC 的成熟。例如应用一些抗炎制剂（如皮质醇类、水杨酸类）、免疫抑制剂（如雷帕霉素以及丝裂霉素等）以及细胞因子（如 TGF-β 和 IL-10）和 1a，25- 二羟基维生素 D3 等。用 GM-CSF、IL-4、IL-10 和 TGF-β 的组合在体外可以诱导人和小鼠产生 DCreg，在小鼠体内该 DC 可以抑制 GVHD 的发生，其作用机制是诱导 $CD4^+ CD25^+$ Treg 的产生和 T 细胞的失能。另外，阻断 DC 表面 TIM-4 的表达，可以间接增加 Treg 数量。

DCreg 负向调控免疫反应有多种机制，包括诱导 T 细胞失能或促使活化的 T 细胞凋亡、使免疫反应偏移、诱导调节性 T 细胞的形成。大多数 DCreg 表面只表达第一信号（MHC 分子），不表达或低表达第二信号（CD40、B7 等），因此不能激活初始 T 细胞，从而降低 T 细胞的免疫反应。表达 Fas 配体的 DCreg 亚群能够介导潜在的自身反应性 T 细胞在遇到抗原后凋亡。在人和鼠的 DCreg 中发现了特征性组成性表达 IDO 的亚群。IDO 酶能够促进色氨酸分解，而色氨酸是 T 细胞增殖分化的必需物质基础，同时色氨酸分解产物犬尿氨酸是凋亡诱导子。因此 IDO^+DC 不仅能够阻断 T 细胞的增殖，而且可以促使 T 细胞凋亡。DCreg 可分泌 IL-10，诱导 Th2 型细胞分泌 IL-4、IL-5，促使免疫应答向 Th2 偏移。在体外，新鲜分离的脾脏内皮细胞可以通过细胞直接接触和 TGF-β 的作用而诱导脾脏成熟 DCs 分化为 DCreg，这种 DCreg 具有 $CD11c^{lo}CD11b^{hi}MHC-II^{lo}$ 的表型，通过分泌 O- 氧化氮而发挥对 T 细胞的抑制作用。而且，在小鼠脾脏内分离出表型相对应的一群 DCreg，这群细胞在受到 LPS 刺激后分泌 O- 氧化氮和 IL-10 并抑制 T 细胞的增殖。

四、调节性 NK 细胞与移植免疫

近年来的研究发现，NK 细胞在某些生理或病理条件下，尤其是在某些自身免疫性疾病中发挥负向的免疫调节作用。尽管 NK 细胞在某些同种异体移植模型中充当参与早期排

斥反应的效应细胞（如骨髓移植和实体器官移植），但越来越多的证据表明其在某些移植模型中下调免疫排斥反应。

应用胰岛移植模型发现，通过给予 CD154 特异性抗体或者是 LFA-1 单抗，NK 细胞可以诱导移植物耐受，这种耐受依赖宿主 MHC-Ⅰ分子以及穿孔素的表达。另外，应用异基因皮肤移植排斥模型发现，Ly49D$^+$CD127$^-$ NK 细胞可以通过穿孔素途径快速的清除异基因 H-2^{d}DC 细胞。在正常小鼠，NK 细胞通过快速清除异基因 DC，从而强烈的抑制异体反应性 CD8T 细胞的反应。结果表明，在异基因移植免疫中，NK 细胞通过在外周淋巴结清除异基因 DC，从而对异体反应性 T 细胞起着负调节作用。应用 GVHD 模型发现，在持续抗原刺激情况下，NK 细胞能够抑制 CD4 细胞的增殖。应用抗体清除移植受体的 NK1.1 细胞可以导致 T 细胞的扩增和慢性 GVHD。NK 细胞的这种调节作用与穿孔素介导的 NK 细胞裂解作用无关，而是取决于 T 细胞表面 Fas 分子的表达。

五、调节性免疫细胞间的相互作用与移植免疫

（一）Treg 与 DCreg

近年来研究表明，Treg 与 DCreg 之间存在着复杂的双向调控作用。移植后耐受受者中的 DCreg 可促使源于初始 T 细胞中 CD4$^+$CD25$^+$Treg 细胞扩增。而这些 Treg 细胞可诱导造血祖细胞向 DCreg 方向分化并降低 DC 表面共刺激分子 CD80、CD86 及 MHC-Ⅱ类分子表达。维持 DC 于未成熟状态。DCreg 再诱导 Treg 细胞，如此反复互相激发形成反馈环路，发挥诱导移植物免疫耐受的作用。

Treg 识别和结合 DC 后可抑制 DC 的活化与成熟，即诱导产生 DCreg。有研究证实 CD4$^+$CD25$^+$Treg 以 CTLA-4 和 LFA-1 依赖方式抑制 DC 表达共刺激分子 CD80 和 CD86，通过下调 NF-κB 来抑制 DC 对 T 细胞的激活。另有研究发现，CD8$^+$CD28$^-$Treg 通过细胞接触使 DC 下调 CD80 和 CD86 及上调 ILT-3 和 ILT-4，从而诱导产生 DCreg，ILT-3 和 ILT-4 通过募集 SHP-1 和干扰 CD40-CD40L 信号途径从而抑制 T 细胞活化。

体外实验发现，DCreg 可以诱导异体抗原反应性 Treg 的生成。无需添加免疫活性分子，用异源 DCreg 反复刺激初始 CD4$^+$T 细胞，可以使初始 T 细胞分化成一种非扩增的 CD4$^+$CD25$^+$Treg 细胞亚群。另有研究发现，在人血液单核细胞来源的 DCs 培养早期阶段添加血管活性肠肽可以诱导出具有不完全成熟表型、分泌 IL-10 的 DCreg，后者不仅可以从初始 T 细胞诱导出 CD4$^+$Treg，还可以诱导出分泌 IL-10 的 CD8$^+$CD28$^-$CTLA4$^+$Treg。本组研究发现，体外光化学处理可诱导移植供者大鼠脾淋巴细胞凋亡，这些凋亡的供者淋巴细胞被受者未成熟树突状细胞所吞噬，后者成为不表达成熟表型的 DCreg，给移植受者输注这些 DCreg 后，能够诱导受者 T 细胞的免疫低反应性，可使得移植受者 CD4$^+$CD25$^+$Foxp3$^+$Treg 明显增加，移植物存活时间明显延长。

（二）Breg 与 Treg

调节性 B 细胞可以调控和/或者诱导调节性 T 细胞的产生。在 Gαi2$^{-/-}$ 小鼠的结肠炎

模型中证实，Breg 可以调控 Treg 细胞的产生。肠系膜淋巴结 B 细胞和 CD8α⁺T 细胞共同输注，可保护小鼠不发生结肠炎。这种保护作用与肠上皮细胞中调节性 $CD4^+CD8a^+T$ 和肠系膜淋巴结中 $CD3^+NK1.1^+T$ 细胞的扩增有关。静止 B 细胞可以诱导 naïve T 细胞分化为一种被称为 "bTreg" 的新型调节性 T 细胞，能够抑制免疫应答，如皮肤过敏反应和异体心脏移植排斥反应。bTreg 的产生依赖于细胞与细胞的接触，而不依赖于 IL-10 等细胞因子的作用。在 SLE 的小鼠模型中，转移经抗 CD40 诱导的 T2-MZ B 细胞的前体可以诱导分泌 IL-10 的 Foxp3⁻Tr1 细胞。

（三）DCreg 与 Breg

成熟 DC 与脾基质细胞共培养后能够进一步增殖并分化为一类能够通过分泌 O- 氧化氮而抑制 T 细胞增殖的新型 DCreg。此类 DCreg 通过产生 IFN-β 和 O- 氧化氮以及表达的 CD40L 作用于 B 细胞，诱导其分化为高分泌 IL-10 并具有 $CD19^{hi}Fc\gamma RIIb^{hi}$ 表型特征的 Breg。诱导的 $CD19^{hi}Fc\gamma RIIb^{hi}$Breg 对 IC 的吞噬能力增强，并且可以抑制抗原特异性 T 细胞的增殖反应。

（石炳毅　肖　漓　马锡慧）

第五节　器官移植免疫学相关实验室检查

移植排斥反应的免疫学本质逐渐被认识和阐明，为临床器官移植的开展提供了有效的实验室依据。排斥反应防治的基本原则是提高供受者匹配程度、抑制受者免疫应答以及加强受者术后的免疫监测等。人类主要组织相容性复合体（major histocompatibility complex，MHC）又称人类白细胞抗原（human leuckocyte antigen，HLA）基因复合体，是一组决定移植组织是否相容、紧密连锁的基因群。HLA 具有显著的多态性，与同种异体移植受者的排斥反应密切相关。供、受者间 HLA 型别差异是造成移植排斥反应的主要因素。近年来的研究发现 HLA 匹配程度与肾移植长期效果密切相关。HLA 匹配良好，可以减少免疫抑制剂的剂量，免疫抑制剂的不良反应也随之减少，并且可以降低患者致敏的程度，对二次移植患者尤为重要。组织配型可评价供、受者的组织相容程度，包括以下几种方法：常见的是 HLA-A、B、DR 六抗原相匹配、氨基酸残基匹配及 HLA Matchmaker。近年来德国和荷兰的学者又推出了间接预测识别的 HLA 表位（predicted indirectly recognizable HLA epitopes，PIRCHE）评分。PIRCHE 评分在器官分配时，可以预测移植后 T 细胞相关的针对 HLA 多肽的免疫反应，可有效地模拟并提供可能被 T 细胞识别的多肽数量，最终发现最适合受者的供者。术后受者的免疫监测具有重要的临床意义，可以早期诊断和鉴别诊断肾移植临床中的排斥反应和感染的发生、进展及预后。目前多种实验技术方法可测定许多指标，须联合并结合临床表现综合分析，已广为应用的是淋巴细胞亚群的数量和功能测定。

一、组织配型基本技术

组织配型技术主要包括 HLA 分型和补体依赖淋巴细胞毒试验（complement-dependent cytotoxicity，CDC）。

（一）HLA 分型技术

近年来常用的 HLA 分型技术包括聚合酶链反应 - 序列特异引物（polymerase chain reaction-sequence specific primers，PCR-SSP）法、聚合酶链反应 - 序列特异性寡核苷酸探针杂交（PCR with sequence-specific oligonucleotide probe，PCR-SSO）法和 DNA 序列测定（sequence-based typing，SBT）法。最近兴起的二代测序也称下一代测序（next generation sequencing，NGS）技术日益成熟，其在分析供体特异性抗体（donor specific antibody，DSA）和筛选高致敏受者方面显示出独有的优势。

1. PCR-SSP 分型方法 目前市场上有瑞典 Olerup 和 ONE LAMBDA 两种主流产品用于 PCR-SSP 法 HLA 分型，两种产品 PCR-SSP 分型方法所用到的主要仪器耗材、对样本的要求、操作步骤及检测原理大体相同，仅在 PCR 扩增条件和反应板各孔的设置有所区别，相对应的两者均有其配套的读板纸和分析软件（Olerup 分析软件 SCORE 和 ONE LAMBDA 分析软件 Unimatch）。现以瑞典 Olerup 产品为例，对 PCR-SSP 法 HLA 分型技术进行阐述。

主要仪器、耗材、试剂：①仪器包括移液器 1 套、PCR 仪、涡旋混匀器、高速离心机、水浴锅（56℃）、电泳仪、电泳槽、紫外分析仪、加样针；②耗材包括 1.5 mL 离心管，计时器，10 μL、200 μL、1 mL 加样枪头若干；③试剂包括 DNA 提取试剂盒、A-B-DR-DQ-SSP 复合试剂盒、PCR 反应混合液、Taq 酶、琼脂糖、荧光素（EB）。

标本要求：抽取 2 mL 枸橼酸葡萄糖（acid citrate dextrose，ACD）或乙二胺四乙酸（ethylene diamine tetra acetic acid，EDTA）抗凝血。样本新鲜备检，在 18~25 ℃的室温环境中，8 小时内完成检测。为维持样本的稳定性，在 2~8 ℃保存最多不超过 7 天。

检验方法：①模板 DNA 提取，DNA 浓度为 20~200 ng/μL，最佳浓度 50 ng/μL。纯度为 $OD_{260}/OD_{280}=1.60~1.80$；② PCR 扩增条件按产品说明书；③电泳采用 1×TAE 配制 2% 的琼脂糖凝胶，加入 EB，待凝胶完全凝固后，使用 1×TAE 作为电泳缓冲液（running buffer）进行电泳检测。根据 96 孔板格局取每个反应孔的 PCR 产物加入到琼脂糖凝胶的电泳孔中，电压 120 V，电流 200 mA 进行电泳。待第 1 排的红色加样缓冲液（loading buffer）指示剂的位置跑到两排孔的中间位置时，大约需要 12 min，即可进行凝胶成像。保存电泳图进行结果分析；④读取结果，根据电泳图上出现的阳性条带位置，利用试剂所附带的读板纸或者专用的 SCORE 软件进行结果判读。

2. PCR-SSO 分型方法 PCR-SSO 法是目前 HLA 分型技术中最常用的一种，其与 PCR-SSP 法相比具有高通量的优势，PCR-SSO 法以 Luminex 平台为基础，适用于批量检测，而 PCR-SSP 法更适用于单个检测。目前市场上主要有 IMMUCOR Lifecodes 和 ONE LAMBDA 两种试剂用于 PCR-SSO 法 HLA 分型技术，二者的操作步骤及获取分析软件有所区别，下面将一一进行叙述。

（1）IMMUCOR Lifecodes SSO 法 主要仪器、耗材、试剂：①仪器包括移液器 1 套（能够量取 2.5 μL 液体的 8 道移液器）、Luminex、PCR 仪、八连管离心机、涡旋混匀器、高速离心机、水浴锅（56 ℃）；②耗材包括 1.5 mL 离心管，计时器，PCR 用八连管，杂交板，10 μL、200 μL、1 mL 加样枪头若干；③试剂包括 DNA 提取试剂盒、Lifecodes SSO 试剂盒、Taq 酶。

标本要求：采用 2 mL ACD 或 EDTA 抗凝血。样本新鲜备检，在 18~25 ℃的室温环境中，8 h 内完成检测。为维持样本的稳定性，在 2~8 ℃保存最多不超过 7 d。

检验步骤：①模板 DNA 提取，DNA 浓度为 10~200 ng/μL，纯度为 $OD_{260}/OD_{280}=1.65~2.00$。②样本扩增，扩增体系的配置及扩增程序见产品说明书。③样本杂交，将 HLA-A、B、DR、DQ 微珠各 7.5 μL 分别加入到杂交板中，随后将相应 PCR 产物各 2.5 μL 加入其中，按说明书推荐程序进行杂交。④读取结果，样本杂交时，准备 1：200 稀释的溶解液 / 结合藻红蛋白的链霉亲和素（dilute solution/R-phycoerythrin- conjugated streptavidin，DS/SAPE）混合物，在 56 ℃下稀释样品，每孔加入 80 μL DS/SAPE 混合液，将杂交板在 PCR 仪上取下，转移杂交板到 Luminex 获取数据，MatchIT 软件分析结果。

（2）ONE LAMBDA SSO 法 主要仪器、耗材、试剂：①仪器包括移液器 1 套（能够量取 60 μL 液体的 8 道移液器）、Luminex、PCR 仪、平板离心机、涡旋混匀器、低温高速离心机、水浴锅（56 ℃）、电泳仪、电泳槽；②耗材包括 1.5 mL 离心管，封口膜，计时器，杂交板，溶液槽（确保洁净），10 μL、200 μL、1 mL 加样枪头若干；③试剂包括 DNA 提取试剂盒、LABType®SSO 试剂盒 PCR 扩增引物、D-mix、Taq 酶。

标本要求：所需的最小样本体积为 2 mL 抗凝血。样本处理采用抗凝血 0.5 mL，裂解红细胞后，$11\,500×g$ 离心 2 min，弃上清，留细胞提取 DNA。

检验步骤：①模板 DNA 提取，DNA 浓度为 20~200 ng/μL，纯度为 $OD_{260}/OD_{280}=1.65~1.80$；②样本扩增，扩增体系的配置及扩增程序见产品说明书；③样本杂交，PCR 仪 60 ℃孵育 15 min；④微珠用量（每人份 1.8 μL）（见表 1-5-1）；⑤读取结果，1×SAPE 偶联（PCR 仪 60 ℃孵育 5 min），洗涤后每孔加 55 μL 的洗涤液，吹打混匀后转移到 Luminex 获取数据，Fusion 软件分析结果。

表 1-5-1 ONE LAMBDA SSO 法微珠用量

样本量（人份/位点）	微珠用量（μL）	杂交缓冲液（μL）
4	7.2	76
8	14.4	152
12	21.6	228

3. SBT 分型方法 主要仪器、耗材、试剂：①仪器包括移液器 1 套（能够量取 60 μL 液体的 8 道移液器）、测序仪、PCR 仪、平板离心机、涡旋混匀器、低温高速离心机、水浴锅（56 ℃）、电泳仪、电泳槽；②耗材包括 1.5 mL 离心管，封口膜，计时器，杂交板，溶液槽（确保洁净），10 μL、200 μL、1 mL 加样枪头若干；③试剂包括 DNA 提取试剂盒、测序试剂盒、位点特异性扩增引物、D-mix、Taq 酶、琼脂糖凝胶、DNA 染料、TBE。

标本要求：同上。

检验步骤：①模板 DNA 提取，DNA 浓度为 10~40 ng/μL，纯度为 $OD_{260}/OD_{280}=$ 1.65~1.80；②样本 PCR 扩增；③PCR 产物纯化（ExoSAP-IT^{TM}）；④测序 PCR；⑤测序产物纯化 - 乙醇沉淀；⑥测序；⑦采用 AccuType^{TM} 分析软件判读结果。

4. PCR-NGS 分型方法　NGS 测序即高通量测序，首先进行 PCR 扩增 HLA 基因，再利用 NGS 技术进行高通量测序。PCR-NGS 方法进行 HLA 分型具有速度快、批量大、精确性好等特点。

主要仪器、耗材、试剂：①仪器包括移液器 1 套（能够量取 60 μL 液体的 8 道移液器）、Luminex、PCR 仪、平板离心机、涡旋混匀器、低温高速离心机、水浴锅（56 ℃）、电泳仪、电泳槽；②耗材包括 1.5 mL 离心管，封口膜，计时器，杂交板，溶液槽（确保洁净），10 μL、200 μL、1 mL 加样枪头若干；③试剂包括 DNA 提取试剂盒、琼脂糖凝胶、DNA 染料、TBE、PCR 扩增试剂盒、酶切试剂盒、测序试剂盒等。

标本要求：同上。

检验步骤：模板 DNA 提取和 DNA 浓度测定；样本 PCR 扩增和扩增产物检测；PCR 产物净化；测序和测序产物纯化；上机分析等。

（二）补体依赖淋巴细胞毒试验

补体依赖淋巴细胞毒试验（CDC）的主要原理是采用供者外周血淋巴细胞作为抗原，与受者的血清共同孵育，如存在相应抗体，在补体的作用下，发生抗原抗体反应导致淋巴细胞死亡。根据淋巴细胞死亡数量百分比判断交叉配型结果。

1. 微量淋巴细胞毒性试验　主要使用仪器、耗材、试剂：①仪器包括移液器 1 套、荧光显微镜、水平离心机、低温冰箱、计时器；②耗材包括 Terasaki 微量反应板，1.5 mL 离心管，溶液槽（确保洁净），10 μL、200 μL、1 mL 加样枪头若干；③试剂包括淋巴细胞分离液、兔补体、矿物油、阳性血清、荧光终止剂。

标本要求：供者肝素抗凝的外周血 5 mL；受体血清 2 mL。

操作方法：见产品说明书。

结果观察：荧光显微镜下判定结果。

结果判读及临床意义：见表 1-5-2。

表 1-5-2　CDC 结果判定及临床意义

死亡细胞（%）	临 床 意 义
0~10	阴性
11~20	轻度致敏
21~40	中度致敏
41~80	高度致敏
81~100	极高度致敏

2. 流式补体依赖淋巴细胞交叉配型（Flow-CDC）试验　主要使用仪器、耗材、试剂：①仪器包括流式细胞仪、漩涡振荡器、加样枪（10 μL、200 μL、1 000 μL）、台式离心机、

流式专用试管；②耗材包括 1.5 mL 离心管，流式上样管，10 μL、200 μL、1 mL 加样枪头若干；③异硫氰酸荧光素（fluorescein isothiocyanate，FITC）标记的 C1q（C1q-FITC）、多甲藻叶绿素蛋白（peridinin chlorophyll protein，PerCP）标记的 CD3（CD3-PerCP）、别藻蓝蛋白（allophycocyanin，APC）标记的 CD19（CD19-APC）、生理盐水、磷酸盐缓冲液（phosphate buffer saline，PBS）、二硫苏糖醇（dithiothreitol，DTT）、淋巴细胞分离液（Ficoll）。

标本要求：供者 EDTA 抗凝外周血 5 mL；受者血清 2 mL。

操作方法：DTT 预处理受者血清，破坏 IgM 分子，保留 IgG 分子的活性；Ficoll 密度梯度离心法分离淋巴细胞，以 PBS 调整细胞浓度为 $2.0 \sim 2.5 \times 10^9/L$；将供者淋巴细胞悬液与预处理后的受者血清混匀、孵育；加入 C1q-FITC、CD3-PerCP、CD19-APC 进行标记；PBS 洗涤后，上机检测。

结果分析和判读：数据采集，依 CD3 和 CD19 的表达分别设门，分析 T 淋巴细胞门中 $C1q^+$ 细胞百分比；判读见表 1-5-3。

表 1-5-3 流式细胞法 -CDC 结果判读及临床意义

$CD45^+CD3^+C1q^+$（%）	临 床 意 义
0~10	阴性
11~20	轻度致敏
21~40	中度致敏
41~80	高度致敏
81~100	极高度致敏

二、配型策略

（一）HLA-A、B、DR 六抗原相配

确定移植供、受者 HLA 相匹配的标准是器官移植的基础。1987 年 10 月美国器官资源共享网络（United Network for Organ Sharing，UNOS）制定强制性 HLA 六抗原相配肾脏分享政策，要求 ABO 血型相容和 HLA-A、B、DR 位点的六抗原相配的肾脏在全美国范围内共享。早期的临床应用显示能够达到六抗原相配的肾移植仅占 2%~5%。1990 年，UNOS 对六抗原配型标准稍作调整，把表型为纯合子的供、受者包括在内，使达到六抗原相配的肾移植增加到 5%~8%。1995 年 3 月，UNOS 进一步对原标准进行修改，将六抗原相配标准延伸为 HLA-A、B、DR 六抗原无错配，即目前国际上通用的 HLA 六抗原无错配标准（zero HLA-A，B，DR antigen mismatch，0 Ag MM），使达到 0 Ag MM 标准的尸体供肾移植受者明显增加。

尽管按 0 Ag MM 标准选择供、受者的肾移植获得了较为理想的 1、5、10、20 年肾存活率，但鉴于 HLA 系统的高度多态性，要寻找到 HLA 相匹配的供、受者，就必须增加受者或供者的样本量。由于供、受者的样本池均很小，达到 0 Ag MM 标准的肾移植比例更低。因此，0 Ag MM 标准的临床实用性，尤其是在我国的临床应用，受到很大的限制。

（二）氨基酸残基

鉴于 HLA 六抗原配型标准受到诸多客观条件的限制，寻找更为实用、临床可行的配型策略成为移植领域关注的重要课题。早在 20 世纪 90 年代初期，许多学者的临床回顾性分析发现，同样是供、受者的 HLA 错配，有些错配明显影响存活率，而有些错配并无明显影响甚至有益，因此，提出所谓"有益错配、中性错配和有害错配"之分的假设。

1996 年 3 月，Terasaki 领导的世界著名的美国加州大学洛杉矶分校（University of California, Los Angeles, UCLA）组织配型中心提出了新的配型策略——HLA- 氨基酸残基配型（amino acid residue matching, Res M），又称交叉反应组（cross reactive groups, CREG），并于第 11 届国际临床组织相容性会议上一致通过，正式向 UNOS 申请。获得批准后成为继 0 Ag MM 后"第 2 个最佳配型标准"，对组织配型和器官移植产生了重大影响。随后，根据对 Res M 标准的研究和大宗临床肾移植患者回顾性随访分析结果，相继提出了几种模式的 Res M 标准。根据 1996 年第 11 届国际临床组织相容性会议上 Terasaki 的总结和 1997 年 Takemoto、Terasaki 的进一步完善，结合中国汉族人群 5.6 万份样本在美国 UCLA 组织配型中心的 HLA 分型结果计算机分析，目前比较认同的 HLA Ⅰ 类、Ⅱ 类抗原氨基酸残基配型标准见表 1-5-4、表 1-5-5。

表 1-5-4 　HLA Ⅰ 类抗原氨基酸残基配型标准

Res M分组	抗原特异性
A1（R114）	A1，A3，A11，A29，A36
A2（K127）	A2，A23，A24，A68，A69
A10/A19（Q114）	A25，A26，A34，A66，A19（A31，A32，A33，A74），A43
B5/B8（F67）	B5（B51），B35，B53，B78，B8，B57
B7（A71-D74）	B7，B22（B54，B55，B56），B27，B42，B46，B67
B8（T69-S77）	B8，B14（B64，B65），B16（B39），B78
B12（T41）	B12（B44，B45），B13，B21（B49，B50），B40（B60，B61），B41，B47
B17/B63（S70）	B17（B57，58），B63，B59
Bw4（R83）	A9（A23，A24），A25，A32，B5（B51，B52），B12，B13，B17（B57，B58），B21（B49），B27，B37，B38，B47，B53，B59，B63，B77
Bw6（N80）	A11，B7，B8，B18，B14（B64，B65），B15（B62，B75，B76，B78），B16（B39），B22（B54，B55，B56），B35，B40（B60，B61，B48，B4005），B41，B42，B45，B46，B50，B67，B70，B71，B72

表 1-5-5 　HLA Ⅱ 类抗原氨基酸残基配型标准

Res M分组	抗原特异性
DQ1	DR1（DR10），DR2（DR15，DR16），DR6（DR13，DR14）
DQ2	DR3（DR17，DR18），DR7
DQ3	DR4，DR5（DR11，DR12），DR9，DR14
DQ4	DR8，DR18
DRB3	DR3（DR17，DR18），DR5（DR11，DR12）DR6（DR13，DR14）
DRB4	DR4，DR7，DR9
DRB5	DR1（DR10），DR2（DR15，DR16）

（三）HLA Matchmaker

近年来，诸多研究表明新生 DSA 是移植肾功能晚期失功的独立危险预测因素。DSA 通过激活补体系统，招募免疫效应细胞等途径对移植物进行攻击，最终导致抗体介导的排斥反应（antibody-mediated rejection，AMR）发生。目前，DSA 成为预测和诊断 AMR 发生的实验室指标。而在临床肾移植中，供、受者的 HLA 抗原往往不能完全匹配，受者与供者错配的抗原在肾移植术后的任何时间都有可能产生新生 DSA，危及移植肾功能。研究发现，DSA 尤其容易在年轻、HLA Ⅱ 类位点错配、免疫抑制剂服用不足及依从性较差的受者中发生。如何通过合理的供、受者配型，减少术后 DSA 产生的几率，一直是临床肾移植急需解决的问题。

此前，研究发现 DSA 的产生是针对有限的供体 HLA 抗原功能性表位（epitope），基于此原理 Rene Duquesnoy 创立了 HLA Matchmaker 软件，通过分析供者所含有的非受者自身表位个数的多少，预测移植术后 DSA 产生的几率。这一理论已被多篇临床研究所证实，且独立预测 DSA 产生几率的准确性明显优于 HLA 位点错配数与 HLA 位点氨基酸残基错配数分析。

（四）PIRCHE

DSA 的产生除了与抗原抗体结合的表位相关外，还涉及 B 细胞的 MHC Ⅱ 类分子提呈供者 HLA 抗原给受者 $CD4^+T$ 细胞和辅助性 T（helperT，Th）细胞，以此激活 $CD4^+T$ 细胞与 Th 细胞，并通过招募一系列效应细胞，最终协助产生抗体分泌型 B 细胞。基于此原理，PIRCHE 公司创立了 PIRCHE 分析法，预测受者 HLA-DRB1 分子提呈供者 HLA 相关肽链的能力。PIRCHE 分数越高，代表 HLA-DRB1 分子提呈供者 HLA 抗原能力越强。

德国柏林肾内科与肿瘤研究中心对在其中心于 1995 年至 2015 年 20 年间对 2 787 例肾移植受者进行回顾性分析，明确 HLA Matchmaker 软件与 PIRCHE 软件在预测 DSA 产生中的能力。研究人员利用 HLA Matchmaker 软件将供、受者表位的错配数进行分析，并利用 PIRCHE 软件的 PIRCHE 分数与新生 DSA 产生几率进行研究，结果显示：随着 Epitope 错配数的增加，患者新生 DSA 产生几率也随之增加；随着 PIRCHE 分数的增加，患者新生 DSA 产生几率发生率也随之增加。另外研究还发现，Epitope 错配数或 PIRCHE 分数的增加与肾移植受者的移植肾存活率存在着明显的负相关关系；HLA-A、B、DR、DQ 位点中，PIRCHE 分数低的受者的 DSA 产生几率明显低于 PIRCHE 分数高的受者。进一步研究发现在 HLA 抗原错配不可避免时，通过 PIRCHE 软件进行分析，选择 PIRCHE 分数低的供者可显著降低受者术后 DSA 的产生几率，且在 HLA-DR、DQ 位点错配时，意义尤为重要。

三、群体反应性抗体

群体反应性抗体（panel reactive antibody，PRA）是患者血清中产生的针对 HLA 的一系列抗体。PRA 检测方法很多，如 CDC、酶联免疫吸附试验（enzyme-linked immune absorbent assay，ELISA）、流式细胞仪检测法（FLOW-PRA）、LABScreen 法等。目前国内多使用 ELISA 法和 LABScreen 法。

（一）ELISA 法

主要使用仪器、耗材、试剂：①仪器包括酶标仪、低温冰箱、计时器、移液器 1 套；②耗材包括 LATM、LAT 板，1.5 mL 离心管，溶液槽（确保洁净），10 μL、200 μL、1 mL 加样枪头若干；③试剂包括对照血清、抗体稀释液、酶交联抗体、酶底物、终止剂。

标本要求：患者血清 2 mL。

操作方法：见产品说明书。

结果判读与临床意义：见表 1-5-6。

表 1-5-6　群体反应性抗体检测（ELISA 法）结果判读与临床意义

阳性比例（%）	临床意义
0~10	阴性
11~50	轻度致敏
51~80	中度致敏
81~100	高度致敏

（二）LABScreen ™法

主要使用仪器、耗材、试剂：①仪器包括 Luminex、震荡仪、真空抽虑泵、高速离心机、移液器、计时器；②耗材包括 1.5 mL 离心管，10 μL、200 μL、1 mL 加样枪头若干；③试剂包括 Lifecodes LifeScreen Deluxe（Ⅰ + Ⅱ）、荧光二抗。

标本要求：患者血清 2 mL。

操作方法：详见产品说明书。

结果判读：根据每种微珠的平均荧光强度（mean fluorescence intensity，MFI）值、3 个校准值和得分（score）对 HLA Ⅰ、Ⅱ类抗体的阴性或阳性进行综合判断。

四、供体特异性抗体

DSA 是指受者接受器官移植后体内产生的针对供者组织抗原的特异性抗体，主要包括 HLA 抗体和非 HLA 抗体 [如抗内皮细胞抗体、抗波形蛋白抗体、抗 MHC Ⅰ类相关链A 抗原（MHC class Ⅰ chain-related A antigen，MICA）抗体和抗 MHC Ⅰ类相关链 B 抗原（MHC class Ⅰ chain-related B antigen，MICB）抗体等]。目前临床关注的重点主要集中在供者特异性 HLA 抗体，文献报道中有关 DSA 大多数都是专指 HLA 抗体，肾移植术后受者体内 DSA 动态检测观察分析，为临床早期诊断、合理制定个体化治疗方案以及评估治疗效果提供客观的参考依据，同时也有助于检测机体对治疗的反应，以及制定精准化的个体治疗方案。

（一）DSA 的监测频率

移植前 DSA 阳性的患者：最佳监测早期 AMR 时间为 1~8 周（移植前，移植当日，移植后 1、2、4、8 周）；移植前 DSA 阴性的患者：最佳监测 AMR 的时间为移植后 6、12 个月，即每半年 1 次。

（二）DSA 的监测方法——单抗原微珠法

IMMUCOR Lifecodes 和 ONE LAMBDA 两种产品的检测原理均为单抗原微珠法，两者的检测原理、操作步骤大体相同，结果判读分析软件不同，IMMUCOR Lifecodes 结果分析采用软件 MATCH IT!Antibody，而 ONE LAMBDA 结果分析采用软件 Fusion。值得注意的是单抗原微珠法是在基因水平检测肾移植受者体内特异性 HLA 抗体，结合相应供者的 HLA 基因型，间接判断肾移植受者体内是否存在 DSA。

主要使用仪器、耗材、试剂：①仪器：Luminex、高速离心机、振荡器、真空抽滤泵、–80℃超低温冰箱、移液器 1 套、计时器；②耗材：1.5 mL 离心管，10 μL、200 μL、1 mL 加样枪头若干；③试剂：Lifecodes LSA CLASS Ⅰ、Lifecodes LSA CLASS Ⅱ，荧光二抗。

标本要求：患者血清 2 mL。

操作方法：详见产品说明书。

结果判读：IMMUCOR Lifecodes 产品在 Luminex 平台 xPONENT 软件读取结果，通过 MATCH IT!Antibody 软件分析结果。ONE LAMBDA 产品读取结果后通过 Fusion 软件进行结果分析。MFI 值为微珠反应的荧光强度中值，代表了微珠的反应强度。结果判读：MFI 值 <500 为阴性（–）；MFI 值 500~4 000 之间为阳性（+）；MFI 值 4 001~10 000 之间为中度阳性（++）；MFI 值 >10 000 为强阳性（+++）。特异性 HLA 抗体结果与供者 HLA 基因型进行比对，即可间接判断受者体内是否存在 DSA。

五、受者免疫监测

目前肾移植受者的免疫监测已建立多种实验室技术方法，但均需结合多项指标及临床表现进行综合分析。目前，临床上国内外普遍应用流式细胞术，监测的免疫学指标为淋巴细胞亚群百分比和绝对计数。通过双色、三色、四色、六色等多色流式细胞术分析方法，可同时鉴别单个细胞上的多种抗原，而且在极短时间内能够分析大量细胞。目前各种荧光抗体组合部分有配套的试剂盒和分析软件，也可根据临床需要选择相应的抗体进行组合。

淋巴细胞亚群是机体免疫系统的主要细胞群体，占外周血白细胞总数的 20%~45%，成年人体内约有 10^{12} 个淋巴细胞，具有显著的异质性，可分为许多表型和功能各异的群体，主要如 T 细胞、B 细胞、自然杀伤（natural killer，NK）细胞等。淋巴细胞亚群的数量和功能发生异常，将导致机体免疫异常并产生病理变化，对于几乎终身服用免疫抑制剂的肾移植受者，淋巴细胞亚群的监测极为重要和必要。

（一）监测频率

移植术前，术后 1、3、7、14 天等时间点，患者药物调整和临床发生异常及时监测。

（二）四色亚群检测方法

用荧光素标记的 CD4、CD8、CD3、CD19、CD16+56、CD45 单克隆抗体与外周血单个细胞表面相应抗原结合，在激光的激发下，检测结合在细胞表面的荧光参数，可分析 T、B、NK 细胞在淋巴细胞中的百分比和绝对数。

样本要求：EDTA-K_2 抗凝的外周血

仪器和系统：流式细胞仪及流式分析软件。

实验耗材：绝对计数管（BD Trucount Tubes，免洗）；BD MultiTEST IMK 试剂盒；溶血素；去离子水。

操作程序：详见产品说明书。

上机：流式上样管中加入 400 μL 的 PBS，混匀，待机检测，获取淋巴细胞 5 000 个。输入基本信息，设置模板画门，获取淋巴门细胞 5 000 个，分别圈出 T 细胞（CD3$^+$）、Th 细胞（CD3$^+$CD4$^+$）、杀伤抑制性 T 细胞（CD3$^+$CD8$^+$）、NK 细胞（CD3$^-$ CD16$^+$CD56$^+$）、B 细胞（CD19$^+$），并获取相对百分比及绝对数。

（三）六色亚群检测方法

实验耗材：绝对计数管（BD Trucount Tubes，免洗）；淋巴细胞亚群检测试剂（流式细胞仪法 -6 色，6-color TBNK reagent）；溶血素；去离子水。

操作程序：详见产品说明书。

上机：同五（二）。

六、质量控制

质量控制是保证实验结果一致性的重要前提。从标本预处理、标记、染色到数据采集、存储、分析，到最终出具报告，质量控制涉及操作的全过程，监督控制每个操作步骤中的可变因素确保获得准确、全面的分析结果。质量控制包括室内质控和室间质评。

（一）室内质控

组织配型和免疫检测技术的质量控制，包括仪器、试剂、人员三个方面，使用设备均严格按照日维护、周维护和月维护程序进行仪器保养，Luminex 每月用校准微球进行校准，流式细胞仪每月用 CST 和 7-color 微球进行校准，以保证仪器处于最佳运行状态。所用试剂均按说明书进行保存和使用，内控微球及阴阳性质控血清可及时反映数据是否可信并排除非特异性干扰。操作人员均为医学检验专业持证上岗，PCR 操作人员均具有 PCR 操作上岗证，所有人员均经过培训考核后才进行组织配型和免疫检测技术相关操作。

（二）室间质评

室间质评是为确定实验室检测能力以及监控持续能力而进行的一种室间比对，是临床实验室全面质量管理的重要内容之一。国家卫生健康委员会临床检验中心已开展 PCR-SSO 低分辨、中高分辨组织配型和淋巴细胞亚群检测室间质评，每年参评 1 次。

（肖漓 郑瑾 吴建永）

参考文献：

[1] 何长民, 石炳毅. 器官移植免疫学 [J]. 1995.

[2] 曹雪涛. 免疫学前沿进展 [M]. 3 版. 北京：人民卫生出版社, 2014.

[3] 金伯泉. 细胞和分子免疫学 [M]. 2 版. 北京：科学出版社, 2001.

[4] COLVIN R B, SMITH R N. Antibody-mediated organ-allograft rejection[J]. Nature Review Immunology, 2005, 5（10）：807-817.

[5] 金伯泉. T-B 细胞协作研究的重大突破 [J]. 细胞与分子免疫学. 2009, 25（1）：1-5.

[6] 石炳毅, 许晓光, 蔡明, 等. 体液性排斥反应患者移植物组织 C4d 沉积和浆细胞聚集性浸润初探 [J]. 中华移植杂志, 2009, 3（2）：15-19.

[7] 张小东, 李晓北, 张际青, 等. 致敏肾移植受者抗 MICA 抗体的表达对术后早期排斥反应和肾功能的影响 [J]. 中华器官移植杂志, 2010, 31（6）：348-351.

[8] 于立新, 叶俊生, 肖露露, 等. 肾移植术后血清抗 MICA 抗体与慢性排斥反应的相关性 [J]. 中华器官移植杂志, 2010, 31（6）：340-342.

[9] HASGUR S, VALUJSKIKH A. Measuring alloreactive B Cell responses in transplant recipients[J]. Current Transplantation Reports, 2019, 2019：1-7.

[10] NEWELL K A, ASARE A, KIRK A D, et al. Identification of a B cell signature associated with renal transplant tolerance in humans[J]. Journal of Clinical Investigation, 2010, 120（6）：1836-1847.

[11] CRESPO M, HEIDT S, REDONDO D, et al. Monitoring B cell subsets and alloreactivity in kidney transplantation[J]. Transplant Rev（Orlando）, 2015, 29（2）：45-52.

[12] NOUEL A, SEGALEN I, JAMIN C, et al. B cells display an abnormal distribution and an impaired suppressive function in patients with chronic antibody-mediated rejection[J]. Kidney Int, 2014, 85（3）：590-599.

[13] HEIDT S, ROELEN D L, de VAAL Y J, et al. A NOVel ELISPOTassay to quantify HLA-specific B cells in HLA-immunized individuals[J]. Am J Transplant, 2012, 12（6）：1469-78.

[14] LUCIA M, LUQUE S, CRESPO E, et al. Preformed circulating HLA-specific memory B cells predict high risk of humoral rejection in kidney transplantation[J]. Kidney Int, 2015, 88（4）：874-887.

[15] COLVIN R B, SMITH R N. Antibody-mediated organ-allograft rejection[J]. Nature Review Immunology, 2005, 5（10）：807-817.

[16] 金伯泉. T-B 细胞协作研究的重大突破 [J]. 细胞与分子免疫学, 2009, 25（1）：1-5.

[17] MIZOGUCHI A, MIZOGUCHI E, TAKEDATSU H, et al. Chronic intestinal inflammatory condition generates IL-10-producing regulatory B cell subset characterized by CD1d up-regulation[J]. Immunity, 2002, 16（2）：219-230.

[18] LODER F，MUTSCHLER B，RAY R J，et al. B cell development in the spleen takes place in discrete steps and is determined by the quality of B cell receptor-derived signals[J]. J Exp Med，1999，190（1）：75-89.

[19] FILLATREAU S，SWEENIE C H，MCGEACHY M J，et al. B cells regulate autoimmunity by provision of IL-10[J]. Nat. Immunol，2002，3（10）：944-950.

[20] YANABA K，BOUAZIZ J D，MATSUSHITA T，et al. The development and function of regulatory B cells expressing IL-10（B10 cells）requires antigen receptor diversity and TLR signals[J]. J Immunol，2009，182（12）：7459-7472.

[21] 石炳毅，许晓光，蔡明，等.体液性排斥反应患者移植物组织 C4d 沉积和浆细胞聚集性浸润初探 [J]. 中华移植杂志，2009，3（2）：15-19.

[22] MAUIYYEDI S，PELLE P D，SAIDMAN S，et al. Chronic humoral rejection：identification of antibody-mediated chronic renal allograft rejection by C4d deposits in peritubular capillaries. J Am Soc Nephrol，2001，12（3）：574-582.

[23] 郭君其，何富强，郑智勇，等.C4d 沉积在抗体介导的慢性排斥反应中的临床意义 [J]. 中华器官移植杂志，2010，31（6）：328-331.

[24] 蔡明，许亮，许晓光，等.肾移植一年后急性排斥反应时移植肾组织中 C4d 表达阳性的临床研究 [J]. 中华器官移植杂志，2010，31（6）：332-335.

[25] 王仁定，王慧萍，吴建永，等.急性体液性排斥反应对移植肾预后的影响 [J]. 中华器官移植杂志，2010，31（6）：336-339.

[26] BAUER S，GROH V，WU J，et al. Activation of NK cells and T cells by NKG2D，a receptor for stress-inducible MICA [J]. Science，1999，285（5428）：727-729.

[27] YI Z Z，PETER S，CANER S，et al. Antibodies against MICA antigens and kidney-transplant rejection[J]. New England Journal of Medicine，2007，357（13）：1293-1300.

[28] KAZUO M，PAUL T，ANNE R，et al. Serial ten-year follow-up of HLA and MICA antibody production prior to kidney graft failure[J]. American Journal of Transplantation，2005，5：2265–2272.

[29] 张小东，李晓北，张际青，等.致敏肾移植受者抗 MICA 抗体的表达对术后早期排斥反应和肾功能的影响 [J]. 中华器官移植杂志，2010，31（06）：348-351.

[30] NEWELL K A，ASARE A，KIRK A D，et al. Identification of a B cell signature associated with renal transplant tolerance in humans[J]. Journal of Clinical Investigation，2010，120（6）：1836-1847.

[31] KAMINSKI D A，WEI C，QIAN Y，et al. Advances in human B cell phenotypic profiling[J]. Front Immunol，2012，3：302.

[32] CRESPO M，HEIDT S，REDONDO D，et al. Monitoring B cell subsets and alloreactivity in kidney transplantation[J]. Transplant Rev（Orlando），2015，29（2）：45-52.

[33] NOUEL A，SEGALEN I，JAMIN C，et al. B cells display an abnormal distribution and an impaired suppressive function in patients with chronic antibody-mediated rejection[J]. Kidney Int，2014，85（3）：590-599.

[34] HEIDT S，ROELEN D L，DE V Y J，et al. A NOVel ELISPOTassay to quantify HLA-specific B cells in HLA-immunized individuals[M]. Am J Transplant，2012，12（6）：1469-1478.

[35] LUCIA M，LUQUE S，CRESPO E，et al. Preformed circulating HLA-specific memory B cells predict high risk of humoral rejection in kidney transplantation[J]. Kidney Int，2015，88（4）：874-887.

[36] 石炳毅，肖漓，高钰，等.Tim-1[+] CD19[+] 调节性 B 细胞在肾移植受者外周血的鉴定与功能研究 [J]. 中华医学杂志.2011，48（91）：3388-3392.

[37] 石炳毅 . 组织配型在器官移植领域中发展的历史沿革 [J]. 中华医学杂志, 2019, 99（12）: 881-883.

[38] 谭建明, 周永昌, 唐孝达 . 组织配型技术与临床应用 [M]. 北京: 人民卫生出版社, 2002.

[39] 高振利, 石炳毅 . 现代活体肾移植 [M]. 北京: 人民卫生出版社, 2008.

[40] 中华医学会 . 临床技术操作规范器官移植分册 [M]. 北京: 人民军医出版社, 2010.

[41] SINGAL D P, MICKEY M R, TERASAKI P I. HL-A typing in Asian Indians[J]. Tissue Antigens. 1971, 1（6）: 286-289.

[42] HEO W B, KIM C D, WON D I. HLA Class II-specific antibodies can react with T cells in flow cytometry crossmatch: a case report[J]. Transplant Proc, 2007, 39（10）: 3485-3487.

[43] REINSMOEN N L, PATEL J, MIROCHA J, et al. Optimizing transplantation of sensitized heart candidates using 4 antibody detection assays to prioritize the assignment of unacceptable antigens[J]. J Heart Lung Transplant, 2016, 35（2）: 165-172.

[44] ALHEIM M, PAUL P K, HAUZENBERGER D M, et al. Evaluation of a new flow cytometry crossmatch procedure for simultaneous detection of cytotoxicity and antibody binding[J]. Tissue Antigens, 2013, 82（2）: 125-130.

[45] ATA P, CANBAKAN M, KARA M, et al. Serum flow cytometric C1q binding antibody analysis of renal recipients with low levels of sensitization[J]. Transplant Proc, 2012, 44（6）: 1652-1655.

[46] 肖露露, 易燕, 叶欣等 . 补体依赖 - 流式细胞术 - 淋巴细胞毒交叉配型实验方法的研究 [J]. 中华泌尿外科杂志, 2006, 4（27）: 79-81.

[47] DUQUESNOY R J, MARRARI M. Multilaboratory evaluation of serum analysis for HLA antibody and crossmatch reactivity by lymphocytotoxicity methods[J]. Arch Pathol Lab Med, 2003, 127: 149-156.

[48] 中华医学会器官移植学分会 . 肾移植组织配型及免疫监测技术操作规范（2019 版）[J]. 器官移植, 2019, 10（5）: 515-522.

第二章

移植免疫耐受

在器官移植的发展与进步中，新型免疫抑制剂的开发和应用对解决移植物排斥反应、延长生存时间所起到的积极作用是不可磨灭的。但是，免疫抑制剂的长期乃至终生应用，除了经济负担之外，药物本身的副作用（如过度免疫抑制、遭受病毒感染以及恶性肿瘤等）也给移植受者带来了十分不利的影响。因此，人们在致力于寻找另一种有效的方法，使得移植器官在不应用免疫抑制剂的情况下能够长期、有功能的存活。这种理想的方法就是免疫耐受。

免疫耐受（immune tolerance）是指机体免疫系统接受某种抗原后产生的特异性免疫无反应状态，可天然形成，亦可后天获得。1945 年，Owen 观察到异卵双生小牛由于共用胎盘而形成天然免疫耐受现象。1946 年，Medawar 发现血型不相同孪生小牛互相皮肤移植而不发生排斥反应。1959 年，Burnet 提出克隆清除学说解释免疫耐受的形成机制。Burnet 和 Medawar 由于免疫耐受研究的突出贡献而获得 1960 年诺贝尔奖。

移植免疫免疫耐受的关键是诱导受体针对供体组织相容性抗原呈特异性免疫不应答状态。免疫耐受分为先天性免疫耐受和获得性免疫耐受，移植免疫耐受属于人为地、主动地诱导机体产生的免疫耐受，属于获得性免疫耐受的范围。

第一节　移植免疫耐受的概念以及诱导机制

一、移植免疫耐受的概念

移植免疫耐受（transplantation tolerance）是指免疫系统成熟的受者在没有免疫抑制剂作用下（停用免疫抑制剂 1 年以上）接受 MHC 不匹配供者器官移植物的状态，或称为操作性免疫耐受（operational tolerance）。有效诱导移植免疫耐受是临床器官移植的最高目标。免疫耐受可分为完全免疫耐受（full immune tolerance）和部分免疫耐受（partial immune tolerance）。当移植受者仅在低剂量免疫抑制剂维持治疗下即可避免急性排斥反应和慢性移植物失功的状态称为几乎免疫耐受（almost immune tolerance 或 prope immune tolerance）。完全免疫耐受在器官移植临床中非常少见，但肝移植、肾移植和心脏移植免疫耐受均已有临床报道。根据 2016 年 DESCARTES-Nantes 调查欧洲 256 个移植中心肾移植数据显示，肾移植完全免疫耐受率为3/10000，几乎免疫耐受率为1.5/10000。体外研究证明，达到移植免疫耐受的移植受者的T细胞仍然对供者抗原具有反应性，但对供者移植物并没有表现临床排斥现象。肝脏移植免疫耐受更为常见，肾移植免疫耐受较少见。

二、移植免疫耐受的诱导机制

移植免疫耐受的诱导机制十分复杂，涉及免疫清除、免疫失能、免疫抑制和免疫调节等。免疫耐受又可以分为中枢性耐受和外周性耐受两种。主要有3种机制在诱导和维持免疫耐受的过程中发挥作用。

（一）克隆无反应性

又称克隆忽略（ignorance or neglect），系指受体存在抗原反应性T、B细胞，但是却与抗原共存而不发生自身免疫应答。可能的机制是抗原浓度过低或免疫原性太弱、抗原提呈细胞针对特定抗原提呈能力弱、或T细胞克隆的TCR针对特定抗原的亲和力过低以及免疫隔离区的组织等。

（二）克隆清除

胚胎期或新生动物接触某种抗原，胸腺内相应的未成熟T细胞通过阴性选择机制而被清除，称为中央型或胸腺清除（central deletion, thymic deletion, thymic education）。直接清除循环中成熟T细胞（如应用抗CD3 / CD4 / CD8 mAbs），称为周围型清除（peripheral deletion）。

（三）克隆抑制或克隆无功能

反应性T淋巴细胞依然存在，但对特异性抗原失去应答反应，即其反应性受到抑制，称为克隆抑制（suppression）。外源性抑制物即抑制性T细胞（Ts），包括抗原特异性抑制细胞（antigen specific suppressor）和受体特异性抑制细胞（receptor specific suppressor），其功能是抑制抗原特异性T细胞活化。抗原特异性T细胞活化受到来自自身内部因素的抑制，即内源性抑制使T细胞失去对特异性抗原的反应性，称为克隆无功能或克隆失活（anergy）。

近年来，通过对移植免疫耐受的肾移植受者进行分析发现，抑制性 / 调节性免疫细胞对效应细胞的优势作用导致的外周免疫耐受是诱导和维持移植免疫耐受的主要机制。参与移植免疫耐受的调节性免疫细胞主要包括天然B细胞、小部分T细胞、类浆细胞和髓样树突状细胞等，目前的肾移植免疫耐受中的研究认为，调节性B细胞和CD4⁺CD45RA⁻Foxp3ʰⁱ记忆性调节性T细胞（regulatory T cell, Treg）等可能参与对免疫耐受的诱导。研究发现，肾移植免疫耐受受者中总B细胞、过渡性B细胞和天然B细胞增加，还发现肾移植免疫耐受受者中存在一群颗粒酶B阳性并具有浆细胞表型的调节性B细胞，这种调节性B细胞能够抑制CD4⁺CD25⁻效应T细胞的增殖和细胞因子分泌，这种抑制作用呈现 IL-21 和 B 细胞数量的依赖性。CD4$^+$CD45RA$^-$Foxp3^{hi} 记忆性 Treg 可能在肾移植免疫耐受受者中发挥重要作用，这种 Treg 细胞具有特异的 Foxp3 去甲基化模式（Treg-specific demethylated region，TSDR），高表达 CD39 和糖皮质激素诱导的肿瘤坏死因子相关受体（glucocorticoid-induced TNF-related receptor，GITR），比普通的 Treg 细胞具有更强的免疫抑制能力。

三、免疫耐受诱导机制的研究进展

研究显示，肾移植免疫耐受受者表达较低的免疫活化信号和促炎细胞因子，表达较高的免疫调节信号，例如 Foxp3 等；移植肾组织中的调节性 T 细胞（Treg）的数量与移植物存活时间正相关。动物实验表明 Foxp3$^+$Treg 细胞能够诱导免疫耐受，但目前尚无发表的临床数据证明其能够诱导人的肾移植免疫耐受，相关研究目前仍处于临床试验阶段。不均一性和不稳定性是 Treg 细胞有效诱导免疫耐受的两大障碍。近年来，随着嵌合抗原受体技术（chimeric antigen receptor，CAR）的应用，肿瘤的免疫细胞治疗取得了革命性的进步。由于抗原特异性 Treg 细胞的抑制效能比抗原非特异性 Treg 强约 100 倍，因此多项研究亦将特异性识别同种异体抗原的 CAR-Treg 细胞（chimeric antigen receptor T regular cell）应用于移植免疫耐受诱导的研究中。结果显示，MHC- 特异性嵌合抗原受体的 CAR-Treg 细胞能够增强 Treg 细胞的免疫抑制功能，抑制排斥反应及移植物抗宿主反应。Noyan 等应用人皮肤 - 人源化小鼠移植模型证实拥有特异性识别 HLA-A2 的抗原识别受体的 CAR-Treg（A2-CAR）能够在不使用任何免疫抑制药物的情况下，完全抑制排斥反应。这些改良的 Treg 细胞拥有巨大的诱导移植免疫耐受的潜能，在临床可操作性免疫耐受诱导和免疫抑制剂最小化中有着广阔的应用前景。

B 细胞是介导体液性排斥反应的关键细胞，是增强细胞免疫应答的重要效应细胞，在慢性排斥反应发生、发展中发挥重要作用。近年来，B 细胞在移植免疫耐受中的作用日益受到重视。大量研究表明，肾移植免疫耐受受者中总 B 细胞、过渡性 B 细胞、天然 B 细胞和调节性 B 细胞（Breg）及其相关的基因转录增加。最新研究发现，B 细胞可能是启动肾移植免疫耐受的主要机制。这可能与免疫抑制剂撤除后的免疫重建所导致的天然 B 细胞和过渡性 B 细胞增加有关，这些 B 细胞能够通过受体编辑（receptor editing）、克隆删除（clonal deletion）和克隆无功能（clonal anergy）参与免疫调节。Breg 则通过分泌抑制性细胞因子和天然抗体促进 Treg 产生并抑制 Th1 和 Th17 细胞分化参与移植免疫耐受发生。最新研究发现，脾脏和外周血中的 Breg 细胞根据其特异性表型可分为 T1 和 T2 两个亚群，T1 亚群分泌更多的 IL-10，而 T2 亚群则以分泌 TNF-α 为主，而 T1/T2 比值降低与移植肾功能恶化相关。除间接抑制 CD4$^+$T 细胞和天然免疫细胞分泌炎性因子以及作用于 CD8$^+$T 细胞外，T/B 细胞交界区的 Breg 细胞还能够以更高的频率进入 T 细胞区，直接与 T 细胞进行抗原特异性结合，进而抑制 T 细胞与 DC 的相互作用，发挥免疫抑制功能。因此，进一步研究 Breg 细胞诱导移植免疫耐受的机制、增强体内 Breg 细胞作用并避免其耗竭，对移植免疫耐受的诱导具有重要意义。

四、移植免疫耐受的标记物"指纹（Fingerprints）"

理想的免疫耐受诱导方案是个体化监测受者对供者的特异性免疫应答，及时调整针对不同供 - 受者组合的免疫抑制剂撤除时间，如果发现受者不能形成良好的免疫耐受，相应延长其免疫抑制剂的使用时间。因此，当前移植免疫耐受研究的重点发展方向之一是筛选免疫耐受特异性的生物标记物，形成移植免疫耐受的标记物指纹谱（biomarker signature profiles），建立个体化、特异性的移植免疫动态监测体系，监测移植受者是否达到免疫耐受状态，是否免疫抑制过度或不足，用来指导移植临床免疫抑制剂的调整和撤除时间。

目前免疫耐受标记物的研究涉及外周血、尿液和移植物组织标本中的细胞亚群、mRNA、miRNA、外泌体、蛋白分子等。在肾移植免疫耐受受者中发现 B 细胞、T 细胞和树突状细胞的 mRNA 含量增加，而在肝移植中则主要是 NK 细胞的 mRNA 含量增加。肝、肾移植耐受中发现的共同点是外周血 Treg 细胞的比例和相关 mRNA 升高。也有研究显示，肝、肾移植免疫耐受中没有变化相同的生物标记物。虽然在肝、肾移植中很少见到统一的免疫耐受标记物，但总 B 细胞、过渡性 B 细胞和天然 B 细胞的比例和相关 mRNA 升高普遍见于肾移植免疫耐受中，而 NK 细胞相关指标增加则在肝移植免疫耐受受者中普遍存在。

随着免疫耐受标记物的研究的进展，许多标记物被筛选出来，包括 MAPK1、NFKB2、PDGF、HIPK1 等分子。然而，迄今为止，仍未建立国际统一认可的移植免疫耐受"指纹"。鉴于同种异基因免疫耐受机制的复杂性，建立一个统一的、涵盖所有器官移植的特异性免疫耐受的检测系统难度很大，推测最敏感和特异的免疫耐受"指纹"极有可能是一个由交叉生物技术平台检测形成的、能够准确反映耐受原免疫应答复杂机制的生物标记物谱。移植免疫耐受"指纹"的发现和检测系统的建立会进一步推动移植临床的诊疗向个体化、精准化发展。

（石炳毅　袁　清　许晓光）

第二节　诱导和维持免疫耐受的机制

一、诱导移植免疫耐受的方法

（一）诱导中央型免疫耐受

1. 骨髓细胞嵌合体　通过胸腺内清除机制诱导的中央型免疫耐受参与的自身耐受相似。以骨髓细胞嵌合体诱导免疫耐受，首先以全身照射等方法对宿主动物进行去髓性预处理（myeloablative），清除所有淋巴细胞。在宿主动物逐渐重新建立（reconstitute）自身免疫系统的过程中，输给供者骨髓。供髓中含有供者的造血干细胞（hematopoietic stem cell,

HSC），因此在受体内存在供者和受者 HSC，而受者此时却不能将供者 HSC 排斥，于是在胸腺内被误认为是"自我"，经过胸腺和骨髓的选择过程，重建受者的免疫系统，并通过阴性选择清除受者体内针对供者的未成熟胸腺细胞，从而诱导供者特异性的免疫耐受。

2. 获得性胸腺耐受 胸腺内直接注射供体细胞或提取的 MHC 抗原。胸腺是诱导和维持宿主对同种异体抗原免疫耐受的特许部位，其机制可能是胸腺内未成熟的 T 细胞直接接触抗原而发生的阴性选择作用，产生克隆清除或克隆无功能。胸腺内注射的供体细胞通常为胰岛、骨髓、脾脏或淋巴结悬液，其内必须富含 APC。

（二）诱导周围型免疫耐受

1. 给予供者抗原 在成年动物，应用供者抗原联用或不联用短暂的免疫抑制剂也可成功的诱导免疫耐受。许多因素在诱导和维持免疫耐受过程中起作用，其中包括供者细胞的类型以及免疫抑制剂的应用。该策略对抗原进入受者体内的途径有要求，通常同一抗原经静脉注射、胸腺内注射或口服途径给予即耐受原，可诱导免疫耐受；而经皮下或鞘内给予，则成为免疫原，可刺激免疫应答。

2. 周围清除 T 细胞或封闭抗原 最常用的单抗为抗 CD3/TCR 和抗 -CD4 单抗。抗 CD4 和抗 CD8 单抗（depleting anti-CD4 or CD8 mAbs）可清除循环中 CD4$^+$ 和 CD8$^+$ 细胞。但长期清除循环中 CD4$^+$ 和 CD8$^+$ 细胞的方法显然于受者极为不利。近年来，应用非去除性抗体（non-depleting anti-CD4 or CD8 mAbs，或成为封闭性抗体）阻断 T 细胞对 APCs 提呈的识别作用。有人应用异种 non-depleting anti-CD4 mAb 组织 Th0 转化为 Th1，而使其大量转化为 Th2 细胞，从而释放大量的 IL-4 等 Th2 类细胞因子，成功地诱导了免疫耐受。

3. 阻断细胞间粘附因子途径 细胞间粘附分子中最重要的一对是 T 细胞表面的 LFA-1 和 APC 细胞表面的 ICAM-1。两者的结合使 APC 和 T 细胞紧密您付，并由 APC 向 T 细胞发放信号以放大 TCR 来源的信号使 T 细胞活化。目前二者均有 mAbs，即抗 LFA-1mAb 和抗 ICAM-1 mAb，抗 CD2mAb 也属于此类途径。

4. 阻断第一信号 APC 加工并呈递抗原至其膜表面，运行至 T 细胞聚集部位并粘附于 T 细胞，T 细胞表明的 TCR/CD3 复合体识别 APC 表明的 MHC- 抗原肽复合物（peptide-MHC complex，p-MHC），即 T 细胞活化的第一信号。如果缺乏第二信号的共刺激信号，T 细胞将出现克隆无功能（anergy）或凋亡（apoptosis）。第二信号包括 CD28/B7、CD40/CD154、OX40/OX40L 和 ICOS 等。以不同方法阻断第二信号，均可以起到终止 T 细胞活化，防止急性排斥反应的作用，从而有利于免疫耐受的形成。

5. 转基因技术 在体外将供者 MHC 基因转录到受者骨髓细胞内，带有 MHC 基因的自体骨髓细胞回输到受体，能长期释放供者特异性抗原，诱导免疫耐受。封闭 T 细胞活化第二信号诱导免疫耐受应用最多的是转 CTLA-4Ig 基因，其表达产物可以与 CD28 分子竞争 CD28 分子的结合，从而阻断 T 细胞活化的第二信号。转 Th2 类细胞因子 IL-10、TGF-β1 基因可调节 Th1/Th2 平衡，使其向 Th2 方向偏移。转 FasL 基因主要是通过转基因技术使移植物适量表达 FasL 分子，而进入移植物内活化的 T 细胞表面表达 Fas 分子，通过 Fas/FasL 的结合使淋巴细胞凋亡。

二、诱导和维持免疫耐受的临床方案

人们应用上述方法做了大量的工作诱导免疫耐受，但是常常存在局限性。目前研究最多的当属骨髓细胞嵌合体，转基因和封闭第二信号系统以及调节性免疫细胞过继输注等，已从动物试验研究转向临床实际应用。目前认为诱导同种异基因嵌合体能够通过克隆清除机制删除移植物反应细胞诱导长期移植免疫耐受，因此最有临床应用前景。

（一）建立异基因骨髓嵌合体诱导移植免疫耐受

嵌合体是指在受者体内存在供体细胞成分，分为大嵌合体（macro-chimerism）和微嵌合体（micro-chimerism）。大嵌合体又称为造血嵌合体（heamatopoietic chimerism），是指供者和受者造血细胞共存的一种状态，又可分为完全嵌合体（full chimerism）和混合嵌合体（mixed chimerism）。前者是指受者体内的所有造血细胞均来自供体（100%），后者指供受者造血干细胞在受体内以不同比例共同存在（coexistence）。大嵌合体受者体内的供者细胞均需移植供者骨髓细胞才可形成。而微嵌合体是指在接受器官移植受者体内存在微量的供者细胞，一般是由于移植物内的白细胞迁移出移植物而形成。微嵌合体的形成无需对受体进行清髓性预处理，也不需要移植多能造血干细胞。

通常完全嵌合体的建立需要先行清髓性预处理（myeloablative），全身致死量照射去除受者体内所有造血细胞，然后行供者骨髓移植。此方法在动物实验可行，在临床上则具有极大的危险性。非清髓性预处理（non-myeloablative）包括注射去除性抗体（抗 CD4/CD8mAbs），破坏受者的 T 细胞库，数天后用适度照射（3Gy）的射线进行全身照射或选择性胸腺部分照射（7Gy），然后行供者 BMT。为了进一步降低预处理对受者的毒性作用，可以增加清除性抗体的剂量替代胸腺照射等方法。上述处理的动物通常形成混合嵌合体，与建立完全嵌合体相比，混合嵌合体具有以下优点：①只需要非清髓性预处理方案即可形成耐受，比清髓性预处理对受者的毒性小，耐受性好；②对于跨越 MHC 完全不同的屏障，混合嵌合体动物的免疫功能要优于完全性嵌合体；③移植物抗宿主病（graft versus host disease，GVHD）的风险大大降低了。

混合嵌合体诱导的临床应用已经有许多成功的报道，目前已有 3 个医学中心，包括 Northwestern University Medical Center（NW）、Massachusetts General Hospital Harvard University（MGH）和 Stanford University Medical Center（SU），通过肾移植联合应用清髓骨髓移植、供者干细胞移植或输注特殊辅助细胞等造血干细胞移植方法诱导形成了暂时或稳定嵌合体，并能够有效诱导 HLA 匹配 / 不匹配临床肾移植的长期免疫耐受。这种诱导移植免疫耐受的混合嵌合体需要诱导多谱系造血细胞嵌合体，依赖于外周免疫调节机制而非胸腺清除机制（thymic deletion），并具有明确的器官特异性，能够成功诱导肾移植和肺移植耐受，但尚不能用于诱导心脏移植免疫耐受。

（二）阻断第二信号诱导免疫耐受

第二信号在 T 细胞活化过程中的关键作用已如前述，阻断第二信号防治移植物排斥反应，诱导免疫耐受是当前移植免疫学研究的热点课题。

1. B7/CD28-CTLA-4 该通路包括 APCs 表面的 B7.1（CD86）和 B7.2（CD86），以及在 T 细胞表面表达的 CD28 和 CTLA-4。CD28 广泛表达于 T 细胞表面，促进 IL-2 的产生和 T 细胞的分化。CTLA-4 是与 CD28 功能相关的负调节分子，在 T 细胞活化后表达上调，与 B7 分子的亲和力是 CD28 的 20 倍，其与 CD28 竞争配体 B7 分子的结合，限制 T 细胞的活化。

2. CD40/CD154（CD40L） 该通路在 T 细胞活化过程中的关键作用越来越受到重视，人们发现，CD40L 缺陷的小鼠抗原特异性 T 细胞反应性降低，在体内 CD4$^+$ 细胞活化过程中必须有 CD154 参与，CD154 与 APCs 表面的 CD40 结合，诱导 APCs 表达 B7 和 MHC-2 类分子。CD154 是 B 细胞活化的关键信号。CD154 与 B 细胞 CD40 结合，诱导 B 细胞增殖并分化为浆细胞。抗 CD154 单抗可以预防急性排斥反应，延长移植物生存期。而抗 CD40 单抗预防急性排斥反应的效果远不及 CD154 单抗。无论何种单抗的单独使用，均不能获得长期的免疫耐受。合理的联合应用可以大大提高其效果。CD154 单抗防治移植物排斥反应的效果可以被同时应用的 CNI 类免疫抑制剂和糖皮质激素所干扰，提示 CD154 激活 T 细胞的作用于钙调磷酸酶依赖性有关。

（三）转基因技术诱导移植免疫耐受

1. 转移供体 MHC 基因诱导移植免疫耐受 器官移植前先用供体来源的异基因抗原处理受体，可以减弱受者对移植物的应答。如移植前供体特异性输血和骨髓输注越来越受到人们关注。如果在体外将供者 MHC 基因转染到受者骨髓细胞内，再将带有供者 MHC 基因的自体骨髓细胞回输到受体，该细胞长期释放供体特异性抗原，势必产生比上述特异性输血和骨髓输注更长久、更稳定的抗原表达，将更有利于免疫耐受的形成。转 MHC 基因诱导的移植免疫耐受与供者特异性输血和骨髓输注一样，是一种多种免疫机制参与的过程，克隆清除和克隆失活与这种移植免疫耐受有关。

2. 转 CTLA-4 Ig 基因诱导移植免疫耐受 如前述，阻断 T 细胞活化的第二信号可以诱导免疫耐受，目研究最广泛的阻断剂是 CTLA-4Ig，如果能将 CTLA-4Ig 基因转移到供者移植物内，使其长期持续表达 CTLA-4 Ig，将有利于免疫耐受的诱导和维持。在小鼠和大鼠的动物模型研究中均证实，给予重组 CTLA-4 Ig 基因的腺病毒或逆转录病毒等输注或灌注可以显著延长移植物生存期。

3. 转移 Th2 类细胞因子诱导移植免疫耐受 Th1 类细胞因子参与移植物的排斥反应，而 Th2 类细胞因子与耐受形成有关。通过逆转录病毒将 vIL-10 转入移植心脏内，可以在体内产生的重组蛋白在局部表达，明显延长小鼠心脏移植物的存活时间。且在移植物内不仅有 vIL-10 表达，还可见 CTL 和 Th1 减少。TGF-β1 也是一种具有抑制作用的免疫调节因子。因此转染该基因也有可能诱导免疫耐受。

4. 转 FasL 基因诱导移植免疫耐受 在机体存在某些组织如眼、睾丸等，其高表达 FasL 分子，使进入组织内的免疫细胞凋亡，是其维持免疫豁免区的重要机制。如果通过转基因技术使移植物表达 FasL 分子，就可以使移植物内活化的 T 细胞（表达 Fas 分子）凋亡，从而避免排斥反应。然而 FasL 在移植物内的表达是一把双刃剑。如前述，FasL 的适度表达可以诱导 T 细胞凋亡，而过度表达则可使移植物细胞遭到破坏。该通路对炎症和免疫应答的调节极其错综复杂，在诱导免疫耐受的作用上有待进一步认识。

（四）过继输注免疫细胞诱导免疫耐受

输注 Treg 细胞是近年来研究最广泛的一种能够诱导免疫耐受的细胞治疗方法。大量动物实验证实，输注 Treg 细胞能够诱导移植免疫耐受，肾移植免疫耐受受者的外周血和移植肾中也被证实存在更多的 Treg 细胞。Treg 细胞应用于实体器官移植的多项临床试验正在进行（如 the ONE study（NCT02129881）和 ThRIL（NCT02166177）），这些研究将为临床移植免疫耐受的诱导提供关于细胞剂量、纯度和有效性的参考。Yamashita 等初步研究显示，应用供体特异性 Treg 细胞能够诱导肝移植免疫耐受。日本 Todo 等报道，通过输注体外培养的供者特异性调节性 T 细胞，7 位活体肝移植受者成功诱导了移植免疫耐受。Leventhal 等报道了 2014 年后期进行的 I 期临床试验中期的初步结果，12 例活体肾移植受者接受供者多克隆扩增的 Treg 细胞治疗 1 月后，程序性活检未观察到排斥反应、DSA、感染等并发症，初步免疫细胞表型分析显示，外周血 $CD4^+CD127^-CD25^{High}FOXP3^+Treg$ 细胞数量增加了 9~20 倍。然而，Treg 细胞的临床应用仍存在许多问题，其存活时间、如何迁移、不均一性和不稳定性需要进一步研究和优化。

三、目前临床免疫耐受诱导方案

近年来，可操作性耐受（operational tolerance）逐渐受到器官移植临床医师的关注，被认为是移植免疫耐受进入临床应用的可行途径。一般来讲，符合以下特点，即可认为达到了临床可操作性耐受，①移植受者停用免疫抑制剂至少 1 年；②移植器官功能良好，没有组织学证明的急、慢性排斥反应；③仍保持针对病原体的特异性免疫功能。目前临床上出现可操作性耐受仍然较少，往往是由于受者依从性不佳而自行减药、停药，或由于免疫抑制剂不良反应和受者耐受性差而在医师指导下主动减量或停用免疫抑制剂时。目前，主动实施的免疫耐受诱导药物或方案的研究正在逐渐增多。可操作性耐受在不同移植器官产生的机制不同，临床发生率也不同，在肝移植可高达 20%，而在肾移植少见，心、肺移植更为少见，胰腺移植或小肠移植几乎从未发现。

国际上各移植中心采用不同的策略来主动诱导临床免疫耐受。目前美国肾移植临床免疫耐受研究十分"活跃"的五个研究中心受到了重点关注，包括：NW/Duke、MGH、SU、Terasaki Foundation Laboratory（UCLA）和 Jonhs Hopkins hospital。这五个研究中心应用各自的临床免疫耐受策略取得了较好的诱导效果。另外，亚洲的韩国三星总医院也在诱导方案方面做了大量工作。

（一）MGH 肾脏移植临床免疫耐受方案

MGH 方案已经进过了多次改良，目前常用的为 ITN036 方案。

行肾移植联合骨髓移植术，在围手术期和术后给予以下方案：①移植前 1 天给予胸腺照射（7 GY，–d1）；②抗 CD2 单抗治疗，分别移植术前 2 天、1 天和术中，术后 1 天给予（–d2，–d1，d0，+d1），③抗 CD20 单克隆抗体（Rituximab）治疗，分别在术前 7 天、

2 天,术后第 5 天、第 12 天给予(-d7,-d2,+d5,+d12);④环磷酰胺治疗(Cyclophosphamide,CTX),分别在术前第 5 天、第 4 天给予(-d5,-d4),(5)使用 CNI 类免疫抑制剂,时间为术前 1 天,到术后 8~9 月(-d1~9m)。

(二)SU 肾脏移植临床免疫耐受方案

SU 方案包括肾移植联合骨髓移植,围手术期和术后给予以下方案:

①HLA 匹配移植受者给予抗胸腺球蛋白(Anti-thymocyte globulin,ATG)治疗 5 次(d0,d1~d4),②全淋巴区照射(total lymphoid irradiation,TLI)10 次(120 cGy,d1~d9),③术后第 11 天静脉输注供者 $CD34^+$ 细胞(>$4×10^6$/kg,d11)和供者 $CD3^-$ 细胞($1.0×10^6$/kg),④CNI 类免疫抑制剂治疗(d1~d180),⑤霉酚酸酯(MMF)治疗(d11~d60)。

对于 HLA 不匹配移植受者,输注供者 $CD34^+$ 细胞和 $CD3^-$ 细胞的剂量增加,CNI 使用延长至肾移植后 15 个月,MMF 使用延长至肾移植后 12 个月,其余诱导方式与 HLA 匹配移植受者相同。

(三)Terasaki Foundation Laboratory 的肾脏移植临床免疫耐受方案

①活体供肾肾移植,②克隆清除 +TLI 或克隆清除 + 蛋白酶体抑制剂硼替佐米(bortezomib),③不用免疫抑制剂或仅用低剂量强的松。

(四)NW 肾移植临床免疫耐受方案

①氟达拉滨(Fludarabine)治疗(30 mg/kg,-d4,-d3,+d2),②CTX(50mg/kg,-d3,+d3)③全身照射(total body irradiation,TBI)1 次(200 cGy,-d1),④基于 CD8/TCR 辅助细胞的造血干细胞(FCRx)输注(+d1),⑤TAC 治疗(-d2~+14m),⑥MMF 治疗(-d2~+12m)。

(五)韩国三星医学中心(首尔)方案

行肾移植联合骨髓移植术,在围手术期和术后给予以下方案:①环磷酰胺治疗(Cyclophosphamide,CTX),22.5mg/kg,分别在术前第 5 天、第 4 天给予(-d5,-d4);②氟达拉滨(Fludarabine)治疗(10mg/m²,-d6,-d5,-d4,-d3);③抗 CD20 单克隆抗体(Rituximab)治疗,375mg/m²,分别在术前 7 天、2 天,(-d7,-d2);④抗胸腺球蛋白(Anti-thymocyte globulin,ATG),1.5mg/kg,治疗 3 次(-d1,d0,d1)⑤使用 CNI 类免疫抑制剂,时间为术前 1 天,到术后 6~12 月(-d1~6m)。

第三节　树突状细胞与器官移植免疫耐受

树突状细胞(dendritic cell,DC)是人体内功能最强的专职抗原呈递细胞,在器官移植后排斥反应过程中发挥着关键性的作用。DC 是一群异质性细胞,不同发育阶段、不同部位和不同来源的 DC 在细胞表型和功能上均存在很大的的差异。成熟 DC 能够诱导分泌特定细胞因子的效应性 T 细胞生成。未成熟 DC 是人体内 DC 的主要存在状态，具有较弱的 T 细胞活化功能，但能分泌抑制性细胞因子，诱导免疫耐受。此外，许多研究报道了一种调节性树突细胞（regulatory DC，DCreg），具有很强的免疫抑制功能。

一、DC 的分类与发育

DC 是一类体内抗原呈递功能最强的，也是唯一能激活初始型 T 细胞的专职抗原呈递细胞。大量的研究表明 DC 不仅参与了机体的免疫调节，而且是免疫调节网络的核心细胞，除了具有免疫激活功能外，在诱导中枢免疫耐受以及外周免疫耐受的维持和调节也发挥重要作用。目前 DC 的分类方法较多，尚未形成统一的标准，而且这些针对 DC 分类及其亚群的研究大部分是通过体外实验来进行的，需要进一步的体内实验进行验证。

DC 分化成熟可分为 4 个阶段，因此按照细胞成熟程度，DC 可分为 DC 前体细胞、未成熟 DC、迁徙期 DC 和成熟 DC，这是目前最常用的分类方法。DC 前体细胞尚无 DC 的表型和功能，在特定细胞因子刺激下可分化为未成熟 DC。未成熟 DC 是 DC 的主要存在状态，低表达共刺激因子和粘附分子，因而提呈抗原并刺激初始 T 细胞活化的能力很弱。迁移期 DC 处于未成熟 DC 向成熟 DC 转化阶段，逐渐丢失介导吞噬的受体，高表达 MHC-II 类分子、共刺激因子和粘附分子，形态也发生改变。成熟 DC 能有效地将加工、处理的抗原以抗原肽 -MHC-II 类分子复合物的形式提呈给初始 T 细胞，使之激活。

DC 在免疫系统中主要发挥免疫应答和免疫耐受两种功能。免疫应答功能包括抗原提呈（主要由未成熟 DC 介导）和免疫激活（主要由成熟 DC 介导）。发挥免疫耐受的 DC 则可被成为耐受性 DC，细胞表面可高表达 IDO 和 ILT4 等，抑制 T 细胞增殖和活化、介导 T 细胞凋亡和自噬、诱导调节性免疫细胞增殖等。此外，有研究还报道了一种产干扰素的杀伤 DC，同时具备抗原呈递和细胞杀伤功能。

按照来源和分化途径，DC 可分为浆细胞样 DC、髓样 / 常规 DC1 和髓样 / 常规 DC2；按照存在位置的不同，DC 可分为淋巴样组织 DC（包括滤泡 DC、胸腺 DC 和并指状 DC）、非淋巴样组织 DC（包括朗格汉斯细胞和间质 DC）、循环 DC（包括血液 DC 和淋巴 DC）；此外，还可根据 DC 表面表达的受体及分子等进行分类。需要指出的是，按照不同依据进行分类得到细胞亚群是存在交叉的，这些分类方法不存在谁对谁错，在研究过程中可根据研究目标选取合适当前研究的分类方式。

二、DC 的诱导耐受特性

DC 免疫功能的发挥与其成熟状态密切相关。成熟 DC 表达高水平的 MHC-II、MHC-1 分子、协同刺激分子（CD80、CD586）、粘附分子（CD40、CD44）等，并能分泌白细胞介素 -12（IL-12）、IL-1、IL-6、IL-8、肿瘤坏死因子 α 等细胞因子。成熟 DC 是早期免疫应答强有力的抗原呈递细胞，能够活化初始和记忆 T 细胞，启动免疫应答。器官移植后作为

"过客"白细胞，供体 DC 从移植器官中游走至受者的次级淋巴器官内，呈递抗原特异性 MHC 分子，激活受者 T 细胞，启动免疫应答，触发排斥反应，此过程为直接异体识别途径；另外，受者 DC 或 DC 祖细胞参与移植后初始炎症反应，浸润到移植器官内。凋亡或坏死细胞崩解碎片，经加工处理并结合自身 MHC 分子，最终把限制性供体 MHC 分子及自身 MHC 分子复合肽呈递给受者 T 细胞，触发排斥反应，此过程为间接异体识别途径。

　　未成熟 DC 具有截然不同的生物学特性。低水平表达 MHC、CD40、CD80、CD86、B7 等共刺激分子和粘附分子，具有极强的抗原摄取、加工处理能力，而激发免疫应答能力却较弱。未成熟 DC 可诱导抗原特异性 T 细胞耐受及调节性 T 细胞（regulatory T-cell，Treg）产生。体外实验表明：未成熟 DC 与 $CD4^+CD25^+CD45RO^+$Treg 接触后可上调其表面抑制性分子 ILT3、ILT4 表达，从而获得调节活性，抑制异体反应性 $CD4^+$T 细胞增殖或使之转化为 Treg，发挥免疫抑制功能。移植后耐受受者中的耐受性 DC 可促使源于初始 T 细胞中 $CD4^+CD25^+$Treg 扩增。而这些 Treg 可诱导造血祖细胞向耐受性 DC 方向分化并降低 DC 表面共刺激分子 CD80、CD86 及 MHC—1I 类分子表达，维持 DC 于未成熟状态。耐受性 DC 再诱导 Treg，如此反复互相激发形成反馈环路，阻碍移植物排斥。该理论已被广泛的动物移植实验所证实。有研究者在异基因心脏移植前 9 天给小鼠输注未成熟的供者 DC，发现移植物存活时间明显延长，并呈现供者特异性免疫低反应状态。共刺激分子拮抗剂可使未成熟 DC 诱导耐受的作用更加显著。然而未成熟 DC 诱导移植物免疫耐受仍存在一定的争议，在免疫排斥或者缺血再灌注微环境下，未成熟 DC 可能会进一步分化为成熟 DC，加重排斥反应或者至少没有显著诱导免疫耐受功能，目前主要应对方法是在体外采用环孢素、他克莫司或者维生素 D3 等诱导未成熟 DC 产生致耐受原特性。

三、DC 诱导耐受的机制

（一）DC 诱导外周 $CD4^+$T 细胞耐受机制

　　在生理状态下，未成熟 DC 通过呈递外源性可源性抗原诱导 $CD4^+$T 细胞产生耐受的机制还不完全清楚。但在稳定的状态下，过继转移的 Treg 遵循着通过血液，淋巴窦再到脾脏的路线进行循环，这种循环方式与初始型 T 是相似的，在富含 TCR 特异抗原的淋巴窦被再次激活。在同一个淋巴结，活化的 Treg 可以直接抑制反应性 T 细胞的活性。当器官内出现自身抗原特异性的 $CD4^+CD25^-$ T 细胞时，在没有 Treg 的情况下，$CD4^+CD25^-$ T 细胞就会扩增；但当遇到 $CD4^+CD25^+$ Treg 时，同样的细胞就会被抑制或被清除。在肠道，已经证实一种迁徙的 $CD103^+$ 的 DC 细胞群可以转运抗原到肠系膜淋巴结，在那里，通过 TGF-β 和维甲酸依赖机制诱导产生了 Treg，从而阻止了大肠炎的发生。脾脏内 $CD8\alpha^+$ 亚型 DC 细胞在通过依赖 TGF-β 和 DC 表达的 PD-1 机制将初始型 $CD4^+$T 转变为 aTreg 方面优于脾脏内其他类型的 DC 细胞，然后，aTreg 与成熟的 DC 相互作用可以导致 DC 下调表达 CD80/CD86 以及 PD-L1 和 PD-L2/B7 分子。事实上，Treg 持续的表达 CTLA-4，CTLA-4 可以介导 DC 细胞上 CD80/CD86 表达，从而将成熟的 DC 转变为有功能的未成熟

DC。另外，DC 和表达 ICOS-L 的浆细胞样 DC 可以促进 Treg 分泌 IL-10。因此，通过 DC 诱导的外周免疫耐受过程不仅需要第一信号，同时还需要特异的共抑制和共刺激分子信号（第二信号）以及特异的诸如 TGF-β 和 IL-10 等细胞因子的分泌（第三信号）。

（二）CD8$^+$ T 细胞的外周交叉耐受

专职 DC 亚类也可以呈递自身抗原给 CD8$^+$ T 细胞，这个呈递过程称作交叉呈递，从而诱导 CD8$^+$ T 细胞免疫耐受。首次观察到这种现象是在转基因 RIP-mOVA 小鼠模型，这种模型在非淋巴组织表达 OVA，可以作为表达自身抗原模型。OVA 特异的转基因 CD8$^+$ T 细胞（OT-I 细胞）转移至这种鼠以后，可以被清除掉，表明外周耐受的存在。转基因 CD8$^+$ T 细胞，尤其是 OT-I 细胞对抗原常常具有相当高的亲和力，然而，高亲和力的自身反应性 T 细胞很容易通过胸腺的阴性选择而被清除掉，这就意味着自身反应性 CD8$^+$ T 细胞如果没有被胸腺耐受清除掉，很可能是因为这些细胞对抗原的亲和力低。这就解释了为什么自身反应性 CD8$^+$ T 细胞总是忽略了自身抗原和为什么只有高剂量的自身抗原才可以诱导交叉耐受。有研究者通过构建双转基因 RIP-mOVAxV-β5 小鼠模型证实了这一点，这种模型可以产生对自身抗原 OVA 具有多种亲和力的自身反应性转基因 CD8$^+$ T 细胞。研究者发现，高亲和力的 OVA 特异的 CD8$^+$ T 细胞通过胸腺阴性选择以及外周交叉耐受而被清除掉了，而低亲和力的 CD8$^+$ T 细胞没有被清除。即使存在病原菌感染和可获得 CD4$^+$ T 辅助细胞的情况下，后者通过 DC 交叉呈递组织来源的自身抗原也难以激活。同时，表达转基因自身抗原的 DC 也可以使内源性自身反应性 CD8$^+$ T 细胞出现免疫耐受，交叉耐受也可以抑制非转基因自身抗原内源性自身反应性 CD8$^+$ T 细胞。

（三）介导交叉耐受的分子机制

交叉耐受涉及到 Bim 介导、Bcl-2 抑制和 TRAIL 诱导的 CD8$^+$ T 细胞的凋亡。当 DC 成熟时表达 CD70，CD70 与 T 细胞上的 CD27 相互作用被认为是一种免疫反应信号；当 CD70 被阻断，在 LCMV 病毒感染时，就会阻止 CD8$^+$ T 细胞启动免疫反应。反之，静息状态的 DC 转基因表达 CD70 就会使 CD8$^+$ T 细胞由耐受转变成为免疫反应状态。

研究表明，不仅要缺乏免疫原的刺激，同时还要出现抑制信号，才可以诱导免疫耐受。研究表明，PD-1 缺陷的 CD8$^+$ T 细胞对 DC 所呈递的自身抗原免疫反应增强，如果同时阻断 CTLA-4，免疫反应会进一步增强。这些发现表明了 DC 来源的 PD-1 配体，诸如 PD-L1、PD-L2 在交叉耐受中的重要作用，这种重要作用随后在 RIP-mOVA 模型系统中被证实了。

（四）自然产生的致耐受 DC 亚型

人们对浆细胞样 DC（plasmacytoid，pDC）在诱导移植免疫耐受中的作用给予了更多的关注。最初，人们在致耐受心脏移植受者的淋巴结中发现了 MHC-Ⅱ类分子结合供体特异性抗原的 pDC。这些 pDC 呈现半成熟表型，表达高水平的 MHC-Ⅱ类分子和低水平的 CD80/CD86 分子，同时也上调表达 LFA-1，ICAM-1，VLA-4 和 CD62L。升高的 ICAM-1，即 LFA-1 的配体在 Treg 的接触性抑制功能中具有重要的意义。CD62L 对于 pDC 穿过高内皮小静脉到达淋巴结，以及接下来 CD4$^+$CD25$^+$Foxp3$^+$Treg 的活化和移植耐受的建立都是必须需要的。

在小鼠模型中，一种表达趋化因子 CCR9 的 pDC 亚型受到了人们的关注。在外周淋巴结和肠系膜淋巴结 CCR9$^+$pDC 占所有 pDC 的 70%~80%。与上述的致耐受心脏移植受者的 pDC 表型相似，CCR9$^+$pDC 表达低水平的 CD80/CD86 分子，但与其不同的是却表达低水平的 MHC-II 类分子和 CD40。CCR9$^-$pDC 表达高水平的 MHC – II 类分子、CD80/CD86 和 CD40。一项比较研究发现，CCR9$^+$pDC 可以减少 T 细胞的增殖，在扩增抑制性 CD25$^+$Foxp3$^+$T 细胞比 CCR9$^-$pDC 更有效。CCR9$^+$pDC 可有效保护小鼠免于发生致死性的 GVHD。应用 CpG 寡聚脱氧核苷酸活化的人类 pDC 有类似优先活化具有抑制功能的 Treg 的能力。在这种情况下，IDO 的表达对于 pDC 的致耐受作用起着至关重要的作用，而不是共刺激分子或者是 MHC-II 类分子的低水平表达。T 细胞增殖的能力取决于色氨酸的获得，因而应用 IDO 增加这种必须氨基酸的分解可以抑制 T 细胞的增殖反应。但在大鼠中却有不同的描述，应用 TLR7 或者 TLR9 配体（ioxoribine 或者 CpG）刺激的大鼠脾脏 pDC 可以强烈刺激 CD4$^+$ CD25^{hi} Foxp3$^+$T 细胞增殖，但这种增殖的 CD4$^+$ CD25^{hi} Foxp3$^+$T 细胞在体外却有很差的抑制作用。

四、DC 细胞的免疫耐受诱导特性在器官移植领域的潜在应用

（一）DCreg 与器官移植

近年来，调节性免疫细胞在器官移植领域的基础研究和临床应用取得了许多突破性进展，这些调节性免疫细胞及其表达的免疫相关分子的相互作用所构成的调节性免疫细胞网络是免疫调控与诱导移植免疫耐受的细胞学基础。DCreg 是最重要的调节性免疫细胞之一，目前正在进行临床实验，应用于同种异体排斥反应和自身免疫性疾病的治疗。

DCreg 治疗策略包括在器官移植前输注受体或者供者来源的 DCreg，同时使用或不使用免疫抑制药物。相关研究最早开始于 20 世纪 90 年代，动物实验结果显示供体来源的 DCreg 可抑制同种异体移植物的排斥反应。之后越来越多的研究发现供体来源或者受者体外扩增的 DCreg 可显著延长移植物的存活时间，并诱导其免疫耐受。Ezzelarab MB 等构建非人灵长类动物（non-human primate，NHP）肾移植模型，在移植前 1 天输注供者抗原冲击的 DCreg，结果显示其可以显著增加移植物的平均存活时间，且未检测到供者特异性抗体，这说明 DCreg 治疗具有很好的治疗效果和安全性。值得注意的是，在 NHP 肾移植模型中，供者抗原未冲击的自身 DCreg 对移植物的存活则没有显著的作用。动物实验的结果为 DCreg 应用于临床实验提供了必要的数据支撑。

DCreg 进入临床研究早期主要治疗自身免疫性疾病，结果显示 DCreg 输注对类风湿关节炎、1 型糖尿病和克罗恩病均具有一定的治疗效果，且安全性也得到了很好的验证。对于器官移植，多项 DCreg、调节性巨噬细胞（Mreg）和 Treg 治疗的临床实验已经得到了批准（表 2-3-1）。近期第一项 DCreg 应用于肝移植的单中心 I/II 期临床实验在匹兹堡大学启动。研究者在体外通过 VitD3 和 IL-10 诱导活体供者来源单核细胞分化为 DCreg，在移

植前 7 天，以 2.5 –10 × 10^6/kg 的浓度输注到受者体内，同时给予霉酚酸、类固醇和他克莫司治疗。移植后 12 个月，根据肝功能检测和病理穿刺结果，逐渐降低他克莫司的使用剂量，至 18 个月完全停药。

表 2-3-1　Dreg、Mreg 和 Treg 诱导器官移植免疫耐受的临床试验

细 胞 类 型	移 植 器 官	临 床 实 验	使 用 浓 度
自体外周血单核细胞来源Dreg	肾移植	I/II期	1×10^6/kg
供者外周血单核细胞来源Dreg	肾移植	I期	$0.5-5 \times 10^6$/kg
供者外周血单核细胞来源Dreg	肝移植	I/II期	$2.5-10 \times 10^6$/kg
供者外周血单核细胞来源Mreg	肾移植	I/II期	$2.5-7.5 \times 10^6$/kg
自体多克隆扩展的Treg	肾/肝移植	I/II期	$0.5-10 \times 10^6$/kg
自体，供者抗原特异性Treg	肾/肝移植	I期	$50-900 \times 10^6$（Total）

（二）DC 源性外泌体

外泌体是一类大小直径介于 30~100 nm 的膜性微囊泡。外泌体内含有蛋白质和 RNA 等物质，发挥细胞与细胞、细胞与器官之间的物质转运和信息传递等重要功能。目前外泌体已经被广泛应用于疾病的监测和靶向治疗。在特定微环境下，输注给受者的未成熟 DC 存在进一步分化为成熟 DC 和加速排斥反应的风险，体内治疗寿命较短和体外存储困难等不足也限制了其在临床的广泛应用。外泌体可以有效的避免这些缺陷，同时特殊的生物学结构使外泌体很容易进行化学修饰、基因 / 小分子转染，达到增强治疗效果或者作用靶向性的目的。

目前许多研究已经证实 DC 源性外泌体对免疫系统的作用主要与其来源 DC 成熟状态和携带 / 表达的分子密切相关。1998 年，Zitvogel 等首次发现 DC 源性外泌体可激活效应性 T 细胞，发挥抗肿瘤免疫反应。后续研究则发现供体未成熟 DC 源性外泌体可以诱导免疫耐受，显著延长小肠和心脏移植物的存活时间。在不使用免疫抑制药物的情况下，将供体未成熟 DC 源性外泌体与 Treg 联合应用，可显著促进 Treg 增殖，降低排斥反应发生，提高肝脏移植物的存活率。通过对 DC 进行变装（cross-dressed）形成微嵌合体，可上调 DC 源性外泌体调节性免疫分子（PD-L1 和 IL-10 等）表达，延长移植物的存活时间。近几年，外泌体和纳米技术飞速发展，为 DC 在器官移植中的应用带来了新的途径。基于 DC 在免疫反应中的独特作用，可通过直接电转染等方式将小分子或者核酸转染进入外泌体，或者在外泌体表面修饰免疫调节蛋白，对器官移植后不同类型排斥反应实现精准治疗。

（三）DC 的体外修饰

如果直接将未成熟 DC 用于移植受者作为诱导耐受方案应用，那么这些 DC 有可能在受者体内被激活，尤其是在有潜在炎症的情况下。正因为如此，人们试图应用各种方法修饰 DC 以期抑制 DC 的成熟。一些抗炎制剂（如皮质醇类、水杨酸类）或免疫抑制剂（如雷帕霉素以及丝裂霉素等），以及细胞因子（如 TGF-β 和 IL-10）和 VitD3 都证实有抑制

DC 成熟的作用。阿司匹林能在体外促进未成熟的骨髓来源的 CDllc⁻ DC 数量增加。在鼠皮下注射实验中。这些细胞并不诱导细胞介导的接触性超敏反应。这是因为 NFκB 的活化对 DC 成熟非常重要。而皮质醇、水杨酸和 IL-l0 抑制了 NFκB 的活性。另一个抑制 DC 成熟的途径是通过作用于脱氧核糖核酸编码的 NFκB 结合位点来直接调控 NFκB 的活性。

一些研究者报道一种名为 Photopheresis（也称作 extracorporeal photochemotherapy，ECP）的体外光化学疗法，可以有效降低心脏移植受者的群体反应性抗体（panel reactive antibody，PRA）水平，降低心脏移植术后慢性移植物排斥反应。Photopheresis 在难治性肺移植排斥的治疗中，特别是在常规免疫抑制药物治疗无效的情况下，是一种安全可靠的治疗选择。还有一些临床研究也发现，它可逆转一些常规药物难以控制的肾脏移植排斥反应。ECP 治疗的简单过程是：分离患者的外周血白细胞，将细胞与光敏剂孵育一段时间，再经紫外线照射后回输患者。ECP 治疗可以诱导白细胞凋亡，DC 通过特异受体（主要是 TAM 受体）与凋亡白细胞识别并相互作用，产生抑制信号，抑制信号通过阻断 NFκB 活性抑制了抗炎性细胞炎子的产生，从而促进了抗炎性因子，诸如 IL-10 和 TGF-β 的产生。DC 与凋亡细胞相互作用还下调了共刺激因子的表达，抵制了 DC 的成熟，从而诱导了耐受。另外，ECP 治疗还可以诱导调节性 B 细胞和调节性 CD8⁺ T 细胞，这进一步增强了调节性 T 细胞网络。

（石炳毅　陈　文　刘志佳）

第四节　干细胞与实体器官移植免疫耐受

干细胞（stem cell）是未分化的多能性前体细胞，能够转化为具有特殊功能的成熟细胞。所有干细胞之间的一个共同特征是它们具有广泛的自我更新和分化的能力。根据其发育阶段，干细胞可分为胚胎干细胞（embryonic stem cell，ESC）和成体干细胞（adult stem cell，ASC）。胚胎干细胞包括 ES 细胞（embryonic stem cell）、EG 细胞（embryonic germ cell）。胚胎干细胞可来源于畸胎瘤细胞（EC）、桑椹球细胞（ES）、囊胚内细胞团（ES）、拟胚体细胞（ES）、生殖原基细胞（EG）等。当受精卵分裂发育成囊胚时，将内细胞团（inner cell mass）分离出来进行培养，在一定条件下，这些细胞可在体外"无限期"地增殖传代，同时还保持其全能性，因此被称为胚胎干细胞。成体干细胞包括神经干细胞（neural stem ce11，NSC）、造血干细胞（hematopoietic stem cell，HSC）、骨髓间充质干细胞（mesen chymal stem cell，MSC），表皮干细胞（epidexmis stem cell）等。按其分化潜能的大小，有的将干细胞分为全能干细胞（totipotent stem cell）、单能干细胞（embryonic stem cell）和多能干细胞（multipotent stem cell）三类，有的分为全能干细胞、万能干细胞、多能干细胞和专一性干细胞。

一、干细胞的分类

Reza 等根据不同文献的描述，将干细胞分为四种不同类型，包括：胚胎干细胞、成体干细胞、诱导多能干细胞（induced pluripotent stem cell，iPS）和癌症干细胞（cancer stem cell，CSC）。胚胎干细胞来源于植入前的外胚层，以其维持多能性的能力而著称。成体干细胞分布全身是胚胎干细胞在出生后的衍生物，并可按其来源组织（如造血组织、间叶组织、神经组织等）分类。诱导多能干细胞是一种已分化的成体细胞，被重新编程，以呈现干细胞样的多能状态。癌症干细胞又称癌干细胞、肿瘤干细胞，通常这类的细胞被认为有形成肿瘤，发展成癌症的潜力，特别是随着癌症转移出去后，产生新型癌症的来源。在功能实验中被定义为当移植进免疫缺陷小鼠体内时能形成肿瘤和自我更新的细胞。不同类型的干细胞可以通过其细胞表面表型来区分（表 2-4-1）。

表 2-4-1　不同类型干细胞的表型标记

干细胞类型	表 型 标 记
ESC	SSEA-3，SSEA-4，CD9，CD56，Class-I HLA，Thy1
HSC	CD34，CD59，Thy，CD38^{low}，CD135，CD48，CD159
MSC	STRO-1，VCAM-1，Sca-1，BMPR-IA/ALK3，BMPR-IB/ALK6，BMPR-II，CD73，c-kit，Class-I HLA，Thy-1，CD105/endoglin
CSC	CD44，CD24，CD133，CD166，SSE-1，SSE-4

干细胞在称为"生态位"的环境中生长和分化，复制这些生态位一直是临床应用的一个挑战。生态位是生理学上定义的微环境，其特性为调节和支持静止、自我更新和分化的平衡。在骨髓中，粘附分子和细胞外基质的成分对于将成体造血干细胞锚定到基质中是非常重要的，可以调节其存活、增殖和分化。干细胞生态位的细胞和细胞外基质元素对正常的干细胞功能都至关重要。例如，细胞外基质分子骨桥蛋白和透明质酸以及膜结合干细胞因子（membrane-bound stem cell factor，mSCF）调节 HSC 的静息、归巢、跨骨髓迁移和在生态位中的滞留。

二、干细胞应用研究与器官移植免疫耐受诱导

任何技术从现象发现，到理论形成，再到临床实践，都是一个漫长而艰难的过程，将干细胞应用到器官移植同样不例外。根据干细胞的研究进展，我们可以大概将其分为三个阶段。

（一）第一阶段为理论形成期

在这一阶段，人们发现了造血嵌合的现象，认识到其在移植耐受中的作用，并提出了混合嵌合等概念，并开发出了多种预处理方法。干细胞移植与诱导免疫耐受相关的发现要追溯到 20 世纪 40 年代，1945 年 Owen 和他的同事发现，在主要组织相容性复合物（major histocompatibility complex，MHC）完全不同的孪生牛之间进行皮肤移植，移植的皮肤没有发生排斥反应。根据这一现象以及随后的一些研究，Burnet 进行了总结并提出了克隆清除理论。Billingham 等随后也使用小鼠进行了类似的研究，在 CBA 小鼠妊娠 15～16 天时，他们对胚胎注射 0.01 mL 的成年小鼠组织细胞悬浮液，5 只小鼠在出生后的第 8 周，以 A 系成年小鼠作为供者进行皮肤移植，其中 3 只小鼠的移植皮肤在 50 天后仍未发现移植排斥反应。不久，有研究者通过对成年鼠进行射线照射后行干细胞移植，同样也诱导产生了免疫耐受。根据以上研究，有学者提出在同种异体器官移植患者中，采用异基因干细胞 – 器官联合移植诱导免疫耐受状态的形成，可以降低急性细胞性排斥反应与慢性排斥反应的发生，并达到停用免疫抑制剂的目标。

异体组织移植以后，机体与移植物之间会发生排斥反应：宿主抗移植物反应（host versus graft reaction，HVGR）与移植物抗宿主病（graft versus host disease，GVHD）。以往认为两者不能相容，只能通过强效免疫抑制来治疗。Kashiwagi 和 Starzl 于 1969 年在人类移植中引入了混合嵌合的概念，当时他们识别出了在肝移植受者血液中循环的供者免疫球蛋白。在 20 世纪 70 年代和 80 年代，通过混合嵌合诱导耐受成为移植实验模型的重要研究内容。然而，诱导耐受性需要对宿主使用苛刻的毒性物质，如全淋巴辐照（TLI）和 / 或全身辐照（WBI）。1993 年，Starzl 发现肝脏移植长期存活患者皮肤、淋巴、骨髓及胸腺中存在供者来源的白细胞，并将供、受者双方白细胞共存的现象称为微嵌合状态，据此提出了双向移植排斥理论。所谓嵌合体是指在受者的体内存在供者的细胞成分，是供、受者来源的细胞共同存在的一种状态。嵌合体又分为大嵌合体与微嵌合体两种，前者又称造血嵌合体，是指供体和受体造血细胞共存的一种状态，又可细分为完全嵌合体和混合嵌合体两种。而微嵌合体是指在接受器官移植的受者体内存在微量的供体细胞，一般是由于移植物内的白细胞迁移出移植物而形成。微嵌合体的形成不需要对受者进行造血干细胞移植的预处理，同样不需要供体的造血干细胞。

（二）第二阶段为过渡实验期

与啮齿类动物相比，更大的动物模型如小型猪，与人类生物学有更大的相似性，被用于过渡到临床研究的预备实验。非人类的灵长类动物模型也被开发为通向临床实践的桥梁。1988 年，Pennington 和 Sachs 率先将骨髓移植用于部分近交系小型猪。但在实验的最初阶段移植物抗宿主病（GVHD）的高发，直到使用猪抗 CD3 抗体后，在猪模型中实现了持久的造血嵌合。Kawai T 在猕猴接受骨髓移植前，进行亚致死 TBI、TI 和胸腺球蛋白处理，以及接受原位组织相容性抗原不匹配的肾移植后的四周内使用环孢素 A 进行调节，均出现了造血嵌合的明显证据。13 只动物中有 11 只发生嵌合，而 13 只动物中有 10 只长期存活而无排斥反应。

（三）第三阶段为临床实践期

早期的动物研究为干细胞应用于实体器官移植，延长人类移植器官的存活期开辟了道路。1999 年，麻省总医院 Spitzer 团队在对一名 55 岁多发性骨髓瘤继发的终末期肾病女性患者，进行了环磷酰胺、抗胸腺细胞球蛋白、胸腺照射联合组织相容性白细胞抗原（HLA）

匹配骨髓和肾脏移植联合治疗。环孢霉素作为移植后唯一的免疫抑制治疗，在移植后第73天逐渐减少并停用。停药5年后无排斥反应发生，肾功能恢复正常。在最初的实验中，受试者均没有一个停止了免疫抑制剂的使用。随后，研究者不断改良非清髓预处理方案，并不断尝试戒除免疫抑制剂。在最近的一项试验中，Leventha报道了15例HLA不匹配的活体肾移植受者，他们接受了低强度氟达拉滨、环磷酰胺、全身照射（Total Body Irradiation，TBI）预处理后，进行了活体肾移植。他克莫司和麦考酚酸盐停用1年以上仍维持免疫抑制，除1例外，所有患者移植后均表现出外周血嵌合现象。

三、干细胞诱导免疫耐受的机制

免疫耐受是免疫系统对特定供体组织或细胞的无应答状态，特别是在对自身耐受的情况下，可防止自身免疫。免疫系统通过一套复杂的中心和外围免疫耐受机制来区分自我和非自我。中央耐受性是指在阴性选择时，胸腺内反应性克隆的缺失。相反，外周T细胞的耐受性包括发生在胸腺外的几种机制，包括外周缺失、无力/衰竭以及调节性T细胞（Tregs）的抑制功能。

以造血干细胞为例，当供体骨髓注入到宿主体内后，造血干细胞移植到受体骨髓和胸腺内，并使来自供体的淋巴细胞重新填充宿主免疫系统。供体造血干细胞与受体胸腺融合，形成供体/受体嵌合后，会出现三种情况：一是这种嵌合使得成熟的T细胞识别供体抗原为自我，此为中心耐受性的产生机制。二是当T细胞识别抗原为外来抗原时则T细胞发生凋亡。三是非耐受性T细胞逃逸到外周。逃逸到外周的T细胞，由于缺乏共刺激信号导致无能或者在细胞死亡受体信号的刺激下凋亡，从而引起外周耐受性的产生。

在高度嵌合的情况下，可以允许中央缺失性耐受，但存在移植物抗宿主病（GVHD）的显著风险。相比之下，基于嵌合的瞬时耐受性不存在GVHD风险，并且最初似乎依赖于调节性T细胞，随后是供者反应性T细胞的渐进（可能是外周的）克隆删除。Julien Zuber回顾性总结了目前在临床和高度相关的临床前模型中对耐受机制的见解，为创新的免疫监测工具的指导下开发更健全、更安全的耐受性诱导方案提供了理论依据。他认为持续混合嵌合相关的耐受机制主要为中央耐受。第一个探索持久耐受性的途径是利用造血干细胞移植来实现持久嵌合。在啮齿类动物模型中，供体反应性未成熟T细胞的胸腺内缺失是这种耐受诱导方法的中心特征。与持久混合嵌合不同，瞬时混合嵌合相关的耐受机制可能包含外周删除、无能和耗竭以及免疫调节。无能和T细胞衰竭是T细胞功能损害的两种状态。事实上，T细胞衰竭的最终阶段是物理删除。由死亡域受体的激活引起的异反应性淋巴细胞的缺失、共刺激阻滞和缺乏共刺激信号已被证明会导致T细胞失能和凋亡。最近的数据支持Tregs促进CD8$^+$T细胞衰竭的作用，而吞噬细胞通过摄取凋亡小体可以诱导局部的TGF-β分泌，进而促进Treg在移植物内的产生和增殖。

在过去的20年中，动物和人类的研究表明，移植耐受可以通过输注供体干细胞来实现。耐受产生的机制主要集中在中枢和外周适应性免疫的改变上，对这些机制的修改使动物研究的结果显著地应用于临床。通过减少照射量和保存胸腺基质细胞的含量和结构来改变局部干细胞龛是一个重要的进展。此外，通过使用靶向单克隆抗体，预处理方案旨在最大限度地消除已存在的宿主 T 细胞，这是另一个进步，使造血干细胞成为诱导耐受的可行治疗策略。干细胞移植是一种很有前途的治疗方法，它可以降低移植器官的免疫反应。随着我们对耐受机制认识的不断深入，干细胞移植在实体器官移植时将有更广泛地应用，为终末期器官疾病患者提供挽救生命的治疗。

（石炳毅 魏玉香 孙 彬）

参考文献：

[1] BESTARD O, CUÑETTI L, CRUZADO J M, et al. Intragraft regulatory T cells in protocol biopsies retain foxp3 demethylation and are protective biomarkers for kidney graft outcome [J]. Am J Transplant，2011，11（10）：2162-2172.

[2] BRAZA F, DURAND M, DEGAUQUE N, et al. Regulatory T cells in kidney transplantation：new directions [J]. Am J Transplant，2015，15（9）：2288-2300.

[3] MACDONALD K G, HOEPPLI R E, HUANG Q, et al. Alloantigen-specific regulatory T cells generated with a chimeric antigen receptor [J]. J Clin Invest，2016，126（4）：1413-1424.

[4] BOARDMAN D A, PHILIPPEOS C, FRUHWIRTH G O, et al. Expression of a chimeric antigen receptor specific for donor HLA class I enhances the potency of human regulatory T cells in preventing human skin transplant rejection [J]. Am J Transplant，2017，17（4）：931-943.

[5] NOYAN F, ZIMMERMANN K, HARDTKE-WOLENSKI M, et al. Prevention of allograft rejection by use of regulatory T cells with an MHC-specific chimeric antigen receptor [J]. Am J Transplant，2017，17（4）：917-930.

[6] LEVENTHAL J R, MATHEW J M, SALOMON D R, et al. Nonchimeric HLA-identical renal transplant tolerance：regulatory immunophenotypic/genomic biomarkers [J]. Am J Transplant，2016，16（1）：221-234.

[7] ROSTAING L P, MALVEZZI P. HLA-Incompatible Kidney Transplantation—Worth the Risk [J]. N Engl J Med，2016，374（10）：982-984.

[8] 王毅，石炳毅 . ABO 血型不相容亲属活体肾移植临床诊疗指南（2017 版）[J]. 中华移植杂志（电子版），2017，11（4）：193-200.

[9] ORANDI B J, LUO X, MASSIE A B, et al. Survival Benefit with Kidney Transplants from HLA-Incompatible Live Donors [J]. N Engl J Med，2016，374（10）：940-950.

[10] RICKERT C G, MARKMANN J F. Current state of organ transplant tolerance [J]. Curr Opin Organ Transplant，2019，24（4）：441-450.

[11] HAN D, WALSH M C, CEJAS P J, et al. Dendritic cell expression of the signaling molecule TRAF6 is critical for gut microbiota-dependent immune tolerance [J]. Immunity，2013，38（6）：1211-1222.

[12] REGMI S, PATHAK S, NEPAL M R, et al. Inflammation-triggered local drug release ameliorates colitis by inhibiting dendritic cell migration and Th1/Th17 differentiation [J]. J Control Release，2019，316：138-149.

[13] KELLER A M, SCHILDKNECHT A, XIAO Y, et al. Expression of costimulatory ligand CD70 on steady-state dendritic cells breaks CD8[+] T cell tolerance and permits effective immunity [J]. Immunity，2008，29（6）：934-946.

[14] THOMSON A W, METES D M, EZZELARAB M B, et al. Regulatory dendritic cells for human organ transplantation [J]. Transplant Rev（Orlando），2019，33（3）：130-136.

[15] EZZELARAB M B, RAICH-REGUE D, LU L, et al. Renal Allograft Survival in Nonhuman Primates Infused With Donor Antigen-Pulsed Autologous Regulatory Dendritic Cells [J]. Am J Transplant, 2017, 17（6）: 1476-1489.

[16] YOUSAFZAI N A, WANG H, WANG Z, et al. Exosome mediated multidrug resistance in cancer [J]. Am J Cancer Res, 2018, 8（11）: 2210-2226.

[17] WANG C, CHEN L, HUANG Y, et al. Exosome-delivered TRPP2 siRNA inhibits the epithelial-mesenchymal transition of FaDu cells [J]. Oncol Lett, 2019, 17（2）: 1953-1961.

[18] ZHANG H, DENG T, GE S, et al. Exosome circRNA secreted from adipocytes promotes the growth of hepatocellular carcinoma by targeting deubiquitination-related USP7 [J]. Oncogene, 2019, 38（15）: 2844-2859.

[19] GAO F, JIAO F, XIA C, et al. A novel strategy for facile serum exosome isolation based on specific interactions between phospholipid bilayers and TiO2 [J]. Chem Sci, 2019, 10（6）: 1579-1588.

[20] YANG X, MENG S, JIANG H, et al. Exosomes derived from immature bone marrow dendritic cells induce tolerogenicity of intestinal transplantation in rats [J]. J Surg Res, 2011, 171（2）: 826-832.

[21] LI X, LI J J, YANG J Y, et al. Tolerance induction by exosomes from immature dendritic cells and rapamycin in a mouse cardiac allograft model [J]. PLoS One, 2012, 7（8）: 44045.

[22] REICHARDT W, DURR C, VON ELVERFELDT D, et al. Impact of mammalian target of rapamycin inhibition on lymphoid homing and tolerogenic function of nanoparticle-labeled dendritic cells following allogeneic hematopoietic cell transplantation [J]. J Immunol, 2008, 181（7）: 4770-4779.

[23] XIA C Q, CAMPBELL K A, CLARE-SALZLER M J. Extracorporeal photopheresis-induced immune tolerance: a focus on modulation of antigen-presenting cells and induction of regulatory T cells by apoptotic cells [J]. Curr Opin Organ Transplant, 2009, 14（4）: 338-343.

第三章

异 种 移 植

异种移植系指不同种类动物的器官（组织或细胞）进行移植或移植给人类。近年来，器官移植已成为治疗器官功能衰竭的最有效的方法，使长期以来临床上许多不可治性疾病得到了有效的治疗。越来越多的患者得到了治愈，越来越多的患者看到了希望，并积极加入了等待移植的行列。由此而带来的器官短缺的问题也越显突出。从 2015 年 1 月 1 日起，公民逝世后自愿器官捐献将成为器官移植使用的唯一渠道。近几年我国器官捐献人数和移植数目均呈快速上升的趋势，2018 年位居世界第二位。然而，还是不能从根本上满足愈来愈多的临床需要。因此，人们一直在探索利用动物器官解决人类器官短缺的问题，近年来的实验研究取得了一定的进展。特别是基因编辑和免疫领域技术的进步更为异种移植的可能性提供了有力的支持，异种移植越来越受到移植学家的重视。但是，异种移植的临床应用仍然存在诸多难以克服的障碍，除超急性排斥反应、急性血管性排斥反应和细胞介导的排斥反应外，分子不相容性和异种移植受者的病毒感染风险也是影响异种移植成功的巨大障碍，且相互之间存在一定的相关性。

第一节　临床异种移植的历史回顾

1964 年，Reemtsma 等首次报告了黑猩猩供肾给人类的异种肾脏移植。1 例受者发生了排斥反应，经糖皮质激素治疗后逆转；另 1 例受者肾功能正常存活 9 个月后死于免疫抑制剂的副作用。这些成绩在当时引起医学界的轰动，说明异种移植物的长期有功能存活具有可行性。20 世纪 80 年代，临床同种异体移植取得了长足的进步，移植的质量和数量不断提高，导致器官短缺的矛盾日益突出，异种移植的研究引起了移植学者的关注。1984 年，一名叫作 Baby Fae 的儿童接受狒狒的心脏移植。1994 年，Starzl 等报告 2 例狒狒供体的肝脏移植，一些移植中心又重新开始了动物肝脏的体外灌注疗法。1995 年，Makowka 等报告了 1 例猪供肝脏移植，以暂时性移植肝支持暴发性肝功能衰竭患者的肝脏功能。

基因编辑和免疫学技术的快速发展，使得近十多年异种移植取得了飞速的进展（表 3-1-1）。20 世纪 90 年代初，英国科学家 White 和 Cozzi 等培育出了第一只转人 CD55 基因的猪。2003 年，McGregor 等将转人 CD55 基因猪的心脏移植给狒狒，同时应用高强度的免疫抑制方案，并输注可溶性 Gal 抗原以清除体内天然抗体，移植物中位存活时间达到 76 天，但同时受者也出现了一系列由过度免疫抑制而引起的感染并发症。2016 年

Mohiuddin 等利用 CD40 抗体，将敲除 α-1, 3-Gal 基因和过表达两种人体蛋白基因的猪心脏移植到狒狒体内，结果显示平均存活时间为 298 天，最长一只已经存活了 945 天。虽然缺少临床研究数据，其他器官大动物的异种移植均取得了很大的进步，肾脏、肝脏和肺移植物的最长存活时间分别为 310 天、29 天和 7 天。猪胰岛可能是未来最早进入临床应用的异种移植器官（组织），目前已经有数种异种胰岛产品进行临床实验，结果显示异种胰岛可显著减少患者胰岛素的使用量。

表 3-1-1　基因编辑技术在心脏和肾脏异种移植中的应用

受者（例数）	移植器官	转基因靶点	最长（中位）存活时间	研究者（年份）
狒狒（14）	心脏	CD55	99（26）	Bhatti（1999）
狒狒（10）	心脏	CD46	113（76）	McGregor（2004）
狒狒（8）	心脏	GTKO或者低表达	179（78）	Kuwaki（2005）
狒狒（7）	心脏	GTKO/CD46/TBM或者CD55	130	Iwase（2015）
狒狒（5）	心脏	GTKO/CD46/TBM	945（298）	Mohiuddin（2016）
食蟹猴（9）	肾脏	CD55	78（39）	Cozzi（2000）
狒狒（5）	肾脏	CD55	229（27）	Barth（2003）
狒狒（7）	肾脏	GTKO	83（49）	Griesemer（2009）
恒河猴（5）	肾脏	GTKO/CD55	＞133	Higginbotham（2015）
狒狒（1）	肾脏	GTKO/CD46/CD55/TBM/EPCR	163	Iwase（2015）

临床异种移植的复兴，使得越来越多的学者从事该领域研究，并于 1993 年创刊相应的杂志《Xenotransplantation》。半个多世纪前，全球发表有关异种移植的论著每年约 10 篇，而今发展到每年过千篇，近百个团队在进行异种移植的基础和临床研究。近几年中国科学家在异种移植领域也取得了很大的进展，包括 CRISPR/CAS9 技术、GT-KO 猪和多基因修饰猪等，极大地推动了器官移植事业快速发展。

（石炳毅　陈　文）

第二节　异种移植超急性排斥反应

早期实验证实，种系相关较远动物之间的血管化大器官移植均会立即受到超急性排斥反应（hyperacute rejection，HAR）的破坏。此种排斥反应的组织学以血管内血栓和血管间出血为主要特征。因为此种排斥与当时所认识到的 ABO 血型不合的同种异体移植（或者其他存在预形成抗体的病人）的排斥反应相似，所以学者们认为此种排斥反应主要是抗体介导机制。进一步在大量种系组合之间的异种移植研究发现，在种系之间差距较大的情况下，一定会发生超急性排斥反应。Calne 通过观察提出"协调（concordent）"和"不协调（disconcordent）"的概念。前者系指在某些种系之间进行异种移植不发生 HAR，后者系指某些种系之间的移植会发生 HAR。20 世纪 90 年代中期，HAR 的研究发现了这一过程中一系列重要的特征。第一，此种损害的关键性介质是补体的活化，通常由 PNA 的结合所引起，但在一些供受体之间（例如豚鼠 – 大鼠或猪 – 狗），补体的活化通过替代途径，即使是在不存在 PNA 的情况下也可发生。第二，预形成抗体的结合决定于在不同的种系中不同的内皮细胞糖基决定簇的表达。例如，在猪 – 人类供受关系中，高级灵长类动物功能性 α - 半乳糖转移酶（α-Gal）的丢失，使得在猪内皮细胞上表达的 α-Gal 决定簇成为一种新的抗人抗原决定簇。第三，补体调节蛋白对决定 HAR 的强度起到一个关键性作用。这些补体调节因子包括衰变加速因子（decay accelerating factor，DAF，CD55）、膜辅助蛋白（membrane cofactor protein，MCP，CD46）和膜上裂解活性抑制因子（membrance inhibitor of reactivelysis，MIRL，CD59），通常起着抑制或防止不适当补体活化的作用。然而，在某种程度上，这些蛋白质具有物种限制性，只作用于同种动物的靶分子，而对不同种系动物的补体蛋白不发挥调节作用。

一、HAR 的分子机制

（一）结合自然抗体的抗原

在猪的血管内皮表达一种单纯的显性表位，其可以与人的 PNA 发生结合。此种 Galα（1，3）Gal 决定簇在一种 α - 半乳糖转移酶的作用下形成。人类和新世界猴以后的高级灵长类动物没有此种转移酶的基因，而是利用 α-（1，2）岩藻糖转移酶以相同的底物去形成 H 物质。根据人的个体血型，一些附加的糖基加到这种碳水化合物骨架上，以形成 A 或 B 血型。从本质上看，猪表达了对所有人类相关的新的血型抗原。

虽然这种 α-Gal 决定簇与大多数人 PNA 所结合能够引发 HAR，而排除了这种结合就足以预防 HAR，但是 α-Gal 并非是与人 PNA 结合的唯一的猪抗原决定簇。另外一些决定簇在器官移植之后显得更为重要，因为受者抗体水平在抗原刺激下会升高。猪内皮细胞表面表达 α-Gal 抗原决定簇的糖蛋白包括许多粘附分子，也可能包括一些其他的细胞表面糖蛋白。尽管人们现在对表达在蛋白质上的碳水化合物的生物化学研究具有极大的兴趣，但是它们的生理功能尚未完全明确。

（二）与 α-Gal 抗原决定簇结合的抗体

像能与血型抗原结合的其他自然抗体一样，这些与 α-Gal 抗原决定簇结合的自然抗体在人类个体出生时并不存在，可能是出生后与环境中相同碳水化合物决定簇接触的结果。此类抗体大多数是 IgM。IgG3 和 IgA 自然抗体也存在，还有一些低水平的其他类型。在人类个体内 IgM 自然抗体水平占人类总 IgM 抗体的 4%，但与接触环境中动物蛋白质产物似乎无关。

人抗 α-Gal 自然抗体是由 T 细胞非依赖性 B-1 B 细胞自身更新群所形成的大型抗体池的一部分。由此更新群所产生的抗体包括许多与甲状腺球蛋白和 DNA 分子结合的自身反应性抗体。这些自然抗体的生理功能是从体内清除受损伤的细胞。然而，α-Gal 自然抗体的功能很可能是抵御细菌性病原体。在种系进化过程中半乳糖转移酶基因的丢失可能通过形成抗 α-Gal 抗体，抵御环境中重要的病原体，而为人类生存提供有利的条件。同时也可以提供一种保护机制，防止表达这些碳水化合物决定簇的病毒在物种之间传播。

和其他血型抗体一样，与 Gal 表位结合的自然抗体亲合力相对较低，大约为 10^{-4}。增加结合亲合力的因素对这些抗体的功能至关重要，包括糖蛋白分子上 Gal 表位表达的密度，在 IgM 抗体上受体的复制倍数与 IgG 抗体的比较。然而，低亲合力使得用可溶性 Gal α（1，3）Gal 抑制这些抗体更为困难。

关于人的抗 α-Gal 的 PNA 多相性的程度尚不明确，从抗 Gal IgM 单克隆抗体中分离出来的序列显示了从小量细菌株基因中得来的相关的保留构型。此外，抗独特型抗体可以阻断与 Gal 决定簇结合天然抗体的关键部位。不过，天然抗体同质性的程度是否足以作为抗独特型抗体用于临床还不清楚。虽然在人的天然抗体中间存在一系列等位表型，但只有 Ig 天然抗体引起 HAR，可能是因为 IgM 能够以足够高的亲合力来启动补体的活化。由于以前接触过异体抗原，在即将接受移植的患者体内还存在针对蛋白质决定簇的抗体。然而，对抗同种异体 MHC 分子的 IgG 预形成抗体并不是异种移植的重要因素。

（三）内皮细胞活化

超急性排斥反应的靶细胞是内皮细胞。虽然补体膜攻击复合体（membrance attack complex，MAC）结合后的一个必然发生的后果是内皮细胞的溶解，但是 HAR 过程在内皮细胞发生死亡之前已经启动并且可活化内皮细胞。这种类型的活化发生极快，来不及发生基因表达的上调作用及新的蛋白质的合成。此种过程被命名为 I 型内皮细胞活化，其表现为内皮细胞相互分离导致血管内液体和红细胞外渗，内皮细胞内肝素亚硫酸盐的丢失（导致内皮细胞表面前凝血质的改变）。因此，I 型内皮活化在超急性排斥反应的大多数表现（主要包括血管内血栓和血管外出血及水肿等病理反应过程）中起着重要作用。

（四）补体和补体调节蛋白的作用

补体的活化是首次血管化异种移植 HAR 的关键因素。HAR 的充分表现形式需要在补体活化级联反应的终末期膜攻击复合体形成。然而，炎性介质（例如 C3b 产生于级联反应的早期）在这个过程也发挥着一定的作用。在一些供受体种类关系中（最明显的是豚鼠—大鼠组合），通过替代途径的补体活化足以产生超急性排斥反应，甚至不需要天然抗体的存在。这种 HAR 的发生有两个原因：①血管内皮上不常见的糖脂决定簇的刺激；②如果补体调节分子在不同种类的交叉作用中不能发挥调节功能，那么替代途径的基本活化将无限制地进行。在猪—灵长类动物的移植中，清除预形成抗体将足以防止超急性排斥反应，提示在这类供受体组合中，替代途径的活化不足以启动超急性排斥反应。

正如大多数生物学上的生理性活化途径一样，补体活化级联通常也具有严密的可调节性，一系列内皮蛋白质包括 DAF（CD55）、MCP（CD46）和 MIRL（CD59），这些补体调节因子在补体级联反应的不同环节发挥抑制作用。Dalmasso 等认为这些调节蛋白具有种属特异性，只在同种类动物的补体蛋白发挥有效的调节功能。这一特性可以解释，为什么血型错配的同种异体器官的排斥反应的程度相对较弱并且情况各异（只在 25% 病例中发生），而灵长类动物对猪器官的超急性排斥反应却是暴发性的，并且过程近乎相同。

二、防治 HAR 的措施

传统的免疫抑制药物的主要作用靶点并不是针对高浓度的预形成抗体，因此其防治 HAR 的作用效果十分有限。目前在异种移植中最令人兴奋的进步就是研究出多种预防 HAR 的方法。这些方法包括受者的全身治疗，但最令人感兴趣得还是采用基因工程技术，清除区别异种移植和同种异体移植的两个关键特征。在 HAR 中，这两个特征包括 Gal α（1，3）Gal 作为新抗原的表达和补体调节生理功能的丢失，后者是由于猪的补体调节蛋白受到种系限制性，基因工程的目的是减少新抗原的表达，和（或）通过适当调控某些分子的表达，恢复生理性的调节功能。这些措施在预防异种移植中的尝试所发展起来的普遍原则促进了异种移植其他形式基因工程技术的发展。

（一）清除抗原（α-Gal 决定簇）

因为 Gal α（1，3）Gal 决定簇的表达取决于半乳糖转移酶的表达，所以清除该抗原决定簇的方法之一就是通过同种重组技术清除半乳糖转移酶基因。该基因敲除动物已经在异种移植基础研究领域广泛应用。进一步讲，清除 gal 抗原决定簇暴露了一种新的碳水化合物决定簇，人类对比决定簇只有很低水平的预形成抗体。

虽然同种重组技术尚不能应用，但是插入转基因到猪的基因组中是完全可能的。研究发现人类以 α-（1，2）岩藻糖转移酶（或 H 转移酶）形成 O 型血型抗原，可用此基因的表达与猪的 α-（1，3）半乳糖转移酶进行竞争。体外实验证实，此方案可将 α-Gal 决定簇的表达降低到显著的程度，并且转基因小鼠或转基因猪均可表达 H 转移酶基因。

（二）清除预形成抗体

关于特异性或广泛清除 PNA 的方法目前已经有许多研究报告。从这些研究中总结出的普遍原则有：①某些方法可降低 PNA 达到启动超急性排斥反应所需的阈值水平之下；②这种降低总是短暂的，通常在数日后发生反弹，抗体水平恢复到基础线以上。这些结果使得通过清除抗体而达到猪 – 灵长类动物的器官移植不发生超急性排斥反应存在可能性，但也具有极特殊的限定性。由此，目前清除受者天然抗体的努力开始集中在完全清除 B 细胞的 B1 群体或者在这个群体中诱导对 Gal α（1，3）Gal 决定簇的免疫耐受。

（三）补体调节

控制补体活化的全身性处理方案包括应用蛇毒因子（CVF）等药物或者给予可溶性补体受体。抑制补体活化的基因工程技术已经完成，通过转基因动物供者表达人的补体调节蛋白。目前科学家已经成功构建了 CD55 或者 CD46 转基因或者多重转基因的基因编辑猪，大动物实验的结果显示其可显著延长异种移植肾脏和心脏的存活时间。McGregor 等发现 CD55 可以抑制补体激活和超急性排斥反应的发生，但是对移植物的存活率没有显著的作用。Mohiuddin 等利用 CD40 抗体，将 αGTKO 和过表达补体调节蛋白 hCD46 和血栓调节蛋白 hTBM 的猪心脏移植到五只狒狒体内，结果显示平均存活时间为 298 天，最长一只存活了 945 天。

（四）人源化器官培育

基于诱导多能性干细胞（induced pluripotent stem cells，IPS 细胞）和囊胚互补技术在嵌合体猪中培育人源化器官可能是另外一种富有前景的解决方法。目前已知有许多基因在器官分化中发挥着关键性作用，比如 Sall（肾脏）、Pxd-1（胰腺）和 FAH（肝脏）等。Wu 等基于 CRISPR-Cas 技术敲除猪胚胎内器官分化的关键基因，创造出遗传"空位"，之后将人诱导多能干细胞（IPS 细胞）注入猪胚胎内，培育出一种人猪嵌合体胚胎，这为移植器官的来源提供了一种新的途径。中国农业科学院的研究团队基于囊胚互补技术构建了一种嵌合体的小型猪。然而这种技术仍有很多理论和伦理学上的问题需要解决，目前欧美等国家对这种人猪嵌合体在法律法规上进行了较大的限制。我国亦应高度重视，并从法律法规上进行完善。

（石炳毅　陈　文　于　涛）

第三节　异种移植急性血管性排斥反应

非协调性异种移植 HAR 就像一道不可逾越的障碍，困惑着免疫学家许多年。30 年前，人们发现，此种 HAR 所引起的异种移植物早期破坏可通过应用补体抑制因子如 CVF 所预防，这揭示了补体在异种移植 HAR 中所起的关键作用，并且使延长异种移植的存活时间看到了希望。但是，这一点点希望很快便被进一步的实验结果击碎了。人们沮丧地发现，尽管连续使用抗补体疗法，排斥反应最终还是毫无例外地要发生，只是时间稍有后延。在以 CVF 治疗的异种移植受者中，不可逆性的排斥反应大约在数小时至数日内发生，曾一度被认为是 HAR 的迟发型表现。然而，进一步的研究表明，此种排斥反应的临床和病理学特点，在许多方面却与 HAR 有明显区别。因其以血管损害为主要特征，故称其为急性血管性排斥反应（acute vascular rejection，AVR）。在非协调性异种移植中，AVR 发生在HAR 被克服之后，而在不发生 HAR 的协调性异种移植中，AVR 在移植后的早期即数小时至数日内发生。因此，AVR 在异种移植中是必然要发生的病理学反应，是影响异种移植成功的又一道巨大的障碍。

一、AVR 的启动机制

（一）抗供者供体

研究表明，抗供者抗体是 AVR 启动机制中最重要的因素。①经历 AVR 的异种器官的免疫球蛋白一开始即与移植物的血管内皮结合。②随着与异种器官接触，抗供者抗体的合成增加，而且这种增加恰好与 AVR 的病理表现程度密切相关。③抑制抗体合成的免疫抑制剂可预防 AVR。④在受者体内清除抗供者抗体可以防止 AVR 的发生。⑤对同种异体和异种移植受者应用抗供者抗体可以导致典型的 AVR 的组织损伤。

（二）组织复合因子

研究发现单核细胞表达一种可以促进前凝血酶复合物形成的组织因子，能够引起移植物内纤维素沉积，进而导致 AVR 的组织学表现。在生理情况下，此种组织因子的活化受组织因子通路抑制因子（tissue factor pathway inhibition，TFPI）的调控。而 TFPI 具有严密的种系限制性，比如猪内皮细胞表达的 TFPI 不能与其靶分子—人类 Xa 因子适当地结合，也就不能有效地抑制该组织复合因子的活化。

（三）凝血调节因子

生理情况下，血栓素与蛋白 C 结合使其活化而启动凝血，此过程受凝血调节因子所调控。研究表明猪的凝血调节蛋白不能抑制上述过程蛋白 C 的活化，从而使凝血过程丧失生理性调节功能。此种机制的本质也被称为分子不相容性。然而这种分子不相容性作为 AVR 的主要机制目前仍存在争议，有实验显示在猪与灵长类异种移植中，控制补体及其抑制机制，或者清除异种反应性抗体或者应用环磷酰胺抑制抗体的形成，均可以有效地控制 AVR 的特征性表现即弥漫性血管内凝血。

二、AVR 的病理生理学特点

AVR 的病理学与移植物血管内皮细胞活化有关。此种内皮活化与 HAR 的 I 型活化不同，不需要补体参与，发生较缓慢，有充分的时间允许内皮细胞新的基因转录和蛋白质合成，称为 II 型内皮细胞活化。因此，AVR 并非是 HAR 的迟发形式，而是完全不同的病理过程。也就是说，HAR 的内皮活化由补体极联反应所启动，而 AVR 的内皮活化则由早期的抗原抗体反应所引起。

（一）II 型内皮细胞活化的启动

受者循环内抗供者抗体与移植物血管内皮的结合是 II 型内皮细胞活化的最重要因素。在协调性异种移植中，抗供者抗体出现的时间与排斥反应发生的时间密切相关，应用抑制抗供者抗体生成的免疫抑制剂可以推迟此种 AVR 的发生。有研究提示抗体的结合可以诱导 II 型内皮细胞活化。抗供者抗体与内皮细胞结合，主要通过 ADCC 作用导致内皮细胞活化。

在猪与灵长类之间的异种移植，抗 Gal 决定簇的 IgG 抗体预先存在，但因其水平过低，不足以启动 HAR。在与猪的移植物组织接触后，这些抗 Gal IgG 抗体迅速升高。在协调性异种移植中，抗供者抗体在移植之后几天内升高，导致 II 型内皮细胞活化。值得提出的是，AVR 的启动可能不像 HAR 那样由一个单独的决定性抗体进行特异性介导。因为即使是次要的预形成抗体群在异种移植之后也会迅速升高。

（二）Ⅱ型内皮活化的生理学效应

Ⅱ型内皮活化激活 NFκB 启动一系列基因转录从而导致新的蛋白质合成。其生理学效应主要有两点：①活化内皮细胞的合成作用和多种促炎性介质的表达，包括 ICAM-1，IL-2 和选择素 -E，后者是粘附分子的主要成分。②通过组织因子和其他血栓调节因子的增加表达以及血栓调节素的丢失而产生促凝血环境。此两种效应与 AVR 的病理学某些表现紧密相关，包括血管内血栓、纤维素沉积和少量炎细胞浸润（主要为 NK 细胞和巨噬细胞）。

三、AVR 的临床表现和病理学特征

AVR 通常发生于移植后数小时至 2~3 天后。科学家制作了猪—狒狒的异位心脏移植模型并进行多次开放取材活检以动态观察其病理学变化。在 AVR 的早期，首先观察到移植物片状变色，提示小面积的局灶性缺血。此时异种心脏移植物收缩强度仍然有力，质地较软。AVR 的另一个临床表现是心律不齐，表现为异位心律如期前收缩和二联律。心律不齐通常见于心脏色泽变化发生以后的数日内。心室壁开始增厚，心肌质地逐渐变硬，类似发生纤维化的情况。之后的数小时或数日内，心脏的收缩力变弱，异位心律频率增加，直至心室最终停止收缩。AVR 的临床实验室检查的特点随移植物的器官类型和体积而有所不同，其特征性改变为显著的血小板减少症和凝血功能障碍。

AVR 的组织病理学表现颇具特色。早期可见纤维素和纤维素微血栓沉积，在再灌注的 24 小时之内即可发现。与此同时，可见内皮增厚，部分由内皮细胞肿胀引起，部分由血管收缩所致。接着，由于纤维素血栓阻塞而出现局灶性缺血。缺血常常与炎性细胞与血管的粘附作用以及细胞渗入间质有关。在随后的几天中，缺血进展，发生明显的坏死并伴有显著的炎症改变。

AVR 的免疫病理学包括一系列特征性改变。病灶内至始至终可发现抗体。在 AVR 的早期即可见到移植物血管内皮表面有弥漫性的受者 IgM 或时有 IgG 的沉积。有时免疫球蛋白的沉积不显著或者在某些严重病变内并不存在，可能是由于细胞结合蛋白的降解或转入细胞内。补体膜攻击复合体（MAC）通常很难被检测到，因为此等复合物在应用预防 HAR 的疗法时已受到抑制。应当指出，因为免疫学手段尚不足以灵敏地检测出极低水平的补体级联终末复合物，因此单纯以缺乏补体为证来否定补体在 AVR 的过程中的作用似乎失之于片面。

四、AVR 的动物模型

几乎所有不发生 HAR 的异种移植都可用做研究 AVR 的动物模型，因为 1 周之内所有异种移植的受者均会发生 AVR。因此，协调性异种移植如猴–狒狒，仓鼠–大鼠和大鼠–小鼠都可为 AVR 的研究提供可利用的方法。然而，在这些情况下，补体以及抗体均可在介导排斥反应中发挥作用，很难排除补体因素。因此，目前即使在协调性异种移植中也可

能普遍看到应用补体抑制因子（如 CVF）的例子。

有学者在器官移植前先致敏小动物（如大鼠）而后再在应用补体抑制剂的情况下施行移植。研究 AVR 的大动物的非协调性异种移植在猪与灵长类之间进行，当然应采用针对补体的抑制疗法。首先克服 HAR，这些方法包括对猪进行转基因修饰，或对受者进行 CVF 或可溶性 I 型补体受体（sCR1）的全身疗法。研究 AVR 过程的补体模型采用供者内皮细胞与受者细胞或抗体在无补体存在的情况下进行体外培养。

五、AVR 的防治策略

抗供者抗体和移植物血管内皮细胞表面的抗原决定簇是诱发 AVR 的两个基本要素。因此也是治疗和预防 AVR 的针对目标。采取相应的措施抑制抗体的形成或减少抗原的表达，均能在不同程度上预防 AVR 的发生，至少可以减轻其发生的强度。

（一）针对抗供者抗体

高亲和力的层柱免疫吸附法清除抗体，或者采取脾脏切除和应用环磷酰胺抑制抗体形成。很显然，反复应用清除方法或者长期应用大剂量免疫抑制剂终究不是理想的方法。

（二）基因编辑或者转基因

在应用免疫抑制剂的情况下，诱发 AVR 的抗原仍然是 Gal α（1，3）Gal 抗原决定簇，当然还有许多其他抗体也可被检测到。对供者处理的目的是要减少 α-Gal 的表达和修饰相关调节蛋白。目前主要是应用基因工程或者利用抗原表达的自然改变，产生基因敲除或者低水平表达该抗原的动物品系。目前报道的与异种排斥反应相关的基因约有 30 个，包括异种抗原修饰、凝血调节、补体调节、抗原和抗凋亡基因等（表 3-3-1）。

表 3-3-1 异种移植调控的潜在靶点

调控靶点	生理功能
CD59	补体调节
CD55	补体调节
CD46	补体调节
H-transferase	降低Gal抗原的表达
GTKO	清除Gal抗原
内源性β-半乳糖苷酶C	降低Gal抗原的表达
组织因子途径抑制物	拮抗组织因子的作用
肿瘤坏死因子相关凋亡诱导配体	抑制细胞免疫介导的排斥反应
vWF功能缺陷	抑制血小板激活
CTLA4-Ig	阻断共刺激反应和抑制T细胞激活
血栓调节蛋白	抗凝
A20	抗凝和抗凋亡
GnT-III	降低预存抗体的抗原性

调 控 靶 点	生 理 功 能
CD39	抗凝和抑制炎症反应
血红素加氧酶1（HO-1）	抗凋亡、细胞保护和抑制炎症反应

（三）诱导免疫耐受

通过诱导免疫耐受的方法特异性地抑制抗体的合成应该是更可取的方法。近十多年免疫学领域的进展，使得科学家逐渐认识到在人体内存在一种"调节性免疫细胞网络"，这是一种具有负性调节功能的免疫细胞及其相互之间的复杂联系，在有效地启动免疫应答、调控应答的强度与平衡并适时终止的过程中发挥精确的负性调节作用。调节性 T 细胞（regulatory T cell，Treg）是负性调节细胞免疫的主要细胞，此外对体液免疫也具有很强的抑制作用。在同种异体移植中，调节性免疫细胞移植可有效抑制免疫排斥反应，延长移植物的存活时间。目前调节性免疫细胞在异种移植研究相对较少，目前已知的猪 - 狒狒心脏移植长期存活的动物外周血中 Treg 数量显著升高，这说明 Treg 在诱导异种移植免疫耐受中的潜在作用。间充质干细胞（mesenchymal stem cell，MSC）是异种多向全能分化的干细胞，具有诱导免疫耐受的重要功能，机制是细胞表面高表达或者分泌免疫抑制分子。TNF-α R-Fc 和 HO-1 基因修饰的 MSC 可增强异种移植胰岛的存活率，并维持受体胰岛素的分泌模式与内源性分泌相似。然而这些方法仍然存在一些问题，MSC 或者调节性免疫细胞治疗作用多是平缓持久的，是否能够抑制快速猛烈的异种移植排斥反应还存在一定的疑问；治疗细胞多来源于同种异体供者，不可避免会引起同种异体排斥反应，与异种移植排斥反应叠加可能会引起严重的后果。

（四）建立"适应状态"

适应状态（accommodation）即从器官移植受者循环系统内清除抗供者抗体，使移植器官免受抗体的攻击而得以存活。此后该抗供者抗体重新在循环中出现，却不再介导对移植物的破坏，即移植物抗原与受者抗供者抗体共存。人们最初发现"适应状态"是在 ABO 血型不相合的同种异体移植中。ABO 血型不合的肾脏移植，经过血浆置换清除抗血型抗体（抗供者抗体），移植肾可以长期存活，即使后来这种抗血型抗体又重新出现在循环中也不发生排斥反应。适应状态的机制尚无确切的解释，有学者认为有如下 3 种可能性：①不足以启动 II 型内皮活化的小量抗体对内皮细胞进行低水平刺激。②经历了适应状态的内皮细胞增加表达一系列抗凋亡基因，包括 Bcl-2、Azo 和血氧合酶。除了抗凋亡效应之外，这些相同功能的基因还能够抑制 NF-kB 的转导活化作用。③除了改变供者的内皮细胞外，在适应状态发生后，受者的免疫反应特点也发生变化。例如，移植物浸润细胞 Th2 类细胞因子产生增加，并且倾向于产生与 Th2 反应有关的 IgG。有科学家在适应状态形成之后进行再次移植试验，结果表明，适应状态的移植物可以在新的受者体内存活，新移植物也可在已形成适应状态的受者体内存活。这一结果说明适应状态涉及的变化既和供者移植物有关，也和受者免疫功能有关。

（石炳毅　陈　文　于　涛）

第四节 异种移植急性细胞性排斥反应

与异种移植物 AVR 相比，异种移植物细胞性排斥反应机制的研究尚不够深入。这是由于异种移植物体液性排斥反应发生迅速且强度大，使得非协调性异种移植物难以存活足够长的时间用于研究细胞免疫机制。而且，以往小鼠细胞体外异种反应的研究错误认为非协调性异种移植物细胞免疫排斥反应较异基因同种移植物及协调性异种移植细胞性排斥反应弱。这是由于一些小鼠细胞表面分子与非协调性异种细胞（人、猪）表面的配体无法进行适当的相互作用所致。与此相反，在与临床异种移植关系最为密切的种属组合（如：猪 - 人）中，这些细胞表面分子的相互作用似乎不受影响，而且体外异种细胞免疫反应相当于或更强于异基因同种细胞免疫反应。异种移植细胞性排斥反应非常强烈，常用于异基因同种移植的非特异性免疫抑制剂是难以控制的。因此，许多学者认为诱导受体对抗原性最强的异种移植物分子产生特异性免疫不反应是很有必要的。

许多大动物的实验研究表明非协调性异种移植细胞性排斥反应与同种异基因移植物细胞免疫排斥反应基本相似，只是前者更强烈。尽管这两类排斥反应的相似性可能是最重要的，但必需强调的是它们之间还存在一些不同之处。

一、异种移植细胞性排斥反应的分子机制

异种移植细胞性排斥反应与同种异基因移植物细胞性排斥反应之间至少在以下 6 个方面存在不同特点。

（一）CD4$^+$T 细胞的作用

CD4$^+$T 细胞对异种移植物排斥反应尤其重要。鼠类过继转移和体内清除实验提示 CD4$^+$T 细胞在异种皮肤及胰岛移植排斥反应中是必不可少的，即使在缺乏 CD8$^+$T 细胞、NK 细胞和 B 细胞的情况下也能介导排斥反应。虽然这些结果经常用来说明异种移植物排斥反应与同种异基因移植物排斥反应的不同点，但是 CD4$^+$T 细胞在同种异基因移植物排斥反应中也是必需的。因此，对这两类反应而言，CD4$^+$T 细胞的作用只是存在量的差异。

（二）间接识别途径

早期对小鼠的异种细胞免疫研究表明：种属差异大的异种皮肤移植物会发生迅速的排斥反应；但体外实验却发现供体来源的刺激物所引起的直接细胞免疫反应非常弱，然而，当反应体系中存在受者来源的抗原呈递细胞（APC）时，则发生强烈的受者 T 细胞活化反应。这些研究结果表明异种移植细胞性排斥反应可能更依赖于间接识别引起的 T 细胞活化。此后的许多研究证明异种移植细胞性排斥反应可以通过间接识别途径启动；来自小鼠的实验结果显示：当间接识别途径不存在时，异种移植细胞性排斥反应比同种异基因移植物排

斥反应弱。这些结果表明间接识别可能对异种移植细胞性排斥反应尤其重要。

对这一结论还需补充几点说明。首先，即使在间接识别的重要性已被最清楚阐明的异种移植组合（如人－小鼠），应用抗B7抗体等药物，也可延长移植物的存活时间。其次，尽管间接识别在异种移植物排斥反应中起重要作用，但这未必就是异种移植物与异基因同种移植物细胞免疫排斥反应的区别点。有证据显示间接识别能够启动同种异基因移植物排斥反应，而且在某些情况下与直接识别同样重要。因此，对这两类排斥反应而言，间接识别途径的作用也可能只是量的差异。

（三）Th2类细胞因子反应

一些皮肤及胰岛异种移植细胞性排斥反应的实验研究结果显示浸润的T细胞能产生更多的Th2类细胞因子。有研究者用各种细胞因子基因敲除的小鼠进行异种移植实验，结果没有发现异种移植物排斥反应所必需的Th2类细胞因子。然而也有研究发现Th2类细胞因子在异种移植耐药中发挥着重要的作用。

（四）NK细胞的活化

某些异种移植组合（包括猪－人）的体外实验证实NK细胞能使异种细胞溶解。某些研究提示α-Gal等糖类决定簇能激活NK细胞，促进IFN-γ等促炎分子分泌，诱导急性排斥反应。NKG2D和NKp44在异种移植NK细胞激活中发挥着关键作用。另有证据表明NK细胞抑制性受体（KIRs）不能结合异种MHC-I分子使得NK细胞活化，而在异基因同种移植组合，NK细胞通常受到抑制。

许多体内实验也提示NK细胞可能参与异种器官移植排斥反应。NK细胞在异种移植物排斥反应浸润的细胞中出现的频率非同寻常。另有研究表明NK细胞清除与其他免疫抑制剂联用可使异种移植物存活时间稍有延长。然而，大多数小动物实验研究表明清除CD4$^+$T细胞可延长异种移植物存活时间，而同时清除NK细胞对异种移植物存活时间并没有显著的影响。也有研究发现通过T细胞清除这一非清髓预处理后，同种异基因骨髓可以成功植入，而异种骨髓的植入还需要抗NK细胞治疗才能实现。因此，在异种移植中，NK细胞处于激活还是抑制状态目前还不明确，主流的观点更倾向于激活。

（五）异种移植排斥反应的其他类型效应机制

异种移植物似乎比异基因同种移植物更容易受到非特异炎症反应的破坏。T细胞很少出现在异种移植物破坏区，而主要集中于炎症浸润区周围；与此相反，组织破坏区多见巨噬细胞浸润。另外，嗜酸性细胞出现频率也非常高，这可能表明Th2类细胞因子在异种移植排斥时明显增加。尽管有证据表明活化的巨噬细胞可以过继转移加速性异种移植物排斥反应，然而嗜酸性细胞大量出现对异种移植物的破坏并非必需。有人用MHC敲除的小鼠做为供体，研究发现间接识别途径引起的炎症反应更容易导致异种移植物排斥。虽然在异种移植物排斥反应过程中观察到大量的非特异炎症细胞，但是仍有证据显示需要受体T细胞参与才能启动这一系列反应。因此，这些非特异炎症反应本质上反映了T细胞免疫反应的增强。

（六）异种移植物细胞性排斥反应的强度

以往的研究显示：某些异种移植种属组合时，通过直接识别途径的 T 细胞免疫反应较弱，因此认为异种移植物细胞性排斥反应也可能比异基因同种移植物排斥反应弱。然而有足够的证据显示这种观点是错误的。许多研究证明各种免疫抑制方案延长异种移植物存活时间的效果并不理想。当然也有少数例外的情况发生于供体 $CD4^+$ 细胞清除后或它们缺乏间接识别途径的反应能力。因此，$CD4^+$ 细胞介导的间接识别反应可能就是强烈的异种移植物细胞性排斥反应的根源。

（七）异种移植细胞性排斥反应的特点

与超急性排斥反应和急性血管性排斥反应一样，异种移植物细胞性排斥反应与同种异基因移植物细胞性排斥反应之间的差异可能基于以下两个因素：首先，异种移植物细胞性排斥反应有更多抗原的参与；其次，分子不相容性导致异种移植物细胞性排斥反应的生理调节紊乱。这些抗原是氨基酸序列与受体不同的细胞蛋白质。有研究认为这些蛋白质可产生大量的抗原肽以供受体 APC 呈递。因此，一些学者认为异种移植物可以看作是排斥反应放大了的同种异基因移植物。除蛋白质抗原外，可能还有一些糖类抗原决定簇能激活 NK 细胞。这类 NK 细胞活化信号与 NK 细胞抑制信号缺乏相比较，目前尚不明确哪个因素更为重要。

1. 抗原多态性 猪 MHC-I 分子不能与人 NK 细胞抑制性受体结合，因而使得 NK 细胞在异种移植物刺激后活化，这就是种属间分子不相容性导致较强的细胞免疫反应的最好例子。体外实验中，小鼠 T 细胞不能直接对种属差异大的异种刺激细胞起反应，这是异种移植细胞性生理调节紊乱的例子。以往认为这一现象的原因是 T 细胞受体不能识别异种 MHC 抗原。然而，后来的研究证明这一假说是不成立的。目前的观点是：异种 MHC 分子多态性区域可能像同种异基因 MHC 分子多态性区域那样与受体自身 MHC 分子结构相似。另有实验证明，如果参与 T 细胞活化的表面附属分子都能正常发挥功能，那么异种 MHC 抗原的直接识别就可以发生。但是，不同种属的细胞表面附属分子有时并不能发挥正常的相互作用功能。目前发现的不相容分子包括 CD4 或 CD8 与异种 MHC-II 或 MHC-I、细胞因子与异种细胞因子受体、细胞表面分子（如共刺激分子）与异种细胞表面相应的配体。这些分子的不相容性取决于种属的组合，因为不同种属组合的分子不相容性可能是不同的。

2. 分子不相容性 分子不相容性解释了受体对异种移植物的直接识别较弱。但这并不能解释通过间接识别途径启动的 $CD4^+$ 细胞介导的异种移植物排斥反应强于异基因同种植物排斥反应。这种反应的强度可能完全取决于可供受体 APCs 呈递的抗原肽数量。然而，外源性抗原肽数量的增加并不能引起细胞性排斥反应质的变化。另有一种满意的解释：通常情况可以下调细胞免疫的表面分子不能正常的相互作用，导致了强烈的细胞介导的异种移植物破坏。然而，目前尚未发现此类不相容的细胞表面分子。在异种移植及异基因同种移植的体内实验中，对细胞免疫的抑制因素了解相对较少。但目前已有很多研究在探讨异种移植物排斥反应过程中是否存在抑制性细胞因子缺乏、Fas-FasL 或 CTLA4-B7 相互作用功能不全。

二、人抗猪细胞性排斥反应

异种移植细胞性排斥反应与同种异基因移植物细胞免疫排斥反应的各项特点的重要性取决于异种移植的种属组合。因此，要实现异种移植的临床应用，研究人抗猪细胞性排斥反应尤为重要。目前，对这种反应的认识几乎都是来自体外实验研究。这些实验得出 2 个重要的初步结论：首先，人 T 细胞抗猪细胞的免疫反应与人同种异基因排斥反应极其相似，只是前者更强；其次，NK 细胞（尤其在 IL-2 活化后）可使猪细胞溶解。

T 细胞免疫反应的研究发现：①直接识别与间接识别反应均可发生；② CD4$^+$T 细胞在猪 MHC-II 抗原刺激后能增殖并产生细胞毒作用；③ CD8$^+$T 细胞在猪 MHC-I 抗原刺激后能产生细胞毒作用；④猪 MHC-I 抗原刺激后人 CD8$^+$T 细胞的辅助功能及 IL-2 分泌功能均弱于异基因同种移植组合；⑤人抗猪的混合淋巴细胞反应却强于人的异基因同种混合淋巴细胞反应。

直接识别途径参与了人 T 细胞抗猪细胞的免疫反应，这提示参与 T 细胞发挥作用的许多表面分子相互作用是功能完全的。另有研究表明大多数重要的分子相互作用都是有功能的，这些分子包括 CD4/MHC-II、CD8/MHC-I、CD2/LFA-3、CD28/B7、LFA-1/ICAM、VLA-4/VCAM、Fas/FasL。只有少数例外，如猪 MHC-I 分子不能抑制人 NK 细胞且刺激人 CD8$^+$T 细胞分泌 IL-2 的能力较弱。

体外人 T 细胞抗猪细胞的免疫反应与人异基因同种移植排斥反应极其相似，那么除 NK 细胞异常反应外，前述的异种移植细胞性排斥反应的其他特点是否适用于猪 – 人异种移植组合呢？因此，有研究者认为：如果去除针对猪的人体液免疫反应与 NK 细胞反应，那么剩余的人 T 细胞免疫反应也许就能被常用的免疫抑制剂所控制。尽管这种假设并未经实验检验过，但是已有的证据并不支持它。间接识别反应可能对导致同种异基因移植物排斥反应和异种移植物排斥反应都很重要，异种移植可能会引起更强的间接识别反应，因此普通的免疫抑制方案可能难以控制人 T 细胞介导的猪移植物排斥反应。而且，用免疫抑制剂控制异种移植细胞性排斥反应的实验表明，这些药物对异种移植排斥的效果较差。相反的观点认为：异种移植物的破坏不仅在程度上更强，还可能存在与异基因同种移植物排斥本质不同的机制。因此，要想找到适宜的治疗方法，就必需更好地了解这种特殊的机制。

三、异种移植细胞性排斥反应的治疗策略

（一）免疫抑制药物

几乎所有已知的免疫抑制药物都被用于实验检测其是否能延长异种移植物存活的时间。没有一种药物对异种移植物排斥反应的控制能像控制异基因同种移植物排斥那样有效。然而，一些大动物和小动物的实验研究发现：应用免疫抑制药物可以延长异种移植物存活时间。然而，为了保证异种移植物存活，需要多种免疫抑制剂联用而且用药剂量非常大，这些免疫抑制方案的毒性都相当大，因此免疫抑制剂对异种移植的治疗指数比对异基因同种移植的治疗指数小得多。

（二）遗传工程改造供体动物

遗传工程的一般原则是：减少多余抗原的表达，纠正分子不相容。就细胞免疫而言，减少抗原的数量不太可能实现。而且，小动物的实验显示来自 MHC 基因敲除的供体动物的异种移植物往往遭到受体的迅速排斥。那么，即使减少 MHC 抗原的表达也不太可能明显改变异种移植细胞性排斥反应。

因此，遗传工程改变异种移植细胞性排斥反应的焦点主要是：导入新基因以下调免疫反应。已经发现猪 MHC-I 分子不能结合人 NK 细胞抑制性受体，目前用遗传工程纠正这种分子不相容的实验正在进行。这种方法将编码人 MHC 抗原的基因导入猪，目的是抑制人 NK 细胞的活化。尽管这种方法将几乎不可避的导入新的同种异基因抗原，但是为了抑制 NK 细胞活化而付出这些代价也是值得的。另有实验证据显示导入编码非多态性人抗原（如 HLA-G）的基因可能会抑制大部分 NK 细胞活化。

目前对下调移植物排斥反应的分子相互作用缺乏充分的认识，而且也没有证据表明这类分子作用在猪–人异种移植组合中存在缺陷。因此，通过遗传工程预防细胞免疫排斥反应的措施较少。尽管如此，通过转基因技术在移植物局部表达抑制性细胞因子（如可溶性CTLA-4 和 FasL 等），也许能使得排斥反应强度大幅度下调，然而目前仍存在一定的争议。

（三）诱导免疫耐受

异种移植细胞性排斥反应比异基因同种移植物细胞免疫排斥反应强度大得多。而且不论如何通过遗传工程修饰供体，非协调性异种供受体间的抗原差异仍然远远大于同种异基因供受体间的差异。即使在同种异基因移植中，免疫抑制剂的浓度也常常使得移植患者处于排斥和感染的边缘。我们可以预测预防异种移植物排斥反应所需要的免疫抑制剂的剂量是相当大的，许多病人很可能会死于各种感染并发症。因此，要想在临床上成功的进行异种移植，仅依靠免疫抑制剂具有很大的难度，可能还须部分依靠免疫低反应性或耐受的诱导。

异种移植免疫耐受诱导方法的应用受到特别的关注。异种供体的应用提供了诱导受体免疫耐受的机会。受体可以通过反复应用供体抗原来诱导免疫耐受。作为异种移植物供体的同基因近交系动物（如近交系小型猪）可提供无限的供体组织以诱导和维持受体的耐受状态。而且，这些供体动物也可以通过遗传工程技术加以修饰，从而降低免疫原性。如前所述，异种移植的 T 细胞免疫反应与同种异基因移植的 T 细胞免疫反应非常相似。因此许多用于异基因同种移植物免疫耐受的诱导方法都被用于诱导异种移植物免疫耐受。这些尝试包括应用免疫无能、免疫抑制、克隆清除等耐受诱导机制。然而，就"猪–灵长类"这一与临床异种移植密切相关的种属组合而言，目前报道唯一的耐受诱导途径就是通过骨髓移植形成混合嵌合体。要更好的理解这种方法，就必须了解混合嵌合体形成的原理。

1. 混合嵌合体与异基因同种移植及协调性异种移植 当骨髓移植用于治疗血液系统恶性疾病时，受体淋巴造血组织必需全部清除以保证消灭白血病细胞。许多动物实验以及临床实验都表明这种骨髓移植方法可以诱导受体对同一供体的任何组织器官产生免疫耐受。然而，当骨髓移植只是用于诱导移植免疫耐受，而不是治疗血液病时，就不必要也不应该完全清除受体的淋巴造血系统。其实，在保证足够诱导免疫耐受的供体骨髓成分在受体内存活的同时，尽量多保留受体正常的淋巴造血系统是有好处的。达到这个目的所需的嵌合体水平可以是很低的。尽管目前对应该存活的细胞类型以及他们应该定居部位还不清楚，但是有研究发现：在异基因同种混合嵌合体动物中，胸腺中出现的供体树突状细胞与异基因同种皮肤移植物的外周耐受有很强的相关性。而且，这些树突状细胞对新生的 T 细胞有阴性选择的作用。

淋巴造血组织混合嵌合体成功的诱导了 MHC 完全不匹配的小鼠异体皮肤移植以及食蟹猴异体肾脏移植的长期耐受。以上研究为了诱导混合嵌合体，受体需要应用抗 T 细胞抗体删除 T 细胞并接受低剂量的全身照射，骨髓移植在器官 / 组织移植之前或与之同时进行。类似的方法也诱导了协调性异种皮肤移植（大鼠 – 小鼠）以及协调性异种肾脏移植（狒狒 – 食蟹猴）的长期特异性免疫低反应性。

2. 混合嵌合体与非协调性异种移植　混合嵌合体在同种异基因移植及协调性异种移植中成功的诱导了特异性免疫低反应性。在此基础上，有研究将类似的方案应用于非协调性异种移植，试图诱导耐受。与前述方法的主要不同点在于，这种方案需要处理超急性排斥反应的问题。这个问题可通过血液免疫吸附技术去除受体的天然抗体而解决。受体（猴）亚致死性照射分三次进行：移植前 6 天、5 天全身放射各 1 次，每次剂量 1.0 Gy；移植前 1 天胸腺放射 1 次，剂量 7.0 Gy。ATG 分别于移植前 2 天、1 天、移植当天静脉注射（50 mg/kg）。由于这种处理不能完全删除 T 细胞,因此移植术后加用了环抱素 A（15 mg/kg/d）。移植当天受体（猴）接受了猪的肾脏及骨髓的移植。移植后受体每天给予猪重组细胞因子 IL-3 及 SCF，该治疗持续 2 周试图辅助猪骨髓的植入。同时，还给予受体 DSG 以减轻抗体反应。

这种方案成功的避免了超急性排斥反应，一些移植肾发挥正常功能可达 15 天。然而，最终所有的移植肾都因血管性排斥反应而丧失功能。最近的研究显示这种排斥反应与受体天然抗体的重新产生密切相关。尽管这些研究只在外周血中发现短暂存在的低水平(<5%)猪细胞嵌合体，但有确凿的证据显示这种诱导耐受的方案确实可以特异性的降低 T 细胞对异种移植物的免疫反应。这些受体重新产生的天然抗体几乎只能与 α1,3-Gal 决定簇反应，而未经此方案处理的异种移植受体产生的抗体还能与 α1，3-Gal 以外的其他决定簇反应。因此，这种血管性排斥反应并不是 T 细胞介导的免疫反应而是重新产生的天然抗体导致的抗移植物反应。

异基因同种移植的研究显示持续存在的混合嵌合体对维持长期的移植免疫耐受是必需的。目前在"猪 – 猴"异种移植中混合嵌合体的研究热点首先是改善猪骨髓细胞在受体猴体内的植入效果，其次为将这些细胞动员至诱导免疫耐受的重要部位（如胸腺）。将猪的胸腺基质移植给受体，可能成为另一种实现中枢删除抗猪反应性 T 细胞的方法。有研究者将胎猪的胸腺植入小鼠肾包膜下，成功的诱导了小鼠对该胎猪亲代猪皮肤移植物特异性耐受。

综上所述，联合应用各种方法同时控制异种移植物体液及细胞免疫排斥反应将会最终实现"猪与灵长类"异种移植物的长期耐受，从而使临床异种移植成为现实。

四、异种器官移植物的生理功能与分子不相容性

某些种系关系较远的异种器官移植物在新的环境中不能充分的发挥其功能是影响异种移植成功的一个非常重要的潜在障碍。这个问题目前尚非常难于评价，特别在人类，因为极少有异种移植物达到长期存活。已知黑猩猩供肾可以支持人的生命，猪胰岛素可以调节人的血糖水平。然而，有报告指出，接受猪肾移植的灵长类动物会发生蛋白尿和严重贫血，表明猪促红细胞生成素（erythropoietin，EPO）在灵长类动物体内不能发挥造血功能，而且，受者体内产生的抗猪 EPO 抗体还可能与内源性和外源性 EPO 交叉反应使之失活，从而导致更加顽固的贫血。另有研究表明，异种移植肝脏不能完全适应受者体内的环境，因此，它合成的各种分子的结构及其血清浓度与受者的生理值都不完全相同，这就可能破坏一些正常的生理级联反应（如补体级联、凝血级联），导致严重的后果。Shah J A 等在猪 - 灵长类动物肝移植后，应用全谱系人凝血因子改善受体的凝血功能，具有较好的治疗效果。另外，在某些供受体配对中，由于缺乏适当的干细胞生长因子而使异种基因干细胞移植物存活受到限制。这些例子说明，异种器官的某些功能可以保留完整无损，而另外一些功能的发挥则会受到很大的限制。我们有理由期待种系关系较远的动物之间，只要心脏体积合适，就有可能获得充分的功能，猪的肾脏能够充分地支持人类所需要的肾脏功能，但必须指出，代谢较为复杂的器官（如肝脏）用于异种移植则可能导致明显的功能不足。

异种器官移植的研究揭示了一种现象即分子不相容性（molecular incompatibility），对我们理解器官功能的正常生理学具有极大的帮助。此外，种系之间分子不相容性可能导致生理调节功能的丧失，这一点在理解异种移植免疫反应的自然规律十分重要。因为免疫系统处于复杂的调节机制的控制之下，这些调节功能的紊乱可能是异种移植物排斥反应的一种可供识别的特征。目前异种移植研究热点主要集中在免疫排斥，而分子不相容性对移植物的影响相对较弱，因此目前相关的研究较少。提高分子相容性的措施可从两个方面进行：首先，受体方面的措施主要包括猪骨髓移植形成免疫嵌合体、猪胸腺移植、血浆置换和免疫抑制剂等，这些方法均存在一定的局限性和副作用；其次，供体方面措施包括构建猪 - 人嵌合体和猪的基因修饰，如果能够保证良好的特异性，排斥反应等风险相对较小，但是伦理方法的问题需要进一步规范。这点非常重要。

（石炳毅　陈　文）

第五节　异种器官移植与病毒感染

众所周知，同种异体移植具有传播感染性疾病的风险。然而，与同种移植不同的是，异种移植有导致患者感染未知病原体的潜在危险（表 3-5-1）。近几年基因编辑技术和免疫抑制药物显著延长猪供肾脏、心脏和胰岛等的生存时间，免疫排斥反应得到了一定程度上

的控制，异种器官移植潜在的病原体感染逐渐引起了人们的重视。这将可能影响到患者的家庭、朋友以及移植中心的医务人员，甚至对整个社会造成危害。21世纪初严重急性呼吸综合症（severe acute respiratory syndrome，SARS）冠状病毒和禽流感在我国的流行再一次引起人们对动物源性传染病的高度关注。因此，在异种移植免疫学研究取得巨大成就的同时，也有许多学者致力于动物（主要是猪）源性病原学的研究。从理论上说，通过无病原环境的封闭饲养、剖宫产技术及严格的检疫措施，可以保证绝大部分外源性（在动物之间互相感染）病原体在异种器官移植前被排除。然而，猪的基因组内还存在内源性逆转录病毒序列，它的潜在致病性一直是研究的热点，近几年也取得了突破性的进展。

表3-5-1　异种移植潜在病毒感染

病 毒 种 类	人畜共患病潜能	致 病 种 类
猪内源性逆转录病毒（PERV）	未知	未知
猪巨细胞病毒（PCMV）	具有	鼻炎和免疫抑制
猪繁殖与呼吸综合征病毒（PRRSV）	不具有	PRRS和其他呼吸系统疾病
戊型肝炎病毒（HEV）	具有	亚临床影响
梅那哥病毒	具有	生殖系统疾病
尼帕病毒	具有	呼吸和神经系统疾病
猪环曲病毒	未知	腹泻
猪札幌病毒	未知	腹泻
Bungowannah病毒	未知	猪心肌炎综合征
猪崎病毒	未知	未知

一、猪的外源性病毒

通过对猪外源性病毒的深入研究，人们对这类病毒（如猪戊型肝炎病毒、环状病毒、副粘病毒、正粘病毒和细小病毒等）的生物学特性及传播途径有了更加透彻的了解。由于猪肉长期作为人类的食物，因此对于这些病毒的检疫方法已较为完善。只要经过一定的有效性验证，这些方法同样可以用于无特定病原（specific pathogen free，SPF）小型猪屏障系统的病原监测。这些已知的病毒可以得到有效的控制，因此几乎不对公共卫生构成威胁。

然而，那些未知的病毒对公共卫生的潜在影响是难以预料的。如果这样的病毒确实存在，那么我们希望目前用于排除已知微生物病原的屏障系统也能有效的排除那些未知的病毒。我们还有必要在免疫抑制的状态下监测SPF动物的病原学状态，这样也许可以发现那些逃逸屏障系统的未知病原。

经胎盘传播的病毒（如疱疹病毒）也是关注的焦点。由于人们能够预防这类疱疹病毒感染SPF小型猪，因此猪疱疹病毒感染异种移植物受者及其接触者的危险性很小。值得注意的是猪疱疹病毒对目前临床应用的任何抗疱疹病毒药物都相对不敏感，而且猪 γ - 疱疹病毒还与免疫抑制状态下的淋巴细胞异常增生疾病密切相关。由此可见，预防猪疱疹病毒感染SPF供体显得尤为重要。总之，只要应用严格的屏障系统就可以有效地预防猪外源性病毒的感染。

二、猪的内源性逆转录病毒

目前研究已经证实猪内源性逆转录病毒（porcine endogenous retrovirus，PERV）序列是在 750 万年前整合入猪的胚系中的。根据结构和功能的不同，可将 PERV 分为 PERV-A、PERV-B 和 PERV-C 三个亚型。PERV-A 和 PERV-B 在人或猪的细胞中均能复制，而 PERV-C 只能在猪的细胞中复制。这些病毒序列存在于猪基因组的多条染色体上。此外，PERV-A 和 PERV-C 可重组形成 PERV-A/C，其具有很高的复制率。虽然 PERV 能够在体外培养的猪细胞中表达，但是绝大多数 PERV 不能产生有感染力的子代病毒。目前 200 多例应用猪器官或者组织治疗的患者（包括胰岛移植、肝脏或者脾脏的体外灌注），均未见 PERV 感染的报道。在猪—非人灵长类动物移植，或者小动物感染实验，也很少检测到 PERV 的异种感染。当然这些结果并不能完全排除 PERV 的潜在感染风险，因为大部分研究对象均未长时间接触异种猪组织或者应用免疫抑制剂。有研究者将猪胰岛移植给严重联合免疫缺陷小鼠，发现小鼠体内出现有转录活性的 PERV，这说明免疫缺陷或抑制的患者对 PERV 的易感性可能会明显增加。由于非人灵长类大动物或者小动物携带与人不一样的 PERV 受体，目前也没有找到一个合适的动物模型来研究 PERV 的感染风险。因此在异种移植过程中，PERV 是否会感染以及如何清除 PERV 感染是目前研究的热点。

经过基因编辑或者精心培育从而清除所有可复制型的 PERV 基因座，无疑将会大大提高供体猪的生物安全性。Yang 等采用 CRISPR/Cas9 基因编辑技术使猪肾上皮细胞系（PK15）PERV 失活，显著降低了异种移植中 PERV 传染的风险。之后研究人员进一步培育出了不含 PERV 的猪，采用 CRISPR-Cas9 技术高效精准的敲除原代成纤维细胞中 PERV，基于体细胞核转移技术，成功地培育出有活力的不含 PERV 的猪胚胎，将这些不含 PERV 的猪胚胎移植到代孕母猪中，结果显示在猪胎儿或者出生的小猪体内，均未检测到 PERV 的再次感染。这些结果将大大推进了猪来源异种器官移植的基础研究和临床转化应用。

（一）PERV 的基因重组

即使猪胚系中不含对人类有感染性的 PERV 基因，也不能保证猪终生不携带此类病毒。逆转录病毒的一个重要特点就是能够与相关的病毒进行基因重组。例如，复制缺陷型 PERV-A 前病毒可以与 PERV-C 病毒进行重组，重组子 PERV-A/C 就能在体外培养的人细胞中复制。在小型猪淋巴细胞与人胚胎肾 293 细胞的体外共培养体系中常常能够发现 PERV-A/C 重组子。PERV-A/C 重组子是在体外培养的猪细胞中发现的唯一一种高滴度的 PERV。研究发现预存于猪血细胞中的 PERV-A/C 重组子能够使人的细胞感染 PERV。但是在猪的胚系中并不存在这些感染性重组子基因序列。因此，可以推测在猪的一生中内源性逆转录病毒的基因重组是不断发生的，然而这样的重组发生的频率以及参与重组的病毒类型目前尚不清楚。Takeuchi 等认为，大部分猪体内所携带的 PERV-A/C 病毒可能是由特殊的内源性病毒基因之间相互重组而从头合成的。另有研究者认为，这类重组的发生率很低，但重组产生的子代病毒可以像典型的外源性病毒一样在猪与猪之间互相传播。假如对人类有感染性的病毒确实能通过基因重组而从头合成，那么异种移植物在移植以后将可能产生新的有复制能力的病毒。只有了解这类病毒产生的机制，才有希望找到预防其感染的措施。

逆转录病毒能够通过逆转录过程中的片段转移和 RNA 的共同包装而实现基因重组。因此更令人担忧的是，PERV 是否有可能与人内源性逆转录病毒（HERV）重组而产生新的病毒呢？由于 PERV 与 HERV 基因序列的同源性很小，因此它们基因重组而产生新的可复制型病毒的可能性非常小，目前许多相关研究均没有发现两者基因重组的证据。

（二）PERV 的表达

沉默的内源性前病毒似乎并不对异种移植构成问题。它们不能进行转录，因此既不能产生感染性病毒也不参与基因重组。那么，PERV 表达究竟受到哪些因素影响呢？ Tacke 等的实验发现受抗原刺激的猪外周血单个核细胞的增殖程度与 PERV 的表达量成正比。Denner 等通过对 PERV-A/C 重组病毒的长末端重复序列（long terminal repeat，LTR）的研究，发现病毒的表达与 LTR 的长度以及重复序列的数量呈正相关。

研究者将人类造血干细胞注入猪胚胎，形成一种人 – 猪嵌合体动物模型（这种猪的外观和行为与正常猪一样）。细胞分析发现，这种猪体内含有人猪融合细胞（含有人和猪染色体 DNA）。这些融合细胞可表达人和猪蛋白，并形成猪的非造血组织。此外，融合细胞还含有 PERV 的 DNA 序列，并能将这种病毒传播给体外培养的人细胞。因此，他们认为：不同物种间细胞在体内可发生自然融合，融合细胞有获得和传播逆转录病毒的能力。然而，Ogle 等的实验没有设立非嵌合体猪的对照组，因此任何关于细胞融合对 PERV 传播的作用的结论都只能是一种推测。

（三）PERV 潜在的致病性

有研究发现 PERV 可感染有严重免疫缺陷的动物，假如 PERV 确实能引起异种移植物受者的体内感染，那么这种感染会导致什么样的后果？这个问题的答案目前还是个未知数。所幸的是，迄今为止全球已有 200 多例患者接受过猪的细胞、组织或器官的替代治疗，然而在这些人的体内未发现 PERV 的感染。另有研究者给大鼠、豚鼠、水貂、恒河猴和狒狒等动物接种了大量的 PERV 并同时给予大剂量免疫抑制处理，结果也没有发现任何 PERV 感染的证据。这些研究结果显示：PERV 似乎并不容易造成包括人在内的异种动物的体内感染。尽管这些结果令人振奋，但我们还需要通过更进一步的随机对照动物实验来评价 PERV 跨物种传播的风险性。

α-Gal 是猪—人异种移植超急性排斥反应最主要的靶抗原。人血浆中存在的抗 α-Gal 天然抗体可以结合 PERV 病毒包膜糖蛋白上的 α-Gal 决定簇，从而激活补体反应导致病毒溶解。因此，有人认为这种 α-Gal 缺失的基因工程猪所产生的 PERV 病毒对人的感染性可能会增强。Saema 等的研究发现 Gal-T 基因敲除的猪细胞所产生的 PERV 病毒颗粒对人血浆天然抗体的灭活作用不敏感。Kurihara 等将糖基转移酶基因导入猪细胞降低了细胞表面 α-Gal 的表达后，也发现类似的结果。Quinn 等的研究发现人血浆天然抗体对 α-Gal 阳性 PERV 病毒的灭活作用是很弱的。然而这些结论均是基于体外实验而得出，实际的临床价值可能并不大。因此，为了更进一步了解天然抗体防御 PERV 病毒的确切机制，还必

须进行模拟临床猪 – 人异种移植的体内实验。

逆转录病毒的潜在致病性可能还与靶细胞表面有功能的病毒受体的表达有关。最近，Ericsson 等发现了 2 种人细胞 PERV-A 受体（HuPAR-1 和 HuPAR-2），在狒狒和猪细胞的表面也发现类似的病毒受体（BaPAR-2 和 PoPAR）。这些受体都是由多个跨膜蛋白区段组成，与其他的 γ - 逆转录病毒受体结构类似。PERV-A 受体广泛存在于人的各种组织细胞表面，但它们的生理功能目前还不清楚。单就这一点而言，也许人的大部分细胞系都应该对 PERV 易感。然而事实并非如此，目前人们只发现人胚胎肾 293 细胞系能够支持 PERV 的高水平复制。此外，许多非人灵长类动物的细胞系也不能支持 PERV 的生产性复制。即使在有功能的病毒受体的介导下，这些细胞也未必就对 PERV 易感。不难推测，在病毒进入细胞之前或之后很可能存在某种特殊的抑制因素阻碍 PERV 的生产性复制。也只有弄清这种抑制因素才能对临床异种移植 PERV 感染的危险性进行深入而具体的评估。

异种移植是人们多年来不懈探索的领域，临床异种移植尚无成功的经验，但实验异种移植却为超急性排斥反应和急性血管性排斥反应提供了十分有意义的动物模型。本节阐述了异种移植所面临的种种障碍和试图跨越这些障碍的种种尝试。结束本章讨论时，我想引用器官移植巨匠 Sir Roy Calne 的一句话：*Clinical xenotransplantation is just around the corner, but it may be very long corner.*

（石炳毅　陈　文）

参考文献：

[1] REEMTSMA K, MCCRACKEN B H, SCHLEGEL J U, et al. Heterotransplantation of the Kidney : Two Clinical Experiences [J]. Science, 1964, 143（3607）: 700-702.

[2] HARDY J D, KURRUS F D, CHAVEZ C M, et al. Heart transplantation in man. Developmental Studies and Report of a Case [J]. JAMA, 1964, 188 : 1132-1140.

[3] STARZL T E, MARCHIORO T L, PETERS G N, et al. Renal heterotransplantation from baboon to man : Experience with 6 Cases [J]. Transplantation, 1964, 2 : 752-776.

[4] COOPER D K C, EKSER B, TECTOR A J. A brief history of clinical xenotransplantation [J]. Int J Surg, 2015, 23(Pt B): 205-210.

[5] BREWER R J, DEL RIO M J, ROSLIN M S, et al. Depletion of preformed antibody in primates for discordant xenotransplantation by continuous donor organ plasma perfusion [J]. Transplant Proc, 1993, 25（1）: 385-386.

[6] BAILEY L L, NEHLSEN-CANNARELLA S L, CONCEPCION W, et al. Baboon-to-human cardiac xenotransplantation in a neonate [J]. JAMA, 1985, 254（23）: 3321-3329.

[7] STARZL T E, VALDIVIA L A, MURASE N, et al. The biological basis of and strategies for clinical xenotransplantation [J]. Immunol Rev, 1994, 141 : 213-244.

[8] MAKOWA L, CRAMER D V, HOFFMAN A, et al. The use of a pig liver xenograft for temporary support of a patient with fulminant hepatic failure [J]. Transplantation, 1995, 59（12）: 1654-1659.

[9] GROTH C G, KORSGREN O, TIBELL A, et al. Transplantation of porcine fetal pancreas to diabetic patients [J]. Lancet,

1994, 344（8934）: 1402-1404.

[10] DEACON T, SCHUMACHER J, DINSMORE J, et al. Histological evidence of fetal pig neural cell survival after transplantation into a patient with Parkinson's disease [J]. Nat Med, 1997, 3（3）: 350-353.

[11] MCGREGOR C G, TEOTIA S S, BYRNE G W, et al. Cardiac xenotransplantation : progress toward the clinic [J]. Transplantation, 2004, 78（11）: 1569-1575.

[12] MOHIUDDIN M M, SINGH A K, CORCORAN P C, et al. Chimeric 2C10R4 anti-CD40 antibody therapy is critical for long-term survival of GTKO.hCD46.hTBM pig-to-primate cardiac xenograft [J]. Nat Commun, 2016, 7 : 11138.

[13] CALNE R Y. Organ transplantation between widely disparate species [J]. Transplant Proc, 1970, 2（4）: 550-556.

[14] RIEBEN R, BOVIN N V, KORCHAGINA E Y, et al. Xenotransplantation : in vitro analysis of synthetic alpha-galactosyl inhibitors of human anti-Galalpha1→3Gal IgM and IgG antibodies [J]. Glycobiology, 2000, 10（2）: 141-148.

[15] MICHIELSEN L A, VAN ZUILEN A D, KARDOL-HOEFNAGEL T, et al. Association between promoter polymorphisms in CD46 and CD59 in kidney donors and transplant outcome [J]. Front Immunol, 2018, 9 : 972.

[16] PARK H M, YANG Y H, KIM B G, et al. Structural characterization of alpha-galactosylated O-glycans from miniature pig kidney and endothelial cells [J]. Carbohydr Res, 2013, 369 : 48-53.

[17] LIU J, QIAN Y, HOLGERSSON J. Removal of xenoreactive human anti-pig antibodies by absorption on recombinant mucin-containing glycoproteins carrying the Gal alpha1, 3Gal epitope [J]. Transplantation, 1997, 63（11）: 1673-1682.

[18] LIN Y, MIYAGI N, BYRNE G W, et al. A pig-to-mouse coronary artery transplantation model for investigating the pathogenicity of anti-pig antibody [J]. Xenotransplantation, 2015, 22（6）: 458-467.

[19] GRANDTNEROVA B, MACKOVA N, HOVORICOVA B, et al. Hyperacute rejection of living related kidney grafts caused by endothelial cell-specific antibodies : case reports [J]. Transplant Proc, 2008, 40（7）: 2422-2424.

[20] SAADI S, IHRCKE N S, PLATT J L. Endothelial cell shape and hyperacute rejection [J]. Transplant Proc, 1994, 26（3）: 1149.

[21] JORDAN S C, YAP H K, SAKAI R S, et al. Hyperacute allograft rejection mediated by anti-vascular endothelial cell antibodies with a negative monocyte crossmatch [J]. Transplantation, 1988, 46（4）: 585-587.

[22] NGO B T, BEIRAS-FERNANDEZ A, HAMMER C, et al. Hyperacute rejection in the xenogenic transplanted rat liver is triggered by the complement system only in the presence of leukocytes and free radical species [J]. Xenotransplantation, 2013, 20（3）: 177-187.

[23] LARKIN J M, PORTER C D. Complement insufficiency limits efficacy in a xenograft model of hyperacute rejection for cancer therapy [J]. Cancer Immunol Immunother, 2007, 56（1）: 60-69.

[24] MCGREGOR C G, RICCI D, MIYAGI N, et al. Human CD55 expression blocks hyperacute rejection and restricts complement activation in Gal knockout cardiac xenografts [J]. Transplantation, 2012, 93（7）: 686-692.

[25] DALMASSO A P. The complement system in xenotransplantation [J]. Immunopharmacology, 1992, 24（2）: 149-160.

[26] KOIKE C, KATAYAMA A, KADOMATSU K, et al. Reduction of alpha-Gal epitopes in transgenic pig by introduction of human alpha 1-2 fucosyltransferase [J]. Transplant Proc, 1997, 29（1-2）: 894.

[27] DEHOUX J P, HORI S, TALPE S, et al. Specific depletion of preformed IgM natural antibodies by administration of anti-mu monoclonal antibody suppresses hyperacute rejection of pig to baboon renal xenografts [J]. Transplantation, 2000, 70（6）: 935-946.

[28] SOMMAGGIO R, BELLO-GIL D, PEREZ-CRUZ M, et al. Genetic engineering strategies to prevent the effects of

antibody and complement on xenogeneic chondrocytes [J]. Eur Cell Mater, 2015, 30：258-270.

[29] GAL P, CSEH S, SCHUMAKER V N, et al. The structure and function of the first component of complement：genetic engineering approach（a review）[J]. Acta Microbiol Immunol Hung, 1994, 41（4）：361-380.

[30] VAINIO S, LIN Y. Coordinating early kidney development：lessons from gene targeting [J]. Nat Rev Genet, 2002, 3(7)：533-543.

[31] WATANABE H, SAHARA H, NOMURA S, et al. GalT-KO pig lungs are highly susceptible to acute vascular rejection in baboons, which may be mitigated by transgenic expression of hCD47 on porcine blood vessels [J]. Xenotransplantation, 2018, 25（5）：12391.

[32] WANG H, JIANG J, LIU W, et al. Prevention of acute vascular rejection by a functionally blocking anti-C5 monoclonal antibody combined with cyclosporine [J]. Transplantation, 2005, 79（9）：1121-1127.

[33] CHOWDARY P. Inhibition of tissue factor pathway inhibitor（TFPI）as a treatment for haemophilia：rationale with focus on concizumab [J]. Drugs, 2018, 78（9）：881-890.

[34] PROVENCAL M, MICHAUD M, BEAULIEU E, et al. Tissue factor pathway inhibitor（TFPI）interferes with endothelial cell migration by inhibition of both the Erk pathway and focal adhesion proteins [J]. Thromb Haemost, 2008, 99（3）：576-585.

[35] LAUMONIER T, MOHACSI P J, MATOZAN K M, et al. Endothelial cell protection by dextran sulfate：a novel strategy to prevent acute vascular rejection in xenotransplantation [J]. Am J Transplant, 2004, 4（2）：181-187.

[36] DORLING A. Are anti-endothelial cell antibodies a pre-requisite for the acute vascular rejection of xenografts? [J]. Xenotransplantation, 2003, 10（1）：16-23.

[37] NORMANN S J, SALOMON D R, LEELACHAIKUL P, et al. Acute vascular rejection of the coronary arteries in human heart transplantation：pathology and correlations with immunosuppression and cytomegalovirus infection [J]. J Heart Lung Transplant, 1991, 10（5 Pt 1）：674-687.

[38] GARAN A R, URIEL N, SAYER G, et al. Alteration in systemic vascular resistance and cardiac output during acute cellular rejection and recovery in heart transplant recipients [J]. J Heart Lung Transplant, 2010, 29（3）：382-384.

[39] SCHLUMPF R, CANDINAS D, WEDER W, et al. Acute vascular rejection with hemolytic uremic syndrome in kidneys from non-heart-beating donors：associated with secondary grafts and early cyclosporine treatment? [J]. Transplant Proc, 1993, 25（1/2）：1518-1521.

[40] MCCURRY K R, PARKER W, COTTERELL A H, et al. Humoral responses to pig-to-baboon cardiac transplantation：implications for the pathogenesis and treatment of acute vascular rejection and for accommodation [J]. Hum Immunol, 1997, 58（2）：91-105.

[41] LOSS M, VANGEROW B, SCHMIDTKO J, et al. Acute vascular rejection is associated with systemic complement activation in a pig-to-primate kidney xenograft model [J]. Xenotransplantation, 2000, 7（3）：186-196.

[42] KNOSALLA C, YAZAWA K, BEHDAD A, et al. Renal and cardiac endothelial heterogeneity impact acute vascular rejection in pig-to-baboon xenotransplantation [J]. Am J Transplant, 2009, 9（5）：1006-1016.

[43] RAMIREZ P, CHAVEZ R, MAJADO M, et al. Transgenic pig-to-baboon liver xenotransplantation：clinical, biochemical, and immunologic pattern of delayed acute vascular rejection [J]. Transplant Proc, 2002, 34（1）：319-320.

[44] 石炳毅. 调节性免疫细胞网络在移植免疫中的作用 [J]. 中华医学杂志, 2011, 91（44）：3154-3157.

[45] CHEN W, BAI J, HUANG H, et al. Low proportion of follicular regulatory T cell in renal transplant patients with

chronic antibody-mediated rejection [J]. Sci Rep, 2017, 7（1）: 1322.

[46] EZZELARAB M B, LU L, GUO H, et al. Eomesodermin（lo）CTLA4（hi）alloreactive CD8[+] memory T cells are associated with prolonged renal transplant survival induced by regulatory dendritic cell infusion in CTLA4 immunoglobulin-treated nonhuman primates [J]. Transplantation, 2016, 100（1）: 91-102.

[47] ZHAO T, YANG C, QIU Y, et al. Comparison of regulatory T cells and FoxP3-positive T-cell subsets in the peripheral blood of renal transplant recipients with sirolimus versus cyclosporine: a preliminary study [J]. Transplant Proc, 2013, 45（1）: 148-152.

[48] HAARER J, JOHNSON C L, SOEDER Y, et al. Caveats of mesenchymal stem cell therapy in solid organ transplantation [J]. Transpl Int, 2015, 28（1）: 1-9.

[49] HOOGDUIJN M J, POPP F C, GROHNERT A, et al. Advancement of mesenchymal stem cell therapy in solid organ transplantation（MISOT）[J]. Transplantation, 2010, 90（2）: 124-126.

[50] WILLIAMS J M, HOLZKNECHT Z E, PLUMMER T B, et al. Acute vascular rejection and accommodation: divergent outcomes of the humoral response to organ transplantation [J]. Transplantation, 2004, 78（10）: 1471-1478.

[51] PARKER W, HOLZKNECHT Z E, SONG A, et al. Fate of antigen in xenotransplantation: implications for acute vascular rejection and accommodation [J]. Am J Pathol, 1998, 152（3）: 829-839.

[52] LIN S S, HANAWAY M J, GONZALEZ-STAWINSKI G V, et al. The role of anti-Galalpha1-3Gal antibodies in acute vascular rejection and accommodation of xenografts [J]. Transplantation, 2000, 70（12）: 1667-1674.

[53] PLATT J L. Acute vascular rejection [J]. Transplant Proc, 2000, 32（5）: 839-840.

[54] PLATT J L, LIN S S, MCGREGOR C G. Acute vascular rejection [J]. Xenotransplantation, 1998, 5（3）: 169-175.

[55] HOLZKNECHT Z E, KUYPERS K L, PLUMMER T B, et al. Apoptosis and cellular activation in the pathogenesis of acute vascular rejection [J]. Circ Res, 2002, 91（12）: 1135-1141.

[56] WILSON J D, SIMEONOVIC C J, TEITTINEN K U, et al. Reversal of diabetes in CD4 T-cell-depleted NOD mice following xenotransplantation of fetal pig proislets [J]. Transplant Proc, 1992, 24（2）: 635-636.

[57] ITO R, KATANO I, KAWAI K, et al. A Novel Xenogeneic Graft-Versus-Host Disease Model for Investigating the Pathological Role of Human CD4（+）or CD8（+）T Cells Using Immunodeficient NOG Mice [J]. Am J Transplant, 2017, 17（5）: 1216-1228.

[58] KAWASAKI Y, SATO K, HAYAKAWA H, et al. Comprehensive analysis of the activation and proliferation kinetics and effector functions of human lymphocytes, and antigen presentation capacity of antigen-presenting cells in xenogeneic graft-versus-host disease [J]. Biol Blood Marrow Transplant, 2018, 24（8）: 1563-1574.

[59] LUCAS P J, BARE C V, GRESS R E. The human anti-murine xenogeneic cytotoxic response. II. Activated murine antigen-presenting cells directly stimulate human T helper cells [J]. J Immunol, 1995, 154（8）: 3761-3770.

[60] TSUNETSUGU-YOKOTA Y, MIZUOCHI T, HASHIMOTO H, et al. Analysis of function of a human antigen-presenting cell by xenogeneic interaction with mouse T cells [J]. Immunol Lett, 1994, 40（1）: 73-77.

[61] JIAO Z X, LENG Y, XIA J J, et al. As2 O3 combined with leflunomide prolongs heart xenograft survival via suppressing the response of Th1, Th2, and B cells in a rat model [J]. Xenotransplantation, 2016, 23（3）: 237-248.

[62] PENG Y, CHEN J, SHAO W, et al. Xenoreactive CD4[+] memory T cells resist inhibition by anti-CD44 mAb and reject islet grafts via a Th2-dependent pathway [J]. Xenotransplantation, 2011, 18（4）: 252-261.

[63] LILIENFELD B G, GARCIA-BORGES C, CREW M D, et al. Porcine UL16-binding protein 1 expressed on the surface

of endothelial cells triggers human NK cytotoxicity through NKG2D [J]. J Immunol, 2006, 177（4）: 2146-2152.

[64] TRAN P D, CHRISTIANSEN D, WINTERHALTER A, et al. Porcine cells express more than one functional ligand for the human lymphocyte activating receptor NKG2D [J]. Xenotransplantation, 2008, 15（5）: 321-332.

[65] CHEN D, WEBER M, LECHLER R, et al. NK-cell-dependent acute xenograft rejection in the mouse heart-to-rat model [J]. Xenotransplantation, 2006, 13（5）: 408-414.

[66] DAWSON J R, VIDAL A C, MALYGUINE A M. Natural killer cell-endothelial cell interactions in xenotransplantation [J]. Immunol Res, 2000, 22（2-3）: 165-176.

[67] ZHAO Y, XIONG W, YANG T, et al. Xenogeneic skin graft rejection in M-CSF/macrophage deficient osteopetrotic mice [J]. Xenotransplantation, 2003, 10（3）: 232-239.

[68] LI S, WAER M, BILLIAU A D. Xenotransplantation: role of natural immunity [J]. Transpl Immunol, 2009, 21（2）: 70-74.

[69] SCALEA J, HANECAMP I, ROBSON S C, et al. T-cell-mediated immunological barriers to xenotransplantation [J]. Xenotransplantation, 2012, 19（1）: 23-30.

[70] CHITILIAN H V, LAUFER T M, STENGER K, et al. The strength of cell-mediated xenograft rejection in the mouse is due to the CD4[+] indirect response [J]. Xenotransplantation, 1998, 5（1）: 93-98.

[71] PLENTER R J, GRAZIA T J, DOAN A N, et al. CD4 T cells mediate cardiac xenograft rejection via host MHC Class II [J]. J Heart Lung Transplant, 2012, 31（9）: 1018-1024.

[72] MURPHY B, AUCHINCLOSS H, J R., CARPENTER C B, et al. T cell recognition of xeno-MHC peptides during concordant xenograft rejection [J]. Transplantation, 1996, 61（8）: 1133-1137.

[73] VALDIVIA L A, PAN F, TSUGITA M, et al. The protection from humoral rejection given by a liver xenograft is species-specific and non-MHC restricted [J]. Transplant Proc, 1995, 27（1）: 270.

[74] WANG H, ARP J, HUANG X, et al. Distinct subsets of dendritic cells regulate the pattern of acute xenograft rejection and susceptibility to cyclosporine therapy [J]. J Immunol, 2006, 176（6）: 3525-3535.

[75] WENNBERG L, SONG Z, WIJKSTROM M, et al. Brequinar in combination with cyclosporine a inhibits islet xenograft rejection for up to 24 days: a study in the pig-to-rat model [J]. Transplant Proc, 2000, 32（5）: 1026.

[76] LYTRAS D, PAPALOIS A, TSAROUCHA A K, et al. Xenotransplantation of hepatocytes in rats with acute liver failure using sirolimus for immunosuppression [J]. J Int Med Res, 2010, 38（2）: 546-557.

[77] CREW M D. Play it in E or G: utilization of HLA-E and -G in xenotransplantation [J]. Xenotransplantation, 2007, 14(3): 198-207.

[78] BIAN X, SI Y, ZHANG M, et al. Down-expression of miR-152 lead to impaired anti-tumor effect of NK via upregulation of HLA-G [J]. Tumour Biol, 2016, 37（3）: 3749-3756.

[79] BENDA B, LJUNGGREN H G, PEACH R, et al. Co-stimulatory molecules in islet xenotransplantation: CTLA4Ig treatment in CD40 ligand-deficient mice [J]. Cell Transplant, 2002, 11（7）: 715-720.

[80] PHELPS C J, BALL S F, VAUGHT T D, et al. Production and characterization of transgenic pigs expressing porcine CTLA4-Ig [J]. Xenotransplantation, 2009, 16（6）: 477-485.

[81] FUJINO M, LI X K, SUDA T, et al. In vitro prevention of cell-mediated xeno-graft rejection via the Fas/FasL-pathway in CrmA-transducted porcine kidney cells [J]. Xenotransplantation, 2001, 8（2）: 115-124.

[82] MATTER-REISSMANN U B, SONNTAG K C, GILLI U O, et al. Human Fas-ligand expression on porcine endothelial

cells does not protect against xenogeneic natural killer cytotoxicity [J]. Xenotransplantation, 2004, 11（1）: 43-52.

[83] TANG T H, LI C L, LI X, et al. Immune tolerance in pancreatic islet xenotransplantation [J]. World J Gastroenterol, 2004, 10（10）: 1457-1461.

[84] GAMMIE J S, KAUFMAN C L, MICHAELS M G, et al. Xenotransplantation: Strategies to Achieve Donor-specific Tolerance and Immune Reconstitution Across Species Barriers Through Mixed Bone Marrow Chimerism [J]. Mol Diagn, 1996, 1（3）: 219-224.

[85] LLORE N P, BRUESTLE K A, GRIESEMER A. Xenotransplantation tolerance: applications for recent advances in modified swine [J]. Curr Opin Organ Transplant, 2018, 23（6）: 642-648.

[86] YAMADA K, SYKES M, SACHS D H. Tolerance in xenotransplantation [J]. Curr Opin Organ Transplant, 2017, 22（6）: 522-528.

[87] MIYAIRI S, HIRAI T, ISHII R, et al. Donor bone marrow cells are essential for iNKT cell-mediated Foxp^{3+} Treg cell expansion in a murine model of transplantation tolerance [J]. Eur J Immunol, 2017, 47（4）: 734-742.

[88] HILL G R. Bone marrow transplantation under regulatory T cell cover to induce donor-specific tolerance [J]. Transplantation, 2017, 101（2）: 232-233.

[89] ARNOLD R M, DRESSER R. Ethical issues associated with xenotransplantation: the case of baboon bone marrow to human transplantation[J]. Mol Diagn, 1996, 1（3）: 239-242.

[90] KUDDUS R H, LEE Y H, VALDIVIA L A. A semiquantitative PCR technique for detecting chimerism in hamster-to-rat bone marrow xenotransplantation [J]. J Immunol Methods, 2004, 285（2）: 245-251.

[91] HALE D A, GOTTSCHALK R, UMEMURA A, et al. Immunologic mechanisms in tolerance produced in mice with nonradiation-based lymphoablation and donor-specific bone marrow [J]. Transplantation, 2002, 74（4）: 477-484.

[92] EKSER B, COOPER D K. Overcoming the barriers to xenotransplantation: prospects for the future [J]. Expert Rev Clin Immunol, 2010, 6（2）: 219-230.

[93] ZEYLAND J, LIPINSKI D, SLOMSKI R. The current state of xenotransplantation [J]. J Appl Genet, 2015, 56（2）: 211-218.

[94] ROBSON S C, COOPER D K, D'APICE A J. Disordered regulation of coagulation and platelet activation in xenotransplantation [J]. Xenotransplantation, 2000, 7（3）: 166-176.

[95] SHAH J A, PATEL M S, ELIAS N, et al. Prolonged survival following pig-to-primate liver xenotransplantation utilizing exogenous coagulation factors and costimulation blockade [J]. Am J Transplant, 2017, 17（8）: 2178-2185.

[96] PLATT J L. Physiologic barriers to xenotransplantation [J]. Transplant Proc, 2000, 32（7）: 1547-1548.

[97] HRYHOROWICZ M, ZEYLAND J, SLOMSKI R, et al. Genetically modified pigs as organ donors for xenotransplantation [J]. Mol Biotechnol, 2017, 59（9-10）: 435-444.

[98] FISHMAN J A. Infectious disease risks in xenotransplantation [J]. Am J Transplant, 2018, 18（8）: 1857-1864.

[99] BARKER J H, POLCRACK L. Respect for persons, informed consent and the assessment of infectious disease risks in xenotransplantation [J]. Med Health Care Philos, 2001, 4（1）: 53-70.

[100] LAUSCH R N, SWYERS J S, KAUFMAN H E. Delayed hypersensitivity to herpes simplex virus in the guinea pig [J]. J Immunol, 1966, 96（6）: 981-987.

[101] ZISMAN B, HIRSCH M S, ALLISON A C. Selective effects of anti-macrophage serum, silica and anti-lymphocyte serum on pathogenesis of herpes virus infection of young adult mice [J]. J Immunol, 1970, 104（5）: 1155-1159.

[102] FRIEBE A, SIEGLING A, WEBER O. Inactivated Orf-virus shows disease modifying antiviral activity in a guinea pig model of genital herpesvirus infection [J]. J Microbiol Immunol Infect, 2018, 51（5）: 587-592.

[103] MOURAD N I, CROSSAN C, CRUIKSHANK V, et al. Characterization of porcine endogenous retrovirus expression in neonatal and adult pig pancreatic islets [J]. Xenotransplantation, 2017, 24（4）:

[104] SZUCS A, MOLDOVAN N, TOMBACZ D, et al. Long-read sequencing reveals a GC pressure during the evolution of porcine endogenous retrovirus [J]. Genome Announc, 2017, 5（40）:

[105] YANG L, GUELL M, NIU D, et al. Genome-wide inactivation of porcine endogenous retroviruses（PERVs）[J]. Science, 2015, 350（6264）: 1101-1104.

[106] NIU D, WEI H J, LIN L, et al. Inactivation of porcine endogenous retrovirus in pigs using CRISPR-Cas9 [J]. Science, 2017, 357（6357）: 1303-1307.

[107] TAKEUCHI Y, PATIENCE C, MAGRE S, et al. Host range and interference studies of three classes of pig endogenous retrovirus [J]. J Virol, 1998, 72（12）: 9986-9991.

[108] KUDDUS R H, GANDHI C R, REHMAN K K, et al. Some morphological, growth, and genomic properties of human cells chronically infected with porcine endogenous retrovirus（PERV）[J]. Genome, 2003, 46（5）: 858-869.

[109] SULING K, QUINN G, WOOD J, et al. Packaging of human endogenous retrovirus sequences is undetectable in porcine endogenous retrovirus particles produced from human cells [J]. Virology, 2003, 312（2）: 330-336.

[110] TACKE S J, SPECKE V, DENNER J. Differences in release and determination of subtype of porcine endogenous retroviruses produced by stimulated normal pig blood cells [J]. Intervirology, 2003, 46（1）: 17-24.

[111] DENNER J, SPECKE V, THIESEN U, et al. Genetic alterations of the long terminal repeat of an ecotropic porcine endogenous retrovirus during passage in human cells [J]. Virology, 2003, 314（1）: 125-133.

[112] OGLE B M, BUTTERS K A, PLUMMER T B, et al. Spontaneous fusion of cells between species yields transdifferentiation and retroviral transfer in vivo [J]. FASEB J, 2004, 18（3）: 548-550.

[113] KURIHARA T, MIYAZAWA T, MIYAGAWA S, et al. Sensitivity to human serum of gammaretroviruses produced from pig endothelial cells transduced with glycosyltransferase genes [J]. Xenotransplantation, 2003, 10（6）: 562-568.

[114] QUINN G, WOOD J C, RYAN D J, et al. Porcine endogenous retrovirus transmission characteristics of galactose alpha1-3 galactose-deficient pig cells [J]. J Virol, 2004, 78（11）: 5805-5811.

[115] ERICSSON T A, TAKEUCHI Y, TEMPLIN C, et al. Identification of receptors for pig endogenous retrovirus [J]. Proc Natl Acad Sci U S A, 2003, 100（11）: 6759-6764.

第四章

器官移植免疫抑制剂临床应用

免疫抑制剂是一类对免疫反应具有抑制作用的药物，能抑制与排斥反应有关的免疫细胞（主要是 T 细胞和 B 细胞）的增殖和功能，降低受者免疫应答和免疫反应的水平。由于各种免疫抑制剂的作用机制不同且其不良反应的程度多与使用剂量有关，因此，针对移植排斥反应发生的不同靶点和关键步骤常采用多种免疫抑制剂联合的方案，这样既可协同增强免疫抑制效果，又可降低各种免疫抑制剂的剂量和不良反应的发生率。合理的免疫抑制方案是最大程度发挥其抗排斥反应作用的同时减少其不良反应，保障移植受者长期高质量生存的重要基础。

目前临床应用的免疫抑制剂分为免疫诱导药物和维持治疗药物两类，常用的免疫抑制剂及其作用环节见图 4-1。

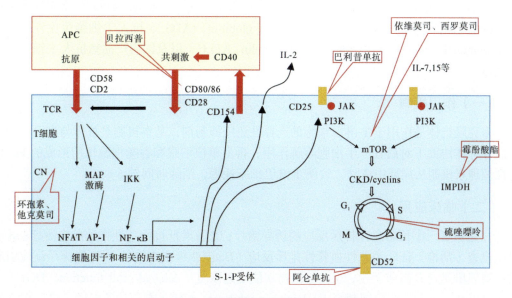

图 4-1 各种免疫抑制剂的作用环节示意图

APC 为抗原提呈细胞；IL 为白细胞介素；TCR 为 T 细胞受体；JAK 为 Janus 激酶；PI3K 为磷脂酰肌醇 -3- 激酶；mTOR 为哺乳动物雷帕霉素靶蛋白；CN 为钙调磷酸酶；MAP 激酶为有丝分裂原活化蛋白激酶；IKK 为核因子 -κB 激酶抑制剂；NFAT 为活化 T 细胞核因子；AP-1 为激活蛋白因子；CKD/cyclins 为周期蛋白依赖激酶；IMPDH 为次黄嘌呤核苷酸脱氢酶。图引自 Transplant Immunology. Hoboken：Wiley Online Library, 2015。

第一节　器官移植免疫诱导药物

排斥反应是影响同种异体器官移植术后移植器官长期存活的独立危险因素，移植后早期发生急性排斥反应的风险较高，而免疫诱导治疗的目的就是针对这一关键时期提供高强度的免疫抑制，从而有效减少急性排斥反应的发生，提高移植手术成功率。诱导的开始时间通常是在术前或术中，术后数日内结束。诱导治疗并非受者免疫抑制治疗的必不可少的部分，依据器官移植的种类而有所不同。临床药理学上将诱导治疗用药分为两类：多克隆抗体和单克隆抗体。

一、多克隆抗体

多克隆抗体是将不同来源的人类淋巴细胞作为免疫原，致敏鼠、兔、猪或马等动物，激活其 B 淋巴细胞分泌特异性抗体（免疫球蛋白）后，采集并纯化这些抗体而制成。目前临床应用的多克隆抗体有两类：抗胸腺细胞免疫球蛋白（antithymocyte globulin，ATG）和抗人 T 细胞免疫球蛋白（anti-human T lymphocyte immunoglobulin，ALG）。常用的有兔抗人胸腺细胞免疫球蛋白（rabbit antithymocyte globulin，rATG）、抗人 T 细胞兔免疫球蛋白（anti-human T lymphocyte Rabbit immunoglobulin，ATLG）以及国内产品猪抗人 T 细胞免疫球蛋白。

（一）作用机制

多克隆抗体是作用于 T 淋巴细胞的选择性免疫抑制剂，基本机制是抗体与淋巴细胞结合后在补体协助下对后者产生细胞溶解作用，再由单核细胞和吞噬细胞作用形成的 Fc- 依赖性调理素机制从循环中清除，致使 T 淋巴细胞耗竭，消除时间约 6 h。

（二）临床应用

1. 适应证　①预防急性排斥反应的诱导治疗；②激素抵抗性急性排斥反应治疗；③活组织检查（活检）证实为急性血管性排斥反应（Banff 2 级或 3 级）；④怀疑排斥反应引起的血清肌酐迅速升高或无尿；⑤在移植物功能延迟恢复（delayed graft function，DGF）时应用可以减少钙调磷酸酶抑制剂（calcineurin inhibitor，CNI）类药物的剂量，减轻 CNI 对移植肾的不良反应，预防急性排斥反应，缩短移植肾功能恢复的时间。

2. 用法用量　①以 rATG 为例，预防排斥反应的剂量为 0.4~1.5mg/（kg·d），治疗急性排斥反应的剂量为 1.5~3.0 mg/（kg·d），稀释后经外周静脉滴注，时间在 6 h 以上，疗程 3~7 d；②每日给药或间隔给药对 T 细胞抑制作用相似，均能达到有效的免疫抑制作用；③可通过监测移植受者血液循环中 T 细胞的数量来调节剂量，以控制在外周血中 CD3$^+$ 细胞（成熟 T 细胞）占淋巴细胞比例 <10% 为宜，与固定剂量方案相比，基于 CD3$^+$ 的监

测进行剂量调整在一定程度上可以降低药物治疗的成本。

3. 禁忌证 既往使用同类制剂发生严重的全身性过敏反应、存在严重感染者。

（三）不良反应

多克隆抗体均为异种血清产品，具有强烈的抗原性，可能会引起不同程度的过敏反应，故使用前要询问既往过敏史，根据说明书注射前需预防性应用抗组胺药物、退热药及糖皮质激素，使用期间以及停药两周内均应进行密切观察，某些不良反应可能与滴速过快有关。多克隆抗体制剂对血细胞有一定的影响，白细胞减少和血小板减少较常见，建议治疗结束后应继续观察 2 周血细胞计数。另外，使用多克隆抗体可能会增加巨细胞病毒感染的发生率，反复多次应用可增加淋巴组织增生障碍和恶性肿瘤的发生率。

二、单克隆抗体

单克隆抗体是由单一 B 淋巴细胞克隆产生的高度均一、仅针对某一特定抗原表位的具有高度特异性的抗体。目前临床应用的白细胞介素 -2 受体拮抗剂（interleukin-2 receptor antagonists，IL-2RA）是 T 细胞活化、增殖的阻滞剂。

（一）作用机制

IL-2RA 是一种人鼠嵌合的 IgG1 单克隆抗体，针对 IL-2 受体的 α 链（CD25）。其以高亲和力、特异性竞争性封闭 IL-2 受体，阻断 IL-2 与 IL-2R 的结合，抑制 T 细胞活化和增殖，使 T 细胞分化停滞在 G_0 期或 G_1 期而不能进入 S 期，随之发生凋亡，从而抑制急性排斥反应。

（二）临床应用

1. 适应证 IL-2RA 用于排斥反应的预防。

2. 用法用量 以巴利昔单抗为例，标准总剂量为 40mg，分两次给予，每次 20mg，首次应于移植术前 2 h 内给予，第 2 次于术后第 4 天给予。经配制后的巴利昔单抗可一次性静脉注射，亦可在 20~30 min 内静脉滴注。如果术后出现对巴利昔单抗严重的过敏反应或移植物丢失等，则应停止第 2 次给药。

3. 禁忌证 对巴利昔单抗或处方中其他任何成分过敏者均禁用。

（三）不良反应

IL-2RA 不良反应较少。少见的不良反应包括发热、乏力、头痛、胸痛、咳嗽、呼吸急促、心率加快、血压升高、血糖升高、恶心、呕吐、便秘、腹泻、皮肤切口愈合缓慢等。用药前和用药期间需监测血糖，血常规，肝、肾功能和生命体征。未见细胞因子释放综合征，故不必使用糖皮质激素预防。妊娠期、哺乳期妇女慎用。

（敖建华　田普训　李宁）

第二节 器官移植维持期免疫抑制剂应用

器官移植维持期免疫抑制剂的应用是预防急性排斥反应，在预防排斥反应与免疫抑制剂逐步减少剂量方面获取平衡，以获得受者和移植物的长期存活。目前常用的药物有四类：① CNI，包括环孢素（cyclosporin，CsA）和他克莫司（tacrolimus，FK506）；②抗细胞增殖类药物，包括硫唑嘌呤（azathioprine，Aza）、吗替麦考酚酯（mycophenolate mofetil，MMF）、麦考酚钠肠溶片（enteric-coated mycophenolate sodium，EC-MPS）、咪唑立宾（mizoribine，MZR）和来氟米特（leflunomide，LEF）；③哺乳动物雷帕霉素靶蛋白抑制剂（mammalian target of rapamycininhibitor，mTORi）：西罗莫司（sirolimus，SRL）；④糖皮质激素。

一、环孢素

CsA 是人类发现的第一种 CNI 制剂，1983 年美国食品药品监督管理局（Food and Drug Administration，FDA）批准上市，从此器官移植领域正式进入"CsA 时代"，1995 年采用微乳化技术进一步改善了药代动力学特性和提高了临床疗效。

（一）作用机制

CsA 主要通过选择性抑制 T 淋巴细胞活化而发挥免疫抑制作用。主要机制如下：①抑制淋巴细胞在抗原或分裂原刺激下的分化、增殖，阻断淋巴细胞生长周期使其停滞在 G_0 期或 G_1 期，抑制白细胞介素（interleukin，IL）-2、干扰素（interferon，IFN）- γ 分泌；②选择性作用于 B 淋巴细胞的某些亚群；③不仅抑制巨噬细胞中 IL-2 的释放，还可以抑制其与细胞毒 T 淋巴细胞（cytotoxic T lymphocyte，CTL）的相互作用，④通过抑制 T 淋巴细胞和促炎细胞因子释放，进而抑制巨噬细胞产生和释放 IL-1。

（二）用法用量

CsA 与其他免疫抑制剂合用时，口服用药起始量通常为 3~6 mg/（kg·d），分 2 次服用，每 12 h 口服 1 次。使用 CSA 应根据受者免疫状态及血药浓度变化调整剂量，具体用量与 CsA 剂型及免疫抑制方案有关。

（三）药物相互作用

CsA 的治疗窗窄，并且与多种常用药物存在共同的代谢通路，临床应用需要注意与其他药物的联用对 CsA 血药浓度的影响。目前已知可以提高 CsA 血药浓度的药物有：抗真菌类药物（如酮康唑、氟康唑、伏立康唑和伊曲康唑等）、某些大环内酯类抗生素（如红霉素、阿奇霉素、交沙霉素和克拉霉素等）、某些钙通道阻滞药（如地尔硫䓬、尼卡地平和维拉帕米等）、多西环素、口服避孕药、五酯胶囊等。可以降低 CsA 血药浓度的药物包括抗结核药（利福平、异烟肼等）、巴比妥酸盐、卡马西平、奥卡西平、苯妥英钠、安乃近、奥曲肽、萘夫西林钠、磺胺二甲嘧啶静脉注射剂（非口服剂）和甲氧苄啶等药物。

（四）药物不良反应

约 1/3 的患者可出现与剂量相关的肾功能损伤，可致血清肌酐增高，肾小球滤过率下降等，慢性、进行性肾毒性多发生于 CsA 治疗后 12 个月，尤其是当 CsA 与有肾毒性的药物如氨基苷类、两性霉素 B、环丙沙星、美法仑及甲氧苄啶等合用时，会增加 CsA 的肾毒性，应严密监测肾功能。另外较常见的不良反应包括肝毒性及神经毒性。其他不良反应还有：①高钾血症，②部分服用者有厌食、恶心、呕吐等胃肠道反应及多毛、牙龈增生伴出血、疼痛等；③少见不良反应，如过敏反应、胰腺炎、白细胞减少、雷诺综合征、糖尿病、血尿等。④ CsA 可出现于母乳中，故接受本药治疗的母亲不应哺乳，CsA 在动物实验中无致畸作用，但在孕妇中使用的经验仍有限。

二、他克莫司

FK506 为一种大环内酯类抗生素，是继 CsA 后的又一 CNI 类药物。1994 年被美国 FDA 批准用于肝移植临床，1997 年被批准用于肾移植，1999 年在我国上市。2011 年 FK506 缓释剂型在我国上市，为移植受者带来方便，提高了服用药物的依从性。

（一）作用机制

FK506 和体内 FK506 结合蛋白 12（FK506 binding protein12，FKBP12）相结合形成复合物，该复合物专一性地与钙调磷酸酶结合并抑制钙调磷酸酶的活性，从而抑制 T 细胞中产生钙离子依赖型信号转导通路，阻止淋巴因子基因的转录，影响 IL-2 和其他细胞因子如 IL-3、IFN-γ、肿瘤坏死因子（tumor necrosis factor，TNF）-α 等的表达和 CD25 的表达，抑制 CTL 的生成。

（二）用法用量

与 CsA 相比，FK506 具有有效剂量小和对正在发生的排斥反应有效的优点，已成为器官移植的一线基础药物之一。FK506 包括静脉和口服两种剂型。FK506 起始用量为 0.05~0.15mg/（kg·d）；儿童的起始剂量应是成人推荐量的 1.5~2.0 倍，以达预期的血药浓度；老年人使用 FK506 可以适当减少剂量。

（三）药物相互作用

FK506 通过细胞色素酶系统进行代谢，因此诱导或抑制细胞色素酶 CYP3A5 的药物，均可对其代谢产生影响。已知可以提高、降低 FK506 血药浓度的药物与 CsA 相类似。

（四）药物不良反应

常见不良反应包括：①神经毒性和消化道不良反应较明显，临床表现有头痛、失眠、无力、恶心、呕吐、腹泻等；②肝、肾功能损伤，高钾血症及低镁血症；③ 常见的不良反应还有高血压、白细胞增多等；④胰岛细胞毒性，导致胰岛素的合成和分泌减少继发性高血糖。此外，FK506 对胚胎和婴幼儿具有毒性，并且能够分泌进入乳汁，在育龄妇女中应用 FK506 应充分权衡利弊，处于哺乳期的妇女服用 FK506 则不应哺乳。与布洛芬、氨基苷类抗生素及其他肾毒性药物联用时，可增加其肾毒性，应避免与这些药物联合使用。同时，FK506 的不良反应与其血药浓度密切相关，大部分不良反应在停药或减量后均能缓解，故使用时应加强 FK506 血药浓度监测。

三、吗替麦考酚酯

MMF 为几种青霉菌的发酵作用产物，口服给药后可以在肝脏酯酶的催化下转化为具有免疫抑制活性的霉酚酸（mycophenlic acid, MPA）。MMF 具有口服生物利用度高，相对特异性阻断淋巴细胞增殖，无明显的肝、肾毒性和骨髓移植等副作用，与其他免疫抑制剂联用可以预防肾移植排斥反应、治疗移植后发生的急性排斥反应和难治性排斥反应等，提高移植肾存活率。1995 年 MMF 被美国 FDA 批准用于肾移植排斥反应的预防治疗，目前已应用于肾脏、心脏等移植受者。在与 CsA 和糖皮质激素联合使用时，MMF 比 Aza 更为有效地预防排斥反应的发生。

（一）作用机制

MPA 是选择性、非竞争性次黄嘌呤脱氢酶（inosine monophosphate dehydrogenase, IMPDH）的可逆性抑制剂，而 IMPDH 是鸟嘌呤核苷酸合成的限速酶，抑制 IMPDAH 可以阻断鸟嘌呤核苷酸的从头合成途径，耗竭鸟嘌呤核苷酸，阻断靶细胞 DNA 的合成，从而抑制细胞增殖。MPA 可作用于 T、B 淋巴细胞，平滑肌细胞和成纤维细胞等，抑制其增殖。MPA 抑制 T、B 淋巴细胞在有丝分裂原和同种异体抗原刺激下所引起的增殖，抑制 B 淋巴细胞生成抗体。MPA 还可以抑制与内皮细胞粘附有关的淋巴细胞和单核细胞表面粘附分子的糖基化，从而阻断淋巴细胞和单核细胞向排斥部位和炎症部位的迁移。

（二）用法用量

临床肾移植推荐口服 MMF 初始剂量为 0.75~1.00 g（剂型包括胶囊和片剂，分别为每粒 250 mg 和每片 500 mg），每日 2 次，于移植术前 12 h 或移植术后 24 h 内开始口服。维持治疗根据临床表现或 MPA 血药浓度曲线下面积（area under curve, AUC）调整剂量。

静脉滴注 MMF 的剂量为每瓶 500 mg，建议 0.75~1.00 g，每 12 h1 次，采用 5% 葡萄糖盐水两步稀释法配制，稀释浓度建议为 6 mg/mL，静脉缓慢滴注应超过 2 h，速度为 84mL/h 左右。静脉滴注 MMF 的疗程一般为 7~14 d，主要适用于胃肠道功能异常，或不能进食的患者，如无禁忌应改为口服。

大剂量 MMF（2 g/d）可用于持续性或难治性急性排斥反应的挽救性治疗，其逆转疗效优于大剂量糖皮质激素，可减少移植肾丢失，改善肾功能，降低患者病死率或治疗失败率。随着 MMF 剂量的增大，应警惕药物不良反应的发生率相应增加。对有严重慢性肾功能损害的患者，除移植麻醉恢复后使用以外，应避免每日剂量超过 2 g。

（三）药物相互作用

MMF 与干扰肠肝循环的药物同时联用时，后者会降低 MMF 的药效，而与 FK506 合用，会使血药浓度升高。MMF 与阿昔洛韦或更昔洛韦合用时，二者的血药浓度均高于单药服用；当肾功能不良时两药竞争性地通过肾小管排泄，使两种药血药浓度进一步升高，增加发生药物不良反应的危险。MMF 与抑酸剂、氢氧化镁、氢化铝同时服用时会降低 MMF 的吸收。MMF 不会影响 CsA 的药代动力学。

（四）药物不良反应

MMF 无肝毒性、肾毒性和神经毒性，较适用于肾功能不全的患者。常见的不良反应包括：①机会性感染，尿路感染、巨细胞病毒及疱疹病毒感染等，会增加巨细胞病毒性肺炎的发生率；②骨髓抑制，如外周血白细胞减少，服药期间中应当密切复查血常规，尤其是刚开始服药阶段；③消化道症状，恶心、呕吐、腹泻、便秘、胃肠道出血等，胃肠道不良反应多为剂量依赖性，降低剂量多能缓解；④与其他免疫抑制剂联合应用时，可能会增加淋巴瘤和其他恶性肿瘤（特别是皮肤癌）发生的风险。

四、麦考酚钠肠溶片

EC-MPS 是肠衣片型的 MPA 钠盐，其活性成分同样是 MPA，与 MMF 在分子结构上的差异在于以钠盐替代了酯基团。MMF 需要在胃内酸性条件下分解为 MPA 和羟乙基吗啉，后者对胃肠道具有刺激作用，而 EC-MPS 在酸性环境下会保持相对稳定，其在胃内保持片剂状态，进入非酸性环境的小肠，片剂破裂释放出的 MPA 被吸收，与 MMF 体内代谢的结果是相同的。EC-MPS 肠溶剂型的主要作用是能够改善 MPA 的胃肠道不良反应，多项临床研究结果显示与 MMF 治疗组比较，EC-MPS 治疗组患者由于胃肠不良反应或感染所致的剂量调整和停药的发生率均低于 MMF。同时 MMF 需要在胃内酸性条件下才能分解成 MPA 和羟乙基吗啉，而器官移植受者术后多需要应用质子泵抑制剂（proton pump inhibitor，PPI），PPI 影响胃内酸性环境，因此 MMF 与 PPI 联用，MPA 暴露量会下降，而 EC-MPS 的药代动力学并不受此影响，故使用 PPI 类药物时，EC-MPS 较 MMF 更有优势。针对服用 MMF 胃肠道不耐受的患者，换用 EC-MPS 后胃肠道症状可得到改善，MPA 耐受剂量会增加。由于 MPA 衍生物与其他免疫抑制剂联用时效果良好，且无肾毒性，MMF 和 EC-MPS 已基本替代 AZA，是目前 AZA 的首选替代药物。

（一）作用机制

与 MMF 相同。

（二）用法用量

EC-MPS 为片剂，每片 180 mg，免疫抑制效力相当于 MMF 250 mg，推荐初始剂量 360~720 mg，每日 2 次。

（三）药物不良反应

与 MMF 相同。

五、硫唑嘌呤

（一）作用机制

Aza 为嘌呤类抗代谢剂，干扰细胞分裂，抑制核酸生物合成，进而抑制活化的 T、B 淋巴细胞的增殖，以及其他细胞类型如红细胞前体的增殖，并可引起 DNA 损害。

（二）临床应用

Aza 对初次免疫反应具有很强的抑制作用，但对再次反应几乎无任何作用，故其仅适用于器官移植术后排斥反应的预防性治疗；近 20 年来临床上 Aza 已被 MPA 类衍生物替代。较多见于早期（MPA 类药物在我国未上市时）的肾移植受者小剂量应用。对不耐受 MPA 或多瘤病毒（BK 病毒）感染等的受者仍可考虑选择性应用。

（三）药物不良反应

①骨髓抑制，白细胞、血小板减少和贫血；②胆汁淤积和肝功能损伤；③可发生皮疹，偶见肌萎缩。

六、咪唑立宾

MZR 早期作为抗真菌药物开发，以后发现其具有免疫抑制效应，1984 年 MZR 获日本厚生省批准用于肾移植术后排斥反应的预防治疗，1999 年在我国上市。可替代 Aza 与其他免疫抑制剂构成不同的组合方案。

（一）作用机制

MZR 是一种嘌呤类似物，在细胞内通过腺苷激酶磷酸化形成有活性的 5- 磷酸 MZR，后者是次黄嘌呤单核苷酸脱氢酶和鸟苷酸合成酶的竞争性抑制物，故 MZR 能竞争性抑制嘌呤合成系统中的肌苷酸至鸟苷酸途径从而抑制核酸合成。阻止增殖的淋巴细胞由 G_0 期进展为 S 期，抑制抗体的产生及记忆性 B 淋巴细胞和记忆辅助性 T 淋巴细胞的产生，延长移植物的存活。体外试验证明，MZR 具有以下免疫抑制作用：①抑制淋巴系统的细胞增殖；②抑制各种致有丝分裂因子引起的母细胞化反应；③抑制初次应答及二次应答的抗体产生。

（二）临床应用

MZR 为片剂，初始剂量为 2~3 mg/（kg·d），每日早晨顿服或分两次服用，以后逐渐减量至维持剂量 1~3 mg/（kg·d）。MZR 的使用方案包括与其他免疫抑制剂联合使用，作为器官移植后初始免疫抑制剂，也可在发生 AZA 或 MPA 类药物引起的白细胞减少、肝功能异常或腹泻等严重消化道不良反应时，作为替代药物治疗。MZR 不要求进行血药物浓度监测，主要根据受者的对其耐受性来调整剂量。

既往对本剂有严重过敏症史患者、白细胞计数 $<3\times10^9$/L 的患者、孕妇或可能妊娠的妇女禁用。

（三）药物不良反应

常见不良反应为高尿酸血症，与 Aza 或 MPA 类抗增殖类相比，骨髓抑制作用较轻，也可出现血小板减少、红细胞减少等，必要时可减量、停药，加服升白细胞药物等对症治疗。胃肠道副作用低，偶可出现食欲不振、恶心、呕吐、腹痛、腹泻。

七、来氟米特

LEF 为人工合成的异噁唑衍生物类抗炎及免疫抑制剂。

（一）作用机制

LEF 具有抗增殖活性，能高效、特异、非竞争性抑制线粒体内二氢乳酸脱氢酶的活性，通过抑制嘧啶的全程生物合成，影响活化的淋巴细胞嘧啶合成，使 T 淋巴细胞和 B 淋巴细胞的增殖停止在 G_1 期，从而抑制淋巴细胞介导的细胞性和体液性免疫应答。

（二）临床应用

LEF 与目前使用的免疫抑制剂在化学结构上无任何相似性，近年来，有学者尝试将其用于肾移植临床，预防排斥反应的发生。在国内外研究中证实，LEF 确实可延长移植物生存，可替代 MMF 或 Aza，但是在实际临床应用中，LEF 通常不作为临床各移植中心的首选免疫抑制联合方案，主要是由于其不良反应较多，长期应用患者耐受性差。但是，LEF 对巨细胞病毒（cytomegalovirus，CMV）、多瘤病毒（BK 病毒）复制亦具有一定的抑制作用。故临床上移植科医师可在确认 BK 病毒感染或 BK 病毒性肾病时更换 LEF 维持治疗，可获良好的效果。

用法用量：LEF 为片剂，每片 10 mg。半衰期较长，24 h 给药 1 次。使用方法为前 3~5 d，每日 50 mg 的负荷剂量，之后每日 20 mg 维持。

（三）药物不良反应

较常见的有腹泻、瘙痒、可逆性丙氨酸转氨酶（alanine aminotransferase，ALT）和天冬氨酸转氨酶（aspartate aminotransferase，AST）升高、脱发、皮疹、白细胞下降等。由于可以引起一过性肝酶升高和白细胞下降，服药初始阶段应定期检查 ALT 和白细胞值，并避免与有肝脏损害的药物联合应用。因有一定的生殖毒性，禁用于孕妇和哺乳期妇女。

八、西罗莫司

SRL 又称雷帕霉素，为大环内酯类抗生素。1999 年由美国 FDA 批准上市用于肾移植受者预防器官排斥反应，2000 年 SRL 口服液在中国上市，2008 年 SRL 片剂在我国上市，与口服液相比，片剂的保存和服用更为方便。

（一）作用机制

哺乳动物雷帕霉素靶蛋白（mammalian target of rapamycin，mTOR）是一种多功能激酶，在淋巴细胞的共刺激活化和细胞周期中均存在，主要作用机制：与 FKBP12 相结合形成复合物（SRL-FKBP12-mTOR）能抑制钙依赖性和非钙依赖性的 IL-2R 后转导信号，以及由非淋巴性细胞因子如纤维母细胞生长因子（fibroblast growth factor，FGF）、干细胞因子（stem cell factor，SCF）、血小板源性生长因子（platelet-derived growth factor，PDGF）等因子所传递的增殖信号，从而阻断 T 淋巴细胞及其他细胞周期中由 G_1 期至 S 期的进程，在转录水平上抑制蛋白质的合成。

SRL 抑制丝裂原诱导的 T 淋巴细胞增殖但不影响细胞因子和细胞因子受体的表达，SRL 也抑制外源性细胞因子（IL-2、IL-4 和 IL-15）激发 T 淋巴细胞的活化和增殖，以及抑制 B 淋巴细胞产生抗体。

SRL 与 CNI 免疫抑制的重要区别在于，SRL 只影响 IL-2R 的信号传递，并不像 CNI 那样干扰 IL-2 的转录与合成。因此 SRL 虽可抑制由 IL-2 介导的 T 淋巴细胞增殖，但并不抑制由 IL-2 所介导的 T 淋巴细胞凋亡过程，而后者对于免疫耐受或免疫低反应性的诱导和维持起着重要的作用。

（二）临床应用

目前，国内外 SRL 在器官移植术后的应用包括以下两种方式：在器官移植的受者中立即使用，即初始治疗；在稳定期的受者中替换其他免疫抑制剂，包括在器官移植术后发生肿瘤的受者，又称为转换治疗。

器官移植术后初始治疗包括以下 3 种方案：① SRL+CNI+ 糖皮质激素，加用或者不加用诱导治疗；② CNI（慢撤离或低剂量长期合用）+SRL+ 糖皮质激素治疗；③不含 CNI 的两联方案（SRL+ 糖皮质激素）或者三联方案（SRL+MPA+ 糖皮质激素），多数加用诱导治疗。本方案多用于老年受者或者边缘性供者的器官移植，以减少 CNI 的肾毒性。不含 CNI 方案不推荐作为初始治疗方案。

器官移植术后转换治疗包括以下 3 种方案：①减量使用 CNI，在原有 CNI+MPA+ 糖皮质激素三联方案中减少 CNI 的用量，加用 SRL，构成低剂量的四联方案，此方案需要适当减少抗增殖药物的剂量，以免增加感染的风险；②替代 MPA，将原有 CNI+MPA+ 糖皮质激素三联方案中的 MPA 撤除，换为 SRL；③ 替代 CNI，在原有 CNI+SRL+ 糖皮质激素三联方案中撤除 CNI 后，SRL 单独与糖皮质激素两联应用或者加用 MPA 构成三联方案。

（三）药物不良反应

最常见的不良反应为高脂血症，机制尚不清，现已证明 SRL 血药谷浓度与血清总胆固醇（total cholesterol，TC）和甘油三酯水平显著相关。SRL 与蛋白尿的发生密切相关，合并糖尿病的受者转换后易出现蛋白尿。可能会引发与 SRL 相关性间质性肺炎。可导致骨髓抑制及切口愈合不良，一般不用于移植术后早期。

九、糖皮质激素类药物

糖皮质激素是器官移植中最常用的免疫抑制剂，在器官移植的免疫抑制治疗中占有重要的地位。

（一）作用机制

糖皮质激素免疫抑制作用的具体机制主要包括：①诱导 IL-10 等抗炎因子的合成；②抑制树突状细胞成熟及抗原提呈功能；③抑制促炎因子的合成；④抑制单核细胞、中性粒细胞和巨噬细胞向炎症部位募集；⑤诱导炎症细胞凋亡。

（二）临床应用

各大移植中心糖皮质激素使用经验不一样。常规诱导方案采用移植术中经静脉使用甲泼尼龙 500~1000 mg（10~15 mg/kg），术后前 3 日每日静脉滴注 250~500 mg，在使用多克隆抗体进行免疫诱导时，一般应减少甲泼尼龙的剂量。术后第 4 日起改为泼尼松顿服，起始为 10~30 mg/d，术后第 30 日逐渐递减为 10~15 mg/d，进入维持治疗阶段后多数移植中心采用小剂量维持，通常为 2~3 个月时为 10 mg/d，6 个月时为 5~10 mg/d，半年后为 5.0~7.5 mg/d。

（三）药物不良反应

①增加感染和恶性肿瘤的发生，增加病毒性肝炎和肝癌的复发率；②易引起移植后糖尿病及代谢性骨病；③可致伤口愈合延迟；④长期使用可致白内障、高血压、肥胖、骨质疏松、消化道溃疡、儿童生长抑制、肾上腺皮质功能减退等。

（石炳毅 田普训 敖建华）

第三节 器官移植常用免疫抑制方案

器官移植受者免疫抑制方案应用的基本原则包括：①在有效预防排斥反应的前提下，尽量减少不良反应；②采用免疫抑制剂联合用药方案，利用免疫抑制剂协同作用，增加药物的免疫抑制效果，同时减少各种药物的剂量，降低其不良反应；③遵循个体化的用药原则，制定个体化的用药方案，即根据不同的个体，或同一个体不同时段以及个体对药物的顺应性和不良反应调整用药种类和剂量；④由于存在个体的药代动力学差异，某些药物如CNI 类需要通过监测血药浓度来调整用量；⑤关注药物间相互作用以平衡其免疫强度，从而降低受者因免疫功能降低所致的继发感染和肿瘤的发生率。

免疫抑制方案在各种器官移植及联合移植（胰肾、肝肾等联合移植）虽有不同，但基本原则却大同小异，包括免疫诱导方案、维持方案和排斥反应治疗时方案。为移植受者制定合理的免疫抑制方案应结合供受者组织配型免疫学特点、供受者器官匹配程度、供受者年龄、供器官缺血 – 再灌注损伤程度、受者依从性以及个体对药物的敏感性和不良反应等因素进行综合评估。

一、免疫诱导方案

免疫诱导治疗是指移植围手术期短期使用的单克隆或多克隆抗体类免疫抑制治疗。诱导治疗有以下 3 个目的：①降低移植物排斥反应的发生率及严重程度，以直接改善移植的效果；②免疫维持治疗方案中的 CNI 类药物或糖皮质激素安全减量甚至停用，以降低其长期服用所带来的不良反应；③可能诱导受者产生针对移植物特异性的临床免疫耐受状态，以大幅减少维持治疗的总体免疫抑制剂所需剂量。

（一）免疫诱导治疗方案的原则

对于诱导治疗方案的选择，需要根据供受者的诸多危险因素进行综合考虑。通常对于发生 DGF 及排斥反应高风险者多选择清除性抗体进行诱导治疗。主要包括：①免疫因素，预存供体特异性抗体（donor specific antibody，DSA）、群体反应性抗体（panel reactive antibody，PRA）水平显著升高，以及再次移植等情况；②供者因素，扩大标准或边缘性供肾、心脏死亡器官捐献（donation after cardiac death，DCD）、供肾脏冷保存时间过长超过 12 h；③受者因素，心血管疾病史、体质量指数（body mass index，BMI）$> 35 \text{ kg/m}^2$、丙型肝炎病毒（hepatitis C virus，HCV）阳性、年龄 > 60 岁、不同种族。

（二）兔抗人胸腺细胞免疫球蛋白

rATG 是家兔接受儿童胸腺组织免疫刺激而产生的多克隆抗体，其中包含针对 T 淋巴细胞、B 淋巴细胞以及其他胸腺组织抗原的多种特异性抗体。在人体内使用后，rATG 能很快诱导 $CD2^+$、$CD3^+$、$CD4^+$、$CD8^+$、$CD16^+$、$CD25^+$ 及 $CD45^+$ 淋巴细胞的显著清除，甚至能杀伤部分浆细胞，因而 rATG 被认为是作用较强的免疫诱导药物。

目前对于 rATG 诱导治疗的最佳使用剂量及方法尚缺乏全球共识，不同国家及移植中心对 rATG 的使用方法也存在较大的差异。

（三）抗人 T 细胞兔免疫球蛋白

抗人 T 细胞兔免疫球蛋白（anti-human T lymphocyte Rabbit immunog-lobulin，ATLG）是采用人 T 淋巴母细胞样细胞系免疫刺激兔而产生的多克隆抗体，其所针对的特异性抗原谱较 rATG 窄，主要针对 T 淋巴细胞，具有良好的清除作用。

（四）猪抗人 T 细胞免疫球蛋白

猪抗人 T 细胞免疫球蛋白是用人 T 淋巴细胞免疫猪后，取其血浆经去除杂抗体、纯化、浓缩后得到，主要用于临床器官移植排斥反应预防和治疗，由我国武汉生物制品研究所生产，中国国家食品药品监督管理总局批准临床应用。

（五）巴利昔单抗

见本章第一节免疫诱导药物。

二、免疫维持方案

随着免疫学的发展，新型免疫抑制剂的应用，可供选择的维持免疫治疗方案日益增多。虽然目前临床肾移植已有国际公认的、被推荐的首选免疫抑制维持方案，但由于不同免疫抑制剂在作用机制、免疫抑制强度以及不良反应等方面存在差异，维持治疗方案的选择还是应该遵循科学、个体、合理化的用药原则。目前临床上常用的口服免疫抑制剂主要分为 3 大类：CNI、抗细胞增殖类抑制剂及糖皮质激素。一般情况下，分别选择上述三大类中的一种药物进行组合，形成预防排斥反应的维持治疗"三联免疫抑制方案"。

（石炳毅　田普训　敖建华）

第四节　器官移植免疫抑制剂血药浓度监测

免疫抑制剂血药浓度监测意义重大，其检测的数据受多种因素影响：①受者因素，术后时间、状态、术后用药尤其是增加或降低其他免疫抑制剂；②检测设备的性能和检测方法；③各个移植中心检验质控体系。故在分析受者的免疫抑制剂血药浓度时应综合考虑。

一、环孢素血药浓度监测

（一）临床意义

CsA 在治疗剂量下，其生物利用度和药代动力学的个体差异及机体对 CsA 的敏感性和差异性很大，治疗过程中进行血药浓度监测可以降低排斥反应和药物不良反应的发生率，提高移植器官的存活率。相关研究表明，移植受者 CsA 的浓度 – 时间 AUC 是移植物存活和急性排斥反应发生的敏感预测因素，而个体内 CsA 的 AUC 变异性则是慢性排斥反应的危险因素之一。

（二）检测方法

准确的 AUC 测定方法，操作复杂、费用昂贵、不便临床应用。研究发现，CsA 服药后 2h 的血药峰浓度（C_2）与 AUC 相关性最大，此时 CsA 达到最高浓度，因此，临床上主要依靠患者 CsA 服药后 12h 的血药谷浓度（C_0）和 C_2 来指导临床用药。

CsA 血药浓度检测法有酶放大免疫测定技术（enzyme-multiplied immunoassay technique，EMIT）、酶联免疫吸附试验（enzyme-linked immune absorbent assay，ELISA）、放射免疫法（radioimmunoassay，RIA）、荧光偏振免疫测定（fluorescence polarization immunoassay，FPIA）、高效毛细管电泳（high performance capillary electrophoresis，HPCE）、高效液相色谱技术（high performance liquid chromatography，HPLC）、液相色谱 – 串联质谱（liquid chromatography tandem mass spectrometry，LC-MS/MS）等。EMIT 法 和 FPIA 法是目前临床上采用的主要方法，具有灵敏、快速、自动化程度高的优点，检测过程在 1 h 以内，当测试完毕后，检测仪器可自动根据标准曲线计算待测样本的 CsA 血药浓度。HPLC 法和 LC-MS/MS 法检测结果准确，可区分 CsA 原药和代谢产物，但耗时较长，操作过程复杂，技术要求高，不能进行批量样品操作，在临床应用上受到限制。RIA 采用放射性核素 ^{3}H 或 ^{125}I 标记 CsA 作为示踪剂，也具有灵敏度高、精确度高的特点，在具有放射性核素检测资质的中心，也是可选用的检测方法。

（三）监测频率

移植术后短期内隔日检测，直至达到目标浓度；在更改药物或受者状况出现变化可能影响血药浓度时，随时测定；出现肾功能下降提示有肾毒性或排斥反应时，随时测定。

（四）目标血药浓度

移植术后要监测 $CsAC_0$、C_2 或浓度 - 时间 AUC。CsA 血药浓度治疗窗详见表 4-4-1。

表 4-4-1　中国肾移植受者应用 CsA 联合 MPA 和糖皮质激素三联方案的目标浓度（ng/mL）

移植后时间	C_0	C_2
<1个月	150~300	1000~1500
1~3个月	150~250	800~1200
4~12个月	120~250	600~1000
>12个月	80~120	>400

二、他克莫司血药浓度监测

（一）临床意义

FK506 是属于狭窄治疗指数药物，即药物的疗效、毒性与血药浓度密切相关。

（二）检测方法

FK506在血液中绝大部分分布于红细胞，血浆药物浓度与全血药物浓度不一致，目前使用全血样本检测受者体内的血药浓度。血药浓度检测血样采集时间为移植受者次日晨服药前（谷值），抽取全血1mL置于乙二胺四乙酸（ethylene diamine tetra acetic acid，EDTA）抗凝试管中，采用校准品制作标准曲线，以此为基础计算结果。

目前临床常用的血药浓度监测方法为免疫分析法，因试剂商品化、自动化程度高、准确性和重复性较好、检测速度快、操作方便等特性，在临床常规检测中得以广泛应用。比较常用的几种免疫分析方法：化学发光微粒子免疫法（chemiluminescence microparticle immunoassay，CMIA）和EMIT法有自动化程度高、操作简单、测试速度快（1 h）、所需样品量较少的特点，临床应用较成熟，均是国内广泛使用的检测方法。受者的个别情况会干扰FK506浓度测定结果，应注意分析：以CMIA法为例，当总胆红素（total bilirubin，TB）＞684 μmol/L、甘油三酯＞20.8 mmol/L或尿酸＞2 380 μmol/L时，实际结果＜测定值12%；如有胆汁淤积时，实际结果＜测定值；经小鼠单抗治疗的受者，血中可能产生了抗鼠抗体，会影响测定结果。

（三）目标血药浓度

详见表4-4-2。对于有新生抗供体特异性抗体（de novo donor specific antibody，dnDSA）阳性且肾功能稳定的肾移植受者，建议维持FK506血药浓度＞6 ng/mL。

表 4-4-2 中国肾移植受者应用FK506联合MPA和糖皮质激素三联方案的目标浓度（ng/mL）

移植后时间	C_0
＜1个月	8~12
1~3个月	6~10
3~12个月	4~10
＞12个月	4~8

三、霉酚酸类衍生物血药浓度监测

（一）临床意义

MPA类药物包括MMF和EC-MPS。两者进入体内后，虽吸收时间及效率不同，在体内的有效成分均是MPA。MPA在人体内药代动力学个体差异大，对服用MPA的移植受者进行血药浓度监测，可防止或减少药物的毒性及不良反应，延长移植物存活期。98%的MPA与血浆蛋白结合，送检样本最好是EDTA抗凝管全血。MMF的监测时间为次日清晨服药前30 min（C_0谷值）、服药后0.5 h（$C_{0.5}$）及服药后2 h（C_2）；EC-MPS的监测时间根据联合服用CNI的不同而异。

（二）检测方法

主要包括 EMIT 法和 LC-MS/MS 法。后者操作复杂、耗时较长，因此临床应用较少；EMIT 法是最常用的方法，可采用商业化仪器及试剂检测，批量操作，快速准确。

（三）影响 MPA 清除的因素

影响因素包括肝、胃肠道和肾组织中葡萄糖醛酸转移酶，MPA 的肠肝循环，MPA 的游离部分比例，急、慢性肾功能损伤，其他免疫抑制剂的影响，移植后的时间及种族因素等。

四、西罗莫司血药浓度监测

（一）临床意义

SRL 有效血药浓度范围窄，血药浓度易受药物影响，因此，临床要求对其血药浓度进行监测，制订个体化治疗方案。

（二）检测方法

SRL 的血浆蛋白结合率 ＞92%，最好采集全血置于抗凝管内进行检测，采样时间为次日清晨服药前（谷值）。

检测 SRL 血药浓度的方法有 CMIA 法、微粒子免疫测定（microparticle enzyme immunoassay，MEIA）法、HPLC 法和 LC-MS/MS 法等。CMIA 法和 MEIA 法是临床广泛采取的免疫学检测方法，检测速度快、方便快捷。HPLC 法和 LC-MS/MS 法检测结果准确，但需要时间长，操作程序复杂，不利于临床开展。

（三）目标血药浓度

SRL 联合 CNI 类及糖皮质激素作为初始治疗的血药谷浓度 8~12 ng/mL；早期转化 SRL+MPA+ 糖皮质激素方案是可行的，建议 SRL 血药谷浓度 4~10 ng/mL；晚期转换 SRL+MPA+ 糖皮质激素方案，SRL 血药谷浓度控制在 4~8 ng/mL。

第五节　器官移植药物性肝肾损伤

器官移植受者（尤其是肾移植受者）常联合应用多种药物，加之受者自身的遗传因素、非遗传因素以及环境因素等作用，可导致药物性肝损伤（drug- induced liver injury，DILI）和药物性肾损伤（drug-induced kidney injury，DKI）。其中，CNI 类药物是最主要和最常见的具有肾毒性和肝毒性的免疫抑制剂，除了可直接造成毒性损伤效应之外，还可在一定程度上加重移植器官的其他损伤，如缺血 - 再灌注损伤等。此外，抗生素类药物、降糖调脂药物、部分中草药、抗肿瘤的化疗药物、抗结核药物、解热镇痛药物等均可导致 DILI；抗生素类药物、非甾体抗炎药、造影剂、铂类抗肿瘤药物、渗透剂、利尿药、部分中草药等均可导致 DKI。

一、药物性肝损伤

DILI 是指由各类处方或非处方的化学药物、生物制剂、传统中药、天然药、保健品、膳食补充剂及其代谢产物乃至辅料等诱发的肝损伤。DILI 是最常见的和最严重的药物不良反应之一，重者可致急性肝衰竭（acute liver failure，ALF）甚至死亡。

（一）发生机制

药物及其中间代谢产物对肝脏的直接毒性作用。机体对药物的特异质反应，包括过敏性（免疫特异质）和代谢性（代谢特异质）。

（二）诊断标准

当 ALT、碱性磷酸酶（alkaline phosphatase，ALP）及 TB 等指标升高合并或不合并腹腔积液、静脉曲张等门静脉高压表现时，可考虑 DILI。鉴于部分患者表现为药物性自限性轻度肝损伤，此后可自行完全恢复，为避免不必要的停药，国际严重不良反应协会（International Serious Adverse Event Consodium，ISAEC）于 2011 年将 DILI 的血清生化学诊断指标建议调整为出现以下任一情况：① ALT 升高达正常上限 5 倍以上（≥5 ULN）；② ALP≥2 ULN，特别伴有 5'- 核酸酶或 γ 谷氨酰转氨酶（γ-glutamyl transferase，γ-GT）升高且排除骨病引起的 ALP 升高；③ ALT≥3 ULN 且 TBIL≥2 ULN。

（三）临床分类

按照病程特征分类：急性药物性肝病（肝脏炎症在 6 个月内消退）；慢性药物性肝病（>6 个月或再次肝损伤）。

按照临床表现特征分类：肝细胞损伤型（ALT≥3 ULN，且 R≥5）；胆汁淤积型（ALP≥2 ULN，且 R≤2）；混合型（ALT≥3 ULN，ALP≥2 ULN，且 2<R<5）。若 ALT 和 ALP 达不到上述标准，则称为"肝脏生化学检查异常"。R =（ALT 实测值 /ALT ULN）/（ALP 实测值 /ALP ULN）。在病程中的不同时机计算 R 值，有助于更准确地判断 DILI 的临床类型及其演变。

（四）治疗原则

①及时停用可疑损伤药物，尽量避免再次使用可疑或同类药物；②应充分权衡停药引起原发病进展和继续用药导致肝损伤加重的风险；③根据 DILI 的临床表型选用适当的药物治疗；④ ALF 和亚急性肝衰竭（subacute liver failure，SALF）等重症患者必要时可考虑紧急肝移植。

（五）药物治疗

较轻者以选抗炎类（如复方甘草酸单铵）和利胆药物为主，可加用解毒类药物如还原型谷胱甘肽减轻药物毒性，促进药物排出；单一药物无法控制时，应选用不同机制的护肝药物进行联合治疗。重症者须应用 N-乙酰半胱氨酸（N-acetylcysteine，NAC），NAC 可清除多种自由基，临床应用越早越好。糖皮质激素对 DILI 的疗效尚缺乏随机对照研究，应严格掌握治疗适应证，宜用于超敏或自身免疫征象明显、且停用肝损伤药物后生化指标改善不明显其或继续恶化的患者，并应充分权衡治疗受益和可能的不良反应。如肝损伤仍无法缓解，可以调整免疫抑制方案。存在胆汁淤积的 DILI，可选用熊脱氧胆酸，抗炎类护肝药物因具有类似糖皮质激素的非特异性抗炎作用，也可用于药物引起的胆汁淤积，尤其是对于伴有明显炎症的患者有较好的疗效。对于急性淤积性肝病，糖皮质激素对部分患者有较好疗效。开始可用泼尼松每日 30~40 mg，黄疸明显消退后可逐渐减量。使用 1 周后如胆汁淤积无下降趋势或上升时应立即停药。

二、药物性肾损伤

DKI 是指由于药物治疗导致新出现的肾损伤或现有肾损伤加重。

（一）发生机制

①剂量依赖直接肾药物毒性；②免疫反应相关非剂量依赖肾药物毒性；③药物引起肾血流量减少和电解质紊乱等导致间接肾毒性；④低溶解度药物结晶小管内沉淀导致尿路梗阻；⑤肾功能减退、低蛋白血症等诱发因素加重药物性肾损伤。

（二）诊断标准

①可疑药物给药后新出现的肾损伤；②排除所有其他原因，停用可疑药物后肾损伤改善或终止进展。

（三）治疗原则

根据 DKI 发病机制及时治疗对肾功能恢复非常重要。基础治疗是停用可疑药物。如果停用可疑药物后仍存在肾功能障碍，可以考虑使用类固醇类药物。

（四）免疫抑制剂相关性肾损伤的防治措施

1. 定期血药浓度监测　应定期对 CNI 类药物进行血药浓度监测，预防药物急性毒性所致近端肾小管损伤，同时预防慢性毒性所致微血管病变和间质病变。必要时经肾活检组织学评估长期使用 CNI 所致的潜在肾毒性。

2. 保护肾功能原则　改善微循环、扩张肾血管、保证肾脏灌注、适当利尿。

3. 调整免疫抑制方案　①将 CsA 改为 FK506 治疗：两药虽同属 CNI，但有研究认为，CsA 可诱导转化生长因子（transforming growth factor，TGF）-β_1 过度表达，从而引起慢性移植肾肾病，而 FK506 则没有这种作用。因此，将 CsA 替换为 FK506 进行免疫抑制治疗，可减轻或延缓肾功能损伤。②加用 mTORi 进行治疗：mTORi 是丝氨酸-苏氨酸蛋白激酶，是参与细胞内多个信号通路的重要物质，影响细胞生长、增殖、代谢、自噬和血管生成等诸多重要过程。多项研究均证明由 CNI 转换为 mTORi 可以改善移植肾功能。

（田普训 敖建华 李 宁）

参考文献：

[1] 中华医学会器官移植学分会 . 器官移植免疫抑制剂临床应用技术规范 [J]. 器官移植，2019，10（3）：213-226.

[2] DJAMALI A，TURC-BARON C，PORTALES P，et al. Low dose antithymocyte globulins in renal transplantation：daily versus intermittent administration based on T-cell monitoring[J].Transplantation，2000，69（5）：799-805.

[3] UBER W E，UBER L A，VANBAKEL A B，et al. CD3 monitoring and thymoglobulin therapy in cardiac transplantation：clinical outcomes and pharmacoeconomic implications[J]. Transplant Proc，2004，36（10）：3245-3249.

[4] 石炳毅，郑树森，刘永峰 . 中国器官移植临床诊疗指南 [M]. 北京：人民卫生出版社，2017.

[5] WANG X，QIN X，WANG Y，et al. Controlled-dose versus fixed-dose mycophenolate mofetil for kidney transplant recipients：a systematic review and Meta-analysis of randomized controlled trials[J]. Transplantation，2013，96（4）：361-367.

[6] BRENNAN D C，LEGENDRE C，PATEL D，et al. Cytomegalovirus incidence between everolimus versus mycophenolate in de novo renal transplants：pooled analysis of three clinical trials[J]. Am J Transplant，2011，11（11）：2453-2462.

[7] VEROUX M，TALLARITA T，CORONA D，et al. Sirolimus in solid organ transplantation：current therapies and new frontiers[J]. Immunotherapy，2011，3（12）：1487-1497.

[8] THOMUSCH O，WIESENER M，OPGENOORTH M，et al. Rabbit-ATG or basiliximab induction for rapid steroid withdrawal after renal transplantation（Harmony）：an open-label，multicentre，randomised controlled trial[J]. Lancet，2016，388（10063）：3006-3016.

[9] 陈实 . 移植学 [M]. 北京：人民卫生出版社，2011.

[10] AITHAL G P，WATKINS P B，ANDRADE R J，et al. Case definition and phenotype standardization in drug-induced liver injury[J]. Clin Pharmacol Ther，2011，89（6）：806-815.

[11] 何晓顺，朱晓峰 . 多器官移植与器官联合移植 [M]. 广州：广东科技出版社，2009.

[12] USUI J，YAMAGATA K，IMAI E，et al. Clinical practice guideline for drug-induced kidney injury in Japan 2016：digest version[J].Clin Exp Nephrol，2016，20（6）：827-831.

第五章

尸体器官捐献

第一节　中国公民逝世后器官捐献流程和规范

　　器官捐献是器官移植的基础。随着我国器官移植改革不断深化，也随着我国器官捐献与移植体系的建成和不断完善，我国公民逝世后器官捐献工作取得了长足的进步，尤其是

2015 年以来，公民自愿捐献是移植器官唯一来源，公民逝世后器官捐献是尸体器官捐献的唯一来源，近年来捐献案例显著增多。尸体器官捐献不仅涉及医学领域，还涉及伦理、法律、人文等多个方面，规范开展尸体器官捐献的工作，是保障器官捐献的依法依规和规范有序的前提，也可以保证捐献器官的数量和质量，本节从报名登记、捐献评估、捐献确认、器官获取、器官分配、遗体处理、人道救助、捐献文书归档等 8 个环节，介绍我国尸体器官捐献流程和规范。

　　中国尸体器官捐献主要流程包括报名登记、捐献评估、捐献确认、器官获取、器官分配、遗体处理、人道救助、捐献文书归档等 8 个环节，简要流程详见图 5-1-1 至图 5-1-4。

一、报名登记流程

　　我国公民都依法享有逝世后无偿捐献器官的权益，根据公民的健康状况，报名登记可分生前报名登记和逝世后捐献申请两类。

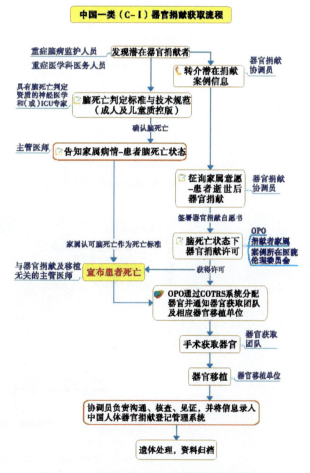

图 5-1-1　中国一类（C-I）器官捐献获取流程
注：ICU 重症监护室；OPO 器官获取组织；
COTRS 中国人体器官分配与共享计算机系统

（一）生前报名登记

公民可在户籍所在地、居住地或住院地的人体器官捐献办公室、登记站或器官捐献网站（中国人体器官捐献管理中心 http：//www.rscccod.cn/；中国器官移植发展基金会"施与受"器官捐献志愿者登记网站 http：//www.savelife.org.cn）完成器官捐献登记手续。在人体器官捐献办公室或登记站获取并填写由中国人体器官捐献办公室统一制作的《中国人体器官捐献登记表》，填写完毕可邮寄、传真或面交至人体器官捐献办公室或登记站。人体器官捐献办公室或登记站向报名登记者颁发统一制作的"中国人体器官捐献卡"，将自愿捐献者相关资料录入中国人体器官捐献登记管理系统并保存原始资料。

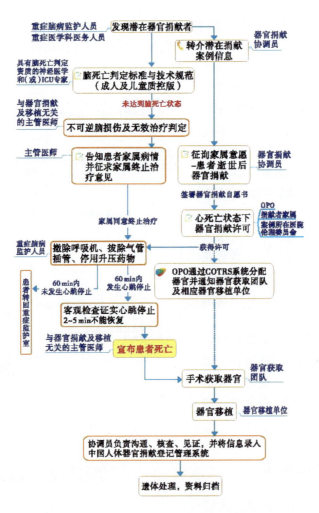

图 5-1-2　中国二类（C-Ⅱ）器官捐献获取流程

注：ICU 重症监护室；OPO 器官获取组织；COTRS 中国人体器官分配与共享计算机系统

（二）逝世后捐献申请

由外伤或疾病导致不可逆脑损伤或脑死亡的公民，生前未表达器官捐献或未表达不同意器官捐献意愿，其直系亲属（配偶、成年子女、父母）可通过住院地所属器官获取组织（Organ Procurement Organization，OPO）或人体器官捐献办公室表达器官捐献意愿，填写《中国人体器官捐献登记表》并签署意见，同时提供能说明捐献者与直系亲属关系的证明材料。人体器官捐献协调员负责协助办理相关捐献手续。

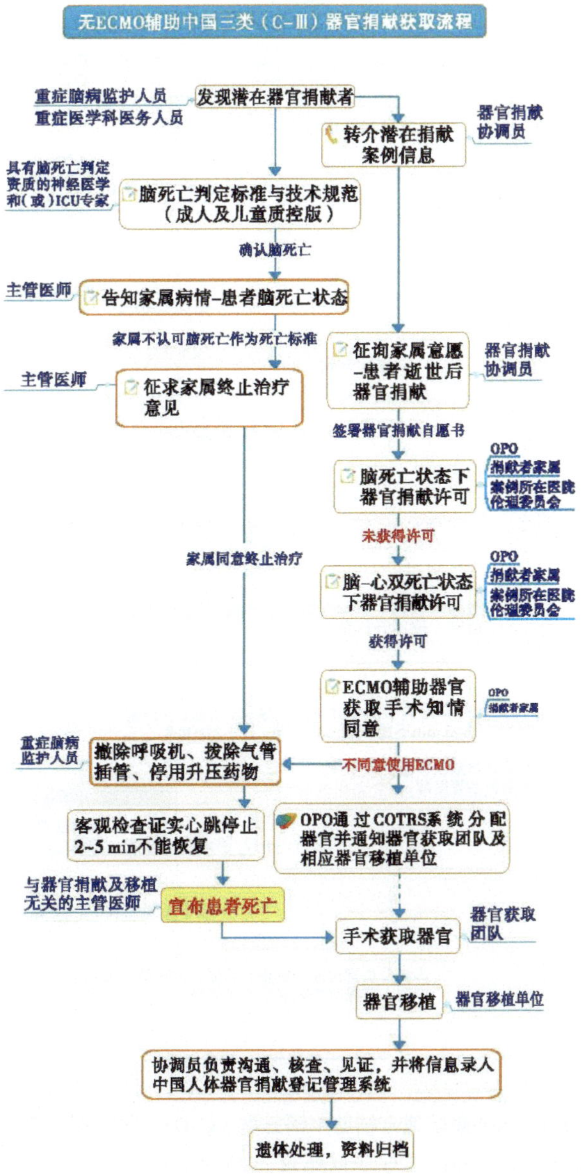

图 5-1-3 无体外膜肺氧合辅助中国三类（C-III）器官捐献获取流程

注：ICU 重症监护室；OPO 器官获取组织；COTRS 中国人体器官分配与共享计算机系统；ECMO 体外膜肺氧合

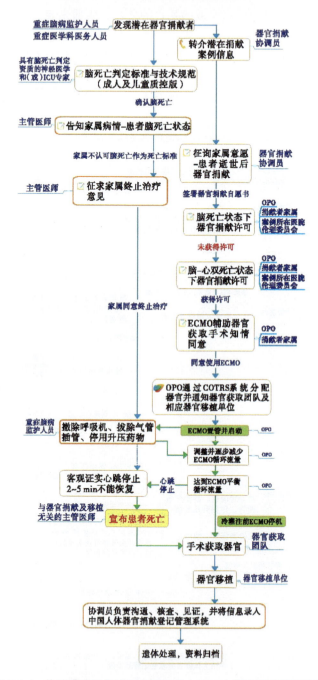

图 5-1-4 体外膜肺氧合辅助中国三类（C-III）器官捐献获取流程

注：ICU 重症监护室；OPO 器官获取组织；COTRS 中国人体器官分配与共享计算机系统；ECMO 体外膜肺氧合

二、捐献评估流程

当临床上考虑不可逆脑损伤或脑死亡可能,主管医师及时申请脑死亡判定专家组进行脑死亡判定或不可逆脑损伤诊断,如脑死亡或不可逆脑损伤诊断成立,方可视为潜在器官捐献者。主管医师告知亲属上述诊断后,本着尊重公民享有逝世后自愿器官捐献权益的角度,可征询其直系亲属是否有器官捐献意愿,或通过人体器官捐献协调员征询其直系亲属意愿。如亲属有器官捐献意愿,主管医师或人体器官捐献协调员积极联系该院所属服务区OPO,申请捐献评估专家对捐献者主要脏器功能和全身情况进行评估与维护。人体器官捐献协调员仔细评估亲属器官捐献意愿的真实性和可行性,协助亲属办理器官捐献相关手续,红十字会工作人员在办理器官捐献相关手续过程予以帮助。

如潜在捐献者所在医院不具备脑死亡判定或不可逆脑损伤诊断及脏器和全身情况评估与维护能力,可协调有脑死亡判定资质的专家和OPO评估专家组前往协助。

为了方便各级各类医院对潜在器官捐献者的发现与评估,可采用潜在器官捐献者便捷评估方法,该方法分为初步评估(ABC)和进一步评估(HOME)两个步骤,简称ABC-HOME评估方法。如果通过初步评估,即可视为潜在器官捐献者,如通过进一步评估,即可认为符合器官捐献医学标准,可进行器官捐献确认。ABC-HOME评估方法详见表5-1-1。

表 5-1-1　潜在器官捐献者 ABC-HOME 评估方法

初步评估(ABC)				进一步评估(HOME)			
年龄 (Age)	脑损伤、脑死亡 (Brain damage)	禁忌证 (Contraindication)	循环 (Circulation)	病史 (History)	器官功能 (Organ function)	用药 (Medication)	内环境 (internal Environment)
<65岁	GCS评分≤5分 自主呼吸<12次/分 昏迷原因明确	艾滋病 颅外恶性肿瘤 全身性感染	收缩压、平均动脉压 中心静脉压 心肺复苏时间、次数	药物成瘾史 高血压病史 糖尿病史 ICU住院时间	肝肾功能 尿量 超声检查 X线胸片	血管活性药 利尿脱水药	电解质 pH值 血红蛋白 白蛋白

注:GCS 评分格拉斯哥昏迷评分;ICU 重症监护室

三、捐献确认流程

捐献评估后,如果潜在器官捐献者直系亲属都同意无偿器官捐献,捐献者直系亲属或委托人填写《中国人体器官捐献登记表》和《人体器官捐献知情同意书》,捐献者父母、配偶、成年子女或直系亲属委托人均签字确认。人体器官捐献协调员和(或)红十字会工作人员见证捐献者直系亲属签署意见过程并在《中国人体器官捐献登记表》和《人体器官捐献知情同意书》签字确认。

器官移植临床技术

人体器官捐献协调员负责查看能说明捐献者与直系亲属关系的证明材料原件，包括户口本、身份证（或出生证明）、结婚证、直系亲属死亡证明、直系亲属委托书等，收集归档上述证明材料复印件。必要时，人体器官捐献协调员可协助家属到户籍所在地派出所、居委会、村委会开具上述证明材料。完成上述证明材料查证归档工作后，器官捐献确认工作完成。

四、器官获取流程

完成捐献确认后，捐献者所在医院主管医师与直系亲属和（或）委托人签署《终止治疗同意书》，如捐献者已判定脑死亡，主管医师应询问是否接受脑死亡作为死亡标准，如直系亲属和（或）委托人接受脑死亡作为死亡标准并签署同意书后，主管医师适时宣布捐献者死亡。OPO医师向直系亲属和（或）委托人详细解释器官获取方式及脑死亡、心死亡或脑心双死亡器官获取对器官功能的影响，征询直系亲属和（或）委托人是否同意在脑死亡状态下进行器官获取，如同意脑死亡状态下进行器官获取，则签署人体捐献器官获取手术知情同意书（亲属意见栏：选择同意脑死亡状态下获取）。如不同意脑死亡下器官获取，要求在心脏停搏后才获取器官，则要进一步询问直系亲属和（或）委托人是否同意使用体外膜肺氧合（extracorporeal membrane oxygenation，ECMO）保护捐献器官，签署ECMO使用知情同意书和人体捐献器官获取手术知情同意书（亲属意见栏：选择同意脑-心双死亡后获取），否则仅签署人体捐献器官获取手术知情同意书（亲属意见栏：选择同意脑-心双死亡后获取）。对不可逆脑损伤捐献者，则签署人体捐献器官获取手术知情同意书（亲属意见栏：选择同意心死亡后获取），如同意使用ECMO则同时签署心死亡后使用ECMO知情同意书。器官获取前，向人体器官移植技术临床应用与伦理委员会提交人体器官捐献伦理审查申请书及相关捐献材料。伦理审查通过后OPO按《中国人体器官捐献登记表》内表达的捐献意愿实施器官获取。人体器官捐献协调员和（或）红十字会工作人员见证器官获取全过程。器官获取过程中和获取之后，填写器官获取有关数据和手术记录。

五、器官分配与共享

按照国家相关管理规定，捐献器官必须由OPO通过中国人体器官分配与共享计算机系统（China Organ Transplant Response System，COTRS）进行分配与共享。捐献确认后，OPO专人将捐献者相关数据即时准确地录入到COTRS，至少在器官获取前6 h以上触发预分配。OPO按预分配结果即时与移植医院取得联系，及时回复移植医院提出的问题并提供相应帮助，选择恰当的器官获取时间，组织好器官获取团队。

捐献确认后触发预分配前，如遇捐献者突发病情变化，需施行紧急器官获取，OPO应在器官获取手术同时触发器官分配，并积极与有关移植医院沟通。

获取器官按相关技术规范进行保存和运输，OPO适时启动人体捐献器官转运绿色通道，提供人体捐献器官接受确认书，专人将捐献器官送到移植医院。

完成器官移植后，人体器官捐献协调员填写《中国人体器官捐献完成登记表》存档，将《人体器官捐献登记表》和捐献者直系亲属身份证明材料上报省级人体器官捐献办公室。

心、肺、胰腺、小肠等捐献器官分配，待相关分配与共享核心政策出台并启用相关 COTRS 后，可参照上述流程和规范。

六、遗体处理流程

OPO 医务人员应尊重捐献者的尊严，对摘取器官完毕的遗体，应进行符合伦理原则的医学处理，认真缝合器官获取手术切口，放置仿缺损组织替代物，恢复捐献者遗容。

对于有捐献遗体意愿者，由 OPO 或省级人体器官捐献办公室（省级红十字会）协助联系接收单位，协助办理遗体移交手续。

对没有捐献遗体意愿或不符合接收条件的遗体，由所在医疗机构移交殡葬，OPO 或省级人体器官捐献办公室（省级红十字会）协助处理善后事宜。

七、人道救助流程与规范

OPO、省级人体器官捐献办公室、各级红十字会、民政部门和慈善基金会等机构都可以对器官捐献者家庭进行人道救助。人道救助政策可结合当地经济发展、医疗费用自付比例和国际惯例情况来制定。一般包括遗体殡葬费用、医疗费用自付部分、捐献过程亲属差旅和误工费用、贫困家庭人道救助等。器官捐献者的直系亲属或其委托人可向上述机构提交人道救助书面申请和相关证明，经上述机构评估核定后，给予人道救助。人道救助可以不仅仅局限于经济救助形式，鼓励采取帮助就业、子女上学、法律援助等多种形式的帮扶救助。

八、捐献文书归档规范

OPO 将相关器官捐献相关资料整理归档，具体包括：捐献案例封面、编号、目录、捐献者基本资料、捐献者综合评估表、供者管理记录表、脑死亡或者不可逆脑损伤诊断资料、人体器官捐献登记表、人体器官捐献知情同意书、终止治疗同意书、器官获取手术同意书、获取手术记录、捐献器官或组织去向说明、人体器官捐献见证书、中国人体器官捐献完成登记表、捐献者死亡医学证明、捐献者亲属身份证明材料、人体器官捐献协调员证及脑损伤质控判定专家资质证书、人体器官移植技术临床应用与伦理委员会审查同意书。如使用了 ECMO 对捐献者进行支持，归档文书要包括 ECMO 知情同意书、ECMO 操作记录。捐献相关资料根据供体分类不同而有所不同，心死亡和脑 – 心双死亡捐献者要归档威斯康星大学（University of Wisconsin，UW）评分系统记录表、心死亡过程生命体征、参数记录表、心死亡判定表。器官捐献常用表格参考模板 1 至模板 6。

（霍枫　齐海智　等）

模板1 中国人体器官捐献登记表

中国人体器官捐献登记表

登记单位: _____   编号: C_____

姓　名		性别		出生年月		民族	
学　历		职业		籍贯		国籍	
住　址				血型		A□　B□　O□　AB□　RIF□	
证件类型		号码			自愿书编号		
亲属姓名		关系		身份证号		手机	
通讯地址				邮政编码		固话	
亲属姓名		关系		身份证号		手机	
通讯地址				邮政编码		固话	

　　捐献者曾表示同意无偿捐献器官□；未表示不同意无偿捐献器官□。

　　我（们）已知悉器官捐献的相关法律法规及规定，同意并完全代表捐献者作出决定，逝世后无偿捐献:

　　○ 全部器官

　　○（或: 肾脏□　肝脏□　心脏□　肺脏□　胰腺□　小肠□　其它　　　　　　）

　　同意上述所捐器官用于临床医疗、教学和科学研究。

亲属签名: 　　　与捐献者关系: 　　　印章:

　　　　　　　　　　　　　　　　　　　　　　　年　　月　　日

协调员签名	1.		签名日期	
	2.			

模板 2 人体捐献器官获取手术知情同意书

| 姓名: | 性别: | 年龄: | 科室: | ID号: |

临床诊断:

病情预后告知:

□ 患者目前深昏迷,无自主呼吸,各项反射(包括脑干反射)消失;确认试验(□脑电图 □正中神经短潜伏期体感诱发电位 □经颅多普勒超声)符合脑死亡判定标准;脑死亡自主呼吸激发试验验证患者自主呼吸消失。上述3个步骤已间隔12小时后复查,结果无变化。根据我国脑死亡判断标准与技术规范(成人)(2013版),经两位具有脑死亡判定资质的医学专家分别判定,患者已符合脑死亡诊断。前期已采取积极的救治措施,并已将患者的病情及脑死亡判断的经过和结论详细向患者亲属作了解释。

谈话医师: 年 月 日

□ 患者目前深昏迷,经两位神经医学专家分别判定已处于不可逆脑损伤状态,在任何医疗干预均不能使患者病情逆转并且随时可能出现心跳停止。前期已采取积极的救治措施,并已将患者的病情及不可逆脑损伤判断的经过和结论详细向患者亲属作了解释。

谈话医师: 年 月 日

患者亲属意见:

□ 经慎重考虑,理解和接受脑死亡诊断,并接受脑死亡作为死亡标准,同意在脑死亡状态下进行器官捐献。

患者亲属签字: 签字人与患者关系:

签字人身份证号码: 年 月 日

□ 经慎重考虑,理解和接受脑死亡诊断,但选择心死亡作为死亡标准,同意在脑-心双死亡之后进行器官捐献。

患者亲属签字: 签字人与患者关系:

签字人身份证号码: 年 月 日

□ 经慎重考虑,理解和接受患者目前处于不可逆脑损伤状态并已选择终止治疗,同意在心死亡之后进行器官捐献。

患者亲属签字: 签字人与患者关系:

签字人身份证号码: 年 月 日

模板 3　ECMO 知情同意书

XXXX 医院器官获取组织

ECMO 知情同意书

姓名：　　　性别：　　年龄：　　岁　科室：　　　床号：　　　住院号：

临床诊断：

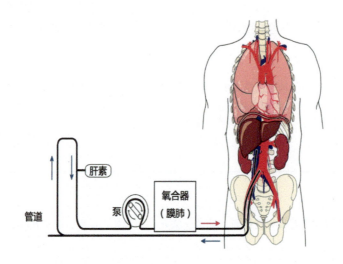

　　ECMO（体外膜肺氧合）是通过将体内的静脉血引出体外，经过特殊材质人工心肺旁路氧合后注入动脉系统，起到部分心肺替代作用，从而维持人体脏器组织氧合血供。在等待捐献者心脏停跳过程中，ECMO 可以继续维持腹部脏器的血供和氧供，保护脏器免遭受热缺血损伤，以保障供体器官能成功捐献。

　　经过相关专家的评估及实验室数据的支持，捐献者目前已经 □ 脑死亡 □不可逆脑损伤，呼吸循环不稳定，ECMO 的使用不会加快供者心脏停跳，在伦理学方面尚无争议，医院伦理委员会已审批。

　　相关人员会在法律允许的范围内提取实验研究数据，包括：摄像、电子设备的记录、相关组织的切取、并进行与外科相关的操作，如腹股沟区域皮肤切开，仔细解剖组织，分离出股动脉和股静脉，置入 ECMO 管道并缝合切口等。所有人员只对其相关领域进行操作。

　　谈话医师：　　　　OPO 小组成员：　　　　器官捐献协调员：

年　　月　　日

患者亲属意见：经慎重考虑，同意在 ECMO 辅助下实施器官捐献手术。

患者亲属签字：　　　　与患者关系：　　　　身份证号码：

年　　月　　日

模板 4 人体器官捐献见证书

人体器官捐献见证书

见证机构：_____   见证书编号：

姓　名		出生年月		性　别		民　族		
国　籍		证件类型		号　码				
职　业		学　历		血　型	A□　B□　O□　AB□　RH⁺□			
籍　贯		住　址						

原发疾病		死亡原因	
捐献人所属医院		签署捐献同意书日期	

同意捐献的器官	肾脏□	肝脏□	心脏□	肺脏□	胰腺□	小肠□	其他□

捐献器官的分类	中国一类□	中国二类□	中国三类□

宣布死亡的时间		开始器官获取的时间	

获取器官	获取机构	获取医师	移除器官的时间
□肾脏（左）			
□肾脏（右）			
□肝脏			
□心脏			
□肺脏			
□胰腺			
□小肠			
□其他（眼角膜）			
协调员签名（附编号）		签名日期	

模板 5 捐献器官组织去向说明

捐献器官组织去向说明

姓名：	性别：	年龄：	器官获取日期：
同意捐献器官（组织）	实际捐献器官（组织）	用于捐献器官（组织）	

捐献获取器官利用情况说明

移植器官	移植日期	移植医院	移植负责人	受者姓名

捐献获取组织利用情况说明

移植组织	移植日期	移植医院	移植医师	受者姓名

获得捐献同意但未获取之情况说明

器官（组织）	未获取的具体原因

已获取器官弃用情况说明

弃用器官	详细情况说明

模板 6 中国人体器官捐献完成登记表

中国人体器官捐献完成登记表

登记单位：＿＿＿＿＿＿＿＿＿＿＿＿＿＿＿   编号：＿＿＿＿＿＿＿＿＿＿＿＿

姓　名		性　别		出生年月		民　族	
学　历		职　业		籍　贯		国　籍	
住　址				血　型	A□　　B□	O□　　AB□	RH⁺□

证件类型		号　码		自愿书编号			
亲属姓名		关　系		证件号码		手机	
通讯地址			邮政编码		固话	
原发病			死亡原因		诊断	

捐献类别	中国一类（DBD）□	中国二类（DCD）□	中国三类（DBCD）□
捐献医院		获取机构　　　　　　日期	

	器官名称	移植医院名称	移植负责人	受者姓名	移植日期
捐献器官使用情况	□肾脏（左）				
	□肾脏（右）				
	□肝脏				
	□心脏				
	□肺脏				
	□胰腺				
	□小肠				
	□其他（眼角膜）				
协调员签名（附编号）				签名日期	

第二节　尸体器官捐献供体及器官评估和维护

供体评估和维护、器官功能评估与选择、器官功能维护、器官保存和运输是尸体器官捐献（deceased donation，DD）过程中的主要内容，决定了临床器官移植疗效与安全。本节将从供体评估、供体维护、器官功能评估与选择、器官功能维护、器官保存和运输等方面进行介绍，以规范和优化尸体器官捐献以及供体和器官的评估与维护。

一、供体评估

（一）供体评估目的

供体评估的目的包括：①明确 DD 类型及其合理的捐献流程；②收集供体所有的医疗信息，以利供体和器官功能的维护；③评估可捐献器官种类及其数量；④排除捐献禁忌证，避免供体来源性疾病的发生，保障器官移植的安全。供体传播肿瘤相关疾病风险性见表 5-2-1。

表 5-2-1　移植传播供体相关恶性肿瘤风险分级

风 险 分 级	肿 瘤 类 型
极低风险 （＜0.1%传播）	皮肤基底细胞癌 皮肤鳞状细胞癌且无转移
低风险 （0.1%~1.0%传播）	皮肤原位癌（非黑色素瘤） 原位宫颈癌 原位声带癌 浅表（非浸润性）膀胱乳头状癌（$T_0N_0M_0$期）（限于非肾移植） 孤立性甲状腺乳头状癌，≤0.5 cm 微浸润性甲状腺滤泡癌，≤1 cm （已切除）孤立肾细胞癌，≤1 cm，分化良好（Fuhrman分级1~2级） （已切除）孤立肾细胞癌，＞1.0 cm且≤2.5 cm，分化良好（Fuhrman分级1~2级） 低级CNS肿瘤（WHO分级 Ⅰ级或Ⅱ级） 原发性CNS成熟畸胎瘤 孤立性甲状腺乳头状癌，0.5~2.0 cm 微浸润性甲状腺滤泡癌，1~2 cm 经治疗的非CNS恶性肿瘤的病史（≥5年）且治愈可能性为99%
中度风险 （1%~10%传播）	乳腺癌（0期，即原位癌） 结肠癌（0期，即原位癌） （已切除）孤立肾细胞癌T1b（4~7 cm），分化良好（Fuhrman分级1~2级）Ⅰ期 经治疗的非CNS恶性肿瘤的病史（≥5年）且治愈可能性为90%~99%

续表

风 险 分 级	肿 瘤 类 型
高风险 （＞10%传播）	恶性黑色素瘤 乳腺癌＞0期（活动性） 结肠癌＞0期（活动性） 绒毛膜癌 CNS肿瘤（任何）伴脑室腹腔或脑室-心房分流术，外科手术（非单纯活组织检查），放射治疗或CNS外转移 WHO分级Ⅲ级或Ⅳ级CNS肿瘤 白血病或淋巴瘤 黑色素瘤、白血病或淋巴瘤、小细胞肺癌或神经内分泌癌的病史 经治疗非CNS恶性肿瘤的其他病史，并包含以下任一情况：（1）随访不足影响预估能力；（2）认为不能治愈或治愈可能性＜90% 转移癌 肉瘤 肺癌（Ⅰ~Ⅳ期） 肾细胞癌＞7 cm或Ⅱ~Ⅳ期 小细胞癌或神经内分泌癌，任何起源部位 其他活动性癌症

注：WHO 为世界卫生组织

器官捐献的绝对禁忌证包括：原因不明的昏迷；侵袭性或血液系统恶性肿瘤；恶性传染病，如获得性免疫缺陷综合征（acquired immunodeficiency syndrome，AIDS）、狂犬病、乙型脑炎等；严重的未经治疗或未控制的败血症（特别是由多重耐药菌引起的败血症）；特殊类型的感染，如血行播散型肺结核、毛霉菌和隐球菌感染、破伤风等。

（二）评估的基本内容

1. 基本信息 包括供体年龄、性别、民族、身高、体质量、体温、心率、呼吸、血压等。

2. 现病史 包括：①病因，诊断及鉴别诊断；②各种医学检查结果，包括各种供体标本实验室检查结果及影像学资料；③病程记录，包括供体治疗记录、抢救记录、护理记录等；④治疗方案，包括针对疾病的治疗、抗感染或预防感染治疗等；⑤供体生命支持治疗措施，包括治疗起始时间、持续时间、药物种类及其剂量等。

3. 既往病史 包括高血压、代谢性疾病等可能影响器官功能的病史，传染病病史，手术史等。

4. 个人史 包括个人嗜好、吸毒史、不良职业环境暴露史、疫区接触史、动物接触或咬伤史、疫苗接种史、性行为、过敏史等。

5. 家族史 包括家族遗传性疾病、传染病等。

（三）特殊评估内容

1. 尸体器官捐献类型的评估 评估内容包括：①是否满足脑死亡判定标准；②不满足

脑死亡判定标准时是否满足心脏死亡器官捐献（donation after cardiac death，DCD）标准；③供体撤除生命支持后心脏死亡的预测 [可参考器官资源共享网络（United Network for Organ Sharing，UNOS）评估系统、威斯康星大学评分系统]。

潜在 DCD 供体特征：①满足器官捐献的医学条件；②尽管有可能成为脑死亡器官捐献（donation after brain death，DBD），但目前并不满足脑死亡判定标准；③灾难性脑损伤或其他疾病；④患者的主治医师判定其已不具有生存预期；⑤具有法定决策权的家属要求撤除呼吸支持和器官灌注支持治疗；⑥在撤除呼吸支持和器官灌注支持治疗之前，有可能获得具有法定决策权的家属的知情同意。

2. 供体来源性感染的评估　供体来源性感染（donor-derived infection，DDI）的评估内容包括：①各种感染相关性检查结果；②感染病灶部位及类型；③供体是否存在感染病原体或病原体种类不明确的感染；④抗感染药物的应用是否能够避免或控制感染风险；⑤供体感染是否属于器官捐献与移植禁忌证；⑥是否存在诊断或鉴别诊断不明确的感染；⑦是否为某些传染病的高危个体；⑧供器官灌注液与保存液的培养也是感染评估、预防及治疗的重要依据。

下列感染性疾病患者禁止器官捐献：①多重耐药菌特别是耐碳青霉烯类肠杆菌菌血症；②活动性结核；③未经治疗的细菌或真菌脓毒症（如假丝酵母菌血症）；④地方性流行真菌病的活动性感染（如芽生菌、孢子菌、组织胞浆菌）；⑤潜在中枢神经系统（central nervous system，CNS）感染，包括不明原因的 CNS 感染（脑炎、脑膜炎）、单纯疱疹病毒性脑炎、曾有多瘤病毒 JC 病毒（JCV）感染的病史、西尼罗病毒（West Nile virus，WNV）感染、狂犬病、登革热病毒、COVID-19（SARS-CoV-2）、未经治疗的隐球菌感染等；⑥血清学或分子学诊断人类嗜 T 淋巴细胞病毒（human T lymphatropic virus，HTLV）-1 或 HTLV-2 感染；⑦血清学或分子学诊断人类免疫缺陷病毒（human immunodeficiency virus，HIV）感染；⑧未经治疗的寄生虫感染（枯氏锥虫、杜氏利什曼原虫、粪类圆线虫）等。

3. 肿瘤供体的评估　评估内容包括：①被诊断的时间、肿瘤类型及良恶性、肿瘤分化程度及分级、肿瘤病理学资料是否可查阅、治疗方案、是否复发等；②若为 CNS 肿瘤时还应考虑肿瘤为原发性或转移性，初发或复发，治疗方案，发生颅外转移的可能性等；③基于现有临床资料是否需要进一步筛查（表 5-2-1）。此外，应重视器官获取过程中的探查。

4. 脑炎供体的评估　评估内容包括：病因或致病病原体是否明确，脑脊液检查结果，诊断与鉴别诊断是否充分，供体是否存在动物接触或咬伤史及疫苗接种或相关治疗史，发病是否为群体性事件，供体疫区接触史。

5. 颅内出血供体的评估　评估内容包括：颅内出血的诊断及鉴别诊断是否明确，是否存在 CNS 肿瘤继发性颅内出血的可能，是否存在感染性疾病继发颅内出血的可能。

总之，应尽可能全面地收集供体现病史、既往史、个人史及家族史等信息，细致分析并充分发现或排除器官捐献与移植的禁忌证，同时也为器官捐献的后续工作提供全面信息支持。

二、供体维护

（一）供体维护的目标

在器官捐献前供体的血流动力学、内环境及氧代谢往往处于紊乱状态，容易因有效循环血容量降低和器官组织低灌注出现器官功能衰竭。供体维护的目标是纠正组织细胞缺氧，改善器官的灌注和氧合，挽救器官功能和形态上的损伤，努力提高捐献器官的质量和数量；量化的目标包括"4 个 100 原则"，即收缩压 ＞100 mmHg（10 mmHg=1.33 kPa），尿量 ＞100 mL/h，动脉血氧分压（arterial partial pressure of oxygen，PaO2）＞100 mmHg，血红蛋白 ＞100 g/L。

（二）供体维护的措施

1. 完善监测系统 基本监测项目包括：心电图，有创动脉血压，中心静脉压，体温，脉搏，氧饱和度，尿量，呼吸机参数，血糖及电解质，血气分析和乳酸，肝、肾功能，凝血功能，血、尿、痰标本及感染灶标本的病原微生物培养及药敏试验。

2. 循环系统功能支持 循环系统功能支持是供体维护的关键，血流动力学紊乱可引起组织器官灌注量减少和组织器官缺氧，从而影响器官质量与功能，甚至可导致器官捐献失败。应根据供体病情、监测结果、检查结果等综合分析供体出现血流动力学紊乱的原因。在应用血管活性药物的同时，应首先纠正引起血流动力学紊乱原因，如血容量的补充、内环境紊乱的纠正等。对于血流动力学紊乱无法纠正的供体，有条件的情况下应考虑应用体外膜肺氧合（extracorporeal membrane oxygenation，ECMO）进行供体维护。

3. 呼吸功能支持 为保证组织器官的氧代谢需求，应维护供体的呼吸功能。在有效机械通气支持的同时，应避免误吸、肺水肿、呼吸机相关肺炎、院内感染以及全身炎症反应等对供体呼吸功能的损伤。此外，针对肺移植的需要，在维护氧合的同时，应注意肺保护策略，包括尽可能降低吸入氧浓度（fraction of inspiration oxygen，FiO2），控制潮气量，合理设置呼吸末正压（positive end-expiratory pressure，PEEP），控制呼吸道感染等。

4. 纠正水电解质和酸碱失衡 水电解质紊乱及酸碱失衡可导致循环系统不稳定、对血管活性药物不敏感以及器官损伤，应根据血气分析结果进行纠正。此外，供体在治疗过程中出现的高钠血症易被忽视，从而导致部分器官弃用。高钠血症的处理除了病因治疗外，可根据如下计算公式进行补液纠正。水缺失量（L）=（男性 0.6）（女性 0.5）× 体质量（kg）×（血清钠离子测量值/血清钠离子正常值 − 1）

5. 预防感染和抗感染治疗 为保证供体维护的稳定与器官移植的安全，在器官捐献前应进行有效的预防感染或抗感染治疗。治疗原则包括各种治疗措施遵循无菌原则，合理应用抗生素预防感染，常规性进行血、尿、痰标本病原微生物检查和培养，存在感染时进行病原微生物培养及药敏试验并根据结果合理应用抗生素。

6. 抗炎和免疫调节 供体因创伤、感染、应激、休克等原因容易出现全身炎症反应综合征（systemic inflammatory response syndrome，SIRS），从而诱发器官功能损伤。在供体维护过程中可适当应用清除自由基和减轻炎症反应的药物，以保护器官功能。对于 DBD 供体，确诊脑死亡后可应用甲泼尼龙抑制 SIRS。

7. 纠正凝血功能障碍　供体因创伤、感染、大量输血、休克、器官功能损伤等原因出现凝血功能障碍，甚至弥散性血管内凝血（disseminated intravascular coagulation，DIC），从而损伤器官或形成微血栓。在加强供体凝血功能监测的同时，若供体没有严重的禁忌证，可预防性应用肝素钠。

8. 体温管理　供体因神经系统功能障碍、感染等原因易出现体温过低或高热，引起机体代谢紊乱，加重心血管负担，从而影响器官功能。首选物理方法持续进行体温维护，如加热毯或冰毯。

三、器官功能评估与选择

一旦确定供体满足 DD 条件，在供体评估与维护过程中，应针对性进行可捐献器官的功能评估；在器官获取过程中、器官获取后也应利用各种手段进行器官功能评估。整个评估过程是动态地、连续地。

（一）器官功能评估的内容

包括：①哪些检查或评估内容需进一步完善；②哪些器官满足捐献条件；③供体为标准供体或扩大标准供体（expanded criteria donor，ECD）；④心脏、肺、肝、肾以及胰腺等可捐献器官的功能状态或受损严重程度；⑤在供体的维护及器官捐献手术实施前，可捐献器官是否有损伤加重的风险。

（二）临床信息收集要点

包括：供体年龄、性别、体质量、身高；手术史、既往史及个人史（吸烟、吸毒、酗酒、性行为、过敏史）；发病原因；住院时间及重症监护室（intensive care unit，ICU）内滞留时间；评估时已有的或新近的临床资料（包括生理参数，机械通气参数，合并感染及抗感染方案，心律失常、血流动力学不稳定的时间，心肺复苏次数及持续时间，低血氧饱和度的时间，血管活性药物的使用种类和剂量等）。注意起病后的主要症状、体征及其发展变化情况，并且详细了解在供体治疗过程中所采取的急救措施、用药情况以及持续时间；系统地、动态地评估发病后早期、治疗过程中反映可捐献器官功能的实验室检查以及影像学检查结果，并与新近结果比较以判断可捐献器官的损伤程度、损伤是否为可逆性损伤。

（三）实验室检查

包括：ABO 血型、人类白细胞抗原（human leukocyte antigen，HLA）配型、血常规、肝肾功能、血电解质、血糖、血气分析、尿液分析、凝血全套、病毒感染性疾病的检测（甲、乙、丙、丁、戊型肝炎病毒，EB 病毒，巨细胞病毒，HIV，COVID-19，HTLV 等）；病原微生物感染检查（细菌、真菌、梅毒螺旋体、寄生虫等），以及血液、脑脊液、体腔渗出液、尿液和痰液等分泌物的显微镜检测、病原体培养及药敏试验等。

（四）器官评估内容的特殊要点

1. 心脏检查 心功能的临床评估、心肌酶谱和肌钙蛋白的检测、心电图分析、X 线胸片检查、超声心动图，年龄 >45 岁供体若有条件时可行心导管检查。

2. 肺脏检查 将 FiO_2 设定为 100%、PEEP 为 5 cmH_2O（1 cmH_2O=0.098 kPa），通气 30 min 后检测氧合指数以及动态动脉血气分析；X 线胸片检查，支气管镜检查。

3. 肝脏检查 肝功能、凝血酶原时间、活化部分凝血活酶时间以及彩色多普勒超声（彩超）、CT 等影像学检查。

4. 肾脏检查 电解质、血尿素氮、血清肌酐（serum creatinine，Scr）、尿常规或尿沉渣以及彩超等影像学检查。

5. 胰腺检查 动态血糖、血淀粉酶和脂肪酶等以及彩超、CT 等影像学检查。

（五）各脏器的功能评估与选择

1. 肾脏功能评估与选择 供肾功能评估包括临床评估、血生化检测、供肾彩超、供肾外观及质地评估、机械灌注法评估和病理评估等，其中，临床评估包括：原发病、既往病史、肾功能、尿量、尿蛋白、心肺复苏史、低血压及低氧血症情况等，以临床综合评估为主，机械灌注指标和病理评估仅作为重要参考指标。

血生化检测：Scr 是反映供肾功能重要的指标，供体基础 Scr 比较重要，而获取时 Scr < 200 μmol/L 提示肾功能较好。在临床实践中，获取时 Scr 处于低水平供体的供肾可能出现移植后肾脏功能恢复不佳甚至原发性无功能（primary non-function，PNF）的情况，因而需要结合供体实际情况具体分析，充分衡量供体发病早期的 Scr（反映肾脏的基础状态）和获取前的 Scr（叠加发病后的损伤因素）。在器官维护阶段，可能会出现 Scr 急骤上升，甚至需要辅助血液透析治疗等情况，此时需要结合供体原发病和具体治疗过程，仔细鉴别 Scr 升高的原因。若 Scr 升高是由不可逆性肾损伤所致，则需要谨慎考虑供肾是否可用；若是由急性肾小管坏死等可逆性肾损伤导致 Scr 升高，则可以考虑使用供肾。

尿蛋白在评估肾脏慢性病变中有很重要的参考价值。

超声影像学检查：超声是供肾评估的必备手段，有助于判断供肾基础情况，如供肾大小、实质回声有否异常、结石、肿瘤、积水等，彩超还可以观察供肾血流，从而判断供肾功能。

供肾的外观和质地：在器官获取时观察供肾的外观和质地是一种非常简单实用的供肾质量评估方式。获取医师可以直接观察到供肾的大小、质地，灌注液流速以及灌注后供肾颜色，供肾是否存在肿瘤、囊肿、血管或解剖畸形，供肾是否有血栓、梗死、瘢痕等情况。对于有疑问的肾脏可行进一步的病理评估或 LifePort 评估。

机械灌注参数：近年来，机械灌注参数被广泛应用于供肾功能的评估。LifePort 肾转运器使用 1 000 mL 低温 KPS 器官保存液，以设定的压力从肾动脉进行持续地肾脏灌注。推荐 LifePort 评估供肾参考指标为灌注 <3 h 时，阻力指数 <0.5，流量 >60 mL/min。

病理学评估：病理学评估具有重要的临床意义。取材可以采用楔形活组织检查（活检）或细针穿刺活检，如活检的肾小球数量达到 20~25 个，则有利于准确判断。适应证包括 ECD 供体、高血压供体、糖尿病供体、肾损伤供体。病理取材可以在 3 个时间点进行，分别是冷保存过程中、移植术中肾脏再灌注前、肾脏再灌注后。获取的肾标本可以制备冰冻切片或石蜡切片。对于分析组织学变化，判断血管硬化、肾小球硬化、肾小管萎缩、间质纤维化，病理学标本制备方法以石蜡切片为优，但冰冻切片因其快速的特点而被广泛用于供肾评估。根据 Remuzzi 评分标准评估供肾病理学结果（表 5-2-2）。

表 5-2-2　Remuzzi 评分标准

病　　变	0分	1分	2分	3分
肾小球硬化比例	无硬化	＜20%	20%~50%	＞50%
肾小管萎缩面积	无	＜20%	20%~50%	＞50%
间质纤维化	无	＜20%	20%~50%	＞50%
动脉和小动脉狭窄	无	管壁厚度小于管腔直径	管壁厚度等于或轻度大于管腔直径	管壁厚度远大于管腔直径

0~4 分提示轻度病变，可行单肾移植；5~6 分为中度病变，建议行双肾移植；7~12 分为重度病变，建议弃用。

2. 肝脏功能评估与选择　脂肪肝：轻度大泡性脂肪变性（＜30%）的供肝移植相对安全，而中度大泡性脂肪变性（30%~60%）的供肝在紧急情况下可以选择性使用；重度大泡性脂肪变性（＞60%）的供肝一般不建议用于移植；由于难以通过大体观准确判断脂肪变性严重程度，一旦怀疑存在明显脂肪变性，应进行病理学评估并确定脂肪变性程度。

热缺血时间：撤除生命支持治疗后，持续严重的低血压（动脉收缩压 ＜50 mmHg，并超过 15 min）会增加肝移植术后胆道缺血和移植肝无功能的发生率以及受者的病死率。缩短热缺血时间可在一定程度上改善供肝质量，从而提高肝移植效果。

冷保存时间：供肝冷保存时间一般不超过 12 h，国外研究发现冷缺血时间每延长 1 h，移植物功能障碍发生率相应增加 6%。缩短冷保存时间可促进移植肝功能恢复，提高肝移植效果。

非计划性心脏停搏供体的保护和评估：供体易发生非计划性心脏停搏，较长时间的心肺复苏对器官功能有明显损害。研究表明，心肺复苏患者在胸外按压条件下，氧运输量仅为生理量的 1/4，氧摄取率远高于生理状态。心肺复苏超过 10 min 后，全身组织严重缺血、缺氧，组织代谢紊乱，复苏后出现的组织低灌注、再灌注产生的有害酶和自由基，后期释放的大量炎症细胞活性因子，都会导致脏器功能障碍。在进行全面评估的基础上，通常供体恢复自主循环时间 ＜10 min 且肝功能基本正常，供肝可以被用于移植。

高钠血症：脑损伤供者常发生高钠血症，从而损伤肝脏，高钠血症是影响术后移植物功能恢复的重要原因。有研究指出血清钠离子水平 ＞155 mmol/L 是移植肝功能丧失的重要危险因素，而当血清钠离子水平 ＞180 Rmmol/L 时移植肝存活率明显下降，这与供肝获取前后细胞内外渗透压的快速改变导致细胞肿胀和损害有关。与血清钠离子水平正常者相比较，供者血清钠离子水平 161~180 mmol/L 极大地增加了相应受者早期移植肝功能不全的发生率。在供肝功能评估过程中，应详细评估供体血清钠离子水平，以及高血清钠离子水平持续时间。

3. 心脏功能评估与选择　年龄：年龄 ＜45 岁的供体，其供心在缺血时间延长、受体存在并发症以及受体术前血流动力学变化的情况下，也能耐受手术。供体年龄在 45~55 岁，供心冷缺血时间 ≤6 h，受体无并发症且不存在可能由供体心功能稍弱引起的严重并发症时，可考虑使用。供体年龄 >55 岁，不建议选用或仅用于挽救生命等特殊情况。

体质量：供体体质量不低于受体体质量的 70%，进行心脏移植是安全的。男性供体平均体质量为 70 kg 时，无论受体体质量大小如何都是安全的。但当供体为女性、受体为男性时，供体体质量不得低于受体体质量的 80%。

冷缺血时间：心脏冷缺血时间应 <6 h。在年轻供体心功能正常、未使用正性肌力药物支持条件下，冷缺血时间 >6 h 的供心可被接受。

心脏基础病变：在发现供心任何一条冠状动脉主干发生堵塞时将不考虑使用，如果心电图未发现左心室肥大及左心室壁厚度 <14 mm，供体仅有轻度左心室肥大可以考虑使用。

关于有"酒精滥用史"的供体心脏移植存在分歧，使用此类供心仍被认为是不明智的。死于一氧化碳中毒的供体心脏的移植安全性未被确认，建议慎用，可以考虑选用的条件包括：心电图及心脏超声检查结果正常，心肌损伤标志物仅轻度升高，正性肌力药物应用剂量较低，心脏缺血时间短，供、受体体质量匹配良好，受者肺动脉阻力正常。

不主张使用死于脓毒血症或中枢神经系统感染的供体心脏。

供体有难以控制的室性心律失常，需要大剂量静脉血管活性药支持 [前、后负荷调整到位后，仍需多巴胺 20 μg/（kg·min）或者其他相似剂量的肾上腺素类药物]，超声心动图显示轻微的室壁运动异常；或尽管在正性肌力药物应用下血流动力学稳定后左心室射血分数仍 <40%，不推荐利用此类心脏。

目前，心脏供体一般标准为：①年龄 <50 岁；②体质量差 <20%；③没有严重结构性心脏病；④没有持续性低血压和低氧血症；⑤血流动力学稳定，平均动脉压 >60 mmHg，中心静脉压 8~12 cmH$_2$O，血管活性药物（多巴胺或多巴酚丁胺）用量 <10 μg/（kg·min）；⑥正常心电图；⑦正常超声心动图；⑧正常心脏冠脉造影（没有冠脉造影的供体，术中需要再次探查，评估冠脉情况），心肌酶学基本正常；⑨输血全项阴性（包括乙型肝炎表面抗原、丙型肝炎病毒和 HIV）。

4. 肺脏功能评估与选择 理想供肺标准如下：① ABO 血型相容；②年龄 <60 岁；③吸烟史 <400 支 / 年；④持续机械通气 <1 周；⑤ PaO$_2$/FiO$_2$ >300 mmHg（PEEP=5 cmH$_2$O）；⑥胸片显示肺野相对清晰；⑦支气管镜检查各气道腔内相对干净；⑧痰液病原学无特别致病菌。

可接受供肺的标准如下：① ABO 血型相容；②年龄 <70 岁；③吸烟史 <400 支 / 年；④呼吸机时间不作为硬性要求；⑤ PaO$_2$/FiO$_2$ >250 mmHg（PEEP=5 cmH$_2$O）；⑥胸片肺野内有少量到中等量的渗出影；⑦供、受体大小匹配度可以根据具体情况进行供肺减容或肺叶移植；⑧胸部外伤不作为排除标准；⑨如存在轻微的误吸或者脓毒症经治疗维护后改善，供肺不作为排除标准；⑩如气道内存在脓性分泌物经治疗维护后有改善，供肺不作为排除标准；⑪供肺痰标本细菌培养药敏排除泛耐药或者全耐药的细菌；⑫供体不能有基础性肺疾病（如活动性肺结核、肺癌），但支气管哮喘是可以接受的；⑬多次维护评估后不合格的供肺获取后经离体肺灌注修复后达标；⑭冷缺血时间 ≤12 h（原则上）。

5. 胰腺功能评估与选择 包括：①理想的胰腺供体年龄在 15~40 岁之间，一般情况好的前提下可放宽至 45 岁；②供体体质量指数（body mass index，BMI）＜25 kg/m²；③原发病为外伤；④无胰腺炎、高血压、糖尿病、高血脂等病史；⑤无胰腺损伤或外伤；⑥血淀粉酶正常，脂肪酶正常；⑦供胰热缺血时间 ＜10 min，冷缺血时间 ＜12 h；⑧糖化血红蛋白（HbA1c）正常。

6. 小肠功能评估与选择　尸体供小肠多选择血流动力学稳定、ABO 血型相合的脑死亡供者。脑死亡供体一旦确定，需进行一系列的循环和呼吸维持治疗，尽量减轻对供小肠的损害，有条件的可行肠道准备。供小肠热缺血时间 ＜10 min。

绝对禁忌证：①有肠系膜血管病变者；②恶性肿瘤（未转移的皮肤基底细胞癌、脑胶质瘤者除外）；③严重腹腔创伤；④未经控制或治疗的败血症，未知感染源的败血症；⑤HIV 抗体阳性及存在 HIV 感染高风险病；⑥活动期梅毒；⑦乙型肝炎病毒（hepatitis B virus，HBV）阴性受者接受 HBV 阳性器官。

相对禁忌证：①年龄 ＞65 岁；②HBV 和丙型肝炎病毒血清学阳性；③巨细胞病毒聚合酶链反应（polymerase chain reaction，PCR）阳性；④某些严重内科疾病，如糖尿病、系统性红斑狼疮等；⑤严重的大血管畸形或病变。

四、器官功能维护

一旦确定潜在捐献者满足器官捐献条件，供体的治疗方案应转为维护器官功能以满足器官移植的需要，称为"救治器官"。

（一）供器官功能维护的目标

正如此前描述的供体维护目标，供器官功能维护的目标是改善组织器官的灌注和氧合，防止甚至挽救器官功能和形态上的损伤；通过在供体维护过程中使用必要的手段提高可捐献器官的质量和数量。

（二）供器官功能维护的内容

1. 供器官功能的监测　加强全身及各脏器功能监测的目的就在于尽早发现供者器官功能紊乱，及时纠正，使可捐献器官的功能损害控制到最低程度。既要监测机体整体的功能状况，持续监测供者的血流动力学、呼吸功能、内环境、凝血功能及体温等变化，更要重视监测各个实体器官的功能以满足器官移植的需要。

2. 供器官功能维护的主要措施　供器官功能的维护，主要从维持血流动力学稳定、呼吸功能支持、抗炎和免疫调节、纠正水电解质和酸碱失衡及感染防治等方面进行维护，最终达到改善组织细胞供氧，维护器官功能的目的。需要强调的是供体在治疗过程中过量补充晶体液可致全身水肿以及低蛋白血症，供体维护过程中常规足量补充白蛋白或血浆制品有利于改善供体内环境及供器官功能。此外，尽早地获取供器官也是维护供器官功能的重要方式之一。

3. 供器官循环支持　首先应进行积极的输液复苏治疗以纠正由于限制液体、中枢性尿崩症等原因引起的低血容量或低血压，维持充足的血容量，保证有效的心输出量和器官灌注；其次，可加用血管活性药物，如多巴胺、肾上腺素或去甲肾上腺素，加强心血管功能支持；此外，临床应用小剂量血管加压素除能治疗尿崩症外，还能改善动脉血压，降低机体对外源性儿茶酚胺的需求，有利于肾脏、肝脏和心脏功能的保护。对不准备捐献心脏的供者，可以维持较高的平均动脉压以增加其他器官的灌注。对于严重循环功能不稳定的供体，可考虑应用 ECMO 进行器官功能维护。

4. 供肝功能的维护 供体高钠血症是影响供肝移植效果的重要原因，故在供体维护及加强供体肝功能的监测同时，也应积极监测供体血清钠离子水平、防治高钠血症。

5. 供肾功能的维护 积极监测肾功能、尿量等指标。供体在治疗或维护过程中常常会出现急性肾损伤，通过系统性改善供体血流动力学及内环境，避免使用具有肾毒性药物等措施，改善供肾功能。对于婴幼儿供肾，在器官获取前应充分使供体全身肝素化。

6. 供肺功能的维护 呼吸治疗措施在维持氧合的同时，应强调肺保护的重要性。在供体维护过程中，应积极避免或治疗肺损伤、肺水肿、呼吸机相关性肺炎、院内肺部感染以及严重的全身炎症反应。同时，尽可能应用较低的 FiO_2，潮气量 6~8 mL/kg，避免呼吸损伤，同时将 PEEP 控制在 5~10 cmH_2O，维持 PaO_2 在 75 mmHg 以上，谨慎输液治疗，并监测中心静脉压、肺动脉楔压，合理使用血管活性药物，控制呼吸道感染等。

7. 持续性肾脏替代治疗的应用 当供者出现以下情况时，可考虑使用持续性肾脏替代治疗（continuous renal replacement therapy，CRRT）技术：①血清 Na^+ 水平 >160 mmol/L；②血清 K^+ 水平 >6 mmol/L；③严重的代谢性酸中毒，血清 HCO_3^- <10 mmol/L，补碱难以纠正；④少尿或无尿 [尿量 <0.5 mL/（kg·h）]，液体负荷过重；⑤急性肾损伤 2 期、3 期。

8. 器官获取过程中、获取后功能维护 在器官获取过程中应给予供体适当麻醉管理。除加强监测、及时纠正内环境紊乱、保证重要器官有足够的血流灌注等措施外，还必须给予供体适当的镇痛和肌肉松弛等麻醉措施，消除器官切取期间的有害应激反应，以避免对器官功能的进一步损害。器官获取前应常规给予肝素钠以防止血栓形成。对于 ECD 供肾，可考虑使用 LifePort 持续灌注进行功能维护。

对器官捐献供体的病情及器官功能进行全方位评估，同时尽早开始供器官功能维护，可以改善捐献器官的质量，保证受者器官移植的安全，降低器官移植术后并发症的发生率。

五、器官保存和运输

（一）器官保存液

器官保存液需同时满足 3 个条件：能有效降低三磷酸腺苷（adenosine triphosphate，ATP）的消耗，能抑制细胞酶的活性，能降低磷酸化水解所导致的细胞降解。

威斯康星大学保存液（University of Wisconsin solution，UW 液）是一种高钾、无钠的高渗液体，其离子成分和细胞内液相似。UW 液的缺点：其中的腺苷有可能形成结晶，需要在灌注管道中置入滤网；高黏滞度导致器官灌洗不充分，有导致缺血性胆道并发症和移植物微循环障碍的可能；高钾成分有导致心跳骤停的风险。使用方法：主动脉原位灌注

3~4 L，门静脉灌注 1~2 L。UW 液能改善 ECD 供肝的预后。

组氨酸 - 色氨酸 - 酮戊二酸盐液（histidine-tryptophan-ketoglutarate solution，HTK 液）是一种晶体液，最初被用作心脏停搏液，它的渗透压略低于细胞内液，较之 UW 液，HTK 液更为廉价，黏滞度较低，含钾量较低，灌注管道内不需要置入滤网。

Celsior 液用于腹部和胸部器官保存，其内加入非渗透乳酸酯和甘露醇以减轻细胞水肿，与 UW 液相比，Celsior 液黏滞度较低，对酸中毒的缓冲能力更强。

HTK 液、Celsior 液和 UW 液对肾脏、胰腺、DCD 供肝的保存效果相同；但美国国家登记系统统计数据显示，与 UW 液相比，在肾移植、胰腺移植和肝移植当中应用 HTK 器官保存液，会引起更多的不良后果和移植物早期丢失；UW 液已成为肾脏、肝脏、胰腺和小肠移植物静态冷保存的标准推荐，也是目前使用最为广泛、器官保存时间最长的器官静态冷保存液。

（二）器官的保存方式和运输

1969 年，Collins 提出了器官静态冷保存方法，该方法因其有效、简单、廉价，成为目前最常用的器官保存方式。这种保存方式以降低细胞代谢水平、防止细胞肿胀为目的，对于保存时间不长的标准供体，可以起到很好的器官保护作用；但这种方式保存器官时间有限，器官恢复血流后有引起缺血 - 再灌注损伤的风险。

由于 ECD 器官移植的 PNF 和移植物功能延迟恢复（delayed graft function，DGF）风险较高。ECD 供器官的广泛使用对器官保存技术提出了新的要求，传统的静态冷保存技术已经无法满足临床需求，低温机械灌注技术引起了移植专家的重视。目前已有多款肾脏灌注仪器获批上市，包括在欧洲及我国广泛应用的 LifePort（美国 Organ Recovery System 公司）、RM3（美国 Waters Medical System 公司）以及 Kidney Assist（荷兰 Organ Assist 公司）等。

LifePort 是便携式带有简单监控系统的机械灌注机器，具有评估肾脏质量、清除残存血栓、改善肾脏微循环、降低灌注阻力、保护肾脏、降低 DGF 发生率的作用，适用于公民逝世后器官捐献供肾的体外灌注和保存，尤其是适用于需要长时间运输、DCD、高龄、高血压和糖尿病史、有心肺复苏和低血压过程、肾功能损害、缺血时间长等边缘供肾，以及获取过程中灌注不良等具有 DGF 高危因素的供肾。LifePort 使用低黏滞度的 SPS-2 循环液，可以在器官转运过程中对器官进行持续灌注，但应避免颠簸，以免机器启动断电保护机制。

常温机械灌注（normothermic machine perfusion，NMP）是利用机械装置将供体的血液充分氧合后在体外移植物内进行常温循环，定时监测循环液的电解质和酸碱度并进行及时调整。NMP 保存能在保存期间稳定细胞膜、提供 ATP、维持移植物的正常生理状态、能够预测移植后器官功能、清除代谢产物、促进移植物的修复。NMP 保存优于冷保存，较长时间的 NMP 保存时间优于较短时间的 NMP 保存时间。中山大学附属第一医院的无缺血肝、肾移植更是这种理念的进一步发展。

肾脏体外 NMP 保存，同时具有器官保护、器官功能评估和损伤修复的作用，能够延长移植物的保存时间，降低 ECD 供肾 DGF 和 PNF 的发生率；能够通过阻力指数和肾脏排尿量评估移植物的功能，对于部分本拟弃用的 ECD 供肾，通过 NMP 的评估和修复，有再利用的可能。

肝脏体外 NMP 保存，已被证明具有足够的安全性和可行性，与其他保存方式相比，这一技术延长了肝脏的保存时间，使得对供肝功能进行评估成为可能。对于边缘供肝，可以通过保存期间的胆汁产生量和乳酸清除率对肝脏的功能进行评估，能够提高供肝的利用率，使得器官的分配和利用更为合理。

（彭龙开）

第三节　体外膜肺氧合用于尸体供器官保护

脑死亡后机体的最终血流动力学特征是有效循环血容量明显降低和器官组织低灌注，导致器官功能受损，其中组织细胞缺氧是最重要的损伤作用机制。心脏死亡的器官经历较长的功能性热缺血时间，组织细胞缺氧更显著。因此，尸体捐献器官功能保护的目标是纠正组织细胞缺氧和偿还氧债。应用体外膜肺氧合（extracorporeal membrane oxygenation，ECMO）可以实现供器官功能的保护，在有效而迅速改善低氧血症和低灌注方面具有明显的优越性。

一、ECMO 应用与供器官保护的原则

ECMO 应用于尸体捐献器官功能保护的基本原则包括以下几点：①避免伦理学争议，ECMO 应用时机必须是在确定死亡（心死亡或脑死亡）后；②充分的评估捐献供者，掌握 ECMO 应用的适应证、禁忌证以及应用时机；③ECMO 可联合超滤、持续性肾脏替代治疗（continuous renal replacement therapy，CRRT）等血液净化技术，为供器官提供更加稳定的机体内环境；④ECMO 的应用是器官功能维护体系中的一个重要技术措施，器官功能保护和复苏依靠综合治疗的效果；⑤ECMO 应用过程中，必须动态评估捐献器官的功能状态，转流至最佳的功能状态下进行器官获取。

二、ECMO 在尸体器官捐献供器官维护中的应用

（一）ECMO 在 DBD 中的应用

1. 适应证

在给予捐献者充分的液体复苏下，仍存在以下循环功能不稳定的 DBD 供者，可考虑应用 ECMO 进行器官功能保护：①心脏骤停、心肺复苏史（心脏按压 20 min 以上）；②平均动脉压（mean arterial pressure，MAP），成人 $<60\sim70$ mmHg（10 mmHg=1.33 kPa），儿童 $<50\sim60$ mmHg，婴幼儿 $<40\sim50$ mmHg；③心脏指数 <2 L/（min·m²）（持续时间 >3 h）；

④需应用大剂量血管活性药，如多巴胺 >20 μg/（kg·min）、去甲肾上腺素或肾上腺素 >1.0 μg/（kg·min）（持续时间 >3 h）；⑤少尿，尿量 <0.5 mL/（kg·h）；⑥血生化指标示急性肝肾功能中、重度损害；⑦重度低氧血症，氧合指数 [动脉血氧分压（partial pressure of arterial oxygen，PaO$_2$）/ 吸入氧（fraction of inspiration oxygen，FiO$_2$）]<100 mmHg；⑧其他，心电图 ST-T 改变明显，难以纠正的代谢性酸中毒（持续时间 >3 h）。

2. 禁忌证

以下情况禁止使用 ECMO 进行器官功能保护：肝肾功能不可逆损害、不可控制的出血、感染性休克、血管麻痹综合征、重度蛋白渗漏综合征。

3. 操作流程

ECMO 应用的流程包括：①评估患者情况，判断是否为循环功能不稳定的 DBD 供者，是否存在使用 ECMO 的适应证或禁忌证。②如符合使用 ECMO 的标准，应与患者家属签署应用 ECMO 支持的知情同意书。③相关设备器械、药品准备，包括 ECMO 的体外循环装置预充。④ ECMO 支持技术一般采用静脉－动脉（V-A）模式，新生儿及体质量 <25 kg 的儿童可采用颈动脉 - 静脉插管，成人及体质量 >25 kg 的儿童可以使用股动脉－静脉插管。⑤流量管理，初始采用高流量灌注，尽快改善组织缺血、缺氧，灌注流量一般设定为新生儿 150 mL/（kg·min），婴儿 100 mL/（kg·min），儿童 70~100 mL/（kg·min），成人 50~75 mL/（kg·min）。当循环不稳定状态纠正后，适当降低灌注流量，兼顾供者自身循环与辅助循环共同对血流动力学的作用，充分利用心脏的搏动灌注对组织器官微循环的生理优势作用。⑥合理调整血管活性药物的使用，当循环功能稳定后，逐步调整血管活性药，首先应减少甚至停用缩血管药（肾上腺素或去甲肾上腺素），然后调整多巴胺和多巴酚丁胺等，必要时适当使用扩血管药（硝酸甘油、硝普钠）等。⑦使用 ECMO 的同时，还可结合血液净化技术（超滤、CRRT 等）纠正水、电解质和酸碱失衡。⑧供者循环功能逐渐稳定、供器官的氧合和灌注得到恢复后，并使器官功能得到一定的修复或停止进一步的恶化，在此过程中应动态评估器官功能，待捐献器官达到在当时病理生理环境下的最佳功能状态，一般为 12~24 h，在 ECMO 转流下送手术室进行标准的器官切取，保证获取器官的氧合灌注和充分的获取时间，将热缺血损伤降到最低。

（二）ECMO 在 DCD 中的应用

1. ECMO 保护 DCD 供器官的机制

与 DBD 器官捐献相比，DCD 必须坚持到无心肺功能并宣布死亡后一段时间才开始器官获取，供者器官经历了较长的功能性热缺血时间。随着功能性热缺血阶段的开始，DCD 的器官组织缺血缺氧、酸中毒、细胞间稳态的破坏、炎症细胞的大量激活和炎症介质的释放显著。在宣布患者心脏死亡后、器官切取之前，利用 ECMO 进行胸腹腔脏器原位氧合血灌注和（或）全身降温，偿还功能性热缺血时段导致的氧债，能够减轻器官热缺血损伤（图 5-3-1）。将 ECMO 纳入 DCD 相关程序，这一措施能够有效提升腹腔器官供体使用率和移植成功率，改善 DCD 器官移植后的效果。

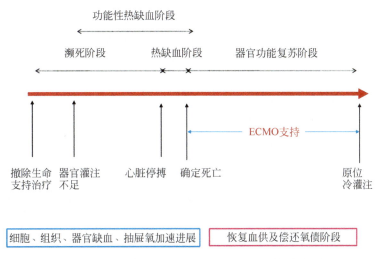

图 5-3-1 DCD 器官捐献获取流程及 ECMO 辅助的示意图

2. 操作流程

①评估患者情况，判断是否为 DCD 供者。若患者符合 DCD 供者标准，与患者家属签署 ECMO 支持下的 DCD 知情同意书（包括同意成为 DCD 供者和同意预先放置 ECMO 装置），并准备撤除生命维持治疗措施。③相关设备器械、药品准备，包括 ECMO 的体外循环装置预充。④ ECMO 支持技术一般采用静脉 - 动脉（V-A）模式，新生儿及体质量 <25 kg 的儿童可采用颈动脉 - 静脉插管，成人及体质量 >25 kg 的儿童可以使用股动脉 - 静脉插管。如进行股动、静脉插管，从另一侧股动脉放入主动脉球囊插管至胸主动脉处，动、静脉插管时给供者肝素化（活化凝血时间 >300 s），将 ECMO 装置与股动、静脉插管连接，但不能开始辅助转流（图 5-3-2）。④撤除生命支持治疗，根据心脏死亡标准，心脏停搏 2~5 min 后宣布患者死亡。⑤将主动脉球囊充气（或注射大剂量利多卡因），同时 ECMO 循环开始。⑥流量设定为新生儿 150 mL/（kg·min），婴儿 100 mL/（kg·min），儿童 70~100 mL/（kg·min），成人 50~75 mL/（kg·min）。在 ECMO 转流支持下行腹腔脏器原位氧合血常温（约 37 ℃）灌注 2~4 h，期间可使用血液净化技术进行内环境稳定

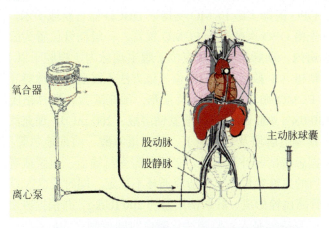

图 5-3-2 DCD 股动、静脉和主动脉球囊置管示意图

的管理，起到器官功能维护的作用。⑦持续维持心脏停搏状态，为了防止随后心脏的复苏，参照国际惯例选择两项措施：一是 ECMO 开始前，将主动脉球囊插管从另一侧股动脉放入至胸主动脉处，在灌注开始将球囊充气，启动 ECMO 后主要进行腹部器官的局部原位机械灌注（图 5-3-2）；二是注入大剂量利多卡因，可防止心脏复苏，而且扩张腹部脏器血管有助于灌注及对实质性器官的均匀冷却作用。⑧家属临终告别后，在 ECMO 灌注下将供者转运手术室，在 ECMO 转流下进行标准的器官切取和保存，在器官切取前行持续的氧合灌注模式从而避免再次热缺血损伤，同时可通过主动脉插管灌注冷器官保存液进行全身降温。

三、ECMO 在 DBCD 中的应用规范

DBCD 类似 M-Ⅳ类（即脑干死亡后心脏停搏），又不同于 M-Ⅳ类，具有更强的可操作性。将 ECMO 用于 DBCD 供体器官获取，可以避免或有效减轻捐献器官的热缺血损伤，进而提高供器官移植疗效、保障移植受者安全。

ECMO 用于 DBCD 的方法有两种。

一是类似前述 DCD 的 M-Ⅲ供体 ECMO 支持下器官获取方式，该方法的缺点是仍有一定时间的热缺血损伤。具体操作流程为：患者符合 DBCD 供者标准，与患者家属签署 ECMO 支持下的 DBCD 知情同意书（包括同意成为 DBCD 供者和同意预先放置 ECMO 装置），并准备撤除生命维持治疗措施，之后步骤同 DCD 的 M-Ⅲ供体 ECMO 支持下器官获取流程。

二是 ECMO 保护 DBCD 供体器官获取方法。该方法的优点是可以完全避免供体器官热缺血损伤，但此方法是在宣布心脏死亡之前启动了 ECMO，可引起伦理学的争议。其具体操作规程如下：①判断为 DBD 供者，但家属不同意在脑死亡状态下获取器官，则由器官捐献协调员和器官获取组织（Organ Procurement Organization, OPO）医师向家属详细讲解 ECMO 技术流程及在 DBCD 中的应用，征询家属是否同意在器官捐献过程中使用 ECMO 技术进行器官功能保护。如家属同意使用 ECMO 设备，则签署器官获取脑 - 心双死亡器官获取手术知情同意书和 ECMO 知情同意书。② OPO 向医院伦理委员会提出申请并讨论通过后，由 OPO 医师实施 ECMO 支持下 DBCD 器官获取手术。③具体实施时，患者转至手术室，首先由 OPO 医师进行 ECMO 置管，一般插管位置为股动、静脉，静脉插管头端应位于右心房内，动脉插管头端应位于腹主动脉内（腹腔干以下位置），置管位置可由床旁彩色多普勒超声（彩超）引导定位。该方法不需要放置球囊导管，不进行球囊阻断。置管同时进行 ECMO 循环管道连接及预充，预充液为乳酸林格氏液（400 mL）+ 中分子羟乙基淀粉 130/0.4（400 mL）+ 碳酸氢钠溶液（200 mL），预充液中可酌情根据患者生化指标加入钙、镁等电解质及乌司他丁、腺苷蛋氨酸、前列地尔等药物。置管成功后、管道开放前，应根据患者情况补足容量，必要时需先行输血、血浆或者补充白蛋白，避免体外循环建立运转后的急性容量丢失，造成循环不稳定。同时，ECMO 转机启动前应进行全身肝素化，防止管路血栓形成，肝素钠用量约 200 IU/kg，并根据凝血功能监测情况及时补充肝素，可以注射泵持续泵入，监测活化凝血时间控制在 300 s 左右。置管及管道准备

完成后，可行 ECMO 转机。起始循环流量由低至高达到接近全流量（成年亚洲人以平均体质量 70 kg 计，其实流量可达 3.5 L/min 左右）。注意 ECMO 转机后供者循环情况，宜缓慢提升流量，避免过快导致循环失稳。如遇循环流量难以达到预计时，需检查动、静脉置管位置，可予适当调整，防止管道贴紧血管壁导致流出道不畅。检查患者是否存在容量不足，应快速补充血浆或胶体液。甚至需小心置管过程中不慎造成的大血管损伤以致腹腔内大出血、巨大血肿等。ECMO 转机平稳后，需记录转机开始时间及流量值，留取血液样本送检（肝、肾功能，电解质，凝血功能，血常规，动脉血气，乳酸等），床旁彩超即时检测肝、肾器官血流灌注情况（肝动脉流速、管径、阻力指数、流量，门静脉流速、管径、流量，肾动脉流速、阻力指数、流量等），及时记录上述数据。④ ECMO 启动后同时，由重症监护人员撤除呼吸机、拔除气管插管、停用升压药物。记录撤除生命支持系统时间。分次阶梯式逐步降低 ECMO 循环流量，每次调整 ECMO 循环流量均需留取血液样本送检，并床旁彩超监测肝、肾器官血流灌注情况。ECMO 运转过程中注意补充容量，保持肝素化，等待供者发生心脏停搏。当患者发生心脏停搏（此时 ECMO 流量即为平衡循环流量），需行客观检查证实心脏停搏 2~5 min 仍不能恢复，然后由主管医师（与器官捐献及移植无关）宣布患者死亡。在此 2~5 min 内，ECMO 维持循环流量不予调整；主管医师宣布患者死亡后，ECMO 流量再次逐步提高至接近全流量，进入器官复灌状态。此时注意监测血液生化指标，并床旁彩超监测肝、肾器官血流灌注情况，应予以及时纠正。⑤ 器官获取团队在手术室做好实施器官获取手术准备，ECMO 器官复灌复查肝、肾功能指标良好，即可开始获取手术。当手术建立器官冷灌注通道、准备开始冷灌注时，ECMO 方停止运转，确保器官热缺血时间为零。OPO 完成 ECMO 操作记录，器官获取团队手术获取器官。

（孙煦勇）

第四节 尸体供肾体外机械灌注冷保存技术操作规范

器官保存方法对于维持尸体供肾的活性非常重要，肾脏机械灌注冷保存仪器可以用于评估肾脏质量，并具有清除残存血栓、降低灌注阻力、改善肾脏微循环、减少移植物功能延迟恢复（delayed graft function，DGF）发生的作用，适用于供肾的体外灌注和保存，尤其是心脏死亡器官捐献（donation after cardiac death，DCD）、高龄、高血压和糖尿病史、有心肺复苏和低血压过程、肾功能损害、缺血时间长等边缘供肾以及获取过程中灌注不良等具有 DGF 高危因素的供肾，以及供肾需要长时间运输时。目前已有多款肾脏灌注仪器获批上市，包括 LifePort 肾转运器（LifePort，美国 Organ Recovery System 公司）、RM 3（美国 Waters Medical System 公司）和 Kidney Assist（荷兰 Organ Assist 公司）等。

我国 LifePort 的应用最为广泛，本节从 LifePort 的材料准备和应用流程、LifePort 的参数设置、改善 LifePort 转运供肾灌注参数的方法、LifePort 在供肾质量评估中的应用、LifePort 应用注意事项等方面，对 LifePort 的临床应用做了介绍。

一、LifePort 的材料准备和应用流程

使用机器需执行以下步骤：①提前准备好机器及相关耗材；②机器提前降温并恢复原始设置；③放入肾脏，安装好软筐，开始低温机械灌注；④将机器运送到移植医院；⑤移植前从机器中取出肾脏；⑥将机器运回原地并清洁。

（一）使用 Lifeport 肾转运器的准备工作

1. 机器使用所需材料 ①8 kg 左右的碎冰；②电池充满电后放在机器中，主电源一直连接机器；③灌注筐、无菌包、套管组件；④手术器械、缝合设备、灌洗液、配套耗材；⑤冰箱内保存预冷蒸馏水、无菌水或普通自来水 5 L；⑥冷藏的原装器官灌注液和肾脏灌洗液；⑦充电电池、电源线、备用套管等备件。

2. 冷却机器并恢复初值 ①首先应冷却机器：打开储冰盒，向里面注入碎冰，倒入约 0.5 L 的冷水，继续填冰、加水，直到把储冰盒加满为止，然后盖上密封盖，保证储冰盒安全、密封、无泄漏。②复核电池：检查电池和备用电池，确保电池满电，按 POWER 键，查看机器，确保机器通电，再次接下 POWER 按钮可将其关闭。

3. Lifeport 肾转运器和耗材的运输 事先做好需带物品清单，再次仔细检查所有的配件和用品，确保都在运输车辆上；在运输过程中保持机器平放、稳定，避免颠簸。

（二）在获取手术室等待期准备工作

包括：①在无菌的环境中打开灌注包，并检查所有连接装配的松紧度；②打开储肾盒，向储肾盒中加入灌注液；③安装灌注循环管；④运行机器，初始灌注循环，维持 PRIME 模式直至与肾脏连接上。

（三）肾脏修整和动脉插管

1. 供肾修整：供肾获取成功后，进行修整，去除肾脏多余脂肪等组织，结扎供肾动脉细小分支和漏液处，应用肾脏灌洗液充分灌注左右肾脏以清除残存血液。

2. 动脉插管：左右肾脏经肾动脉套上合适大小的套管，检查套管，避免血管扭曲，不要过度牵拉血管，确保套管与血管连接紧密，在灌注和运输过程中无泄漏。

（四）灌注前准备

在开始灌注前，排尽灌注管道和肾脏血管中的气泡，排气完毕，盖上套管端口帽。一旦肾脏连接上套管以后，就可放入机器开始灌注循环．

（五）初始灌注

按以下步骤来实行初始灌注：①设置灌注压；②开始灌注；③检查肾脏和灌注循环是否正常运行；④固定肾脏，检查机器参数；⑤盖上储肾盒的内外盖及机器外盖，准备运输。

（六）移植前的准备

在移植前,肾脏一直处在LifePort低温机械灌注状态。在这段时间内,需要做以下操作:①监测肾脏灌注指标,灌注压力、流速、血管阻力和温度;②准备备用电源和冰块,在更换电池时可以插上电源保证机器的正常运行,储冰盒的冰块融化,机器温度上升时,加入备用冰块。

（七）停止灌注

当准备移植时,打开机器外盖和储肾盒外盖。按STOP键停止灌注泵,并按以下程序将肾脏移出机器:①打开储肾盒,移开肾固定网;②从灌注管上卸下套筐;③将肾脏从储肾盒中移出放入修肾台,一旦肾脏被移出机器,就可以关闭机器电源,运送回始发地。

（八）机器清洁

包括:①灌注液、灌注循环管道和套管是一次性的,用完后按相关规定处理;②机器需用70%的酒精擦洗以清除残留灌注液,预防血液携带的病原体,更换电池和耗材包以便下次使用;③充电时不要清洗机器,仪器不可浸水;④擦拭时不允许液体进入后面板电源连接处、通风口、电池区。

二、LifePort 的参数设置

（一）灌注压力

参数设置的内容包括:①正常情况下 LifePort 的灌注压力为 30~35 mmHg（10 mmHg=1.33 kPa）。②对于来源于不同供体的肾脏,LifePort 的推荐灌注压力有一定区别,高血压脑出血的供体可以提高灌注压力,一般采用灌注压为 35~40 mmHg。③有心肺复苏史的供体,心肺复苏时间 ＜10 min,LifePort 肾转运器的推荐压力为 30~35 mmHg;复苏时间 10~30 min 的供体的供肾,推荐压力为 35~40 mmHg;复苏时间 ＞30 min 的供肾,推荐压力为 35~40 mmHg,需结合捐献者临床、器官获取和灌注情况及供肾病理决定是否舍弃供肾。④对于急性肾功能损伤的供肾,LifePort 的推荐灌注压力 35 ~40 mmHg。

（二）灌注时间

参数设置的内容包括:①阻力指数 ＜0.3 mmHg/（mL·min）,灌注流量 ＞100 mL/min,供肾质量良好,根据手术时间需要,随时中断灌注。②供肾在 LifePort 肾转运器灌注 2 h 后,阻力指数 0.3~0.5 mmHg/（mL·min）,灌注流量 60~100 mL/min,灌注时间可延长至 3~4 h 后移植。③供肾在 LifePort 肾转运器灌注 2 h 后,阻力指数 0.5~0.6 mmHg/（mL·min）,灌注流量 50~80 mL/min 时,灌注时间可延长至 5~8 h。延长时间后,阻力指数 ＜0.5 mmHg/（mL·min）,灌注流量 ＞80 mL/min,可以移植;灌注时间 ＞12 h 后,流量和阻力指数仍无明显改善,需结合捐献者临床、器官获取和灌注情况及供肾病理决定是否舍弃供肾。④供肾在 LifePort 肾转运器灌注 2 h 后,阻力指数 ＞0.6 mmHg/（mL·min）,

灌注流量 < 50 mL/min 时，则应根据阻力指数及灌注流量的变化决定灌注时间，灌注时间延长至 8~12 h，阻力指数 <0.5 mmHg/（mL·min），灌注流量 >80 mL/min，可以移植；若参数没有改善，延长灌注时间，灌注时间 >12 h 后，流量和阻力指数仍无明显改善，需结合捐献者临床、器官获取和灌注情况及供肾病理决定是否舍弃供肾。⑤对于需长途运输和需要冷保存的供肾，LifePort 肾转运器灌注保存时间可根据运输距离和手术时间，适当延长。

三、改善 LifePort 转运供肾灌注参数的方法

若灌注进行 2 h 后发现阻力指数 >0.4 mmHg/（mL·min），则选择性在灌注通路中加入维拉帕米 10 mg、罂粟碱 10 mg、酚妥拉明 5 mg 等，有助于降低阻力指数，增加流量，改善肾脏微循环。增加灌注压力也可以改善灌注参数，不建议超过 45 mmHg，避免高灌注损伤。

四、LifePort 在供肾质量评估中的应用

包括：①阻力指数 <0.3 mmHg/（mL·min），灌注流量 >100 mL/min，肾脏质量良好；②阻力指数 <0.5 mmHg/（mL·min），灌注流量 >80 mL/min，可用于移植；③阻力指数 0.4~0.6 mmHg/（mL·min），灌注流量 50~80 mL/min，需结合临床资料综合判断，来确定供肾质量，决定是否移植；④阻力指数 >0.6 mmHg/（mL·min），灌注流量 <50 mL/min，需结合供者临床、器官获取和灌注情况及供肾病理决定是否移植；⑤上述只是判断肾脏质量的重要指标，不主张单纯使用灌注参数来判断供肾能否移植。

五、LifePort 应用注意事项

注意事项包括：①运输前，确保机器平放、冰块和电源充足，机器设计时可确保电池运行 24 h，检查温度显示器，确保温度稳定在 6 ℃以下；密切监测灌注参数，确保灌注正常。②应用 LifePort 前，获取肾脏应充分灌注，并清除肾周脂肪等多余组织，减少供者血细胞和组织细胞在 LifePort 中的循环运转。③仔细结扎动脉细小分支，防止漏液、导致读数假阳性等。④当供肾有多支动脉时，可以修整在一个动脉瓣上进行机械灌注，但灌注指标会受到动脉分支多少及吻合修整方式的影响，需结合供肾其他参数共同评价。⑤注意 LifePort 运行过程中动脉的折叠、扭转；在运输过程中保持机器稳定，避免颠簸。⑥ LifePort 工作时动态观察调整，根据阻力指数和流量调整灌注压力，开始灌注压力 30 mmHg，最高不超过 45 mmHg，流量维持 80~130 mL/min，最高不超过 180 mL/min，以避免高灌注损伤。⑦如果将阻力指数与供体年龄、供体基础血清肌酐值、移植前肾小球滤过率预测值、热缺血时间等结合进行综合评价，预测价值则更高。

（薛武军　项和立）

参考文献：

[1] 中华医学会器官移植学分会 . 公民逝世后器官捐献流程和规范 [J]. 器官移植，2019，10（02）：122-127.

[2] 陈忠华，石炳毅 . 中国人体器官捐献工作指南 [C/OL]//. 中国器官获取组织联盟大会暨国际器官捐献论坛，广州，2015（2015-08-22）.

[3] 中华人民共和国国家卫生和计划生育委员会 . 关于建立人体器官捐献转运绿色通道的通知 [EB/OL]. （2016-04-29）. http：//www.nhfpc.gov.cn/yzygj/s3585/201605/ 940f44e39f1e452e8e35c3 7593025537.shtml.

[4] 霍枫，汪邵平，李鹏，等 . 心脏死亡器官捐献获取流程探讨 [J]. 中国普外基础与临床杂志，2012，19（5）：468-472.

[5] 中国人体器官捐献管理中心 . 关于印发《中国人体器官捐献志愿登记管理办法（试行）》的通知 [EB/OL]. （2014-03-26）. https：//www.codac.org.cn/cstatute/cdonationdocuments/ 20140326/699041.htm.

[6] 中华人民共和国国家卫生和计划生育委员会 . 国家卫生计生委关于印发《人体捐献器官获取与分配管理规定（试行）》的 通 知 [EB/OL]. （2013-08-13）. http：//www.nhfpc.gov.cn/yzygj/s3585u/201308/8f4ca93212984722b51c4684569e9917.shtml.

[7] 宿英英，张艳，叶红，等 . 脑死亡判定标准与技术规范（成人质控版）[J]. 中国现代神经疾病杂志，2015，46（12）：13-16.

[8] 国家卫生和计划生育委员会脑损伤质控评价中心 . 脑死亡判定标准与技术规范（儿童质控版）[J]. 中华儿科杂志，2014，52（10）：756-759.

[9] 石炳毅 . 继往开来，中国器官移植的发展现状——在 2018 年中华医学会器官移植学年会上的报告 [J]. 器官移植，2019，10（1）：32-35.

[10] 国家卫生健康委 . 国家卫生健康委关于印发人体捐献器官获取与分配管理规定的通知 [EB/OL]. （2019-01-28）. http：//www.nhfpc.gov.cn/yzygj/pqt/201901/e43b5d9bf87446c4a4a32da01c1e6aad.shtml.

[11] 中华医学会器官移植学分会 . 尸体器官捐献供体及器官评估和维护规范（2019 版）[J]. 器官移植，2019，10（3）：253-262.

[12] 中华医学会器官移植学分会，中国医师协会器官移植医师分会 . 中国公民逝世后捐献供器官功能评估和维护专家共识（2016 版）[J/CD]. 中华移植杂志（电子版），2016，10（4）：145-153.

[13] 中华医学会器官移植学分会，中华预防医学会医院感染控制学分会，复旦大学华山医院抗生素研究所 . 中国实体器官移植供者来源感染防控专家共识（2018 版）[J]. 中华器官移植杂志，2018，39（1）：41-52.

[14] ZHANG S，YUAN J，LI W，et al. Organ transplantation from donors（cadaveric or living）with a history of malignancy：review of the literature[J]. Transplant Rev（Orlando），2014，28（4）：169-175.

[15] 中国医院协会器官获取与分配管理工作委员会，中国医师协会移植器官质量控制专业委员会 . 供体肝脏的质量控制标准（草案）[J].《武汉大学学报（医学版）》，2017，38（6）：954-960.

[16] 周巍，孔祥荣，王凯，等 . 脑死亡心脏供体的评估和管理方法探索 [J/CD]. 实用器官移植电子杂志，2018，6（1）：39-44.

[17] KILIC A，EMANI S，SAI-SUDHAKAR C B，et al. Donor selection in heart transplantation[J]. J Thorac Dis，2014，6（8）：1097-1104.

[18] COSTANZO M R，DIPCHAND A，STARLING R，et al. The International Society of Heart and Lung Transplantation

guidelines for the care of heart transplant recipients[J]. J Heart Lung Transplant, 2010, 29（8）：914-956.

[19] 中华医学会器官移植学分会, 国家肺移植质量管理与控制中心. 中国肺移植供体标准及获取转运指南[J]. 器官移植, 2018, 9（5）：325-333.

[20] 毛文君, 陈静瑜. 中国肺移植面临的困难及对策[J/CD]. 中华胸部外科电子杂志, 2016, 3（1）：1-6.

[21] 石炳毅, 郑树森, 刘永锋. 中国器官移植临床诊疗指南（2017版）[M]. 北京：人民卫生出版社, 2018.

[22] BAE C, HENRY S D, GUARRERA J V. Is extracorporeal hypothermic machine perfusion of the liver better than the 'good old icebox'?[J]. Curr Opin Organ Transplant, 2012, 17（2）：137-142.

[23] TILLOU X, COLLON S, SURGA N, et al. Comparison of UW and celsior：long-term results in kidney transplantation[J]. Ann Transplant, 2013, 18：146-152.

[24] BARLOW A D, HOSGOOD S A, NICHOLSON M L. Current state of pancreas preservation and implications for DCD pancreas transplantation[J]. Transplantation, 2013, 95（12）：1419-1424.

[25] PAUSHTER D H, QI M, DANIELSON K K, et al. Histidine-tryptophan-ketoglutarate and University of Wisconsin solution demonstrate equal effectiveness in the preservation of human pancreata intended for islet isolation：a large-scale, single-center experience[J]. Cell Transplant, 2013, 22（7）：1113-1121.

[26] PARSONS R F, GUARRERA J V. Preservation solutions for static cold storage of abdominal allografts：which is best? [J]. Curr Opin Organ Transplant, 2014, 19（2）：100-107.

[27] HOSGOOD S A, SAEB-PARSY K, HAMED M O, et al. Successful transplantation of human kidneys deemed untransplantable but resuscitated by ex vivo normothermic machine perfusion[J]. Am J Transplant, 2016, 16（11）：3282-3285.

[28] 中华医学会器官移植学分会. 体外膜肺氧合用于尸体供器官保护技术操作规范. 器官移植, 2019, 10（4）：376-382.

[29] 中华医学会器官移植学分会. 中国心脏死亡器官捐献工作指南（第2版）[J]. 中华器官移植杂志, 2011, 32（12）：756-758.

[30] 国家卫生和计划生育委员会脑损伤质控评价中心. 脑死亡判定标准与技术规范（成人质控版）[J]. 中国现代神经疾病杂志, 2015, 15（12）：935-939.

[31] 国家卫生和计划生育委员会脑损伤质控评价中心. 脑死亡判定标准与技术规范（儿童质控版）[J/CD]. 中华移植杂志（电子版）, 2015, 9（2）：5-8.

[32] 中华医学会器官移植学分会, 中国医师协会器官移植医师分会. 体外膜肺氧合在中国公民逝世后捐献供器官保护中的应用专家共识（2016版）[J/CD]. 中华移植杂志（电子版）, 2016, 10（3）：107-111.

[33] 中华医学会器官移植学分会, 中国医师协会器官移植医师分会. 中国公民逝世后捐献供器官功能评估和维护专家共识（2016版）[J/CD]. 中华移植杂志（电子版）, 2016, 10（4）：145-153.

[34] 秦科, 孙煦勇. 体外膜肺氧合技术在心脏死亡或脑死亡器官捐赠中应用的进展[J]. 中华器官移植杂志, 2012, 33（11）：702-704.

[35] SEKHON M S, GOODERHAM P, MENON D K, et al. The burden of brain hypoxia and optimal mean arterial pressure in patients with hypoxic ischemic brain injury after cardiac arrest[J]. Crit Care Med, 2019, 47（7）：960-969.

[36] SPRICK JD, MALLET RT, PRZYKLENK K, et al. Ischaemic and hypoxic conditioning：potential for protection of vital organs[J]. Exp Physiol, 2019, 104（3）：278-294.

[37] PATEL MS, ABT PL. Current practices in deceased organ donor management[J]. Curr Opin Organ Transplant, 2019,

24（3）：343-350.

[38] CHRISTOPHER D A，WOODSIDE K J. Expanding the donor pool：organ donation after brain death for extracorporeal membrane oxygenation patients[J]. Crit Care Med，2017，45（10）：1790-1791.

[39] YANG H Y，LIN C Y，TSAI Y T，et al. Experience of heart transplantation from hemodynamically unstable brain-dead donors with extracorporeal support[J]. Clin Transplant，2012，26（5）：792-796.

[40] HSIEH C E，LIN H C，TSUI Y C，et al. Extracorporeal membrane oxygenation support in potential organ donors for brain death determination[J]. Transplant Proc，2011，43（7）：2495-2498.

[41] LEE J H，HONG S Y，OH C K，et al. Kidney transplantation from a donor following cardiac death supported with extracorporeal membrane oxygenation[J]. J Korean Med Sci，2012，27（2）：115-119.

[42] HAGNESS M，FOSS S，SØRENSEN D W，et al. Liver transplant after normothermic regional perfusion from controlled donors after circulatory death：the Norwegian experience[J]. Transplant Proc，2019，51（2）：475-478.

[43] DE VLEESCHAUWER S I，WAUTERS S，DUPONT L J，et al. Medium-term outcome after lung transplantation is comparable between brain-dead and cardiac-dead donors[J]. J Heart Lung Transplant，2011，30（9）：975-981.

[44] FONDEVILA C. Is extracorporeal support becoming the new standard for the preservation of DCD grafts? [J]. Am J Transplant，2010，10（6）：1341-1342.

[45] 霍枫，李鹏，汪邵平. 体外膜肺氧合在心脏死亡器官捐献中的应用 [J]. 中华消化外科杂志，2013，12（9）：648-651.

[46] 霍枫，汪邵平，李鹏，等. 体外膜肺氧合用于脑心双死亡供者器官获取的流程和方法 [J]. 中华器官移植杂志，2013，34（7）：396-400.

[47] 蓝倩，李壮江，孙煦勇，等. 体外膜肺氧合应用在捐献器官移植中的伦理学意义 [J]. 中国医学伦理学，2015，（5）：741-744.

[48] DALLE AVE A L，GARDINER D，SHAW D M. The ethics of extracorporeal membrane oxygenation in brain-dead potential organ donors[J]. Transpl Int，2016，29（5）：612-618.

[49] 中华医学会器官移植学分会. 尸体供肾体外机械灌注冷保存技术操作规范. 器官移植，2019，10（03）：263-266.

[50] HAMAR M，SELZNER M. Ex-vivo machine perfusion for kidney preservation[J]. Curr Opin Organ Transplant，2018，23（3）：369-374.

[51] KOX J，MOERS C，MONBALIU D，et al. The benefits of hypothermic machine preservation and short cold ischemia times in deceased donor kidneys[J]. Transplantation，2018，102（8）：1344-1350.

[52] TAI Q，XUE W，DING X，et al. Perfusion parameters of donation after cardiac death kidneys predict early transplant outcomes based on expanded criteria donor designation[J]. Transplant Proc，2018，50（1）：79-84.

[53] SANDAL S，PARASKEVAS S，CANTAROVICH M，et al. Renal resistance thresholds during hypothermic machine perfusion and transplantation outcomes - a retrospective cohort study[J]. Transpl Int，2018，31（6）：658-669.

[54] 中华医学会器官移植学分会，中国医师协会器官移植医师分会. 中国公民逝世后器官捐献供肾体外低温机械灌注保存专家共识（2016 版）[J/CD]. 中华移植杂志（电子版），2016，10（4）：154-158.

[55] 项和立，薛武军，田普训，等. 机械灌注在公民逝世后器官捐献肾移植中的应用 [J]. 中华器官移植杂志，2015，36（6）：330-334.

[56] XIANG H L，XUE W J，TIAN P X，et al. Clinical application of mechanical perfusion in donation after citizens' death donor renal transplantation[J]. Chin J Organ Transplant，2015，36（6）：330-334.

器官移植临床技术

[57] 薛武军，田普训，项和立，等．心脏死亡器官捐献供肾移植单中心 60 例经验总结 [J]．中华器官移植杂志，2013，
34（7）：387-391.

[58] 叶启发，仲福顺，钟自彪，等．LifePort 阻力指数对肾移植术后移植肾功能延迟恢复预测的研究进展 [J/CD]．中华
移植杂志（电子版），2017，11（3）：188-191.

[59] 宫念樵，明长生，卢峡，等．低温机械灌注对公民逝世后器官捐献供肾的功能维护及质量评估 [J]．中华器官移植杂志，
2016，37（8）：449-452.

[60] 项和立，薛武军，田普训，等．公民逝世后器官捐献供者的评估与维护 [J]．中华器官移植杂志，2014，35（7）：
392-395.

[61] 袁小鹏，周健，陈传宝，等．机器灌注保存供肾在心脏死亡器官捐赠肾移植中的应用 40 例 [J]．中华器官移植杂志，
2014，35（5）：273-276.

第六章

器官移植相关感染性疾病

目前，肾脏、肝脏、心脏、肺脏、胰腺和小肠等器官移植技术已经日臻成熟，但影响器官移植受者术后生存率的两大主要因素，依然是排斥反应和感染。器官移植术后受者需要长期使用免疫抑制剂来预防和治疗排斥反应，而长期使用免疫抑制剂使受者的细胞免疫及体液免疫功能低下，继发各种病原体感染的风险显著增加，尤其在术后早期大剂量免疫抑制剂使用期或再次冲击治疗期。器官移植术后约有80%以上的受者至少出现过1次临床感染，40%的受者围手术期死亡原因是感染，或其他并发症同时合并感染。感染的病原学之中，细菌感染是最常见的；感染的部位方面，以肺部感染最常见。细菌感染可以单独反复发生，或者与其他病原体混合感染。自2015年我国成立了规范的器官获取组织后，公民逝世后器官捐献逐渐成为器官移植受者得到器官的重要来源。来源于捐献的供者，死亡前绝大部分入住重症监护室（intensive care unit，ICU），接受气管插管等器官辅助支持，供者本身携带的病原体成为受者感染的主要原因之一。严重的感染不仅损害移植物功能，而且显著增加器官移植受者的病死率，使器官移植面临更大的挑战。回顾性研究显示，器官移植术后1年内的死亡原因中，由于感染导致的比例达到41%；而前瞻性研究显示，未来的几年，这种比例将更加升高。在全面进入公民逝世后器官捐献时代后，器官移植术后面临感染的形势将更加严峻。

肺部感染在全球的发病率和死亡率高，无论在发达国家还是发展中国家，肺部感染均为导致死亡的重要原因之一。据世界卫生组织对所有人群的调查显示，肺部感染是世界上最常见的感染性死亡原因，每年导致近3500万人死亡，重症肺炎的病死率可高达30%~50%。器官移植受者作为免疫缺陷人群，肺部感染的风险更高。由于术后时间和器官移植类型的不同，感染的特点及严重程度亦有所不同。所有的器官移植术后术后30天内，肺部感染是受者死亡的主要原因之一，尤其是肺移植及心肺联合移植术后。肺移植术后30天至1年内，细菌感染不仅始终是导致受者死亡的首位原因，而且其比例显著高于其他死亡原因。器官移植术后早期细菌感染最为常见，其病死率也最高，随后的第2~3个月，病毒感染的发生率显著增加，之后依次是真菌、寄生虫等特殊病原体感染率显著增加。针对器官移植受者的细菌感染，需要积极预防、及时诊治、合理治疗，才能降低细菌感染及其并发症的发生率，从而降低器官移植受者的移植后病死率。

（石炳毅）

器官移植临床技术

第一节　器官移植术后细菌性肺炎

器官移植受者术后肺部发生感染的风险显著高于其他器官，是由于肺脏本身属于与外界相通的开放器官，各种病原体容易侵犯气道黏膜屏障，尤其是围手术期、大剂量使用免疫抑制剂期、患者所处的环境为院内医疗场所等情况。相对于普通患者，器官移植受者的肺部感染往往存在以下特点：①多重耐药菌较常见；②混合感染多见、病原体复杂；③严重程度高；④病情进展迅速；⑤病死率高；⑥精准化诊断相对困难；⑦可供选择的治疗用药相对较少；⑧治疗反应差、疗效慢。器官移植受者肺部感染的程度往往比较严重，一旦发生感染，病情进展迅速，也容易并发腹腔内感染甚至血流感染，且病死率高。

在器官移植受者中，肺部感染发生率最高的是肺移植，其细菌性肺炎和支气管炎的发生率可高达 32%~63%，心脏移植、肝移植、肾移植分别为 17%~28%,8%~23% 和 4%~6%。心、肺等胸腔器官移植后易发细菌性肺炎的主要原因可能是：①肺移植及心肺联合移植手术过程中的暴露、术后来源于供者肺及气道的病原体均是受者感染的主要感染源之一；②手术本身对气道黏膜屏障的破坏，导致气道黏膜肿胀、吻合口水肿，使气道分泌物增加，而气道分泌物本身就是细菌良好的培养基；③疼痛刺激、神经受损等多种因素，使受者咳嗽、咳痰能力下降，痰液引流不畅，痰液是细菌良好的培养基，引流不畅可导致肺部感染发生率显著增加；④手术导致相应的神经组织损伤，如膈神经、迷走神经、喉返神经等，气道纤毛的摆动能力显著下降，对黏液和病原微生物的清除能力下降等多种因素使肺移植术后肺部感染的发生率更高。

器官移植术后早期（<3 个月）细菌性肺炎多为医院获得性肺炎（hospital acquired pneumonia，HAP）或医疗相关性肺炎，耐药细菌感染发生率较高，显著增加住院时间和医疗费用，是影响移植医疗质量的重要因素。器官移植术后超过 1 年以上发生的细菌性肺炎多为社区获得性肺炎（community acquired pneumonia，CAP），除一般人群常见致病菌外，器官移植受者发生流感嗜血杆菌、军团菌肺炎以及机会性致病菌（支原体、衣原体）的风险较高，需要引起足够的重视。

一、器官移植受者细菌性肺炎的诊断

器官移植术后肺部感染的临床表现和严重程度差异较大，从单一的典型肺炎到快速进展的重症肺炎伴脓毒症、感染性休克等均可发生。与其他病原体引起的肺炎不同，细菌性肺炎一般是急性起病，症状多为发热（可伴有寒战）、咳痰（脓痰、褐色痰或血痰）、胸痛等，实验室检查有外周血白细胞升高、C 反应蛋白升高，有肺部实变体征或闻及湿性啰音，影像学可表现为肺部浸润或实变影等。目前器官移植术后肺部感染的临床诊断标准可参照《中国成人社区获得性肺炎诊断和治疗指南（2016 年版）》和《中国成人医院获得性肺炎与呼吸机相关性肺炎诊断和治疗指南（2018 年版）》。按照肺炎的严重程度，一般分为非重症

138

肺炎及重症肺炎。由于不同地区、场所之间致病菌谱差别非常大，为了优化器官移植术后肺炎的治疗，常根据患病场所，将肺炎分为 HAP 和 CAP。

（一）细菌性肺炎的临床诊断标准

①新近出现的咳嗽、咳痰或原有呼吸道疾病症状加重，并出现脓性痰或脓性气道分泌物，伴或不伴胸痛；②发热，体温 >38 ℃；③外周血白细胞计数 >10×10⁹/L 或 <4×10⁹/L，伴或不伴细胞核左移；④影像学检查：胸部影像学检查显示新出现或进展性片状、斑片状浸润性阴影或段实变影，若初期以病毒感染为主，影像学表现也可以磨玻璃影为主，之后合并细菌感染，才出现典型的斑片状渗出性阴影或肺实变性阴影、间质性改变，伴或不伴胸腔积液。

由于胸部 CT 可以提供更多的影像细节，发现 X 线胸片不能发现的隐匿病变，因此应尽可能行胸部 CT 检查，以明确诊断病变部位、范围和严重程度（胸腔积液、空洞），评估是否有并发症。对于无法行胸部 CT 检查的重症患者，可行床旁 X 线及超声检查，可有助于判断肺组织通气改变情况，以及判断胸腔积液和定位穿刺部位。

以上标准中，符合第 4 条标准或前 3 条标准中的任何 2 条或以上，即可建立诊断。

（二）重症细菌性肺炎的诊断标准

重症肺炎的死亡原因主要为顽固性低氧血症、难治性休克、多器官功能障碍综合征、弥漫性血管内凝血等。

首先符合上述肺炎的诊断标准，在其基础之上，符合下列 1 项主要标准或 ≥3 项的次要标准可诊断为重症肺炎。（1）主要标准包括以下 2 条标准中的任何 1 项：①脓毒性休克需使用血管升压药者；②急性呼吸衰竭需气管插管机械通气者。（2）次要标准包括以下 9 条：①呼吸次数 ≥30 次 / 分；②氧合指数 ≤250 mmHg（1 mmHg=0.133 kPa）；③多肺叶浸润；④意识障碍和（或）定向障碍；⑤氮质血症，血尿素氮 ≥7.14 mmol/L；⑥尿量减少，尿量 <40 mL/h；⑦外周血白细胞计数减少（<4×10⁹/L）或血小板减少（<100×10⁹/L）；⑧深部体温 <36 ℃；⑨低血压，收缩压 <90 mmHg 需积极液体复苏或使用血管活性药物者。

（三）病原学诊断

在临床诊断的基础上，若同时满足以下任何 1 项，可作为确定致病菌的依据。

①合格的下呼吸道分泌物（中性粒细胞数 >25 个 / 低倍视野，上皮细胞数 <10 个 / 低倍视野，或二者比值 >2.5∶1.0）、经支气管镜防污染毛刷（protected specimen brush，PSB）、支气管肺泡灌洗液（bronchoalveolar lavage fluid，BALF）、肺组织或无菌体液培养出病原菌，且与临床表现相符。②肺组织标本病理学、细胞病理学或直接镜检见到真菌并有组织损害的相关证据。③非典型病原体或病毒的血清 IgM 抗体由阴性转阳性或急性期和恢复期双份血清特异性 IgG 抗体滴度呈 4 倍或 4 倍以上变化。呼吸道病毒流行期间且有流行病学接触史，呼吸道分泌物相应病毒抗原、核酸检测或病毒培养阳性。

二、细菌性肺炎的鉴别诊断

肺炎相关临床表现满足条件越多，临床诊断准确性越高。诊断细菌性肺炎时，应除外以下疾病。

（一）病毒性肺炎

器官移植受者的病毒性肺炎以巨细胞病毒性肺炎多见，临床上多表现为发热、干咳、气促，往往伴有肌肉酸痛、乏力，早期肺部听诊无湿啰音，血常规检查多有白细胞降低。病毒性肺炎的胸部 CT 常表现为双肺弥漫的磨玻璃样阴影。病原学检测可予以鉴别，血液、痰液及 BALF 的病毒核酸阳性，组织病理可发现病毒包涵体，组织病理及组织培养是诊断和鉴别的金标准。

（二）真菌性肺炎

器官移植受者的真菌性肺炎常表现为侵袭性肺曲霉病或血源播散的假丝酵母菌肺炎。真菌性肺炎的临床表现及肺部体征与细菌性肺炎相似，但伴有咳血者较常见，而降钙素原（procalcitonin，PCT）无显著升高。侵袭性肺曲霉病的胸部 CT 常表现为肺部结节影及结节影周围的光晕征、肺部空洞影及空洞内的典型新月征。病原学检测可予以鉴别，血液、痰液及 BALF 的半乳甘露聚糖（galactomannan，GM）抗原（GM 试验）阳性、真菌培养阳性，组织病理可发现真菌孢子及菌丝，组织病理及组织培养是诊断和鉴别的金标准。

（三）结核分枝杆菌等特殊细菌感染

肺结核及肺非结核分枝杆菌病常发生于具有基础肺病或肺结构破坏性疾病的基础上，临床起病隐匿，呈慢性或亚急性病程，干酪性肺炎可表现为类似于细菌性肺炎的急性表现，肺部听诊可有湿啰音。其中，肺结核者血清结核感染 T 细胞斑点试验（T-SPOT.TB）检测、痰液或 BALF 的抗酸杆菌涂片、利福平耐药实时荧光定量核酸扩增检测技术（Gene X-pert MTB/RIF）均为阳性，组织病理可发现抗酸杆菌、肉芽肿及干酪样坏死性病变，痰液及组织培养可有相应细菌生长。

（四）容易与肺部感染相混淆的非感染性肺部疾病

1. 急性肺血栓栓塞伴肺梗死　常有发热、胸痛、咳血、呼吸困难等表现，可伴有晕厥，D- 二聚体显著升高，肺动脉造影及肺的通气灌注扫描可确诊鉴别。

2. 肺水肿　多见于老年人，有基础心脏病者，典型者咳粉红色泡沫样痰，伴有心率快、奔马律等心脏阳性体征，X 线胸片显示心影增大、肺水肿表现，强心利尿治疗后很快缓解。

3. 其他疾病　移植后淋巴组织增生性疾病（posttransplant lymphoproliferative disease，PTLD）的肺浸润、药源性肺病如西罗莫司相关性肺炎等。

三、病原学检查

（一）病原学检查标本

1. 呼吸道标本 包括痰液、经人工气道吸引物（endotracheal aspiration，ETA）、BALF、PSB 采集的下呼吸道分泌物以及活组织检查（活检）标本等。

2. 呼吸道标本采集 包括非侵入性方法和侵入性方法采集。前者可通过漱口后口吐咳痰、鼻咽拭子获取。后者包括：经人工气道吸引物、经支气管镜留取的深部痰、下呼吸道分泌物，BALF、PSB 留取下呼吸道分泌物，经支气管镜肺活检（transbronchial lung biopsy，TBLB）或经皮肺穿刺活检留取组织标本等。应先通过非侵入性方法留取呼吸道分泌物涂片和半定量培养。

侵袭性诊断技术可选择性应用于以下情况：①经验性治疗无效或病情仍然进展者，特别是已经更换抗菌药物 1 次以上仍无效时；②怀疑特殊病原体感染，而采用常规方法获得的呼吸道标本无法明确致病原菌时，可经支气管镜留取下呼吸道标本（包括 ETA、BALF、PSB、TBLB 等）或通过经皮肺穿刺活检留取肺组织标本；③积极抗感染治疗后病情无好转，需要与非感染性肺部浸润性病变（如肿瘤、血管炎、间质病等）鉴别诊断者；④肺炎合并胸腔积液者，通过胸腔积液穿刺抽液行胸腔积液病原学检查；⑤接受机械通气治疗的患者，可通过人工气道留取标本。

3. 血液标本 应在寒战或发热初起时采血，可提高培养的阳性率。成人每次应采集 2~3 套血液标本，每套从不同穿刺点采集，每套标本分别行需氧菌和厌氧性细菌（厌氧菌）培养。非典型病原体或呼吸道病毒特异性抗体滴度的测定，应采集间隔 2~4 周急性期及恢复期的双份血清标本进行对比。

4. 胸腔积液标本 合并胸腔积液且能够进行穿刺者，应进行诊断性胸腔穿刺，抽取胸腔积液行胸腔积液常规、生化、涂片和培养等病原学检查。

（二）病原学检查方法

1. 直接涂片镜检 采集的标本应先行涂片镜检，如革兰染色、抗酸染色，必要时行氢氧化钾浮载剂镜检、六胺银染色等，涂片检查应包括涂片查细菌、真菌。

2. 细菌培养 痰培养应同时进行细菌和真菌培养。血培养是诊断菌血症的重要手段。

3. 病原体抗原、抗体及核酸检测方法 肺炎链球菌和军团菌可做抗原测定，支原体、衣原体和嗜肺军团菌筛查项目为核酸及血清特异性抗体。还应做肺孢子菌、巨细胞病毒、肺结核分枝杆菌等机会感染筛查，有特殊旅行史时还应进行相应的呼吸道传染病筛查。由于器官移植受者的免疫抑制状态，检测血清特异性抗体的特异性和敏感性均低于免疫功能正常患者，因此诊断价值有限。

4. 高通量测序等分子生物学技术 高通量宏基因组测序技术的进步日新月异，其测序成本也有所下降，尤其在危重症患者可显著提高病原检测的灵敏度，缩短检测时间，对罕见或不易培养的病原菌具有很好的诊断价值。在应用此项技术中，主要应注意的问题包括标本的及时转运（低温）、DNA 或 RNA 无菌处理、生物信息学的分析、结果判断。

四、器官移植受者细菌性肺炎的抗感染治疗

（一）细菌性肺炎的治疗原则

（1）调整免疫抑制剂剂量，对于危重症患者为挽救患者生命可暂时减停免疫抑制剂的使用。（2）在器官移植受者，治疗性抗生素的使用应该建立在以下 3 项基础之上：①供者的病原学证据；②受者的临床感染症状及体征；③受者的病原学依据。根据上述结果，原经验性使用的抗菌方案可调整为相对精准化的抗菌方案。

（二）细菌性肺炎的治疗措施

器官移植受者细菌性肺炎的治疗包括抗感染治疗、呼吸支持治疗、器官功能支持治疗、非抗菌药物治疗等综合治疗措施。其中抗感染治疗是最基础的治疗方式，包括经验性抗菌药物治疗和病原特异性治疗。对于抗菌药物的选择，主要基于患者罹患感染的场所和时间进行初步选择。以罹患感染的场所分类，分为 HAP 和 CAP，两者的致病菌谱有显著差异，详见下述。

（三）医院获得性肺炎

作为免疫抑制人群，器官移植受者属于 HAP 高发的危险人群。HAP 是指患者住院期间没有接受有创机械通气、未处于病原感染的潜伏期，而于入院 48 h 后新发生的肺炎。呼吸机相关性肺炎（ventilator-associated pneumonia，VAP）是指气管插管或切开患者接受机械通气 48 h 后发生的肺炎。机械通气撤机、拔管后 48 h 内出现的肺炎也属于 VAP 范畴。HAP 是国内最常见的院内感染，占 30%。对于器官移植受者，术后早期 3 个月内，HAP 的发生率显著高于术后远期，而且其严重程度及并发血流感染的几率也显著高于普通人群；另外，器官移植受者的 HAP 和 VAP 以多重耐药菌感染多见，病死率高。

准确的病原学诊断对 HAP 和 VAP 的处理比 CAP 更为重要。除呼吸道标本外，HAP 患者常规作血培养 2~3 次。为了减少上呼吸道菌群污染，对选择性病例应采用侵袭性下呼吸道防污染采样技术。HAP 患者应进行连续性病原学和耐药性监测，以指导临床治疗。器官移植受者感染鲍曼不动杆菌、金黄色葡萄球菌、铜绿假单胞菌、肺炎克雷伯菌、嗜麦芽窄食假单胞菌、沙雷菌、肠杆菌属细菌的发生率较高，尤应注意监测、区分定植与感染，追溯感染源，制定有效的控制措施。

1. HAP 的治疗　HAP 和 VAP 的治疗包括抗菌药物和非抗菌药物治疗。后者主要包括呼吸支持、器官功能支持、营养支持、康复支持等综合治疗措施。抗菌药物治疗是最基础的治疗方式，包括经验性和针对病原的精准治疗。

2. 起始抗菌药物的选择　重症 HAP 常见的病原体包括：以革兰阴性杆菌为主的肠杆菌属细菌，尤其是不动杆菌属、铜绿假单胞菌、嗜麦芽窄食假单胞菌、耐甲氧西林金黄色葡萄球菌（methicillin-resistant staphylococcus aureus，MRSA）、厌氧菌。抗菌药物选择如下：喹诺酮类或氨基苷类联合下列药物之一，抗假单胞菌 β - 内酰胺类，广谱 β - 内酰胺酶抑制剂（替卡西林钠 - 克拉维酸钾、头孢哌酮钠 - 舒巴坦钠、哌拉西林钠 - 他唑巴坦钠），碳

青霉烯类，必要时联合万古霉素。具体详见下一节。

3. 病原特异性治疗 在获得病原学证据后，根据药敏结果，及时将原有的抗菌药物调整为针对性抗菌药物治疗。

4. 治疗疗程和停药指征 HAP 的抗菌药物治疗的疗程应个体化。其长短取决于感染的病原体、严重程度、基础疾病及临床治疗反应等。以下是一般的建议疗程：流感嗜血杆菌 10~14 d，肠杆菌科细菌、不动杆菌 14~21 d，铜绿假单胞菌 21~28 d，金黄色葡萄球菌 21~28 d，其中 MRSA 血流感染可适当延长疗程。

（四）社区获得性肺炎

CAP 是指在医院外罹患的感染性肺实质的炎症，包括具有明确潜伏期的病原体感染在入院后平均潜伏期内发病的肺炎。随着器官移植技术的成熟及发展，器官移植受者的 CAP 越来越多。由于器官移植受者长期应用免疫抑制剂，且随着病原体变迁和细菌抗生素耐药率的上升，器官移植受者的 CAP 也面临许多新问题。器官移植受者 CAP 的常见细菌及抗生素选择根据年龄、近期是否使用抗生素、疾病严重程度等不同，初始经验性选择的抗菌药物也不同。术后早期（<1 个月），绝大多数患者罹患感染的场所在院内，多发生 HAP，而术后晚期（>6 个月）则 CAP 较多见。

1. CAP 的治疗原则 器官移植受者罹患 CAP 的几率显著高于普通人群，而且其严重程度也高于普通人群。因此一旦诊断为肺炎，应尽早给予相应治疗。主要治疗原则包括早期足量的抗菌药物治疗和对症支持治疗等。抗菌药物起始治疗应尽早开始：在确立 CAP 临床诊断并安排合理病原学检查及标本采样后，根据患者年龄、基础疾病、临床特点、实验室及影像学检查、疾病严重程度、肝肾功能、既往用药及药物敏感性情况，尽早开始抗菌治疗。对症支持治疗包括氧疗、休息、补充足够蛋白质、热量及维生素；补液、防止休克；纠正内环境紊乱等。

2. 抗菌药物的选择方案 器官移植受者的 CAP 常见病原体包括流感嗜血杆菌、肺炎链球菌和军团菌。随着器官移植术后患者使用磺胺甲噁唑 - 甲氧苄啶的预防性治疗，诺卡菌肺炎的发生率已经下降。经验性抗菌药物的治疗应考虑到患者之前的微生物学证据，当地流行病学以及近期抗生素使用史。经验性抗生素的使用包括头孢菌素类、大环内酯类、喹诺酮类及碳青霉烯类，当有 MRSA 肺炎时应选用万古霉素、替考拉宁或利奈唑胺。

3. 抗菌药物的调整 在初始经验性用药的同时，观察疗效并等待病原学检测结果，根据病原学结果，改为精准化抗菌药物治疗方案。

4. 治疗疗程和停药指征 抗菌治疗疗程在治疗有效的前提下应至少 7 d，大多数患者需要 10~14 d 或更长疗程。抗菌药物的停药指征为体温正常 48~72 h，且肺炎临床征象消失，可停用抗菌药物。

五、器官移植受者细菌性肺炎的支持治疗

除了针对病原菌的抗感染治疗外，器官移植受者的细菌性肺炎还应予以综合对症支持

治疗，包括调整免疫抑制剂的剂量、加强气道分泌物引流、予以氧疗和辅助呼吸、液体管理、营养支持和物理治疗等，合理应用可以改善患者预后，降低重症患者的病死率等，是非常重要的治疗措施。

（一）免疫抑制剂的调整

前面在治疗原则中已经提及，对于危重症感染的器官移植受者，首先需要调整免疫抑制剂的剂量，尤其是细胞周期抑制药物，应减少剂量甚至停用。在重症感染的急性期，充分抗感染治疗的同时，可予以静脉使用糖皮质激素 3~5 d，随后恢复至发病前的维持剂量。

（二）呼吸支持技术

1. 气道分泌物引流 维持呼吸道通畅，及时有效地引流气道分泌物是呼吸支持的重要措施，尤其是合并肺脓肿、脓胸或呼吸道廓清能力差的重症患者。卧床患者应定时翻身拍背，积极体位引流，防止误吸，并进行积极的呼吸功能锻炼。呼吸道廓清能力差者可通过排痰机、经口或鼻刺激咳嗽及排痰，必要时可经支气管镜吸痰。已经采取无创机械通气患者分泌物较多时，应尽早行经支气管镜吸痰。

2. 氧疗 存在低氧血症或重症 HAP 患者应及时采取氧疗，维持动脉血氧饱和度（arterial oxygen saturation，SaO_2）>90%。但对于有高碳酸血症风险的患者，不宜给予高流量吸氧。氧疗方法包括鼻导管或面罩氧疗，以及经鼻高流量氧疗（high flow nasal oxygen，HFNO）。HFNO 可以更好地湿化，并且可以产生一定的呼气末正压，具有较好的有效性和安全性，已成为重要的氧疗手段。

3. 辅助呼吸和机械通气 对于呼吸频率异常（>30 次/分或 <12 次/分）、自主呼吸减弱或消失、呼吸节律严重异常伴意识障碍、动用辅助呼吸肌或胸腹矛盾运动的 HAP 患者，应用无创辅助通气后仍不能纠正低氧血症时，应及时考虑机械通气。

4. 体外膜肺氧合 重症肺炎患者若合并急性呼吸衰竭综合征，并且常规的机械通气不能改善病情和纠正低氧血症，应尽早考虑使用体外膜肺氧合。其使用的适应证包括：①可逆的呼吸衰竭伴严重低氧血症（氧合指数 <150 mmHg 或高支持力度有创机械通气仍不能改善低氧血症）；②失代偿性酸中毒（pH 值 <7.15）；③机械通气的平台压力过高（35~45 cmH_2O，1 cmH_2O=0.098 kPa）。

（三）器官功能支持治疗

1. 血流动力学监测及液体管理 应适时动态评估血流动力学状态，尽可能维持平均动脉压 60~65 mmHg。合并低血压的患者及时液体复苏，必要时给予血管活性药物等。

2. 控制血糖 应控制血糖 <10 mmol/L。

3. 预防应激性溃疡 对于存在应激性溃疡和消化道出血的危险因素时，应给予胃黏膜保护剂（如硫糖铝）和胃酸分泌抑制剂。但应注意的是胃酸分泌抑制剂可能增加 HAP 发病风险。

4. 持续肾脏替代治疗 合并感染性休克、急性肾功能障碍时行持续肾脏替代治疗（continuous renal replacement therapy，CRRT）可以有助于清除代谢产物和部分炎症介质、实施液体容量管理、纠正水电解质酸碱平衡、营养支持。

（四）非抗菌药物治疗

1. 糖皮质激素 应用于合并血流动力学不稳定、合并感染性休克的重症患者，可降低病死率。应在感染性休克控制后及时停药，疗程不超过 7 天。

2. 营养支持 合并脓毒症或感染性休克的患者，应尽早开始肠内营养。肠外营养适用于：①已使用肠内营养 7~10 天，但摄入的能量和蛋白仍不足目标的 60% 者；②有营养不良风险或严重营养不良者；③没有营养不良的风险，但无条件行肠内营养者。

3. 免疫治疗 重症器官移植受者在抗感染治疗的基础上，可以应用免疫球蛋白治疗，有助于控制炎症反应。对于胸腺肽等免疫调节剂，一般不建议使用，应慎重、权衡利弊后，如果非常必要，可酌情使用。

六、器官移植受者细菌性肺炎的治疗评价与疗程

（一）初治疗效判断

经初始经验性抗感染治疗 48~72 h 后，应综合临床症状、体征、影像学改变、实验室检查指标改变等判断治疗效果。如能获得病原学证据，应尽早转为病原特异性治疗或降阶梯治疗（由联合治疗转为单药治疗，或由广谱抗菌药物转为窄谱抗菌药物）。如治疗无效且病原学不明，需行进一步病原学检查，调整治疗药物方案。

（二）抗菌药物治疗停药指征

细菌性肺炎的治疗疗程需根据患者感染的严重程度、致病菌种类、细菌耐药性、临床症状和体征、影像学和实验室检查（PCT 等）决定停药的时机。一般细菌性肺炎的治疗疗程 7~14 天，患者有菌血症表现则需至少 2 周，复杂感染者甚至需 4 周以上。

七、器官移植受者细菌性肺炎的预防

预防器官移植受者肺炎的方法是尽可能减少和控制与细菌性感染相关的危险因素。CAP 的一般预防包括戒烟、限酒、充足营养，保持良好的卫生习惯（手、口腔等）等。预防接种肺炎链球菌疫苗可减少特定人群罹患肺炎的风险。此外，还包括免疫抑制剂合理应用与血药浓度监测等与器官移植相关的风险防范。HAP 多发生于术后早期，一般性预防策略包括严格执行医疗场所的消毒、灭菌和医院感染控制要求，合理应用抗菌药物等。术后早期应进行保护性隔离，加强痰液引流等。另外，与器官移植相关的特殊性预防措施如下：①针对受者，器官移植术前必须进行气道病原学的检测及相应的药敏检测；如果存在肺部感染，予以治疗；严重的难以控制的肺部感染是器官移植手术的禁忌证。②慎重选择供者，尤其是长期在 ICU 接受气管插管者或有返流误吸史的供者，针对肺移植，有严重肺部感染的供肺应弃之不用。③针对供者，根据不同的器官移植类型，在器官移植术前，选择性收集深部痰、尿液、胆汁、血液、取出的脏器组织等进行病原学培养及药敏检测。

④通常情况下，预防性使用抗生素从手术过程中即开始使用，通常结合当地流行病学的情况，经验性选择抗生素，主要针对革兰阴性杆菌如鲍曼不动杆菌、铜绿假单胞菌、肺炎克雷伯菌、大肠埃希菌等使用抗生素。针对革兰阳性球菌的药物，除了覆盖 MRSA 之外，必要时要考虑覆盖耐万古霉素的肠球菌的抗生素。

（石炳毅　孙丽莹　李　钢）

第二节　器官移植术后耐药菌感染

随着抗菌药物的广泛应用，细菌的耐药性也不断增强。在过去的 20 多年，出现了许多新的多重耐药（multidrug-resistant，MDR）、泛耐药（extensively drug-resistent，XDR）甚至全耐药（pandrug-resistant，PDR）的"超级细菌"，给器官移植医学带来了巨大的挑战。与普通细菌相比，耐药菌感染后相关并发症多、死亡率高。作为免疫缺陷人群，器官移植受者一旦发生 MDR 细菌感染，病死率高达 40.4%；其中，40% 的患者将面临移植物切除的风险，多数患者死于重度感染引发的呼吸衰竭或脓毒血症。

一、器官移植术后耐药菌感染的情况

（一）耐药菌感染基本定义

① MDR：细菌对常用 7 大类的抗菌药物中 3 类或 3 类以上耐药；② XDR：细菌对常用抗菌药物几乎全部耐药，革兰阴性杆菌仅对黏菌素和替加环素敏感，革兰阳性球菌仅对糖肽类或利奈唑胺敏感；③ PDR：细菌对所有常用抗菌药物全部耐药。

（二）器官移植术后感染的常见耐药菌

器官移植术后常见的 MDR 细菌包括革兰染色阴性杆菌及阳性球菌。常见阴性杆菌主要包括泛耐药鲍曼不动杆菌（pandrug-resistant acinetobacter baumannii，PDRAB）、泛耐药铜绿假单胞菌（pandrug-resistant pseudomonas aeruginosa，PDRPA）、产超广谱 β - 内酰胺酶（extended spectrum β -lactamases，ESBLs）的肠杆菌、耐碳青霉烯类的肺炎克雷伯菌（carbapenem-resistant Klebsiella pneumoniae，CRKP）等；常见阳性球菌主要包括耐甲氧西林金黄色葡萄球菌（methicillin-resistant staphylococcus aureus，MRSA）、耐万古霉素肠球菌（vancomycin-resistant enterococcus，VRE）。常见的感染部位多为肺部感染、伤口周围感染、泌尿系统感染（肾盂肾炎、膀胱炎）、血流感染、腹腔感染等。

（三）器官移植术后耐药菌感染的危险因素

大剂量免疫抑制剂的应用、广谱抗菌药物的应用、血液透析、移植后并发症（肾功能不全、胆道感染或梗阻等）、留观重症监护室（intensive care unit，ICU）时间与气管插管时间过长（≥72 h）、再次手术以及接受公民逝世后器官捐献的受者、老年受者（>60 岁）、术前 90 d 内使用过抗生素治疗、近期住院时间 ≥5 d 等均是器官移植术后感染的危险因素。另外，还包括供者来源性感染（donor-derived infection，DDI），其多发生在移植术后 1 个月以内，发生率约为 0.2%~1.7%，部分为 MDR 细菌。国内多中心数据显示，肾移植术后 DDI 发生率为 1.15%，肝移植术后 DDI 发生率为 0.23%，器官移植术后 DDI 总发生率为 0.92%，其中 80% 为 MDR 细菌。

二、国内细菌感染及耐药情况

（一）国内细菌的检测情况概述

近年来，以革兰阴性杆菌为代表的 MDR 细菌检出率呈快速上升趋势，为临床抗感染治疗带来了巨大挑战。中国细菌耐药监测网的数据显示：2017 年共收集临床分离细菌 190 610 株，其中革兰阳性菌 55 649 株，占 29.2%，革兰阴性菌 134 951 株，占 70.8%。标本分布中，痰液等呼吸道标本占 40.0%、尿液标本占 19.2%、血液标本占 15.2%、伤口脓液标本占 11.7% 等。在总体菌株的分离率中，肠杆菌科细菌占所有分离菌株的 43.3%，其中最多见者依次为大肠埃希菌、肺炎克雷伯菌。

（二）国内细菌感染数据及耐药情况

器官移植受者的围手术期及术后早期感染主要为院内获得性，其感染菌种多为 MDR 的革兰阴性杆菌。根据中国细菌耐药监测网的数据，除了肠杆菌科中的大肠埃希菌，不发酵糖的革兰阴性杆菌占所有分离菌株的 24.1%，其中最多见者依次为鲍曼不动杆菌（38.3%）、铜绿假单胞菌（36.0%）、嗜麦芽窄食单胞菌（11.9%）。另外，近年来革兰阳性球菌的分离率逐年上升，最多见者依次为金黄色葡萄球菌、肠球菌属和凝固酶阴性葡萄球菌（coagulase negative staphylococcus，CNS）。其中，甲氧西林耐药菌株的分离率逐年增加；2017 年国内的数据显示，MRSA 和耐甲氧西林 CNS（methicillin-resistant CNS，MRCNS）的平均检出率分别达到 80.3% 和 35.3%。甲氧西林耐药菌株对大环内酯类、氨基苷类和喹诺酮类等多数抗菌药物的耐药率均显著高于甲氧西林敏感株。作为免疫缺陷人群，器官移植受者的甲氧西林耐药菌株尤其是 MRSA 的感染不容忽视。

肠杆菌科细菌中，大肠埃希菌不仅是总体标本中的首位菌株，而且是尿液标本中的首位菌株（图 6-2-1）。因此，肾移植术后预防用药或器官移植术后尿路感染的治疗用药，初始应选择主要针对肠杆菌科的抗生素，尤其是大肠埃希菌。大肠埃希菌对 11 种常用抗菌药物的总耐药率如图 6-2-2 所示。大肠埃希菌对替加环素、3 种碳青霉烯类和阿米卡星的耐药率最低，为 0.2%~2.8%，对两种酶抑制剂复合剂（哌拉西林钠 - 他唑巴坦钠和头孢哌酮钠 - 舒巴坦钠）的耐药率分别为 4.7% 和 6.4%。产生碳青霉烯酶或新德里金属 - β - 内酰胺酶（New Delhi metallo-β-lactamase，NDM）-1 是肠杆菌科细菌对碳青霉烯类抗生素最主要的耐药机制，且不同人群来源和不同地区来源菌株的耐药机制有所不同。从地域分布看，与南方相比，我国北方医院临床分离的耐碳青霉烯类肠杆菌科（carbapenem-resistant

器官移植临床技术

enterococcus，CRE）菌株中产 NDM-1 菌株多些，而产肺炎克雷伯菌碳青霉烯酶（Klebsiella pneumoniae carbapenemase，KPC）型菌株少些。

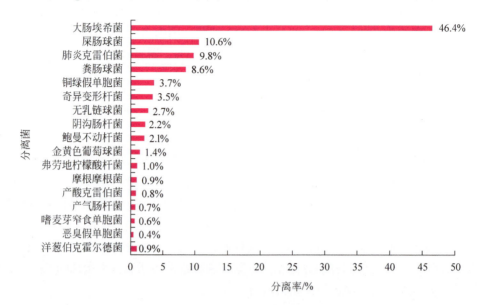

图 6-2-1　36 635 株尿道标本分离菌主要菌种分布

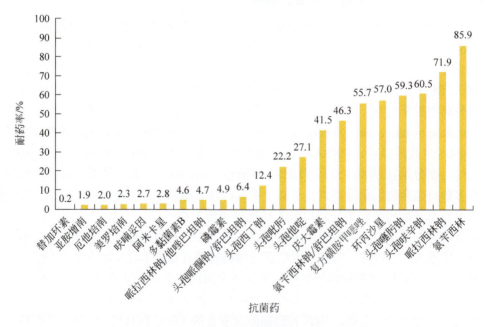

图 6-2-2　36 735 株大肠埃希菌对抗菌药的耐药率

（三）特殊 MDR 细菌的变迁情况

针对器官移植、尤其是并发肺部感染的受者，需要更加高度关注的是肺炎克雷伯菌，其每年的分离率呈稳步上升趋势。根据我国耐药细菌监测网的数据，2017 年的呼吸道分泌物中，肺炎克雷伯菌跃居首位，替代了既往多年鲍曼不动杆菌占有的首位。而且，肺炎克雷伯菌对多种抗生素的耐药率也显著上升。近年来，对 CRE，尤其是其中的 CRKP 感染的发生率逐年增加，严重威胁器官移植受者的存活率。我国 CRKP 的耐药率从 2005 年的 3% 左右上升到了 2018 年的 28.6%，耐药率上升幅度高达 9 倍。在不同的医院，CRKP 对碳青霉烯类的耐药率不同，耐药率最高者 ≥50%。因此，针对此类超级耐药细菌的感染，实验室需要增做其他可能有效的抗菌药物如多黏菌素、替加环素、头孢他啶 - 阿维巴坦的药敏及联合药敏试验，同时关注多黏菌素和替加环素的药敏试验方法问题，力求准确。目前，我国已有产苯唑西林水解酶（oxacillin hydrolase，OXA）型碳青霉烯酶肺炎克雷伯菌所致感染的克隆菌株流行的报道。

三、MDR 细菌感染的抗生素治疗

（一）治疗原则

MDR 细菌治疗应尽量根据药敏结果选择敏感抗生素，当所有药物均不敏感时，选择最低抑菌浓度（minimum inhibitory concentration，MIC）较接近敏感折点的药物。MDR 革兰阴性菌的治疗不仅需要增加抗生素的剂量，而且需要联合用药，但同时注意根据患者的年龄、肝肾功能及体表面积进行相应调整。根据抗菌药物的药动学和药代学原理设定给药方案，如增加给药剂量或次数，延长抗生素滴注时间等。同时积极处理原发病，控制感染源（引流积液及移除被污染的设备），尽可能消除感染的危险因素。

（二）MDR 感染的常用药物

临床上常见用于治疗 MDR 细菌感染的药物包括：甘氨酰环类、多黏菌素、β - 内酰胺酶抑制剂、碳青霉烯类、氨基苷类、磷霉素、四环素类、喹诺酮类。

1. 替加环素　替加环素是首个甘氨酰环类抗生素，可以有效抑制细菌蛋白质的合成，对耐碳青霉烯类细菌仍具有抗菌活性。目前，肺炎克雷伯杆菌属菌株对替加环素具有较高的敏感性。产 ESBLs 及碳青霉烯酶类耐药菌株对替加环素的敏感率与非产 ESBLs 及碳青霉烯酶类的敏感菌株相仿，临床主要用于 CRE、XDR 鲍曼不动杆菌或其他肠杆菌科细菌所致的呼吸道、皮肤软组织及腹腔感染。但替加环素组织分布广，血药浓度低，不适合单药治疗血流感染，一般推荐两药或三药联合，常与多黏菌素类、碳青霉烯类、氨基苷类等联合。由于替加环素在脑脊液及尿液中的血药浓度较低，一般不推荐用于中枢神经系统感染和泌尿道感染。对 XDR 菌株感染的治疗常需与其他抗菌药物如碳青霉烯类、氨基苷类、多黏菌素等联合应用。替加环素常用的给药方案为：首剂 100 mg，之后 50~75 mg（每日 2 次）静脉滴注。CRE 导致肺炎的治疗推荐剂量为：首剂 200 mg，之后 100 mg（每日 2 次）静脉滴注。

2. 多黏菌素　多黏菌素可分为两种：多黏菌素 B 和黏菌素（多黏菌素 E）；前者只能

用于静脉滴注，后者既可以静脉滴注，亦可以雾化吸入。多黏菌素主要用于各类 XDR 革兰阴性菌的治疗，尤其是鲍曼不动杆菌及铜绿假单胞菌。由于该药存在明显的异质性耐药，不推荐单独应用，常需联合应用其他抗菌药物，如碳青霉烯类、替加环素、磷霉素等，可表现为协同抗菌作用。在肾功能正常患者中多黏菌素 E 甲磺酸钠给药方案为多黏菌素 E 基质（CBA）2.5~5.0 mg/（kg·d），分 2~4 次静脉滴注。剂量换算为多黏菌素基质 15 mg= 多黏菌素 E 甲磺酸盐冻干粉 40 mg= 多黏菌素 E 活性成分 50 万单位。多黏菌素 B 硫酸盐每日给药量为 1.5~2.5 mg/kg，分 2 次静脉滴注。该类药物的肾毒性及神经毒性不良反应发生率高，对于移植肾功能不全的患者或老年人需要注意监测肾功能，必要时需调整剂量。

3. β- 内酰胺酶抑制剂及合剂　此类药物多以合剂形式出现，代表药物包括头孢哌酮钠 - 舒巴坦钠、哌拉西林钠 - 他唑巴坦钠、替卡西林钠 - 克拉维酸钾、头孢他啶 - 阿维巴坦。β- 内酰胺酶抑制剂能够抑制 β- 内酰胺酶对 β- 内酰胺类抗生素的水解作用，临床常用于覆盖常见耐药阴性杆菌，包括碳青霉烯类耐药的铜绿假单胞菌、产 ESBLs 的大肠埃希菌和肠球菌等。药物常用剂量为 3.0 g（头孢哌酮钠 2.0 g+ 舒巴坦 1.0 g），每日 3~4 次，静脉滴注。通常舒巴坦的推荐剂量为 4.0 g/d，在治疗 MDR 鲍曼不动杆菌时，剂量上限可增加至 6.0~9.0 g/d，并且延长每次静脉给药的时间至 2 h，同时可以联合碳青霉烯类、多黏菌素等药物。头孢他啶 - 阿维巴坦作为一种新的酶抑制剂复合制剂，主要适应证主要是：复杂的腹腔感染、复杂的尿路感染（包括急性肾盂肾炎）、医院获得性肺炎（包括呼吸机相关肺炎），以及对头孢他啶单药耐药或 MDR 革兰阴性杆菌导致的感染。该药在欧美国家上市后的临床研究显示，对于 MDR 肠杆菌属及铜绿假单胞菌等导致的感染，初始治疗失败者，予头孢他啶 - 阿维巴坦（2.5 g，每日 3 次，静脉滴注）进行补救性治疗，临床有效率可达 60% 以上。

4. 碳青霉烯类　碳青霉烯类抗生素常用的品种包括美罗培南、亚胺培南 - 西司他丁钠、多尼培南和帕尼培南 - 倍他米隆。碳青霉烯类药物对各种革兰阳性球菌、革兰阴性杆菌和多数厌氧菌具有强大的抗菌活性，包括产 ESBLs 和 AmpC β- 内酰胺酶的致病菌，但是嗜麦芽窄食假单胞菌对其天然耐药。

5. 氨基苷类　氨基苷类的常用品种有阿米卡星、异帕米星及妥布霉素。氨基苷类抗生素对 CRE 的血流感染有较好的疗效，这类药物多用于与其他药物联合治疗泛耐药肠杆菌科、铜绿假单胞菌及鲍曼不动杆菌的感染。阿米卡星或异帕米星的推荐剂量为 15 mg/kg，分 1~2 次给药。由于氨基苷类药物具有较强的肾毒性和耳毒性，用药期间应监测肾功能及尿常规，并监控患者的听力状态。

6. 磷霉素　磷霉素是美国感染病协会（Infectious Disease Society of America，IDSA）指南推荐的治疗 CRE 的二线用药，并且磷霉素可与多黏菌素、替加环素、碳青霉烯类、氨基苷类等联合治疗泛耐药菌引起的感染。国内 CRE 对磷霉素的敏感率为 40%~50%。推荐给药方案为 8 g（每日 3 次）或 6 g（每日 4 次），静脉滴注。

7. 四环素类 米诺环素对鲍曼不动杆菌、嗜麦芽窄食单胞菌均具有良好的抗菌效果。2017 年中国细菌耐药监测网检测米诺环素的耐药率为 40% 左右。推荐给药方案为首剂 200 mg，之后 100 mg（每日 2 次），口服用药。

8. 喹诺酮类 临床常用的喹诺酮类抗生素包括左氧氟沙星、莫西沙星、加替沙星和环丙沙星。但对于假单胞菌具有良好的抗菌活性的主要是左氧氟沙星和环丙沙星。可与 β-内酰胺类、氨基苷类、多黏菌素等联用治疗 PDRPA 和嗜麦芽窄食单胞菌的感染。

（三）不同 MDR 细菌的抗生素使用

导致器官移植受者感染的细菌，主要为 MDR 的革兰阴性杆菌；但是，痰培养的结果为 MDR 的革兰阴性杆菌，则应该结合临床首先判断是定植菌还是责任致病菌，若是责任致病菌，则按照大剂量、联合用药的原则予以相应抗生素治疗。如培养结果为鲍曼不动杆菌，则应该选择以下列几种药物为基础的联合用药原则：舒巴坦或其合剂为基础的联合用药、多黏菌素为基础的联合用药或替加环素为基础的联合用药。对于铜绿假单胞菌导致的感染，建议依据抗菌药物敏感性选择一种抗菌药物明确治疗。在 PDRPA 广泛流行机构，日常药敏试验必须包含多黏菌素类。不动杆菌属导致的感染，如果仅对多黏菌素类敏感，建议静脉给予多黏菌素 B 或多黏菌素 E；如果是肺部感染，建议同时辅助吸入多黏菌素 E。由于广谱抗生素碳青霉烯类抗生素的普遍使用，呼吸道标本培养到嗜麦芽窄食单胞菌的几率显著升高，因此，也需要首先判断是定植菌还是耐药菌，一旦判断是嗜麦芽窄食单胞菌导致的肺部感染或其他部位的感染，一般首选复方磺胺甲噁唑，其他药物有替卡西林钠 - 克拉维酸钾、头孢哌酮钠 - 舒巴坦、左氧氟沙星或环丙沙星、黏菌素等。对于 CRE 导致的感染，建议给予替加环素、多黏菌素或头孢他啶 - 阿维巴坦。厌氧菌感染一般选择青霉素（脆弱拟杆菌除外）、甲硝唑、克林霉素，严重者可以选择碳青霉烯类。若培养结果为革兰阳性球菌中的 MRSA，一般选择万古霉素、利奈唑胺、替考拉宁或替加环素；若培养结果为 VRE，一般选择利奈唑胺或替考拉宁等。具体抗生素的选择根据药敏结果，与常规抗生素的使用原则相同。

（孙丽莹 李 钢 巨春蓉）

第三节 器官移植术后结核分枝杆菌感染

结核分枝杆菌感染是器官移植术后一种较为少见但后果严重的感染性疾病。长期使用免疫抑制剂导致移植受者结核分枝杆菌感染发生率高于正常人群 20~74 倍，且病死率高达 31%。移植术后结核分枝杆菌感染患者中，继发性肺结核占 51%，肺外结核占 16%，血行播散型肺结核占 33%。移植术后结核分枝杆菌感染的病死率达 19%~40%，是普通结核分枝杆菌感染患者总体病死率的 10 倍。抗结核药物的肝、肾毒性及其与免疫抑制剂相互的代谢干扰，导致移植受者临床抗结核治疗复杂性明显增加，使移植物丢失率高达 33.3%，受者致死率也明显高于非移植结核分枝杆菌感染患者。

一、移植术后结核分枝杆菌感染的临床表现

结核分枝杆菌感染典型的临床症状为发热、盗汗和体力下降，对于未明确病原体的发热，要高度怀疑结核分枝杆菌感染的可能。移植术后结核分枝杆菌感染的临床表现中，发热较为常见，但并不具有特异性。移植受者中，64% 局灶性结核分枝杆菌感染患者以发热为首发表现，91% 播散型结核分枝杆菌感染患者具有发热症状。发生播散型结核分枝杆菌感染的移植受者多见于供者来源的感染，且伴有典型的临床症状。

二、移植术后结核分枝杆菌感染的危险因素

移植术后结核分枝杆菌感染具有一定地域性，高发地区移植受者结核分枝杆菌感染发生率为 15.2%，而非高发地区仅为 0.5%~6.4%。移植术后结核分枝杆菌感染发生率与移植器官种类密切相关，肺移植术后结核分枝杆菌感染的发病风险是其他器官移植的 5.6 倍，肾移植术后结核分枝杆菌感染的发生率为 0.56%~2.61%，肝移植为 0.47%~2.30%。移植术后发生结核分枝杆菌感染的受者的危险因素包括使用淋巴细胞清除抗体、强化的免疫抑制治疗、慢性肾功能不全、贫血、糖尿病、丙型病毒性肝炎、慢性肝病、高龄等。移植受者结核分枝杆菌感染约 2/3 发生在移植后 1 年内，中位时间为 6~11 个月。既往结核菌素皮肤试验（tuberculin skin tests，TST）阳性或影像学资料明确有陈旧性肺结核表现的患者，移植术后结核分枝杆菌感染发生时间较早。

三、移植术后结核分枝杆菌感染的诊断

移植术后结核分枝杆菌感染的临床诊断主要依赖于临床症状和实验室检测。由于免疫抑制剂的使用，结核分枝杆菌相关的细胞免疫应答反应减弱，甚至缺失，从而导致临床症状不典型，临床上需要提高警惕，减少误诊。需要注意的是，免疫抑制剂的应用也使受者针对结核的免疫反应下降，导致实验室检查的灵敏度降低。直接在体液或病变组织标本中行抗酸染色镜检等方法，可以为诊断提供直接的证据。影像学检查可以发现具有特征性的表现，是移植术后结核分枝杆菌感染的重要诊断手段，尤其是对肺结核的诊断。与非移植结核分枝杆菌感染患者相比，移植受者肺外结核更为多见，各器官结核表现的不同，需针对具体临床病例进行分析。

（一）结核分枝杆菌的病原学检测

在结核分枝杆菌感染的临床诊断中，病原学检测是最为直接的证据，对移植供、受

者进行结核分枝杆菌感染筛查仍推荐采用细胞免疫学检测。需注意，由于免疫抑制剂的应用，移植受者的细胞免疫应答反应降低甚至缺失，可使实验室检查的灵敏度明显降低，导致结核分枝杆菌感染诊断延迟。TST 可衡量结核分枝杆菌感染时细胞介导的免疫应答反应，可以应用于移植前后各个阶段。皮下注射结核菌素后观察 48~72 h，皮肤硬结的最大直径＞5 mm 提示检测呈阳性结果，该检测对接种过卡介苗的患者特异度下降。γ 干扰素释放试验（interferon gamma release assay，IGRA）是基于血标本的体外试验，其原理是快速诱导 T 淋巴细胞产生针对抗原的干扰素（interferon，IFN）- γ，对于发现潜在结核分枝杆菌感染的特异性优于结核菌素纯蛋白衍生物试验。TST 和 IGRA 联合检测阳性率高，具有较好的诊断价值。

直接的痰液、支气管冲洗液或支气管肺泡灌洗液、经支气管肺活组织检查（活检）、尿液、肺结核和肺外结核分枝杆菌感染变处组织活检标本等抗酸杆菌检测是诊断移植术后结核分枝杆菌感染较为直接的证据，标本应送抗酸杆菌涂片、培养以及组织病理检测，但阳性率和培养分离率相对较低，且受标本质量的影响。

（二）移植术后结核分枝杆菌的影像学检查

影像学检查具有重要的参考和补充价值。肺结核 X 线胸片常见表现：①多发生在肺上叶尖后段、肺下叶背段；②呈多形性表现（同时呈现渗出、增殖、纤维和干酪性病变）；③易合并空洞；④可伴有胸腔积液、胸膜增厚与粘连；⑤病灶吸收慢。CT 扫描具有重要的补充性诊断价值：①发现胸内隐匿部位病变包括气管、支气管内病变；②早期发现肺内粟粒阴影；③诊断有困难的肿块、空洞、孤立结节和浸润阴影的鉴别；④了解肺门、纵隔淋巴结肿大情况，鉴别纵隔淋巴结结核和肿瘤；⑤少量胸腔积液、包裹性积液、叶间积液和其他胸膜病变的检出；⑥囊性与实体肿块的鉴别。

四、移植术后结核分枝杆菌感染的预防

移植相关结核分枝杆菌感染有 4 种来源：①潜伏结核分枝杆菌感染（latent tuberculosis infection，LTBI）受者；②供者存在结核分枝杆菌感染；③移植后结核分枝杆菌的初次暴露；④急需移植的受者存在活动性结核分枝杆菌感染。提高对 LTBI 供、受者的及时发现、治疗以及预防移植后结核暴露的意识，是预防器官移植术后结核分枝杆菌感染和降低发生率、病死率的重要措施。

（一）供者来源结核分枝杆菌感染的预防

所有等待移植的受者均应详细询问结核相关病史，包括 TST 或 IGRA 结果、疫区或家人结核分枝杆菌感染接触史、卡介苗接种史；在移植前对受者进行常规 TST 或 IGRA 筛查。

活动性结核分枝杆菌感染是器官捐献和移植的禁忌证。受者有肺结核分枝杆菌感染史并接受过足量、正规治疗，可以行器官移植。足量正规治疗指 2HRZE/4HR 的标准治疗方案，即 4 联强化用药（异烟肼、利福平、吡嗪酰胺和乙胺丁醇）2 个月，然后持续用药（异烟肼和利福平）4 个月。

（二）结核分枝杆菌感染的预防性治疗

对于 LTBI 的供、受者进行预防性抗结核分枝杆菌治疗，是防止其发展为活动性结核分枝杆菌感染的有效措施。对 LTBI 的移植等待者，预防治疗前应详细询问病史、行体格检查及辅助检查排除急性结核分枝杆菌感染可能。对于 LTBI 的受者预防性抗结核治疗的方案与当地普通人群相同。抗结核分枝杆菌预防性治疗药物的不良反应主要是肝功能损伤，治疗期间应注意加强肝功能的监测，依据详细体格检查做出及时的评估，及时监测天冬氨酸转氨酶（aspartate aminotransferase，AST）、丙氨酸转氨酶（alanine aminotransferase，ALT）及总胆红素等肝功能指标。治疗过程中，出现消化道症状且 AST 和 ALT 水平超过正常上限 3 次以上，或虽无临床症状，但 AST 和 ALT 水平超过正常上限 5 次，应调整抗结核分枝杆菌药物治疗方案甚至停药。

LTBI 的活体器官移植供、受者在预防性抗结核治疗的同时，均应仔细评估患者的感染状态，以及时发现活动性结核分枝杆菌感染，避免在活动性感染期行移植手术。预防性抗结核治疗并非一定要在移植前完成，因移植而中断的治疗应在移植术后受者病情稳定后尽快重启；且中断治疗后，需对患者进行重新评估，以判断是否已转变为活动性结核及确定 LTBI 治疗需要延长的时间。

五、移植术后结核分枝杆菌感染的药物治疗

与普通人群结核分枝杆菌感染相同，移植受者感染后的主要治疗方法是采用抗结核分枝杆菌药物治疗，移植受者使用与当地普通人群相同的结核分枝杆菌感染治疗方案，目前推荐的短程化疗方案为 2HRZE/4HR。该方案治疗效果可靠，同时避免了长期口服抗结核药物的不良反应。治疗周期的长短取决于对抗结核治疗的反应性和继续治疗阶段中的用药方案，一般对于肺外结核，建议骨、关节结核治疗疗程为 6~9 个月，中枢神经系统结核为 9~12 个月，严重血行播散结核为 6~9 个月。目前儿童移植受者结核分枝杆菌感染的研究较少，已有研究认为其临床特点与成人基本一致。在移植后免疫抑制状态下，一些儿童结核分枝杆菌感染的特异性症状可能会更加明显。换言之，即增加了诸如播散型肺结核和一些肺外结核以及因结核分枝杆菌感染直接或间接死亡的风险，因此应加强对儿童移植候选者及其亲属活动性结核分枝杆菌感染的筛查，并对 LTBI 的儿童患者采取预防性治疗，以降低其移植后结核分枝杆菌感染发病风险。

抗结核药物与免疫抑制剂间代谢干扰如表 6-3-1 所示。利福霉素类抗结核药物与免疫抑制剂之间代谢干扰明显增加抗结核治疗的复杂性，以及抗结核药物自身不良反应的发生率。对于不严重的病例，可选用不联合利福霉素类的抗结核方案，从而降低移植排斥反应发生的风险；可使用利福喷丁代替利福平，以减少利福平与钙神经蛋白抑制剂（calcineurin inhibitor，CNI）和哺乳动物雷帕霉素靶蛋白抑制剂（mammalian target of rapamycin inhibitor，mTORi）的相互作用。对于接受利福平治疗的受者，推荐监测 CNI 和 mTORi 血药浓度。

表 6-3-1 部分抗结核药物对免疫抑制剂的影响作用

免疫抑制剂	异烟肼	利福平或利福喷丁	吡嗪酰胺	乙胺丁醇	链霉素	莫西沙星或左氧氟沙星
糖皮质激素	提高糖皮质激素水平，增加其不良反应（肝代谢抑制）	降低糖皮质激素水平及效果（肝代谢诱导）	无影响	无影响	无影响	增加肌腱相关的不良反应
环孢素	无影响	降低环孢素血药浓度及疗效（肝代谢诱导）	无影响	无影响	增加肾毒性的风险（增加毒性）	增加环孢素血药浓度（仅左氧氟沙星）
他克莫司	无影响	降低他克莫司血药浓度及疗效（肝代谢诱导）	无影响	无影响	增加肾毒性的风险（增加毒性）	无影响
西罗莫司	无影响	降低西罗莫司血药浓度及疗效（肝代谢诱导）	无影响	无影响	无影响	无影响
吗替麦考酚酯	无影响	使用替代或监测吗替麦考酚酯水平，与之联合使用可降低吗替麦考酚酯血药浓度及疗效（肠肝循环障碍）	无影响	无影响	无影响	降低吗替麦考酚酯的血药浓度

抗结核分枝杆菌的药物治疗需要足量、联合治疗，抗结核分枝杆菌药物与免疫抑制剂之间容易发生相互作用，并且抗结核分枝杆菌药物自身的存在较多的不良反应，这些因素增加了移植术后结核分枝杆菌治疗的复杂性，需要全面、综合考虑，以降低移植物丢失，避免移植受者死于结核分枝杆菌感染。治疗期间，既不要单纯因为抗结核药物会导致 CNI 类血药浓度下降而将抗结核药物减量，也不要刻意提高 CNI 类血药浓度，只要规律监测移植器官功能、T 淋巴细胞亚群及尿常规等变化，及时发现和调整即可。移植术后发生结核分枝杆菌感染提示患者免疫功能低下，在临床观察没有排斥反应和抗结核药物自身不良反应的前提下，抗结核药物应尽可能足量、足疗程，保证抗结核治疗的有效性。

（王　强　于　涛　石炳毅）

第四节　器官移植受者供者来源感染

器官捐献工作的快速推进在拯救大量器官功能衰竭患者生命的同时，也增加了器官移植受者供者来源性感染（donor-derived infection，DDI）的风险，即在器官捐献后，捐献者体内存在的病原体通过器官移植过程感染移植受者，引发感染性疾病。由于绝大部分尸体器官捐献的供者都曾经过重症监护室（intensive care unit，ICU）治疗，在捐献前可能经历重大手术、持续气管插管或气管切开行机械通气、留置深静脉导管和导尿管等各种导管等，还可能需要血液透析、人工肝、体外膜肺氧合（extracorporeal membrane oxygenation，ECMO）等辅助治疗，其发生院内感染，特别是多重耐药（multidrug-resistant，MDR）菌感染的风险明显增高。部分捐献者可能携带 MDR 菌而不发病，但其可以通过供器官导致相应移植受者发生 DDI。常见 DDI 病原体见表6-4-1。由于涉及器官供者和移植受者两方面，需要严格的供者感染状态评估并加强器官移植受者围手术期感染防控，以减少 DDI 风险，确保移植受者的安全。

表 6-4-1　可以通过器官移植传播的 DDI 病原体

分　类	病　原　体
细菌	金黄色葡萄球菌、克雷伯菌属、脆弱拟杆菌、铜绿假单胞菌、大肠埃希菌、沙门氏菌、小肠结肠炎耶尔森氏菌、苍白密螺旋体、布鲁杆菌属、肠杆菌属、不动杆菌属、军团菌属、诺卡氏菌属、单核细胞增多性李斯特菌
真菌	曲霉属、假丝酵母菌属、粗球孢子菌、新型隐球菌、荚膜组织胞浆菌、尖端赛多孢子菌、原壁菌属、接合菌
分枝杆菌	结核分枝杆菌、非结核分枝杆菌
寄生虫	弓形虫、类圆线虫、疟原虫属，枯氏锥虫、杰氏肺囊虫
病毒	巨细胞病毒、EB病毒、单纯疱疹病毒、水痘-带状疱疹病毒、人类疱疹病毒-6/7/8、人类疱疹病毒-8、肝炎病毒（HBV、HCV、HDV）、人类免疫缺陷病毒、细小病毒B19、狂犬病毒、淋巴细胞性脉络丛脑膜炎病毒、西尼罗病毒、BK病毒、人类嗜T淋巴细胞病毒-1/2

HBV 为乙型肝炎病毒，HCV 为丙型肝炎病毒，HDV 为丁型肝炎病毒

一、潜在捐献者感染状态的快速评估

在许多情况下器官捐献供者的生命体征极度不稳定，留给捐献工作的时间很有限，此时需要在短时间（常常为 24 h）内完成必要的感染相关筛查和评估，以确定供器官的可用性。详细的病史询问、全面的临床评估和必要的实验室筛查，是评估 DDI 风险的必要手段，在此基础上，应审慎权衡减少感染风险和器官弃用浪费之间的关系。

（一）病史询问

病史询问包括供者的现病史、既往史、个人史、手术和外伤史。对昏迷供者必须明确其病因，询问病史时应特别关注是否存在感染性疾病、血制品的应用、疫苗的接种及职业暴露情况等增加感染风险的因素存在。应特别注意供者的旅游史，尤其是某些高风险的地方性感染（如组织胞浆菌、芽生菌、球孢子菌、锥虫、线虫等）暴露的风险。如果有明确的地方性感染暴露，需要额外增加相应的供者筛查手段或者受者预防措施。此外，了解供者是否有结核分枝杆菌、人类免疫缺陷病毒（human immunodeficiency virus，HIV）、乙型肝炎病毒（hepatitis B virus，HBV）、丙型肝炎病毒（hepatitis C virus，HCV）感染或其他

传染性疾病的接触史，以及非法药物的使用史，冶游史，监禁史以及与动物接触史等，可以为进一步的实验室筛查提供依据。

另外，还需在询问病史时注意收集并明确以下病史：（1）不明原因的脑死亡，或已知的致病因素不足以解释脑死亡时，放弃捐献；（2）近期有狗、猫、蝙蝠、啮齿类等动物咬伤或抓伤史，需排除狂犬病等相关疾病；（3）某些可能传播 HIV、HBV 和 HCV 风险的情形和行为，包括母亲携带 HIV、HBV 或 HCV 的婴儿供者（≤2 岁）和在之前 12 个月内曾有如下行为的供者：①与已知或怀疑携带 HIV、HBV 或 HCV 者有过性行为；②男男性行为；③女性供者与发生过男男性行为的男性有过性接触；④卖淫；⑤与静脉注射、肌肉注射、皮下注射毒品的人发生性关系；⑥静脉注射、肌肉注射、皮下注射毒品药物；⑦曾行梅毒、淋病、衣原体感染等治疗，或发生过生殖器溃疡。

（二）临床评估

临床评估包括体格检查和必要的辅助检查。应重点监测供者的生命体征包括体温、心率、血压、呼吸、血氧饱和度和尿量等。对于突发意识障碍、体温 ≥38 ℃或 ≤36 ℃、呼吸加快（≥22 次 / 分）、血压下降（收缩压 ≤90 mmHg，舒张压 ≤60 mmHg 或平均动脉压 ≤65 mmHg，10 mmHg=1.33 kPa）、血氧饱和度下降（≤90%）、尿量减少 [≤0.5~1.0 mL/（kg·h）] 的供者，应积极寻找可能的感染因素。

体格检查应重点关注体表有否脓肿、溃疡、淋巴结肿大、创伤部位或伤口及引流液等感染表现，对于可疑感染的部位或体液应留取标本以便进一步筛查。对于有手术或外伤病史的供者应明确是否存在肠内容物溢出以及明显的脓液或感染的器官、血管等。此外，还应检查供者体表是否有针眼、纹身、耳洞或身体穿洞等增加血源性传染性疾病风险的情况。

影像学检查应包括可能发生感染的部位和（或）捐献的器官，X 线胸片和腹部超声是必不可少的检查，以排除肺部活动性结核以及腹部脏器脓肿等，必要时增加胸、腹部 CT，心脏彩超，头颅 CT 或 MRI 等。为进一步的病原学检查提供依据。

（三）实验室检查

所有尸体器官供者都应常规监测血常规和 C- 反应蛋白（C-reactive protein，CRP），前者主要是白细胞计数和分类计数（包括粒细胞、淋巴细胞和单核细胞），白细胞增多（≥10.0×10^9/L）或减少（≤3.0×10^9/L），粒细胞增多或者出现核左移等均提示可能有感染发生。CRP 是敏感但特异性不高的炎症指标，当 CRP≥40 mg/L 多提示感染的存在，≥100 mg/L 多提示脓毒症或侵袭性感染可能。除此之外,还应酌情开展下列病原体的筛查,以明确供者的感染状态。

1. 可通过器官移植传播的病原体检测 主要依靠血清学检测发现。核酸检测（nucleic acid tests，NAT）可作为辅助检查，减少病毒性感染漏诊的可能。供者必须进行筛查的血清学检查包括：① HIV 抗体；② HBV 的血清学检测，包括乙型肝炎表面抗原（hepatitis B surface antigen，HBsAg）、乙型肝炎表面抗体（hepatitis B surface antibody，抗 -HBs）、乙型肝炎 e 抗原（hepatitis B e antigen，HBeAg）、乙型肝炎 e 抗体（hepatitis B e antibody，抗 -HBe）、乙型肝炎核心抗体（hepatitis B core antibody，抗 -HBc）；

③抗 -HCV 抗体；④梅毒螺旋体和非梅毒螺旋体检测 [梅毒螺旋体血凝试验（treponema pallidum hemagglutination assay，TPHA）或梅毒螺旋体明胶凝集试验（treponema pallidum particle agglutination，TPPA）或荧光螺旋体抗体吸收试验（fluorescent treponemal antibody absorption test，FTA-ABS）+ 快速血浆反应试验（rapid plasma regain，RPR）；⑤巨细胞病毒（cytomegalovirus，CMV）抗体；⑥爱泼斯坦 - 巴尔病毒（Epstein-Barr virus，EBV）抗体。

其他可以进行筛查的检测包括：① HIV、HCV 和（或）HBV 的 NAT（对于具有高危病史 / 个人史的供者）；②人类嗜 T 细胞病毒（human T lymphotropic virus，HTLV）-1/2 抗体（主要针对日本西南部岛屿等特定地区）；③单纯疱疹病毒（herpes simplex virus，HSV）IgG 抗体；④水痘 – 带状疱疹病毒（varicella-zoster virus，VZV）抗体；⑤弓形虫抗体（仅针对心脏移植的供者）；⑥西尼罗病毒（West Nile virus，WNV）的血清学检测或 NAT（主要针对高发地区或高发季节时）；⑦隐孢子虫、类圆线虫和枯氏锥虫血清学检测（针对来自有地方性疾病的供者）；⑧ BK 病毒血清学检测（针对肾移植供者）。

针对以上供（受）者血清学和核酸检测结果应给予的措施见表 6-4-2。

表 6-4-2　基于供受者血清学检测结果的相应干预措施

病原体	供体抗体状态	受者抗体状态	移植建议	备　注
HIV	+	−	拒绝供者	HIV+供体必须拒绝
	−	+	如果受者HIV可以得到有效控制则继续移植；注意抗病毒药物与钙神经蛋白抑制剂的药物相互作用	
HTLV-1/2	+		通常拒绝供者	目前仍然缺乏区别HTLV-1和HTLV-2的快速检测手段。如果被确认是HTLV-2，则可继续移植；如果是HTLV-1，则拒绝供体
CMV	+/ −	+	继续移植	供体/受者抗体结果用来决定预防措施
	+	−	接受供者；但受者有感染CMV的高风险	可根据CMV治疗指南进行受者处置
EBV	+/ −	+	继续移植	
	+	−	接受供者，但有高度原发EBV感染和移植后淋巴细胞增殖性疾病的风险	考虑术后核酸检测以指导免疫抑制剂的使用
弓形虫	+/ −	+	继续移植	SMZ-TMP预防有效
	+	−	接受供者	心脏移植供者需接受SMZ-TMP的预防性治疗。如果供者不耐受，或者对上述药物有过敏反应，则使用阿托伐醌或氨苯砜，联合乙胺嘧啶和亚叶酸共同治疗

续表

病原体	供体抗体状态	受者抗体状态	移植建议	备注
HCV	+	+	可接受?（仍有争议）	如果使用此类供体，则受者抗-HCV+，或受者病情处于十分危重状态，需要行紧急移植手术
	+	−	是否使用取决于移植的紧迫性	一些中心接受使用于危重症受者和/或老年受者；然而，在肾移植领域，这种方案仍然有争议
HBV	抗-HBs+	抗-HBs+/−	接受供者	
	HBsAg+	抗-HBs−	拒绝供者	
		抗-HBs+	拒绝供者	一些中心在挽救患者生命的情况下会使用该类供体，但前提是：受者必须接受抗病毒的抢先治疗
	抗-HBc IgM+	抗-HBs−	拒绝供者	
		抗-HBs+	拒绝供者	一些中心在挽救患者生命的情况下会使用该类供体，但前提是受者必须接受抗病毒的抢先治疗
	抗-HBc IgG+（近期HBsAg−和抗-HBc IgM−）	抗-HBs−	拒绝供者（例外：挽救患者生命的情况下，行紧急肝移植可考虑使用）	疾病传播风险较高，一些移植中心使用了严密的预防措施
		抗-HBs+	可接受（仍有争议）	一些移植中心接受了肝外器官移植，受者处于免疫状态，并使用抗病毒预防性治疗
梅毒	RPR+	RPR+/−	接受供者	受者需要接受预防性青霉素治疗
侵犯中枢神经系统的病毒	临床怀疑存在感染		拒绝供者	病原体包括狂犬病毒、西尼罗病毒、淋巴细胞脉络丛脑膜炎病毒等

HIV 为人类免疫缺陷病毒；HTLV 为人类嗜 T 细胞病毒；CMV 为巨细胞病毒；EBV 为爱泼斯坦 - 巴尔病毒；SMZ-TMP 为复方磺胺甲噁唑；HCV 为丙型肝炎病毒；HBV 为乙型肝炎病毒；HBsAg 为乙型肝炎表面抗原；抗 -HBs 为乙型肝炎表面抗体；抗 -HBc 为乙型肝炎核心抗体；RPR 为快速血浆反应试验

2. 感染相关生物标志物的检测

（1）降钙素原（procalcitonin，PCT）：PCT≥2 ng/mL 多提示有脓毒症存在，且 PCT 水平与感染严重程度呈正相关。

（2）1, 3-β-D- 葡聚糖试验（G 试验）：适用于除新型隐球菌和接合菌（毛霉菌、根霉菌）外的所有深部真菌感染的早期诊断，但只能提示是否存在侵袭性真菌感染，而不能明确具体的真菌类型。G 实验灵敏度较高，但当存在下列情况时，检测易出现假阳性结果：①使用纤维素膜进行血透，标本或患者暴露于纱布或其他含有葡聚糖的材料；②静脉输注免疫球蛋白、白蛋白、凝血因子或血液制品；③链球菌血症；④操作者处理标本时存在污染。

（3）半乳甘露聚糖试验（GM 试验）：适用于侵袭性曲霉菌感染的早期诊断，其出现时间较早，常可在患者临床症状出现前 5~8 d 即可检测到。使用半合成青霉素尤其是哌拉西林钠 - 他唑巴坦钠可出现假阳性，临床上通常与 G 试验联合检测。

（4）隐球菌荚膜多糖抗原测定：适用于新型隐球菌检测，采用脑脊液或血液等体液标本检测，可早期、快速诊断隐球菌感染，且其滴度高通常提示预后不良。

（5）γ - 干扰素释放试验（interferon gamma release assay，IGRA）：对辅助诊断活动性结核病与潜伏结核感染（latent tuberculosis infection，LTBI）有一定参考价值，但仅凭 IGRA 阳性不能区分活动性结核病与 LTBI。

3. 病原微生物检查　应常规留取供者的外周血、尿液、痰液或气道分泌物进行病原微生物检查，有条件时可采集组织、脑脊液、引流液、胸或腹腔积液或肺泡灌洗液等标本。此外，供者器官保存液的细菌和真菌培养也可列为供者感染评估的常规检查，但存在外源性污染的可能。

常用微生物检测方法如下：

（1）直接涂片染色镜检（仅适用于以下情况）：革兰染色检查普通细菌、抗酸染色检查抗酸杆菌、弱抗酸染色检查奴卡菌、墨汁负染色检查新型隐球菌、六胺银染色检查肺孢子菌等，涂片检查能快速提供可能病原体的信息，但一般不能作为确诊依据。

（2）细菌、真菌培养：尽可能采集供者无菌体液、组织或分泌物等进行细菌、真菌培养。对于可疑感染的供者出现以下任一体征时，均应做血培养：①发热（≥38 ℃）或低温（≤36 ℃）；②寒战；③白细胞计数增加或减少；④皮肤黏膜出血；⑤突发意识障碍；⑥多器官功能衰竭；⑦血压下降；⑧呼吸增快；⑨ CRP、PCT 增高；⑩ G 试验和（或）GM 试验阳性。怀疑感染性心内膜炎时应重复做血培养。

（3）基于分子技术的病原菌快速检测方法：目前临床尚未广泛开展，在有特殊需求时可以选择性应用。

综合分析病史、临床表现和实验室检查等 3 方面的信息可以快速评估潜在捐献者感染状态，对供者感染状态进行风险分层。一般可以根据感染风险将潜在捐献者分为禁止器官捐献供者、高风险和低风险供者。其中患有不可接受风险的感染性疾病应视为器官捐献的禁忌证，除非用于没有其他治疗措施的、挽救生命的移植手术，否则应禁止器官捐献。

禁止器官捐献的感染性疾病包括：① MDR 菌感染疾病，特别是耐碳青霉烯类肠杆菌菌血症；②活动性结核；③未经治疗的细菌或真菌脓毒症（如假丝酵母菌血症）；④地方流行性真菌病的活动性感染（如芽生菌、孢子菌、组织胞浆菌）；⑤未经治疗的梅毒；⑥潜在的中枢性感染，如不明原因的中枢神经系统的感染（脑炎、脑膜炎）、单纯疱疹病毒性脑炎或其他脑炎、曾有多瘤病毒（JC 病毒）感染的病史、WNV 感染、狂犬病、克雅氏病、未经治疗的颅内隐球菌感染、其他真菌或病毒性脑炎；⑦活动性病毒血症，如疱疹病毒（HSV、CMV、VZV）、急性 EBV 感染（单核细胞增多症）；⑧活动性肝炎（甲型肝炎必须排除，乙型肝炎、丙型肝炎的供者器官使用必须获得受者及其家属知情同意）；⑨血清学或分子学诊断 HTLV-1/2 感染；⑩ HIV 感染（血清学或分子学诊断），未经治疗的寄生虫感染（枯氏锥虫、杜氏利什曼原虫、圆线虫）。

高风险供者包括：①评估过程中发现传染性病原体，但受者的健康状况和临床病情严重程度需要移植，此时允许移植给患同种病或有血清学保护的受者或受者移植后予以抢先治疗或预防治疗的情况；②患菌血症和（或）细菌性脑膜炎的供者经过至少 24~48 h 的针对性抗生素治疗后病情缓解；③无法对传染性疾病的风险进行适当评估的供者。高风险供者应尽可能在捐献前采集标本送检并密切关注结果，尽早明确病原体种类及其耐药状况，以便及时调整对供（受）者的抗感染治疗方案。低风险供者为评估过程中未发现传染性疾病，供者也无急性感染表现。

二、潜在捐献者在维护期间感染的预防与控制

（一）预防供者在 ICU 内多重耐药菌感染的措施

大部分医院的 ICU 均是 MDR 菌的流行区域，各单位 ICU 应参照 2017 年开始执行的我国《重症监护病房医院感染预防与控制规范》WS 509-2016，严格执行 ICU 医院感染预防与控制的基本要求，包括建筑布局与必要设施及管理要求、人员管理、医院感染的监测、器械相关感染的预防和控制措施、手术部位感染的预防与控制措施、手卫生要求、环境清洁消毒方法与要求、床单元的清洁与消毒要求、便器的清洗与消毒要求、空气消毒方法与要求等。特别是收治潜在捐献者的 ICU 一定要加强对 MDR 菌传播的控制，具体方案如下。

1. 接触隔离 建议将 MDR 菌定植或感染患者尽可能单间隔离，不宜将此类患者与潜在捐献者安置在同一房间。若条件限制无法单间隔离时可采取床边隔离。下达接触隔离医嘱，床旁有明显隔离标识，接触患者时医务人员应该穿戴隔离衣并且带一次性手套和口罩。

2. 强化手卫生 MDR 菌感染或定植患者床边应单独配备含有乙醇的速干手消毒剂消毒。医护人员接触患者后应及时认真做好手卫生。

3. 环境清洁及物品表面消毒 使用专用的抹布对环境物品进行清洁和消毒，推荐使用一次性使用的消毒湿巾纸擦拭。在 MDR 菌感染或定植患者诊疗过程中产生的医疗废物，应当用双层黄色医疗废物袋收集。相关低值医疗器械、器具及物品要专人专用，并及时消毒处理。

4. 主动筛查 MDR 菌主动筛查通常选择细菌定植率较高，且方便采样的 2 个或 2 个以上部位采集标本以提高检出率。耐甲氧西林金黄色葡萄球菌（methicillin-resistant staphylococcus aureus, MRSA）主动筛查常选择鼻前庭拭子，并结合肛拭子或伤口取样标本；耐万古霉素的肠球菌（vancomycin-resistant enterococcus, VRE）主动筛查常选择粪便、肛拭子样本；多重耐药革兰阴性菌主动筛查标本为肛拭子，并结合咽喉部、会阴部、气道内及伤口的标本。

5. 加强抗菌药物临床应用管理 严格掌握抗菌药物应用指征，通过分级管理限制抗菌药物使用。

6. 严格管理探视制度 做到一人一衣一探视，避免交叉感染。

（二）感染高危供者的监测

供者在 ICU 发生感染的高危因素包括：入住时间长（≥2 d）、有外伤或手术史、气管插管或气管切开行机械通气、深静脉置管、导尿管留置、血液透析或 ECMO 支持治疗、心肺复苏术后、血管活性药物的应用等。对于此类供者，要实时监测生命体征，第一时间

进行感染标志物检测和各种体液微生物培养，每2~3 d复查，定期对感染部位行影像学检查。供者急性感染检查项目见表6-4-3。

表6-4-3　潜在供者急性感染筛查的检查项目一览表

病原菌	生命体征	实验室检验	影像检查
细菌	体温 心率 血压 血氧	血常规	X线胸片 肝、肾超声 心脏彩超 胸、腹部CT
		CRP、PCT	
		各种体液培养（血、气道分泌物或肺泡灌洗液、尿、引流液）	
真菌		除以上外，G试验、GM试验（血、肺泡灌洗液）	

　　CRP为C反应蛋白；PCT为降钙素原；G试验为1, 3-β-D-葡聚糖试验；GM试验为半乳甘露聚糖试验

（三）感染供者的治疗及捐献器官的取舍策略

　　潜在捐献者应及时识别病原体，尽可能根据微生物结果指导抗菌药物治疗，提高器官的可利用率。针对不同的病原菌治疗和供者捐献评估策略如下。

　　1. 革兰阴性杆菌　如病原菌为非耐药菌，供者经过 ≥24 h 适当的广谱抗菌药物治疗，可以捐献器官。对MDR菌感染者器官捐献需审慎，对感染碳青霉烯敏感的MDR革兰阴性菌的供者，应选择最敏感的抗菌药物给予足量的标准治疗，临床反应良好者可以捐献。碳青霉烯耐药的MDR革兰阴性菌局部感染时，则可考虑参考广泛耐药菌感染治疗推荐（表6-4-4）进行治疗，局限于非感染部位的器官可谨慎使用，但如为血行感染则不能捐献。

表6-4-4　广泛耐药菌感染治疗推荐

耐 药 菌	宜选药物	可选药物
甲氧西林耐药葡萄球菌属	万古（或去甲万古）霉素	替考拉宁、利奈唑胺、达托霉素、替加环素、SMZ-TMP、磷霉素、利福平、夫西地酸（后4者用于联合治疗）
粪肠球菌 青霉素G及氨苄西林耐药（产β-内酰胺酶）	万古霉素	氨苄西林/舒巴坦
万古霉素及氨基糖苷类耐药（不产β-内酰胺酶）	青霉素G或氨苄西林	利奈唑胺，尿路感染可用磷霉素。氨苄西林+头孢曲松对氨基糖苷高度耐药的粪肠球菌心内膜炎有效
屎肠球菌 万古霉素及氨基糖苷类高度耐药	青霉素G或氨苄西林（全身感染）	达托霉素，尿路感染可以用磷霉素
青霉素类及万古霉素及氨基糖苷类高度耐药	利奈唑胺	喹诺酮类（左氧氟沙星、莫西沙星）
产ESBLs肺炎克雷伯菌或其他肠杆菌科细菌 所有头孢菌素类、氟喹诺酮类、氨基苷类、SMZ-TMP耐药	亚胺培南或美罗培南等碳青霉烯类	头孢吡肟或多黏菌素 + 美罗培南或亚胺培南

续表

耐 药 菌	宜 选 药 物	可 选 药 物
产碳青霉烯酶肠杆菌科细菌 所有青霉素类和头孢菌素类、氨曲南、碳青霉烯类、氨基苷类、喹诺酮类耐药	多黏菌素 +（美罗培南或亚胺培南）	根据体外药敏试验，替加环素+氨基苷类或碳青霉烯类或磷霉素或多黏菌素；磷霉素+氨基苷类；头孢他啶或头孢吡肟+阿莫西林或克拉维酸；氨曲南+氨基苷类。肺炎患者使用多黏菌素为基础的联合方案时，推荐辅以多黏菌素雾化吸入
铜绿假单胞菌 所有青霉素类和头孢菌素类、氨曲南、碳青霉烯类、氨基苷类、喹诺酮类耐药	多黏菌素 + 美罗培南或亚胺培南	根据体外药敏试验，选择抗铜绿假单胞菌 β 内酰胺类+（氨基糖苷类或环丙沙星或磷霉素）；环丙沙星+氨基糖苷类；双 β 内酰胺类联合，例如头孢他啶或氨曲南+哌拉西林-他唑巴坦；头孢他啶+头孢哌酮-舒巴坦；氨曲南+头孢他啶。肺炎患者使用多黏菌素为基础的联合方案时，推荐辅以多黏菌素雾化吸入
鲍曼不动杆菌 所有青霉素类和头孢菌素类、氨曲南、碳青霉烯类、氨基苷类和喹诺酮类耐药	多黏菌素+亚胺培南或美罗培南	根据体外药敏试验，米诺环素+亚胺培南（如体外联合呈协同作用）；头孢哌酮-舒巴坦或氨苄西林舒巴坦+替加环素；头孢哌酮-舒巴坦或氨苄西林-舒巴坦+多西环素；舒巴坦+碳青霉烯类；替加环素+碳青霉烯类；替加环素+多黏菌素
嗜麦芽窄食单胞菌	SMZ-TMP	替卡西林/克拉维酸，莫西沙星、多西环素、替加环素，二联用药

本表中所列革兰阴性杆菌多为泛耐药菌。如果药敏试验结果显示该菌对某些药物仍然敏感，如产 ESBLs 或产碳青霉烯酶的部分细菌对氨基苷类或喹诺酮类或复方磺胺仍敏感，则这些药物依然可以选用；ESBLs 为产超广谱 β-内酰胺酶；SMZ-TMP 为复方磺胺甲噁唑。

2. 革兰阳性球菌 供者器官获取前耐药的革兰阳性球菌检出率较高，包括 VRE 及 MRSA，前者更容易从供者传播给受者。VRE 感染的供者可参照相应指南进行规范化治疗，并在治疗后予以评估。

3. 其他特殊类型的细菌感染 对于细菌性脑膜炎患者，若病原菌是肺炎链球菌、脑膜炎奈瑟菌、流感嗜血杆菌、大肠埃希菌或 B 群链球菌，在接受针对性抗菌药物治疗后可以进行器官捐献；若是高毒性病原体（如李斯特菌），则不适于进行器官捐献。活动性结核感染是移植禁忌证。无活动性结核感染证据的 LTBI 供者可用于移植。有残余结核病灶的肺不应作为供器官。

4. 真菌 活动性假丝酵母菌血症以及由新型隐球菌、曲霉、毛霉和球胞子菌引起的活动性感染是移植禁忌证。地方流行性真菌病由于诊断困难、表现隐匿，目前尚无较为规范统一的针对地方流行性真菌病的供者筛查规范。

（1）假丝酵母菌属：尿液或支气管分泌物培养假丝酵母菌阳性的移植供者，经过恰当的抗真菌治疗后可以考虑器官捐献。若气道有假丝酵母菌属定植，建议使用棘白菌素类药物；氟康唑可用于大多数假丝酵母菌属尿路感染的供者。（2）丝状真菌：侵袭性丝状真菌感染供者不宜捐献器官。（3）新型隐球菌：如果供者有神经系统症状如脑膜炎相关症状或者有肺部结节且存在新型隐球菌感染的高危因素（如合并血液系统肿瘤、接受糖皮质激素治疗或存在细胞免疫功能障碍等），应考虑新型隐球菌感染的可能。经过治疗的供者，只有证实新型隐球菌感染已经被根治才可行器官捐献。

三、接受高风险感染供者器官移植后受者的防控

（一）病毒性 DDI 的预防

1. 乙型肝炎病毒　供者 HBsAg 阳性或 HBcAb IgM 阳性，提示 HBV 感染。接受 HBV 阳性器官移植的受者，无论其 HBV 血清学阳性或阴性，都需进行预防性治疗。潜在受者术前血清学阴性并已建立 HBV 主动免疫，由于终末期器官衰竭、急需移植挽救生命，在知情同意的前提下应用此类器官时，可使用乙型肝炎人免疫球蛋白及核苷类似物（恩替卡韦、替诺福韦酯等）进行预防。

2. 丙型肝炎病毒　HCV 阳性供器官的使用目前存在争议。HCV RNA 阳性提示病毒复制较活跃，病毒传播力也较高；RNA 阴性而抗体阳性的供器官，其传播风险尚未定论。直接抗病毒药物（direct-acting antiviral agent，DAA）对受者的预防性使用目前正处于探索阶段。必须在充分告知受者并签署知情同意书后，才考虑移植 HCV 阳性的供器官。

（二）细菌性 DDI 的预防和治疗

1. 菌血症　使用菌血症供者的器官的移植受者在移植术后即刻出现发热等临床症状怀疑感染时，应采集移植物相关部位、血、尿、痰等部位标本行病原学检查，并给予广谱抗菌药物治疗，在确认供者特异性病原体后，根据药敏结果调整用药方案。疗程常为 7~14 d，可根据病原体种类（MDR 菌）及感染部位（如侵犯血管吻合口或者血管内皮）等具体情况适当延长疗程。

2. 感染性心内膜炎　使用感染性心内膜炎供者的器官的受者，移植后需接受敏感抗菌药物治疗至少 2 周。金黄色葡萄球菌或铜绿假单胞菌感染性心内膜炎供者的器官，一般不建议应用。基于其他原因使用此类供器官后，建议抗菌疗程至少 6 周。

3. 呼吸道分泌物培养阳性　由于很难保证呼吸道病原体在器官获取时是否已移行入血，使用呼吸道分泌物培养阳性的供者捐献的器官时，应于移植前留取供者外周血和器官保存液等送细菌培养，若其培养结果与供者呼吸道分泌物一致，必要时给予受者针对性的药物治疗。

4. 细菌性脑膜炎　使用此类供者的捐献器官的受者在移植后通常需要接受 7~14 d 的针对性抗菌药物治疗。

5. 耐药菌感染 对于面临 MDR 菌 DDI 风险的受者，预防性治疗的报道较少。供者存在菌血症或活动性细菌感染累及待捐献的器官，其受者应接受至少 14 d 的敏感抗菌药物治疗。若为毒力较低的细菌感染、受者临床情况良好且移植后血培养阴性可考虑更短的疗程，但至少 7 d；若为耐碳青霉烯类革兰阴性菌，建议采用两药联合预防治疗，治疗时间应根据治疗反应、感染源控制情况以及不良反应来决定。

6. 结核分枝杆菌感染 控制供者来源结核感染应提高对结核感染的警惕性及识别能力。目前针对受者术后潜伏或者无症状的活动性结核分枝杆菌感染，尚无有效可靠的筛查手段，因此临床出现疑似感染，需要进行仔细问诊及体格检查，结合实验室、肺部影像学等多种检查，全面仔细地进行分析。接受未经正规治疗的 LTBI 供者器官的受者，应该接受预防性抗结核治疗。

接受不同细菌感染风险供者器官的受者处理原则见表 6-4-5。

表 6-4-5 接受不同细菌感染风险器官的受者防治原则

供者细菌感染情况	受者监测措施	受者抗感染治疗
临床排除细菌感染	常规尿、痰、引流液培养，取样频次一般每周2次	按切口类型，常规预防性使用抗生素
非耐药菌局部感染		
未累及移植器官	常规尿、痰、引流液培养，取样频次一般每周2次	按切口类型，常规预防性使用抗生素。脑膜炎因经常引起隐匿性菌血症，参照菌血症处理
累及移植器官	常规尿、痰、引流液培养，血CRP、PCT检查，每周2次。移植部位超声，每周1~2次	敏感抗生素针对性治疗7 d
MDRO局部感染		
未累及移植器官	常规尿、痰、引流液培养，血CRP、PCT检查，每周2次	需接受针对性药物治疗2周；若病原体致病力较低，可缩短疗程
累及移植器官	常规血、尿、痰、引流液培养，血CRP、PCT，G试验、GM试验，每2~3天1次。移植部位B超，每周1~2次，必要时CT检查	针对性药物治疗，CRGN建议两药联合治疗至少2周，建议预防性抗真菌治疗。治疗时间应个体化，根据治疗反应、感染控制情况以及不良反应来决定
菌血症		
非耐药菌	常规血、尿、痰、引流液培养，血CRP、PCT检查，每周2次	针对性药物治疗7~14 d
MDRO	常规血、尿、痰、引流液培养，血CRP、PCT，G试验、GM试验，每2~3天1次。移植部位超声，每周1~2次，必要时CT检查	针对性药物治疗，CRGN建议两药联合治疗至少2周，建议预防性抗真菌治疗。治疗时间应个体化，根据治疗反应、感染控制情况以及不良反应来决定

MDRO 为多重耐药菌；CRP 为 C 反应蛋白；PCT 为降钙素原；G 试验为 1, 3-β-D- 葡聚糖试验；GM 试验为半乳甘露聚糖试验；CRGN 为碳青霉烯类耐药革兰阴性菌

（三）真菌性 DDI 的预防和治疗

1. 假丝酵母菌感染 使用以下情况的供器官可增加受者感染风险：①器官保存液涂片可见假丝酵母菌或假丝酵母菌属培养阳性；②已知供者有肠穿孔或肠破裂；③供者伴假丝酵母菌血症。受者应行进一步的微生物评估包括血、尿及移植相关部位引流液等培养，监测基线时以及移植后第 7 日行影像学检查如彩超等，必要时行 CT 或 MRI 血管造影监测是否有吻合口动脉瘤等血管并发症，决定是否需要外科干预，并接受抗真菌治疗。

经验性抗真菌治疗疗程一般为 2 周。如果有感染证据，治疗过程中需多次复查影像学，根据受者的临床表现、影像学和培养结果而决定疗程，一般应延长到 4~6 周；如感染累及血管，疗程至少 6 周。

抗真菌药物应根据假丝酵母菌的种类选择。棘白菌素类推荐用于假丝酵母菌种类尚未明确，或高度怀疑是非白假丝酵母菌感染的移植受者。治疗泌尿道假丝酵母菌病时应以氟康唑为首选药物；其他唑类尿液浓度较低，不推荐常规使用，但有报道用于治疗实质移植器官感染。两性霉素 B 抗真菌谱广，但肾毒性限制了其临床应用。

供者呼吸道分泌物培养阳性但不伴假丝酵母菌血症或感染临床表现时，可在谨慎评估后捐献器官。

供者假丝酵母菌菌尿不是肾移植的绝对禁忌证，接受此类供肾受者的临床处理与保存液阳性受者相似。

2. 新型隐球菌感染 捐献后才发现供者有新型隐球菌感染的，应上报器官获取组织并给予所有受者预防性治疗。怀疑新型隐球菌感染时，受者应接受脑脊液常规检查、血清及脑脊液新型隐球菌荚膜抗原检测；血、脑脊液、其他临床感染部位的墨汁负染色及真菌培养、鉴定和药敏；头颅、肺部影像学检查（头颅 MRI 检查比 CT 阳性率更高，通常较脑脊液检查更敏感）；必要时可考虑细针抽吸或活检行微生物培养及病理学检查评估。

对于中重度隐球菌病，播散性隐球菌病以及中枢神经系统感染者先予以两性霉素 B 脂质体联合 5 氟胞嘧啶诱导治疗，继以氟康唑巩固治疗和维持治疗。轻中度且为中枢神经系统以外的感染可单用氟康唑治疗。经典疗程为 6~12 个月，但病情未缓解或出现排斥反应需要加大免疫抑制剂剂量者疗程应延长。

新型隐球菌感染受者推荐从糖皮质激素开始逐步减量免疫抑制剂。

3. 丝状真菌感染 曲霉菌（71%）、毛霉菌（21%）、帚霉菌（8%）为供体来源丝状真菌感染（donor-derived filametous fungal infection，DDFFI）最常见的病原体。高度怀疑供者来源的丝状真菌感染时，应考虑更积极甚至有创的诊断方法包括真菌生物标志物如 GM 试验、移植物影像学评估、经皮移植物穿刺行组织真菌培养或病理诊断、早期外科手术探查等以明确诊断；必要时及时进行外科手术干预（包括及时切除移植物和处理血管并发症等），积极进行有针对性抗真菌治疗。

在评估受者潜在 DDFFI 时，远程获得供者最新的信息及数据至关重要。来源于供者的丝状真菌感染必需在怀疑或知晓后 24 h 内及时向器官获取组织及网络报告。如果器官捐献后供者拟诊或确诊为曲霉病，受者应立即接受预防治疗，全身应用伏立康唑、棘白菌素类或两性霉素 B 脂质体等抗真菌药物。肾移植受者如果发生曲霉病，通常治疗至临床和影像学检查缓解或稳定，通常至少6~12周。常用抗真菌药的抗菌活性见表6-4-6。

表 6-4-6 常用抗真菌药的抗菌活性

微生物	抗真菌药物					
	氟康唑	伊曲康唑	伏立康唑	卡泊芬净	米卡芬净	两性霉素B
白色假丝酵母菌	+++	++	+++	+++	+++	+++
热带假丝酵母菌	+++	++	+++	+++	+++	+++
近平滑假丝酵母菌	+++	+++	+++	++，MIC↑	++，MIC↑	+++
光滑假丝酵母菌	±	±	+	+++	+++	++
克柔假丝酵母菌	−	±	++	+++	+++	++
季也蒙假丝酵母菌	+++	+++	+++	++，MIC↑	++，MIC↑	++
新型隐球菌	+++	++	+++	−	−	+++
烟曲霉	−	++	+++	++	++	++
黄曲霉	−	++	+++	++	++	++，MIC↑
土曲霉	−	+	+++	++	++	−
接合菌（毛霉、根霉）	−	−	−	−	−	+++
尖端孢子菌	−	±	+++	±	±	±

+++ 为疗效好，一线用药；++ 为有活性，二线用药；+ 为有活性，三线用药；± 为可能有活性；−为无活性；MIC 为最低抑菌浓度

此外，移植受者术后发生感染时，要根据感染严重程度，降低免疫抑制强度。同时，在应用抗菌药物时还应依据其与免疫抑制剂之间的相互作用（表6-4-7）调整免疫抑制剂的药物剂量并实时监测血药浓度。

表 6-4-7 常用抗耐药菌和抗真菌药物与免疫抑制剂之间的相互作用

抗生素	免疫抑制剂	相互作用程度	相互作用类型	推 荐
喹诺酮类				
氧氟沙星	CsA，FK506	++	升高免疫抑制剂血药浓度	选择其他药物
环丙沙星	CsA，FK506	+/−	可能升高免疫抑制剂血药浓度	无需调整剂量/监测免疫抑制剂血药浓度
左氧氟沙星	CsA	+/−	升高CsA血药浓度	无需调整剂量/监测免疫抑制剂血药浓度
莫西沙星	CsA，FK506，SRL，EVR	−	无	无
利福霉素类				
利福平	CsA，FK506，SRL，EVR，MMF，EC-MPS	+++	降低免疫抑制剂血药浓度	避免应用/监测免疫抑制剂浓度
氨基苷类				
庆大霉素	CsA，FK506	+++	肾毒性增加	避免应用/监测免疫抑制剂浓度和肾功能

续表

抗生素	免疫抑制剂	相互作用程度	相互作用类型	推 荐
阿米卡星				
妥布霉素				
其他抗菌药物				
利奈唑胺	MMF，ECMS，AZA	++	骨髓抑制	监测白细胞和血小板
磺胺类	MMF，ECMS，AZA	++	骨髓抑制	监测白细胞、血小板
	CsA，FK506	++	肾毒性	和肾功能
替加环素	CsA	+	升高免疫抑制剂血药浓度	监测免疫抑制剂血药浓度
唑类				
伏立康唑	CsA，FK506，SRL，EVR	+++	升高免疫抑制剂血药浓度	CsA 减量1/2，FK506减量2/3
伊曲康唑	CsA，FK506，SRL，EVR	++	升高免疫抑制剂血药浓度	监测免疫抑制剂浓度
泊沙康唑	CsA，FK506，SRL，EVR	+++	升高免疫抑制剂血药浓度	CsA 减量1/4，FK506减量2/3
氟康唑	CsA，FK506，SRL，EVR	++	升高免疫抑制剂血药浓度	剂量依赖，CsA 和FK506减量1/3
棘白菌素类				
卡泊芬净	FK506	+/−	可能降低FK506血药浓度	无
	CsA	++	升高卡泊芬净血药浓度	检测ALT、AST
	MMF（EC-MPS无资料）	−	−	无
	SRL，EVR无资料			
米卡芬净	FK506，MMF，泼尼松（EC-MPS无资料）	−	无	无
	CsA	++	降低CsA血药浓度	监测免疫抑制剂浓度
	SRL（EVR无资料）	++	升高SRL血药浓度	监测免疫抑制剂浓度
多烯类				
两性霉素B	CsA，FK506	++	增加肾毒性	如有可能选用两性霉素脂质体或其他抗真菌药物，监测免疫抑制剂浓度和肾功能

ALT：丙氨酸转氨酶；AST：天冬氨酸转氨酶；CsA：环孢素；FK506：他克莫司；SRL：西罗莫司；EVR：依维莫司；MMF：吗替麦考酚酯；EC-MPS：麦考酚钠肠溶片；AZA：硫唑嘌呤；伏立康唑和泊沙康唑禁止与西罗莫司合用。

（朱有华　张雷）

第五节　器官移植受者侵袭性真菌病

侵袭性真菌病（invasive fungal disease，IFD）是指真菌侵入人体，在组织、器官或血液中生长、繁殖，并导致炎症反应及组织损伤的疾病。此前曾使用"侵袭性真菌感染（invasive fungal infection，IFI）"一词，但"感染"着重描述的是病原菌与宿主的一种共存状态，而"病"描述的则是病原菌在体内侵袭、繁殖造成器官组织损伤的病理现象，更能反映一种机体的发病状态。IFD 是器官移植受者中术后死亡的重要原因。

一、器官移植受者 IFD 的临床表现

器官移植受者 IFD 的发生率因移植器官的种类和免疫抑制程度、各移植中心的环境以及预防性药物的使用情况等因素的差异而不尽相同。国外流行病学调查显示，器官移植受者术后 IFD 病原菌以假丝酵母菌（念珠菌）最多见（占 53.0%~59.0%），其次为曲霉（占 19.0%~24.8%）和隐球菌（占 7.0%~8.0%）；器官移植受者 IFD 总体 12 周的病死率为 29.6%。我国流行病学调查显示，在肝移植受者中真菌感染发生率为 18.8%，其中白色假丝酵母菌占 55.2%，非白假丝酵母菌占 26.4%，曲霉占 18.4%。

常见 IFD 的病原菌、发生率及患者病死率见表 6-5-1。

表 6-5-1　常见 IFD 的病原菌、发生率及临床表现

病原菌	发病率	常见菌群	起病时间	好发对象	临床表现	病死率
假丝酵母菌	侵袭性假丝酵母菌病全球发病率2%~4%。除肺移植外，侵袭性假丝酵母菌病占IFD的53%~59%	白假丝酵母菌、光滑假丝酵母菌、近平滑假丝酵母菌、热带假丝酵母菌、克柔假丝酵母菌	好发于移植后1个月内	在腹腔器官移植中更常见，而少或罕见于心、肺移植	假丝酵母菌血症	移植后1年内侵袭性假丝酵母菌病总的病死率达34%
曲霉	侵袭性曲霉病的发病率为0.1%~3.5%。除肺移植外，侵袭性曲霉病占18%~30%（肺移植后感染比例可达44%~63%）	常见烟曲霉感染，其次为黄曲霉、黑曲霉和土曲霉	一般在移植后2~3个月发病，中位发病时间为移植后6个月	最常见于肺移植	临床一般表现为急性侵袭性肺部感染	病死率高达67%~82%
隐球菌	欧美国家发生侵袭性隐球菌病的比例是0~1.5%。除肺移植外，侵袭性隐球菌病约占8%		典型的晚发型感染，一般起病于移植后16~21个月	肾脏和心脏移植	一半以上受者表现为播散性疾病，累及中枢神经系统，33%会出现真菌血症	病死率为14%~27%

二、器官移植受者 IFD 的危险因素

器官移植受者移植术后长期应用大剂量免疫抑制剂是发生 IFD 的高危因素。除此之外，还包括移植相关的医疗技术、环境和不同移植器官受者群的特殊危险因素，这些因素构成了器官移植受者不同于其他学科患者群体 IFD 易感性的特点（表 6-5-2）。

表 6-5-2　不同器官移植受者人群发生 IFD 的危险因素

移植器官	发生IFD的危险因素			
	假丝酵母菌	曲 霉		接合菌
		早期	晚期（移植后>4个月）	
肾		移植物功能丧失和血液透析；移植后血液透析；长时间大剂量使用糖皮质激素；巨细胞病毒感染；过度免疫抑制	巨细胞病毒感染；过度免疫抑制	
肝	手术时间延长或重复操作；再次移植；假丝酵母菌定植；胆总管空肠吻合术；术中大量输血	再次移植；肾衰竭（尤其是移植后血液透析）；暴发性肝衰竭；手术复杂或再次手术；使用单抗药物	移植后第 3 个月内泼尼松使用量累计 >6 g；移植后肾衰竭；移植后血液透析；白细胞减少（<0.5×10^9/L）；移植物慢性功能丧失	肾衰竭；排斥反应和过度免疫抑制；糖皮质激素；控制不佳的糖尿病；持续中性粒细胞减少；使用铁螯合剂如去铁胺；镰刀菌病；巨噬细胞功能减退
肺	长时间使用广谱抗生素；中心静脉导管；血液透析	支气管吻合口缺血或支架置换；急性排斥反应；单肺移植；移植前或移植后1年内曲霉定植	移植物慢性功能丧失	
心	长时间使用广谱抗生素；中心静脉导管；血液透析	呼吸道曲霉定植；再次手术；移植后血液透析；低丙种球蛋白血症（IgG < 4 g/L）	再入重症监护室；肾移植；急性排斥反应 >2次	
胰腺	空肠内引流；静脉血栓；输血后胰腺炎			
小肠	排斥反应或移植物功能丧失；吻合口破裂；多器官联合移植			

三、器官移植受者 IFD 的诊断

鉴于我国目前没有器官移植相关的 IFD 大规模循证医学资料，目前的 IFD 诊断标准参照欧洲 EORTC/MSG 联合发布的 IFD 修订定义，并参考我国相关指南中所推荐的诊断

标准和治疗方法，沿用分层诊断体系，以宿主因素、临床特征和微生物学或组织感染真菌病理学依据 3 项指标为诊断要素，保留了原有的确诊（proven）、临床诊断（probable）和拟诊（possible），增加了未确定（undefined）诊断。

器官移植受者 IFD 具体诊断依据见表 6-5-3。

表 6-5-3 临床诊断 IFD 的依据

项　　目	诊　断　依　据
宿主因素	（1）近期发生中性粒细胞缺乏（中性粒细胞计数<0.5×10⁹/L）并持续10 d以上 （2）接受异基因造血干细胞移植 （3）应用糖皮质激素超过3周[0.3 mg/（kg·d）以上，变应性支气管肺曲霉病除外] （4）90 d内应用过抗T淋巴细胞制剂（如肿瘤坏死因子-α，多克隆抗淋巴细胞免疫球蛋白、阿仑单抗等）或核苷类似物 （5）IFD病史 （6）受者同时患有艾滋病或遗传性免疫缺陷（如慢性肉芽肿或联合免疫缺陷病）
临床标准	（1）肺真菌病。CT检查至少存在以下三项之一：①致密、边界清楚的病变，伴或不伴晕征；②空气新月征；③空洞 （2）气道真菌病。支气管镜检发现以下表现：气管和支气管溃疡、结节、伪膜、斑块或结痂 （3）鼻窦真菌病。至少符合以下一项：①局部出现急性疼痛（包括放射至眼部的疼痛）；②鼻部溃疡伴黑痂；③从鼻窦侵蚀骨质，包括扩散至颅内 （4）中枢神经系统真菌病。符合以下至少一项：①影像学检查提示局灶性病变；②MRI或CT检查提示脑膜强化 （5）播散性假丝酵母菌病。此前2周内出现假丝酵母菌血症，并伴以下至少一项：①肝或脾牛眼征；②眼科检查提示进展性视网膜渗出
微生物标准	（1）直接检查（细胞学、直接镜检或培养）：①在痰、支气管肺泡灌洗液、支气管刷取物、窦吸取物中发现至少以下一项提示曲霉感染，即发现真菌成分显示为曲霉或培养提示曲霉；②痰或支气管肺泡灌洗液经培养新型隐球菌阳性或经直接镜检、细胞学检查发现隐球菌 （2）间接检查（检测抗原或细胞壁成分）：①曲霉，血浆、血清、支气管肺泡灌洗液或脑脊液检测半乳甘露聚糖抗原阳性；②侵袭性真菌病（隐球菌病、接合菌病除外），血清1，3-β-D-葡聚糖检测阳性 （3）血浆、血清、支气管肺泡灌洗液检测隐球菌荚膜多糖抗原阳性

（一）IFD 的确诊依据

1. 深部组织真菌病　至少符合 1 项宿主因素、1 项临床标准、1 项微生物学标准和 1 项病理诊断依据。

（1）曲霉菌：相关组织存在损害时（镜下可见或影像学证据确凿），在针吸或活组织检查取得的组织中，采用组织化学或细胞化学方法检获菌丝或球形体（非酵母菌的丝状真菌）；或在通常无菌而临床表现或放射学检查支持存在感染的部位，在无菌术下取得的标本，培养结果呈阳性。

（2）酵母菌：从非黏膜组织采用针吸或活组织检查取得标本，通过组织化学或细胞化学方法检获酵母菌细胞和（或）假菌丝；或在通常无菌而临床表现或放射学检查支持存在感染的部位（不包括尿道、副鼻窦和黏膜组织），在无菌术下取得的标本培养结果呈阳性；或脑脊液经镜检（印度墨汁或黏蛋白卡红染色）发现隐球菌或抗原反应呈阳性。

（3）伊氏肺孢子菌：肺组织标本染色、支气管肺泡灌洗液（bronchoalveolar lavage fluid，BALF）或痰液中发现肺孢子菌的包囊、滋养体或囊内小体。确诊 IFD 需要得到正常无菌部位体液或组织或感染部位组织标本培养出的微生物学证据。血培养酵母菌或酵母样菌（毛孢子菌属和镰刀菌属）结果阳性，可以诊断 IFD。

2. 真菌血症 血液真菌培养酵母菌阳性或获得曲霉（不包括曲霉属和除马尔尼菲青霉的其他青霉属）阳性，同时临床症状及体征符合相关致病菌的感染。

（二）IFD 的临床诊断

建立 IFD 的临床诊断应至少符合 1 项宿主因素、1 项临床标准和 1 项微生物学标准。鉴别真菌菌株的种类对于选择抗真菌治疗方案，预测受者预后至关重要。

对于器官移植受者，BALF 的半乳甘露聚糖（galactomannan，GM）抗原（GM 试验）对侵袭性肺曲霉病的诊断价值高于血液。血清和 BALF 的 GM 试验可以作为诊断侵袭性曲霉病的生物标记物，但一般不用于器官移植受者术后的常规筛查。对于接受抗曲霉菌治疗或预防用药的受者，一般不使用血液 GM 试验作为常规筛查的工具。器官移植术后高危患者，血清 1，3-β-D- 葡聚糖（G 试验）支持侵袭性肺曲霉病的临床诊断，但不是特异性检测手段。在有条件时，应尽量使用 BALF 标本做 GM 试验。

怀疑侵袭性肺曲霉病时，高分辨率胸部 CT 检查的敏感度高于 X 线胸片。器官移植受者曲霉病的主要临床类型为侵袭肺曲霉病及支气管肺曲霉病。其典型的影像学表现为片状空腔实变，有时伴有小结节。图 6-5-1 与图 6-5-2 为不同类型肺曲霉病的典型影像学表现。

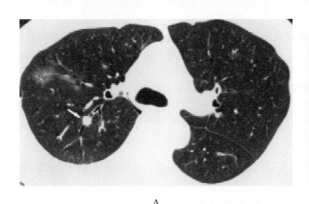 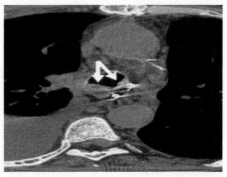

A   B

图 6-5-1 器官移植受者肺曲霉病及支气管 - 肺曲霉病高分辨率 CT 的不同表现

A 图为肺移植术后患者，CT 显示片状空腔实变伴有小结节（箭头所示）；B 图为心脏移植术后患者，支气管 - 肺曲霉病，轴向 CT 显示细支气管周围结节（箭头所示），与支气管 - 肺曲霉病表现一致，通过气管镜诊断为曲霉感染

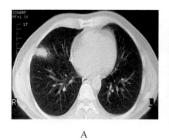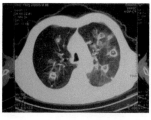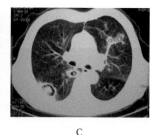

A B C

图 6-5-2 肺移植受者术后曲霉感染的影像学演变过程

A 图示远端支气管实变和结节；B 图示小叶中心结节伴有晕轮；C 图示数日至数周的治疗后演变成空腔

随着器官移植的发展和进步，肺假丝酵母菌病的报道逐渐增多。原发性肺假丝酵母菌病罕见，继发性肺假丝酵母菌病主要来自血行播散。胸部 CT 检查可提高阳性率，但特异性较差，主要表现为双肺多发结节、斑片状或融合性实变区、磨玻璃样渗出影及光晕征。图 6-5-3 为肺假丝酵母菌病的影像学表现。

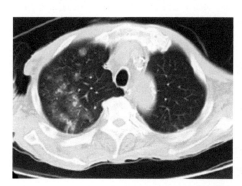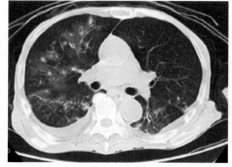

图 6-5-3 肺假丝酵母菌病的影像学表现

主要表现为双肺多发结节、斑片状或融合性实变区、磨玻璃样渗出影及光晕征

隐球菌病影像学表现缺乏特异性，主要表现为肺部结节影，其诊断主要依靠病理。隐球菌病容易并发脑炎及脑膜炎，对于播散性隐球菌病，血清或脑脊液隐球菌抗原检测和血、尿培养阳性是主要确诊手段。脑脊液墨汁涂片镜检则是隐球菌性脑膜炎诊断最简便而又迅速的方法。对于脑部隐球菌病，MRI 的灵敏度高于 CT，主要表现为肉芽肿性病变、囊肿样改变、脓肿性病变或血管炎性病变。图 6-5-4 为肾移植术后患者肺部隐球菌病及脑部隐球菌病的影像学表现。

（三）拟诊

至少符合 1 项宿主因素，1 项临床标准，缺乏微生物学标准。

（四）未确定

至少符合 1 项宿主因素，临床证据及微生物结果不符合确诊、临床诊断及拟诊 IFD 标准。

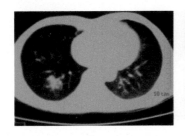 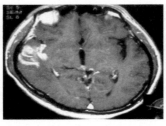 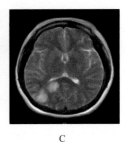

图 6-5-4　肾移植术后播散性隐球菌病的影像学表现

A 图示肺隐球菌病在 CT 表现为肺部结节影；B 图示脑隐球菌病肉芽肿性病变的头颅 MRI 表现；C 图示脑隐球菌病囊肿样改变的头颅 MRI 表现

四、器官移植受者 IFD 的预防

鉴于器官移植受者的免疫功能低下状态，一旦发生 IFD，病情进展迅速，轻者影响受累器官或移植物功能，重者甚至威胁受者的生命。由于目前临床上缺少快速、特异的诊断手段，合理的预防措施更为重要，以期达到降低 IFD 的发生率和病死率，保护移植物功能和受者长期存活的目的。

对于不同的器官移植类型，预防用药针对的菌属也不同。一般来讲，肺移植后真菌的预防主要针对曲霉，而其他器官移植受者的预防用药主要针对假丝酵母菌。

（一）一般预防

器官移植受者是 IFD 高危人群，一般预防应注意尽量避免真菌暴露，以下措施被证明是有效的：①优化手术步骤，减少医源性真菌暴露。②减少不必要的侵入性操作，尽早拔除留置导管，缩短静脉通道保留时间等。③优化免疫抑制治疗方案，给予强化免疫抑制治疗（如大剂量糖皮质激素冲击、采用单克隆或多克隆抗体）的受者，应置于防护环境中以降低曲霉的暴露。④减少 IFD 高危患者的居住环境曲霉暴露，包括避免养殖家禽、鸟类、修剪花园、播种施肥或密切接触装修或施工现场。⑤肺移植中心应注意常规监测 IFD 案例。

（二）靶向预防

靶向预防是器官移植受者出现了某些特定情况时所采取的具有针对性的防范措施，器官移植受者预防药物的选择应根据移植器官的特性，选用与免疫抑制剂相互作用小，安全性高，对移植器官毒性低的药物（表 6-5-4）。

尸体器官捐献的肾移植受者常规应用抗真菌药物进行预防治疗，此外还包括采用复方磺胺甲噁唑预防伊氏肺孢子菌性肺炎。对于存在 IFD 高危因素的肝移植受者，可以使用包括米卡芬净、卡泊芬净、两性霉素 B 脂质体等抗真菌药物预防。胰腺移植和小肠移植受者一般采用氟康唑预防 IFD，高危患者应用两性霉素 B 脂质体、卡泊芬净、米卡芬净预防 IFD。

表 6-5-4 器官移植受者靶向预防真菌感染用药

移植器官	靶向人群	抗真菌药选择	疗程
肾脏	不需要		
肝脏	高危人群 （1）主要因素：①再次行移植手术、暴发性肝衰竭、MELD≥30分；②肾衰竭，需要替代治疗 （2）次要因素：①MELD 20~30分、劈离式、活体供者、Roux-en-Y胆总管空肠吻合术；②输血过多（血细胞组分制品≥40 U）；③肾衰竭，不需要替代治疗（肌酐清除率＜50 mL/min）；④早期再次介入治疗、假丝酵母菌多点定植或感染	存在1个主要或2个次要因素： （1）米卡芬净 （2）卡泊芬净 （3）两性霉素B脂质体	2~4周或至危险因素去除
胰腺	所有移植受者	氟康唑	1~2周
小肠	所有移植受者 高危因素 （1）急性排斥反应和初始移植物功能低下 （2）血液透析 （3）移植后再行剖腹手术、吻合口异常	氟康唑 存在高危因素者： （1）两性霉素B脂质体 （2）卡泊芬净 （3）米卡芬净	3~4周或至吻合口愈合和排斥反应消失 存在高危因素者： （1）疗程取决于危险因素是否去除 （2）至吻合口愈合和排斥反应消失
肺或心肺	推荐所有移植受者预防 或指导性预防用药对象： （1）使用阿伦单抗或抗胸腺细胞球蛋白 （2）急性排斥反应 （3）单肺移植 （4）曲霉定植（移植前或移植后1年内） （5）获得性低丙种球蛋白血症（IgG＜4 g/L）	预防用药： （1）雾化两性霉素B脂质体25 mg至支气管吻合口愈合，每周3次 （2）2~6个月为每周1次 （3）＞6个月时每2周1次 指导性预防用药： 负荷剂量25 mg，每周3次，2周后每周1次	预防用药： 使用雾化两性霉素B脂质体没有限制，或至少用12个月 指导性预防用药： 用至危险因素去除
心脏	高危移植受者： （1）急性排斥反应血液透析 （2）移植后再次手术 （3）气道内曲霉大量定植	伊曲康唑	至少3个月

MELD 为终末期肝病模型评分

肺和心肺联合移植受者，针对以下 6 类高危人群进行系统性抗真菌预防：①肺移植前后存在曲霉或其他真菌定植者；②在获取供肺后发现曲霉感染证据者；③术前或术后存在鼻窦真菌感染证据者；④单肺移植的患者；⑤术后早期存在气道吻合口问题者，如吻合口漏、吻合口狭窄等；⑥巨细胞病毒（cytomegalovirus，CMV）感染或 CMV 肺炎者。针对上述 6 类高危人群，在两性霉素 B 雾化吸入同时予以泊沙康唑、伊曲康唑或伏立康唑作为系统性抗真菌药物预防。同时联合应用两性霉素 B（单体或脂质体）雾化吸入。心脏移植受者可以采用棘白菌素类、伊曲康唑或泊沙康唑预防 IFD。

五、器官移植受者 IFD 的治疗

器官移植受者发生 IFD 时，多数处于免疫功能低下和危重状态，治疗过程中应根据移植器官特点选择治疗方案。

（一）移植受者 IFD 治疗方案的选择

器官移植受者 IFD 的治疗分为拟诊治疗、临床诊断治疗、确诊治疗和加强治疗 4 级。IFD 病情进展迅速，而器官移植受者免疫功能低下，其临床特征表现滞后，抗体反应迟缓，故应重视拟诊治疗和临床诊断治疗。

1. 拟诊治疗　又称经验治疗。当诊断证据不足、又高度怀疑 IFD 时，为避免不必要的致命性并发症、降低病死率，在充分、全面衡量移植受者的整体状况后根据以往的经验给予适当抗真菌治疗。

2. 临床诊断治疗　又称抢先治疗。针对临床具有宿主因素、环境因素或临床特点的高危移植受者进行连续监测（影像学和微生物学相关项目），发现阳性结果立即开始抗真菌治疗，以避免因免疫反应低下而延误治疗时机，同时避免经验治疗带来的用药过度和滥用。

3. 确诊治疗　针对明确的真菌种类选择抗真菌药物进行特异性抗真菌治疗。

4. 强化治疗　严重肺部真菌病常可危及受者的生命，需强化治疗。如发生低氧血症，应转入监护病房，立即减少或停用霉酚酸（mycophenolic acid，MPA）类和钙神经蛋白抑制剂（calcineurin inhibitor，CNI）类药物，尽早采取积极措施，包括面罩吸氧、呼吸机支持、特异性抗真菌治疗等。

（二）抗真菌治疗药物

目前临床应用的抗真菌药物有多烯类、三唑类、棘白菌素类和氟胞嘧啶，各类药物的适应证、常用剂量和疗程见表 6-5-5。选择抗真菌药物应充分考虑用药的安全性见表 6-5-6。药物之间的相互作用见表 6-5-7。特殊情况下药物剂量的调整见表 6-5-8。

表 6-5-5　各类抗真菌药物的抗菌谱、适应证、常用剂量及疗程

抗真菌药物	抗菌谱	适应证	常用剂量	疗　程
多烯类				
两性霉素B	白色假丝酵母菌++ 光滑假丝酵母菌++ 近平滑假丝酵母菌++ 热带假丝酵母菌++ 克柔假丝酵母菌++ 烟曲霉菌++ 新生隐球菌++ 毛霉菌++	适用于敏感真菌所致的侵袭性真菌感染且病情呈进行性发展者，如败血症、心内膜炎、脑膜炎（隐球菌及其他真菌）、腹腔感染（包括与透析相关者）、肺部感染、尿路感染和眼内炎等	先试给1~5 mg，每5 mg/d逐渐增加，当增至每次0.6~0.7 mg/kg时即可暂停增加剂量	疗程1~3个月，也可长至6个月，视病情及疾病种类而定
两性霉素B脂质体	同上	同上	维持剂量为3~5 $mg \cdot kg^{-1} \cdot d^{-1}$，从小剂量开始逐渐增量	疗程视病种情而定

续表

抗真菌药物	抗菌谱	适应证	常用剂量	疗程
三唑类				
氟康唑	白色假丝酵母菌++ 光滑假丝酵母菌+ 近平滑假丝酵母菌++ 热带假丝酵母菌++ 新生隐球菌++	全身性假丝酵母菌病	第1天400 mg，以后200 mg/d	视临床反应而定
		隐球菌病	第1天400 mg，以后200~400 mg/d	视临床及真菌学反应而定； 隐球菌性脑膜炎治疗期为脑脊液菌检转阴后再持续6~8周
		黏膜假丝酵母菌病	建议首剂200 mg/d，以后100 mg/d	口咽部感染为7~14天；食管、支气管、肺部、尿道感染等为14~30天
		免疫功能正常者的地方性深部真菌病、球孢子菌病、类球孢子菌病、孢子丝菌病和组织胞浆菌病	第1天400 mg，以后200 mg/d	视临床反应而定
伊曲康唑	白色假丝酵母菌++ 光滑假丝酵母菌+ 近平滑假丝酵母菌++ 热带假丝酵母菌++ 克柔假丝酵母菌+ 烟曲霉菌+ 新生隐球菌++	曲霉病、假丝酵母菌病、隐球菌病和组织胞浆菌病	第1~2天每天2次，第3~14天每天1次；每次200 mg静脉滴注；之后口服序贯，200 mg，2次/d	直至具有临床意义的中性粒细胞减少症消除
伏立康唑	白色假丝酵母菌++ 光滑假丝酵母菌++ 近平滑假丝酵母菌++ 热带假丝酵母菌++ 克柔假丝酵母菌++ 烟曲霉菌++ 新生隐球菌++	侵袭性曲霉病； 非中性粒细胞减少患者的假丝酵母菌血症； 对氟康唑耐药的假丝酵母菌引起的严重侵袭性感染（包括克柔假丝酵母菌）； 由足放线病菌属和镰刀菌属引起的严重感染； 本品应主要用于治疗患有进展性、可能威胁生命的感染的患者	静脉滴注：每天2次；第1天每次6 mg/kg，以后改为每次4 mg/kg；口服给药：每天2次；第1天每次400 mg，以后改为每次200 mg	疗程视患者用药后的临床和微生物学反应而定
泊沙康唑	白色假丝酵母菌++ 光滑假丝酵母菌++ 近平滑假丝酵母菌++ 热带假丝酵母菌++ 克柔假丝酵母菌++ 烟曲霉菌++ 新生隐球菌++ 毛霉菌++	预防13岁及以上高危患者曲霉菌和假丝酵母菌感染	每天3次，每次200 mg	粒细胞缺乏前开始使用，直到中性粒细胞计数增加≥0.5×10^9/L后7天
		口咽假丝酵母菌感染	首剂200 mg，然后100 mg/d	一般为14天
		曲霉病、镰刀菌病和接合菌病引起的难治性、对其他药物不能耐受或对其他药物耐药的真菌感染	每天2次，每次400 mg，或每天4次，每次200 mg	依据患者基础疾病的严重程度及患者免疫抑制状态的恢复、临床疗效等决定

续表

抗真菌药物	抗菌谱	适应证	常用剂量	疗　程
棘白菌素类				
卡泊芬净	白色假丝酵母菌++ 光滑假丝酵母菌+ 近平滑假丝酵母菌++ 热带假丝酵母菌++ 克柔假丝酵母菌++ 烟曲霉菌+	对其他治疗无效或不能耐受的侵袭性曲霉病	第1天70 mg，以后改为50 mg/d	取决于疾病的严重程度、被抑制的免疫功能恢复情况以及对治疗的临床反应
米卡芬净	白色假丝酵母菌++ 光滑假丝酵母菌+ 近平滑假丝酵母菌++ 热带假丝酵母菌++ 克柔假丝酵母菌++ 烟曲霉菌+	由曲霉菌和假丝酵母引起的真菌血症、呼吸道真菌病、胃肠道真菌病	曲霉病：50~150 mg/d； 假丝酵母菌病：50 mg/d	取决于受者的免疫功能恢复情况以及对治疗的临床反应
氟胞嘧啶				
5-氟胞嘧啶	白色假丝酵母菌++ 光滑假丝酵母菌++ 近平滑假丝酵母菌++ 热带假丝酵母菌++ 克柔假丝酵母菌+ 新生隐球菌++	临床上本品用于假丝酵母菌和隐珠菌感染，单用效果不如两性霉素B，可与两性霉素B合用以增强疗效（协同作用）	口服：50~150 mg·kg^{-1}·d^{-1}	疗程自数周至数月

注：表中的"+"表示对药物的敏感程度

表 6-5-6　各类抗真菌药物的代谢途径、注意事项和常见不良反应

抗真菌药物	代谢途径	评价/注意事项	常见不良反应
多烯类			
两性霉素B	不通过肝脏CYP450酶代谢； 两性霉素B脂质体10%以原型经尿液及粪便排出，因脂质体增加了组织的吸收，降低了清除率	严重的输液反应和肾脏毒性，包括电解质丢失； 盐负荷可减轻肾毒性； 输液毒性的处理：解热剂、抗组胺剂及度冷丁； 与免疫抑制剂同时使用会加重肾功能损害及电解质紊乱； 可用于接合菌治疗	（1）静脉滴注过程中或滴注后发生寒战、高热、严重头痛、食欲不振、恶心、呕吐，有时可出现血压下降、眩晕等； （2）几乎所有患者均可出现不同程度的肾功能损害； （3）低钾血症、血液系统毒性反应、肝毒性、心血管系统反应、神经系统毒性反应等；过敏性休克、皮疹等变态反应偶有发生
两性霉素B脂质体	同上	与两性霉素B相比，减少了输液反应及肾脏毒性	同上
三唑类			

续表

抗真菌药物	代谢途径	评价/注意事项	常见不良反应
氟康唑	通过肝脏以及胃肠道的细胞色素P4503A4同工酶代谢；主要经肾以原型排出，尿中约80%为原型，11%为代谢物	对克柔假丝酵母菌天然耐药；过去10年里，对氟康唑耐药的光滑假丝酵母菌从9%上升至14%；对霉菌（如曲霉菌、接合菌）疗效欠佳	安全性和耐受性良好，最常见的不良反应为胃肠道症状，包括恶心、腹痛、腹泻、胃肠胀气；其次为皮疹；过敏性反应极为少见
伊曲康唑	主要通过肝脏内YP3A4酶类代谢成多种代谢产物；从粪便中排出的原形药物约为剂量的3%~18%，极少从尿中排出	具有负性收缩特性，禁用于明显心脏收缩功能不全者	耐受性良好，最多的是胃肠道症状，如消化不良、恶心、腹痛和便秘较少的有头痛、可逆性肝酶增高、月经失调、眩晕和变态反应（例如瘙痒、丘疹、荨麻疹和血管神经性水肿）
伏立康唑	经肝脏细胞色素P450同工酶代谢，CYP2C19在代谢中有重要作用	大量循证证据支持其作为侵袭性曲霉菌感染的首选；侵袭性假丝酵母菌感染的一线选择	耐受性良好，最为常见的不良事件为视觉障碍、发热、皮疹、恶心、呕吐、腹泻、头痛、败血症、周围性水肿、腹痛以及呼吸功能紊乱
泊沙康唑	主要在肝脏代谢，在肝脏经过葡萄苷酸化转化为无生物活性的代谢物；77%的药物以原形从大便中排泄，约14%从尿中排泄	用于抗广谱侵袭性真菌感染的挽救治疗（但未被美国食品药品管理局批准）；尚未对其用于侵袭性真菌感染起始治疗做出评价；需和食物同时服用。不能进食或不能耐受口服营养品的患者，应选用其他抗真菌药物	耐受性良好，常见的不良反应为头疼和轻到中度恶心、呕吐、腹痛或腹泻等与胃肠道系统相关的症状，少见有QT间期延长、肝转氨酶升高
棘白菌素类			
卡泊芬净	主要在肝脏内代谢为非活性产物；蛋白结合率大约为97%，在注射后的30 h只有少量被代谢或生物转化	作为侵袭性曲霉菌的挽救治疗有45%的成功率；作为持久性中性粒细胞减少性发热的经验性治疗，疗效与两性霉素B脂质体相似，但毒性降低；优越的安全性；光滑假丝酵母菌的耐药率在3%~15%之间	耐受性良好，常见的不良反应为皮疹、皮肤潮红、瘙痒、热感、发热、面部浮肿、支气管痉挛、静脉炎、恶心、呕吐等；也见呼吸困难、喘鸣、皮疹恶化等过敏反应的报道；也可见转氨酶升高、血清碱性磷酸酶升高、血钾降低、嗜酸粒细胞增多、尿蛋白升高、尿红细胞升高等
米卡芬净	有8个代谢产物，主要经肝脏代谢；由细胞色素P450的CYP1A2、2B6、2C和3A催化后经尿液和粪便排泄	作为起始治疗假丝酵母菌血症和侵袭性假丝酵母菌病，疗效与卡泊芬净相似；优越的安全性	耐受性良好，常见不良反应为静脉炎、关节炎、血管疼痛、寒战、头痛、高血压、心悸、腹泻、稀便、皮疹和斑丘疹；临床上少见的还有血液学异常、休克过敏样反应、肝功能异常或黄疸、急性肾功能衰竭等
氟胞嘧啶			

续表

抗真菌药物	代谢途径	评价/注意事项	常见不良反应
5-氟胞嘧啶	约有80%~90%的药物不吸收，随粪便排出	通常联合其他抗真菌药物使用； 白色假丝酵母菌耐药率约10%	（1）恶心、呕吐、腹泻和皮疹常见；较少见者有精神错乱、幻觉、头痛、头晕和嗜酸性粒细胞升高； （2）肝毒性，大多表现肝功能改变； （3）白细胞或血小板减少，偶有全血细胞减少、骨髓抑制和再生障碍

表 6-5-7　各类抗真菌药物与免疫抑制剂间的相互作用

抗真菌药物	钙调磷酸酶抑制剂（CNI）类	雷帕霉素靶蛋白抑制剂（MTI）类
多烯类		
两性霉素B以及两性霉素B脂质体	两者合用时可能会增加肾毒性，应避免合用	暂未发现
三唑类		
氟康唑	血CNI浓度增加，清除率降低。应监测血CNI浓度，并及时调整CNI剂量	血MTI浓度增加。肾移植受者口服氟康唑200 mg，血西罗莫司浓度大大增加，需监测血药浓度并调整MTI剂量
伊曲康唑	血CNI浓度增加，并可能持续至伊曲康唑停药后一段时间，期间需监测血CNI浓度、药物作用及不良反应，必要时应当减量	血MTI浓度增加。应谨慎合用
伏立康唑	（1）CNI的浓度峰值（Cmax）和药物浓度曲线下面积（AUC）均升高； （2）当已经接受CNI治疗的受者开始使用伏立康唑治疗时，建议他克莫司的剂量减至常规剂量的1/3，环孢素A的剂量减半，并严密监测血药浓度； （3）停用伏立康唑后仍需严密监测血CNI的浓度，如有需要可增大CNI的剂量； （4）如CNI和伏立康唑合用病例中发现血CNI浓度急剧升高，必要时需同时停用CNI和伏立康唑	MTI的Cmax和AUC均升高；建议严密监测血MTI药浓度
泊沙康唑	（1）血CNI浓度增加，清除率降低； （2）泊沙康唑能使他克莫司Cmax和AUC显著升高（分别为121%和358%，P=0.001）；环孢素A清除率降低16%~33%； （3）与他克莫司合用时，建议他克莫司的剂量减至常规剂量的1/3； （4）与环孢素A合用时，建议环孢素A的剂量减至常规剂量的3/4	MTI的Cmax和AUC均升高。建议严密监测CNI血药浓度
棘白菌素类		

抗真菌药物	钙调磷酸酶抑制剂（CNI）类	雷帕霉素靶蛋白抑制剂（MTI）类
卡泊芬净	（1）卡泊芬净能使他克莫司的12 h血药浓度下降26%； （2）环孢素A能使卡泊芬净的AUC增加约35%； （3）两者合用时建议对血他克莫司浓度进行标准检测，同时适当调整他克莫司的剂量； （4）环孢素A与卡泊芬净合用时会出现血丙氨酸转氨酶和天冬氨酸转氨酶一过性升高，一般不推荐两者合用，除非利大于弊	暂未发现
米卡芬净	米卡芬净能增加血环孢素A浓度	米卡芬净能增加血西罗莫司浓度

表 6-5-8　各类抗真菌药物在肝、肾功能受损时的剂量调整

抗真菌药物	肝、肾功能受损时的剂量调整
多烯类	
两性霉素B	肾：肌酐清除率＜50 mL/min时需要将剂量减少50% 肝：不需要剂量调整
两性霉素B脂质体	肾：不需要剂量调整 肝：不需要剂量调整
三唑类	
氟康唑	肾：肌酐清除率＜50 mL/min时需要将剂量减少50%。 肝：不需要剂量调整
伊曲康唑	肾：肌酐清除率＜30 mL/min时，可发生环糊精蓄积，禁用静脉制剂，可用口服制剂替代 肝：不需要剂量调整
伏立康唑	肾：肌酐清除率＜50 mL/min时，可发生环糊精蓄积，慎用静脉制剂，可用口服制剂替代 肝：轻至中度肝功能不全时，负荷剂量不变，维持剂量减半；重度肝功能不全时，避免使用
泊沙康唑	肾：不需要剂量调整 肝：不需要剂量调整
棘白菌素类	
卡泊芬净	肾：不需要剂量调整 肝：中度肝功能不全时需要减量（首剂70 mg，以后35 mg/d）
米卡芬净	肾：不需要剂量调整 肝：不需要剂量调整
氟胞嘧啶	
5-氟胞嘧啶	肾：肌酐清除率＜50mL/min时需要延长给药时间间隔至12~24 h；肌酐清除率＜10mL/min时需要延长给药时间间隔至24~48 h 肝：不需要剂量调整

（三）侵袭性假丝酵母菌病的治疗

1. 假丝酵母菌血症　非中性粒细胞减少或粒细胞缺乏患者，使用棘白菌素类药物进行初始治疗（卡泊芬净：负荷剂量 70 mg，随后 50 mg/d；米卡芬净：100 mg/d），对于可疑三

唑类和棘白菌素类药物耐药的假丝酵母菌感染患者，可使用两性霉素 B 脂质制剂 3~5 mg/（kg·d），但要考虑其肾毒性。病情较轻者可以选择氟康唑，首剂 800 mg（12 mg/kg），然后 400 mg（6 mg/kg），每日 1 次。中性粒细胞减少或粒细胞缺乏的器官移植受者，一旦出现假丝酵母菌血症，需要使用棘白菌素类药物或两性霉素 B 脂质体进行治疗。治疗期间每日行血培养，血培养转为阴性，可认为假丝酵母菌血症治愈。单纯性假丝酵母菌血症，治愈后继续治疗 14 天，对于病情复杂的患者，疗程可适当延长。

2. 尿路感染 无症状假丝酵母菌尿症，不必立即行抗真菌药治疗，除非有发展为播散性感染的高危因素，如中性粒细胞减少或准备接受泌尿外科手术的受者。尿培养及药敏实验可以指导临床用药，对氟康唑敏感的菌株，可使用氟康唑，200 mg/d 或 3 mg/（kg·d），疗程为 2 周。某些菌株对氟康唑耐药（如光滑假丝酵母菌），可以给予两性霉素 B 脱氧胆酸盐，或氟胞嘧啶治疗 7~10 天。尿路感染不建议应用棘白菌素类治疗。

3. 气管支气管假丝酵母菌感染 肺移植出现吻合口或气道假丝酵母菌感染，使用两性霉素 B 脂质体氧气雾化吸入，每次 5 mg，每日 2~3 次，支气管镜辅助治疗，或联合应用棘白菌素类药物治疗。

4. 假丝酵母菌心内膜炎 无论是原发还是人工瓣膜，均应在抗真菌药物规范治疗的同时尽早（1 周内）进行手术治疗。

5. 眼部假丝酵母菌感染 未获得药物敏感试验结果之前，可以应用两性霉素 B 脂质体单药或联合氟胞嘧啶经验性治疗。获得药物敏感试验结果后应根据药敏试验调整治疗方案。若感染累及玻璃体，在全身系统治疗的基础上，可以行玻璃体切除术或玻璃体内注射两性霉素 B。

（四）侵袭性曲霉病的治疗

器官移植受者在高度可疑侵袭性曲霉病时，应尽早开始抗真菌治疗。抗菌治疗应根据不同的移植种类、受者的情况、曲霉类型及所使用的免疫抑制剂等，实行个体化的治疗方案。一般经验性初始治疗可选用伏立康唑，4 mg/（kg·12 h），负荷剂量 6 mg/kg，或两性霉素 B 脂质体，起始小剂量为 0.5 mg/（kg·12 h），逐日递增至 3~5 mg/（kg·d）。由于器官移植受者的免疫抑制剂一般包括 CNI 类药物，其与三唑类抗真菌药物之间具有相互作用，可以互相提高血药浓度及药物曲线下面积。因此，使用三唑类药物时，应监测血药浓度并根据血药浓度及时调整二者的剂量。初始治疗使用三唑类药物时，可以经验性的将 CNI 类药物的剂量在原有基础上减少 1/3 至 1/2，然后根据血药浓度调整。病情危重的患者，推荐伏立康唑静脉给药，以保证生物利用度；对于肾功能受损或病情稳定的患者，可口服给药，并监测血药浓度，使其保持在 2~4 mg/L。用药过程中注意监测肝毒性，尤其是肝移植受者，并注意其与免疫抑制剂的相互作用。如患者无法用伏立康唑（如肝毒性、严重的药物相互作用、无法耐受及对三唑类过敏等），则使用两性霉素 B。病情严重的患者（肺炎或播散性疾病），在保证伏立康唑有效浓度的基础上，可加用卡泊芬净联合治疗。单药初始治疗失败的患者，采用抗真菌药物联合治疗。根据临床表现和高分辨率增强 CT 定期监测治疗效果。

（五）侵袭性隐球菌病的治疗

1. 脑膜炎、播散性疾病或扩散性肺浸润、急性呼吸衰竭 诱导治疗一般使用两性霉素 B 脂质体 0.7~1.0 mg/（kg·d）或者联用氟胞嘧啶 100 mg/（kg·d），连用 2 周，巩固治疗可以使用氟康唑，400~800 mg/d，连用 8 周。维持治疗氟康唑 200 mg/d，疗程为 6~12 个月。

2. 局灶性肺部感染或无症状患者偶然发现的肺部感染 可以使用氟康唑，400 mg/d 或 6 mg/（kg·d）治疗，疗程为 6~12 个月。

（石炳毅 巨春蓉 刘志佳）

第六节 实体器官移植（器官移植）受者 巨细胞病毒（CMV）感染

由于免疫抑制剂的大量且长期应用，器官移植受者各种病原体感染的机会显著增加。病毒感染中，以巨细胞病毒（cytomegalovirus，CMV）感染最常见。CMV 是一类常见的疱疹病毒，在人类血清中的阳性率为 30%~97%。免疫功能正常人群感染 CMV 后，通常表现为短时间的发热或无症状，此后 CMV 会在多种细胞中呈终生潜伏状态，成为再次活化的储存，携带者成为易感人群。机体免疫状态良好时，CMV 感染者大多数呈隐性感染。移植受者处于免疫抑制状态，术后继发 CMV 感染的发生率远远高于正常人群。CMV 肺炎不仅是移植受者常见的感染性并发症，也是重要的死亡原因之一。CMV 感染后可通过直接效应和间接效应两个方面对人体产生危害。直接效应方面，CMV 感染或潜伏状态下病毒再活化，播散入血后导致 CMV 综合征或组织器官病变；间接效应方面，CMV 通过影响免疫系统的能力，增加其他病原体如细菌、真菌和其他病毒感染的风险，如 CMV 感染使 EB 病毒感染的风险增加，进而诱发移植后淋巴组织增生性疾病的风险增加，CMV 感染还可以诱发移植物功能丧失、全身微血管病变及冠状动脉病变（心脏移植受者）。

一、CMV 感染的临床表现

临床上器官移植术后 CMV 所致的常见的临床类型包括 CMV 感染、CMV 病等。

CMV 感染是指体内有 CMV 复制，有或没有临床症状，通过体外培养、分子技术、血清学改变呈阳性进而定义的 CMV 感染。CMV 病指有 CMV 感染的证据并伴有临床症状，CMV 病可进一步分类为病毒综合征 [即发热、不适、白细胞减少，和（或）血小板减少] 或组织侵袭性（终末器官）疾病。

CMV 肺炎一般分为急进型和缓进型，其中急进型多发生于器官移植后 1~2 个月，病情进展快，可迅速恶化甚至死亡。临床表现为发热、咳嗽、胸闷不适、呼吸困难、活动力下降、缺氧和呼吸衰竭等。肺部听诊多无明显阳性体征，合并细菌或真菌感染者可闻及啰音。

肺部影像学主要表现为两肺广泛毛玻璃样阴影及多发粟粒样小结节，直径为 2~4 mm。尸检病理显示弥漫性肺泡出血、纤维沉着和中性粒细胞反应。CMV 肺炎缓进型多在移植后 3~4 个月发生，症状与急进型相似，但是较轻，且进展缓慢，病死率低。肺部 X 线胸片表现为弥漫性间质性肺炎、间质纤维化。常见于 CMV 再感染或潜伏的病毒激活所致。急进型 CMV 肺炎的典型影像学表现见图 4-6-1。

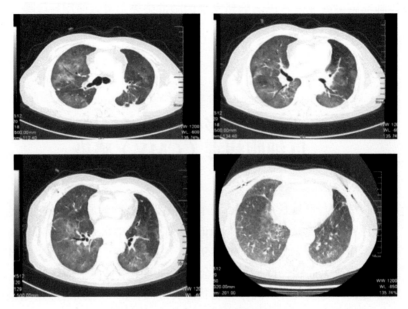

图 6-6-1　CMV 肺炎的影像学表现

主要表现为双肺广泛毛玻璃样阴影，伴有双肺多发粟粒样小结节影（来自于肺移植术后患者的胸部影像检查结果，其血液、BALF 和痰液中 CMV DNA 检测均阳性，肺组织活检证实有 CMV 包涵体）。

二、器官移植术后 CMV 感染的主要危险因素以及高危受者

器官移植术后 CMV 感染的主要危险因素包括供受者 CMV 血清学状态不匹配、移植器官的种类以及其他风险因素等。潜伏在供者体内的 CMV 能够随着移植器官迁移至受者体内并重新激活，因此，对于血清 CMV 抗体（CMV-IgG）阴性受者，如果接受血清 CMV 抗体阳性供者的器官（即供者阳性 / 受者阴性，CMV D$^+$/R$^-$）应视为 CMV 感染极高风险人群。相对而言，D$^-$/R$^-$ 移植受者 CMV 感染的发生率最低（<5%）。

CMV 感染风险与移植器官的种类相关。肺、小肠、胰腺移植受者比肾、肝移植受者危险性更高。移植器官种类对感染的影响，与不同种类移植受者自身接受的免疫抑制程度或其他内源性因素以及移植物中的病毒载量等有关。

其他危险因素包括受者的免疫力低下（免疫抑制剂维持治疗和抗淋巴细胞抗体的应用）、合并其他病毒感染、急性排斥反应、高龄和移植物功能不全等。供者在重症监护室（intensive care unit, ICU）监护治疗时间较长，面临多重感染的风险，移植后也可造成受

者获得性感染风险增加。

ABO 血型不相容器官移植、接受淋巴细胞清除性抗体治疗以及术前存在人类免疫缺陷病毒感染的受者均可视为高危受者。

三、CMV 感染的诊断

实验室检测是诊断 CMV 感染或既往感染的主要依据。目前临床应用较为广泛的是 CMV-IgG、CMV-IgM 和 CMV DNA 检测，其检测手段及意义如下。

（一）CMV 聚合酶链式反应检测

CMV 聚合酶链式反应（polymerase chain reaction，PCR）可用于检测 CMV DNA 及 CMV RNA，目前主要是前者。在 CMV 感染早期，利用 PCR 技术进行 CMV 核酸定量（quantitative nucleic acid，QNAT），可以快速（早至感染当日）检测到 CMV。标本来源包括外周全血、血浆、房水、脑脊液、痰液、支气管肺泡灌洗液（bronchoalveolar lavage fluid，BALF）、尿液、粪便及组织标本等。外周血 CMV-QNAT 检测可提供病毒在患者体内存在的直接证据，其灵敏度高并可在数小时内出具检测报告，是临床诊断 CMV 感染或带毒状态的重要手段。PCR 定量检测阈值 $>10^3$ copies/mL 为病毒复制阳性，提示 CMV 在血液中复制。

（二）CMV 抗原检测

CMV 抗原检测是通过检测受感染外周血白细胞中的 pp65 抗原负荷量的半定量试验。抗原检测比病毒培养敏感度高，但其不足之处在于样本采集后需要尽快处理，而且由于该检验是检测血白细胞中的 pp65 抗原负荷量，因此在白细胞减少的患者中应用受限。

（三）CMV 血清抗体检测

CMV 抗体检测主要是检测血清中 CMV-IgG 或 IgM。血清 CMV-IgG 阳性仅提示既往隐性或显性 CMV 感染史，对临床 CMV 病的诊断价值不大，但可作为 CMV 病危险度分层的主要依据。移植前供体（D）及受体（R）血清 CMV-IgG 情况评估，D^+/R^- 者术后发生 CMV 病的风险最高，风险程度依次为：$D^+/R^- > D^+/R^+ > D^-/R^+ > D^-/R^-$。CMV-IgM 是近期感染 CMV 的回顾性指标，若短期内 CMV-IgM 进行性升高，则提示患者近期有过 CMV 感染，有助于临床回顾性诊断。

（四）CMV 培养

病毒培养虽然对 CMV 感染的诊断有特异性。但是并不推荐将血液、尿液或者口腔分泌物的病毒培养用来诊断活动性 CMV 或 CMV 病。在 BALF 或呼吸道分泌物、尿液、咽拭子等体液中培养 CMV 阳性结果，仅提示 CMV 在该部位发生过感染，并不代表 CMV 病或 CMV 活动性感染。此时，若血清学抗体检测阴性，则提示 CMV 原发性感染。临床应用受限主要由于其灵敏度低且培养周期较长。

（五）病理学活组织检查

病理学活组织检查（活检）可以检测到典型的 CMV 包涵体，用于确认组织侵袭性的 CMV 病，但需要通过侵袭性的手段获取诊断所需的组织样本。因此，病理学活检正逐渐被无创方法所取代，如血液 CMV-QNAT 检测。怀疑 CMV 病但血液检查结果为阴性时（如某些胃肠道 CMV 病）、怀疑其他病理学改变（如移植物排斥反应）或者其他病原体时，尤其是当常规抗 CMV 治疗无效时，需要进行病理学活检。

四、预防 CMV 感染的方案

各移植中心预防 CMV 感染的方案不尽相同，且不同 SOT 受者间亦存在明显差异，通常采用普遍性预防（universal prophylaxis）或抢先治疗（pre-emptive therapy）策略。前者是在移植后一个特定时期（通常是 3 个月内）对所有 CMV 感染高危受者进行抗病毒预防；后者则是在实验室检查结果阳性或临床迹象表明存在早期 CMV 复制（如特定的病毒载量）的情况下实施抗病毒治疗，其目的是防止无症状 CMV 感染向 CMV 病进展。如果能建立规范的病毒监测预警标准，抢先治疗无疑是最佳选择。但在目前尚无可靠标准的情况下，鉴于 CMV 感染的多重危害性，应对高危受者选择普遍性预防。

（一）普遍性预防

对于高危受者（尤其是 CMV D$^+$/R$^-$ 者），普遍性预防通常利大于弊。普遍性预防最常用的药物是更昔洛韦静脉滴注和缬更昔洛韦口服。肾移植受者还可选择伐昔洛韦。心、肺移植受者可选择免疫球蛋白联合抗病毒药物。

普遍性预防也有其局限性，例如长期接触抗病毒药物的移植受者具有发生迟发性 CMV 病的潜在危险。研究表明，CMV D$^+$/R$^-$ 及接受淋巴细胞清除抗体治疗均是迟发性 CMV 感染或 CMV 病的高危因素。估算肾小球滤过率较低的肾移植受者发生迟发性 CMV 感染的风险较高，预防用药结束 1 年内应加强上述患者的 CMV 病毒载量监测。

移植术后存在 CMV 感染风险的 SOT 受者应接受普遍性预防。口服缬更昔洛韦是成年 SOT 受者普遍性预防的优先选用药物。替代方案包括静脉滴注更昔洛韦、口服更昔洛韦及伐昔洛韦（仅用于肾移植受者）等。静脉注射用免疫球蛋白（intravenous immunoglobulin, IVIG）和 CMV 特异性免疫球蛋白（IgG）用于心、肺移植受者和小肠移植受者的辅助性预防。

普遍性预防治疗在移植后 10 日内即开始。用药时间参考供、受者 CMV 感染风险分层及移植类型。对于接受 CMV 阴性输血或去白细胞输血治疗的低危（CMV D$^-$/R$^-$）受者，可以不采用普遍性预防。

（二）抢先治疗

采用抢先治疗方案需要定期进行实验室检查，监测 CMV 病毒血症，在明确 CMV 病毒复制时立即开始进行抗病毒治疗。对于 CMV D$^+$/R$^-$ 的极高风险受者和肺移植受者，抢先治疗效果可能不及普遍性预防。抢先治疗的推荐流程见图 6-6-2。

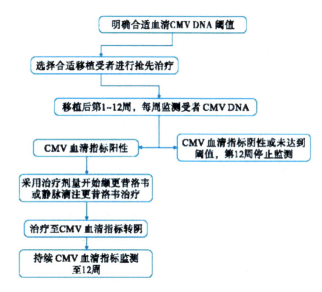

图 6-6-2 抢先治疗的推荐流程

（三）常用抗 CMV 病毒药物

1. 缬更昔洛韦 缬更昔洛韦为 CMV 感染的一线预防用药，服用方便，主要不良反应为骨髓抑制，以白细胞减少最常见。预防用药剂量为 900 mg，每日 1 次。治疗剂量为 900 mg，每日 2 次。成人剂量应根据肾功能状态 [内生肌酐清除率（endogenous creatinine clearance rate，Ccr）] 进行调整，具体调整方法见表 6-6-1：

表 6-6-1 根据内生肌酐清除率（Ccr）调整缬更昔洛韦用药剂量

Ccr（mL/min）	预防剂量（mg）		治疗剂量	
≥60	900	1/日	900	2/日
40-60	450	1/日	450	2/日
25-40	450	1/2日	450	1/日
10-25	450	2/周	450	1/2日
<10	100	3/周	200	3/周*

* 注意：血液透析患者透析后服用。缬更昔洛韦片剂不可劈开使用，每次剂量小于 450mg 时，建议使用口服液体制剂。

2. 更昔洛韦 口服更昔洛韦为疱疹科病毒感染的一线预防用药，仅用于预防，用药剂量为 1000 mg，每日 3 次。因其口服生物利用度低，服药负担重，也有骨髓抑制的风险及耐药风险高等不良反应，不推荐用于 CMV 的预防及抢先治疗。

3. 更昔洛韦 静脉滴注更昔洛韦为 CMV 病的一线治疗用药，可以用于预防、抢先治疗和 CMV 病治疗。预防用药剂量为 5 mg/kg，每日 1 次；治疗剂量为 5 mg/kg，每日 2 次。主要不良反应为骨髓抑制。

4. 伐昔洛韦 伐昔洛韦仅用于肾移植受者，剂量为 2 g，口服，每日 4 次。因其服药经济负担重以及神经系统相关不良事件发生风险高，不推荐用于抢先治疗。

5. 膦甲酸钠 膦甲酸钠为抗 CMV 二线治疗药物，肾毒性大，不推荐用于普遍性预防和抢先治疗。用于 UL-97 突变型更昔洛韦耐药的 CMV 病治疗，剂量为 60 mg/kg，每日 3 次，或 90 mg/kg，每日 2 次，静脉滴注。

6. 西多福韦 西多福韦为抗 CMV 三线治疗药物，肾毒性大，不推荐用于普遍预防和抢先治疗。用于 UL-97 和（或）UL-54 突变型更昔洛韦耐药的 CMV 病治疗，剂量为 5 mg/kg，每周 1 次，2 个疗程之后改为每 2 周 1 次。

（四）不同器官移植的预防治疗方案

1. 肾脏、肝脏、胰腺、胰肾联合移植 对高危受者（CMV D^+/R^-）均采用普遍性预防。药物选择：缬更昔洛韦、口服或静脉滴注更昔洛韦，伐昔洛韦仅限于肾移植。用药周期一般为 3~6 个月，肾移植为 6 个月。上述移植受者也可选择抢先治疗。移植后普遍预防期间，每周监测 CMV-DNA，4 周后如果连续两次为阴性，可以改为每 2 周检测 1 次，共检测 12 周。若检测结果持续为阳性，可给予治疗剂量或联合二线用药（建议进行基因突变检测结果选择用药），持续用药，直至转阴。

2. 心脏、肺、心肺联合移植 所有受者均推荐普遍性预防。药物选择：缬更昔洛韦口服、更昔洛韦口服或静脉滴注，亦可采用 CMV 特异性 IgG 辅助治疗。对于心脏移植、肺移植的极高危受者（CMV D^+/R^-）用药时间为 3~6 个月，心肺联合移植为 12 个月。所有小肠移植或复合组织移植受者均采用普遍性预防。药物选择：缬更昔洛韦口服、更昔洛韦静脉滴注。极高危（CMV D^+/R^-）受者的用药周期为 3~6 个月。

五、CMV 病的治疗

（一）CMV 病治疗的一线推荐方案：

CMV 病治疗的一线抗病毒药物为静脉滴注更昔洛韦。初始剂量为 5 mg/kg，每日 2 次；治疗 2~3 周或 DNA 转阴、临床症状好转后，剂量可减半或序贯给予口服缬更昔洛韦。中重度患者可酌情减少免疫抑制剂用量。

（二）更昔洛韦治疗耐药性 CMV 感染或 CMV 病

由于 SOT 术后 CMV 感染的防治广泛采用更昔洛韦，致使对更昔洛韦耐药的 CMV 越来越普遍。CMV 耐药的危险因素包括 CMV D^+/R^-、口服并长期使用更昔洛韦（>3 个月）、高病毒载量（>10^3 copies/mL）及高效免疫抑制剂的应用。常用于确定更昔洛韦耐药性的检测方法有 2 种，即病毒耐药表型和基因型检测。CMV 基因突变是病毒耐药的基础机制。病毒 UL-97 激酶基因和 UL-54 聚合酶的突变是目前较为特异的检测位点。如果 UL-97 基因发生了突变，病毒则对更昔洛韦耐药而对西多福韦和膦甲酸钠较为敏感。UL-54 和预先存在的 UL-97 均突变则增加更昔洛韦抗药性，且常合并不同水平的其他更昔洛韦交叉抗药性。

目前更昔洛韦耐药的治疗方案十分有限，包括降低免疫抑制剂用量、应用 CMV 特异性免疫球蛋白（IgG）、加大更昔洛韦用量、换用或联合使用其他的抗病毒药物等。

使用更昔洛韦或缬更昔洛韦（普遍性预防或抢先治疗）较长疗程后仍发生 CMV 病或 CMV-DNA 定量检测滴度不下降者，以及标准更昔洛韦治疗无效的 CMV 病患者应高度怀疑更昔洛韦耐药，应对其进行 CMV 基因型检测，其准确性优于耐药表型检测。对发生 CMV 耐药的患者减少免疫抑制剂的用量，可将钙调神经蛋白抑制剂（calcineurin inhibitor，CNI）类药物换为西罗莫司，也可将霉酚酸类药物换为咪唑立宾。CMV 耐药的经验性治疗包括加大静脉滴注更昔洛韦剂量（增至 10 mg/kg，每日 2 次）或联用全效剂量膦甲酸钠。具体治疗参考 CMV 基因型检测结果，必要时可选择西多福韦。CMV 特异性免疫球蛋白（IgG）可作为抗病毒治疗的辅助用药。

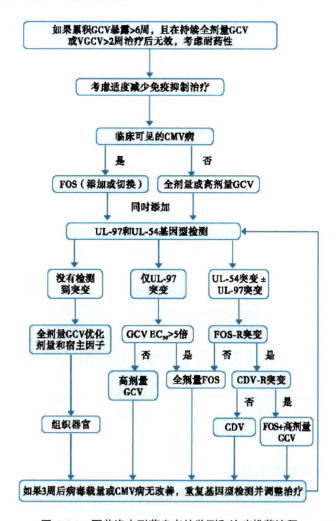

图 6-6-3　更昔洛韦耐药患者的监测和治疗推荐流程

GCV 为更昔洛韦；VGCV 为缬更昔洛韦；FOS 为膦甲酸钠；CDV 为西多福韦；EC_{50} 为半数有效浓度；全剂量 GCV 为 5 mg/kg，高剂量 GCV 为 10 mg/kg，静脉滴注，每日 2 次（根据肾功能调整剂量）

六、儿童 SOT 术后 CMV 感染或 CMV 病的防治

CMV 感染是儿童器官移植后最常见的感染类型之一，儿童 CMV 病的临床表现与成人相比并无明显特殊性。血清学的危险分层同成人。CMV-IgG 的 D^+/R^- 的儿童受者是 CMV 感染的极高危人群；使用过大剂量的免疫抑制剂 [尤其是多克隆抗体，如兔抗人胸腺细胞免疫球蛋白（antithymocyte globulin，ATG）] 会明显增加 CMV 感染的风险。

（一）儿童器官移植术前筛查

由于月龄＜12 个月的婴幼儿可能已经被动获得了母体抗体，对月龄＜12 个月的婴幼儿 SOT 受者行尿液 CMV 培养,结果阳性则考虑 CMV 感染；如结果阴性,采用"最高风险"原则，亦应密切监测患儿血清学状态，以预防 CMV 感染。

（二）儿童器官移植术后 CMV 感染的防治

移植后普遍性预防措施可显著降低 CMV 感染率。静脉滴注更昔洛韦或口服缬更昔洛韦是儿童 SOT 受者抗 CMV 感染最有效的两种方案，药物剂量的调整均依据患儿体质量或体表面积。对于儿童尤其是年龄较小儿童，CMV 感染防治的主要方案为静脉滴注更昔洛韦，病情稳定后改为口服缬更昔洛韦。儿童缬更昔洛韦的口服用量（mg）=7×体表面积（body surface area，BSA）×Ccr。该药的儿童剂型尚未在我国上市。其他二、三线用药包括膦甲酸钠、西多福韦等。CMV 特异性免疫球蛋白（IgG）同样是辅助用药。

成人移植受者的 CMV 感染的普遍性预防和抢先治疗原则亦适用于儿童受者，但不能完全照搬成人的用药方案。

静脉滴注更昔洛韦预防性治疗疗程为 14 日至 3 个月，并综合考虑导管插管相关感染的风险。

普遍性预防的疗程可参考移植器官类型、供受者移植前的 CMV 血清学状态、移植中心 CMV 病治疗经验以及受者的免疫抑制状态等相关因素。

七、CMV 肺炎合并耶氏肺孢子菌肺炎的防治

CMV 肺炎（cytomegalovirus pneumonia，CMP）合并耶氏肺孢子菌肺炎（pneumocystis jiroveci pneumonia，PJP）是常见于 SOT 受者的肺部机会性感染，尤其当受者 $CD4^+T$ 淋巴细胞计数明显降低时，上述混合感染的发生率显著增加。

（一）CMP 合并 PJP 的诊断

患者的肺组织标本和 BALF 涂片镜检发现肺孢子菌的滋养体或孢囊即为 PJP 检验阳性。发现 CMV 包涵体即为 CMV 检验阳性。

（二）CMP 合并 PJP 的治疗

治疗 CMP 合并 PJP 时，优先考虑针对性的联合治疗。复方磺胺甲噁唑静脉滴注联合

更昔洛韦的治疗方案，可以同时联合应用卡泊芬净或米卡芬净治疗。

联合治疗时，根据其病情严重程度可适当减少免疫抑制剂的用量，必要时停用免疫抑制剂。

（石炳毅　肖　漓　韩　永）

第七节　器官移植受者 EB 病毒感染和移植后淋巴组织增生性疾病

　　EBV 是隶属于 γ 疱疹病毒的 DNA 病毒，唯一宿主是人类，人群普遍对 EBV 易感，主要通过飞沫传播，侵袭人 B 细胞与口咽部上皮细胞。除飞沫传播途径外，移植受者还可能经由 EBV 血清学阳性的供者或输注未去除白细胞成分的血制品而感染。人群的 EBV 血清学阳性率与年龄相关，约 90%~95% 的成人受者血清中可检测到 EBV 抗体，亚洲成人 EBV 血清学阳性率超过 95%。正常人感染 EBV 后 90% 以上无临床症状，少数患者在机体免疫力低下时，病毒在体内扩增同时引起患者发热、肝脾淋巴结肿大及脏器功能受损等表现，导致 EBV 病。个体感染 EBV 后可导致体内被感染的 B 细胞克隆性增生，但在免疫功能正常的个体中会受到 B 细胞凋亡触发机制（主要由 EBV 特异性细胞毒 T 细胞诱导）的调控，而不会发生疾病。但对于接受免疫抑制治疗的移植受者，上述 B 细胞凋亡触发过程受到抑制，使得 EBV 诱发的 B 细胞增殖与免疫系统（增殖、凋亡）间的平衡被破坏，异常 B 细胞克隆性增生，导致将移植后淋巴组织增生性疾病（posttransplant lymphoproliferative disease，PTLD）。2008 年，世界卫生组织（World Health Organization，WHO）发布了《造血与淋巴组织肿瘤分类》，将移植后淋巴组织增生性疾病（posttransplant lymphoproliferative disease，PTLD）定义为器官移植或造血干细胞移植受者因免疫抑制状态，出现淋巴组织或浆细胞由良性组织增生发展为恶性肿瘤的淋巴系统增殖性疾病，属于免疫缺陷相关淋巴组织增生性病变。PTLD 为一组异质性病变，包括多种组织病理学类型，从反应性多克隆 B 细胞良性增生到恶性侵袭性淋巴瘤都可出现。各种疾病形式具有不同的生物学和临床特征，恶性侵袭性淋巴瘤进展迅速，如未得到及时有效治疗，预后极差，病死率很高。超过 70% PTLD 的发生与 EBV 感染相关。据现有资料估计我国肝移植术后 PTLD 发生率为 2%~3.5%，儿童受者的发病率高于成人。预计将来随着强效免疫抑制剂的使用、配型相合程度不佳的移植增多及抗淋巴细胞制剂的应用，PTLD 的发生率有可能还将有所上升。

一、临床表现

（一）非 PTLD EBV 感染综合征

EBV 感染后可表现为传染性单核细胞增多症（发热、乏力、渗出性咽炎、淋巴结肿大、肝脾肿大、非典型性淋巴细胞增多），器官特异性疾病（如肝炎、肺炎、胃肠道症状）及血液系统异常（如白细胞减少、血小板减少、溶血性贫血和噬血细胞综合征等），有些表现可能与 PTLD 完全一样，无法鉴别。

EBV 相关移植后平滑肌肿瘤可发生于 PTLD 之后（初发或继发），中位发病时间是移植后 48 个月，儿童更早。累及部位不典型，当累积多个部位时呈现多发性而非转移性表现。

（二）EBV 相关 PTLD

EBV 相关 PTLD 临床表现多样，与移植物类型、病变部位、严重程度、病理类型等相关。几乎任何器官都可能出现局灶病变，并常累及移植物，但移植心脏受累罕见。无论移植类型如何，胃肠道总是最常见的受累部位，中枢神经受累约占 4%~15%。

常见非特异性症状包括无法解释的发热或盗汗、消瘦、乏力、厌食、嗜睡、咽痛等，移植物受累可能出现相关的黄疸、腹痛、恶心、呕吐、消化道出血或穿孔、气急、咳嗽等。阳性体征包括淋巴结肿大、肝脾肿大、扁桃腺肿大或炎症、皮下结节、局灶性神经系统体征或多发肿块等。

二、EBV 相关的 PTLD 危险因素

（一）器官移植类型与 PTLD

肾移植受者 PTLD 发生率最低（0.8%~2.5%），之后按照发生率由低至高分别为胰腺移植（0.5%~5.0%），肝移植（1.0%~5.5%），心脏移植（2.0%~8.0%），肺移植（3.0%~8.0%）以及多器官移植和肠移植（≤20%），也曾有中心报道在儿童小肠移植术后 2 年内 PTLD 发生率可高达 31%。PTLD 发生与供器官中淋巴组织的密度相关。不同供器官组织中存留的淋巴组织数量不同，PTLD 的发生率亦不尽相同。例如小肠移植物中含有丰富的淋巴组织，移植后使供者 EBV 潜在感染的淋巴细胞易于发生转化，导致 PTLD。

（二）PTLD 发生的危险因素

EBV 相关 PTLD 在移植后 1 年内发生率最高，总体发生率为 1%~20%，与免疫抑制程度、器官移植类型以及受者特异性危险因素有关。移植后 1 年内发生 PTLD 还与以下危险因素有关：①移植时受者 EBV 血清学阴性；②年龄 <5 岁的婴儿和儿童；③接受强效免疫抑制方案、接受抗 CD3 单克隆抗体和多克隆抗淋巴细胞抗体；④巨细胞病毒（cytomegalovirus，CMV）血清学 D+/R – 或合并 CMV 病；⑤ EBV 血清学 D+/R –。其中，EBV 血清学 D+/R – 是发生 PTLD 的高危因素。对于移植 1 年后的受者，发生 PTLD 的危险因素包括长时间进行免疫抑制治疗和年龄 >60 岁。小样本的研究发现，接受心脏移植患者具有浆母细胞淋巴瘤多发趋势，而肾移植受者有原发中枢神经系统淋巴瘤的高风险。

EBV 原发感染（即移植时受者 EBV 血清学阴性）和反复应用大剂量抗淋巴细胞球蛋白是移植术后早期发生 PTLD 的显著危险因素。月龄 <18 个月的受者，无论其血清学检查结果如何，在进行风险评估时均归为 EBV 阴性。

三、PTLD 的诊断

发生在 SOT 及异基因造血干细胞移植后的 PTLD 组织形态学比较复杂，主要包含有各阶发生在 SOT 及异基因造血干细胞移植后的 PTLD 组织形态学比较复杂，主要包含有各阶段的淋巴细胞及浆细胞增殖。且不同患者于不同的疾病状态其细胞成分、异形性程度各不相同，加之 EBV 感染状态不同，增加了其组织学的复杂性。因此，在诊断 PTLD 之前，必须除外各类感染及原发病复发等原因。

（一）EBV 相关检测

1. 血清学检测 EBV 特异性抗体可用于判断移植前供、受者 EBV 血清学状态，以评估 PTLD 的发生风险。目前临床检测的 EBV 抗体包括早期抗原（early antigen，EA）、病毒衣壳抗原（viral capsid antigen，VCA）-IgA、VCA-IgM、VCA-IgG。

2. 组织病原检测 原位杂交方法可以直接检查病变组织或细胞中 EBV 感染情况，具有较高的特异性和敏感性。EBV 编码的小 RNA（EBV-encoded small RNA，EBER）原位杂交检测 EBV 感染细胞更敏感。

3. 病毒核酸检测 监测 EBV DNA 载量对于 EBV 相关的 PTLD 诊断、了解疾病状态及疗效判断具有指导意义。常规采用荧光定量聚合酶链反应（polymerase chain reaction，PCR）方法监测 EBV DNA 载量。最适用于监测病毒的样本来源尚有争议，全血或血浆尚未有定论者。应选择有资质的固定实验室进行监测。

4. 血常规及骨髓检测 外周血中异形淋巴细胞及单个核样淋巴细胞增多对诊断传染性单核细胞增多症样 PTLD 有帮助。PTLD 累及骨髓时可出现外周血细胞减少（少数患者白细胞数增多），骨髓穿刺检查可进一步明确血常规异常的原因。

（二）影像学评估

常规应行颈、胸、腹及盆腔 CT 扫描以明确病变范围，正电子发射计算机体层显像仪（positron emission tomography and computed tomography，PET/CT）检查可进一步明确病变的范围及性质，并按照 Ann Arbor 分期方法进行临床分期。如有头痛、局灶神经系统异常表现或视力改变时，需行头部 MRI 检查。因中枢神经系统病变对治疗及预后有重要影响，常规进行头部 MRI 或 CT 检查以早期发现无症状病变。由于胃肠道受累较常见，如有消化道出血、持续腹泻、原因不明的腹痛、消瘦等症状，应及时考虑行消化道内镜检查。

（三）组织病理学

组织病理学检查是确定 PTLD 组织学分类的金标准。2008 年，WHO 将 PTLD 分为早期病变、多形性 PTLD、单形性 PTLD 以及经典霍奇金淋巴瘤型 4 大类型，反映了病变从多克隆向单克隆演进，侵袭性逐渐增强，最终发展为淋巴瘤的连续过程。详见表 6-7-1。

表 6-7-1　2008 年 WHO 的 PTLD 组织学分类

类　型	组织学分类
早期病变	浆细胞增生
传染性单核细胞增多症样PTLD	
多形性PTLD	
单形性PTLD （依据类似的淋巴瘤分类）	
B细胞淋巴瘤	弥漫性大B细胞淋巴瘤 Burkitt淋巴瘤 浆细胞骨髓瘤 浆细胞瘤样 其他
T细胞淋巴瘤	外周T细胞淋巴瘤，非特指型 肝脾T细胞淋巴瘤 其他
经典霍奇金淋巴瘤型PTLD	

2016 年，WHO 更新了 PTLD 的病理学分类，将早期病变划分为浆细胞增生性 PTLD、传染性单核细胞增多症样 PTLD 和旺炽性滤泡增生性 PTLD。而多形性 PTLD、单形性 PTLD 以及经典霍奇金淋巴瘤型 PTLD 分类保持不变，共 6 大类，这一新分类现临床应用较少，目前多数临床研究仍沿用 2008 版分类方法。详见表 6-7-2。

表 6-7-2　2016 年 WHO 的 PTLD 组织学分类

类　型	组织学分类
早期病变	浆细胞增生性PTLD
传染性单核细胞增多症样PTLD	
旺炽性滤泡增生性PTLD	
多形性PTLD	
单形性PTLD （依据类似的淋巴瘤分类）	
B细胞淋巴瘤	弥漫性大B细胞淋巴瘤 Burkitt淋巴瘤 浆细胞骨髓瘤 浆细胞瘤样 其他
T细胞淋巴瘤	外周T细胞淋巴瘤，非特指型 肝脾T细胞淋巴瘤 其他
经典霍奇金淋巴瘤型PTLD	

儿童多形性 PTLD 较常见，成人以单形性 B 细胞淋巴瘤为主，最常见的组织学亚型为弥漫性大 B 细胞淋巴瘤。病理诊断还可以结合 EBER 原位杂交等检测，以明确与治疗相关的重要标志物（如 CD20）的表达情况、病毒来源（供者或受者）、EBV 克隆性等。

由于 PTLD 多存在非常广泛的淋巴细胞及浆细胞增殖，不同患者淋巴细胞增殖及异形性程度不一致。因此，在诊断 PTLD 以前，必须除外特异性与非特异性淋巴浆细胞增生相关性疾病，如各种感染、移植物抗宿主疾病（graft-versus-host disease，GVHD）、排斥反应与恶性淋巴组织疾病复发等原因。一旦组织学符合 PTLD 诊断标准，就应该严格按 2008 年或 2016 年 WHO 组织学分类标准进行诊断（表 6-7-1、6-7-2）。

1. 早期病变 PTLD 多表现为非破坏性淋巴浆细胞增生，包括浆细胞增生和传染性单核细胞增多症样副皮质区增生（图 6-7-1A）。

2. 多形性 PTLD 此期组织学特征对诊断最具挑战性，表现为结构破坏性的淋巴浆细胞增殖，但又不符合严格意义上的恶性淋巴瘤的诊断标准（图 6-7-1B）。在一定情形下，与传染性单核细胞增多症样病变难以鉴别，表现为与霍奇金淋巴瘤样病理特征相类似，组织化学染色可见 CD20、CD30 强表达，CD15 通常不表达。

3. 单形性 PTLD 该类型最符合淋巴瘤的组织病理学特点，也是 PTLD 最容易被诊断的阶段。大多数单形性 PTLD 表现为常见的 B 细胞淋巴瘤的特征（如弥漫大 B 细胞淋巴瘤、Burkitt 细胞淋巴瘤和浆细胞淋巴瘤等，图 6-7-1C），少数类型也可为 T 细胞淋巴瘤，如肝脾 T 细胞淋巴瘤，甚至为罕见的复合型淋巴瘤。而惰性 B 细胞淋巴瘤即使发生于移植受者仍不包含在 PTLD 范畴。

4. 经典霍奇金淋巴瘤型 PTLD 少数情况下，PTLD 患者可表现为经典霍奇金淋巴瘤的病理特征，在大量小淋巴细胞及一定的嗜酸性粒细胞、浆细胞和组织细胞背景中，可见到典型的 HRS 细胞（图 6-7-1D），这些细胞强表达 CD30、CD15，而弱表达 PAX5，一般不表达 CD20。

必须指出的是，不是所有 PTLD 患者都能准确分到 4 个亚类型中某个类型。因为同一患者不同病变部位取材，其组织病理学特征可能不同，即使同一病变组织内部可能重叠出现 PTLD 不同组织类型。因此，临床中会出现第 1 次组织活检诊断为多形性 PTLD，而紧接下来的第 2 次活检即可能进展为单形性 PTLD。所以，如果患者 PET/CT 表现出多病灶，尽可能多处活检以进一步精确诊断（对于细针穿刺诊断的患者尤其必要）。

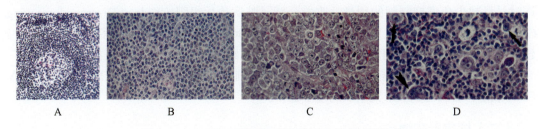

A   B   C   D

图 6-7-1 PTLD 不同组织学分类的组织病理学检查

A 图为 PTLD 早期病变，生发中心内可见不同程度淋巴细胞浸润（主要为小淋巴细胞、浆细胞等，×100）；B 图为多形性 PTLD，可见免疫母细胞及中等大小的淋巴细胞异常增生（增生淋巴细胞中可见形态不规则核仁，×200）；C 图为单形性 B 细胞 PTLD，可见大量的形成单一的大 B 细胞异常增生，多数细胞可见圆形核仁（×400）；D 图为经典霍奇金淋巴瘤 PTLD，在增生小淋巴细胞的背景中可见散在分布的单核和多核霍奇金淋巴瘤细胞（如箭头所示，×400）

相比之下，霍奇金淋巴瘤样多形性 PTLD 的诊断较为难，因为必须同经典霍奇金淋巴瘤类型 PTLD 相鉴别。临床表现特点可能会起到鉴别诊断作用。因为经典霍奇金淋巴瘤类型 PTLD 不以黏膜相关淋巴组织受累为早期表现，而霍奇金淋巴瘤样 PTLD 常以此为首发表现。

克隆性重排研究可有助于多形性 PTLD 及单形性 PTLD 鉴别，一般而言，单形性 PTLD 可呈现出 B 细胞重链或 TCR 的单克隆性重排。但对于接受免疫抑制治疗的患者，在诊断多形性 PTLD 亦可能出现 B 细胞重链单克隆或寡克隆性重排或限制性 T 细胞增殖。

应该注意的是，EBV 检测阳性与否并不是诊断 PTLD 的必须条件，近年 EBV 阴性 PTLD 近年有显著增多的趋势。EBV 阴性 PTLD 发病机制是否与免疫抑制有关抑或另有机制尚不明确。分子基因学研究表明，EBV 阴性 PTLD 发病机制与 EBV 阴性淋巴瘤相似，其治疗方法与 EBV 阳性 PTLD 有所不同。因此，每例标本都必须进行 EBV 检测，用 EBV 编码的特异 RNA 进行原位杂交是诊断 EBV 阳性与否的金标准，免疫组织化学对检测 EBV 蛋白成分对判断 EBV 感染亦有一定价值。

（四）分期

目前，PTLD 临床分期常用的是根据淋巴结区受累部位或范围进行的 Ann Arbor-Cotswold 改良分期系统，儿童受者也可以采用 Murphy 系统。在治疗过程中，可应用体检、实验室、影像学及病理学检查将 PTLD 分为持续性（治疗中临床表现、组织学及影像学改变均持续存在）、进展性 [病变原发位点的扩大和（或）增加病变新位点] 或复发性 PTLD。目前组织病理学检查仍是诊断 EBV 相关 PTLD 的金标准。

四、EBV 相关的 PTLD 预防

（一）一般预防

SOT 供、受者移植前均应检测 EBV 血清学状态，EBV 血清学阴性的受者应优先选择 EBV 阴性的供者。对发生 PTLD 高风险人群（如原发性 CMV 感染）应警惕 EBV 感染的存在，并密切观察 PTLD 相关的临床表现（发热、腹泻、淋巴结肿大、移植物失功等），情况允许时尽量减少免疫抑制剂的用量。改善全球肾脏病预后组织（Kidney Disease：Improving Global Outcomes, KDIGO）2009 年发布的《KDIGO 临床实践指南：肾移植受者的诊治》建议，对于 EBV 血清学阴性的受者，在发现 EBV 载量增加时即减少免疫抑制剂的用量。

当怀疑移植物急性排斥反应时，免疫抑制剂加量前应谨慎排除 PTLD，监测 EBV DNA 载量，必要时积极采集组织病理学证据。

（二）抗病毒药物

尚无明确证据支持 SOT 高危受者（EBV D^+/R^-）常规预防性应用抗病毒药物（如阿昔洛韦、更昔洛韦等）能够降低 PTLD 发生风险。接受抗病毒治疗的受者仍可出现 EBV 载量升高并发生 PTLD。

（三）免疫预防

输注免疫球蛋白可以在短期内降低 PTLD 的发生风险，但证据有限。

（四）EBV 病毒载量监测和抢先治疗

对 PTLD 发生高风险人群（尤其是 EBV D$^+$/R$^-$），需进行定量 EBV 病毒载量监测。虽然 EBV 的倍增时间很短（49~56 h），但是频繁的监测并未显现出明显的优势。因此，建议移植术后 1 周内检测 1 次；术后 3~6 个月内每月 1 次；第 9、12 个月各 1 次；急性排斥反应经治疗后增加 1 次。1 年以后不再需要常规检测。

有研究证实，常规监测病毒载量升高时采用抢先治疗策略可以降低 PTLD 的发生率。抢先治疗策略包括减少免疫抑制剂用量、加用抗病毒药物，加用或不加用免疫球蛋白，还包括给予低剂量利妥昔单抗（rituximab，RTX）和过继免疫治疗，但目前只有减少免疫抑制剂用量是得到充足证据支持的干预措施。

在 EBV D$^+$/R$^-$ 的 SOT 受者中，可预防性应用抗病毒药物和（或）免疫球蛋白。对于 PTLD 高危受者，应定期监测 EBV 病毒载量。

五、治疗

由于缺乏干预性对照研究数据，EBV 相关 PTLD 的最佳治疗方法尚未确定。减少免疫抑制剂剂量作为一线治疗方法，可使部分早期病变、病灶局限的病例获得完全缓解，但多数仍需要联合其他治疗方法，包括局部治疗（手术切除、放射治疗等）和多种系统的治疗手段。详见表 6-7-3。

表 6-7-3 PTLD 主要治疗方法及其优缺点

治疗方法	作用靶位	优 点	缺 点
减停免疫抑制剂（RIS）	T细胞功能	早期病变高反应率 有抢先治疗作用	需要时间，对侵袭性病变效果差；器官排斥风险；HSCT后PTLD疗效较差
细胞因子治疗	T细胞 B细胞	有一定疗效	高毒性
供者淋巴细胞输注	T细胞 EB病毒	反应率高 疗效快	仅适应于HSCT后患者 可促进GVHD发生
过继免疫疗法（EBV特异性T细胞）	T细胞 EB病毒	对难治性PTLD可能有效；迅速发展的领域	仅用于EBV相关病例中 耗时长 高成本 应用受T细胞来源限制
手术与放射治疗	B细胞肿瘤	快速症状缓解	仅限于早期（I期）疾病 或姑息治疗
化疗	B细胞肿瘤	高反应率	高治疗相关毒性
利妥昔单抗<CD20单抗>	B细胞肿瘤	高反应率；毒性相对小；可用于抢先治疗	仅用于CD20+ PTLD；可致特异性副作用（进展性多发性白质脑病、低丙种球蛋白、病毒激活）
抗病毒	EB病毒	与病毒胸腺苷激酶诱导剂（如丁酸精氨酸）联合发挥作用	单方治疗无疗效（EBV1 PTLD中缺乏病毒胸腺嘧啶激酶表达），仅用于EBV阳性病例中
IV免疫球蛋白	EB病毒	因为存在抗EVB蛋白的抗体，理论上有效	多与其他疗法结合使用；尚无单药治疗实际疗效

（一）减少免疫抑制剂剂量

减少免疫抑制剂剂量是 PTLD 治疗的第一步，应尽早开始。在免疫抑制剂减量的初始阶段，应至少减少50%的钙调神经担保抑制剂（环孢霉素或他克莫司）和停用抗代谢药物（硫唑嘌呤或霉酚酸酯）。文献报道的有效率差异很大（0~73%），这与疾病类型、样本量大小和减少免疫抑制方法不同有关。对减少免疫抑制反应不佳的预测指标可能包括年龄偏大、肿块较大、进展期病变、血清乳酸脱氢酶水平高、多器官功能异常、多器官受累等。减少免疫抑制剂剂量势必增加移植器官排斥反应的风险，心肺移植受者尤其常见，有时甚至是致命性的。治疗反应通常在减少免疫抑制治疗后 2~4 周内出现，观察等待时间一般不超过 4 周，如受者未获得完全缓解，应进行下一步治疗。对于不能减少免疫抑制剂剂量或进展迅速的病例，应即刻施行其他治疗。

（二）手术切除或局部放疗

对单一病灶 PTLD（Ann Arbor 分期 I 期）的 SOT 受者，手术切除和（或）放疗联合减少免疫抑制剂剂量是一种有效的治疗方案。但若病变类型属高侵袭性，如 Burkitt PTLD，仍首选化学药物治疗（化疗）。肠穿孔、肠梗阻、难以控制的消化道出血等并发症往往需要紧急手术干预。对于某些特定部位（眼、中枢神经系统）或类型[鼻自然杀伤（natural killer，NK）细胞或 T 细胞淋巴瘤）的 PTLD、存在危及生命的梗阻或压迫症状、化疗和单克隆抗体治疗无效的病变需要考虑放疗。

（三）抗 B 细胞单克隆抗体（抗 CD20 单抗）

多数 EBV 相关 PTLD 来源于 B 细胞并表达 CD20，提供了抗 B 细胞单克隆抗体（抗 CD20 单抗）RTX 的治疗靶点。RTX 单药治疗减少免疫抑制无效的 CD20 阳性 PTLD 的总缓解率为 44%~79%，完全缓解率为 20%~55%。与标准 CHOP 方案（环磷酰胺 + 多柔比星 + 长春新碱 + 泼尼松）疗效相似，但耐受更好，无严重感染相关的不良反应及治疗相关的死亡。但 RTX 单药治疗容易复发，远期疗效不理想，且对高肿瘤负荷、多个结外部位受累、EBV 阴性及晚期发生的 PTLD 疗效较差。

（四）细胞毒性化疗方案

化疗不但可以杀伤异常增殖的淋巴细胞，且具有免疫抑制作用，能够防治移植物排斥反应。对 RTX 治疗反应差的病例以及病理类型为 T 细胞淋巴瘤、Bufkitt PTLD 或霍奇金淋巴瘤的病例均应积极考虑化疗，或 RTX 联合化疗。通常为 CHOP 或 CHOP 样方案。为了提高 RTX 单药治疗的长期有效性并避免单纯化疗的不良反应，对于减少免疫抑制剂剂量无效的 CD20 阳性的 PTLD 患者，可采用 RTX 加化疗如 R-CHOP 方案联合序贯治疗。

（五）其他治疗

1. 抗病毒药物和静脉注射用免疫球蛋白　更昔洛韦抑制 EBV 的作用是阿昔洛韦的 10 倍。不支持单用阿昔洛韦或更昔洛韦治疗 PTLD。有研究将静脉注射用免疫球蛋白联合更昔洛韦或阿昔洛韦作为一种辅助治疗手段治疗早期 PTLD。

2. 过继性免疫治疗 过继性输注 EBV 特异性细胞毒 T 细胞耐受较好，无移植物毒性报告，尤其原发中枢神经系统 PTLD、难治性或一般状况较差的病例可考虑。

3. EBV 病毒载量监测 病情稳定以后，前半年 EBV 病毒载量可每 1~2 周监测 1 次，影像学可每 2~3 个月监测 1 次，半年后可适当延长监测时间。

无论是早期还是晚期 EBV 相关 PTLD，均应以减少甚至停用免疫抑制剂作为 PTLD 治疗的第一步。静脉注射用免疫球蛋白联合更昔洛韦或阿昔洛韦可作为治疗早期 PTLD 一种辅助治疗手段。如果不存在 RTX 治疗预后不良因素，对于 CD20 阳性的成人 PTLD 患者，在减少免疫抑制剂剂量后可使用 RTX 治疗。对于减少免疫抑制剂剂量干预失败同时存在 RTX 单药治疗预后不良因素者，若 RTX 初始治疗未获得完全缓解，可选用 RTX 联合化疗方案治疗。

六、预后

与普通弥漫大 B 细胞淋巴瘤相比，PTLD 预后比较差，5 年总生存率从 40%~60% 不等，尽管大多数患者死亡原因与疾病进展有关，但仍有高达 40% 的患者最终死于与疾病进展不相关的原因（主要是感染）。在许多不良预后指标中，如高龄、晚期疾病、不良体能状态、高乳酸脱氢酶、出现中枢神经系统浸润、T 或 NK 细胞 PTLD、EBV 阴性 PTLD、合并感染乙型或丙型肝炎、单克隆疾病等均为经典的预后指标。最近研究显示，低白蛋白血症是一项非常强的预后不良指标。对于继发于 SOT 后 CD20 阳性的 PTLD 患者，R-CHOP 联合序贯治疗预后显著优于单用 CD20 单抗治疗。心肺移植受者发生 PTLD，若 CD20 单药治疗无效，预示预后不良。

（石炳毅 张永清 孙丽莹）

第八节 器官移植受者 BK 病毒感染和 BK 病毒性肾病

BKV 是乳头状多瘤空泡病毒科、多瘤病毒家族的一种亚型，原发感染多在 10 岁之前，传播机制仍不清楚，可能经由呼吸道或口腔传播。健康成人中的感染率高达 82%。由于健康成人免疫功能正常，绝大部分终生都不会出现明显的 BKV 感染症状或体征，但病毒可一直潜伏在泌尿系统上皮细胞中。当机体免疫力低下，尤其是器官移植后，潜伏在尿路上皮和肾小管上皮中的 BKV 被激活，开始高水平复制，大量复制的病毒颗粒从尿路中排泄，造成 BKV 尿症（BKV viruria）。在肾移植受者中，随着病程进展，BKV 会进入肾小管上皮细胞细胞核并复制大量子代病毒，引起细胞坏死、松解，使组织发生免疫性、炎症性浸润；当肾小管上皮细胞脱落和局部基底膜暴露时，病毒开始破坏肾小管毛细血管进入血液，形成 BKV 血症（BKV viremia）。BKV 在血液中持续高载量表达，进一步破坏移植肾组织导致肾小管萎缩和间质纤维化，最终形成 BKVN。其他器官移植受者罕见 BKV 血症和 BKVN。

一、临床表现

有些免疫功能正常的人群在 BKV 原发感染时会出现"流感样"症状，如上呼吸道症状、发热等。10%~68% 的肾移植受者在 BKV 活化、复制时通常没有临床症状。BKVN 的临床症状也不典型，且与移植肾功能不全密切相关。血清肌酐可为正常水平（BKVN A 期）或升高（BKVN B 期或 C 期）。有些患者会出现膀胱炎、尿路梗阻、淋巴管瘤、肾盂积水、尿道感染，这些虽然不是 BKVN 的特征性表现，但可能提示了病毒复制、局部损害、炎症及病毒血症。从一过性移植物失功进展至无法逆转的肾衰竭，移植物功能的持续降低提示病程进展。有研究显示，在移植后 9~12 个月时，BKV 阳性者的平均肾小球滤过率（glomerular filtration rate，GFR）显著低于阴性对照组。

二、危险因素

肾移植受者 BKVN 的发生率为 1%~10%，大部分出现在术后 1 年内，50% 的 BKVN 患者最终会发展为不可逆的移植肾衰竭。BKVN 占所有移植肾失功原因的 7%。

BKVN 的发生与供者、受者及移植后其他因素相关，详见表 6-8-1。其中，免疫抑制是 BKV 被激活、复制及进展至 BKVN 最主要的危险因素。

表 6-8-1 BKVN 发生的危险因素

分　类	危险因素
供者因素	HLA错配
	尸体供肾
	女性
受者因素	高龄
	男性
移植后其他因素	手术损伤、冷缺血时间
	输尿管支架、输尿管狭窄
	急性排斥反应和抗排斥反应治疗
	大量糖皮质激素暴露
	抗淋巴细胞抗体
	强效免疫抑制方案 他克莫司联合吗替麦考酚酯
	因BKVN致移植物失功后再次移植

注：HLA 为人类白细胞抗原

国内一项对肾移植术后1年受者进行的前瞻性研究显示，发生BKV尿症、BKV血症和BKVN的比例分别为45.6%、22.2%和5.6%，与国际数据基本一致。另一项国内研究证实，肾移植术后BKV尿症发生的中位时间是术后2个月，BKV血症发生的中位时间是术后3个月，而BKVN的确诊时间是术后3~10个月。国际研究证实BKV激活大多发生在肾移植术后3个月内，从BKV尿症发展成BKVN是一个逐步进展的过程，BKV尿症对BKVN的阳性预测值为27.3%，BKV血症则为54.5%。国内研究证实，BKV血症特别是呈持续性时，发展为BKVN的风险明显增加。早期诊断和干预是防止病情恶化的一个重要契机。

三、诊断

（一）尿细胞学检查

尿液中出现"诱饵细胞"（decoy cells）是BKV感染的特点之一。BKV感染的脱落尿路上皮和肾小管上皮细胞在光学显微镜下最具特征性的表现是细胞核内出现包涵体，这种细胞被称为decoy细胞。检测方法主要是尿沉渣细胞学涂片，可通过巴氏染色或相差显微镜等方法观察寻找阳性细胞。decoy细胞可作为BKV感染早期或治疗后的一种筛查方法，其阴性不能排除BKV感染，而其阳性时往往尿BKV DNA呈中高水平。

（二）BKV核酸定量检测

由于BKVN早期表现为BKV尿症和BKV血症，定量聚合酶链反应（polymerase chain reaction，PCR）法检测肾移植受者尿液、外周血中BKV DNA载量成为临床早期监测疾病变化的重要方法。BKVN与尿液、血液中BKV DNA载量有密切关系，当尿液BKV DNA载量 $> 1.0 \times 10^7$ copies/mL 且血液BKV DNA载量 $> 1.0 \times 10^4$ copies/mL 时，病变发展成为BKVN的风险极高。国内数据也证实，血液BKV DNA载量 $\geqslant 1.0 \times 10^5$ copies/mL 作为预测BKVN发生的阳性指标，其阳性预测值高达83.3%。因此，血液BKV DNA载量越高，发生BKVN的风险越大；而对于血液检测阴性但尿液BKV DNA载量高的患者，也需定期复查并警惕病情恶化。

（三）活组织检查

取材要求：BKV在肾髓质中出现较为普遍，因此建议穿刺取材至少要有2条活组织检查（活检）组织标本，其中1条应深达髓质，以降低假阴性率。

移植肾组织活检是特异性诊断BKVN的金标准，其病理特征性表现是上皮细胞核内出现嗜碱性病毒包涵体，但需免疫组织化学检测确认，有时无包涵体的病例也可出现免疫组织化学检测阳性。较常见的免疫组织化学法是SV40或LT抗原染色。移植肾组织活检结果联合是否存在肾小管间质肾炎表现或是否合并血清肌酐升高等证据可确诊BKVN。根据组织学分化的表现，可将BKVN分为3期：①A期，仅在细胞核内发现病毒包涵体，皮、髓质交界处细胞核内免疫组织化学或原位杂交阳性，无或轻微的间质性炎症反应、肾小管萎缩和间质纤维化，一般无肾功能改变。②B期，较A期炎症反应明显加重，肾小管基底膜剥落和间质水肿，轻度至中度肾小管萎缩和间质纤维化；按照炎症和损伤程度又可分为 B1 期（病变范围 ＜25%）、B2 期（病变范围 26%~50%）、B3 期（病变范围 ＞50%）；B 期已出现移植肾功能下降，但经积极治疗后部分患者可转为 A 期。③ C 期，病理表现为不可逆的肾小管萎缩和间质纤维化，病变程度 ＞50%，伴严重的移植肾衰竭。

由于 BKVN 的病变部位多随机分布，往往会因穿刺部位与病变部位出现偏差而导致假阴性的结果。如果病理结果阴性，临床仍高度可疑，就需要重复进行组织活检以得到合理的结论。

（四）辅助检查

还可采用流式细胞术检测肾移植受者血液中激活的 $CD3^+$ T 淋巴细胞百分比，并分析其与尿液 BKV DNA 载量和血清肌酐之间的关系以鉴别 BKVN 和急性排斥反应，以及利用质谱仪检测肾移植受者尿液 BKV DNA 载量并区分病毒亚型等辅助检查手段。

（五）BKV 感染及 BKV 疾病诊断分类

为指导预防和治疗，根据诊断结果，参考 2013 年 AST 的推荐，可将 BKVN 分为 3 类：可能（possible）、拟诊（presumptive）及确诊（proven）。可疑患者仅有"高水平病毒尿症"（decoy 细胞阳性、BKV DNA 载量 ＞1.0×10^7 copies/mL、聚集型多瘤病毒颗粒）；拟诊患者有"高水平病毒尿症"和"病毒血症"；确诊患者既有"高水平病毒尿症""病毒血症"，组织病理检查证实存在"肾病"。拟诊和确诊患者需要干预和治疗。

四、预防

（一）选择合适的供者

肾移植术前应对供者和受者进行 BKV 血清学检测，对于血清 BKV 阴性受者，尽可能不选择血清 BKV 阳性供者的器官。

（二）移植肾 BKV 感染监测和筛查

根据 KDIGO 2009 年提出的建议，对于所有肾移植受者，建议至少按以下频率通过血液 BKV 核酸定量检测筛查 BKV DNA 载量：①肾移植术后 3~6 个月，每月检测 1 次血液 BKV DNA 载量；②肾移植术后 7~12 个月，每 3 个月检测 1 次血液 BKV DNA 载量；③当出现不明原因的血清肌酐升高时或急性排斥反应治疗后。

AST 2013 年提出的监测策略是肾移植术后 2 年内每 3 个月检测 1 次 BKV DNA 载量，之后每年 1 次，直至第 5 年。这样，至少 80%~90% 具有发生 BKVN 风险的受者可以在移植物失功前得到早期诊断和及时治疗。

在所有成人和儿童肾移植受者中应定期按照以下策略对 BKV 复制情况进行筛查，以达到 BKVN 早期诊断和及时治疗的目标：①在移植后 3 个月内，检测尿液 decoy 细胞每 2 周 1 次，3~6 个月每月 1 次，7~24 个月每 3 个月 1 次；②如出现阳性结果，再接受 BKV 血症的检查，或 6 个月内每月 1 次血液 BKV DNA 载量检查，7~24 个月每 3 个月 1 次。

（三）减少免疫抑制剂的使用量

当血液 BKV DNA 载量持续阳性（＞1.0×10^4 copies/mL）或者尿液 BKV DNA 载量持续升高时，建议减少免疫抑制剂的剂量[5]。常用方案包括：①首先将钙神经蛋白抑制剂（calcineurin inhibitor，CNI）剂量降低 25%~50%，之后抗增殖药物剂量降低 50%，并逐渐停止；②首先将抗增殖药物剂量降低 50%，之后 CNI 剂量降低 25%~50%。

这两种方案对儿童和成人受者均安全有效，同时还需将每日口服泼尼松的剂量减至 10 mg 或更少。这些减量方案应根据血清肌酐水平进行调整。在调整过程中，检测血清肌酐水平每 1~2 周 1 次，BKV DNA 载量 2~4 周 1 次。

所有肾移植受者均应定期规律监测 BKV 复制情况，以筛查出会发生 BKVN 的高危受者，术后早期（1 年内）的移植受者应尤为重视。当肾移植受者出现 BKV 血症持续阳性或尿液 BKV DNA 载量持续升高时，应减少免疫抑制剂的使用量。

五、治疗

（一）降低免疫抑制剂剂量

对于已确诊的 BKVN 受者，应将降低免疫抑制剂剂量作为首选干预措施：①降低免疫抑制剂血药谷浓度和剂量，血药谷浓度他克莫司＜6 ng/mL、环孢素＜150 ng/mL、西罗莫司＜6 ng/mL，吗替麦考酚酯（mycophenolate mofetil，MMF）剂量≤1 000 mg/d；②将他克莫司调整为低剂量环孢素，或将 CNI 调整为低剂量西罗莫司，或将 MMF 调整为来氟米特或低剂量西罗莫司。在明确 BKVN 诊断后 1 个月内即进行干预治疗的受者，其 1 年移植物存活率高于未进行干预治疗或治疗时间延迟的受者。

（二）抗病毒药物

在已经充分降低免疫抑制剂剂量的情况下，血液 BKV DNA 载量仍持续升高，应考虑加用抗病毒药物。但这些抗病毒药物尚需大型、前瞻、随机对照临床研究以证实其疗效及安全。

1. 来氟米特 来氟米特是一种停用 MMF 后替代治疗的口服药物，国外推荐负荷用量为 100 mg/d 持续 5 d，后改为 40 mg/d 维持，但国内推荐剂量应予以减少。建议所有使用来氟米特的受者常规检查血细胞计数和肝功能，每月 1 次。血液 BKV DNA 载量检测，每 2 周 1 次。

2. 西多福韦 西多福韦是一种核苷类似物，被美国食品与药品监督管理局批准用于治疗巨细胞病毒性视网膜炎。西多福韦治疗 BKVN 静脉给药推荐剂量为 0.25~1.00 mg/kg，每 1~3 周 1 次。使用期间应密切随访，持续监测血清肌酐水平、白细胞计数、眼部症状和视野以及每 2 周检测 1 次血液 BKV DNA 载量。在 12%~35% 的患者中可观察到前葡萄膜炎。用药后应特别注意监测肾功能。

3. 静脉注射用免疫球蛋白 目前临床使用的静脉注射用免疫球蛋白（intravenous immunoglobulin，IVIG）含有高滴度强力的 BKV 中和抗体，可用于减少免疫抑制剂剂量的受者，通常剂量为 0.2~2.0 g/（kg·d）。免疫球蛋白不穿入细胞内，但是可以直接中和或间接发挥免疫调理作用，有助于改善疾病的活动状态。

4. 氟喹诺酮类抗生素 氟喹诺酮类抗生素可通过抑制病毒编码大 T 抗原的解旋酶活性而抑制 BKV 复制，但选择性较低，而且对已经确诊的多瘤病毒相关性肾病治疗未必有效。

六、预防和随访

已确诊的 BKVN 受者经过治疗后痊愈，最终 BKV DNA 载量转为阴性，仍需接受随访：血清肌酐每周 1 次；血浆 BKV DNA 载量每 1~2 周 1 次。目前对于随访期间是否应进行组织活检以及何时增加免疫抑制剂剂量尚无定论，但 BKVN 受者仍需严密监测复发风险。

参考 2013 年 AST 指南，结合 BKVN 分型、病理表现、病变程度和范围、移植器官功能，BKVN 受者发生移植器官功能衰竭的风险详见表 6-8-2。

表 6-8-2　BKVN 分型及预后情况

BKVN分型	病理学表现	病变程度	病变范围	移植物功能	移植器官功能衰竭风险
A型	病毒导致的细胞病理学改变	轻微	≤25%	大多在基线	<10%
	间质炎症	较轻	≤10%		
	肾小管萎缩	较轻	≤10%		
	间质纤维化	较轻	≤10%		
B型	病毒导致的细胞病理学改变	多样	11%~50%	大多有受损	50%
	间质炎症	明显	11%~50%		
	肾小管萎缩	中等	<50%		
	间质纤维化	中等	<50%		
B1型	间质炎症	中等	11%~25%	略高于基线	25%
B2型	间质炎症	明显	26%~50%	明显受损	50%
B3型	间质炎症	广泛	>50%	明显受损	50%
C型	病毒导致的细胞病理学改变	多样	多样	明显受损，进展至功能衰竭	>80%
	间质炎症	多样	多样		
	肾小管萎缩	广泛	>50%		
	间质纤维化	广泛	>50%		

（石炳毅　范　宇　韩　永）

第九节　器官移植术后乙型肝炎病毒感染

乙型肝炎病毒（hepatitis B virus，HBV）是嗜肝双链环状 DNA 病毒，完整的乙肝病毒颗粒为直径约 42 nm 的球形，由包膜和核心颗粒组成。包膜含乙型肝炎表面抗原（hepatitis B surface antigen，HBsAg）、糖蛋白和膜脂质，核心颗粒内含双链环状 HBV DNA、HBV

DNA 聚合酶和乙型肝炎核心抗原（hepatitis B core antigen，HBcAg）。完整形态的 HBV 对肝细胞具有强力的感染性，又称 Dane 颗粒。人体对 HBV 普遍易感，非移植患者 HBV 主要的传播途径包括血液传播（输血和血制品）、母婴传播（分娩和哺乳）、性接触传播、密切接触传播、吸毒者或医源性传播。目前已证实唾液、汗液、精液、阴道分泌物、乳汁等体液中均含有 HBV。

据世界卫生组织统计，2015 年全球约有 2.57 亿人感染 HBV，占全球总人口的 3.5%，其中 68% 的感染者集中在亚洲和非洲。据中国疾病预防控制中心（Chinese Center for Disease Control and Prevention，CDC）的报告，HBsAg 阳性率和抗 -HBc 阳性率已经分别从 1992 年的 9.8% 和 45.8% 降至 2006 年的 7.2% 和 34.1%，尤其是年龄 <5 岁儿童的 HBsAg 流行率仅为 1.0%，比 1992 年（9.8%）降低了近 90%，至 2014 年，已降至 0.32%。最新报道的疾病推算模型表明，我国仍有 HBV 携带者 8 600 万人，其中绝大多数与 HBV 感染相关。据中国肝移植注册系统（China Liver Transplantation Registry，CLTR）2015 年的统计数据，肝移植受者中病毒性肝炎占 74.79%，其中乙肝占 71.25%。因此，HBV 相关肝移植术后面临的重要问题就是 HBV 的再感染，如不加以干预，再感染率超过 90%。

器官移植受者是 HBV 的易感人群。在我国，肾移植受者 HBV 的感染多为术前感染，终末期肾病患者规律血液透析是 HBV 感染的重要原因。在早期的报道中，我国肾移植受者 HBV 感染率可高达 77.5%。对于器官移植受者，供者来源的 HBV 感染以及受者既往有 HBV 感染的情况 [乙型肝炎核心抗体（hepatitis B core antibody，抗 -HBc）阳性]，术后 HBV 再激活的风险高。

一、移植术后受者 HBV 再感染或新发感染的危险因素

术后 HBV 再感染或新发感染的危险因素主要包括供、受者的 HBV 感染状态和围手术期的处理。肝移植受者 HBV 再感染主要与以下因素有关：①受者体内残余病毒导致的再感染；②供肝携带 HBV；③输血或血液制品存在病毒污染；④术后与感染人群接触导致的再次感染；⑤术后应用免疫抑制剂增加 HBV 再感染的风险。此外，HBV 基因突变导致耐药会影响抗病毒药物的治疗效果，以及受者对预防性抗病毒治疗的依从性不佳亦可增加再感染的风险。

随着我国公民逝世后器官捐献的迅速发展，对于肝脏以外的肾脏、心脏、胰腺等其他器官移植受者来说，供体来源的 HBV 感染也是十分重要的问题。我国移植肾供者中既往 HBV 感染率较高是导致肾移植受者感染 HBV 的危险因素。肝移植术后 HBV 再感染或新发感染会影响肝移植受者的长期存活已经得到公认，但是肾移植术后 HBV 感染是否显著降低肾移植受者的长期存活率还存在争议。

二、器官移植术后受者 HBV 再感染或新发感染的诊断

移植术后受者 HBV 再感染或新发感染的诊断有赖于实验室检查，这些指标是判断 HBV 感染状态和肝脏损伤的依据，主要包括：HBV 血清学标志物（包括 HBsAg 等，

表 6-4-1）、HBV DNA、丙氨酸转氨酶（alanine aminotransferase，ALT）、天冬氨酸转氨酶（aspartate aminotransferase，AST）、γ-谷氨酰转移酶（γ-glutamyl transferase，γ-GT）、总胆红素（total bilirubin，TB）、白蛋白、血浆凝血酶原时间。

（一）HBV 病毒学标志物

1. HBsAg 与乙型肝炎表面抗体　HBsAg 阳性是 HBV 感染的标志，但其不能反映病毒的复制、传染性及预后。乙型肝炎表面抗体（hepatitis B surface antibody，抗 -HBs）是一种保护性抗体，有清除 HBV 并防止再感染的作用。接种乙肝疫苗者需长期保持抗 -HBs 滴度 ≥10 U/L。

2. 乙型肝炎 e 抗原与乙型肝炎 e 抗体　乙型肝炎 e 抗原（hepatitis B e antigen，HBeAg）是 HBV 复制和具有传染性的标志，也是 HBV 急性感染的早期标志。乙型肝炎 e 抗体（hepatitis B e antibody，抗 -HBe）是 HBeAg 的特异性抗体，由 HBeAg 阳性转为抗 -HBe 阳性，意味着 HBV 复制减弱或停止，以及传染性降低。

3. HBcAg 与抗 -HBc　HBcAg 主要存在于受感染的肝细胞的细胞核内。抗 -HBc 是 HBcAg 的特异性抗体，既往有 HBV 的感染史的患者，抗 -HBc 往往终身阳性。抗 -HBc IgM 是 HBV 感染后最早出现的抗体，是急性 HBV 感染的重要血清学标志。由于 HBcAg 很难检测到，且与抗 -HBc 具有高度的一致性，因此 HBcAg 在临床上往往不作检测。

以上血清学指标多采用酶联免疫吸附试验（enzyme-linked immune absorbent assay，ELISA）检测。

4. HBV DNA　HBV DNA 位于 HBV 内部，与 HBeAg 几乎同时出现于血清中，是 HBV 感染最直接、最特异性的指标。采用实时定量聚合酶链反应法检测 HBV DNA，不仅能够诊断是否存在 HBV 感染，还能够评估抗病毒治疗效果。必要时，可行肝组织病理活组织检查（活检）及免疫组化检查进一步明确诊断。

5. 血清 HBV 耐药突变基因　血清 HBV 耐药突变基因检测是肝移植手术前后选择核苷酸类似物(nucleotide analogs，NAs)抗病毒药物的依据。以往主要检测 YMDD 基因(rtM204 位点)变异以针对拉米夫定（lamivudine，LAM）耐药。目前临床一线的抗病毒药物为恩替卡韦（entecavir，ETV）、富马酸替诺福韦酯（tenofovir disoproxil fumarate，TDF）和富马酸丙酚替诺福韦酯（tenofovir alafenamide fumarate，TAF），HBV 耐药基因的检测均为多基因位点的联合检测，包括 rtL80、rtV173、rtL180、rtA181、rtM204 和 rtN236 位点等。

表 6-9-1　HBV 标志物检测与结果分析

类型	HBV 标志物						检测结果分析
	HBsAg	抗-HBs	HBeAg	抗-HBe	抗-HBc	抗-HBc IgM	
1	+	−	+	−	−	−	急性HBV感染，HBV复制活跃
2	+	−	+	−	+	+	急性或慢性HBV感染，HBV复制活跃
3	+	−	−	+	+	+	急性或慢性HBV感染，HBV复制减弱

续表

类 型	HBV标志物						检测结果分析
	HBsAg	抗-HBs	HBeAg	抗-HBe	抗-HBc	抗-HBc IgM	
4	+	−	−	+	+	−	HBV复制停止
5	−	−	−	−	+	+	HBV平静携带状态，或HBsAg/抗-HBs空白期
6	−	−	−	−	+	−	既往HBV感染，未产生抗-HBs
7	−	−	−	+	+	+	抗-HBs出现前阶段，HBV低度复制
8	−	+	−	+	+	−	HBV感染恢复阶段
9	+	+	+	−	+	+	不同亚型（变异型）HBV再感染
10	−	+	−	−	−	−	疫苗接种后获得性免疫
11	−	+	−	−	+	−	自然感染引起的免疫

（二）器官移植术后 HBV 的再感染或新发感染

有下列任何一项阳性即可诊断：①血清 HBsAg 和（或）HBeAg 阳性；②血清 HBV DNA 阳性；③肝组织 HBsAg 和（或）HBeAg 阳性；④肝组织 HBV DNA 阳性。

（三）乙型肝炎复发或新发

符合 HBV 再感染或新发感染诊断，合并以下情况之一的可以诊断乙肝复发或新发：①肝功能异常，并排除其他可能的原因；②有病毒性肝炎的症状和体征；③肝活检组织病理符合病毒性肝炎改变。

（四）HBV 感染引起的临床病程

HBV 感染引起的临床病程多样，可为无症状 HBsAg 携带状态，也可以引起急、慢性肝炎，肝硬化，或诱发肝细胞癌（肝癌）。病情严重者可因暴发性肝炎迅速死亡。肝移植术后乙肝的临床表现可分为两种：①暴发型，起病急，肝功能迅速恶化；主要表现为黄疸进行性加重，AST 和 ALT 先升后降，胆红素升高，且以直接胆红素为主，而后呈现胆酶分离；乙肝标志物（HBsAg 及 HBeAg）阳性，HBV DNA 阳性，从肝功能恶化到死亡一般不超过 1 个月。②迁延型，多在肝移植 6 个月后复发，临床症状轻，肝功能恶化缓慢，不易与排斥反应和药物不良反应鉴别，若不及时治疗可转为暴发型。

三、移植受者 HBV 再感染或新发感染的预防和治疗

（一）药物选择

为了预防和治疗肝移植术后 HBV 的再感染，过去临床上多采用 LAM 联合小剂量乙

型肝炎人免疫球蛋白（hepatitis B immune globulin，HBIG）为基础的治疗方案，成功使肝移植术后 HBV 再感染率由 90% 降至 10% 以下。虽然 LAM 的疗效稳定，但是其最大的缺点是可以诱导 HBV 基因变异，其中 YMDD 基因的变异最为常见。有文献报道，在慢性乙肝患者中持续服用 LAM 6 个月，即可出现 YMDD 变异，用药 1 年耐药率为 15%，用药 2 年耐药率可达 38%。近年来，多种 NAs 如 ETV、TDF、TAF、替比夫定（telbivudine，LDT）、阿德福韦酯（adefovir，ADV）的出现，为防治肝移植术后 HBV 再感染提供了更多选择。

（二）评估供者 HBV 感染状况避免 HBV 通过供体器官传播

在移植术前明确供者的 HBV 感染史并进行 HBV 病毒学检测，为器官的利用提供 HBV 评估依据。HBV 血清标志物（HBsAg、抗 -HBs、HBeAg、抗 -HBe、抗 -HBc）和 HBV DNA 是判断供体器官 HBV 感染状态的最主要指标。供者上述指标均阴性或仅抗 -HBs 阳性时，供体器官携带 HBV 的风险低。

除抗 -HBs 外的其他标志物阳性时，供者器官不同程度地存在传播 HBV 感染的风险。供者血清 HBsAg 阴性而抗 -HBc 阳性时，供肝或供肾携带潜在 HBV 的风险增加。接受此类器官移植的受者，均应在术后及时采用抗 HBV 药物（NAs 联合 HBIG）预防 HBV 感染，只要处理及时得当，此类供体是十分安全的，并不会引发受者 HBV 的感染。然而，最安全的做法仍是将此类供体器官优先分配给存在 HBV 感染的受者，其次分配给抗 -HBs 阳性的受者，最后为 HBV 血清标志物阴性的受者。

过去，HBsAg 阳性的供者器官对于 HBsAg 阴性受者的择期移植是绝对禁用的，除非在紧急情况下作为一种抢救并延长生命的有效手段，如急性肝衰竭的危重患者或预期生存期较短的肝脏恶性肿瘤晚期患者。但近年来有报道显示，在有效抗病毒治疗的情况下，HBsAg 阳性供者可作为安全的供体移植给 HBsAg 阴性受者，其在移植物原发性无功能、排斥反应、胆道并发症等方面与 HBsAg 阴性供体无显著差别。但是受者术后 HBsAg 均转为阳性，并且需要持续抗 HBV 治疗。接受 HBsAg 阳性供肝的受者术后治疗方案采用 NAs 联合大剂量 HBIG 方案：NAs 选用 ETV 或 ADV 联合 LAM；术中无肝期应用大剂量 HBIG 8000 U，术后 1 周内每日 HBIG 2000 U，此后根据抗 -HBs 滴度调整剂量及输注方式，逐渐减量直至低剂量 HBIG 维持或停药。

（三）HBV 相关移植的 HBV 感染预防方案

HBV 相关的肝移植术前，如果患者既往无 HBV 感染的血清学证据，且未接种疫苗，术前应接种 HBV 疫苗；对于 HBsAg 或 HBV DNA 阳性的患者，在决定肝移植后应立即开始服用高耐药基因屏障 NAs 药物，如 ETV、TDF 或 TAF，疗程在 2 周以上，并最好在 HBV DNA 转阴后再行肝移植手术；对于 HBV DNA 阴性的患者，宜于肝移植术前 1~2 周开始服用高耐药基因屏障 NAs 药物（ETV 或 TDF）行预防性治疗。

HBV 相关的肝移植术中，应用 HBIG 中和 HBsAg 是阻止 HBV 再感染的关键措施。HBIG 的推荐方案为：HBV DNA 阳性受者，术中无肝期静脉注射 HBIG 不低于 4000 U；HBV DNA 阴性受者，术中无肝期静脉注射 HBIG 不低于 2000 U。若术中静脉注射 HBIG

后肝移植受者失血量较大，可适当增加剂量。

HBV 相关的肝移植术后，应用 NAs 联合小剂量 HBIG 方案预防 HBV 再感染。宜选用高耐药基因屏障 NAs 药物，如 ETV、TDF 或 TAF。荟萃分析显示，采用该联合治疗方案的 HBV 再感染率仅为 1%，显著优于 LAM+HBIG 方案。术后 HBIG 的推荐使用方案为：术后前 3 d，

1000 U，静脉注射，每日 1 次；此后 400 U，肌肉注射，每日 1 次，逐渐减量，并根据抗 -HBs 滴度调整 HBIG 剂量和频率。肝移植术后抗 -HBs 滴度的谷值水平为：1 周内升至 1000 U/L，3 个月内不低于 500U/L，3~6 个月不低于 200 U/L，6 个月以上不低于 100 U/L。术后随访密切监测 HBsAg、HBV DNA 及抗 -HBs 滴度，若抗 -HBs 滴度突然降低或难以维持常预示 HBV 再感染，目前，已有报道表明术后采用高耐药基因屏障的单药预防肝移植术后乙肝复发取得满意的效果。

肾移植等其他器官移植术后 HBV 感染的预防需根据患者 HBV 血清学情况制定。如果患者既往无 HBV 感染的血清学证据，且未接种疫苗，术前应接种 HBV 疫苗；已接种过疫苗者应定期监测抗 -HBs 滴度。若肾移植受者 HBsAg 或 HBV DNA 阳性，在决定肾移植后应立即开始服用高耐药基因屏障 NAs 药物（ETV 或 TDF），提倡在移植前进行肝活检，并在组织学正常后行移植手术。

（四）器官移植术后 HBV 再感染或新发感染的治疗

抗 HBV 治疗的目的是：最大限度地长期抑制 HBV 复制，减轻肝细胞炎性坏死和肝纤维化，延缓和减少肝衰竭、肝硬化、肝癌等并发症的发生，从而改善生活质量和延长生存时间。

对于诊断明确的肝移植术后 HBV 再感染或新发感染，首先常规予以护肝及营养支持等治疗。除 HBV 再感染导致的暴发型肝炎考虑再次肝移植外，多数患者可停用 HBIG，并选用高耐药基因屏障 NAs 药物继续治疗，如 ETV 或 TDF 等。肝移植受者 HBV 再感染或新发感染的抗 HBV 治疗需持续终生，尚无停药指征。

肾移植等其他器官移植术后 HBV 再感染的治疗与肝移植类似。当肾移植等其他器官移植术后发现 HBV DNA 阳性时，多采用 NAs 进行抗病毒治疗，直至 HBV DNA 转阴。如合并肝功能异常还需进一步行护肝等对症治疗。同时，应密切监测 HBV 耐药基因突变，一旦发现耐药需及时调整用药。

（孙丽莹　李　钢　药　晨）

第十节　器官移植术后丙型肝炎病毒感染

丙型肝炎病毒（hepatitis C virus，HCV）是单股正链 RNA 病毒，其核衣壳外包绕有脂质的囊膜，囊膜上有刺突，直径 36~62 nm。HCV 目前共被分为 6 种基因型和超过 80 种

基因亚型,我国以 1b 及 2a 亚型为主。人类是 HCV 的唯一自然宿主。据世界卫生组织统计,2015 年全球有 7100 万人感染 HCV,占全球人口的 1%,并且全球每年预计新发 HCV 感染患者 175 万。HCV 感染是终末期肝病和原发性肝细胞癌(肝癌)的重要危险因素。在欧美国家,约 50% 的肝移植患者术前存在 HCV 感染。据报道,2006 年中国血清 HCV 抗体(抗 -HCV)的阳性率为 0.43%。肾移植受者感染 HCV 的途径大多是血液透析,其他途径包括输血、性传播、母婴传播及滥用针头等。

在直接抗病毒药物(direct-acting antivirals,DAAs)问世之前,HCV 相关肝移植患者的再感染率极高,肝移植术后第 1 年 HCV 再感染率为 50%,术后 5 年可达 100%,20%~30%HCV 再感染的肝移植受者 5 年内进展为肝硬化,肝硬化后 1 年的肝功能失代偿率为 40%。与非移植受者的 HCV 感染相比,由于免疫抑制剂的应用,移植受者从 HCV 感染到发生肝炎、肝硬化及肝衰竭的进程明显加快。肾移植术后 HCV 感染的临床表现与肝移植术后 HCV 感染基本类似。尽管 HCV 感染对肾移植预后的影响尚存争议,但多数学者认为,HCV 感染可使肝移植或肾移植受者的长期存活率下降。

实体器官移植(solid organ transplantation,SOT)受者是 HCV 的易感人群。肝移植术后 HCV 再感染的临床表现较轻,几乎都会迁延为移植后慢性肝炎;部分受者会发展为肝硬化或肝衰竭,甚至进展为肝癌。肾移植术后 HCV 感染除造成上述肝脏病变以外,还与蛋白尿、移植后肾小球肾炎、移植后糖尿病、排斥反应等密切相关。

一、器官移植术后受者 HCV 感染的诊断

移植术后受者 HCV 感染的诊断依赖实验室检查,主要检测项目包括抗 -HCV 和 HCV RNA。

(一)抗 -HCV

抗 -HCV 是 HCV 感染人体后出现的特异性抗体,是 HCV 感染的标志,但不是中和性抗体,它对 HCV 感染没有保护作用。抗 -HCV IgG 阳性表示机体已有 HCV 感染,抗 -HCV IgM 阳性表示 HCV 急性感染。需要注意的是,由于免疫抑制剂的应用,抗 -HCV 可出现假阴性,因此抗 -HCV 阴性不能完全排除 HCV 感染。

(二)HCV RNA

HCV RNA 的检测是目前公认的诊断是否存在 HCV 感染的金标准。应用聚合酶链式反应(polymerase chain reaction,PCR)法检测血清中的 HCV RNA 可直接进行病原学诊断,而且对 HCV RNA 进行连续监测可作为抗 HCV 治疗效果和预后的评价指标。有学者采用 HCV 核心抗原检测替代 HCV RNA 检测进行 HCV 感染的诊断,其优点在于操作简单且价格低廉,而且两种检测方法用于肝、肾移植的受者均存在很好的相关性。但是由于 HCV 核心抗原检测的灵敏度较低,不建议将其用于抗 HCV 治疗的效果监测。需要强调的是,血清 HCV RNA 水平与肝脏组织学状态没有明显的相关性,因此肝组织活组织检查仍是判断肝脏病理改变严重程度的唯一标准。

（三）HCV 基因型

多采用 PCR 依赖的基因分型方法进行全序列测定，测定 HCV 基因型对选择抗 HCV 的治疗方案有指导意义。

二、SOT 术后 HCV 感染的预防和治疗

（一）SOT 术后 HCV 感染的预防

首先要在术前严格筛查供者 HCV 血清学状况，防止 HCV 通过供体器官传播。既往有 HCV 感染病史的肝、肾移植受者在决定器官移植后应立即开始抗 HCV 治疗，力求获得持续病毒学应答（sustained virological response，SVR）或至少在移植时血清 HCV RNA 转阴。

（二）SOT 术后 HCV 感染的既往治疗

目前尚无针对 HCV 的疫苗。在抗 HCV 治疗方面，以往聚乙二醇干扰素（interferon，IFN）联合利巴韦林方案一直被当作慢性丙型病毒性肝炎（丙肝）的标准治疗，但由于其 SVR 率低且不良反应发生率高，而且效果受宿主白细胞介素（interleukin，IL）-28B 基因型的影响，在有效性和安全性方面均不够理想。此外，IFN 还可诱发对类固醇治疗有抵抗作用的排斥反应，因此改善全球肾脏病预后组织（Kidney Disease：Improving Global Outcomes，KDIGO）指南不推荐将其用于肾移植术后抗 HCV 治疗，仅推荐用于移植前抗 HCV 治疗。

（三）SOT 术后 HCV 感染的 DAAs 治疗

以索非布韦（sofosbuvir，SOF）+ 雷迪帕韦（ledipasvir，LDV）合剂为代表的 DAAs 用于治疗肝移植术后 HCV 再感染的有效性和安全性已经得到证实，其在治疗肾移植术后慢性 HCV 感染的 SVR 率也超过 90%。相比传统基于 IFN 的抗 HCV 治疗方案，DAAs 具有抗病毒效果强、复发率低、不良反应少且症状轻微、疗程短以及应用方便和患者依从性好等优势。现在我国已有多种 DAAs 上市，且随着 SOF+ 维帕他韦（丙通沙）的上市，我国丙肝治疗已进入泛基因时代。DAAs 直接抗 HCV 的作用机制在于其能够直接抑制 HCV 生命周期的调节蛋白——非结构蛋白（nonstructural，NS），各种 NS 分别发挥蛋白酶、解旋酶、转录因子及 RNA 依赖的 RNA 聚合酶等功能。根据治疗靶点的不同，DAAs 可分为 3 类。

1. NS3/4A 蛋白酶抑制剂 NS3/4A 蛋白酶负责催化 HCV 基因组表达的蛋白多聚体的切割过程，抑制 NS3/4A 蛋白酶，可以导致 HCV 所表达的蛋白不能被切割成有功能的片段，从而抑制 HCV 的复制。NS3/4A 蛋白酶抑制剂仅适用于基因型 1 型的 HCV。由于单独应用该类药物者短时间内就会出现 HCV 的耐药突变，因此一般应联合 IFN 和利巴韦林等组成三联用药方案。NS3/4A 蛋白酶抑制剂的代表药物有：西米普韦（simeprevir，SMV）、波西普韦（boceprevir，BOV）、特拉普韦（telaprevir，TLV）和 paritaprevir 等。

NS3/4A 蛋白酶抑制剂开创了 DAAs 抗 HCV 治疗的新时代，但是三联用药方案加重了患者经济负担，也给患者带来了诸多不便，一定程度上影响了患者依从性。

2. NS5A 蛋白抑制剂　NS5A 蛋白不具有酶活性，是 HCV 复制和重组的必需蛋白，负责调控各个 HCV 蛋白之间的相互作用以及 HCV 蛋白与宿主细胞内质网的相互作用，对于 HCV RNA 的复制、病毒颗粒包装及分泌出胞的过程都有至关重要的调控作用。NS5A 蛋白抑制剂的代表药物有：LDV、达卡他韦（daclatasvir）、奥比沙韦（ombitasvir）和 samatasvir 等。

在已知的 DAAs 中，NS5A 蛋白抑制剂的抗病毒效应最强，小剂量给药数小时后 HCV RNA 水平即可出现显著下降。而且 NS5A 蛋白抑制剂对基因型 1、2、3 型的 HCV 均有显著抑制作用。但由于 NS5A 蛋白抑制剂的耐药屏障不高，需要与其他 DAAs 联用，以避免患者过早发生耐药。目前 FDA 已经批准 SOF（400 mg）+LDV（90 mg）合剂（商品名 Harvoni™）的全口服疗法用于治疗基因 1 型 HCV 感染，并取得了不错的效果。

3. NS5B 核苷酸聚合酶抑制剂　NS5B 蛋白即 RNA 依赖的 RNA 聚合酶，负责催化 HCV RNA 链的合成，形成新的 HCV。NS5B 核苷酸聚合酶抑制剂通过直接抑制 RNA 聚合酶活性干扰 HCV 复制过程，达到清除病毒的目的。NS5B 核苷酸聚合酶抑制剂的优势在于，在各个基因型的 HCV 中，RNA 聚合酶的序列高度保守，因此 NS5B 核苷酸聚合酶抑制剂适用于所有基因型的 HCV 感染，属于广谱抗 HCV 药物。同时，此类 DAAs 的耐药基因屏障较高。SOF 是目前 NS5B 聚合酶抑制剂的唯一药物。

需要注意的是，SOF 80% 经尿液排泄，且血液透析可以清除超过 53% 的 SOF 代谢物，因此对重度肾功能不全患者 [估算肾小球滤过率（estimated glomerular filtration rate, eGFR）<30 mL/（min·1.73m^2）] 及需要血液透析的终末期肾病（end-stage renal disease, ESRD）患者需要调整 SOF 剂量。肾移植患者于 DAAs 治疗前应评估 DAAs 方案与免疫抑制剂等药物相互作用风险，建议 eGFR≥30 mL/（min·1.73m^2）者使用。

在药物耐药性方面，由于 HCV 的 RNA 聚合酶不具备错配校正功能，所以 HCV RNA 链在延伸过程中碱基错配的发生率较高，使得 HCV 基因组易发生突变。多数突变为无义突变，但在抗病毒药物的筛选下，极少数突变可以导致 HCV 对 DAAs 产生耐药，如发生在 HCV NS3/4A 蛋白酶编码区的 R155K 和 D168A 突变会使针对 NS3/4A 蛋白酶 DAAs 失效；发生在 HCV NS5B 核苷酸聚合酶编码区的 S282T 突变会使针对 NS5B 核苷酸聚合酶 DAAs 失效。

泛基因型 DAAs 方案可应用于所有 HCV RNA 阳性患者，但对于有些基因型（如基因 3b 型）特别是伴有肝硬化者，泛基因型 DAAs 方案疗效仍不够理想。对于失代偿期肝硬化者不宜应用含有蛋白酶抑制剂的方案，对于 ESRD 者，应慎用含有 SOF 的方案。

（石炳毅　李　钢　药　晨）

参考文献：

[1] 中华医学会器官移植学分会. 实体器官移植术后感染诊疗技术规范——总论与细菌性肺炎 [J]. 器官移植，2019，10（4）：343-351.

[2] YUSEN R D, EDWARDS L B, KUCHERYAVAYA A Y, et al. The registry of the International Society for Heart and Lung Transplantation: thirty-first adult lung and heart-lung transplant report--2014; focus theme: retransplantation[J]. J Heart Lung Transplant, 2014, 33（10）: 1009-1024.

[3] GUENETTE A, HUSAIN S. Infectious complications following solid organ transplantation[J]. Crit Care Clin, 2019, 35（1）: 151-168.

[4] ANGARITA S A K, RUSSELL T A, KALDAS F M. Pneumonia after liver transplantation[J]. Curr Opin Organ Transplant, 2017, 22（4）: 328-335.

[5] SVOBODOVÁ I, HONSOVÁ E. Infections after kidney transplantation[J]. Cesk Patol, 2015, 51（3）: 120-122.

[6] 中华医学会呼吸病学分会 . 中国成人社区获得性肺炎诊断和治疗指南（2016 年版）[J]. 中华结核和呼吸杂志, 2016, 39（4）: 253-279.

[7] 中华医学会呼吸病学分会感染学组 . 中国成人医院获得性肺炎与呼吸机相关性肺炎诊断和治疗指南（2018 年版）[J]. 中华结核和呼吸杂志, 2018, 41（4）: 255-280.

[8] 发热伴肺部阴影鉴别诊断共识专家组 . 发热伴肺部阴影鉴别诊断专家共识 [J]. 中华结核和呼吸杂志, 2016, 39（3）: 169-176.

[9] AFSHINNEKOO E, CHOU C, ALEXANDER N, et al. Precision metagenomics: rapid metagenomic analyses for infectious disease diagnostics and public health surveillance[J]. J Biomol Tech, 2017, 28（1）: 40-45.

[10] HUANG W, YIN C, WANG G, et al. Optimizing a metatranscriptomic next-generation sequencing protocol for bronchoalveolar lavage diagnostics[J]. J Mol Diagn, 2019, 21（2）: 251-261.

[11] GIANNELLA M, MUÑOZ P, ALARCÓN J M, et al. Pneumonia in solid organ transplant recipients: a prospective multicenter study[J]. Transpl Infect Dis, 2014, 16（2）: 232-241.

[12] KRITIKOS A, MANUEL O. Bloodstream infections after solid-organ transplantation[J]. Virulence, 2016, 7（3）: 329-340.

[13] SOPENA N, HERAS E, CASAS I, et al. Risk factors for hospital-acquired pneumonia outside the intensive care unit: a case-control study[J]. Am J Infect Control, 2014, 42（1）: 38-42.

[14] OTTOSEN J, EVANS H. Pneumonia: challenges in the definition, diagnosis, and management of disease[J]. Surg Clin North Am, 2014, 94（6）: 1305-1317.

[15] MATTHAY MA. Saving lives with high-flow nasal oxygen[J]. N Engl J Med, 2015, 372（23）: 2225-2226.

[16] MEMISH ZA, EL-SAED A. Nosocomial infections in a medical-surgical intensive care unit in Kuwait[J]. Med Princ Pract, 2009, 18（4）: 342-343.

[17] BRODIE D, BACCHETTA M. Extracorporeal membrane oxygenation for ARDS in adults[J]. N Engl J Med, 2011, 365（20）: 1905-1914.

[18] ANESI J A, BLUMBERG E A, ABBO L M. Perioperative antibiotic prophylaxis to prevent surgical site infections in solid organ transplantation[J]. Transplantation, 2018, 102（1）: 21-34.

[19] 中华医学会器官移植学分会 . 器官移植术后耐药菌感染诊疗技术规范 [J]. 器官移植, 2019, 10（04）: 352-358.

[20] HU F P, GUO Y, ZHU D M, et al. Resistance trends among clinical isolates in China reported from CHINET surveillance of bacterial resistance, 2005-2014[J]. Clin Microbiol Infect, 2016, 22（Suppl 1）: S9-S14.

[21] SEN A, CALLISEN H, LIBRICZ S, et al. Complications of solid organ transplantation: cardiovascular, neurologic, renal, and gastrointestinal[J]. Crit Care Clin, 2019, 35（1）: 169-186.

[22] GARNACHO-MONTERO J，AMAYA-VILLAR R. Multiresistant acinetobacter baumannii infections：epidemiology and management[J]. Curr Opin Infect Dis，2010，23（4）：332-339.

[23] 杨富，陈兰，方芳，等.肝移植术后多重耐药菌感染危险因素的系统评价 [J].上海交通大学学报（医学版），2015，35（7）：1015-1022.

[24] QIN X，YANG Y，HU F，et al. Hospital clonal dissemination of Enterobacter aerogenes producing carbapenemase KPC-2 in a Chinese teaching hospital[J]. J Med Microbiol，2014，63（2）：222-228.

[25] 李智斌、张更、刘克普、等.公民逝世后器官捐献肾移植早期多重耐药菌感染的临床研究 [J].器官移植，2017，8（5）：386-391.

[26] LI Z B，ZHANG G，LIU K P，et al. Clinical study of early infection of multi-drug resistant organisms after renal transplantation from organ donation after citizen's death[J]. Organ Transplant，2017，8（5）：386-391.

[27] GALVÃO L M，OLIVEIRA A P R，IBANÊS A S，et al. Fatal case of donor-derived colistin-resistant carbapenemase-producing Klebsiella pneumoniae transmission in cardiac transplantation[J]. Braz J Infect Dis，2018，22（3）：235-238.

[28] 胡付品，郭燕，朱德妹，等.2017年 CHINET 中国细菌耐药性监测 [J].中国感染与化疗杂志，2018，18（3）：241-251.

[29] 高建，张媛，成伟丽，等.器官捐献移植肾动脉细菌感染破裂的诊疗对策 [J].器官移植，2017，8（4）：311-313，332.

[30] 胡付品，郭燕，朱德妹，等.2016年中国 CHINET 细菌耐药性监测 [J].中国感染与化疗杂志，2017，17（5）：481-491.

[31] ZHANG R，LIU L，ZHOU H，et al. Nationwide surveillance of clinical carbapenem-resistant enterobacteriaceae（CRE）strains in China[J]. EBioMedicine，2017，19：98-106.

[32] VAROTTI G，DODI F，TERULLA A，et al. Impact of carbapenem-resistant Klebsiella pneumoniae（CR-KP）infections in kidney transplantation[J]. Transpl Infect Dis，2017，19（6）.

[33] SIMKINS J，MUGGIA V，COHEN H W，et al. Carbapenem-resistant Klebsiella pneumoniae infections in kidney transplant recipients：a case-control study[J]. Transpl Infect Dis，2014，16（5）：775-782.

[34] BURCKHARDT I，LAST K，ZIMMERMANN S. Shorter incubation times for detecting multi-drug resistant bacteria in patient samples：defining early imaging time points using growth kinetics and total laboratory automation[J]. Ann Lab Med，2019，39（1）：43-49.

[35] 王明贵.广泛耐药革兰阴性菌感染的实验诊断、抗菌治疗及医院感染控制：中国专家共识 [J].中国感染与化疗杂志，2017，17（1）：82-93.

[36] POUCH S M，KUBIN C J，SATLIN M J，et al. Epidemiology and outcomes of carbapenem-resistant Klebsiella pneumoniae bacteriuria in kidney transplant recipients[J]. Transpl Infect Dis，2015，17（6）：800-809.

[37] BIAS T E，MALAT G E，LEE D H，et al. Clinical outcomes associated with carbapenem resistant Klebsiella pneumoniae（CRKP）in abdominal solid organ transplant（SOT）recipients[J]. Infect Dis（Lond），2018，50（1）：67-70.

[38] KENGKLA K，KONGPAKWATTANA K，SAOKAEW S，et al. Comparative efficacy and safety of treatment options for MDR and XDR acinetobacter baumannii infections：a systematic review and network Meta-analysis[J]. J Antimicrob Chemother，2018，73（1）：22-32.

[39] SCHWABER M J，CARMELI Y. An ongoing national intervention to contain the spread of carbapenem-resistant enterobacteriaceae[J]. Clin Infect Dis，2014，58（5）：697-703.

[40] 中华医学会器官移植学分会.实体器官移植术后结核病临床诊疗规范 [J]. 器官移植，2019，10（4）：359-363.

[41] SUBRAMANIAN A, DORMAN S, AST Infectious Diseases Community of Practice. Mycobacterium tuberculosis in solid organ transplant recipients[J]. Am J Transplant, 2009, 9（4）: 57-62.

[42] EPSTEIN D J, SUBRAMANIAN A K. Prevention and management of tuberculosis in solid organ transplant recipients[J]. Infect Dis Clin North Am, 2018, 32（3）: 703-718.

[43] BAKER R J, MARK P B, PATEL R K, et al. Renal association clinical practice guideline in post-operative care in the kidney transplant recipient[J]. BMC Nephrol, 2017, 18（1）: 174.

[44] REIS-SANTOS B, GOMES T, HORTA B L, et al. Tuberculosis prevalence in renal transplant recipients: systematic review and Meta-analysis[J]. J Bras Nefrol, 2013, 35（3）: 206-213.

[45] SUBRAMANIAN A K, MORRIS M I. AST infectious diseases community of practice. Mycobacterium tuberculosis infections in solid organ transplantation[J]. Am J Transplant, 2013, 13（4）: 68-76.

[46] BOSCH A, VALOUR F, DUMITRESCU O, et al. A practical approach to tuberculosis diagnosis and treatment in liver transplant recipients in a low-prevalence area[J]. Med Mal Infect, 2019, 49（4）: 231-240.

[47] LOPEZ D E, CASTILLA D, SCHLUGER N W. Tuberculosis following solid organ transplantation[J]. Transpl Infect Dis, 2010, 12（2）: 106-112.

[48] RAFIEI N, WILLIAMS J, MULLEY W R, et al. Mycobacterium tuberculosis: active disease and latent infection in a renal transplant cohort[J]. Nephrology（Carlton）, 2019, 24（5）: 569-574.

[49] KANWAL S, AKHTAR A M, AHMED A. Factors associated with mortality to drug-resistant tuberculosis and their programmatic management in treatment centres of Punjab, Pakistan[J]. J Pak Med Assoc, 2017, 67（6）: 858-862.

[50] ABAD CLR, RAZONABLE R R. Donor derived mycobacterium tuberculosis infection after solid-organ transplantation: a comprehensive review[J]. Transpl Infect Dis, 2018, 20（5）: e12971.

[51] WU X, CHEN P, WEI W, et al. Diagnostic value of the interferon-γ release assay for tuberculosis infection in patients with Behçet's disease[J]. BMC Infect Dis, 2019, 19（1）: 323.

[52] HEYMANN W R. The hydroxychloroquine-interferon gamma release assay question: TB or not TB?[J]. J Am Acad Dermatol, 2019, 80（4）: 902-903.

[53] GIACOMELLI I L, SCHUHMACHER NETO R, MARCHIORI E, et al. Chest X-ray and chest CT findings in patients diagnosed with pulmonary tuberculosis following solid organ transplantation: a systematic review[J]. J Bras Pneumol, 2018, 44（2）: 161-166.

[54] 中华医学会器官移植学分会.实体器官移植受者侵袭性真菌病临床诊疗规范 [J]. 器官移植，2019，10（03）：227-236.

[55] 中华医学会器官移植学分会.实体器官移植患者侵袭性真菌感染的诊断和治疗指南 [J]. 中华器官移植杂志，2009，30（7）：440-441.

[56] 中华医学会器官移植学分会.实体器官移植患者侵袭性真菌感染的诊断和治疗指南（续）[J]. 中华器官移植杂志，2009，30（8）：503-506.

[57] CASTANHEIRA M, MESSER S A, DIETRICH R R, et al. Antifungal susceptibility patterns of a global collection of fungal isolates and polysorbate-80 effect on the susceptibility of the antifungal classes[C]. Philadelphia: Week Meeting of the Infectious Diseases Society of America, 2014: 1454.

[58] PAPPAS P G, KAUFFMAN C A, ANDES D R, et al. Clinical practice guideline for the management of candidiasis: 2016 update by the Infectious Diseases Society of America[J]. Clin Infect Dis, 2016, 62（4）: 1-50.

[59] PATTERSON T F, THOMPSON G R 3RD, DENNING D W, et al. Practice guidelines for the diagnosis and management of aspergillosis: 2016 update by the Infectious Diseases Society of America[J]. Clin Infect Dis, 2016, 63 (4): 1-60

[60] GAVALDÀ J, MEIJE Y, FORTÚN J, et al. Invasive fungal infections in solid organ transplant recipients[J]. Clin Microbiol Infect, 2014, 20 (7): 27-48.

[61] NEOFYTOS D, FISHMAN JA, HORN D, et al. Epidemiology and outcome of invasive fungal infections in solid organ transplant recipients[J]. Transpl Infect Dis, 2010, 12 (3): 220-229.

[62] MUÑOZ P, CERÓN I, VALERIO M, et al. Invasive aspergillosis among heart transplant recipients: a 24-year perspective[J]. J Heart Lung Transplant, 2014, 33 (3): 278-288.

[63] GAVALDÀ J, MEIJE Y, LEN Ó, et al. Invasive fungal infection in solid organ transplant[J]. Enferm Infecc Microbiol Clin, 2012, 30 (10): 645-653.

[64] AGUADO J M, RUIZ-CAMPS I, MUÑOZ P, et al. Guidelines for the treatment of invasive candidiasis and other yeasts. Spanish Society of Infectious Diseases and Clinical Microbiology (SEIMC). 2010 update[J]. Enferm Infecc Microbiol Clin, 2011, 29 (5): 345-361.

[65] SALIBA F, FISCHER L, PASCHER A, et al. Efficacy and safety of micafungin as antifungal prophylaxis in high-risk liver transplantation[C]. Denver: 53rd International Congress on Antimicrobial Agents and Chemotherapy (ICAAC), 2013: 810.

[66] MONFORTE V, LÓPEZ-SÁNCHEZ A, ZURBANO F, et al. Prophylaxis with nebulized liposomal amphotericin B for aspergillus infection in lung transplant patients does not cause changes in the lipid content of pulmonary surfactant[J]. J Heart Lung Transplant, 2013, 32 (3): 313-319.

[67] NETT J E, ANDES D R. Antifungal agents: spectrum of activity, pharmacology, and clinical indications[J]. Infect Dis Clin North Am, 2016, 30 (1): 51-83.

[68] SHOHAM S, MARR K A. Invasive fungal infections in solid organ transplant recipients[J]. Future Microbiol, 2012, 7 (5): 639-655.

[69] 中华医学会器官移植学分会. 器官移植受者供者来源感染临床诊疗技术规范 [J]. 器官移植, 2019, 10 (4): 369-375.

[70] FISHMAN J A, GROSSI P A. Donor-derived infection--the challenge for transplant safety[J]. Nat Rev Nephrol, 2014, 10 (11): 663-672.

[71] ISON M G, NALESNIK M A. An update on donor-derived disease transmission in organ transplantation[J]. Am J Transplant, 2011, 11 (6): 1123-1130.

[72] KOTLOFF R M, BLOSSER S, FULDA G J, et al. Management of the potential organ donor in the ICU: Society of Critical Care Medicine/American College of Chest Physicians/Association of Organ Procurement Organizations consensus statement[J]. Crit Care Med, 2015, 43 (6): 1291-1325.

[73] 中国医药教育协会感染疾病专业委员会. 感染相关生物标志物临床意义解读专家共识 [J]. 中华结核和呼吸杂志, 2017, 40 (4): 243-257.

[74] 王辉, 马筱玲, 宁永忠, 等. 细菌与真菌涂片镜检和培养结果报告规范专家共识 [J]. 中华检验医学杂志, 2017, 40 (1): 17-30.

[75] 重症监护病房医院感染预防与控制规范 WS/T 509-2016[J]. 中国感染控制杂志, 2017, 16 (2): 191-194.

[76] 黄勋, 邓子德, 倪语星, 等. 多重耐药菌医院感染预防与控制中国专家共识 [J]. 中国感染控制杂志, 2015, 14（1）: 1-9.

[77] CHONG P P, RAZONABLE R R. Diagnostic and management strategies for donor-derived infections[J]. Infect Dis Clin North Am, 2013, 27（2）: 253-270.

[78] MORRIS M I, DALY J S, BLUMBERG E, et al. Diagnosis and management of tuberculosis in transplant donors: a donor-derived infections consensus conference report[J]. Am J Transplant, 2012, 12（9）: 2288-2300.

[79] 王长希, 邓荣海. 公民逝世后器官捐献感染性供者的移植应用 [J/CD]. 中华移植杂志（电子版）, 2016, 10（1）: 24-28.

[80] 中华医学会器官移植学分会. 器官移植受者巨细胞病毒感染临床诊疗规范 [J]. 器官移植, 2019, 10（02）: 142-148.

[81] LINARES L, SANCLEMENTE G, CERVERA C, et al. Influence of cytomegalovirus disease in outcome of solid organ transplant patients[J]. Transplant Proc, 2011, 43（6）: 2145-2148.

[82] CANNON M J, SCHMID D S, HYDE T B. Review of cytomegalovirus seroprevalence and demographic characteristics associated with infection[J]. Rev Med Virol, 2010, 20（4）: 202-213.

[83] RAZONABLE R. Direct and indirect effects of cytomegalovirus: can we prevent them? [J]. Enferm Infecc Microbiol Clin, 2010, 28（1）: 1-5.

[84] GEORGE M J, SNYDMAN D R, WERNER B G, et al. The independent role of cytomegalovirus as a risk factor for invasive fungal disease in orthotopic liver transplant recipients. Boston Center for Liver Transplantation CMVIG-Study Group. Cytogam, MedImmune, Inc. Gaithersburg, Maryland[J]. Am J Med, 1997, 103（2）: 106-113.

[85] RAZONABLE R R, HUMAR A. AST Infectious diseases community of practice. Cytomegalovirus in solid organ transplantation[J]. Am J Transplant, 2013, 13（4）: 93-106.

[86] KOTTON C N, KUMAR D, CALIENDO A M, et al. The third international consensus guidelines on the management of cytomegalovirus in solid-organ transplantation[J]. Transplantation, 2018, 102（6）: 900-931.

[87] GOLDFARB N S, AVERY R K, GOORMASTIC M, et al. Hypogammaglobulinemia in lung transplant recipients[J]. Transplantation, 2001, 71（2）: 242-246.

[88] ESHRAGHI H, HEKMAT R. Which CMV viral load threshold should be defined as CMV infection in kidney transplant patients? [J]. Transplant Proc, 2015, 47（4）: 1136-1139.

[89] FISHMAN J A, GROSSI P A. Donor-derived infection--the challenge for transplant safety[J]. Nat Rev Nephrol, 2014, 10（11）: 663-672.

[90] RAZONABLE R R, PAYA C V, SMITH T F. Role of the laboratory in diagnosis and management of cytomegalovirus infection in hematopoietic stem cell and solid-organ transplant recipients[J]. J Clin Microbiol, 2002, 40（3）: 746-752.

[91] BEAM E, RAZONABLE R R. Cytomegalovirus in solid organ transplantation: epidemiology, prevention, and treatment[J]. Curr Infect Dis Rep, 2012, 14（6）: 633-641.

[92] STRIPPOLI G F, HODSON E M, JONES C, et al. Preemptive treatment for cytomegalovirus viremia to prevent cytomegalovirus disease in solid organ transplant recipients[J]. Transplantation, 2006, 81（2）: 139-145.

[93] EID A J, RAZONABLE R R. New developments in the management of cytomegalovirus infection after solid organ transplantation[J]. Drugs, 2010, 70（8）: 965-981.

[94] HIBBERD P L, TOLKOFF-RUBIN N E, CONTI D, et al. Preemptive ganciclovir therapy to prevent cytomegalovirus disease in cytomegalovirus antibody-positive renal transplant recipients. a randomized controlled trial[J]. Ann Intern Med,

1995, 123（1）: 18-26.

[95] JAMAL A J, HUSAIN S, LI Y, et al. Risk factors for late-onset cytomegalovirus infection or disease in kidney transplant recipients[J]. Transplantation, 2014, 97（5）: 569-575.

[96] TORRE-CISNEROS J, AGUADO J M, CASTON J J, et al. Management of cytomegalovirus infection in solid organ transplant recipients: SET/GESITRA-SEIMC/REIPI recommendations[J]. Transplant Rev（Orlando）, 2016, 30（3）: 119-143.

[97] LURAIN N S, CHOU S. Antiviral drug resistance of human cytomegalovirus[J]. Clin Microbiol Rev, 2010, 23（4）: 689-712.

[98] GREEN M, MICHAELS M G, KATZ B Z, et al. CMV-IVIG for prevention of Epstein Barr virus disease and posttransplant lymphoproliferative disease in pediatric liver transplant recipients[J]. Am J Transplant, 2006, 6（8）: 1906-1912.

[99] KIZILARSLANOGLU M C, AKSOY S, YILDIRIM N O, et al. Temozolomide-related infections: review of the literature[J]. J BUON, 2011, 16（3）: 547-550.

[100] 中华医学会器官移植学分会. 器官移植受者 EB 病毒感染和移植后淋巴组织增生性疾病临床诊疗规范（2019 版）[J]. 器官移植, 2019, 10（2）: 55-63.

[101] ISON M G, GROSSI P, AST infectious diseases community of practice. Donor-derived infections in solid organ transplantation[J]. Am J Transplant, 2013, 13（Suppl 4）: 22-30.

[102] ALLEN U D, PREIKSAITIS J K, AST Infectious diseases community of practice. Epstein-barr virus and posttransplant lymphoproliferative disorder in solid organ transplantation[J]. Am J Transplant, 2013, 13（4）: 107-120.

[103] LOWENBERG B. How I treat[M]. 3rd ed. Washington: Blood Journal Press, 2018: 296-305.

[104] COHEN J I. Epstein-Barr virus infection[J]. N Engl J Med, 2000, 343（7）: 481-492.

[105] SWERDOW S H, WEBBER S A, CHADBUMA, et al. WHO classification of haematopoietic and lymphoid tissues[M]. Lyon: IARC Press, 2008: 343-349.

[106] GREEN M, MICHAELS M G. Epstein-Barr virus infection and posttransplant lymphoproliferative disorder[J]. Am J Transplant, 2013, 13（3）: 41-54.

[107] DIERICKX D, HABERMANN T M. Post-transplantation lymphoproliferative disorders in adults[J]. N Engl J Med, 2018, 378（6）: 549-562.

[108] DIERICKX D, TOUSSEYN T, GHEYSENS O. How I treat posttransplant lymphoproliferative disorders[J]. Blood, 2015, 126（20）: 2274-2283.

[109] SWERDLOW S H, CAMPO E, PILERI S A, et al. The 2016 revision of the World Health Organization classification of lymphoid neoplasms[J]. Blood, 2016, 127（20）: 2375-2390.

[110] LUSKIN M R, HEIL D S, TAN K S, et al. The impact of EBV status on characteristics and outcomes of post-transplantation lymphoproliferative disorder[J]. Am J Transplant, 2015, 15（10）: 2665-2673.

[111] STUHLMANN-LAEISZ C, OSCHLIES I, KLAPPER W. Detection of EBV in reactive and neoplastic lymphoproliferations in adults-when and how?[J]. J Hematop, 2014, 7（4）: 165-170.

[112] CHEN W, HUANG Q, ZUPPAN C W, et al. Complete absence of KSHV/HHV-8 in posttransplant lymphoproliferative disorders: an immunohistochemical and molecular study of 52 cases[J]. Am J Clin Pathol, 2009, 131（5）: 632-639.

[113] 孙丽莹, 朱志军, 等. 儿童肝移植术后淋巴组织增殖性疾病临床分析[J]. 中华器官移植杂志, 2019, 40（7）: 404-

409.

[114] QIN T, GU X Q, JEONG S S, et al. Impact of EBV infection and immune function assay for lymphoproliferative disorder in pediatric patients after liver transplantation：A single-center experience[J]. Hepatobiliary & Pancreatic Diseases International, 2020, 19（1）: 3-11.

[115] 中华医学会器官移植学分. 器官移植术后乙型肝炎病毒感染临床诊疗技术规范（2019 版）. [J]. 器官移植, 2019, 10（03）: 243-248.

[116] WONG M C S, HUANG J L W, GEORGE J, et al. The changing epidemiology of liver diseases in the Asia-Pacific region[J]. Nat Rev Gastroenterol Hepatol, 2019, 16（1）: 57-73.

[117] ZHANG Y, ZHANG H, ELIZABETH A, et al. Epidemiology of hepatitis B and associated liver diseases in China[J]. Chin Med Sci J, 2013, 27（4）: 243-248.

[118] 中华医学会肝病学分会, 中华医学会感染病学分会. 慢性乙型肝炎防治指南（2015 年更新版）[J]. 临床肝胆病杂志, 2015, 31（12）: 1941-1960.

[119] RAZAVI-SHEARER D, GAMKRELIDZE I, NGUYEN M H, et al. Global prevalence, treatment, and prevention of hepatitis B virus infection in 2016: a modelling study[J]. The Lancet Gastroenterology & Hepatology, 2018, 3（6）: 383-403.

[120] 中华医学会器官移植学分会, 中华医学会肝病学分会. 中国肝移植乙型肝炎防治指南（2016 版）[J]. 临床肝胆病杂志, 2017, 33（2）: 213-220.

[121] 沈中阳, 朱志军, 邓永林, 等. 小剂量 HBIg 联合核苷类似物预防肝移植术后乙肝复发 1506 例回顾性分析 [J]. 中华肝胆外科杂志, 2011, 17（5）: 364-366.

[122] SUZUKI F, TSUBOTA A, ARASE Y, et al. Efficacy of lamivudine therapy and factors associated with emergence of resistance in chronic hepatitis B virus infection in Japan[J]. Intervirology, 2003, 46（3）: 182-189.

[123] 张闻辉, 邓永林, 郑虹, 等. 肝移植术后新发乙型肝炎病毒感染的临床分析 [J]. 中华器官移植杂志, 2012, 33（5）: 295-298.

[124] MAGIORKINIS E, PARASKEVIS D, PAVLOPOULOU I D, et al. Renal transplantation from hepatitis B surface antigen（HBsAg）-positive donors to HBsAg-negative recipients: a case of post-transplant fulminant hepatitis associated with an extensively mutated hepatitis B virus strain and review of the current literature[J]. Transpl Infect Dis, 2013, 15（4）: 393-399.

[125] 鞠卫强, 何晓顺, 王东平, 等. 乙型肝炎表面抗原阳性供肝在肝移植中的应用 [J]. 中华肝脏病杂志, 2012, 20（1）: 14-16.

[126] YU S, YU J, ZHANG W, et al. Safe use of liver grafts from hepatitis B surface antigen positive donors in liver transplantation[J]. J Hepatol, 2014, 61（4）: 809-815.

[127] CHOLONGITAS E, PAPATHEODORIDIS G V. High genetic barrier nucleos（t）ide analogue（s）for prophylaxis from hepatitis B virus recurrence after liver transplantation: a systematic review[J]. Am J Transplant, 2013, 13（2）: 353-362.

[128] FUNG J, WONG T, CHOK K, et al. Long-term outcomes of entecavir monotherapy for chronic hepatitis B after liver transplantation: results up to 8 years[J]. Hepatology, 2017, 66（4）: 1036-1044.

[129] 中华医学会器官移植分会, 器官移植受者 BK 病毒感染和 BK 病毒性肾病临床诊疗规范 [J]. 器官移植, 2019, 10（3）: 237-242.

[130] SAWINSKI D, GORAL S. BK virus infection: an update on diagnosis and treatment[J]. Nephrol Dial Transplant, 2015, 30（2）: 209-217.

[131] HIRSCH H H, RANDHAWA P, AST Infectious Diseases Community of Practice. BK polyomavirus in solid organ transplantation[J]. Am J Transplant, 2013, 13（4）: 179-188.

[132] HIRSCH H H, BABEL N, COMOLI P, et al. European perspective on human polyomavirus infection, replication and disease in solid organ transplantation[J]. Clin Microbiol Infect, 2014, 20（7）: 74-88.

[133] EGLI A, INFANTI L, DUMOULIN A, et al. Prevalence of polyomavirus BK and JC infection and replication in 400 healthy blood donors[J]. J Infect Dis, 2009, 199（6）: 837-846.

[134] HIRSCH H H, STEIGER J. Polyomavirus BK[J]. Lancet Infect Dis, 2003, 3（10）: 611-623.

[135] CANNON R M, OUSEPH R, JONES C M, et al. BK viral disease in renal transplantation[J]. Curr Opin Organ Transplant, 2011, 16（6）: 576-579.

[136] SELLARÉS J, DE FREITAS D G, MENGEL M, et al. Understanding the causes of kidney transplant failure: the dominant role of antibody-mediated rejection and nonadherence[J]. Am J Transplant, 2012, 12（2）: 388-399.

[137] HUANG G, CHEN L Z, QIU J, et al. Prospective study of polyomavirus BK replication and nephropathy in renal transplant recipients in China: a single-center analysis of incidence, reduction in immunosuppression and clinical course[J]. Clin Transplant, 2010, 24（5）: 599-609.

[138] 王新颖, 范宇, 韩永, 等. BK 病毒活化对移植肾功能的影响 [J]. 中华器官移植杂志, 2013, 34（7）: 404-406.

[139] WISEMAN A C. Polyomavirus nephropathy: a current perspective and clinical considerations[J]. Am J Kidney Dis, 2009, 54（1）: 131-142.

[140] KNIGHT R J, GABER L W, PATEL S J, et al. Screening for BK viremia reduces but does not eliminate the risk of BK nephropathy: a single-center retrospective analysis[J]. Transplantation, 2013, 95（7）: 949-954.

[141] 范宇, 石炳毅, 钱叶勇, 等. 尿液与血液病毒载量在肾移植受者 BK 病毒性肾病诊断中的应用 [J]. 中华器官移植杂志, 2013, 34（10）: 595-599.

[142] JOHNSTON O, JASWAL D, GILL J S, et al. Treatment of polyomavirus infection in kidney transplant recipients: a systematic review[J]. Transplantation, 2010, 89（9）: 1057-1070..

[143] 中华医学会器官移植学分会. 实体器官移植术后 HCV 感染临床技术规范 [J]. 器官移植, 2019, 10（03）: 249-252.

[144] World Health Organization. Guidelines for the care and treatment of persons diagnosed with chronic hepatitis C virus infection [M]. Geneva: World Health Organization, 2018: 1-83.

[145] LANINI S, PISAPIA R, CAPOBIANCHI M R, et al. Global epidemiology of viral hepatitis and national needs for complete control[J]. Expert Rev Anti Infect Ther, 2018, 16（8）: 625-639.

[146] Kidney Disease: Improving Global Outcomes（KDIGO）Hepatitis C Work Group. KDIGO 2018 clinical practice guideline for the prevention, diagnosis, evaluation, and treatment of hepatitis C in chronic kidney disease[J]. Kidney Int Suppl, 2018, 8（3）: 91-165.

[147] TERRAULT N A, STOCK P G. Management of hepatitis C in kidney transplant patients: on the cusp of change[J]. Am J Transplant, 2014, 14（9）: 1955-1957.

[148] 苏迎盈, 刘慧鑫, 汪宁. 中国丙型肝炎病毒基因型分布 [J]. 中华流行病学杂志, 2013, 34（1）: 80-84.

[149] WONG M C S, HUANG J L W, GEORGE J, et al. The changing epidemiology of liver diseases in the Asia-Pacific region[J]. Nat Rev Gastroenterol Hepatol, 2019, 16（1）: 57-73.

[150] 陈园生，李黎，崔富强，等.中国丙型肝炎血清流行病学研究 [J].中华流行病学杂志，2011，32（9）：888-891.

[151] HEIDRICH B，PISCHKE S，HELFRITZ F A，et al. Hepatitis C virus core antigen testing in liver and kidney transplant recipients[J]. J Viral Hepat，2014，21（11）：769-779.

[152] ALONSO R，PÉREZ-GARCÍA F，LÓPEZ-ROA P，et al. HCV core-antigen assay as an alternative to HCV RNA quantification：a0 correlation study for the assessment of HCV viremia[J]. Enferm Infecc Microbiol Clin，2018，36（3）：175-178.

[153] CIESEK S，PROSKE V，OTTO B，et al. Efficacy and safety of sofosbuvir/ledipasvir for the treatment of patients with hepatitis C virus re-infection after liver transplantation[J]. Transpl Infect Dis，2016，18（3）：326-332.

[154] FABRIZI F，MARTIN P，MESSA P. New treatment for hepatitis C in chronic kidney disease，dialysis，and transplant[J]. Kidney Int，2016，89（5）：988-994.

[155] MORALES J M，FABRIZI F. Hepatitis C and its impact on renal transplantation[J]. Nat Rev Nephrol，2015，11（3）：172-182.

[156] XUE W，PAN D，YANG Y，et al. Molecular modeling study on the resistance mechanism of HCV NS3/4A serine protease mutants R155K，A156V and D168A to TMC435[J]. Antiviral Res，2012，93（1）：126-137.

第七章

器官移植远期并发症

第一节　器官移植术后高血压管理

器官移植后高血压是移植受者术后最常见和最重要的并发症之一。国家心血管病中心《中国心血管病报告 2014》的统计结果显示，高血压占我国全部慢性病患病率的 26.2%，在全部人口中发病率为 18.8%，居我国心血管病发病率的首位。有 30% 的成人血压在正常高值，成为高血压病的后备群体。移植术后血压与普通人群高血压对心、脑血管事件的影响一样，有直接的因果关系。如果不能控制在合理范围内，则发生心、脑血管并发症的风险将显著升高，也是导致移植物功能丧失和受者预后不良的重要原因。而心血管事件（cardiovascular events，CVE）是移植后并发症发生和受者死亡的主要原因。

移植后高血压在不同器官移植受者中，移植后高血压的发生率高达 70%~90%。高血压是肾移植受者的常见并发症，肾移植受者术后收缩压高于 140 mmHg（10 mmHg=1.33 kPa）的比例高达 55.5%~90.0%，可导致移植肾功能损伤，发生率为 60%~70%。肝衰竭患者移植前高血压的发生率为 10%~30%，移植后可骤升至 75%。肺移植受者的高血压发生率可在 3 年内从术前 19.4% 升至 70.1%。移植后收缩压每升高 20 mmHg，心血管并发症发生率和受者病死率分别增加 32% 和 13%。肾移植后 1 年内，平均动脉压每升高 10 mmHg，则移植肾衰竭的风险增高 1.30 倍，而移植肾功能损伤可进一步加重高血压，从而形成恶性循环。这一恶性循环也可对非肾脏器官移植（non-renal organ transplants，NROT）受者造成危害。NROT 受者术后 5 年内并发慢性肾病（chronic kidney disease，CKD）的发生率为 20%~50%，其中 23.3%~84.1% 合并高血压。高血压导致的慢性移植物血管病也是 NROT 移植器官功能衰竭的重要原因。肾脏损害是高血压发病的独立危险因素。因此，肾移植术后患者被美国肾脏病数据库和美国肾脏病学会列入高血压高危人群，而移植后高血压的控制率仅为 30%~60%。所以，加强移植后高血压的诊疗对于提高移植器官的存活率、改善患者预后具有重要的意义。

一、器官移植后高血压的发病机制

器官移植后高血压属于继发性高血压。继发性高血压在普通人群中仅占高血压总发病率的 5%，分为肾实质性高血压，最常见的是各种慢性肾炎；血管相关性高血压，以肾动脉血管病变引起的高血压为代表；内分泌相关的高血压，如肾上腺疾病所致的嗜铬细胞瘤、肾素分泌瘤、原发性醛固酮增多症、皮质醇增多症等；药物引起的高血压是器官移植后高血压最常见原因，发病机制复杂，但多数与免疫抑制药物副作用相关。

（一）水钠潴留

糖皮质激素可以导致血压升高，尤其是术后大剂量激素冲击治疗后更加明显。其机制可能与长期使用糖皮质激素可以产生盐皮质激素样作用有关。醛固酮样作用可使肾素 - 血管紧张素 - 醛固酮系统被激活，促使肾小管对水和钠的重吸收增加，细胞外液增多，造成水钠潴留，进而导致水肿和血压升高。糖皮质激素还可以增加血管对加压素的敏感性和抑制一氧化氮系统有关。钙神经蛋白抑制剂也有促进水钠潴留的作用。其机制源于 CNI 药物的肾小管毒性，导致小管上皮细胞内钠离子通道功能受损，使得近曲小管钠的重吸收增加，水钠潴留造成容量性高血压。

（二）肾素－血管紧张素系统

钙神经蛋白抑制剂（calcineurin inhibitor，CNI）通过上调内皮素和血栓素等缩血管因子的表达，引起全身血管阻力升高，尤其肾小球入球小动脉的收缩，是肾实质血流减少引发高血压。CNI 类药物还可引起交感神经兴奋、扩血管物质（如 NO 等）减少等导致肾脏血流减少。CNI 药物还可以直接刺激球旁细胞分泌血管紧张素分泌，进一步激活 RAS 系统，加重肾小血管的收缩，促进肾脏缺血，进而导致肾实质性高血压。CNI 类药物引起器官移植后高血压在非肾脏移植术后高血压得到了证实。

（三）遗传因素

小窝蛋白（caveolin，CAV）-1 是另一与高血压相关的遗传因素。CAV-1 是细胞内吞机制的重要通路，参与转化生长因子（transforming growth factor，TGF）-β 的降解。缺失该蛋白的供者其 TGF-β 的活性异常升高，可加速移植肾的间质纤维化，并最终导致高血压和功能丧失。CAV-1 的缺失还可增加肾脏对血管紧张素 II 的摄取和敏感性，增加肾血管张力和近端小管对钠的重吸收，从而参与高血压的发病。

移植后并发的其他系统性并发症，如：糖尿病、高脂血症、移植后继发性红细胞增多症等均可导致移植后高血压，机制在此不再赘述。

二、定义和分级

器官移植后高血压基本都属于继发性高血压。导致肾功能衰竭的原发病为高血压时，应区分原发性与继发性高血压。2014 年版的《中国高血压基层管理指南（2014 年修订版）》和 2010 年的《中国高血压防治指南 2010》标准如表 7-1-1 所示。美国《2017 美国成人高血压预防、检测、评估和管理指南》和《2018 ESC/ESH 高血压管理指南》均更新了以往的建议，提出了更严格的标准，以 120/80 mmHg 为普通人群血压控制目标，130/90 mmHg 成为新的降压治疗标准。并专门针对肾移植后高血压患者，建议血压目标值为＜130/80 mmHg。2012 年改善全球肾脏病预后组织（Kidney Disease：Improving Global Outcomes，

KDIGO）指南则建议 CKD 患者，伴或不伴糖尿病，以及肾移植受者采用＜130/80 mmHg 为血压控制目标。本教材中的血压标准采用我国《实体器官移植受者的高血压诊疗指南（2015 版）》和《器官移植术后高血压诊疗规范（2019 版）》中的分类和标准（表 7-1-1），实体器官移植受者高血压定义为收缩压 ≥140mmHg 和（或）舒张压 ≥90mmHg，根据血压升高水平分为 1、2、3 级或轻、中、重度。

表 7-1-1 血压水平的分类和定义

类　别	收缩压（mmHg）	舒张压（mmHg）
正常血压	＜120	＜80
正常高值	120~139	80~89
高血压	≥140	≥90
1级高血压（轻度）	140~159	90~99
2级高血压（中度）	160~179	100~109
3级高血压（重度）	≥180	≥110
单纯收缩压高	≥140	＜90

三、危险因素和病理生理

器官移植受者发生高血压的危险因素是多方面的，包括移植相关因素以及普通人群共同因素。不同器官移植受者的影响因素既存在共同性，也有各自特点。

（一）受者因素

许多接受器官移植的患者，如终末期肾病（end stage renal disease，ESKD）患者，术前即长期存在高血压。此外，普通人群中与动脉粥样硬化或高血压发病密切相关的危险因素，如男性、吸烟、心血管疾病等均参与移植术后高血压的发病。其中关注较多的因素如下。

1. 遗传因素 CYP3A5 和 ABCB1 基因编码的蛋白参与肾脏的钠和醛固酮代谢，还能放大钙神经蛋白抑制剂（calcineurin inhibitor，CNI）的致高血压效应。因此与高血压的发病密切相关。

2. 肥胖和代谢综合征 肥胖和代谢综合征可以加重高血压。大部分肾移植受者中，术后 1 年内平均体质量增加 5~10 kg。在 NROT 中，术后肥胖和代谢综合征的发生率高达 23.9%~40.0%，其中半数以上合并高血压。此外，与高血压发病密切相关的移植后新发糖尿病（new onset diabetes after transplantation，NODAT）以及阻塞性呼吸睡眠暂停（obstructive sleep apnea，OSA）常常与肥胖和代谢综合征互为合并症。这些病症除了与高血压的发病相关外，还可直接导致 CVE 的发生和移植物功能不良。

3. 高尿酸血症 与高血压的关系仍有争议。高尿酸血症是移植物功能丧失、心血管疾病以及肾脏疾病进展的预后因素，但是否与高血压的发生相关仍未有肯定结论。一项系统评价未能显示降尿酸疗法能改善高血压的控制。

4. 慢性肾病 肾移植受者术前 CKD 分期越高，透析治疗时间越长，相应的内皮细胞功能、血管张力以及血管钙化等高血压发病高危因素越显著。NROT 患者在移植期间常见急性肾功能损害（acute kidney injury，AKI）以及 CNI 的肾毒性，与后期 CKD 的发生密切相关。肺移植期间出现不同程度 AKI 的患者，术后 3 个月的肾功能显著恶化，1 年期病死率显著增加。一项对胰腺移植受者的研究显示，CNI 可导致术后 5 年肾功能降低 33%~44%。因此，CKD 的致高血压因素在肾移植和 NROT 患者中均可存在。

（二）供者因素

1. 年龄和家族史 移植后高血压的风险随供者年龄增加而增加。供者为有高血压家族史者，可致移植后高血压的发生风险显著升高。

2. 供者肾体积过小 可导致早期高滤过状态，随后发展为移植肾纤维化，从而产生高血压。

3. 供者合并高血压 心脏移植的供者如合并高血压，则移植术后受体发生冠心病和加速性移植心功能丧失的风险增加。

（三）移植相关的特殊因素

1. 包括移植器官类型、手术应激、移植脏器功能等。任何导致移植肾损伤的因素都可加重高血压。移植肾功能延迟恢复（delayed graft function，DGF）、急性或慢性排斥反应、血栓性微血管疾病以及原发性肾脏疾病的复发是导致移植肾损伤的重要原因。移植肾动脉狭窄（transplant renal artery stenosis，TRAS）等解剖因素也与移植后高血压发病相关。TRAS 患者中 TRH 的发生率可达 1%~25%。在肾动脉多普勒超声上表现为低速低阻的 parvus-tardus 波形。狭窄也可发生于髂总动脉或髂外动脉。

2. 免疫抑制剂与移植后高血压的发病关系密切，其中 CNI 与高血压的发病关系最为密切，尤其以环孢素更为显著。哺乳动物雷帕霉素靶蛋白抑制剂（mammalian target of rapamycin inhibitor，mTORi）的致高血压效应较弱。糖皮质激素是导致移植后高血压的重要因素，但随着更新的移植后抗排斥方案的应用，糖皮质激素致高血压的作用有降低的趋势。肾移植术后发生冠状动脉疾病者 15%，其中有 50%~70% 伴有左心室肥大，17%~40% 因心脏病死亡。肾移植受者心脏病的发生率是正常同龄人群的 3~5 倍。免疫抑制剂诱发的药物性高血压、代谢综合征成为移植病例发生术后高血压的特殊危险因素。

常用免疫抑制剂致移植后高血压的相关机制详见表 7-1-2。

表 7-1-2 常用免疫抑制剂导致移植术后高血压的相关机制

类　　别	药　　物	机　　制
CNI	他克莫司、环孢素	提高血管张力：降低一氧化氮（nitric oxide，NO）、升高内皮素水平增加交感神经兴奋性 激活血管紧张素-醛固酮系统：血压升高、水钠潴留 激活远端小管的钠-氯协同转运受体：钠重吸收增加，容量过多 肾毒性：通过缩血管效应导致 AKI 慢性缺血、肾小球硬化、致间质纤维化和萎缩

续表

类　别	药　物	机　制
mTORi	西罗莫司	代谢异常：血脂、血糖异常 导致蛋白尿 增加额外的CVE风险
糖皮质激素	甲泼尼龙	增加交感神经兴奋性 增加血管张力 增加盐皮质激素活性

（四）难治性高血压的发病危险因素

TRH 的发病危险因素通常为多因素，上述危险因素均可导致 TRH。其中受者术前 CKD 分期、移植肾功能恢复延迟、CNI 以及糖皮质激素的使用、TRAS、原肾相关病变等因素尤为显著。此外，OSA、原发性醛固酮增多症等导致继发性高血压的因素也是 TRH 发病的重要原因。

四、诊断标准

（一）器官移植受者高血压的诊断阈值

目前尚无针对器官移植人群的高级别证据支持，因此临床设定治疗目标时应遵循个体化的原则。鉴于心血管疾病、糖尿病、CKD 等人群的数据，对于年轻、肾功能良好、并发症轻的患者可采取较严格的控制血压措施，如 <125/75 mmHg，能延缓并发症的进展；而对于老年、肾功能差、合并脑血管疾病、并发症多的患者，过于严格的血压控制反而增加 CVE 事件，故可采取相对宽松的控制目标如 <140/90 mmHg，以平衡利弊。

（二）器官移植受者的血压测量方法

根据测量场所和方式不同，血压可以分为诊室测得血压、家庭自我监测血压以及 24 小时动态血压监测（ambulatory blood pressure monitoring，ABPM）。必须鉴别诊室测得高血压、隐匿性高血压和血压昼夜节律异常。

采用 ABPM 的测量方法可以发现以诊室测量值诊断高血压存在一定的假阳性（白大衣高血压）和假阴性（隐匿性高血压）现象，后两者分别可占器官移植受者的 65% 和 40%~60%。此外，ABPM 还有助于发现非杓型血压（即血压昼夜节律异常，夜间收缩压较日间下降 <10%）和夜间高血压。这两种在肾移植受者中常见，非杓型血压是 CVE 的高危因素；而夜间高血压可加速终末期血管损害。在 NROT 患者中，ABPM 能提供最完整的血压信息，通过 ABPM 发现隐匿性高血压和夜间高血压的发生率可高达 50%。有些地区和单位可能受到设备和费用限制，还不具备广泛开展的条件。有条件的单位应开展 ABPM 监测，以鉴别白大衣高血压、隐匿性高血压以及血压昼夜节律异常。

家庭自我监测血压与 ABPM 监测的相关性优于诊室测得血压。应鼓励移植受者进行家庭自我血压监测。家庭自我血压监测是器官移植受者首选的血压监控方式。

（三）难治性高血压的诊断

患者服用 3 种以上降压药物（其中 1 种为利尿药），或者同时服用 4 种以上降压药，而血压仍难以控制时，则可诊断难治性高血压（treatment-resistant hypertension，TRH）。TRH 在肾移植受者中最为常见，发生率可高达 48%，在 NROT 患者中发生率为 15%~33%。TRH 的发病与多种因素有关，其中一部分为继发性高血压。

（四）器官移植术后高血压诊断标准

器官移植术后高血压的诊断仍然沿用《中国器官移植受者的高血压诊疗指南(2015 版)》中的诊断标准：器官移植受者应以血压 ＞130/80 mmHg 为高血压诊断阈值，实际控制应根据临床情况制定个体化目标（表 7-1-1）。对于老年、合并症较多、肾功能不全的患者，可采取相对宽松的目标，但不应高于 140/90 mmHg；对于年轻、合并症少、肾功能好的患者，可采取较为严格的目标，但不应低于 110/70 mmHg（原为 120/70 mmHg）。

五、移植后高血压的治疗

近年来，不论我国还是其他国家的高血压指南，均强调对高血压的分层分析和未来10 年中发生心脑血管并发症的评判和预估，以及是否存在靶器官的损伤作为指导高血压治疗的依据，治疗应根据移植器官、患者总体情况以及移植后的时机制定个体化方案。开始高血压治疗之前，应对患者进行高血压的风险评估、分层，根据评估结果制定治疗方案。《中国高血压基层管理指南（2014 年修订版）》中详细介绍了风险评估的内容。评估方法见表 7-1-3、7-1-4。

表 7-1-3　简化危险分层项目内容

项　　目	内　　容
高血压分级	1 级：收缩压140~159 mmHg或舒张压90~99 mmHg 2 级：收缩压160~179 mmHg或舒张压100~109 mmHg 3 级：收缩压≥180 mmHg或舒张压≥110 mmHg
危险因素	年龄、吸烟、血脂异常、早发心血管家族史、肥胖或腹型肥胖
靶器官损害	左心室肥厚、颈动脉内膜增厚或斑块、血清肌酐轻度增高
临床疾病	脑血管病、心脏病、肾脏病、周围血管病、视网膜病变、糖尿病

表 7-1-4　根据心血管总体危险量化估计预后危险度分层

其他危险因素、靶器官损害和疾病情况	高血压1级	高血压2级	高血压3级
无其他危险因素	低危	中危	高危
1~2个危险因素	中危	中危	高危
≥3个危险因素、靶器官损害、并存的临床疾病	高危	高危	高危

　　高血压治疗开始之前，应对患者进行高血压危险分层的检测和评估。评估内容及指标包括询问病史、简单体检（必做的基本检查项目）和实验室检查（尽可能检查的常规项目及异常标准）。

　　体检首先测量血压，按测得血压水平分为 1、2、3 级。测量体质量，判断是否存在肥胖。肥胖标准：体质量指数 ≥28 kg/m^2 或腹型肥胖，腰围男性 ≥90 cm，女性 ≥85 cm。了解是否吸烟、饮食习惯和有否血脂异常。年龄男性 >55 岁，女性 >60 岁是危险因素之一。询问病史要着重了解有否早发心血管病家族史（一级亲属中男性 55 岁或女性 65 岁之前发病）、脑血管病（脑卒中、短暂脑缺血发作）病史、心脏病（心绞痛、心肌梗死、冠状动脉重建、心力衰竭）病史、周围血管病史、肾脏病史和糖尿病史。

　　实验室检查尽可能检查的常规项目及异常标准包括：①空腹血糖 ≥7.0 mmol/L；②空腹血脂，总胆固醇（total cholesterol，TC）≥5.7 mmol/L、低密度脂蛋白胆固醇（low density lipoprotein cholesterol，LDL-C）≥3.3 mmol/L、高密度脂蛋白胆固醇（high density lipoprotein cholesterol，HDL-C）<1.0 mmol/L、甘油三酯（triglyceride，TG）≥1.7 mmol/L；③血清肌酐，男性 ≥115 μmol/L、女性 ≥107 μmol/L；④尿蛋白 ≥300 mg/d、尿微量白蛋白 30~300 mg/d；⑤尿白蛋白/肌酐，男性 ≥22 mg/g（2.5 mg/μmol）、女性 ≥31 mg/g（3.5 mg/μmol）；⑥心电图左心室肥厚；⑦眼底视乳头水肿、眼底出血；⑧X 线胸片左心室扩大；⑨动脉僵硬硬度，脉搏波传导速度（pulse wave velocity，PWV）≥12 m/s。

　　上述体检和实验室检查完成后，可以开始治疗。

（一）高血压的预防和非药物治疗

　　1. 改变生活方式　非药物治疗以改变生活方式为前提，改变生活方式同时是对高血压的预防。《中国高血压防治指南 2010》指出，采取健康的生活方式普遍适用于高血压患者以及血压正常者，有助于降低血压、控制心血管因素和临床情况。主要措施包括：减少钠盐摄入、增加钾盐摄入；控制体质量、戒烟、不过量饮酒、适量体育运动、减轻精神压力、保持心理平衡等。详见表 7-1-5。所有器官移植受者均应坚持健康生活方式，改变不健康的生活方式能起到控制血压、降低心血管疾病风险的作用。

表 7-1-5　改变生活方式治疗的内容、目标和效果

内　容	目　标	预期降压效果
减少钠盐摄入	每日钠盐摄入量逐步降至 <6 g/d，肾功能正常者可适当补充钾盐	2~8 mmHg
体育运动	强度：中等量，每周 3~5 次，每次 30 min	4~9 mmHg
合理膳食	营养均衡	8~14 mmHg
控制体质量	BMI <24 kg/m^2，腰围 <90 cm（男性）、<85 cm（女性）	5~20 mmHg/减重 10 kg
戒烟	彻底戒烟、避免被动吸烟	
限制饮酒	每日白酒 <50 mL，或葡萄酒 <100 mL 或啤酒 <300 mL，建议戒酒	2~4 mmHg

　　注：BMI 为体质量指数

　　2. 手术治疗　一部分肾移植受者术后发生 TRH，其发病因素包括 TRAS、原肾脏疾病等因素。有研究显示，通过介入手术放置动脉内支架或开放手术等手段，解除 TRAS 血管

内狭窄，以及原肾脏切除手术等疗法能够缓解一部分 TRH 患者的高血压。但必须严格评估个体化方案，严格把握手术指征。

3. 调整免疫抑制剂 CNI 类和糖皮质激素是器官移植术后最常用的免疫抑制剂，但它们也是与移植后高血压发病关系最密切的两类药物。因此，常见的调整方案包括移植后早期低剂量 CNI 方案、取代 CNI 的方案、以及无激素或低剂量激素的方案。

降低 CNI 类剂量或取代 CNI 类（尤其是环孢素）具有肯定的降压效果。在肾功能稳定的肾移植受者中，环孢素剂量减少 50% 能显著改善血压控制，并减少降压药物的使用。一项多中心研究比较了在肾移植受者术后 3 个月时使用西罗莫司替代 CNI 组和 CNI 维持组血压控制情况。结果发现，移植术后 1 年，西罗莫司组较 CNI 组血压更低、降压药物使用更少。另一项随机对照试验（randomized controlled trial，RCT）研究比较了贝拉西普和环孢素用于肾移植受者的血压控制情况，发现贝拉西普组较环孢素组血压平均降低 8/4 mmHg。总体来说，在实体器官移植受者中，术后使用 mTORi 或贝拉西普替代 CNI 类免疫抑制剂时，血压平均降低 10/5 mmHg。但不容忽视的是，不含 CNI 类的方案术后排斥反应的发生率率也较高。在胸腔器官移植受者中，早期最小剂量 CNI 类的免疫抑制方案可使急性排斥反应发生率增加 1.8 倍。

糖皮质激素的使用剂量则更有争议。虽然有综合数据分析显示，不含激素或早期激素减量的抗排斥反应方案能降低肾移植受者术后高血压的发生率，但获益最大的患者群同时也是 CNI 剂量最低者，其术后急性排斥反应发生率增加。而另有一些研究显示，早期激素撤除不能改善术后血压管理。因此，在器官移植受者中，以 CNI 或者糖皮质激素为主的剂量调整虽然能一定程度缓解移植术后高血压，但可能增加急性排斥反应的风险。临床上应进行个体化评估，平衡收益和风险。

要严格掌握的原则是因移植后高血压而调整免疫抑制方案，必须在缜密详细评估患者整体情况、高血压对生存的危险因素、患者的免疫反应风险以及实际临床状况后，权衡利弊，谨慎决定。

（二）降压药物治疗

器官移植后高血压的治疗是包括以降压药物为核心的综合治疗，应根据发病危险因素和患者实际临床状态制定个体化治疗方案。

1. 降压药物使用原则 器官移植受者术后高血压的药物治疗目前尚无统一的治疗指南。临床用药应该坚持个体化原则，结合实际病情，高血压发病因素，并根据药物的有效性、耐受性、药物代谢和相互作用特点制定方案。在普通人群中，指南建议降压药物的使用从单药开始，逐渐加量；单药控制不良，再考虑联合用药。由于移植受者术后高血压的致病机制多样，且联合使用多种药物。因此，单药方案对移植术后患者高血压的治疗通常效果欠佳。联合用药，通过多种途径达到强化降压效果，平衡部分药物的不良反应，可以减少降压效果达峰所需的单药剂量、加速起效的目的。例如某些降压药物能增加心率、提高交感神经兴奋性以及肾素 - 血管紧张素系统的活性，此时联用具有相应拮抗效果的制剂既加强了降压效果，又减少了不良反应。《2017 美国成人高血压预防、检测、评估和管理指南》中建议肾移植术后高血压患者首选使用钙通道阻滞药（calcium channel blockers，CCB），这是基于其能够改善肾小球滤过率以及移植肾的存活率。降压药物的建议使用方法、适应证及禁忌证可扫描文末二维码。遇到病情复杂的患者或降压效果不佳时，应及时请心血管专科医师会诊。常用降压药物见表 7-1-6。

表 7-1-6　常用降压药物

分类	名称	每次剂量	每日次数	适应证	禁忌证	主要不良
二氢吡啶类钙离子通道阻滞剂	硝苯地平控释片	30-60mg	1-2	老年高血压、周围血管病、收缩期高血压、心绞痛、颈动脉粥样硬化、冠状动脉粥样硬化	相对禁忌证：快速性心律失常、充血性心里衰竭。	头痛、水肿
	尼群地平	10-20mg	2			
	氨氯地平	2.5-10mg	1			
	拉西地平	4-8mg	1			
	非洛地平缓释片	2.5-10mg	1			
	硝苯地平片	10-20mg	2-3			
	硝苯地平缓释片	10-20mg	1-2			
	左旋氨氯地平	2.5-5mg	1			
血管紧张素转换酶抑制剂（ACEI）	依那普利	10-20mg	1-2	心力衰竭、心肌梗死后、左室功能不全、颈动脉粥样硬化、糖尿病肾病、蛋白尿、微蛋白尿、非糖尿病肾病、代谢综合征。	绝对禁忌证：妊娠、高血钾、双侧肾动脉狭窄	咳嗽、血管神经性水肿
	卡托普利	12.5-50mg	2-3			
	贝那普利	10-40mg	1-2			
	福辛普利	10-40mg	1			
	赖诺普利	5-10mg	1			
血管紧张素Ⅱ受体拮抗剂（ARB）	氯沙坦	25-100mg	1	糖尿病肾病、蛋白尿、心力衰竭、左室肥厚、冠心病、心房颤动预防、ACEI引起咳嗽者	同ACEI	血管神经性水肿
	缬沙坦	80-160mg	1			
	厄贝沙坦	150-300mg	1			
	替米沙坦	20-80mg	1			
噻嗪类利尿剂	氢氯噻嗪	6.25-25mg	1	老年高血压、高龄老年高血压、收缩期高血压、心力衰竭	绝对禁忌证：痛风 相对禁忌证：妊娠	低血钾
	吲达帕胺	1.25-2.5mg	1			
β受体阻滞剂	阿替洛尔	12.5-25mg	1-2	心绞痛、心肌梗死后、快速性心律失常、心力衰竭	绝对禁忌证：Ⅱ-Ⅲ度房室传导阻滞、哮喘 相对禁忌证：慢性阻塞性肺病	心动过缓、支气管哮喘
	美托洛尔	25-50mg	2			
	比索洛尔	2.5-10mg	1-2			
复方制剂	复方利血平片	1-3片	2-3	1-2级高血压、单药控制不佳的高血压	相对禁忌证：活动性溃疡 Ⅱ-Ⅲ度房室传导阻滞	相应成分的副作用
	复方利血平氨苯蝶啶片	1-2片	1			
	尼群地平/阿替洛尔片	1-2片	1-2			
	缬沙坦/氢氯噻嗪	1-2片	1			
	氯沙坦/氢氯噻嗪	1片	1			
	卡托普利/氢氯噻嗪	1-2片	1-2			
	氨氯地平/贝那普利片	1片	1			
	阿米洛利/氢氯噻嗪	1片	1			
	珍菊降压片	1-2片	2-3		肾功能衰竭	
	依那普利叶酸片	1-2片	1-2		同ACEI	

2. 常用降压药物的特点与选择 常用药物包括 CCB、利尿药（髓袢与噻嗪类利尿药）、β 受体拮抗药、外周 α 受体拮抗药、中枢 α 受体拮抗药、血管紧张素转换酶抑制药（angiotensin-converting enzyme inhibitor，ACEI）、血管紧张素Ⅱ受体拮抗药（angiotensin Ⅱ receptor blocker，ARB）等，均可用于移植受者。降压药物大部分经肝脏代谢，因此，在肾移植受者中无需调整剂量。部分 ACEI 类药物经肾脏代谢，中枢降压药可乐定也部分经肾脏代谢，但临床应用于肾移植受者时，均无需调整剂量。

CCB 为一线降压药物。二氢吡啶类可广泛应用于各类移植受者。非二氢吡啶类药物除能降压外，还能控制快速性心律失常。需要注意的是它能抑制细胞色素 P450 代谢系统，可升高 CNI 类免疫抑制剂血药浓度，因此在移植术后早期免疫抑制剂剂量较大时，应谨慎使用。

利尿药能有效减少水钠潴留，减轻心脏负荷，是合并容量过负荷、心功能不全等状态的患者的首选用药。应注意长期使用利尿药对肾小管的不良作用。

β 受体拮抗药能降低交感兴奋性，减少心脏氧耗。但在心脏移植早期应谨慎使用，以避免额外的心脏抑制作用。

ACEI 和 ARB 类药物对于普通人群、合并蛋白尿的 CKD 患者等非移植受者中能有效降压，并减少心血管并发症。但目前的证据显示，虽然 ACEI 或 ARB 类具有肯定的降压、减少蛋白尿的效果，但它们可产生血清肌酐升高、血钾升高、肾小球滤过率降低、贫血等并发症。尤其是在急性期，有可能干扰肾移植后急性排斥反应的判断。因此，一般建议此类药物的使用延迟至术后 4~6 个月以后，肾功能稳定时，以获得最大的安全性。

六、器官移植后高血压的预后和随访

高血压是器官移植后常见并发症，并且与患者预后密切相关。高血压的预防中，健康的生活方式和保持心理卫生是重要环节，养成定期自我监测血压、按时复查随访的良好习惯是高血压预防的重要措施。随访中，如有必要应及时请心血管专科医师诊治。移植后应每周至少测量 1~2 次血压，帮助、督促病人建立血压监测的习惯，并记录后复诊中供随访医生参考。临床随访中，应在每次复诊时测量血压，并询问日常血压监测结果。对有高血压的患者要定期进行详尽的心、脑血管危险因素评估，根据病情变化随时调整降压药的剂量和用法。近年来，在预防和筛查移植后患者心血管疾病的检测中，心脏彩色超声多普勒检测越来越得到重视，发现高血压引起左心室肥厚的发生率与心血管并发症的发生率密切相关。对于 TRH 患者应警惕继发性高血压的可能。

（马麟麟　石炳毅）

第二节　实体器官移植受者血脂管理

动脉粥样硬化性心血管疾病（atherosclerotic cardiovascular disease，ASCVD）包括冠状动脉粥样硬化性心脏病（冠心病）、脑卒中以及其他周围血管病，是目前全球范围内疾

病死亡的首位原因。这一疾病在我国的发病率和死亡率也呈逐年上升趋势。血脂代谢异常是 ASCVD 的重要致病因素。我国普通人群的研究表明，血清总胆固醇（total cholesterol，TC）和低密度脂蛋白胆固醇（low density lipoprotein cholesterol，LDL-C）是冠心病和缺血性脑卒中发病的独立危险因素之一。

实体器官移植受者因其治疗的特殊性，是发生高脂血症的高危人群。随着实体器官移植受者长期生存率的显著提高，ASCVD 已经成为移植器官衰竭和受者死亡的主要原因。数据显示，肾移植后血脂异常几乎难以避免，肾移植后血脂异常的发生率高达 80%。主要表现为 TC、LDL-C 和甘油三酯（triglyceride，TG）均升高。与此同时，ASCVD 已经取代急性排斥反应成为移植肾功能丧失和受者死亡的首要原因。肝移植后，原发病复发和慢性排斥反应是移植肝衰竭和受者死亡的主要原因。但 ASCVD 也正逐渐成为非移植物相关死亡的重要原因，与生存期延长、生活质量改善有关，受体出现体质量增加、胰岛素抵抗等与 ASCVD 密切相关的病症。另外，接受肝移植的患者几乎都存在不同程度的代谢障碍，血脂异常发生率高达 40%~66%。心脏移植血管病变（cardiac allograft vasculopathy，CAV）是心脏移植术后 3~5 年的主要死亡原因。CAV 是慢性排斥反应的表现，主要特征是冠状动脉等大血管和毛细血管平滑肌增生导致的血管连续性狭窄，与粥样斑块的孤立性狭窄有显著的形态学差异。免疫因素是其发病的主导因素，而高脂血症则是重要的非免疫因素。

一、器官移植后血脂代谢异常的发病机制

器官移植后血脂代谢异常通常属于继发性脂代谢障碍。除与普通人群共有的因素，如：年龄、饮食及生活习惯等因素外，免疫抑制药物的影响是移植术后脂代谢异常的重要原因。

（一）糖皮质激素与代谢综合征

糖皮质激素不但影响水、盐代谢，还能加速组织中脂肪的分解，增加脂肪酸和甘油三酯的释放，抑制脂肪组织的合成。糖皮质激素还通过减慢血液中葡萄糖分解和降低外周组织对葡萄糖的利用使血糖升高，促使糖代谢向脂肪合成代谢方向转化，间接促使血脂升高。近年来，糖皮质激素可以诱导胰岛素抵抗而出现高胰岛素血症，又称为代谢综合征（胰岛素抵抗综合征）受到越来越高的重视，是近年来被认识到的一组代谢起源的相互关联的危险因素的集合。代谢综合征使游离脂肪酸的摄入增加，肝脏分泌过多的 VLDL、LDL，直接导致因主要合成底物增加使 VLDL、甘油三酯的合成增加，同时降低了 HDL 的水平。胰岛素抵抗相关的血脂代谢障碍临床表现为血甘油三酯和 LDL 升高，HDL 水平低

（二）环孢素 A 与脂蛋白代谢异常

环孢霉素 A 通过多种途径影响脂质代谢，通常与剂量和时间有关。CsA 可以降低胆汁酸的合成，通过改变或不改变 LDL 的结构来下调 LDL 受体的功能、降低外周胆固醇的清除。由于环孢素吸收入血后，在血浆中主要与脂蛋白结合后才可通过细胞膜进入细胞发挥作用。环孢素 A 诱导脂蛋白和胆固醇的合成增加，并促进极低密度脂蛋白转化成为

低密度脂蛋白，从而使血脂升高。低密度脂蛋白（LDL）是致动脉粥样硬化的基本因素。LDL 通过血管内皮进入血管壁内，在此被修饰成为氧化型 LDL，并被巨噬细胞吞噬形成泡沫细胞。后者是动脉粥样硬化斑块的脂质核心。LDL 的升高直接影响血浆胆固醇的清除，导致高胆固醇血症。环抱霉素可使 LDL 成为氧化型 LDL 的促进作用，因而有加重高血脂症和促进动脉硬化的作用。

（三）西罗莫司与脂代谢酶及载脂蛋白

西罗莫司可以导致血甘油三酯和总胆固醇的水平的升高。其影响脂类代谢的机制目前仍不十分清楚。西罗莫司可以提高血中 apoCIII 和 apoB100 等载脂蛋白的水平。apoCIII 的主要功能是抑制脂代谢过程中脂蛋白脂肪酶的功能和肝脏中 apoE 受体，导致机体对血脂的分解代谢减弱，转运和清除多余脂质的能力降低。低密度脂蛋白胆固醇的载脂蛋白几乎只有 apoB100，其主要功能是识别各种细胞膜表面，尤其是肝、动脉壁细胞的 LDL 受体。apoB100 反映血清中 LDL 水平，提示血液中存在较多小而致密的 LDL（sLDL），目前认为 sLDL 具有很强的致动脉硬化的作用。西罗莫司还可以通过抑制 apoB100 的降解率提高血浆低密度脂蛋白胆固醇水平。

表 7-2-1　临床常用的免疫抑制剂对血脂的影响

药　物	对血脂的影响	主　要　机　制
糖皮质激素	升高VLDL、TC、TG；降低HDL	加速脂肪分解、抑制脂肪合成，升高血糖、促进糖代谢转向脂肪代谢，诱导胰岛素抵抗，产生代谢综合征，长期使用有累积效应
环孢素	升高LDL、TC	降低胆汁酸合成，下调LDL受体功能，抑制胆固醇清除，诱导胆固醇合成，促进VLDL转变为LDL，与糖皮质激素合用时具有额外的升高血脂作用
他克莫司	轻度升高LDL、TC	与环孢素同类，但升血脂效果较弱
西罗莫司、依维莫司	升高TC、TG	增加肝脏脂质合成，降低脂质清除，抑制胰岛素和胰岛素样生长因子通路

二、器官移植后受者血脂异常相关心血管疾病的危险因素

发病因素主要分为普通人群共有因素、移植相关因素和其他继发性因素。

（一）普通人群共有因素

包括高血压 [血压 ≥140/90 mmHg（10 mmHg=1.33 kPa），或接受降压药物治疗]、糖尿病、肥胖 [体质量指数（body mass index，BMI）≥28 kg/m²]、吸烟、年龄（男性 ≥45 岁，女性 ≥55 岁）、性别、激素替代治疗、饮食习惯、遗传因素、冠心病或其他 ASCVD 家族史，尤其是直系亲属中有早发冠心病或其他 ASCVD 疾病者（男性一级亲属发病时 <55 岁，女性一级亲属发病时 <65 岁）、皮肤黄色瘤和家族性高脂血症者。接受器官移植者可同时具有这些因素，而移植技术的进步促进更多高龄患者接受移植手术，这些患者移植前可能已经存在血脂代谢异常。

（二）移植相关因素

免疫抑制剂可以改变和修饰脂质代谢通路，导致不同程度的胆固醇和 TG 升高，并具有剂量相关性。此外，免疫抑制剂也可导致高血压、新发糖尿病等代谢异常，进一步增加 ASCVD 的风险（表 7-2-2）。

临床常用的免疫抑制剂包括糖皮质激素、钙神经蛋白抑制剂（calcineurin inhibitor, CNI，环孢素和他克莫司）、哺乳动物雷帕霉素靶蛋白抑制剂（mammalian target of rapamycin inhibitor，mTORi，西罗莫司和依维莫司）。这些药物对血脂的影响参见表 7-2-2。

表 7-2-2　免疫抑制剂对高血压、血脂及新发糖尿病的影响

药　　物	高血压	血脂水平	NODAT
糖皮质激素	↑↑	↑↑	↑↑
环孢素	↑↑↑	↑↑	↑
他克莫司	↑↑	↑	↑↑
mTORi（SRL/EVL）	–	↑↑↑	–
MMF/MPA	–	–	–
硫唑嘌呤	–	–	–
贝拉西普	–	–	–
单抗类药物	–	–	–

GFR 为肾小球滤过率；NODAT 为移植后新发糖尿病；mTORi 为哺乳动物雷帕霉素靶蛋白抑制剂；SRL 为西罗莫司；EVL 为依维莫司；MMF 为吗替麦考酚酯；MPA 为霉酚酸。↓代表降低风险；↑代表增加风险；箭头数量代表影响的大小；–代表无影响

（三）其他继发性因素

其他继发因素多与常用药物相关。升高 LDL-C 的药物主要包括：某些孕激素、合成代谢类固醇、达那唑、异维 A 酸、免疫抑制剂（环孢素）、胺碘酮、噻嗪类利尿剂、糖皮质激素、噻唑烷二酮、苯氧酸（还可引起严重高 TG 血症）、长链 ω-3 脂肪酸。升高 TG 药物主要包括：口服雌激素、他莫昔芬、雷洛昔芬、维 A 酸、免疫抑制剂（环孢素、西罗莫司）、干扰素、β 受体拮抗药（特别是非 -β$_1$ 选择性药物）、非典型抗精神病药（氟扑来平、氯氮平、奥氮平）、蛋白酶抑制剂、噻嗪类利尿药、糖皮质激素、罗格列酮、胆汁酸多价螯合剂、左旋门冬酰胺酶、环磷酰胺等。

三、移植后血脂代谢异常的诊断和危险分层

（一）血脂的检测

接受器官移植手术的患者应在术前和术后常规检查血脂水平并详细记录备案。同时分析全面的病史和联合用药记录，以利于排查潜在的继发性因素。已经接受器官移植的患者，血脂代谢异常最早可发生在术后 3 个月内，术后 6~9 个月高脂血症达到发病最高峰。

因此应从移植术前和围手术期开始监测血脂水平。术后前 6 个月应每月复查；7~12 个月应根据代谢异常程度和治疗情况每 1~3 个月复查，同时检查尿蛋白；随后每年至少检查 1 次。术前有明确家族史和 ASCVD 的患者，应根据血脂变化增加检测频率。血脂检测内容应包括 TC、LDL-C、高密度脂蛋白胆固醇（high density lipoprotein cholesterol，HDL-C）和 TG。检测结果作为评估 ASCVD 风险的参考指标。有条件的受者和严重血脂异常的受者，应进一步进行详细的脂蛋白水平分类检测。

（二）血脂水平的评估

器官移植受者是 ASCVD 的高危人群。因此，相对于普通人群，应采取更严格的标准。治疗前的血脂异常危险因素评估是制定治疗方案和目标的基础和依据。评估方法根据中华医学会器官移植学分会《器官移植术后高脂血症临床诊疗指南（2015 版）》和《中国成人血脂异常防治指南》推荐的办法，血脂代谢异常的诊断标准和分层方案如表 7-2-3 所示。其中 LDL-C 可作为调节血脂治疗的目标，TC、TG 和 HDL-C 可以作为次级目标。

表 7-2-3　移植受者血脂代谢参考标准及分层方案 [mmol/L（mg/dL）]

分　层	TC	LDL-C	HDL-C	TG
最佳值		＜2.59（100）		
合适范围	＜5.18（200）	＜3.37（130）	≥1.04（40）	＜1.70（150）
边缘升高	5.18~6.21（200~239）	3.37~4.13（130~159）		1.70~2.25（150~199）
升高	≥6.22（240）	≥4.14（160）	≥1.55（60）	≥2.26（200）
极高		＞4.93（190）		＞5.67（500）
降低			＜1.04（40）	

HDL-C 为高密度脂蛋白胆固醇；LDL-C 为低密度脂蛋白胆固醇；TC 为总胆固醇；TG 为甘油三酯

（三）移植后血脂异常危险因素评估和分层

对移植后血脂代谢异常危险因素进行正确的评估是指导制订治疗方案的重要部分，旨在积极寻找导致继发性脂质代谢异常的因素，根据这些因素的等级和数量，对患者进行危险程度分层，以决定治疗的目标和强度。

移植后血脂异常危险因素评估步骤如下：①明确并存疾病的数量和程度，如器官移植、冠心病等危险因素或动脉粥样硬化、高血压、糖尿病等；②导致继发性高血脂的医学因素，如接受激素替代及免疫抑制剂治疗、移植物功能不全、蛋白尿（尤其是 24 h 尿蛋白定量 ＞3 g 时）；③是否存在明显代谢异常因素，如肥胖、BMI 超标等代谢综合征；④是否有明确的家族性高脂血症和直系亲属中有早发冠心病或其他动脉粥样硬化性血管疾病史；⑤是否存在移植后新发或复发的肾病综合征；⑥是否有代谢性疾病；⑦是否存在其他药物因素。

根据血脂指标和影响血脂代谢的继发性因素，将患者发生 ASCVD 的风险进行分层，有利于病情分析和患者管理。根据这些评估结果对危险因素进行量化，将移植后发生 ASCVD 的风险分为低、中、高 3 层。参见表 7-2-4。

表 7-2-4 移植后血脂异常危险分层

分　　层	TC 5.18~6.21 mmol/L LDL-C 3.37~4.13 mmol/L	TC ≥6.22 mmol/L LDL-C ≥4.14 mmol/L
无高血压且其他危险因素[a]＜3个	低危	低危
高血压或其他危险因素≥3个	低危	中危
高血压且其他危险因素≥1个	中危	高危
冠心病等危险因素[b]	高危	高危

[a] 危险因素包括：器官移植；蛋白尿≥3 g/24 h；血压≥140/90 mmHg或接受降压治疗；吸烟；肥胖（BMI≥28 kg/m²）；低HDL-C（＜1.04 mmol/L）；年龄（男性≥45岁，女性≥55岁）；早发性ASCVD家族史（男性一级亲属发病时＜55岁，女性一级亲属发病时＜65岁）。[b] 冠心病等危险因素包括：有临床表现的冠状动脉以外的动脉粥样硬化，包括脑血管和周围动脉疾病；糖尿病；有多种发生主要冠状动脉疾病的危险因素，其风险相当于已确诊冠心病；代谢综合征。代谢综合征诊断标准包括BMI≥25 kg/m²，TG≥1.70 mmol/L，血HDL-C男性＜0.91 mmol/L、女性＜1.01 mmol/L，血压≥140/90 mmHg，空腹血糖≥6.1 mml/L、餐后2 h血糖7.8 mmol/L或有糖尿病史

四、移植术后血脂代谢异常的预防和治疗策略

（一）预防策略

定期监测血脂水平的基础上，评估血脂代谢状态和危险分层。对于没有血脂代谢异常的受者，应予以预防知识宣教，包括饮食、运动指导、改变不良生活方式和嗜好。要求受者戒烟、限制饮酒量、计算BMI并要求控制体质量，建议受者坚持以治疗为目的改变生活方式（therapeutic life-style change，TLC）。对已经开始调节血脂治疗并有效的受者，仍然要坚持TLC以预防病情反复和加重。

（二）治疗策略

全面评估器官移植受者的血脂水平和移植后血脂代谢异常危险因素，制订个体化的血脂管理策略。药物治疗首先要考虑受者的安全性和对移植物的影响。

对血脂代谢异常的受者首先采用积极的非药物治疗，包括控制饮食和改变生活方式。非药物治疗3~6个月仍不能见效者，要根据危险分层制定药物治疗方案和目标。器官移植受者开始调节血脂治疗的标准和治疗目标，仍参考《中国成人血脂异常防治指南》和《器官移植术后高脂血症临床诊疗指南（2015版）》，如表7-2-5所示。

表 7-2-5 血脂异常受者开始调节血脂治疗的检验值及目标值（mmol/L）

危 险 等 级	TLC开始	药物治疗开始	治疗目标值
低危：10年危险性＜5%	TC ≥ 6.22 LDL-C ≥ 4.41	TC ≥ 6.99 LDL-C ≥ 4.92	TC ＜ 6.22 LDL-C ＜ 4.41
中危：10年危险性5%~10%	TC ≥ 5.18 LDL-C ≥ 3.37	TC ≥ 6.22 LDL-C ≥ 4.41	TC ＜ 5.18 LDL-C ＜ 3.37
高危：冠心病等危险因素，或10年危险性11%~15%	TC ≥ 4.14 LDL-C ≥ 2.59	TC ≥ 4.14 LDL-C ≥ 2.59	TC ＜ 4.14 LDL-C ＜ 2.59

续表

危 险 等 级	TLC开始	药物治疗开始	治疗目标值
极高危：急性冠状动脉综合征 或缺血性心血管病合并糖尿病	TC ≥ 3.11 LDL-C ≥ 2.07	TC ≥ 4.14 LDL-C ≥ 2.07	TC < 3.11 LDL-C < 2.07

TLC 为以治疗为目的的改变生活方式；TC 为总胆固醇；LDL-C 为低密度脂蛋白胆固醇

五、脂代谢异常的治疗

（一）非药物治疗

器官移植受者血脂代谢异常的非药物治疗主要内容是 TLC，包括饮食控制和改变生活方式。TLC 是控制血脂异常的基本措施，即使已经开始药物治疗的受者，同时开展 TLC 也有助于强化和巩固药物治疗效果。

TLC 的具体内容是改变饮食习惯，减少饱和脂肪酸和胆固醇的摄入，选择能够降低 LDL-C 的食物，如植物甾醇（2 g/d）、可溶性纤维（10~25 g/d）；减轻体质量，超重或肥胖者减轻体质量 5%~10%；适当增加体力锻炼，包括中等强度的锻炼，每日至少消耗 836.8 kJ（200 kcal）热量；预防 ASCVD 的其他措施，如戒烟、限盐以降低血压等。

器官移植受者的非药物治疗还包括免疫抑制剂方案调整。首先考虑减少和撤除激素。如确认脂代谢异常与免疫抑制剂有关，在移植器官功能稳定的前提下可以考虑减量或转换为其他品种，如：将环孢素更换为他克莫司，或采用联合霉酚酸（mycophenolate mofetil，MPA）类药物的 CNI 减量方案。脂代谢紊乱比较严重的情况下要谨慎使用 mTORi。胰肾联合移植受者应撤除激素，使用他克莫司或环孢素联合 MPA 类药物的免疫抑制方案。

（二）药物治疗

临床常用的调节血脂药分为 5 类：他汀类、贝特类、烟酸类、树脂类和胆固醇吸收抑制剂。他汀类疗效切实、耐受性良好，作为首选药物治疗血脂异常已经有明确的临床证据，中国、欧洲和美国指南中均已进行明确推荐。目前的证据显示，早期使用他汀类药物有助于降低移植后高脂血症，减少 ASCVD 的发病风险。他汀类药物可分为强效、中效和弱效 3 类（表 7-2-6）。

表 7-2-6 他汀类药物的作用效度分类（mg）

强 效 [a]	中 效 [b]	弱 效 [c]
阿托伐他汀 40~80 瑞舒伐他汀 20~40	阿托伐他汀 10~20 瑞舒伐他汀 5~10 辛伐他汀 20~40 普伐他汀 40~80 洛伐他汀 40 氟伐他汀 80或40，每日2次 匹伐他汀 2~4	辛伐他汀 10 普伐他汀 10~20 洛伐他汀 20 氟伐他汀 20~40 匹伐他汀 1

强效 [a] 为日剂量平均降低 LDL-C ≥ 50%；中效 [b] 为日剂量平均降低 LDL-C 30%~49%；弱效 [c] 为日剂量平均降低 LDL-C < 30%

既往在其他学科指南中提倡治疗目标 TC 或 LDL "越低越好"，但随着调节血脂药的广泛使用，他汀类药物的安全性得到重视。2013 年美国 ACC/AHA 指南不再提倡设定特定的治疗目标。而是总结了 4 类能从他汀类药物治疗中获益的人群，包括：①明确 CVD 病史者；② LDL-C≥4.94 mmol/L（190 mg/dL）；③年龄 40~75 岁合并糖尿病；④年龄 40~75 岁，10 年 CVD 风险 ≥7.5%（发病风险可通过 ACC/AHA 网站在线计算）。上述具有患病风险的患者早期使用他汀类药物可获益，并平衡药物安全性。

其他药物总体安全性不如他汀类药物，或者缺乏相应的证据支持其取代他汀类的治疗地位。仅在患者无法耐受他汀类药物时考虑使用。虽然联合使用依折麦布等减少肠道胆固醇吸收的药物在普通人群中能进一步降低 ASCVD 的风险，但在器官移植患者中的效果和安全性仍缺乏证据支持。

器官移植受者的调节血脂药首选他汀类药物。移植前已经接受他汀类治疗者，术后发生脂代谢异常应继续药物治疗。他汀类药物主要通过 CYP3A4 和 CYP2C9 途径代谢，现有的他汀类药物中，普伐他汀和氟伐他汀的代谢不经该途径。联合使用通过相同途径代谢的药物时，需密切关注药物不良反应。如非必要，应避免此类药物的联合使用（表 7-2-7）。

不提倡器官移植患者常规联合使用调节血脂药。当患者不能使用他汀类药物时，或者血脂水平显著升高、ASCVD 高危的患者，他汀类药物治疗效果不佳时，可考虑换用或者联合使用依折麦布、贝特类或烟酸类药物。

吉非罗齐无降低 LDL-C 的效果，与他汀类合用时可能出现横纹肌溶解或肌病的并发症。非诺贝特在使用环孢素的患者中可出现肾毒性。胆汁酸螯合剂（消胆胺、考来替泊、考来维仑）可降低 MPA 的血药浓度达 35%，应尽量避免使用。

表 7-2-7　与他汀类药物代谢具有药物相互作用的主要诱导剂和抑制剂

他汀类药物	诱导剂（降低血药浓度）	抑制剂（升高血药浓度）
经CYP3A4途径代谢：		
阿托伐他汀、辛伐他汀、洛伐他汀、瑞舒伐他汀	苯妥英、苯巴比妥、巴比妥类、利福平、地塞米松环磷酰胺、金丝桃、卡马西平、曲格列酮	环孢素、他克莫司、三唑类抗真菌药、大环内酯类、三环类抗抑郁药、奈法唑酮、文拉法辛、氟苯氧丙胺、氟西汀、硫氮唑酮、维拉帕米、胺碘酮、咪达唑仑、糖皮质激素、他莫昔芬、蛋白酶抑制剂、西柚汁
经CYP2C9途径代谢：		
氟伐他汀、瑞舒伐他汀、匹伐他汀（极少部分）	利福平、苯巴比妥、苯妥英、曲格列酮	三唑类抗真菌药、磺胺苯吡唑

六、器官移植受者的血脂管理

（一）肾移植受者的血脂管理

肾移植受者 10 年的冠心病死亡或非致命性心肌梗死的风险高达 21.5%。他汀类药物能有效降低血脂，并减少 ASCVD 风险。因此，对存在高血脂及其相关心血管风险的肾移植受者应启动他汀类药物治疗。对于肾移植受者，启动他汀类药物治疗有助于减少 CVD 风险，但他汀类药物治疗不能降低移植肾功能丧失的发生率。此外，没有证据支持某一特定他汀类药物的优越性、以及特定的治疗目标。他汀类药物在肾移植受者中的推荐剂量调整见表 7-2-8。调节血脂药选用时，必须考虑其与免疫抑制剂以及其他药物的相互作用和对移植肾功能的影响。若存在肝肾功能不全，则尽量选用对肝肾功能影响较小或没有影响的药物。必要时应通过计算受者的肾小球滤过率（glomerular filtration rate，GFR）调整调节血脂药的剂量（表 7-2-8、7-2-9）。

表 7-2-8　他汀类药物在肾移植受者中的推荐剂量（mg）

他汀类药物	GFR水平[mL/（min·1.73m^2）]		合并使用环孢素
	≥30	<30或透析	
阿托伐他汀	10~80	10~80	10~40
氟伐他汀	20~80	10~40	10~40
洛伐他汀	20~80	10~40	10~40
普伐他汀	20~40	20~40	20~40
辛伐他汀	20~80	10~40	10~40

表 7-2-9　调节血脂药对肾功能的影响和调整

药　物	根据GFR[mL/（min·1.73m^2]调整			注意事项
	60~90	15~59	<15	
阿托伐他汀	不调整	不调整	不调整	退出
瑞舒伐他汀	不调整	降低50%	降低50%	退出
氟伐他汀	未知	未知	未知	
洛伐他汀	不调整	降低50%	降低50%	
普伐他汀	不调整	不调整	不调整	
辛伐他汀	未知	未知	未知	
烟酸	不调整	不调整	降低50%	34%经肾代谢
考来替泊	不调整	不调整	不调整	不吸收
考来烯胺	不调整	不调整	不调整	不吸收
考来维仑	不调整	不调整	不调整	不吸收
苯扎贝特	降低50%	降低25%	避免使用	可能升高Scr
氯贝丁酯	降低50%	降低25%	避免使用	可能升高Scr
环丙贝特	未知	未知	未知	可能升高Scr
菲诺贝特	降低50%	降低25%	避免使用	可能升高Scr
吉非贝齐	不调整	不调整	不调整	可能升高Scr
依折麦布	不调整	不调整	不调整	

（二）心脏移植受者的血脂管理

现有明确的证据显示，心脏移植患者应常规启动他汀类药物治疗。随机对照试验（randomized controlled trial，RCT）研究显示，心脏移植后 1~2 周内服用普伐他汀能有效降低胆固醇水平、减少血流动力学损害、CAV 的发生率和进展等排斥事件，同时降低病死率。血管腔内超声（intravascular ultrasound，IVUS）检查显示，普伐他汀能缓解 CAV 进展。另一项比较移植术后 4 d 使用辛伐他汀与饮食治疗的 RCT 研究得出了类似的结果。此外，这些后续的扩展研究进一步显示，降低病死率和 CAV 的效果最长可延续至术后 10 年，但临床获益与胆固醇的降低不成比例。因此，他汀类药物可能通过降低炎症介质、减少淋巴细胞增生和降低其活性而发挥作用。考虑到他汀类药物与 CNI 类药物的相互作用，及其相关肌炎风险，他汀类药物在心脏移植受者中的起始剂量应低于一般人群调节血脂治疗的推荐剂量（表 7-2-10）。

表 7-2-10 心脏移植受者的他汀类药物推荐剂量（mg）

药 物	推 荐 剂 量
普伐他汀	20~40
辛伐他汀	5~20
阿托伐他汀	10~20
氟伐他汀	40~80
洛伐他汀	20
瑞舒伐他汀	5~20

（三）肺脏移植受者的血脂管理

肺移植受者的血脂管理研究报道较少。免疫抑制剂应用可引起肺移植患者术后高脂血症，术后 1 年患者中高脂血症发生率为 20.5%，而存活 5 年患者中发生率为 52.2%。糖皮质激素和 CNI 类药物引起的高脂血症可引起动脉粥样硬化，需要积极处理。术后 1 年内开始使用他汀类药物可以有效降低胆固醇水平，同时也有少数报告表明该类药物可以减少急性排斥反应发作和预防闭塞性细支气管炎综合征（bronchiolitis obliterans syndrome，BOS），他汀类药物改善肺功能和减少病死率的机制可能与其抗炎机制有关。然而，该药对于 BOS 的预防或治疗目前尚缺乏充分的依据。他汀类药物治疗的目标是 TC 水平 ＜5.18 mmol/L（200 mg/dL）。因此，所有肺移植患者都需要积极预防高脂血症。一般预防包括建立健康生活方式和处理其他心血管病危险因素等，其目的在于降低并发心血管疾病和肾功能不全的风险。高脂血症的一级预防一般开始于术后 3 个月。对于合并有冠状动脉疾病或动脉粥样硬化的患者，应该在术后生命体征稳定即着手高胆固醇血症二级预防，早期治疗目标 LDL-C＜2 mmol/L，同时加阿司匹林 100 mg/d。药物和开始剂量（最大推荐量）见表 7-2-11。

患者治疗前后应常规检查肝酶并规律随访，若肝酶 ＞3 倍正常上限，应减少他汀类药物量。针对肌肉不良反应，治疗前还应检查肌酸激酶（creatine kinase，CK），如果出现肌病症状则需要复查。若停用阿托伐他汀后肌病消退，可谨慎试用其他他汀类药物如氟伐他汀或普伐他汀。改变调节血脂药治疗后，应该重新随诊血脂水平 3 个月。如果治疗不能达标，可增加他汀类药物到治疗剂量或可耐受的最大剂量。严重肌病的风险包括联用他汀类药物和 CNI 类药物发生横纹肌溶解症。联合应用最大剂量他汀类药物和环孢素时风险最高，因此必须谨慎使用高剂量他汀类药物，特别合并使用环孢素时。

表 7-2-11　肺移植受者的他汀类药物推荐剂量（mg/d）

药　　物	推荐剂量		备　　注
	开始剂量	最大量	
阿托伐他汀	10（睡前）	80	
氟伐他汀	20（睡前）	80	首选
普伐他汀	10（睡前）	40	

（四）肝脏移植受者的血脂管理

现有研究结果表明，肝移植术后死亡受者中，63% 的死亡原因并非与移植肝功能直接相关，而是与心血管疾病、肾病、感染和新生肿瘤等相关，而肝移植术后高脂血症是受者罹患心血管疾病的重要危险因素之一。研究结果显示，肝移植术后 1 年高脂血症的发生率为 40%~66%。而肝移植术后高脂血症与免疫抑制剂密切相关，MPA 类对血脂的影响较小。由于他汀类药物具有肝毒性，肝移植术后高脂血症的治疗至关重要。肝移植术后高脂血症的非药物治疗，包括改变生活方式和饮食习惯。目标 LDL-C＜2.59 mmol/L（100 mg/dL）。肝移植术前已存在高脂血症或术后发生高脂血症的受者，需谨慎使用 mTORi，并严密监测血脂指标，对于难治性高脂血症，或确定由免疫抑制剂导致的高脂血症，治疗上应考虑调整免疫抑制方案，可考虑停用 mTORi，或将环孢素更换为他克莫司，或采用联合 MMF 的 CNI 减量方案。高胆固醇血症药物治疗首选他汀类，而由调节血脂药导致的肝损伤占 7%~10%，因而该药的使用应从低剂量开始，逐步调整药物剂量，且用药前后需密切监测肝功能变化，明确肝功能异常病因，必要时停用调节血脂药。他汀类（除普伐他汀）药物和 CNI 类药物均经过 CYP450 代谢，因而在他汀类药物的使用过程中，需监测免疫抑制剂血药浓度，及时调整免疫抑制剂。依折麦布在肝移植术后应用的安全性尚待进一步证实，暂不推荐此药。单纯高 TG 血症的治疗，首选鱼油治疗，如果效果不理想，可以加用二甲苯氧庚酸或非诺贝特。

肝移植术后肝功能异常伴高脂血症的管理，目前仍面临挑战。对于肝功能正常的患者，可继续应用调节血脂药，而对于肝酶升高超过正常 3 倍的患者，需停用该药，监测肝功能指标，明确肝功能异常病因，再决定是否使用他汀类药物（低剂量）。对于肝酶升高不超过正常 3 倍的患者，先观察肝功能指标，如肝酶继续升高，则需停用该药，并明确肝功能异常原因。肝移植受者需要重视代谢病的监测，根据情况及时进行免疫抑制方案的调整，应至少每 6 个月评价 1 次，以减少药物长期毒性，并重视可能继发的心血管事件及肾功能损害，即使尚未发生。肝移植术后需将血糖、血压和血脂等代谢指标作为常规随访监测的项目。药物推荐剂量见表 7-2-12。

表 7-2-12 肝移植受者术后的他汀类药物推荐剂量（mg/d）

药 物	正常人群推荐剂量	肝移植受体推荐剂量
阿托伐他汀	10~80	10~40
瑞舒伐他汀	5~40	5~20
洛伐他汀	40~80	20~40
辛伐他汀	20~40	20~40
普伐他汀	40~80	20~40
氟伐他汀	80	40

（马麟麟 石炳毅）

第三节 肾移植术后高尿酸血症

尿酸生成过多或排泄减少导致血清尿酸（serum uric acid，SUA）浓度升高称为高尿酸血症（hyperuricemia，HUA）。随着我国人民生活水平的提高和生活方式的改变，HUA的发病率呈逐年上升趋势，已经成为我国重要的公共卫生问题，在普通人群中 HUA 的发生率为 10%~15%，肾移植受者中的发生率较普通人群明显升高，占受者的 40%~60%。HUA 不仅影响移植肾功能，而且增加心血管疾病的发病风险，是影响移植肾长期存活的重要危险因素。HUA 的发病因素包括肾小球滤过率（glomerular filtration rate，GFR）低下、既存的 HUA、使用钙神经蛋白抑制剂（calcineurin inhibitor，CNI）或利尿药、男性、糖尿病、高钙血症以及肥胖等。

一、肾移植术后 HUA 的病因及危险因素

（一）尿酸排泄下降

尿酸经肾小球滤过后，98% 在近端肾小管 S1 段主动重吸收，50% 在近端肾小管 S2 段分泌，40%~44% 在近端肾小管 S3 段分泌后重吸收，只有 6%~12% 通过尿液排泄出体外。尿酸在肾脏的转运过程是通过存在于肾小管上皮细胞的尿酸转运蛋白 -1（urate transporter 1，URAT1）将尿酸特异性转运至细胞外以及存在于肾小管管腔侧刷状缘的尿酸/有机阴离子交换系统对尿酸的重吸收共同完成的。引起肾移植后尿酸排泄下降的主要因素包括：肾功能不全、多囊肾、隐匿性糖尿病、高血压、饮酒、甲状旁腺功能亢进、甲状腺功能减退、药物 [利尿药、环孢素（ciclosporin，CsA）、他克莫司（tacrolimus，FK506）、乙胺丁醇、吡嗪酰胺等]。

1. 单侧肾脏 肾移植通常为单侧供肾，受者只有 1 个肾脏发挥功能，且部分受者移植

肾功能并非十分正常，GFR 和内生肌酐清除率（endogenous creatinine clearance rate，Ccr）低于正常或在较低水平，导致尿酸排泄下降。

2. 环孢素　肾移植术后常用的 CsA 是 HUA 的诱发因素。CsA 具有肾毒性，主要是由于入球小动脉收缩引起的缺血障碍，继而引起 GFR 降低，表现为尿酸排泄不良。CNI 促进尿酸再吸收也是引起 HUA 的原因之一。

3. 他克莫司　FK506 与 CsA 同样具有肾毒性，但前者所致的 HUA 发生率是否低于后者尚有争议。FK506 通过肾血管障碍的机制提升 SUA，该机制包括血管收缩、内皮素（endothelin）-1 释放增加、一氧化氮（nitric oxide，NO）生成降低等。

4. 利尿药　利尿药（袢利尿药及噻嗪类利尿药）主要由近端小管排泄，可竞争性抑制尿酸排出，导致 SUA 升高。袢利尿药及噻嗪类利尿药对多药耐药相关蛋白 4（multidrug resistance-associated protein 4，MRP4）介导的尿酸排泄的抑制作用可能在其导致 HUA 机制中起重要作用。

（二）尿酸合成增多

引起肾移植后尿酸合成增多的主要因素包括药物 [硫唑嘌呤（azathioprine，AZA）、咪唑立宾（mizoribine，MZR）]、淋巴增殖性疾病、真性红细胞增多症、横纹肌溶解、运动、饮酒、肥胖、高嘌呤饮食等。

1. 硫唑嘌呤　AZA 在人体内分解为 6- 巯基嘌呤（6-mercaptopurine，6-MP），并渗入 DNA 内引起细胞障碍，释放氮化合物尿酸至血液中，导致 SUA 上升。

2. 咪唑立宾　MZR 的主要不良反应是 HUA，这与 MZR 影响嘌呤代谢有关。该药物与吗替麦考酚酯（mycophenolate mofetil，MMF）具有几乎相同的作用机制，但前者所致的 HUA 发生率是否高于后者仍有争议。几乎所有 MZR 引起 HUA 的移植受者，在降尿酸治疗后，其尿酸水平相对容易得到控制。

二、肾移植术后 HUA 引起器官功能障碍的机制

HUA 与血管内皮功能障碍的发生密切相关，其机制是在近曲小管以外的血管内皮细胞内发现 URAT1，尿酸通过 URAT1 流入细胞，使丝裂原活化蛋白激酶（mitogen-activated protein kinase，MAPK）、核因子（nuclear factor，NF）-κB 活化，产生环氧合酶 -2（cyclooxygenase-2，COX-2），通过合成局部血栓素使肾素 - 血管紧张素系统（renin-angiotensin system，RAS）活化、增殖并激活各种炎症因子活性，导致器官功能障碍。

HUA 的长期作用下对肾脏产生损害，其主要通过致内皮细胞功能异常和炎症反应、致肾脏血流动力学改变、诱发高血压和肾小球的肥厚以及刺激 RAS 和 COX-2 系统等作用机制对肾脏产生致病作用。

三、肾移植术后 HUA 的诊断与分型

HUA 的生物学定义是指无论性别和年龄，SUA 超过 420 μmol/L；流行病学定义是指

SUA 超过正常参考值的上限，男性上限为 420 μmol/L，女性上限为 360 μmol/L。建议采用流行病学定义，即在正常嘌呤饮食状态下，非同日 2 次空腹 SUA 男性和绝经后女性 > 420 μmol/L，非绝经女性 > 360 μmol/L。

根据无嘌呤或严格限制嘌呤饮食 5 d 后 SUA 和尿液尿酸（urine uric acid，UUA）排泄情况，并考虑到肾功能对尿酸排泄的影响，以 Ccr 校正，将 HUA 分为排泄不良型、生成过多型和混合型（表 7-3-1）。

表 7-3-1　高尿酸血症的分型

分　　型	尿酸排泄[μmol/（kg·h）]	Cua（mL/min）	Cua/Ccr（%）
尿酸排泄不良型	<2.86	<6.2	<5
尿酸生成过多型	>3.00	≥6.2	>10
混合型	>3.00	<6.2	5~10

尿酸排泄 =24 h 尿酸排泄量（μmol）/ 体质量（kg）/24；尿酸清除率（Cua）=UUA× 平均每分钟尿量 /SUA；Ccr（男性）=（140 － 年龄）× 体质量（kg）/[0.818×Scr（μmol/L）]；Ccr（女性）=（140 － 年龄）× 体质量（kg）/[0.818×Scr（μmol/L）]×0.85；Ccr 为肌酐清除率；Scr 为血清肌酐

四、肾移植术后 HUA 患者的预后

肾移植术后 HUA 患者的估算肾小球滤过率（estimated glomerular filtration rate，eGFR）明显要低于尿酸正常的受者，而且血清肌酐（serum creatinine，Scr）也明显升高。肾移植术后 HUA 患者的慢性移植肾肾病（chronic allograft nephropathy，CAN）和移植物失功的风险增加。如果移植后 1 年内 SUA >480 μmol/L，HUA 可导致 CAN 并显著降低移植肾长期存活率，可作为预后的预测因子。

五、肾移植术后 HUA 的治疗

干预治疗切点：SUA 男性 >420 μmol/L，女性 >360 μmol/L[28]。控制目标：对于 HUA 合并心血管危险因素和心血管疾病者，应同时进行生活指导及药物降尿酸治疗，使 SUA 长期控制在 <360 μmol/L；对于有痛风发作的患者，则需将 SUA 长期控制在 < 300 μmol/L，以防止反复发作[29]；应用药物治疗不应长期控制 SUA < 180 μmol/L[7]。与一般人群不同，肾移植术后 HUA 患者治疗时必须考虑其免疫抑制剂的使用情况、移植肾的功能状况、血糖和血脂代谢的情况等，才能获得较好的预后。

（一）降尿酸药物

1. 抑制尿酸生成的药物　别嘌醇（allopurinol）：在嘌呤代谢过程的最终阶段阻碍黄嘌呤氧化酶（xanthine oxidase，XO）的作用，从而抑制尿酸产生。同时，别嘌醇的氧化剂——羟嘌呤醇(oxypurinol)，也具有强大的黄嘌呤氧化酶阻碍作用。由于羟嘌呤醇通过肾脏排泄，

当患者肾功能低下时，必须减少羟嘌呤醇剂量。别嘌醇阻碍肝脏代谢酶 CYP3A4 活性，致使 CsA 的血药浓度上升，因此两者合用时必须慎重。AZA 的代谢酶为黄嘌呤氧化酶，别嘌醇通过阻断该酶的活性抑制 AZA 的代谢，从而造成后者血药浓度上升，因此，两者禁忌联合使用。当使用别嘌醇效果不明显时，不宜增加其剂量，而应考虑联合使用促进尿酸排泄的药物。重度移植肾功能不全者禁用。

非布司他（febuxostat）：全新的抑制尿酸生成的药物，通过与氧化型和还原型 XO 结合，抑制 XO 活性，减少尿酸生成，其抑制作用具有选择性，不影响其他嘌呤和嘧啶的合成。由于其在肝脏进行代谢并被肠道排泄，因此该药几乎不影响肾功能。同样，该药忌与 AZA 联合使用。肾功能低下者可在不调整用量的情况下使用非布司他。严重肝功能损伤者慎用，注意个别患者也发生过敏反应。

托匹司他（topiroxostat）：与非布司他结合位点相同。该药 100% 经肝代谢，代谢产物随胆汁排泄，肾脏安全性较高。

2. 促进尿酸排泄的药物 苯溴马隆（benzbromarone）、丙磺舒（probenecid）和氯沙坦（losartan）从近曲小管管腔侧对位于此处的 URAT1 发挥作用，通过阻碍其功能，促进尿酸排泄[32]。在使用这些药物时要注意多饮水（2 000 mL/d 以上）和碱化尿液，尿液 pH 值控制在 6.2~6.9，24 h UUA 排泄率不宜超过 4 200 μmol/（1.73 · m²）[7]。

（1）苯溴马隆：降尿酸作用强，肝功能障碍发生率较低，但有肝功能损伤的报道，所以在开始服药 6 个月内要定期检查肝功能。该药阻碍肝代谢酶 CYP2C9 活性，对华法林（warfarin）具有增强作用，应予以注意，eGFR＜30 mL/min 者慎用，肾结石和急性尿酸性肾病禁用。

（2）丙磺舒：较早投入使用的药物，需注意该药与多种药物的相互作用，目前临床已较少使用。该药与免疫抑制剂无相互作用，但对中度以上的肾功能障碍者（eGFR＜30 mL/min）效果一般。

（3）氯沙坦：该药为血管紧张素Ⅱ受体拮抗药（angiotensin Ⅱ receptor blocker，ARB），本为降压药，但其可对 URAT1 产生作用，促进尿酸排泄，从而实现降尿酸作用。由于其他的 ARB 药物并不具备此作用，因此该药常适合并发 HUA 的高血压患者。此外，由于 HUA 通过 RAS 促进血压升高和肾内血管病变，因此对肾移植后合并 HUA 与高血压的肾移植受者亦应优先考虑该药。相比其他降尿酸药物，该药降尿酸效果较弱，因此用药效果不明显时应与其他药物合用。

非诺贝特：该药为临床常用的调整血脂药物，改善脂质代谢，促进尿酸排泄。该药降尿酸效果比氯沙坦稍强，因此，常用于 HUA 合并高脂血症的病例。肾功能障碍者禁用。该药突出特点是与 CsA 合用会造成严重的肾功能损伤，应予以特别注意。

（二）生活指导

避免高嘌呤饮食，严格戒饮各种酒类，尤其是啤酒和黄酒；肥胖者，采用低热量、平衡膳食，增加运动量，以达到理想体重；保证充分饮水，以保持每日尿量 ＞2000mL；积极控制与 HUA 相关的危险因素；避免使用升高 SUA 的药物。

六、肾移植术后痛风的治疗

痛风是由持续性 HUA 引起关节析出尿酸盐结晶导致继发性关节炎。因此，HUA 与痛风并非同义词。移植肾功能低下引起尿酸排泄困难，从而产生 HUA，重者引起痛风发作。有痛风发作的肾移植受者的目标 SUA 值为 ＜300 μmol/L。肾移植受者痛风的治疗常让人困惑，原因是秋水仙碱（colchicine）、非甾体抗炎药（non-steroidal antiinflammatory drugs，NSAIDs）、别嘌醇等治疗痛风药物与肾移植受者常用的 CsA、AZA、利尿药等药物互有不利影响。

（一）痛风发作时的治疗

1. 秋水仙碱 秋水仙碱与 CsA 两者均可抑制 P 糖蛋白的活性。因此，使用 CNI 的受者存在秋水仙碱血药浓度上升的可能性，进而容易引起肌肉神经障碍或全血细胞减少症，须予以注意。

2. 非甾体抗炎类药物 NSAIDs 可能严重损害移植肾功能，导致急性肾功能障碍，因此肾移植受者尽可能避免使用。

（二）痛风发作时的一般注意事项

1. 痛风发作时患者应尽量保持休息状态，禁止饮酒，冷却患部。若在痛风发作时开始服用降尿酸药，会使病情恶化；若已经开始服用降尿酸药，原则上无需中止服用，可配合秋水仙碱、NSAIDs、促肾上腺皮质激素等药物进行治疗。

2. 服用少量阿司匹林可轻微提高 SUA，而剂量较大时却反而会使尿酸降低，引发疼痛加重或延长发作时间，因此痛风发作时应避免使用阿司匹林。

3. 痛风发作的关节在穿刺后可能发生化脓性关节炎或类固醇诱发性关节炎，后者是注入促肾上腺皮质激素药剂的晶体造成的，必须予以注意。

4. 痛风关节炎症状减轻后应停止使用 NSAIDs。

HUA 与肾脏疾病、动脉粥样硬化、原发性高血压、脑卒中、心血管事件的发生和死亡等呈独立正相关，并且不依赖于一些常见的心血管危险因素及肾损伤[35]。肾移植受者的移植肾功能非常有限，且常伴有高血压、动脉粥样硬化等，长期 HUA 可影响移植肾长期存活，并增加心血管疾病的发病风险。因此，肾移植术后 HUA 的科学管理对于移植肾功能和移植受者的长期存活具有临床意义。

（石炳毅 贾晓炜 李 宁）

第四节 移植后糖尿病

器官移植术后糖尿病（post transplantation diabetes mellitus，PTDM）指器官移植术后受者发现的糖尿病，是器官移植后常见的并发症。移植后数周内血糖升高非常普遍，肾移植后床旁随机血糖（random plasma glucose，RPG）≥11.2 mmol/L 的发生率为 87%，但并非所有术后高血糖的移植受者最终都会转化为 PTDM。肾移植中，PTDM 在移植后早期即可发生，通常发生于术后 3~6 个月，平均诊断时间为 4.3 个月；PTDM 的 1 年累积发生率为 31.4%，其中大部分发生于 6 个月内（总体发生率 26.4%），5 年后累积发生率为 46.3%；成人肾移植术后 36 个月 PTDM 发生率为 41%；移植 1 年后的年发生率下降至 4%~6%。随着随访时间的延长，肾移植后 PTDM 的发生率呈下降趋势，部分 PTDM 患者的病情甚至能得到逆转，这可能与胰岛 β 细胞功能恢复有关。在心脏、肝脏和肺脏移植受者中，PTDM 的发病情况也具有相似的特点。PTDM 发生率为 2%~50%，发生率差异较大与各研究中心采取的筛查方法、诊断标准、观察时间以及术后免疫抑制剂方案的不同明确相关。

一、PTDM 的定义和诊断标准

2003 年，多个相关领域的专家组成的国际性的专家委员会制订了首个移植后新发糖尿病（new onset diabetes after transplantation，NODAT）指南，首次提出了 NODAT 的概念，即器官移植前无糖尿病，术后出现糖代谢紊乱、空腹血糖受损（impaired fasting glucose，IFG）、糖耐量减低（impaired glucose tolerance，IGT）甚至发生糖尿病。该指南参照美国糖尿病协会（American Diabetes Association，ADA）和世界卫生组织（World Health Organization，WHO）关于非移植人群的糖尿病诊断标准，将 NODAT 的诊断标准定义为：至少 1 次空腹血糖（fasting plasma glucose，FPG）≥7 mmol/L，随机血糖（random plasma glucose，RPG）≥11.1 mmol/L 且有症状，或口服葡萄糖耐量试验（oral glucose tolerance test，OGTT）中 2 h 血糖 ≥11.1 mmol/L。该定义并未排除移植术后早期的高血糖状态。

2014 年发布的第二个国际指南仍沿用了 ADA 制订的糖尿病和糖尿病前期的诊断标准（表 7-4-1），但对于疾病名称和诊断时机等进行了重大更新。该指南将 NODAT 更名为 PTDM，取消"新发"这个冠名，因为即使很多患者在移植后才诊断为糖尿病，也不能确定糖尿病是移植后新发生的。移植之前糖尿病的诊断与否，很大程度上与不同中心的筛查方法有关。等待肾移植的透析患者的 OGTT 检查中可有高达 37.1% 的患者存在血糖异常，包括空腹血糖受损（impaired fasting glucose，IFG）或糖耐量减低（impaired glucose tolerance，IGT），其中糖尿病的发病率则为 8.1%。多数中心仅采用 FPG 和糖化血红蛋白（HbA1c）筛查移植前受者，这两种方法灵敏度明显低于 OGTT 试验，如果单纯检查空腹血糖（fasting plasma glucose，FPG），则仅能发现其中 22% 的糖尿病患者。因此，并不能明确移植受者术后出现的糖尿病是否为"新发"，故 2014 年指南更改为 PTDM。同时，由于移植术后早期病情不稳定、大剂量使用糖皮质激素、感染以及其他危险因素的共存，很多患者出现糖耐量异常或达到糖尿病诊断标准，但随着机体状态改善、运动量增加和糖皮质激素用量减少，这种高血糖状态可恢复正常。新指南建议，将 PTDM 的诊断时间推迟到患者出院之后、状态稳定且免疫抑制方案调整至日常维持剂量时。

表 7-4-1　ADA 制定的糖尿病和糖尿病前期诊断标准

诊　　　断	ADA标准[a]
糖尿病	糖尿病症状且RPG≥11.1 mmol/L（200 mg/dL）或FPG≥7.0 mmol/L（126 mg/L）或2HPG≥11.1 mmol/L（200 mg/dL）或HbA1c≥6.5%
糖尿病前期病变（prediabetes）	
空腹血糖受损（IFG）	FPG 5.6~6.9 mmol/L（100~124 mg/dL）
糖耐量减低（IGT）	FPG 6.1~7.0 mmol/L且2HPG 7.8~11.0 mmol/L
高危患者	HbA1c 5.7% ~ 6.4%
正常糖耐量	FPG＜5.6 mmol/L（100 mg/dL）且2HPG＜7.8 mmol/L（140 mg/dL）且HbA1c＜5.7%

　　RPG 为随机血糖，指 1 日中不论上次进餐时间的任意时刻血糖；FPG 为空腹血糖，指至少 8 h 无热量摄入；OGTT 为口服葡萄糖耐量试验，使用 75 g 无水葡萄糖水溶液后口服进行；2HPG 为 OGTT 2 h 血糖；HbA1c 为糖化血红蛋白；糖尿病症状包括多尿、多饮和不明原因的体质量降低。[a] 血糖异常次日必须复查静脉血糖以确认诊断，任何情况下都必须排除明确的急性代谢异常导致的高血糖

二、PTDM 的危险因素和发病机制

　　胰岛素敏感性和胰岛素分泌功能的平衡是维持正常血糖水平的关键。不同实体器官移植受者发生 PTDM 的危险因素类似，包括移植相关和非移植相关两大类。非移植相关危险因素包括男性、年龄、种族、肥胖、基因易感性或糖尿病家族史、代谢综合征、移植前 IGT 或 IFG、炎症标志物升高、成人多囊肾、间质性肾炎等。移植相关危险因素包括使用糖皮质激素、钙神经蛋白抑制剂（calcineurin inhibitor，CNI）、哺乳动物雷帕霉素靶蛋白（mammalian target of rapamycin，mTOR）抑制剂、病毒感染、移植后体质量增加等。PTDM 与 2 型糖尿病（type 2 diabetes mellitus，T2DM）的发病机制有相似性，即同时出现外周胰岛素抵抗增加或胰岛素敏感性下降及胰岛 β 细胞分泌功能减弱，从而导致糖耐量减低。虽然肾移植术后受者的胰岛素敏感性可改善，但胰岛素的分泌能力仍不足，因此提示胰岛 β 细胞功能衰竭可能是 PTDM 发生更为关键的因素，早期使用胰岛素保护 β 细胞功能有助于降低 PTDM 的发生率。

（一）免疫抑制剂的对血糖的影响

　　CNI 是移植术后普遍应用的免疫抑制剂，主要包括他克莫司（tacrolimus，FK506）和环孢素（ciclosporine，CsA）。由于钙神经蛋白活化 T 细胞核因子（nuclear factor of activated T cells，NFAT）通路能调节胰岛 β 细胞的生长和功能，因此使用 CNI 不可避免地影响胰岛素的分泌，引起血糖升高，甚至导致 PTDM，其中 FK506 引起血糖升高的风险更高。

　　糖皮质激素可通过刺激胰高血糖素分泌，增加肝糖输出，这一效应具有剂量相关性。

此外，这类药物也可增加胰岛素抵抗并抑制胰岛素分泌，剂量进一步增加时，可诱导胰岛细胞凋亡。

mTOR 抑制剂影响胰岛素信号传导途经，加重胰岛素抵抗，同时具有抗增殖作用，可抑制 β 细胞增殖，促进 β 细胞凋亡。

其他免疫抑制剂，如麦考酚酸（mycophenolic acid, MPA）类、硫唑嘌呤（azathioprine, AZA）等的致病作用相对较低，但当联合其他药物时可能增加发病风险。

（二）血糖负荷增加

高血糖本身是 β 细胞的应激因子，高血糖可能通过氧化应激反应抑制胰岛素分泌，并导致 β 细胞凋亡。移植围手术期应激和麻醉相关的儿茶酚胺和炎症因子能拮抗胰岛素的作用，导致血糖升高。此外，不健康饮食习惯，如大量摄入快速吸收的碳水化合物和饱和脂肪酸以及围手术期缺乏运动，均是导致血糖升高并发展为 PTDM 的因素。

（三）疾病状态的影响

胰岛素可通过肾脏清除，终末期肾病（end-stage renal disease, ESRD）患者的胰岛素清除减慢，同时这些患者的胰岛素抵抗增加，因此血糖维持相对平衡状态。肾移植术后肾功能恢复，胰岛素清除加快，而胰岛素抵抗状态未解除，因此出现胰岛素不足，机体对胰岛素的需求增加，进一步加重了 β 细胞的应激，导致分泌功能受损，血糖升高，而高血糖本身也是 β 细胞的应激因子，进一步加重了 β 细胞损伤。这就产生了一种高血糖、低胰岛素的恶性循环，加速 PTDM 的发生，影响受者的预后。

（四）其他危险因素的作用

传统的 T2DM 发病因素均已证实与 PTDM 发病密切相关。与 18~44 岁的患者相比，移植时年龄 ≥45 岁患者的 PTDM 发病风险增加 2.2 倍。非白种人发病风险增加 2 倍。移植前肥胖者发病风险显著升高。移植后体质量自 60 kg 起每增加 10 kg，PTDM 的发病风险增加 1.4 倍。移植前存在代谢综合征也是 PTDM 的独立危险因素。丙型肝炎病毒（hepatitis C virus, HCV）和巨细胞病毒（cytomegalovirus, CMV）感染均会增加发病风险，分别与胰岛素抵抗增加和胰岛细胞损害相关，移植前积极抗病毒治疗能降低发病风险。多种肾脏疾病如间质性肾炎、常染色体显性多囊肾（autosomal dominant polycystic kidney disease, ADPKD）等均证实与 PTDM 风险增加有关。

总之，PTDM 发病的主要机制包括胰岛素敏感性降低和 β 细胞功能衰竭。多种因素与 PTDM 发病相关，糖皮质激素、CNI 等免疫抑制剂是重要的致病因素。

三、PTDM 对移植受者和移植物预后的影响

PTDM 显著增加器官移植受者病死率以及心血管病风险，并可能导致移植物功能丧失。在肾移植中，PTDM 受者病死率和移植肾失功风险增加，且与心血管疾病风险升高密切相

关，OGTT 血糖每升高 1 mmol/L 可导致全因病死率增加 5%、心血管死亡风险增加 6%、全因移植物功能丧失风险增加 3%。其他器官移植受者的结果类似。

四、PTDM 的预防

目前尚无证据明确特定的血糖指标与预后的相关性，因此难以明确最理想的筛查手段。虽然有多项研究探讨了 PTDM 的预测工具，但其实际效果仍有待进一步研究确定。

五、筛查指标

1. OGTT OGTT 较 FPG 更灵敏，也能更有效地发现早期血糖异常（IFG 或 IGT）的患者，移植受者与普通人群相似，是诊断 PTDM 的金标准，首选 OGTT 用于诊断 PTDM。但由于 OGTT 检查所需的时间、人力和物力较高，限制了其广泛使用。

2. HbA1c HbA1c 是普通人群的糖尿病重要诊断指标，但由于移植受者术后早期骨髓抑制、肾功能不稳定、促红素和输血等因素均会干扰 HbA1c 的诊断效能，因此在移植后最初 12 个月内，HbA1c 不能准确反映血糖升高的情况。HbA1c 取 5.7%~6.4% 为阈值时，其阴性预测值在 93% 以上，但其阳性预测值并不理想。因此，HbA1c 是用于移植 2~3 个月后病情稳定受者的良好筛查工具。HbA1c 升高（≥6.5%）可作为 PTDM 的诊断标准，但不应作为移植 1 年内诊断 PTDM 的唯一的实验室检查。

3. FPG 由于移植受者多在上午应用糖皮质激素，其致高血糖效应在给药后 7~8 h 达到高峰，因此用上午采集血液样本的 FPG 检查筛查 PTDM 可能低估实际血糖异常的发生率。而在肾移植受者术后 6 周内接受含糖皮质激素类药物治疗时，下午 4 时（4pm，16：00）采集空腹血糖样本的的午后血糖监测法（afternoon glucose monitoring，AGM）能够更好地筛查 PTDM，其发现血糖异常的效果甚至优于 OGTT、FPG 以及 HbA1c。

4. 筛查指标的应用 根据移植受者术后不同时期采取综合的筛查手段可以更好地筛查 PTDM。术后早期采取 AGM，术后稳定期采用 HbA1c 进行筛查，再进行 OGTT 以确诊 PTDM 的策略，有助于减少 OGTT 的使用负担，并获得良好的诊断灵敏度。HbA1c、AGM 筛查联合 OGTT 确诊的方式是兼具检查效率和诊断效能的理想方法。

（一）移植前筛查和预防措施

所有准备接受移植的患者均术前均应接受包括完整的病史和家族史在内的 PTDM 风险基线状态评估，以及时发现并处理潜在的糖尿病和其他心血管代谢疾病的危险因素，如高血压、血脂异常和吸烟史等。移植术前，应定期检查移植等待者的 FPG 或 OGTT，评估血糖代谢状态，早期发现糖尿病前期病变（IFG 或 IGT，诊断标准参见表 1）。需要注意的是，由于肾移植等待者在移植前的疾病状态和治疗措施等对 HbA1c 检查结果均可能有干扰，因此 HbA1c 不适合用于移植术前血糖代谢状态的筛查。

术前存在的 PTDM 患病风险的高危患者应立即开始生活方式干预，如控制体重、改善膳食结构和加强锻炼等。超重患者应至少减重 7%，并在必要时咨询营养师以加强干预。食谱结构应以低饱和脂肪酸和胆固醇、高负荷碳水化合物，以及膳食纤维为主，这对于合并血脂异常者尤为重要；鼓励患者进行体育锻炼，以每周至少 150 min 的活动量为宜；对于 HCV 感染的患者，应积极采取药物进行抗病毒治疗并获得持续的抗病毒效果，抗 HCV 治疗有助于降低 PTDM 的发生率；合并高血压和高脂血症者，应采取相应的措施控制，以减少整体心血管事件的风险。

在完善上述综合性术前评估的基础上，应当根据患者的个体风险特征，进行前瞻性的个体化免疫抑制方案设计，有利于在保证移植器官安全最大化的基础上，降低 PTDM 的发病风险。

（二）移植后筛查和预防措施

由于移植围手术期大剂量使用糖皮质激素，移植后 1 周时约 66% 的患者出现高血糖。大剂量糖皮质激素、手术应激、术后疼痛等可增加术后高血糖风险，推荐术后早期使用胰岛素控制血糖。因严格控制血糖有引发低血糖的风险，在免疫抑制剂调整至维持剂量之前，术后早期应监测移植受者的血糖。住院期间移植受者的血糖控制建议参考以下目标：监护病房患者，随机血糖控制在 7.8~10.0 mmol/L；普通病房患者，空腹血糖 <7.8 mmol/L，餐后高峰血糖 <10.0 mmol/L；出院之后，空腹血糖控制在 5.0~7.2 mmol/L，餐后高峰血糖 ≤10.0 mmol/L。由于在移植后 6 个月之内最易发生 PTDM，因此，这段时间需定期严密监测血糖并对移植受者进行生活方式指导。

移植后血糖异常以及糖尿病前期状态是发生 PTDM 较强的风险预测因素，因此对所有移植受者可筛查 FPG、HbA1c，同时存在多种危险因素的高危患者应行 OGTT 检查。建议筛查频率为术后 4 周内每周 1 次；随后 1 年中每 3 个月 1 次；此后每年筛查 1 次。此外，CNI、mTOR 抑制剂或糖皮质激素治疗启动或剂量显著增加时，也应进行血糖筛查。

由于移植术后高血糖发生风险较高，应加强移植受者的术后随访和教育，加强血糖自我监测。移植后早期 AGM 较 FPG 更为灵敏，是良好的自我监测指标。

六、PTDM 的治疗策略

诊断 PTDM 后，移植受者应该常规接受 FPG 和 HbA1c 复查。可将 HbA1c 7.0%~7.5% 作为治疗目标，并每 3 个月复查 1 次 HbA1c。为避免低血糖反应，HbA1c 治疗目标不宜 ≤6.0%。由于贫血或移植肾功能不全可能干扰 HbA1c 的检测，，这些患者的 HbA1c 检测值应谨慎解读。接受非药物治疗、口服降糖药物或胰岛素治疗的移植受者应鼓励其进行自我血糖监测。理想的血糖控制目标为 FPG 在 5.0~7.2 mmol/L，餐后高峰血糖 <10 mmol/L，而睡前血糖为 6.1~8.3 mmol/L。

PTDM 受者血糖可能存在波动，且影响血脂代谢，故应经常检测血脂水平，包括低密度脂蛋白胆固醇（LDL-C）、高密度脂蛋白胆固醇（HDL-C）、总胆固醇（TC）和甘油三酯（TG）。此外，还应每年接受糖尿病并发症筛查，如视网膜病变、糖尿病肾病和微量白蛋白尿。移植后早期生活方式的改变措施应继续贯彻执行。

（一）免疫抑制方案调整

调整免疫抑制方案在 PTDM 的防治策略中占据重要地位，但应 充分平衡排斥反应和 PTDM 的风险，在确保器官移植物安全、不增加排斥反应的前提下，以预防 PTDM 为目的调整免疫抑制剂的应用。目前尚无关于免疫抑制剂的选择的指南和推荐，但早期糖皮质激素减量或停药有可能降低 PTDM 的发生率。

虽然使用免疫抑制剂治疗是 PTDM 的主要因素，但由于移植排斥的对受者的危害显然超过 PTDM，免疫抑制治疗是移植物存活的必要条件，其合理应用有益于受者的长期生存，因此 PTDM 治疗的目标是在合理免疫移植治疗的前提下适当地控制高血糖对移植物和受者的不利影响。

（二）胰岛素治疗

在一般人群中，新诊断的 T2DM 患者接受早期胰岛素治疗有利于长期血糖控制，甚至缓解疾病进展。器官移植术后早期胰岛素治疗能够预防 PTDM 的发生，且在后期的治疗中仍居重要地位。在移植受者中，早期使用基础胰岛素治疗，并将血糖控制在 6.1~6.7 mmol/L 时，可改善移植受者 OGTT 相关的胰岛 β 细胞功能，既可明显降低 PTDM 的发生率和 HbA1c 水平，又不增加症状性低血糖等不良事件的发生率。

胰岛素治疗的时机、治疗强度和持续时间仍有待明确。目前认为，胰岛素作为预防性治疗策略时，应以 FPG、AGM > 11.1 mmol/L 为启动治疗的阈值，将术后第 1 周平均血糖控制在 < 10 mmol/L 且 HbA1c < 8% 是安全的。

PTDM 确诊后的长期治疗策略中，胰岛素既可用于急性高血糖（血糖 > 13.9 mmol/L）的快速降糖治疗，也可以作为日常单药或联合治疗手段。PTDM 的治疗可选用胰岛素标准方案：基础胰岛素、基础 + 餐前胰岛素或混合方案。

（三）口服降糖药

多种类型的口服降糖药可用于 PTDM 的治疗（表 7-3-2）。目前还没有研究证实哪种非胰岛素药物对 PTDM 最安全或最有效。药物的选择通常是根据药物的不良反应和可能与受者的免疫抑制方案的相互作用而做出的。

肾功能不全时需要调整口服降糖药的剂量，包括磺脲类、双胍类、格列奈类、胰高血糖素样肽（glucagon like peptide，GLP）-1 受体激动剂或二肽基肽酶（dipeptidyl peptidase，DDP）-4 抑制剂等。需监测肝功能的口服降糖药包括磺脲类和噻唑烷二酮（thiozolidinediones，TZD）类。TZD 已成功地应用于肝、肾移植受者，不良反应包括水钠潴留，心力衰竭和骨含量减少；α - 糖苷酶抑制剂相关的频繁腹泻和腹胀可严重影响患者的依从性；二甲双胍对肾功能的影响应予以关注，一般认为，肾小球滤过率 > 60 mL/min 时可安全使用，二甲双胍在肾移植受者中是安全的，但在其他类型的器官移植中尚未确定其安全性；DDP-4 抑制剂不与免疫抑制剂相互作用，在小型临床试验中显示出安全性。结

合 β 细胞功能衰竭机制和早期保护 β 细胞功能的治疗理念，在权衡不良反应的前提下，优先选择安全性良好、兼具 β 细胞保护作用的二甲双胍和DDP-4抑制剂，避免磺脲类促泌剂的应用可能对保护胰腺分泌功能有益。

表 7-3-2   现有降糖药物的临床使用小结

制　剂	作用机制	优　点	缺　点	肾功能不全时的剂量
双胍类（二甲双胍）	减少肝糖输出；改善胰岛素抵抗	减轻体质量，不增加低血糖风险；降低肥胖T2DM患者心血管事件和死亡风险；价廉	胃肠道反应；肾功能不全时乳酸中毒	减量：CKD 3a期停用：GFR<45 mL/min
磺脲类（格列吡嗪、格列齐特等）	促进胰岛 β 细胞释放胰岛素	可降低HbA1c 1%~2%	低血糖、体质量增加、肾功能不全时蓄积	减量：CKD 3期禁用：CKD 4~5期
噻唑烷二酮类（罗格列酮、吡格列酮）	增加胰岛素敏感性	经肝脏代谢并不增加血糖风险	液体潴留、增加心力衰竭风险；增加骨质疏松、骨折、膀胱癌风险	无需调整：CKD 1~3a期慎用：CKD 3b~5期
格列奈类（瑞格列奈[1]、那格列奈[2]）	促进早时相胰岛素分泌	吸收快、起效快、作用时间短、降低餐后血糖、不加速肾衰竭[1]	低血糖、体质量增加、肾衰竭时剂量调整[2]	无需调整[1]：CKD 1~5期无需调整[2]：CKD 1~3a期减量[2]：CKD 3b~4期慎用[2]：CKD 5期
GLP-1受体激动剂（依克那肽[3]、利拉鲁肽[4]）	促进胰岛素分泌、减少胰高血糖素产生、增加饱腹感	不增加体质量（可能降低）、低血糖风险小、降血压	胃肠道反应、胰腺炎影响药物吸收、价格昂贵、肾功能损害、产生抗体	慎用[3]：eGFR<30~50 mL/min禁用[3]：eGFR<30 mL/min禁用[4]：eGFR<60 mL/min
α糖苷酶抑制剂（阿卡波糖）	延缓胃肠道碳水化合物吸收	低血糖事件少、不增加体质量且有减轻趋势	胃肠道反应	禁用：CKD 4~5期
DDP-4抑制剂（西格列汀[5]、维格列汀[6]、利格列汀[6]、沙格列汀[7]）	减慢肠促胰岛素失活	不增加体质量	价格昂贵、胰腺炎风险、可能致癌	禁用[5]：eGFR<50 mL/min无需调整[6]减量[7]
胰岛素	外源性降糖激素	有效减少微血管和大血管并发症，无"封顶效应"，剂型丰富方便个体化治疗	体质量增加、皮下给药、低血糖、可能致癌	常常需要减量

GLP-1 为胰高血糖素样肽 -1；DDP-4 为二肽基肽酶 -4；eGFR 为估算肾小球滤过率；GFR 为肾小球滤过率；CKD 为慢性肾脏疾病；相同的上标数字为同一药物

（四）整体治疗策略

既往指南推荐按"改变生活方式→口服降糖药→胰岛素治疗"的"阶梯化"策略治疗PTDM。近年来随着对 β 细胞功能衰竭在糖尿病发病中作用的进一步认识，以及早期胰岛功能保护治疗理念的形成，这一治疗策略已经得到修正。临床经验证明胰岛素是这种状态下唯一迅速、安全、有效的降糖药物。目前常用的方案是：对于术后早期高血糖，应在在密切监测的基础上，使用胰岛素泵给药，给予中长效基础胰岛素＋短效胰岛素，待血糖稳定后，逐步转变成胰岛素、口服降糖药、生活方式改变的综合性治疗策略。保护胰岛素分泌功能是实施这一策略的关键要素。

（五）控制合并症

血脂异常和高血压是 PTDM 的主要合并症，与心血管疾病风险相关的病死率和并发症密切相关。临床上应根据受者的病情，制定个体化的调脂、降压目标。调脂药物中，他汀类药物作为移植后高胆固醇血症的一线用药，但部分他汀类药物对免疫抑制剂代谢有影响，应谨慎选用；高甘油三酯血症可选用鱼油、Ω-3 脂肪酸等营养补充剂或贝特类药物，但要注意贝特类药物的肾脏不良反应。在各种器官移植中，降压药物均无明显禁忌，可根据利弊权衡单药或联合治疗，目标血压 <130/80 mmHg（10 mmHg=1.33 kPa）。

（石炳毅　贾晓炜　李　宁）

参考文献：

[1] WEIR M R，BURGESS E D，COOPER J E，et al. Assessment and management of hypertension in transplant patients[J]. J Am Soc Nephrol，2015，26（6）：1248-1260.

[2] JAMES P A，OPARIL S，CARTER B L，et al. 2014 evidence-based guideline for the management of high blood pressure in adults：report from the panel members appointed to the Eighth Joint National Committee（JNC 8）[J]. JAMA，2014，311（5）：507-520.

[3] 中华医学会器官移植分会，中国医师协会器官移植医师分会. 中国器官移植受者的高血压诊疗指南（2016 版）[J]. 器官移植，2016，7（4）：255-262.

[4] 中国高血压防治指南修订委员会. 中国高血压防治指南 2010[J]. 中华心血管病杂志，2011，39（7）：579-616.

[5] HUSAIN-SYED F，MCCULLOUGH P A，BIRK H W，et al. Cardio-pulmonary-renal interactions：a multidisciplinary approach[J]. J Am Coll Cardiol，2015，65（22）：2433-2448.

[6] LUCA L，WESTBROOK R，TSOCHATZIS E A. Metabolic and cardiovascular complications in the liver transplant recipient[J]. Ann Gastroenterol，2015，28（2）：183-192.

[7] 陈伟伟，高润霖，刘力生，等.《中国心血管病报告 2014》概要 [J]. 中国循环杂志，2015，30（7）：617-622.

[8]《中国高血压基层管理指南》修订委员会. 中国高血压基层管理指南（2014 年修订版）[J]. 中华健康管理学杂志，2015，9（1）：10-30.

[9] WILLIAMS B，MANCIA G，SPIERING W，et al. 2018 ESC/ESH guidelines for the management of arterial hypertension[J]. Eur Heart J，2018，39（33）：3021-3104.

[10] TALER S J，AGARWAL R，BAKRIS G L，et al. KDOQI US commentary on the 2012 KDIGO clinical practice guideline for management of blood pressure in CKD[J]. Am J Kidney Dis，2013，62（2）：201-213.

[11] LAKKIS J I，WEIR M R. Treatment-resistant hypertension in the transplant recipient[J]. Semin Nephrol，2014，34（5）：560-570.

[12] PALANISAMY A，REEVES-DANIEL A M，FREEDMAN B I. The impact of APOL1，CAV1，and ABCB1 gene variants on outcomes in kidney transplantation：donor and recipient effects[J]. Pediatr Nephrol，2014，29（9）：1485-1492.

[13] THOMAS B，WEIR M R. The evaluation and therapeutic management of hypertension in the transplant patient[J]. Curr Cardiol Rep，2015，17（11）：95.

[14] RAO N N，COATES P T. Cardiovascular disease after kidney transplant[J]. Semin Nephrol，2018，38（3）：291-297.

[15] 中国成人血脂异常防治指南修订联合委员会 . 中国成人血脂异常防治指南（2016 年修订版）[J]. 中国循环杂志，2016，31（10）：937-950.

[16] 国家卫生和计划生育委员会 . 2014 中国卫生和计划生育统计年鉴 [M]. 北京：中国协和医科大学出版社，2014.

[17] 李莹，陈志红，周北凡，等 . 血脂和脂蛋白水平对我国中年人群缺血性心血管病事件的预测作用 [J]. 中华心血管病杂志，2004，32（7）：643-647.

[18] STOUMPOS S，JARDINE A G，MARK P B. Cardiovascular morbidity and mortality after kidney transplantation[J]. Transpl Int，2015，28（1）：10-21.

[19] RAO N N，COATES P T. Cardiovascular disease after kidney transplant[J]. Semin Nephrol，2018，38（3）：291-297.

[20] ECKEL R H，JAKICIC J M，ARD J D，et al. 2013 AHA/ACC guideline on lifestyle management to reduce cardiovascular risk：a report of the American College of Cardiology/American Heart Association Task Force on Practice Guidelines[J]. J Am Coll Cardiol，2014，63（25）：2960-2984.

[21] CATAPANO A L，GRAHAM I，DE BACKER G，et al. 2016 ESC/EAS guidelines for the management of dyslipidaemias：the task force for the management of dyslipidaemias of the European Society of Cardiology（ESC）and European Atherosclerosis Society（EAS）developed with the special contribution of the European Assocciation for Cardiovascular Prevention & Rehabilitation（EACPR）[J]. Atherosclerosis，2016，253：281-344.

[22] KOCKX M，GLAROS E，LEUNG B，et al. Low-density lipoprotein receptor-dependent and low-density lipoprotein receptor-independent mechanisms of cyclosporin A-induced dyslipidemia[J]. Arterioscler Thromb Vasc Biol，2016，36（7）：1338-1349.

[23] 中华人民共和国卫生部疾病控制司 . 中国成人超重和肥胖症预防控制指南 [M]. 北京：人民卫生出版社，2006.

[24] ROSTAMI Z，MOTESHAKER A M，SALESI M，et al. Effect of statins on patients and graft survival in kidney transplant recipients：a survival Meta-analysis[J]. Iran J Kidney Dis，2017，11（5）：329-338.

[25] SZYGUŁA-JURKIEWICZ B，SZCZUREK W，ZEMBALA M. The role of statins in patients after heart transplantation[J]. Kardiochir Torakochirurgia Pol，2015，12（1）：42-47.

[26] 中国医师协会器官移植医师分会，中华医学会外科学分会器官移植学组，中华医学会器官移植学分会肝移植学组，等 . 中国肝移植受者代谢病管理专家共识（2015 版）[J]. 中华肝胆外科杂志，2015，21（9）：577-581.

[27] PEK S L，TAVINTHARAN S，WOON K，et al. MicroRNAs as biomarkers of hepatotoxicity in a randomized placebo-controlled study of simvastatin and ubiquinol supplementation[J]. Exp Biol Med，2016，241（3）：317-330.

[28] DAVIDSON J，WILKINSON A，DANTAL J，et al. New-onset diabetes after transplantation：2003 international consensus guidelines. proceedings of an international expert panel meeting. Barcelona，Spain，19 February 2003[J]. Transplantation，2003，75（10 Suppl）：SS3-SS24.

[29] SHARIF A，HECKING M，DE VRIES A P，et al. Proceedings from an international consensus meeting on posttransplantation diabetes mellitus：recommendations and future dirctions[J]. Am J Transplant，2014，14（9）：1992-

2000.

[30] CAILLARD S, EPRINCHARD L, PERRIN P, et al. Incidence and risk factors of glucose metabolism disorders in kidney transplant recipients: role of systematic screening by oral glucose tolerance test[J]. Transplantation, 2011, 91(7): 757-764.

[31] HACKMAN K L, SNELL G I, BACH L A. Prevalence and predictors of diabetes after lung transplantation: a prospective, longitudinal study[J]. Diabetes Care, 2014, 37 (11): 2919-2925.

[32] NAM J H, MUN J I, KIM S I, et al. Beta-Cell dysfunction rather than insulin resistance is the main contributing factor for the development of postrenal transplantation diabetes mellitus[J]. Transplantation, 2001, 71 (10): 1417-1423.

[33] HECKING M, HAIDINGER M, DÖLLER D, et al. Early basal insulin therapy decreases new-onset diabetes after renal transplantation[J]. J Am Soc Nephrol, 2012, 23 (4): 739-749.

[34] SMILEY D D, UMPIERREZ G E. Perioperative glucose control in the diabetic or nondiabetic patient[J]. South Med J, 2006, 99 (6): 580-591.

[35] HACKMAN K L, BAILEY M J, SNELL G I, et al. Diabetes is a major risk factor for mortality after lung transplantation[J]. Am J Transplant, 2014, 14 (2): 438-445.

[36] WILKINSON A, DAVIDSON J, DOTTA F, et al. Guidelines for the treatment and management of new-onset diabetes after transplantation[J]. Clin Transplant, 2005, 19 (3): 291-298.

[37] SHIVASWAMY V, BOERNER B, LARSEN J. Post-transplant diabetes mellitus: causes, treatment, and impact on outcomes[J]. Endocr Rev, 2016, 37 (1): 37-61.

[38] LI Y, XU W, LIAO Z, et al. Induction of long-term glycemic control in newly diagnosed type 2 diabetic patients is associated with improvement of beta-cell function[J]. Diabetes Care, 2004, 27 (11): 2597-2602.

[39] WENG J, LI Y, XU W, et al. Effect of intensive insulin therapy on beta-cell function and glycaemic control in patients with newly diagnosed type 2 diabetes: a multicentre randomised parallel-group trial[J]. Lancet, 2008, 371 (9626): 1753-1760.

[40] 中华医学会器官移植学分会. 中国肾移植术后高尿酸血症临床诊疗规范 [J]. 器官移植, 2019, 10 (1): 10-13.

[41] 中国医师协会肾脏内科医师分会. 中国肾脏病高尿酸血症诊治的实践指南（2017版）[J]. 中华医学杂志, 2017, 97 (25): 1927-1936.

[42] 高尿酸血症相关疾病诊疗多学科共识专家组. 中国高尿酸血症相关疾病诊疗多学科专家共识 [J]. 中华内科杂志, 2017, 56 (3): 235-248.

[43] 中华医学会内分泌学分会. 高尿酸血症和痛风治疗的中国专家共识 [J]. 中华内分泌代谢杂志, 2013, 29 (11): 913-920.

[44] CLIVE D M. Renal transplant-associated hyperuricemia and gout[J]. J Am Soc Nephrol, 2000, 11 (5): 974-979.

[45] EL-SHEIKH A A, VAN DEN HEUVEL J J, KOENDERINK J B, et al. Effect of hypouricaemic and hyperuricaemic drugs on the renal urate efflux transporter, multidrug resistance protein 4[J]. Br J Pharmacol, 2008, 155 (7): 1066-1075.

[46] SHI Y, LIU H, CHEN X G, et al. Comparison of mizoribine and mycophenolate mofetil with a tacrolimus-based immunosuppressive regimen in living-donor kidney transplantation recipients: a retrospective study in China[J]. Transplant Proc, 2017, 49 (1): 26-31.

[47] IWANAGA T, SATO M, MAEDA T, et al. Concentration-dependent mode of interaction of angiotensin II receptor

blockers with uric acid transporter[J]. J Pharmacol Exp Ther, 2007, 320（1）: 211-217.

[48] HONG Q, QI K, FENG Z, et al. Hyperuricemia induces endothelial dysfunction via mitochondrial Na^+/Ca^{2+} exchanger-mediated mitochondrial calcium overload[J]. Cell Calcium, 2012, 51（5）: 402-410.

[49] HUANG Y, LI Y L, HUANG H, et al. Effects of hyperuricemia on renal function of renal transplant recipients: a systematic review and Meta-analysis of cohort studies[J]. PLoS One, 2012, 7（6）: 39457.

[50] WENG S C, SHU K H, TARNG D C, et al. Uric acid is highly associated with kidney allograft survival in a time-varying analysis[J]. Transplant Proc, 2014, 46（2）: 505-510.

[51] GOICOECHEA M, DE VINUESA S G, VERDALLES U, et al. Effect of allopurinol in chronic kidney disease progression and cardiovascular risk[J]. Clin J Am Soc Nephrol, 2010, 5（8）: 1388-1393.

[52] BECKER M A, SCHUMACHER J R, WORTMANN R L, et al. Febuxostat compared with allopurinol in patients with hyperuricemia and gout[J]. N Engl J Med, 2005, 353（23）: 2450-2461.

[53] ENOMOTO A, KIMURA H, CHAIROUNGDUA A, et al. Molecular identification of a renal urate anion exchanger that regulates blood urate levels[J]. Nature, 2002, 417（6887）: 447-452.

[54] TALAAT K M, EL-SHEIKH A R. The effect of mild hyperuricemia on urinary transforming growth factor beta and the progression of chronic kidney disease[J]. Am J Nephrol, 2007, 27（5）: 435-440.

第八章

移植病理学

器官移植研究不仅使移植梦想成为了现实，同时也形成了许多重要的交叉学科，移植病理学即是其中之一。目前，移植物活检病理学诊断仍是移植物并发症诊断的最佳途径，进而与临床各项检查密切结合，可以对移植术后的多种并发症予以明确诊断。可见，移植病理学赋予了临床移植医生"第三只眼睛"，使我们能窥见错综复杂的临床表象背后的病变本质，进而在对移植物的多种并发症进行明确诊断的基础上指导临床予以针对性的治疗，从而更好地保障移植器官和受者的长期存活。

第一节　移植病理学的发展简史和现状

一、国际移植病理学的发展

1902 年 Carrel 创建了血管吻合技术，进而陆续成功第开展了一些实验动物的移植研究，但移植器官却难以存活，研究者们对此百思不得其解，而通过对失去功能的移植器官的解剖病理学观察，发现这些移植器官内均有炎症变化。1926 年 Williamson 经过对犬的移植肾脏的病理学观察，发现移植肾内有大量淋巴细胞浸润以及显著的肾小球炎，率先提出用"排斥反应（rejection）"予以命名并推测这是导致移植肾失功能的原因，但排斥反应的机制仍是一个谜团。直到 1944 年，Medawar 利用皮肤移植治疗二战中严重烧伤患者时，发现再次移植的、来自同一个供者的皮肤，比第一次更快地出现坏死脱落，且病理学观察发现这些失活的移植皮肤中均有显著的淋巴细胞浸润，由此提出了"排斥反应"是机体免疫反应所致，奠定了排斥反应的细胞免疫学说且这一理论主导了移植免疫学近半个世纪。20世纪 90 年代，随着免疫学研究的深入，尤其是抗体检测技术的进步和 1991 年 Feucht 等开创性地建立了体液性排斥反应的病理组织学检测指标即补体片段 C4d 的免疫组织化学染色方法，不仅明确证实了抗体介导性排斥反应机制，而且完善了排斥反应的整体效应机制，即不仅有 T 细胞介导性的排斥反应，而且还有抗体介导性的排斥反应，进而对排斥反应的诊断和治疗起到了巨大的推动作用。

随着诊断的需要和活检器械的改良，国际各大移植中心均开展了移植器官的活检，由于肾移植研究开展较早和研究较多，使得移植肾的病理学特征最先得以揭示并给后续其他移植器官的病理学研究奠定了基础。Kissmeyer-Neilsen 等和 Jordan 等结合失功能的移植肾脏的病理学表现,分别在 1966 年和 1980 年提出了"超急性排斥反应"和"加速性排斥反应"的概念;Colvin 等(1988 年)结合临床和病理学表现提出排斥反应的经典分类即将排斥反应分为超急性、加速性、急性和慢性排斥反应 4 种类型。移植肝病理学方面,Demetris、Snover、Hübscher 和 Ludwig 等对移植肝的病变进行了早期研究并报道了活检病理学是最佳诊断手段。移植心脏病理学方面,Caves 等(1973 年)最早报道将心内膜心肌活检技术应用于移植心脏的病理学诊断;Billingham 等(1989 年)提出了移植心脏排斥反应的病理学诊断标准;Häyry 等(1991 年)提出移植心慢性排斥反应的多因素致病假说;Hammond 等(1991 年)等明确了移植心慢性排斥反应的体液免疫致病机制。移植肺病理学方面,Stewart 等(1988 年)应用经支气管肺活检明确了移植肺急性排斥反应的病理学特点;Burke 等(1984 年)最早报道了移植肺慢性排斥反应即阻塞性细支气管炎的病理学特点。移植胰腺病理学方面,Sibley 和 Sutherland 等(1987 年)报道了最大例数(100 例)的移植胰腺的病理学观察。小肠移植排斥反应的病理学研究最早由 Holmes 等(1971 年)予以报道;Goulet 等(1990 年)在儿童小肠移植中报道了移植小肠的慢性排斥反应;Todo 等报道了最大例数的移植小肠黏膜活检的病理学研究;Garcia 等(1990 年)对小肠移植后移植物抗宿主病的病理学进行了充分研究。同时,随着临床免疫抑制剂的广泛应用,Thiru 和 Calne 等(1981 年)、Mihatsch 等(1983 年)和 Randawa 等(1993 年)许多病理学家对环孢素 A 和 FK506 所致移植肾和移植肝的药物毒性损伤的病理学变化进行了系统研究,明确了免疫抑制剂在发挥免疫抑制效应的同时其毒性损伤是导致移植器官慢性失功能的重要因素之一。1991 年建立的 Banff 移植病理学会议经过每 2 年举行的会议研讨,上不断推出和更新移植肾等所有移植器官的活检病理学诊断标准,对临床移植病理学的诊断和相应的基础研究发挥了巨大的推动作用。经过上述长期、系统地病理学研究,不仅揭示了移植排斥反应的免疫学本质,而且逐渐明了所有移植器官的基本病理学特征并逐步建立了国际统一的移植病理学活检诊断标准。进而将这些成果应用到移植后并发症的诊断和治疗中,极大地提升了器官移植的质量。

二、我国移植病理学的发展

我国移植肾病理学的研究始于 20 世纪 70 年代末,最早的文献见于 1978 年彭杰青等在我国权威的《外科病理学》专著中对临床失功能而切除的移植肾的病理学观察;随后在 80 年代由北京大学附三院和武汉医学院附属第二医院等陆续观察和报道了实验动物犬移植肾及人体移植肾排斥反应、移植肾低温保存、移植肾免疫荧光及超微结构变化,这些早期的开创性研究为我国移植肾病理学的发展奠定了良好的基础;80 至 90 年代,南京军区总医院解放军肾脏病研究所在国内率先开展移植肾和供肾活检病理学诊断,并发表了大例数的移植肾活检病理学分析的研究报告。并于 90 年代举办了多次"肾脏病及移植肾活检病理诊断学习班",不仅为促进我国移植肾活检病理学诊断、普及移植肾活检病理学诊断知识发挥了重要的作用,而且为我国移植肾病理学专业培养了许多青年人才。21 世纪初,随着我国临床肾脏移植迅速发展,大例数的移植肾活检病理学研究报道不断涌现，随后对抗体介导性排斥反应、移植肾 BK 病毒肾病等病理学研究也陆续见于报道。肝移植病理学研究始于 1978 年武忠弼等和汪如龙等观察报道了器官保存液对肝脏保存时的病理学变化；随后 1982 年徐秉栋和 1983 年宝建中等分别报道了移植肝的病理学变化。这些早期的开创性研究为我国整体的移植病理学发展奠定了良好的基础。

20 世纪 90 年代，随着我国临床器官移植的逐渐深入开展，移植病理学的重要作用逐渐得到重视。部分病理学家大胆缜密地开展了移植病理学诊断并取得良好的效果，其中包括大例数的移植肾病理学研究；和移植肝脏、移植心脏、移植肺和移植小肠的病理学观察；同时，慢性排斥反应的移植物动脉血管病、移植后 Kaposi 肉瘤和移植物抗宿主病等也陆续有研究报道。进入 21 世纪，随着我国临床器官移植的例数迅速增加，大例数的移植肾脏、移植肝脏和移植心脏的病理学研究结果不断涌现；提出了适合我国实际的移植肝病理临床诊断指南并逐年更新修订。与此同时，在我国首部研究生规划教材《器官移植学》中和多部器官移植的参考专著中均设有移植病理学章节，此外陆续有《移植病理学》、《肝脏移植临床病理学》和《移植肾病理诊断》等专著出版，使得移植病理学的专业理论知识逐渐普及。以上这些研究成果，体现出移植病理学在临床器官移植中的独特作用日益受到重视，我国移植病理学的水平也在稳步提高。

（郭　晖）

第二节　移植病理学的定义和基本内容

一、移植病理学的定义

移植病理学（transplantation pathology）是将病理学的理论知识和活检等病理诊断方法应用于器官移植医疗和研究的交叉学科。其主要观察和研究移植物中所出现的相关病理学变化及其发生机制，并在此基础上与临床体检、血生化检测和影像学检查等各项临床密切结合，以准确、合理地对受者移植前的原发性疾病、供者器官的质量和受者移植术后出现的多种并发症进行明确诊断和鉴别诊断，以指导临床予以针对性治疗，以保障移植器官和受者的长期存活。

二、移植病理学诊断的基本内容

器官移植的过程包括供者及供器官评估、供器官切取、供器官灌注与保存、移植手术、术后并发症的诊断治疗以及长期随访等环节，是一个连续、系统的医疗过程。移植病理学在受者原发病的确诊、供器官质量评估、移植术后多种并发症的诊断与针对性治疗后的疗效评估方面都具有其他诊断方法所不可替代的作用。

（一）受者原发病的诊断

移植受者自身原发病的病因复杂多样，在进行了病史回顾、临床体检、血生化检查以及相关的影像学等特殊检查以后，通过活组织检查（活检）以确诊原发性疾病，对移植术后的治疗和管理是必要的。病理学诊断不仅能明确导致器官功能衰竭的真正病因，明确患者是否具备器官移植的适应证，而且可以为移植后复发性疾病（recurrent disease）和新发性疾病（de novo disease）的预防、明确诊断和治疗提供参考。

（二）供器官质量的病理学评估

目前供器官质量的病理学评估主要集中在供肾和供肝的评估，并与临床评估相结合以综合判断供肾和供肝质量，协助临床决定供肾或供肝的取舍。供肾的病理学评估主要是观察供肾是否存在预存性病变（pre-existing pathological changes）和严重的灌注保存性损伤。供肝的病理学评估主要观察供肝是否存在严重的大泡性脂肪变和肝细胞坏死、肝纤维化和感染等，以确定供肝是否适合移植，以避免移植肝原发性无功能（primary non-function，PNF）或功能延迟恢复（delayed graft function，DGF）。由于供器官的严重短缺，越来越多的扩大标准供者（expanded criteria donor，ECD）器官应用于移植，其病理学评估已经成为活检病理学诊断的常规工作之一。

（三）移植后并发症的病理学确诊和治疗后的疗效评估

器官移植术后多种并发症常同时或交替发生，且多种并发的临床表现类似而缺乏特异性。通过活检以及后续的病理学特殊染色、免疫组织化学（免疫组化）染色、电子显微镜（电镜）、原位杂交以及分子生物学方法，可以对移植术后并发症进行明确诊断和鉴别诊断，这是移植病理学主要的工作内容。

对于经病理学确诊的并发症，尤其是急性排斥反应、感染和免疫抑制剂毒性损伤等，经过临床针对性治疗及免疫抑制方案调整后，可以再次活检以帮助临床明确前一阶段的治疗效果以及对未能缓解的并发症调整更有效的治疗方案。

对丧失功能而切除的移植器官以及尸检中的移植器官进行病理学研究，以明确造成移植器官失功和（或）移植受者死亡的真正原因。

（四）积累病理学资料并联合制定病理学诊断标准

通过活检和病理学诊断，可以积累移植器官的活检病理学资料和活检诊断经验，并通过多中心协作研究，建立移植病理学的诊断标准，进一步规范与指导移植器官活检的病理学诊断，提高诊断的准确性，并促进多中心就并发症诊断、治疗等方面的协作研究。

三、移植病理学诊断的基本原则

病理组织学观察必须与临床紧密结合才能建立准确的诊断。由于移植术后并发症的多样性且并发症缺乏组织学特异性，详尽的病理组织学观察必须与临床各项检查相结合，以建立综合诊断，脱离临床的移植病理学诊断是不可取的。

四、移植病理学诊断的基本方法

移植病理学诊断的基本方法是借助活检以诊断原发病、评估供器官质量和移植后及时诊断多种并发症。随着活检器械的改良以及活检方法的改进，目前活检并发症的发生率已显著降低，活检已成为移植器官病变最主要的诊断手段。移植肾脏和肝脏可以采用经皮穿刺活检、移植心脏采用心内膜心肌活检、移植肺采用纤维支气管镜活检、移植小肠采用造口处肠黏膜活检或肠镜活检等。活检的时机可以选择移植器官功能异常时的指征性活检（indication biopsy），也可以依据既定时间点采用程序性活检（protocol biopsy）。此外，对于失功能而切除的移植器官，则通过解剖学检查进行病理学诊断。

（郭　晖）

第三节　移植病理学诊断的特殊性及对临床医师和病理医师的基本要求

一、移植病理学诊断的特殊性

移植病理学诊断贯穿于供肾获取、肾脏保存、移植和术后长期随访的全过程。相较于与肿瘤病理学诊断，移植术后多种并发症的诊断具有其的特殊性，主要体现在以下3个方面：

（一）移植病理学诊断直接关系到移植受者来之不易的"第二次生命"

移植病理学诊断主要基于对移植器官的活检及其病理学观察，其主要目的是对并发症予以诊断与鉴别诊断，其诊断结果直接关系到采取何种治疗措施以保证移植肾脏与受者的存活，即直接关系到受者来之不易的"第二次生命"。

（二）遵循组织病理、免疫病理和超微病理密切结合的诊断原则

由于移植手术过程复杂、移植涉及复杂的免疫学机制和术后长期及多种免疫抑制剂等药物的应用，术后不可避免地会发生缺血－再灌注损伤、不同类型的排斥反应、免疫抑制药物毒性损伤、感染、复发或新发性肾病和移植后肿瘤等不同的并发症，这些并发症的病变均不具有特异性且常常多种不同的并发症共存或交替出现，其鉴别诊断则非常困难，在诊断中应遵循组织病理、免疫病理和超微病理密切结合的原则，这一点在移植肾脏的病理学诊断中尤为特出，进而得以全面地掌握移植器官的病理学特征，为诊断奠定良好的、准确的病理观察的基础。

（三）病理与临床紧密结合的原则

由于并发症的多样性及其病变均缺乏特异性，单纯依赖镜下的病理学形态观察往往难以明确诊断，此时，病理形态学观察必须与临床病史和临床各项检查密切结合以建立综合诊断的思路，脱离临床的、单纯的组织病理学诊断是不可取的。

二、移植病理学诊断对专科病理医师的基本要求

正是由于上述移植病理学诊断的特殊性，其对从事移植病理学诊断的病理医师或专科病理医师提出了相应的要求。这些要求包括：

（一）进行移植病理诊断的病理医师必须掌握移植知识

其不仅应是具有良好诊断能力的病理学家，同时也必须对移植学的知识和技术有全面的了解，单纯的病理形态学观察是无法适应移植病理学诊断和研究需要的，只有了解了器官移植相关的供者器官获取、保存、移植术式、排斥反应机制、免疫抑制药物应用、影像学和器官移植新进展等内容后，再结合详细的移植器官活检的病理学观察，才能对观察到的组织病理学变化建立正确的诊断思路，因此移植病理学医师应具备病理和移植两方面的知识，才能在移植团队中发挥建设性的作用。

（二）必须具备良好的沟通能力和协作精神

由于移植器官并发症的病变均缺乏病理学的特异性，病理医师应克服单纯依据显微镜下诊断的狭隘观念，应主动与临床移植医师进行深入、细致的沟通，尽可能全面地了解移植手术及术后管理中的特殊细节，再结合细致的镜下观察以建立准确的诊断。同样，对于临床医师而言，也要注重学习移植病理学的基本内容和诊断标准。一方面鼓励病理医生参与临床查房和临床 - 病理讨论，另一方面鼓励临床医生"不单纯依赖病理报告，自己亲自看切片"。同时，病理医师应具备协作精神并不断了解临床其他学科的研究进展，应该对各项生化检查、影像学和感染诊断或特殊检查及其新进展等所了解，并能主动与各相关科室建立良好的沟通关系，以充分运用各种诊断方法以配合病理组织学诊断。

（郭　晖）

参考文献：

[1] 郭晖 . 同心聚力进一步促进我国移植病理学的发展 [J]. 中华器官移植杂志，2018，39（9）：518-521.

[2] 刘永锋，郑树森 . 器官移植学（国家卫计委"十二五"规划教材）[M]. 北京：人民卫生出版社，2014.

[3] 陈实，郭晖 . 移植病理学 [M]. 北京：人民卫生出版社，2009.

[4] 丛文铭 . 肝脏移植临床病理学 [M]. 北京：军事医学科学出版社，2011.

[5] 张小东 . 移植肾病理诊断 [M]. 北京：人民卫生出版社，2016.

[6] 彭杰青 . 肾移植排异反应·外科病理学 [M]. 武汉：湖北人民出版社，1978：1298-1302.

[7] 殷立平, 刘志红, 陈惠萍, 等. 1200 例肾移植穿刺的并发症及临床意义分析 [J]. 中华器官移植杂志, 2002, 23（2）: 81-83.

[8] WILLIAMSON C S. Further studies on the transplantation of the kidney[J]. J Urol, 1926, 16: 231.

[9] HAAS M, LOUPY A, LEFAUCHEUR C, et al. The Banff 2017 kidney meeting report: revised diagnostic criteria for chronic active T cell-mediated rejection, antibody-mediated rejection, and prospects for integrative endpoints for next-generation clinical trial[J]. Am J Transplant, 2018, 18: 293-307.

器官移植临床技术

各 论

石炳毅　郑树森　叶啟发　主　编

清华大学出版社

北　京

图书在版编目（CIP）数据

器官移植临床技术 / 石炳毅，郑树森，叶啟发主编 . —北京：清华大学出版社，2020.12（2025.1重印）
ISBN 978-7-302-57029-5

Ⅰ.①器…　Ⅱ.①石…②郑…③叶…　Ⅲ.①器官移植　Ⅳ.① R617

中国版本图书馆 CIP 数据核字（2020）第 238148 号

责任编辑：孙　宇
封面设计：吴　晋
责任校对：李建庄
责任印制：丛怀宇

出版发行：清华大学出版社
　　　　　网　址：https://www.tup.com.cn，https://www.wqxuetang.com
　　　　　地　址：北京清华大学学研大厦 A 座　　　　　　邮　编：100084
　　　　　社总机：010-83470000　　　　　　　　　　　 邮　购：010-62786544
　　　　　投稿与读者服务：010-62776969，c-service@tup.tsinghua.edu.cn
　　　　　质量反馈：010-62772015，zhiliang@tup.tsinghua.edu.cn
印 装 者：涿州市般润文化传播有限公司
经　　销：全国新华书店
开　　本：185mm×260mm　　　　印　张：43　　　　字　　数：987 千字
版　　次：2020 年 12 月第 1 版　　　　　　　　　　　 印　　次：2025 年 1 月第 3 次印刷
定　　价：220.00 元（全两册）

产品编号：091301-01

《器官移植临床技术》
编 委 会

主　审　黄洁夫　　张宗久　　郭燕红

主　编　石炳毅　　郑树森　　叶启发

副主编　马旭东　　赵洪涛　　薛武军　　田　野　　陈知水

　　　　张水军　　徐　骁

编委会　（按姓氏笔画排序）

门同义　　马旭东　　马麟麟　　丰贵文　　王长希　　付迎欣

田　野　　田普训　　石炳毅　　叶启发　　孙煦勇　　朱有华

齐海智　　孙丽莹　　何晓顺　　张水军　　李元新　　李幼生

杜　冰　　肖　漓　　吴国生　　陈　正　　陈知水　　陈静瑜

明长生　　周江桥　　郑树森　　赵洪涛　　夏　强　　徐　骁

徐　鑫　　敖建华　　郭　晖　　陶开山　　黄　洁　　彭龙开

董念国　　韩威力　　蒲　苗　　臧运金　　薛武军　　霍　枫

编委会秘书

丁晨光　　于　涛　　刘志佳　　李建辉　　吴建永　　张　磊

陈　栋　　郑　磊　　胡春晓　　曹　珍　　鲁　炜

序

　　器官移植是 20 世纪医学的一项重大进展。不同于其他医学技术的是，器官移植手术开展需要有器官捐献——一份来自"生命的礼物"。器官捐献的给予和互助特征赋予了深刻的内涵，也与国家的经济发展、文明进步、法治建设、宣传教育等深层次问题紧密相关。

　　在党中央和国务院领导下，我国器官移植事业从 2005 年至今进行了一场"壮士断腕""刮骨疗毒"的艰难改革，逐渐走上了法制化、科学化、规范化的道路。2015 年 1 月 1 日起，公民自愿捐献成为移植器官的唯一合法来源，2018 年我国公民捐献达 6302 例，加上公民亲体活体移植，器官移植手术已超过 2 万例，百万人口捐献率（PMP）达到 4.53。2019 年 12 月 6 日至 8 日，第四届中国 – 国际器官捐献大会暨"一带一路"器官捐献国际合作发展论坛在云南昆明举办，来自世界卫生组织（WHO）、世界移植协会（TTS）、各大洲移植协会和 62 个国家的器官移植学界代表参加了本次大会。与会专家盛赞中国器官捐献与移植改革发展的成就，肯定了"中国经验"在世界器官移植体系建设中的重要作用。论坛遵循"共商、共建、共享"原则，共同发表了《"一带一路"器官捐献与移植国际合作发展昆明共识》。

　　但是，我国器官捐献与移植事业改革仍在路上。按照国家卫生健康委员会党组部署，我国器官移植正在从数量规模型向质量提升型转变。2007 年国家颁布的《人体器官移植条例》正进入修订程序，器官移植医师培训及资格认定工作正在逐步规范化和科学化。2016 年 9 月 30 日，原国家卫计委下发了《人体器官移植医师培训与认定管理办法（试行）》和《人体器官移植医师培训基地基本要求（试行）》，明确提出委托有条件的社会组织、单位开展培训规划设计，编制教学内容及大纲，指导培训基地建设和管理，制定考核标准和要求等，对人体器官移植医师执业资格认定和培训相关工作程序提出具体要求，要求加大资格审批下放后的监管力度。2018 年 12 月 27 日，国家卫生健康委办公厅下发了《关于做好人体器官移植医师执业资格认定事中事后监管有关工作的通知》，形成了"第一批人体器官移植医师培训基地"名单，并要求各省市级卫健委督促各基地开展移植医生培训及移植医师资格认证。尽管各地按照要求已经陆续开展器官移植医师培训工作，但是由于缺乏统一培训体系，尚未出台统一、完善的标准教材和教学大纲，导致器官移植专科医师培训水平参差不齐，无法满足当前我国全面提升器官移植医疗质量的要求。

　　在国家人体器官捐献与移植委员会、国家卫生健康委员会医政医管局的指导下，由中国器官移植发展基金会发起的"中国器官移植发展培训体系建设项目"（以下简称"培建项目"）于 2019 年 6 月 16 日在厦门召开了项目启动会，成立了以国家人体器官捐献与移植委员会主任、中国器官移植发展基金会理事长黄洁夫教授担任主任委员，中华医学会器官移植学分会、中国医师协会器官移植医师分会、中国医院协会器官获取与分配管理工作委员会、中国人体器官捐献管理中心等专家共同组成的学术委员会，主要依托第一批器官移植医师培训基地开展培训体系建设工作。"培建项目"旨在建立我国"统一标准、统一体系"的器官移植发展培训体系，包括：器官移植管理、器官移植临床技术、器官捐献获取、器官供体识别与维护、器官移植伦理等方面的标准建立，逐步完善我国器官捐献与移植的标准化培训体系，加强器官移植政策法规培训，促进全国各移植中心器官移植临床技术的同质化，推动我国器官捐献与移植工作的规范，促进我国器官捐献与移植工作的健康开展和医疗服务质量提升，实现器官移植从数量规模型向质量提升型转化。

2019 年 9 月 26 日，中国器官移植发展基金会组织专家在武汉召开了《器官移植临床技术》培训教材及教学大纲编写研讨会，会议牵头人为石炳毅教授，另外，肝、肾、心、肺、胰腺和小肠移植等领域专家出席了会议。经过与会专家认真讨论并审慎达成共识：严格按照《人体器官移植医师培训与认定管理办法（试行）》要求，以中华医学会器官移植学分会组织编写的"中国器官移植临床诊疗规范（2019 版）"系列文章为蓝本，按照总论和各论进行编委分组，正式启动《器官移植临床技术》培训教材及教学大纲编写工作。2020 年 5 月 30 日，中国器官移植发展基金会召开第二次编写研讨会，本次会议是在编委们历时半年余，反复推敲，几易其稿，完成教材及教学大纲之后召开的，与会专家经充分讨论，严密分析，肯定了编写工作，并提出了进一步修改建议。8 月 7 日，中国器官移植发展基金会组织召开教材审稿会，国家卫健委医政医管局领导、中国器官移植发展培训体系学术委员会及编委会专家出席会议，大家经研讨认为，本培训教学大纲及教材的编写从内容到形式都符合培训要求，可正式出版。

本教材分为总论和各论两册，配合教学大纲使用。总论包括器官移植医师需要掌握和熟悉的相关的器官移植免疫学基础和前沿知识，免疫抑制剂，尸体器官捐献供体的评估、维护和获取，器官移植术后常见的远期并发症等方面课程。各论按照实体器官进行分册，包含各器官移植临床技术基本操作等课程。本教材通过落实"培建项目"总体目标，达成国家卫生健康委员会有关器官移植医师资格认定要求，可作为全国人体器官移植医师培训基地和器官移植医师资格认定的统一教材，编者们的努力也必将推动全国器官移植临床技术标准化和规范化的进程。

是为序。

中国人体器官捐献与移植委员会主任委员
中国器官移植发展基金会理事长

2020 年 10 月

前　言

中国的器官捐献与移植事业经历了几代人的艰苦创业、规范建设和深化改革的发展历程，逐步形成了一个包括器官捐献、器官获取与分配，器官移植医疗服务、器官移植质控及器官移植监管等完整的器官捐献与移植体系，走上了法制化、科学化和规范化发展的健康轨道，取得了令世人瞩目的成绩，得到了包括世界卫生组织、教皇科学院等国际权威和官方组织的理解和肯定。2018 年，中国大陆地区器官捐献达到了 6302 例，捐献器官数量已居世界第二位，百万人口年捐献率从试点之初的 0.03 PMP 增长到了 4.53 PMP。器官捐献与移植工作有序推进，为器官移植的高速发展奠定了坚实的基础，2018 年，我国共完成器官捐献 6302 例，器官移植手术 20201 例，移植手术总量居世界第二位。2019 年 12 月 6 日至 8 日，第四届中国 – 国际器官捐献大会暨 “一带一路” 器官捐献国际合作发展论坛在云南昆明举办，来自世界卫生组织（WHO）、国际器官移植协会（TTS）、各大洲移植协会和 62 个国家的器官移植协会的代表参加了本次论坛。与会专家盛赞中国器官捐献与移植改革发展的成就，肯定了 “中国经验” 在移植体系建设中的重要作用。论坛遵循 “共商、共建、共享” 原则，共同发表了《“一带一路” 器官捐献与移植国际合作发展昆明共识》。中国向世界传递出建立符合伦理的、符合世界卫生组织准则的器官移植体系的信念，也为世界器官移植技术发展提供了 “中国经验”。但我们也十分清醒地认识到，中国的移植医疗服务与人民群众的需求还有很大的差距。

目前，中国公民逝世后器官捐献事业进入全新发展阶段，我国器官移植正在从数量规模型向质量提升型转变，建设规范化的诊疗体系是提升医疗质量的重要措施。器官移植规范化诊疗体系建设包括专科医师培养的规范化和临床诊疗技术的规范化。美国在器官移植专科医师培训方面起步较早，在 20 世纪 80 年代，美国器官移植外科医师学会（American Society of Transplantation Surgeons，ASTS）即建立了腹部脏器器官移植培训项目，设立专门委员会负责移植专科医师的培训、考核与认证等工作，并要求美国的器官移植中心至少拥有一位经过培训、考核和认证的专科医师。器官移植专科医师的培训和认证对美国器官移植的规范化发展起到了非常重要的作用，这些经验值得我们借鉴。

为进一步加强我国人体器官移植医师的管理工作，2016 年 9 月 30 日，原国家卫计委下发了《人体器官移植医师培训与认定管理办法（试行）》和《人体器官移植医师培训基地基本要求（试行）》，明确提出委托有条件的社会组织、单位开展培训规划设计，编写教学内容及大纲，指导培训基地建设和管理，制定考核标准和要求等，对人体器官移植医师执业资格认定和培训相关工作程序提出具体要求，要求加大资格审批下放后的事中和事后监管力度。2018 年 12 月 27 日，国家卫生健康委员会办公厅下发了《关于做好人体器官移植医师执业资格认定事中事后监管有关工作的通知》，形成了"第一批人体器官移植医师培训基地"名单，并要求各省市级卫健委督促各基地开展移植医生培训及移植医师资质认证。目前，尽管各地按照要求已经陆续开展器官移植医师培训工作，但是缺乏统一培训体系，也未能出台统一、完善的标准教材和教学大纲，导致器官移植专科医师培训水平参差不齐，无法满足当前我国全面提升器官移植医疗质量的要求。我国亟待建设统一、标准和规范的器官移植专科医师的培训与建设体系。

在中国人体器官捐献与移植委员会、国家卫生健康委员会医政医管局指导下，中国器官移植发展基金会发起"中国器官移植发展培训体系建设项目"（以下简称"培建项目"），并于 2019 年 6 月 16 日在厦门召开了启动会，成立了以中国器官移植发展基金会理事长黄洁夫教授担任主任委员，由中华医学会器官移植分会、中国医师协会器官移植医师分会、中国人体器官捐献管理中心等专家共同组成的学术委员会。本项目旨在共同建立我国"统一标准、统一体系"的器官移植发展培训建设体系，通过对包括器官移植管理、器官移植临床、器官捐献协调、供体识别与维护、器官移植伦理等方面的标准内容建设，逐步完善器官捐献与移植的标准化培训体系，促进全国各移植中心器官移植和获取技术的同质化，推动我国器官捐献与移植事业的规范、健康开展和医疗服务质量的提升，实现器官移植从数量规模型到质量提升型发展转化。

为了尽快落实培建项目设立的目标，培建项目专家组于 2019 年 9 月 26 日在武汉召开了教材编写启动会，中国器官移植发展基金会副会长兼副秘书长赵洪涛教授主持会议，肝、肾、心、肺、胰腺和小肠移植等移植项目的 24 位专家出席会议，会议就培训形式、范围和方法等进行了深入的探讨。会后，根据培训教材编写需要，组建了包括器官移植临床专家、国家卫健委人体器官移植培训基地专家等在内的编写委员会。为了培养器官移植专科医师的规范化临床操作能力，编委会以中华医学会器官移植学分会组织编写的《中国器官移植诊疗技术规范（2019 版）》为人体器官移植医师培训的教材蓝本，根据《人体器官移植医师培训与认定管理办法（试行）》和《人体器官移植医师培训基地基本要求（试行）》对人体器官移植医师培养和认定的要求，组织专家编写《器官移植临床技术》和《器官移植临床技术（教学大纲）》。编委会共建立了 7 个编写小组，通过微信群等方式，对培训内容推敲琢磨，字斟句酌，几易其稿，历时半年余，在 COVID-19 肺炎肆虐期间也未中断，终于完成了"培建项目"人体器官移植医师临床技术教材和教学大纲的编写。为了更加适应人体器官移植临床技术培训的开展，保证培训的权威性和科学性，编委会在 2020 年 5 月 30 日通过线上和线下相结合的方式组织了对编写的汇总和修改，并在同年的 8 月 7 日组织了审稿会，经过编委会、中国人体器官捐献与移植委员会和国家卫生健康委的集中统一审定，最终完成了教材和教学大纲的编写。

本教材分为总论和各论两部分。总论部分包括器官移植医师需要掌握和熟悉的相关的器官移植免疫学基础和前沿知识，免疫抑制剂，尸体器官捐献供体的评估、维护和获取，器官移植术后常见的远期并发症等方面的规范化诊疗课程。器官移植各论中，各实体器官移植项目从尸体器官捐献、供体评估、获取与移植、围手术期与术后随访管理以及移植并发症防治等方面制订了相应教材和大纲。通过培训医师有重点地学习规范的器官移植技术，理论联系实际，提高临床诊疗技术的科学化和规范化程度，促进器官移植临床诊疗质量的提升。

　　本教材旨在通过落实"培建项目"，提高器官移植专科医师的临床、教学和科研能力，在全国范围内推广规范化的临床诊疗技术，推进"器官移植质量提升计划"建设。望广大读者，即全国器官移植专科医师培训基地的教员和学员们在使用过程中提供宝贵意见，以便再版时进行修订和完善，使本教材更好地为器官移植专科医师规范化培训服务。

编　者

2020 年 10 月

目 录

第一章

肝 脏 移 植

肝脏移植是终末期肝病唯一有效的治疗手段。1963 年，世界肝脏移植奠基人 Starzl 教授在美国实施了人类历史上第 1 例肝脏移植术，自此世界各国开始了肝脏移植的探索之路。中国肝脏移植于 20 世纪 70 年代开始起步。1973 年华中科技大学附属同济医院器官移植研究所夏穗生教授等率先开展了狗的肝脏移植动物实验，为中国肝移植发展奠定技术基础。1977 年，上海交通大学附属瑞金医院和华中科技大学附属同济医院率先施行了我国临床同种异体肝脏移植术，正式拉开了中国临床肝脏移植的序幕。经过几十年稳步持续的发展，我国的肝脏移植技术逐渐成熟，肝脏移植的数量和质量在近年更是得到稳步提升。在过去 10 年里，每年肝脏移植例数从不足 2000 例，逐年增加到 2018 年的 6283 例，良性疾病患者 1、3、5 年生存率提高到 83.5%、80.7% 和 78.5%。同时我国也在不断探索肝脏移植手术方式和技术的创新，并出现很多创新技术，如肝脏移植吻合方式的变革，显著降低了并发症发病率；自体肝脏移植、无缺血肝脏移植等实现国际领跑；单中心儿童肝脏移植临床服务能力居世界前列；肝癌肝脏移植与乙肝肝脏移植临床经验已逐步得到国际认可等。

第一节　肝脏移植的适应证与禁忌证

随着肝脏移植技术的发展、新型免疫抑制剂的应用以及围手术期管理的进步，肝脏移植适应证和禁忌证也在发生变化。详细的术前检查和准备是保证肝脏移植预后的重要环节。

肝脏移植的目的是延长终末期肝病患者生命和改善生活质量。原则上，急、慢性肝病经其他治疗方法无法控制或治愈者，生活质量因肝病而严重下降者，均为肝脏移植适应证。

一、适应证

（一）终末期肝硬化

终末期肝硬化是肝脏移植的主要适应证，包括以下病因导致的肝硬化：

1. 病毒性肝炎肝硬化

（1）乙型肝炎后肝硬化：亚洲人多见，我国移植中心肝脏移植的主要适应证。目前应用乙型肝炎免疫球蛋白联合抗乙型肝炎病毒（HBV）药物，可有效地控制移植肝 HBV 再感染；

（2）丙型肝炎后肝硬化：欧美人多见，随着新型抗丙型肝炎病毒（HCV）药物的出现，肝脏移植术后绝大多数丙型肝炎复发受者能得到有效控制，不影响受者生存质量和 5 年生存率。患丙型肝炎后肝硬化居美国器官共享联合网络（United Network for Organ Sharing，UNOS）肝脏移植适应证首位。

2. 酒精性肝硬化　居 UNOS 肝脏移植适应证第 2 位（占 16.4%~17.1%），居中国肝脏移植适应证第 4 位。酒精性肝硬化患者肝脏移植术后长期存活率较高，但若术后继续饮酒则会增加肝损害与排斥反应的发生率，因此术后受者能否戒酒至关重要。术前戒酒半年以上，同时有较好家庭与社会心理支持系统的患者方能接受肝脏移植。

3. 自身免疫性肝炎肝硬化　应通过免疫学和血清学检查等方法与慢性病毒性肝炎及其他病因引起的肝硬化相鉴别。自身免疫性肝炎根据血清免疫学指标分为 3 个亚型，均以高球蛋白血症、女性易患并伴有其他自身免疫性疾病为特点。Ⅰ型表现为血清抗核抗体或抗平滑肌抗体阳性，或两者均阳性；Ⅱ型多见于儿童，血清抗肝 / 肾微粒体 1 型抗体阳性；Ⅲ型表现为，血清抗可溶性肝抗原抗体或抗肝胰抗体阳性，或两者均阳性。3 个亚型的自身免疫性肝炎均可给予免疫抑制剂治疗，通常应用糖皮质激素和硫唑嘌呤，但多数发展为肝硬化肝功能失代偿或急性肝功能衰竭，是肝脏移植适应证。

（二）急性肝功能衰竭

急性肝功能衰竭是指起病 4 周内发生的肝功能衰竭，以肝性脑病为重要特征。其病因包括各型肝炎病毒或其他非嗜肝病毒、氟烷和特异体质药物反应、捕蝇蕈属毒菌类中毒、Wilson 病以及妊娠性急性脂肪肝等。急性肝功能衰竭保守治疗病死率高达 80%~95%，此类患者可行原位肝脏移植或辅助性肝脏移植，但手术病死率亦较高，1 年生存率约 50%。

（三）终末期非酒精性脂肪性肝病

可考虑行肝脏移植术，但仅作为延长患者生命的一种选择。终末期非酒精性脂肪性肝病（non-alcoholic fatty liver disease，NAFLD）在肝脏移植后仍会复发，且很快从单纯性脂肪变性进展为脂肪性肝炎。因此，减轻体质量、充分治疗高血糖和高血脂，是肝脏移植术前和术后的主要目标。

（四）其他

如先天性肝纤维化、囊性纤维化肝病、多囊肝、新生儿肝炎、肝棘球蚴病（包虫病）、布加综合征和严重的复杂肝外伤等。

（五）胆汁淤积性肝病

包括行 Kasai 手术无效的先天性胆道闭锁患者、Caroli 病、原发性胆汁性肝硬化、原发性硬化性胆管炎、家族性胆汁淤积病、广泛肝内胆管结石和继发性胆汁性肝硬化等。

（六）先天性代谢性肝病

包括肝豆状核变性（Wilson 病或铜蓄积症）、α₁- 抗胰蛋白酶缺乏症、酪氨酸血症、血色素沉积症、Ⅰ型和Ⅳ型糖原累积综合征、家族性非溶血性黄疸（Crigler-Najjar 综合征）、原卟啉血症、Ⅱ型高脂蛋白血症、家族性铁累积性疾病、血友病 A、血友病 B、脂肪酸氧化代谢病、海蓝组织细胞增生症、Ⅲ型尿素循环酶缺乏症、Ⅰ型高草酸盐沉积症、C 蛋白缺乏症、家族性高胆固醇血症、鸟氨酸转移酶缺乏症以及 Nieman-Pick 病等。先天性代谢性疾病的病理过程复杂，随着病情进展多引起一系列并发症，导致多器官功能损害，部分患者在婴幼儿期即夭折。先天性代谢性肝病诊断明确后行肝脏移植多可治愈，因患者多为儿童，适合行活体肝脏移植或劈离式肝脏移植。

（七）肝脏良性肿瘤

包括肝巨大血管瘤、肝多发性腺瘤病和多囊肝等，切除后残肝无法维持生存者宜行肝脏移植术。

（八）肝脏恶性肿瘤

我国肝脏移植受者中恶性肿瘤的比例高，尸体来源肝脏移植受者中，恶性肿瘤的比例高达 40%。原发性肝脏恶性肿瘤包括肝细胞肝癌（hepatocellular carcinoma，HCC）、胆管细胞癌、肝血管内皮肉瘤、肝囊腺癌、平滑肌肉瘤和黑色素瘤等，范围广泛或伴有重度肝硬化而肝外尚无转移者可施行肝脏移植。HCC 是最多见的原发性肝脏恶性肿瘤，是早期肝脏移植的主要适应证。继发性肝脏肿瘤中，来自类癌肝转移癌者肝脏移植效果较好。肝转移性神经内分泌癌病变广泛、疼痛剧烈或伴严重激素相关症状者也可施行肝脏移植，以改善生存质量和（或）延长生存期。有报道乳腺癌、结肠癌肝转移也可行肝脏移植，但多数移植中心认为预后差。

肝脏移植能同时去除肿瘤和硬化的肝组织，避免残余病肝组织恶变，达到根治肝癌的目标。术后肿瘤复发转移是影响肝脏恶性肿瘤肝脏移植开展的主要障碍之一。影响肝癌肝脏移植预后的因素很多，包括肿瘤体积、分布、数目、临床分期、组织学分级、血管侵犯和淋巴结转移等。术后复发转移的原因主要为术前未发现的肝外微转移灶、术中肿瘤细胞播散及术后免疫抑制剂的长期应用。TNM 分期Ⅲ、Ⅳ期及伴血管侵犯的肝癌复发可能性大。小肝癌的肝脏移植疗效令人振奋，一般来说，早期（如小肝癌和意外癌）、恶性程度低（如高分化、无血管侵犯、无转移和纤维板层癌）的 HCC 肝脏移植预后好。因此，严格掌握肝脏恶性肿瘤肝脏移植适应证及术前、术后综合治疗，可降低术后肿瘤复发率，取得较单纯肿瘤切除更好的治疗效果。

目前临床采用的肝癌肝脏移植标准主要有以下 3 种：

1. 米兰标准 肝癌肝脏移植米兰标准由 Mazzaferro 等于 1996 年提出，具体内容为：①单个肿瘤直径 ≤5 cm；②多发肿瘤 ≤3 个，每个直径 ≤3 cm；③无大血管浸润及肝外转移。符合米兰标准的 HCC 患者肝脏移植术后 4 年生存率为 85%，超出米兰标准者为 50%。米兰标准是目前全世界应用最广泛的肝癌肝脏移植受者选择标准，其科学性已得到全世界实践的广泛证明。然而，目前不少研究认为米兰标准过于严格。

2. 加州大学旧金山分校（University of California，San Francisco，UCSF）标准 Yao 等于 2001 年提出扩大和增补的米兰标准即 UCSF 标准，具体内容为：①单一癌灶直径 ≤

6.5 cm；②多发癌灶 ≤3 个，每个癌灶直径 ≤4.5 cm，累计癌灶直径 ≤8 cm；③无大血管浸润及肝外转移。Yao 等认为 UCSF 标准较米兰标准能更好地判断预后。

3. 杭州标准 浙江大学医学院附属第一医院肝脏移植中心结合 10 余年单中心研究结果，提出了肝癌肝脏移植杭州标准，具体内容为：①无大血管侵犯和肝外转移；②所有肿瘤直径之和 ≤8 cm，或所有肿瘤结节直径之和 >8 cm，但甲胎蛋白（alpha fetal protein，AFP）<400 ng/mL 且组织学分级为高、中分化。符合该标准的肝脏移植受者术后 1 年和 3 年生存率分别达 88% 和 75%，而超出该标准者 1 年生存率仅 40%。

二、禁忌证

随着肝脏移植技术的发展，肝脏移植禁忌证也在不断变化，如以往门静脉血栓形成被认为是肝脏移植的绝对禁忌证，现已成为相对禁忌证；而以往晚期肝脏恶性肿瘤是肝脏移植适应证，由于术后复发率较高，目前被认为是肝脏移植的相对禁忌证。

（一）绝对禁忌证：

1. 难以根治的肝外恶性肿瘤。
2. 难以控制的感染（包括细菌、真菌和病毒感染）。
3. 严重的心、肺、脑和肾等重要器官实质性病变。
4. 难以控制的心理或精神疾病。
5. 难以戒除的酗酒或吸毒。

（二）相对禁忌证

1. 年龄 >70 岁。
2. 依从性差。
3. 门静脉血栓形成或门静脉海绵样变。
4. HIV 感染。
5. 既往有精神疾病史。

（陈知水 齐海智 陈 栋）

第二节 肝脏移植受者选择与术前评估

肝脏移植术前受体所罹患疾病的严重程度、手术的复杂性、供体的情况等，均是影响肝脏移植术后早期恢复的重要因素，这些因素的复杂性也决定了重症监护是肝脏移植术后能否顺利康复的关键过程和阶段。等待肝脏移植的终末期肝病患者通常机体状况较差，随时可能出现严重并发症。一旦出现并发症，很可能使肝脏移植推迟甚至无法进行。因此，等待肝脏移植的患者需在较短的时间内完成详细的术前检查和准备，并且尽量保持较稳定的临床状态，以增加手术的安全性。

一、肝脏移植受者术前检查

（一）病史采集

1. 现病史和既往史 除按常规详细采集病史外，还应着重对下列病史进行了解：

（1）原发性肝脏疾病的种类、病因、病程、临床表现、治疗情况以及是否合并全身性疾病或重要器官的严重并发症。

（2）既往是否接受过糖皮质激素或其他免疫抑制剂治疗及具体情况。

（3）既往腹部手术史或器官移植手术史。

（4）患者依从性，是否吸烟、饮酒及程度，有无药物依赖成瘾和吸毒史等。

2. 家族史 包括家族其他成员有无肝脏疾病，有无明显的糖尿病、心血管疾病、消化性溃疡、遗传性疾病、家族性精神疾病史以及肿瘤家族史。

（二）体格检查

除按常规进行全面的体格检查外，还应该特别注意以下情况：肝萎缩或脾肿大程度、腹水及水肿情况；食管、胃底和腹壁静脉曲张情况；全身营养和体力状况；心、肺及肾功能状况和肝脏肿瘤远处转移的征象等。

（三）辅助检查

1. 常规检查

（1）心电图，胸部 X 线，心脏和腹部彩色多普勒超声（含门静脉血流测定），腹部增强 CT。

（2）肿瘤患者行胸部 CT、头颅 MRI 或 CT 及全身骨扫描等排除肝外转移。

（3）胃十二指肠镜。

2. 选择性检查

（1）CT 或 MRI 肝血管、胆道成像。

（2）肝癌肝外转移不能明确者可选择行正电子发射计算机体层成像 -CT 检查。

（3）心电图异常或有心脏病病史、体征的受者，可选择行动态心电图、运动平板试验以及冠状动脉 CT 血管成像或冠状动脉造影。

（4）60 岁以上或有心肺疾病（肝肺综合征和门脉性肺动脉高压）者，行肺功能测定。

（四）实验室检查

1. 常规检查 血型（ABO 和 Rh 系统），血、尿和大便常规，肝肾功能、电解质、血糖和血脂，凝血功能，血气分析，HBV 标志物和 HBV-DNA 检测，抗 HCV 和 HCV-RNA，HIV- 抗体，梅毒抗体以及 CMV 抗体等。

2. 选择性检查 尿糖和（或）空腹血糖异常者行餐后 2 h 血糖、糖耐量试验、糖化血红蛋白、胰岛素分泌功能和 C 肽分泌功能等检测。有结核病史或怀疑结核病者行结核菌素纯蛋白衍生物试验、结核杆菌分离染色、结核杆菌培养和结核 T 斑点试验等。他克莫司或环孢素药物基因组学和代谢检测。

3. 肿瘤标志物 AFP、癌胚抗原、异常凝血酶原、糖类抗原 19-9 和糖类抗原 125 等。

4. 有感染病史并应用抗生素者 可行真菌抗原、衣原体和支原体等相关筛查。

5. 其他相关病毒学检查 HAV、HEV、微小病毒 B19、EB 病毒、风疹病毒和麻疹病毒等。

二、术前准备

（一）一般准备

了解受者术前状态，正确评估受者术前肝肾功能、心肺功能、营养状态、是否存在感染迹象以及活体肝脏移植术前供肝结构是否存在解剖变异等。

1. 心理准备

对受者进行全面的精神、心理状态评估，必要时给予相应干预，并对受者及其家属进行肝脏移植相关知识宣教。通过面对面的交流和沟通，了解他们目前心理和精神状态，掌握其认知、情感和意识等方面的情况。还要调动受者及其家属的积极性，建立良好的医患关系，增加受者和家属对医护人员的信任，消除和缓解他们的疑虑，使其在正视疾病的基础上树立战胜疾病的信心。此外，还必须坦诚告知受者及其家属移植后可能发生的并发症和心理变化，指导受者如何自我调节心情、缓解焦虑，告知术后长时间应用免疫抑制剂带来的神经系统和精神方面的不良反应。

2. 院外治疗

情况稳定的患者在内科医师的严密监测和家庭支持下，借助于药物可在院外治疗等待肝脏移植。应注意以下几个方面：①让患者及其家属了解病情恶化的征象，以便能及时就诊；②早期发现并治疗各种并发症；③加强对高度易感患者感染性并发症的防范；④纠正营养不良；⑤指导患者避免服用除医师处方药以外的任何药物；⑥有原发性细菌性腹膜炎病史的患者可预防性使用抗生素；⑦重度食管静脉曲张的患者，无论有无出血史，都应考虑预防性使用 β 受体阻滞剂以降低门静脉压力，减少致死性曲张静脉破裂出血的风险。

3. 住院治疗

等待肝脏移植的患者常因肝脏疾病并发症或其他临床相关问题而需住院治疗，常见并发症的处理措施如下。

（1）肝硬化腹水：①给予白蛋白提高血浆胶体渗透压。②保肝治疗。③防治水钠潴留，部分患者可限制钠的摄入（≤2 g/d）；如果有稀释性低钠血症或通过限制钠盐与应用利尿剂后腹水仍未消退者，则适当限制水的摄入（≤1 500 mL/d）。④应用利尿剂增加水和钠盐的排出，利尿速度不宜过快，否则易诱发肾功能不全和肝性脑病等。⑤纠正水、电解质及酸碱平衡紊乱，防止出现低钠血症、呼吸性碱中毒及肾功能不全等。

（2）低钠血症：肝硬化时以稀释性低钠血症为主，如果血钠降至 120 mmol/L 以下，应停止利尿，限制水的摄入，直至血钠水平正常。如果合并低钾血症（血钾浓度 <3.5 mmol/L），应同时补钾。

（3）呼吸性碱中毒：如果肝硬化病情短期内急剧发展，尤其是合并肝性脑病情况下，低氧血症、血氨及其他化学物质等刺激呼吸中枢致过度换气，可因二氧化碳排出过多导致呼吸性碱中毒。除了治疗肝性脑病外，这种类型的酸碱失衡不需要特殊处理，但应排除早期脓毒血症或急性脑血管意外。

（4）肾功能不全：肾功能不全是终末期肝病患者常见的并发症，分为功能性肾功能不全（肝肾综合征）和因药物或严重血容量不足导致的急性肾小管坏死。出现肾功能不全后应停用所有肾毒性药物，纠正诱发肾功能不全的病因。如肾功能不全继续进展，应行血液透析维持，直至肝脏移植。肝肾综合征患者肝脏移植术后肾功能通常可得到明显改善。

（5）凝血功能障碍：术前积极纠正凝血功能障碍，防止术中广泛渗血。补充凝血因子应在术前1天和手术当天早晨进行，根据凝血功能检查结果并作出估算，可分别输注血小板、纤维蛋白原、凝血酶原复合物和新鲜血浆。

（6）肝肺综合征：慢性肝病患者即使没有原发或继发的肺疾病，也会出现呼吸功能不全，可伴有发绀和杵状指，即肝肺综合征。肝硬化门静脉高压患者中13%～24%会发生肝肺综合征，低氧血症由肺内血管扩张致氧弥散受损引起。肝脏移植术前肺功能评估一般检查包括动脉血气分析、胸部X线以及超声心动图，存在进行性呼吸困难的患者、有呼吸道症状的吸烟者以及 α_1- 抗胰蛋白酶缺乏者术前应进行肺功能检测（肺容积、呼出道气流和弥散容积）。肝肺综合征引起的中、重度低氧血症在肝脏移植后会很快改善。

（二）营养状态评估与营养支持

终末期肝硬化患者因长期肝代谢功能障碍，糖、蛋白质和脂肪代谢紊乱，大多存在不同程度的营养不良。肝脏移植术前应综合评估营养状态，明确是否存在营养不良并积极纠正。适量优质蛋白质、低脂和充足维生素饮食有助于缓解病情，防止肝性脑病并保护胃肠道黏膜屏障功能。为了防止发生肝昏迷，补充氨基酸应以支链氨基酸为主。无肝性脑病病史的患者，不应严格限制摄入蛋白质。营养支持的途径包括肠内和肠外营养支持。

1. 肠内营养 只要不存在完全性机械性或麻痹性肠梗阻、消化道炎症、活动性出血、严重腹泻以及其他影响胃肠完整性、蠕动或吸收功能的疾病等禁忌证，应首选采用胃肠内营养方式进行营养支持，有助于维持胃肠道屏障作用，选用得当，可取得与肠外营养相当的疗效。

2. 肠外营养 当等待期患者营养不良且存在影响胃肠道消化和吸收功能的因素时，肠外营养可作为肠内营养的补充或完全替代肠内营养，对等待期患者进行营养支持。为减少等待期患者肝昏迷的发生和预防肝性脑病，采用肠外营养时，应注意补充支链氨基酸。

（三）感染性疾病的处理

部分感染性疾病（如活动性结核等）可能成为移植禁忌证，也可能增加移植后受者死亡率。术前须仔细检查患者是否存在感染，尤其是隐匿性感染，一经发现要及时治疗。以下是肝脏移植受者术前常见的感染情况及其处理措施。

1. 自发性细菌性腹膜炎 自发性细菌性腹膜炎是终末期肝病患者最常见的感染，同时也是最严重的并发症，死亡率极高。其致病菌大多为条件致病菌，以革兰氏阴性肠杆菌为主。临床上缺乏特异性症状和体征，常表现为发热、腹痛和腹泻，可有腹部压痛，血常规白细胞通常 $>10 \times 10^9$/L，全身其他部位无明显感染病灶；腹水白细胞 >250 个 /mL 时，即可明确诊断。治疗一般应用广谱、高效和足量的抗菌药物，感染大多能得到控制，可辅助应用微生态调节剂以改善肝硬化患者肠屏障功能。

2. 外源性非特异性细菌感染 包括肺部、上呼吸道、泌尿系统和皮肤感染（疖、痈）以及感染性腹泻等。应根据不同医院、不同部位感染细菌的菌谱特点选用抗菌药物，并尽可能在获得病原学明确证据的情况下有针对性地进行抗感染治疗。

3. 特异性细菌感染 这类感染对肝脏移植受者影响最大的是结核病，故在移植术前应详细询问个人及家族中有无结核感染病史，做到提前预防。无结核感染病史但易感者，如果时间允许，必要时于移植前注射卡介苗。有结核感染病史者，应排除活动性结核，活动性结核患者应谨慎实施肝脏移植。

4. 病毒感染 肝脏移植术后免疫抑制剂的应用，将导致病毒感染更难以控制。因此，术前一旦发现病毒感染，必须施行相应的抗病毒治疗。

（四）消化道出血的处理

消化道出血既是肝脏移植受者术前常见并发症之一，也是术前死亡的主要原因之一。终末期肝病患者食管胃底静脉曲张的治疗视既往有无出血史而异。

1. 从未发生曲张静脉破裂出血 可使用 β 受体阻滞剂降低门静脉压力，减少曲张静脉破裂出血的危险，尤其是高危患者（重度静脉曲张或内镜检查时曲张静脉有红色征者）。常用普萘洛尔和纳多洛尔等，在预防肝硬化患者初次出血和降低消化道出血死亡率方面有一定疗效。

2. 初次发生曲张静脉破裂出血 积极补充血容量，纠正凝血功能；在内镜下行硬化治疗或橡胶圈套扎术控制出血。当出血停止、病情稳定后，可使用 β 受体阻滞剂降低门静脉压力，预防再次出血。

3. 曲张静脉出血复发 曲张静脉复发性出血是肝脏移植术前患者死亡的重要原因。如内镜下硬化治疗无法控制出血或行硬化治疗后再次出血，可静脉应用血管加压素和生长抑素，降低门静脉压力，控制出血。使用血管加压素时应同时使用硝酸甘油减少肠系膜缺血。也可采用三腔双囊管压迫止血，压迫时间不应超过 24 h。通过以上治疗，出血一般可暂时停止，在出血停止期间应重复进行硬化治疗。如病情严重，以上治疗手段仍不能控制出血，可尝试进行介入治疗（经颈静脉肝内门体分流术、冠状静脉栓塞）或静脉分流手术。由于终末期肝硬化患者麻醉和手术风险极大，腹部手术又可能影响后续肝脏移植手术，因此应尽量避免行静脉分流术；如必须进行手术分流，应选择远端脾 - 肾分流，避开肝门区域。

（五）肝脏移植前肝昏迷的处理

肝昏迷是终末期肝病较为严重的并发症，也是导致肝脏移植受者术前死亡的重要原因。

1. 诊断依据

（1）肝病史和（或）具有广泛的门体侧支循环分流；

（2）精神异常、昏睡或昏迷；

（3）具有上消化道出血、大量排钾利尿、腹腔穿刺引流腹水、高蛋白饮食、使用镇静催眠药物或麻醉药物、便秘、尿毒症、外科手术和感染等诱因；

（4）明显肝功能损害或血氨增高。

扑翼样震颤和典型脑电图改变有重要的参考价值。肝昏迷目前尚无特效疗法，应采取综合治疗措施。

2. 预防和治疗 维持水、电解质和酸碱平衡，保持呼吸道通畅，保护脑细胞功能、防治脑水肿，抗感染，防治出血与休克，预防其他器官功能衰竭。

（1）消除诱因：如存在腹水，应进行诊断性腹腔穿刺以排除原发性细菌性腹膜炎，保持内环境稳定。

（2）减少肠内毒素的生成和吸收：①饮食。开始数日内应禁食蛋白质，食物以碳水化合物为主；意识障碍恢复后，可逐渐增加蛋白质 40~60 g/d，蛋白质来源最好为植物蛋白。②灌肠和导泻。清除肠内积食、积血或其他含氮物质，可用等渗氯化钠溶液或弱酸性溶液灌肠，或口服及鼻饲 25% 硫酸镁 30~60 mL 导泻；对急性门体分流性脑病昏迷者首选 500 mL 乳果糖加 500 mL 水灌肠治疗。③抑制肠道细菌生长。口服氨苄西林和甲硝唑均有效，应用含有双歧杆菌的微生态制剂和乳果糖等，可维护肠道正常菌群，减少毒素吸收。④服用降氨药物。主要有鸟氨酸 - 门冬氨酸、谷氨酸钾、精氨酸、苯钾酸钠、苯乙酸和支链氨基酸等。⑤促进肝细胞再生。可酌情使用促肝细胞生长素和前列腺素 E_1 脂质体等药物，但疗效有待确定。⑥人工肝支持治疗。暂时替代衰竭肝脏的部分功能，为肝细胞再生及肝功能恢复创造条件或等待机会进行肝脏移植。

（陈知水　齐海智　陈　栋）

第三节　尸体供肝的评估与获取

供肝质量是肝脏移植成功与否的关键。肝脏移植供肝可来自脑死亡和心脏死亡供者或活体供者，供肝的评估和获取是决定肝脏移植成功的关键一步。本节主要介绍尸体供肝的评估与获取。

一、尸体供肝评估

尸体供者评估见总论《供体评估、维护与获取》部分。

（一）尸体供肝选择绝对禁忌证

1. 有明确肝脏恶性肿瘤、肝硬化等肝病。
2. 颅外恶性肿瘤。
3. 明确的全身感染。
4. HIV 阳性。

（二）相对禁忌证

1. 年龄 >65 岁。
2. 供肝热缺血时间 >15 min。
3. 供肝冷缺血时间 >12 h。
4. 中、重度脂肪肝（30%~60% 大泡型脂肪变性）。
5. HBV、HCV 或梅毒抗体阳性。

二、边缘供肝

由于供肝短缺日趋严重，在拓展可供移植肝源的过程中，有学者提出边缘供者或扩大标准供者（extended criteria donor，ECD）的概念。ECD 是随着肝脏移植工作的广泛开展而出现的。以往严格的供者入选标准虽然能够保证受者安全，但也排除了很多实际上可以使用的供肝。随着肝脏移植技术的提高，供肝选择条件逐步放宽，边缘供者的概念也在不断更新。一方面，ECD 供肝使用不当可能增加移植物功能障碍，如术后移植肝原发性功能障碍（primary dysfunction，PDF）、移植肝迟发性无功能（delayed nonfunction，DNF）、移植肝原发性无功能（primary nonfunction，PNF）以及疾病传播（病毒性肝炎和肿瘤等）。但另一方面，ECD 扩大了供肝来源且临床效果确切，紧急情况下使用 ECD 供肝，受者存活率在 60%~80%，而等待移植的死亡率大于 50%。因此，合理利用 ECD 供肝有其现实意义。

（一）ECD 供肝的主要危险因素

1. 高龄供者　即使临床肝功能检测未发现年龄相关的改变，但高龄供者肝血流量、胆汁生成量以及肝脏代谢酶（细胞色素 P450 氧化还原酶）等均有下降。虽然这些功能下降很少对移植物和受者的生存率造成影响，但对于 HCV 感染受者，使用高龄供者供肝可能增加移植物丢失风险并导致受者生存率下降。使用高龄供者供肝应注意减少叠加其他危险因素，并尽可能缩短供肝缺血时间，减少缺血再灌注损伤引起的微循环障碍，并应避免分配给 HCV 感染受者。

2. 供肝冷缺血时间长　冷缺血时间 >12 h 是供器官存活率下降的独立危险因素。冷缺血时间 >14 h 的供肝，其保存损伤发生率是正常供肝的 2 倍，且术后发生 PNF 的风险显著增加。理想的供肝冷缺血时间应 ≤8 h，临床上有其他危险因素存在的 ECD 供肝冷缺血时间应 ≤12 h。

3. 脑死亡供者呼吸循环不稳定　脑死亡会引起大量炎症介质的释放，如果供器官获取前供者存在呼吸循环不稳定，可造成供器官灌注不良，引起肝细胞进行性损害，进而诱发严重的肝功能紊乱。虽然目前研究发现，发生心脏骤停的供者与未发生者相比，移植物生存率无差异，但心跳停止 10 min 及低血压持续 60 min 以上的脑死亡供者，已经属于 ECD，应谨慎选择性使用。如供者同时使用大剂量升压药物去甲肾上腺素和多巴胺，多巴胺剂量超过 10 μg/kg·min，有可能加重供肝损害，导致移植物丢失发生率升高，应严格控制使用。

脑死亡供者在维护期间易发生血钠升高。严重高血钠对移植物存活不利，并可导致受者术后转氨酶升高和高胆红素血症。供者血钠浓度 >155 mmol/L 易引起严重的细胞损伤，其原因可能与肝细胞渗透压改变有关，可导致供肝功能障碍，增加肝脏移植术后 1 个月内发生移植物丢失甚至原发性肝功能衰竭的风险。在获取前将血钠浓度降至 <155 mmol/L，可改善移植物功能和存活率。

4. 脂肪肝 根据组织学分型，脂肪肝可分为大泡型和小泡型脂肪变性。小泡型脂肪变性供肝脏移植后可获得满意效果。一般按镜检下单位面积可见的脂肪变性细胞比例，将大泡型脂肪变性严重程度分为 3 级：轻度 <30%，中度 30%~60%，重度 >60%。轻度脂肪变性对术后移植物功能及受者预后无明显不良影响，可常规使用；中度脂肪变性可导致术后早期移植物功能恢复延迟，应慎重选用；而重度脂肪变性会明显增加 PNF 发生率，降低受者存活率，应避免使用。供肝脏移植前组织学检查是诊断和量化肝细胞脂肪变性的金标准，由于大体观难以准确评判脂肪变性严重程度，一旦怀疑存在明显脂肪变性，应进行病理学评估。DCD 供者体质量指数 >25 kg/m^2 时，可行供肝冷冻切片病理检查，以明确脂肪变性的类型和程度。

5. 恶性肿瘤供者 既往患有恶性肿瘤的供者需根据肿瘤部位和分期来决定供肝是否可用。传播风险较高的肿瘤（如黑色素瘤、绒毛膜癌、淋巴瘤、乳腺癌、肺癌、肾癌及结肠癌等）供者供肝，不宜选用。而恶性程度低、转移风险小的肿瘤供者供肝，如非黑色素瘤、良性中枢神经系统（central nervous system，CNS）肿瘤和原位癌，应当在充分告知的情况下谨慎用于等待期死亡风险较高的受者。原发 CNS 肿瘤通过器官移植传播给受者的风险仍然存在，其风险取决于肿瘤的类型及分期。低分级 CNS 肿瘤（Ⅰ 或 Ⅱ 级）和原发性 CNS 成熟畸胎瘤为低风险（0.1%~1.0%）；接受过脑室腹膜或脑室心房分流术、颅骨切开、放疗或化疗的 CNS 肿瘤供者，可能存在血脑屏障的破坏，与出现转移的 CNS 肿瘤（Ⅲ 或 Ⅳ 级）供者一样属于高风险（>10%）。任何转移性恶性肿瘤患者都不应作为供者。使用恶性肿瘤供者供肝进行移植的受者，术后免疫抑制剂应适当减量，避免过度抑制，以降低肿瘤复发率。

6. 其他 ECD 供肝 如多米诺肝脏移植，部分特殊类型肝脏移植（如活体肝脏移植、劈离式肝脏移植以及减体积肝脏移植）。

（二）ECD 应用原则

目前，普遍认为 ECD 供肝甚至高危供肝的应用可以大大降低每年等待肝脏移植患者的死亡率，具有肯定的效价比。ECD 供肝分配应基于实用、公平的原则，从减少等待期间患者病死率和提高移植效果来全面考虑。传统依据终末期肝病模型（model for end-stage liver disease，MELD）评分分配供肝，建议 MELD 评分较高的高危受者接受标准供肝，而 ECD 供肝分配给 MELD 评分较低的低危受者。但也有研究认为，ECD 供肝对 MELD 评分较高的高危受者没有任何影响，高危受者同样可以接受 ECD 供肝，取得良好效果。对于肝癌患者不仅要考虑 MELD 分值，还要考虑肿瘤增长和扩散的危险性。一般情况下应由富有经验的高年资移植专科医师决定是否应用 ECD 供肝。

目前使用 ECD 应遵循的原则为：①把受者安全性放在首位；②尽可能保证术后肝功能；③有明确的政策和临床应用规范作为依据；④遵循 ECD 的限定标准，不宜任意扩大标准；⑤考虑多种危险因素的相互作用。

三、尸体供肝的获取

（一）供肝单独切取

对血液动力学相对比较稳定的 DBD 供者，可以采用单独切取的方法获取供肝，也可以采用腹部器官联合切取后再将供肝分离。

1. 选取胸骨上切迹至耻骨联合的正中切口，向两侧横向牵开暴露术野。首先彻底探查腹腔，排除腹腔肿瘤和结核等病变。再仔细探查肝脏，确认供肝大小、颜色及质地均正常，无严重脂肪肝、肝硬化或肿瘤等。

2. 切开升结肠侧腹膜以及十二指肠降段的后腹膜，向中线游离右半结肠和十二指肠，分离胰头后方直至肠系膜上动脉（superior mesenteric artery，SMA）根部，显露肝下下腔静脉、双肾静脉和腹主动脉前壁。在腹主动脉髂动脉分叉上方 2 cm 处，分离出腹主动脉，预留阻断带以备插管及灌洗。分离横结肠系膜与胰头部之间的疏松组织，显露肠系膜上静脉（superior mesenteric vein，SMV），或在横结肠系膜下方通过分离肠系膜根部找到并分离出 SMV，预留阻断带以备插管及结扎。

3. 在十二指肠球部后上方分离出胆总管，靠近胰腺切断胆总管，远端结扎，通过胆总管近端用冷保存液冲洗肝内外胆道，同时剪开胆囊底。

4. 全身肝素化后，用无菌冰屑覆盖腹腔脏器表面以快速降温，用预留阻断带结扎腹主动脉远端，行腹主动脉、SMV 插管。阻断胸主动脉，通过腹主动脉和门静脉插管灌注 4℃HCA 液或 HTK 液，之后再灌注 4℃ UW 液，肝肾周围放置无菌冰屑。在髂血管分叉上方行下腔静脉插管，引流灌注液，待流出的灌注液清亮后停止灌注。

5. 灌注同时，在十二指肠球部上方结扎胃右动脉和胃十二指肠动脉，沿腹腔干方向分离肝总动脉。暴露脾动脉根部，沿胰体向胰尾方向分离脾动脉并切断，保留尽可能长的一段脾动脉以备血管重建。分离门静脉至脾静脉汇合处，横断脾静脉和 SMV，将门静脉从后方的结缔组织中游离出来。解剖胃小弯时，在靠近胃壁处分离、切断胃左动脉的分支，以保护可能发自胃左动脉的变异肝动脉分支。分离 SMA 根部，检查有无替代肝总动脉或副肝右动脉。通常这种变异分支在 SMA 主干远端 2~3 cm 范围内，若有则小心保护好该变异动脉。于膈肌水平游离并切断胸主动脉；在 SMA 起始部以下的腹主动脉上做一个小切口，斜向切开左侧腹主动脉壁，以保护可能出现的左肾上腺动脉。在腹主动脉内壁找到右肾动脉开口后，在其上方切开右侧腹主动脉壁。在左肾静脉上方切开肝下下腔静脉前壁，从内壁找到右肾静脉的汇入口，在其上方横断下腔静脉后壁，确保留下右肾静脉袖片，使肝肾分离。

6. 由于右侧三角韧带尖端位置低，切取供肝时易造成肝脏撕裂，所以应先游离右侧三角韧带，然后切断膈肌。游离肝蒂时尽量远离肝门，同时注意门静脉、胆总管和肝动脉三者的解剖关系和变异情况。

7. 冷灌注后，在腹主动脉和下腔静脉结扎线以下、髂血管分叉以上切断腹主动脉和下腔静脉，沿肌膜前将后腹壁所有组织整块向上和向脊柱方向游离，再沿脊柱前面向上、向前锐性游离腹主动脉和下腔静脉，并超过膈肌。于膈肌上方游离并切断胸主动脉及下腔静脉，将肝脏连膈肌、胰腺、脾及双肾整块切取下来。切取供肝后，再切取供者髂动脉以备肝动脉吻合时搭桥作为间置血管。

（二）腹部器官联合切取

腹主动脉灌注的腹腔所有器官（胃、胰腺、肝和小肠等及双肾）均可整块切取。为尽量缩短 DCD 或 DBCD 供者供器官热缺血时间，应采取腹腔器官联合快速切取法。

1. 腹部大"十"字形切口，上起剑突，下达耻骨联合，左、右到腋后线。开腹后迅速探查腹腔和肝脏，确定供肝可用后，立即在肝肾周围敷上无菌冰屑。

2. 显露远端腹主动脉前壁，在腹主动脉髂动脉分叉上方 2~3 cm 处剪开前壁，向近端插入带 2~3 个侧孔的 20 F 气囊导尿管至胸主动脉水平。气囊内注入 15~20 mL 等渗 NaCl 溶液，结扎腹主动脉远端并固定好。用 4℃ UW 液重力灌注，灌注高度控制在 100 cm 左右。

3. 在下腔静脉髂血管分叉上方 2~3 cm 处剪开前壁，近心端插入引流管，导出血液和灌洗液。注意插管不宜太深，以免阻塞肾静脉灌洗液的流出。

4. 在小肠系膜根部右侧游离、显露 SMV 并剪开，插入已与重力灌洗装置连接好的尖端剪有侧孔的 18 F 硅胶管，插管最佳位置为门静脉主干内。然后结扎 SMV 远侧端、SMA 远端，并固定好门静脉插管。在插管的同时即开始门静脉重力灌注，灌注高度控制在 100 cm 左右。

5. 在十二指肠球部上缘剪开胆总管，同时剪开胆囊底，用 4℃ UW 液 60~80 mL 经胆总管冲洗。

6. 提起乙状结肠，在乙状结肠系膜中部剪开，先向下剪至直肠上段，然后向上沿结肠剪开其系膜，将全部结肠剪下至回盲部，再沿回盲部剪断小肠系膜至 Treitz 韧带处。剪开左侧膈肌显露食管，剪开食管裂孔，将食管牵开。紧靠胃壁剪断肝胃韧带并向下游离至十二指肠，靠近十二指肠剪断胰头直到 Treitz 韧带处，至此全部消化道除直肠外均已游离，将其移出腹腔外。此时，腹腔内仅剩下双肾、胰腺、脾脏和肝脏。

7. 在近腹股沟处剪断双侧髂外动脉并向上游离，于髂血管交叉水平的下方剪断双侧输尿管，沿肌膜前将后腹壁所有组织整块向上和向脊柱方向游离，再沿脊柱前面向上锐性游离腹主动脉和下腔静脉，并超过膈肌。

8. 在腹主动脉和下腔静脉结扎线以下、髂血管分叉以上切断腹主动脉和下腔静脉，于膈肌上方剪断胸主动脉及下腔静脉近心耳处，至此将肝脏连同膈肌、胰腺、脾脏、双肾及双侧输尿管整块切取下来。同时切取供者双侧髂动脉，移植时备用。

将所切取的器官全部移至盛有 4℃ UW 液的无菌容器内，从上方纵行剪开腹主动脉后壁直至双侧肾动脉开口，用 UW 液经腹腔动脉、双肾动脉进一步灌洗肝脏及双肾，冲洗出各器官内残存的血液。在这个过程中门静脉始终维持灌注，灌注液总量 2 000~3 000 mL。供肝及双肾灌注满意后，将其放入盛有保存液的 3~4 层无菌塑料袋内，每层分别结扎，每层间一定不要有空气。置入盛有冰屑的冷藏箱中运输，注意不要将冰块直接与器官接触，否则会造成器官局部冻伤。回手术室后进一步分离、修整各器官。

切取无心跳供者肝脏时，不要游离肝蒂和肝门，以免损伤变异血管、破坏胆道血供。待修剪肝脏时再仔细解剖肝蒂，分别游离出门静脉、胆总管和肝动脉。若血管或胆管有变异，应做相应处理。

（陈知水　陈　栋　臧运金）

第四节　肝脏移植术

肝脏移植技术包括供肝修整，病肝切除，供肝植入等手术步骤。

一、供肝修整

供肝切取后转运至手术室需进一步修整。将供肝放入特制修剪台的双层无菌槽中，2层之间放满无菌冰屑和水，保证整个修肝过程中温度始终在4℃左右。供肝始终浸泡在4℃左右的 UW 液中，可减轻复温引起的热缺血损伤。

（一）供肝再次评估

在供肝获取时可能由于灯光因素影响对供肝质量的判断，因此肝脏修整前应再次肉眼观察供肝的大小及质地。

1.判定脂肪肝程度，必要时行快速病理检查。

2.检查灌注管道，明确有无错插或插管不到位的情况。

3.检查血管有无变异及损伤，评估损伤程度及重建难度。

（二）供肝修整步骤

1.第一肝门

（1）找到胆总管，向上分离至胃十二指肠动脉水平处，避免损伤右侧的迷走肝右动脉。

（2）修肝时首先确认肝动脉有无变异。从剖开的腹主动脉内膜面辨认肠系膜上动脉和腹腔干的开口。自根部向远侧游离肠系膜上动脉3~4 cm，确认肠系膜上动脉是否发出变异的肝总动脉、肝右动脉或副肝右动脉等，若有则注意保护，不要过度分离。自根部向远侧游离腹腔干，确认胃左动脉发出部位及其是否发出变异的肝左动脉或副肝左动脉，若有则应将胃左动脉游离至肝左动脉的分支处。确认脾动脉发出部位后，再向远侧游离3~4 cm后剪断，多保留脾动脉以备动脉吻合或成形。游离肝总动脉，确认胃十二指肠动脉发出部位后，远离分叉处切断，在分离胃右动脉发出的部位后将其结扎、切断。一般在分离出胃十二指肠动脉后即不再继续解剖肝固有动脉，防止损伤胆道血供。解剖动脉时不要过度牵拉以免损伤动脉内膜。

（3）游离门静脉，沿肠系膜上静脉向上剪开胰头分离门静脉，注意结扎其细小分支并保留足够的门静脉长度。分离并结扎门静脉周围结缔组织至门静脉左、右分支下方1~2 cm

处。不要向肝门深处过多分离，以免损伤尾状叶的门静脉分支等。修剪肝门部和胆总管时不要过多分离，以免影响胆道血供。

2. 下腔静脉

包括肝上、肝下下腔静脉的游离和修整，主要目的是游离出可以供吻合的管道以及结扎周围可能的出血点。

下腔静脉修整的步骤如下：

（1）游离肝下下腔静脉，分离右肾上腺静脉并双重结扎；

（2）分离腔静脉后壁软组织，在左、右三角韧带的根部结扎膈静脉；

（3）剪除肝上下腔静脉周围多余膈肌组织；

（4）沿左、右三角韧带剪除膈肌，结扎肝胃韧带、肝圆韧带，剪除肾上腺和多余组织；

（5）结扎胆囊底部。

如有动脉血管损伤或变异，需逐一重建血管，具体方式视损伤程度及变异情况而定。髂血管修整备用。

（三）供肝修整注意事项

（1）修整过程中避免出现损伤；

（2）如有迷走肝左动脉自胃左动脉发出，需保留胃左动脉，根据术中情况决定吻合方式；

（3）修整完毕后测试血管完整性；

（4）用胆道探条探查胆道；

（5）修整后再次评估供肝，留取供肝组织行病理评估，再次检查血管情况。

二、供肝植入术

按供肝植入部位不同，可分为原位肝脏移植和异位肝脏移植。由于原位肝脏移植更符合人体的解剖生理特征，因此目前临床肝脏移植基本采用该术式。原位肝脏移植按照供肝肝静脉与受者下腔静脉的吻合方式不同，可分为经典肝脏移植和背驮式肝脏移植。为了解决供肝短缺和儿童肝脏移植的问题，又出现了活体肝脏移植、减体积肝脏移植、劈离式肝脏移植以及辅助性肝脏移植等方式。

原位肝脏移植主要分为病肝切除及供肝植入2个步骤。

（一）病肝切除

病肝切除是肝脏移植的关键步骤。尤其对于一些严重肝硬化、门静脉血栓、广泛血管侧支形成、多次手术或再次移植的受者，病肝切除难度较大，需仔细分离止血，防止发生不可控制的大量失血。通常采用双肋缘下"人"字形切口，使用多功能或悬吊式拉钩以保证术野显露良好。入腹后首先探查腹腔，肝癌等肿瘤受者要注意有无肝外转移，肝硬化大量腹水的受者首先用吸引器吸除腹水，并注意有无腹水感染。如腹水存在明显感染，需行病原体培养加药敏试验，并应用大量等渗 NaCl 溶液冲洗腹腔。经典肝脏移植与背驮式肝脏移植的病肝切除方法略有不同。

1. 经典肝脏移植病肝切除 切断肝周韧带，然后依次解剖第一肝门、第二肝门和下腔静脉。第一肝门的解剖应尽可能紧靠肝脏，胆道离断应在胆囊管水平之上，相当于左、右肝管分叉处。注意不要过多剥离胆管周围组织，保证胆管血供良好。沿肝固有动脉向上解剖肝动脉，游离出肝左、右动脉并逐一切断。为确保受者肝动脉与供肝动脉直径匹配，通常需要向下方分离出肝总动脉 1~2 cm，并离断胃十二指肠动脉。动脉和胆管后方稍加分离即可见门静脉，将门静脉从周围淋巴结缔组织中分离出来。门静脉应分离足够长度，上方贴近肝门部，下方贴近胰腺上缘。如存在门静脉血栓，为方便取栓，可进一步向下分离门静脉主干至脾静脉汇合处。注意充分去除周围淋巴结缔组织，以便于吻合。此时为减少无肝期时间，可暂时不离断门静脉，继续解剖第二肝门。

第二肝门处的 3 支肝静脉不需解剖和分离，只需充分游离肝上下腔静脉即可。注意从膈肌汇入腔静脉的膈静脉，应仔细分离，逐一结扎切断，并分离包绕在腔静脉周围的膈肌组织，显露出足够长度的肝上下腔静脉以供吻合。经典肝脏移植不需要解剖第三肝门，而需充分游离肝后下腔静脉后壁。需注意严重肝硬化受者肝后下腔静脉后方会有明显曲张的血管，应仔细分离缝扎，避免出血。肝下下腔静脉的分离相对容易，一般分离至肾静脉水平之上即可。要注意此处有后方汇入下腔静脉的小静脉，应妥善结扎。一些终末期肝病受者，由于门静脉高压，肝下下腔静脉表面的腹膜有大量侧支血管，需仔细处理这些血管。

肝脏游离完毕，在病肝切除前应尽量对创面及膈肌进行妥善止血，从而给麻醉医师充足的时间补充容量、纠正内环境紊乱以及维持血压稳定，这对于严重肝硬化、分离病肝时出血较多的受者尤为重要。在供肝完全修整好后阻断门静脉，在贴近肝门实质处予以离断，需要转流的受者此时可使用门静脉内置管转流。同时阻断肝上、肝下下腔静脉，在贴近肝实质处离断腔静脉，移除病肝以及后方附着的腔静脉。再次检查创面有无明显出血。修整血管断端以备吻合。

需要注意的是，转流技术具有解决门静脉和下腔静脉淤血、减少由于门静脉压力过高引起的渗血等优点，但同时也存在操作技术复杂、全身肝素化带来的凝血功能障碍等缺点。近年来，由于肝脏移植技术的迅速发展，吻合速度加快，无肝期明显缩短，目前绝大部分肝脏移植已不采用该技术。

2. 背驮式肝脏移植病肝切除 背驮式肝脏移植技术特点是，应用受体肝静脉（肝左、肝中，或肝右、肝中或三支共干静脉）成型，供肝肝上下腔静脉与受体成型的肝静脉行端 – 端吻合。早期为了防止胃肠淤血，在病肝切除前将受者的肠系膜上静脉或门静脉行架桥术，然后切除病肝并保留肝后下腔静脉。背驮式肝脏移植由于保留了肝后下腔静脉，供肝肝上下腔静脉与受体成型的肝静脉端 – 端吻合，供肝背驮于受体下腔静脉上，故称为背驮式肝脏移植（piggy back liver transplantation，PBLT）。

背驮式肝脏移植分离肝周韧带及第一肝门的方法与经典肝脏移植完全相同。不同之处在于背驮式肝脏移植不离断肝后下腔静脉，而需要解剖第三肝门。首先充分暴露肝下下腔静脉前壁，由此向上分离肝实质后方与下腔静脉之间的间隙。第三肝门由很多细小的肝短静脉从肝实质汇入下腔静脉，应逐一结扎、切断。有时会有粗大的肝右后下静脉，用于回流肝右后叶及部分尾叶的血流，应仔细分离该静脉，避免从静脉壁中穿过而造成大出血，下腔静脉侧用 4-0 Prolene 线缝扎。向上继续分离时需切断腔静脉韧带。有时会有小的肝静脉分支通过这条韧带，如果该韧带较厚，有血管的可能性较大，可钳夹离断后再用 4-0 Prolene 线缝扎；如果仅薄薄一层，可尝试直接电刀离断。继续依次分离肝右、中、左静脉，注意肝中静脉与肝左静脉形成共干后进入下腔静脉者约占 40%。通常先离断缝合肝右静脉，然后切断门静脉，最后离断缝合肝左静脉，完成病肝切除。

（二）供肝植入

供肝修整完毕后，病肝切除完成即可植入供肝。无肝期开始后，乙型肝炎肝脏移植受者应输注乙型肝炎免疫球蛋白。同时注意补充血容量，维持血压。

1. 经典肝脏移植供肝植入 供肝肝上下腔静脉与受者肝上下腔静脉用 3-0 Prolene 线端端吻合。注意血管外翻连续缝合，保证内面光滑。肝上下腔静脉缝合完毕后，供肝肝下下腔静脉与受者肝下下腔静脉用 4-0 Prolene 线端端吻合。在前壁闭合前使用 800 mL 4℃含 5% 白蛋白的等渗 NaCl 溶液灌洗供肝，将肝内残留保存液灌洗干净，并排空下腔静脉内空气。

供肝门静脉与受者门静脉用 6-0 Prolene 线端端吻合。适当修剪门静脉，避免因过长引起扭曲、过短导致张力性狭窄。缝合结束时先不要打结，以阻断钳阻断吻合口以上供肝门静脉，开放受者门静脉，放出 200~300 mL 血液。开放血流前复查血钾，如果偏高要尽快处理，防止血流开放后心跳骤停。依次开放肝上下腔静脉、肝下下腔静脉和门静脉，再迅速用温热等渗 NaCl 溶液冲洗肝脏，帮助复温。如肝内有血液淤滞，术者可轻轻按摩肝脏，促进其血液循环恢复。如果供肝功能良好，植入后灌注数分钟内即可见胆汁流出。

检查无明显活动性出血后开始动脉重建。肝动脉吻合至关重要，必须保证肝动脉吻合口通畅，避免动脉血管内膜损伤。通常采用供肝肝总动脉与受者肝总动脉和胃十二指肠动脉修剪的喇叭口做端端吻合。直径 >3 mm 的动脉可采用连续缝合，<3 mm 则在显微镜下间断缝合。注意供、受者肝动脉有无变异，特别是供肝存在单独从肠系膜上动脉发出的肝右动脉，需要单独重建，切勿遗漏。当受者肝动脉过于纤细或存在严重动脉硬化等情况，无法用于重建时，可应用备用血管与受者腹主动脉或脾动脉搭桥重建。血管吻合完毕后，用术中超声检查肝脏左右两侧肝动脉、门静脉和肝静脉是否通畅，如有问题应及时寻找原因并妥善处理。

如果供、受者胆管质量良好，在胆道重建时一般采用端端吻合。供肝胆管尽量修剪至胆囊管汇合口以上血供丰富的部位。注意供肝胆管旁不要残留胰腺组织，有明显肿大的淋巴结也应清除掉。受者胆管一般血供良好，仅修剪掉边缘明显缺血的部位即可。胆管吻合不能有张力，在吻合前取出肝后的纱布，松开拉钩，保持肝脏自然位置。用 6-0 可吸收线缝合，后壁连续缝合，前壁间断缝合。通常不需放置 T 管，如果吻合张力过大、受者胆管有病变或毁损，可考虑行胆总管空肠吻合。如需放置 T 管，则多在吻合口上方肝总管内引出（距吻合口 1~1.5 cm），短臂向下超过吻合口以利支撑。充分止血，分别于右膈下、左肝下和网膜孔放置引流管，逐层关腹。

2. 背驮式肝脏移植供肝植入 背驮式肝脏移植门静脉、肝动脉和胆管吻合与经典肝脏移植相同，区别在于肝静脉（流出道）的吻合方式目前多采用改良背驮式。以大阻断钳部分阻断受者下腔静脉前侧壁，在其前壁剪开，直径与供肝肝上下腔静脉相仿，与供肝肝上下腔静脉用 4-0 Prolene 线端侧吻合。采用连续缝合，先缝右侧再缝左侧，尽量外翻缝合。供肝肝上下腔静脉不要保留过长，以免造成扭曲，影响流出道通畅。如果供肝肝右静脉与肝中、肝左静脉的共干分隔太浅，在修肝时可以将此分隔横向向肝内适当切开，纵向缝合血管内膜，以保证流出道通畅。流出道重建完毕后，使用 800 mL 4℃含 5% 白蛋白的等渗 NaCl 溶液灌洗供肝，将肝内残留保存液灌洗干净。然后将供肝肝下下腔静脉妥善结扎，继续吻合门静脉。吻合完毕后，先开放供肝肝上下腔静脉，然后开放门静脉。

背驮式肝脏移植的优点是在手术过程中只需部分阻断下腔静脉，对受者血流动力学影响较小，有利于维护肾脏及心肺功能。但如果肝静脉吻合口设计不好，容易造成流出道狭窄，引起肝脏肿胀淤血，影响术后恢复。

目前较统一的观点是，经典肝脏移植与背驮式肝脏移植不存在孰优孰劣，而是针对受者个体选择何种术式更佳。根据移植中心及移植外科医师所擅长的术式及相应的配套设备、供肝情况、受者原发病和相应的解剖情况，因人而异选择比较适宜的移植术式。例如对于靠近下腔静脉的肝癌肝脏移植受者，为确保肝癌根治，应选用经典术式；对于大体积供肝应选用经典术式；对于术前肾脏和心肺功能差的肝硬化受者，应采用背驮术式。

三、再次肝脏移植

再次肝脏移植与初次肝脏移植相比，不仅手术难度大、死亡率高、移植物和受者生存率低，而住院时间长、治疗费用高。儿童再次肝脏移植生存率优于成人，但低于儿童初次肝脏移植。然而，再次肝脏移植是移植肝失功的唯一挽救手段。为了更好地利用稀缺的供肝资源，提高受者再次肝脏移植生存率，多个移植中心提出了纳入供、受者参数的风险预测模型。这些模型有助于剔除不能从再次肝脏移植获益的高危受者，使再次肝脏移植受者及移植物生存率显著提高。

（一）再次肝脏移植适应证

根据再次肝脏移植距前次肝脏移植间隔时间的长短，分为早期适应证和晚期适应证，通常以前次肝脏移植后 30 d 为界（目前尚无统一标准）。早期适应证主要包括原发性移植物无功能（primary graft nonfunction，PNF）和血管并发症（如肝动脉或门静脉血栓形成），分别占 20%~30%、15%~20%。晚期适应证包括慢性排斥反应、原发病复发、胆道并发症、血管并发症、继发于肝动脉栓塞的缺血性胆管病以及新发自身免疫性肝炎等。

（二）再次移植的手术时机

多数再次肝脏移植发生在前次肝脏移植后相对较短的时间内。美国一项研究表明，有 25% 的再次肝脏移植发生在前次肝脏移植后 2 周内。最近西班牙一组病例数据显示，12.2% 的再次肝脏移植发生在前次肝脏移植后 3 d 内，34.7% 发生在前次肝脏移植后 4~30 d 内，18.4% 发生在前次肝脏移植后 1 个月~1 年。回顾性分析显示，再次肝脏移植与前次肝脏移植间隔时间的长短对预后有显著影响，间隔 3~7 d 的受者术后 1 年生存率高于间隔 7~30 d 者。分析其原因，间隔 7~30 d 的受者肝脏移植原因多为 PNF 或血管并发症，本应在更早时间段内行再次肝脏移植，但是由于未匹配到新供肝或医师没有及早认识到再次肝脏移植的必要性而错过最佳手术时机。另外，间隔数周后再次肝脏移植会面临最为严重的腹腔炎性致密粘连，增加手术难度。所以，应尽早正确判断病情转归，在受者全身情况尚好时行再次肝脏移植。如病情允许，尽可能避开术后数周内腹腔炎性粘连及水肿的急性期进行再次手术。

（三）再次肝脏移植的风险预测模型

相比初次肝脏移植，再次肝脏移植的效果普遍较差，并且占用了供器官资源，减少了等待队列中初次移植受者的手术机会。对于潜在的再次肝脏移植受者，在等待手术期间应进行连续的病情评估，科学地筛选出能从再次肝脏移植获益的受者，公平、合理地分配供肝资源。为此，国内外一些移植中心提出了根据供、受者参数判断预后的评分系统，用于量化再次肝脏移植受者的预后，对再次肝脏移植的决策颇有帮助。近年来，再次肝脏移植与初次肝脏移植术后生存率的差距不断缩小，风险预测模型起到了重要作用。

（四）再次肝脏移植的技术难度

再次肝脏移植的时机，尤其是与前次肝脏移植的间隔时间，是影响手术复杂性和技术难度的重要因素。①前次肝脏移植后数天再次移植，病肝切除过程往往比第一次简单，因为病肝已经游离而且门静脉高压得到缓解。②前次肝脏移植 1 个月后的再次肝脏移植会有很大技术难度，腹腔致密粘连和水肿、重要脉管结构扭转、瘢痕形成、层次辨认不清、粘连带内新生血管及患者门静脉高压重现都可造成病肝切除过程中大出血，增加死亡率。③再次肝脏移植脉管重建时选择余地小，组织质地、脉管长度和受者段血流情况决定了较前次手术更复杂、困难的重建方式，经常需要用到显微吻合、血管搭桥和胆肠吻合技术。

（五）再次肝脏移植注意事项

全面评估受者对再次肝脏移植的耐受性和预后，权衡风险与获益。

1. 危重患者（终末期肝病模型评分 >25 分、气管插管、肾功能不全或高龄等）、已行再次移植的受者、前次移植后 8~30 d 内需要再次移植以及脉管内广泛血栓血管条件差的受者，行再次移植后早期死亡率高，手术需慎重。

2. 仔细复习前次移植手术记录，对照影像资料明确术式和各脉管吻合位置及方式。

3. 分离粘连时注意避免空腔脏器损伤，如有损伤应妥善修补。

4. 分离粘连应耐心细致，边分离边止血，避免长时间大面积渗血，如渗血难以控制并已影响循环稳定，应适时终止手术。

5. 静脉转流可降低门静脉系统压力，减少失血和输血。

6. 当第一肝门致密疤痕或曲张血管影响解剖的安全性时，可阻断第一肝门并整块高位横断，切除病肝后再解剖出各脉管结构作吻合。

7. 如果前次肝脏移植采用背驮式，再次移植时病肝切除较容易。再次肝脏移植可采用经典或背驮式肝脏移植，如采用经典肝脏移植需保留原腔静脉吻合口以保证有足够血管长度行再次吻合；同样，离断门静脉时也尽量靠近肝脏，保证足够长度的血管用于吻合。

8. 尽量切除原移植物的肝动脉，因为再次移植后原移植物动脉易形成血栓或破裂。注意保留好供者髂动脉备用。如果受者端肝动脉条件差，供者肝动脉可能需要与腹腔干上方或肾动脉下方的腹主动脉吻合，后者通常需要应用供者髂动脉搭桥。

9. 胆道重建避免使用原移植物胆管，建议行胆肠吻合，确保吻合口无张力。如前次肝脏移植已行胆肠吻合，需切除空肠盲端至胆肠吻合口段的肠管，重新行胆肠吻合。但有回顾性研究显示，再次肝脏移植行胆肠吻合与胆管端端吻合的胆道并发症发生率并无显著差异。

10. 再次移植时尽量避免使用劈离供肝、年龄 >60 岁或心脏停搏的供者供肝，供、受者手术组信息沟通及时，尽量缩短供肝冷缺血时间。

11. 手术团队需要有丰富经验，熟练掌握各种肝脏移植术式及脉管重建技术，需要强大的麻醉团队保障。

（郑树森　徐　骁　陈知水　陶开山　夏　强　叶啟发）

第五节　成人活体肝脏移植术

供肝匮乏是中国肝脏移植医师需要长期面对的问题，为扩大供肝来源，活体肝脏移植成为终末期肝病患者的重要选择之一。活体肝脏移植对手术技术操作的要求极高，规范细致的手术操作是供、受者安全的重要保障。

一、供者评估

成人活体肝脏移植中评估供者的主要目的是要决定候选供者是否适合捐赠器官。活体肝脏移植最大的伦理问题是让健康的供者由于器官捐献手术而面临危险，有报道表明活体供者的并发症发生率为38%，病死率为 0.2%。

（一）活体肝脏供者的选择

目前临床上对理想的活体肝脏移植供者没有明确定义，但通常首选的供者为年龄 18~55 岁、体质量指数 <30 kg/m^2、与受体血型相容、没有肝脏脂肪变性和伴随的健康问题，并且捐献供肝和残余肝分别满足受体、供者需要。

（二）活体肝脏供者的评估

评估包括以下重要方面：

1. 器质性疾病或传染性疾病的检测，无论是明显的还是潜在的疾病都会增加供者和受体的手术风险。

2. 精神心理状况的评估，包括捐赠动机。

3. 对肝脏移植物解剖学、体积和功能进行评估。

（三）活体肝脏供者的评估步骤

供者评估步骤为：

1. 询问并登记其年龄、性别、身高、体重、血型、与患者的关系及捐献意愿动机等，初步决定是否适合作为供者。

2. 收集完整病史、体检及实验室检查资料，实验室检查包括血常规、电解质、凝血功能、肝肾功能、ABO 血型、病毒学检查等（女性供者查 HCG 排除受孕可能），同时行心电图及胸片检查。

3. 三维 CT 测量肝体积并行门静脉、肝静脉及肝动脉重建，胆道系统情况可在术前行 MRCP 明确或者待术中胆道造影来评价。

4. 外科医师、麻醉科医师及相关科室进行术前讨论，决定手术方案，并报请医院伦理委员会批准。

（四）活体供肝的体积计算

术前计算供肝体积在活体肝脏移植中具有重要意义，一方面可避免由于受体移植肝体积不足而造成的负面情况，另一方面在供者中可留下充足的肝体积。为了供者的安全，在活体肝脏移植中供者剩余肝脏体积必须 >30%×全肝体积。供肝与受体体质量之比 ≥0.8% 能有效防止受体小肝综合征的发生。当候选供者的 BMI 处于 27~30kg/m² 范围内，CT 扫描显示不正常的病理变化，供者有轻度的高胆红素血症但血清 ALT 和 AST 水平正常，或不能解释的 ALT 或 AST 短暂性升高时，建议实施肝脏活检。如果不需要进行紧急移植手术，那么有脂肪肝的候选供者最好先减重和进行积极的锻炼。成功地减少肝脏脂肪变性是可能的，也更利于移植。

二、供者手术

（一）手术切口

左外叶供肝时，取剑突至脐上的正中直切口；左半肝及右半肝供肝时，取反"L"形切口。腹腔镜手术时可行耻骨上横切口取出供肝。

（二）肝脏游离

切开肝圆韧带及镰状韧带，游离并充分显露肝静脉根部。左半肝供肝时，切开左三角韧带和左冠状韧带，游离肝左外叶，将汇入下腔静脉的膈下静脉结扎、切断，充分显露肝左静脉（left hepatic vein，LHV）根部。同时适当游离暴露肝右静脉（right hepatic vein，RHV）和肝中静脉（middle hepatic vein，MHV），以明确 3 支肝静脉根部的位置关系。打开小网膜囊，从左侧游离左尾状叶。除预计重建的粗大尾状叶静脉以外，将其他肝短静脉小心结扎、切断。

右半肝供肝时，切开右三角韧带和右冠状韧带，游离右肾上腺及肝裸区，将细小肝短静脉全部结扎、切断。充分游离 RHV 根部附近，和左半肝供肝一样，结扎、切断从右侧汇入的数支膈下静脉。膈肌和下腔静脉之间进行充分游离，显露出较长的 RHV 根部，予以悬吊。

采用绕肝提拉法在下腔静脉前面悬吊后进行肝实质离断，在头端于 MHV 和 RHV 之间显露下腔静脉。使用特大号弯头钳盲视下向足侧端游离下腔静脉前面与肝脏的间隙数厘米。从足侧端开始，在肝脏尾状叶突起部附近与下腔静脉前面进行游离，结扎、切断肝短静脉。钳子前端贯通头端后递送悬吊带，可从下腔静脉前面将肝脏全部抬起。

（三）肝门处理

在游离肝门之前，先行胆囊切除。从胆囊管断端插入硅胶管，为胆道造影做准备。

切取左半肝供肝时，从胆总管左侧开始处理肝十二指肠韧带。确认肝左动脉（left hepatic artery，LHA）并显露，向近侧游离，确认与肝右动脉（right hepatic artery，RHA）汇合的部位。肝中动脉（middle hepatic artery，MHA）独立起自肝总动脉时，确认并显露，游离至汇合部。动脉周围组织需充分游离，游离好的血管可悬吊以利于暴露。显露肝动脉左侧附近的门静脉主干左侧壁，并向肝侧进行游离，注意避免损伤尾状叶分支。游离门静脉左、右支汇合部，悬吊门静脉左支根部。必要时，将右尾状叶的小分支结扎、切断。在准备附带尾状叶的供肝时，需确认并保留门静脉的主要左尾状叶分支。

切取右半肝供肝时，肝门的处理需从暴露出的肝十二指肠韧带右侧开始游离。游离胆总管背侧，显露 RHA 和门静脉主干。在胆总管左侧游离至 MHA 或 LHA 分叉处，右侧游离至右后叶支和右前叶支分叉处附近。将门静脉右支与胆管及血管周围结缔组织进行充分游离，结扎、切断门静脉尾状叶支，并悬吊门静脉右支。

（四）离断肝实质

1. 确定离断线　在肝门部对确定切断的肝动脉及门静脉试行阻断，预估切取供肝的缺血范围。肝脏表面会出现缺血线，但离断线不一定与缺血线一致。切取扩大左半肝供肝或不包含 MHV 的右半肝供肝时，将离断线设定在缺血线稍右侧的右前叶。切取包含 MHV 的扩大右半肝供肝时，将离断线设定在缺血线稍左侧的左内叶。切取包含 RHV 的右后叶供肝时，将离断线设定在缺血线稍左侧的右前叶内。离断肝实质主要使用超声乳化吸引刀、超声刀以及电刀等。在遇到应予保留的粗大分支时，要注意沿平行于静脉走行方向操作，避免损伤静脉壁。当离断面上出现血管等索状物时，原则上需在两侧结扎后进行切断。

切取左半肝供肝时，将 MHV 右侧设定为离断线，在不暴露 MHV 主干的情况下，对离断面出现的 MHV 右前叶分支依次结扎、切断；当离断面到达肝门水平时，离断肝门附近的尾状叶；提拉牵引悬吊带，便于离断肝门板背侧肝实质，将剩下的肝实质完全离断至下腔静脉前面。切取不含 MHV 的右半肝供肝时，保留右叶汇入 MHV 的主要分支并离断肝实质。切取含 MHV 右半肝供肝时，为了不在离断面显露 MHV，在 MHV 左侧离断肝实质；来自左半肝的 MHV 分支可全部进行结扎、切断，悬吊带的送递、MHV 主干的显露和肝实质离断等与切取右半肝供肝的手术操作相同。切取右后叶供肝时，离断线设定在 RHV 左侧，从 RHV 发向右前叶的所有分支全部结扎、切断；在离断面不显露 RHV 的情况下离断肝实质；在肝门要将肝动脉及门静脉的右后叶支从胆管及血管周围结缔组织上充分游离，在该位置离断 Glison 鞘周围的肝实质需格外小心。

2. 离断胆管 离断胆管前需行胆道造影，以确认胆管走行。胆囊管置入硅胶管并注入造影剂，用金属血管夹在胆管预定离断线进行标记，可以准确判断切断胆管的位置。尽量靠近供肝肝门，在需要重建胆管数较少的位置进行切断。胆管离断后再次行胆道造影，确认是否按预定位置切断胆管以及是否有胆汁漏出。游离胆管时应注意尽量保留周围组织以保证胆管血供不受影响。

3. 供肝切取 切取供肝时血管切断的顺序依次为肝动脉、门静脉和肝静脉，动脉在双重结扎后切断。左半肝供肝存在数根供肝侧动脉时，可通过检查切断时有无回流判断肝内动脉间交通的程度，并以此作为是否需要动脉重建的指标。为了避免供肝门静脉出现狭窄，用血管钳阻断门静脉后将其切断，断端用 5-0 Prolene 线进行缝扎。最后切断 LHV 和 MHV 或 RHV，断端用 4-0 Prolene 线缝合。

三、供肝灌注和修整

供肝取出后迅速放入盛有等渗 NaCl 溶液冰水混合物的盆内转移至后台。门静脉内插入灌注管并用 3-0 丝线固定，用 4℃乳酸林格液或 UW 液在 100 cmH_2O（1 cmH_2O=0.098 kPa）压力下开始灌注，灌注量标准为供肝重量的 2 倍。此时，要注意避免输液管内混入气泡。乳酸林格液灌洗完成后，将供肝转移至另外盆中，将灌注液换成 4℃ UW 液，灌注量为供肝重量的 2~3 倍，同时向胆管及动脉内注入 UW 液，将管腔内胆汁和血液冲净。肝静脉流出液体变为澄清时即灌注完成。如肝静脉需要整形，可在此时同步进行。左外叶供肝时，使用冷保存供者髂静脉补片，尽可能使受者侧形成宽大的吻合口。左半肝供肝时，可视情况将 LHV 和 MHV 整形为共同开口，以获得足够宽大的流出道。右半肝供肝（不含 MHV）流出道一般较为复杂，通常会有粗大的 V、Ⅷ段肝静脉，以及单独汇入下腔静脉的右后下肝静脉。V、Ⅷ段肝静脉通常需要用"Y"形人工血管（或冷保存供者髂动脉）进行搭桥后吻合。右后下肝静脉除搭桥外，亦可直接与下腔静脉行端侧吻合。具体吻合方式应视术中情况而定，保证流出道通畅是根本目的。

四、受者手术

受者手术顺序依次为：开腹、肝周韧带游离、肝门处理、下腔静脉游离、病肝切除、肝静脉重建、门静脉重建、动脉重建、胆道重建和关腹。一般采用"人"字形切口或倒"T"形进腹。既往有开腹手术史的受者，腹腔内粘连严重，需仔细游离肝脏周围粘连，并探查有无肝外病变。对拟行脾切除的受者，先结扎脾动脉。

（一）肝门处理

既往行肝脏手术的受者通常肝门部存在严重粘连，朝着肝门分别从左右侧缓慢、仔细将上提的空肠从肝脏面及肝十二指肠韧带中游离出来。肝脏移植受者存在原发性硬化性胆管炎、胆管病变和肝门部肝细胞癌等情况下，不能行胆道端端吻合，于胰腺上缘切断胆总管并严密结扎残端。

游离肝十二指肠韧带左缘，尽量显露出肝固有动脉至肝左、右动脉分叉处，充分游离这些动脉并悬吊。通常，LHA 游离至 Ⅱ、Ⅲ 段的分支，RHA 游离至右前、右后支。为避免动脉吻合有张力，需要充分游离以保证足够的长度。游离肝动脉时严格避免用镊子钳夹、大力拉扯肝动脉等操作。肝动脉变异较为常见，例如肝左动脉来自胃左动脉，可以在小网膜内确认。沿着门静脉壁慎重游离，悬吊门静脉主干。通常在门静脉主干水平不存在粗大分支，但门静脉高压患者会出现粗大的冠状静脉，应仔细游离并结扎。如 RHA 从肠系膜上动脉发出，此时在肝十二指肠韧带右侧、门静脉背侧可触及搏动。从门静脉主干向门静脉左支游离，门静脉左支根部予以悬吊。结扎后切断门静脉左、右支分叉部远端的尾状叶支。最后，游离至 RHA 和门静脉右支的二级分支为止。

（二）下腔静脉游离

充分游离肝脏周围韧带，显露肝下下腔静脉壁。左侧肝短静脉相对较少，下腔静脉容易暴露；右侧相对困难，须谨慎操作，用电刀将牢固附着的右肾上腺从肝上游离。在肾上腺静脉等易出血的位置，可予以缝扎。结扎、切断肝短静脉，并从尾侧开始将下腔静脉前壁和右侧壁显露出来。将下腔静脉韧带分数次结扎、切断后游离 RHV 并悬吊。继续游离下腔静脉，将尾状叶与下腔静脉完全游离。

（三）病肝切除

依次切断胆管、肝动脉、门静脉和肝静脉，进入无肝期。尽可能在肝侧锐性切断胆管以便端端吻合，尽量在靠近肝门处切断动脉。门静脉阻断后，在左、右支分叉处切断，以便保留血管襻供吻合。两把阻断钳分别阻断 RHV 和 MHV、LHV，紧贴肝脏切断以预留合适长度，切除病肝。

（四）受者血管修整

根据供肝类型和后台修整的供肝肝静脉吻合口形状，进行受者肝静脉整形。右半肝供肝时可关闭 LHV 断端；左半肝供肝时可关闭 RHV，MHV 和 LHV 整形为共同开口。门静脉通常可纵向剪开左、右支分叉处，整形为血管襻。动脉暂不处理。

（五）吻合肝静脉

左半肝供肝时采用"两定点"吻合法，首先用 4-0 Prolene 线在肝静脉左侧 3 点、右侧 9 点挂上支持线，将供肝向尾侧牵引，连续缝合肝静脉后壁。右半肝供肝时，将整形好的供肝肝静脉与纵行切开的受者下腔静脉行侧侧吻合。用 4-0 Prolene 线在头、尾侧端放置支持线，将供肝压向右侧，连续缝合肝静脉后壁。前壁缝合约一半时，从供肝门静脉注入与供肝相同重量的 4℃蛋白水（人血白蛋白 + 等渗 NaCl 溶液），冲洗出 UW 液，同时排出血管里的空气。右半肝供肝的肝静脉吻合口通常不止 1 个，搭桥血管的吻合尤其需要注意角度的选择，以保证血流通畅。

（六）吻合门静脉

通常选用受者门静脉主干与供肝进行吻合，首先用 5-0 Prolene 线以两点支持法固定供肝和受者门静脉。先连续缝合后壁，再缝合前壁。为了不造成狭窄，术者要仔细、轻巧地运针，助手注意不要过度拉扯缝线。吻合结束前，开放受者侧门静脉，观察门静脉血流情况，再次阻断后用肝素水（低分子肝素钠 6 250 U 加入 500 mL 等渗 NaCl 溶液）冲洗门静脉管腔，将残留血液冲净，同时使吻合部膨胀，排出空气并缝合。门静脉重建的关键在于长度和角度的控制，吻合前应仔细斟酌，为选取合适的长度，通常会舍弃带襻吻合，直接行端端吻合。

吻合完毕后即可开放血流，先开放肝静脉，再开放门静脉，仔细检查有无出血，即刻行术中超声监测门静脉及肝静脉血流情况。

（七）吻合肝动脉

左半肝供肝存在 RHA 发自肠系膜上动脉的变异时，可以在肝总动脉和胃十二指肠动脉的水平切断供肝动脉，形成鱼口状的血管襻，可在肉眼下进行吻合。左半肝供肝存在多支动脉的情况下，将直径最粗的动脉和受者肝动脉分支中与其直径最匹配的动脉进行吻合。重建 1 根动脉后，开放血管夹，确认未吻合肝动脉有无交通回流。确认有良好交通的情况下，无需重建其他动脉支。右半肝动脉通常为端端吻合，可在显微镜下进行操作。吻合完成后需行术中超声确认肝内动脉血流是否良好。动脉吻合长度不宜过长，以免导致扭转及成角。

（八）重建胆道

采用细线缝扎对供、受者胆道断端的出血进行充分止血。通常选择胆总管与供肝肝管进行吻合。首先 7-0 Prolene 线以两点支持法固定供、受者胆管，胆管直径较大者，可行后壁连续、前壁间断的吻合方式，若直径偏小，应行全周间断缝合。受者胆总管条件不满意或者直径严重不匹配者，可置入 T 管保持引流，或行胆肠吻合。

（九）关腹

术中超声确定肝内血流情况，通常左半肝供肝需要将供肝缝扎固定在腹前壁腹膜以确保供肝不扭转。严密止血后，置入各引流管并关闭腹腔。引流管留置位置通常在右膈下、第一肝门附近。如行脾切除，需经左侧膈下和脾窝经过胃后壁，置入胰腺上缘。注意避免压迫重建后的血管及胆管。

（夏　强　臧运金）

第六节　儿童肝脏移植

近年来，儿童肝脏移植已在世界上多数临床医学中心得到应用与推广。目前，儿童肝脏移植术后 1、5 年生存率分别为 91.1% 和 86.3%。早期儿童肝脏移植术式主要为供、受者肝脏体积相符的全肝脏移植，很大程度上限制了体质量＜10 kg 的患儿获得手术机会。随着儿童肝脏移植相关学科的发展，适合肝脏移植的儿科疾病谱不断扩大，对儿童肝脏移植的需求量迅速增长，移植等待时间和等待期间病死率逐渐上升。在此背景下，逐渐发展出基于肝脏分段解剖的供肝劈离技术和活体肝脏移植（living donor liver transplantation，LDLT）技术，拓展了儿童肝脏移植供肝来源，并为低龄儿童及婴幼儿肝脏移植创造了条件。随着儿童肝脏移植相关学科的发展，适合肝脏移植的儿科疾病谱不断扩大，对儿童肝脏移植的需求量迅速增长。

一、儿童肝脏移植适应证

儿童肝脏移植的适应证包括五大类：①可能导致肝功能衰竭的原发性肝脏疾病；②急性肝功能衰竭；③原发性肝脏代谢性疾病；④全身性疾病导致的肝脏病变；⑤原发性肝脏恶性肿瘤。美国儿童肝脏移植研究 2 445 例儿童肝脏移植适应证中，慢性胆汁淤积性疾病、急性肝功能衰竭、肝硬化、代谢性疾病、原发性肝脏恶性肿瘤和其他疾病占比分别为 54.3%、13.8%、6.7%、14.4%、6.2% 和 1.0%。

具体的儿童肝移植适应证包括：

（一）慢性胆汁淤积性疾病

胆道闭锁、Alagille 综合征、原发性硬化性胆管炎、全肠外营养支持相关胆汁淤积、进行性肝内胆汁淤积症、特发性胆汁淤积症、新生儿肝炎、胆管硬化及其他胆汁淤积、急性肝功能衰竭、肝硬化、自身免疫性肝炎伴肝硬化、新生儿肝炎肝硬化等。

（二）代谢性疾病

α_1- 抗胰蛋白酶缺乏、尿素循环障碍、囊性纤维化、Wilson 病、酪氨酸血症、原发性高草酸尿症、Crigler-Najjar 综合征、糖元累积症、新生儿血色病、先天性胆汁酸代谢障碍等。

（三）原发性肝脏恶性肿瘤

肝母细胞瘤以及其他肿瘤。

（四）其他疾病

先天性肝纤维化、布加综合征和中毒等。

二、儿童肝脏移植禁忌证

患儿存在以下情况应视为儿童肝脏移植的禁忌证：①可预见移植术后生存质量不佳，例如伴有难以逆转的中枢神经系统受损的患儿；②合并其他器官功能衰竭，严重影响肝脏移植预后，例如肝肺综合征、重度肺动脉高压和急性呼吸窘迫综合征；③伴有严重心功能不全的主动脉瓣狭窄、严重瓣膜性心脏病以及晚期心肌病；④严重的全身性感染；⑤多数病毒感染，在控制前不应接受肝脏移植手术，但部分疱疹病毒（CMV、水痘病毒和单纯疱疹病毒 1 型）感染除外；⑥存在难以根治的肝外恶性肿瘤。

三、儿童肝脏移植受者评估

所有儿童肝脏移植均应严格按照相关标准流程实施术前评估，由多学科评估团队完成，评估项目包括生长发育与营养状态指标、病毒学指标、影像学检查和其他检查。

（一）生长发育与营养状态指标

1. 身高、体质量、体质量指数、最大腹围、上臂围、肱三头肌皮褶厚度和神经认知发育指标等。

2. 实验室检查项目：血常规、尿常规、大便常规、肝肾功能、凝血功能、血型、电解质、血氨、C 反应蛋白、血清降钙素原、梅毒血清学检测和真菌 G 试验。

（二）病毒学检测

HBV 血清学标志物以及 HCV、HIV、CMV 和 EB 病毒抗体和 DNA 检测。

（三）影像学检查

肝脏血管彩色多普勒超声、心电图、超声心动图、胸部 X 线或肺部 CT 以及上腹部 CT 血管成像（CT angiography，CTA）检查。

（四）其他

原发病相关的特殊检查和其他特殊医疗情况相关的检查。移植外科医师需详细评估患儿的外科手术条件，其中最重要的是评估门静脉和腹腔内其他血管解剖变异，胆道闭锁患儿还需明确既往行肝门空肠吻合的术式。

目前广泛使用儿童终末期肝病模型（pediatric end-stage liver disease，PELD）评分来计算患儿死亡风险，并以此来评估病情严重程度，保证供肝合理分配。PELD 评分系统是基于肝脏移植等待名单内患儿 3 个月死亡风险来制定的，适用于年龄 <12 岁的患儿，年龄 ≥12 岁的患儿应使用终末期肝病模型评分系统。

四、儿童肝脏移植的手术时机

（一）胆汁淤积性肝病

胆道闭锁患儿出现终末期肝病表现是肝脏移植手术的明确指征。胆汁淤积性肝病患儿经药物治疗无效，出现严重瘙痒症、骨折、影响容貌的黄瘤病或严重的生长发育障碍，是肝脏移植的重要指征。

（二）遗传代谢性疾病

药物治疗效果不佳、可能造成不可逆性神经系统损伤、出现肝功能衰竭和恶性肿瘤倾向以及遗传代谢病反复发作可能导致严重并发症者。

（三）暴发性肝功能衰竭

进展至Ⅲ度肝性脑病是急诊肝脏移植的明确指征。

（四）肝脏肿瘤

无法手术根治性切除但无明显血管侵犯的非转移性肝细胞癌；无法手术切除且其他治疗方式亦无效的非转移性其他肝脏肿瘤。

五、儿童肝脏移植的手术方式

儿童肝脏移植的手术方式主要分为全肝脏移植和部分肝脏移植。全肝脏移植包括经典原位肝脏移植与背驮式肝脏移植。部分肝脏移植包括 LDLT、劈离式肝脏移植与减体积肝脏移植。特殊疾病可以选择多米诺肝脏移植与辅助性肝脏移植。

六、儿童 LDLT 供者手术

儿童 LDLT 应根据儿童受者实际发育情况选择合适的供肝类型。常见供肝类型：左外叶、扩大左外叶、左半肝（含肝中静脉）和右半肝（通常不含肝中静脉）；少见供肝类型：减体积左外叶、单独 S2 或 S3 肝段以及右后叶。由于 LDLT 手术涉及健康成人，应将供者安全放在首位。在供肝获取过程中，肝脏脉管结构及供肝选择应遵循供者利益最大化原则。

（一）供者选择标准

1. 18~55 周岁的健康成人。

2. 供、受者血型相同或相容，<1 岁的患儿接受跨血型移植无需术前特殊处理也可获得良好预后。

3. 轻度脂肪肝（脂肪变性 <30%）供者供肝是安全的，中、重度脂肪肝供者原则上应减脂后再进行供肝捐献，必要时应行肝穿刺活检明确脂肪变性程度。

4. 根据受者年龄和体质量选择合适体积的供肝，对于供肝血管结构特殊的供者，可选择切取特殊类型的供肝，如右后叶供肝。

（二）供者评估

1. 临床病史采集及实验室检查　详细询问供者既往病史及手术史并进行详细的实验室检查。基本的实验室检查项目应包括：血常规、尿常规、肝肾功能、凝血功能、血型；HBV 血清学标志物以及 HCV、HIV、CMV 和 EB 病毒抗体和 DNA 检测；梅毒血清学检测以及常见肿瘤标志物（甲胎蛋白、癌胚抗原、糖类抗原125和糖类抗原19-9等）；育龄妇女加查人绒毛膜促性腺激素。排除携带传染性疾病以及患有严重影响供、受者安全的急慢性疾病或潜在恶性肿瘤的供者。

2. 影像学检查 目前常采用肝脏CTA或三维动态增强磁共振血管成像进行供者肝脏血管结构评估，必要时可选择肝脏血管造影进一步明确。使用磁共振胰胆管成像评估供者胆道结构，必要时在供肝切取术中行胆管造影进一步明确。

3. 手术耐受性评估 心肺功能评估（心电图、肺功能和胸部X线检查），必要时增加超声心动图等特殊检查；心理和精神状态评估；甲状腺功能以及免疫功能状态评估。

4. 供、受者移植综合评估 应用三维重建软件测算供、受者肝脏体积，选择合适的供肝类型。一般要求移植物重量与受者体质量比在1%~4%。供、受者术前均进行HLA检测。

5. 麻醉科会诊 评估供者麻醉风险。

（三）供者术前准备

术前与供者充分沟通，详细告知供肝切取手术过程、相关风险以及可能出现的相关并发症，签署知情同意书。供者手术前1天清淡、低渣饮食，清洁沐浴，手术部位备皮，行相关药物皮肤敏感试验。术前6 h禁食，4 h禁饮。

（四）供肝切取手术流程

1. 供者平卧位，气管插管，静脉-吸入复合麻醉，留置深静脉导管，桡动脉穿刺监测动脉压。

2. 肝左外叶供者一般采用上腹部正中切口，显露不佳或半肝供者可采用右肋缘下切口或上腹部反"L"形切口。

3. 探查腹腔脏器，游离肝周韧带，显露第二肝门，解剖游离肝静脉根部结构。

4. 解剖游离第一肝门，显露供肝侧肝动脉及门静脉分支；定位左右肝管分叉部位，必要时行胆管造影进一步明确胆道结构。

5. 根据术前规划结合术中超声确定肝切线，离断肝实质。

6. 胆管离断前，必要时再次行胆管造影确定离断位置。

7. 肝实质完全离断后，全身肝素化，依次离断供肝动脉、门静脉和肝静脉，取出供肝至后台修整；肝管、血管残端使用无损伤血管缝线缝扎。

8. 仔细检查肝断面有无活动性出血及胆漏，留置引流管，关腹。

（五）供肝修整、灌注及保存流程

1. 修肝台：准备盛满无菌4℃冰水混合物的修肝盆以及相关修肝器械、灌注管道、胆道及动脉冲洗套管针和无菌质量秤。

2. 灌注液：推荐使用UW液或HTK液进行器官灌注保存。

3. 灌注流程：供肝取出后立即置入盛满4℃冰水混合物的修肝盆，即刻行门静脉插管灌注4℃乳酸林格液500 mL；再将供肝移至器官袋内并使用4℃器官保存液继续灌注，灌注液体量约为供肝体积的3倍。

4. 使用 4℃ 器官保存液冲洗胆管及动脉。

5. 测量供肝门静脉、肝静脉、胆管和肝动脉直径并称重，必要时行供肝血管整形。

6. 灌注完毕后，将供肝放入无菌器官袋密封，4℃ 保存等待移植。

（六）供者术后管理及随访流程

1. 术后一般处理 复苏后拔除气管插管，吸氧、心电监护、禁食 12 h，监测供者生命体征及引流液颜色、引流量和尿量，对症处理疼痛、胃肠道反应等症状。术后第 1 天逐步开放饮食，适量静脉补液支持治疗，观察引流液颜色和引流量，鼓励供者活动，咳嗽排痰，复查肝功能等指标。术后第 2 天拔除导尿管，鼓励供者下床活动以促进胃肠功能恢复，观察引流液颜色和引流量。术后第 4 天拔除腹腔引流管，复查肝功能等指标，酌情出院。

2. 术后随访 术后 1 周拆线，术后 1、3 和 6 个月门诊随访复查肝脏超声及肝功能等。此后每年例行健康体检，必要时复查肝脏 CT。

七、儿童尸体供肝和成人尸体劈离式供肝获取

（一）儿童尸体供肝获取技术

儿童尸体供肝获取技术与成人相似，但应注意结合不同年龄儿童供者的生长发育情况选择合适口径的灌注管道，灌注流量适当，确保获取供肝质量。供肝修整时应尽量保留肝固有动脉周围组织，以降低术后动脉血栓发生风险。

（二）成人尸体供肝获取技术

1. 在体劈离式供肝获取

在体劈离获取指在供者全身循环状态稳定的情况下，按照 LDLT 供肝获取技术流程进行肝脏劈离手术后，再进行器官获取。原则上首选在体劈离术式，与离体劈离相比具备以下优势：①肝断面止血更严密；②肝实质分离后对肝Ⅳ段血供评估更可靠；③供肝获取后无需再修整；④便于与其他移植中心共享器官；⑤一定程度上减少冷、热缺血时间。

2. 离体劈离式供肝获取

离体劈离获取指按尸体标准流程获取后的供肝，在冷保存的状态下于修肝台进行肝脏劈离手术。离体劈离手术在供肝取出并灌注后于 4℃ UW 液中进行，应事先准备好工作台，并评估肝脏具有重要意义的解剖结构。①肝静脉：确认肝左静脉与肝中静脉分别独立汇入下腔静脉，如果存在分支则需要进行整形。②肝动脉：检查肝动脉分支，明确肝左动脉、肝右动脉和肝Ⅳ段动脉。③门静脉：确定门静脉分叉位置。④胆管系统：应避免对胆总管进行解剖，肝门板胆管分叉处与肝动脉之间应尽可能少进行解剖游离，以保护胆管的滋养动脉。

血管结构的分割取决于供肝解剖结构和受者条件，最常用的是于下腔静脉水平分离肝左静脉并横向离断。游离门静脉至分叉处，结扎并离断发往尾状叶的分支，于门静脉左支起点处离断，横向缝合门静脉断端。游离肝动脉至分叉处，如果肝左、右动脉之间分配清晰，则在肝左动脉起始处离断；如存在多支动脉，动脉的分配应保证血管重建的需要最小

化。自左、右肝管分叉部左侧离断左肝管，注意保护右肝管，必要时可行胆管造影明确胆道结构。血管和胆道被分割后，立即自镰状韧带右侧 1 cm 处分离肝实质。使用止血钳轻柔地钳夹肝实质以暴露血管结构，进行结扎或夹闭后离断。之后使用器官保存液通过动脉和门静脉灌洗供肝，检查切面是否存在漏口，必要时缝合可疑血管残端。

修整好的供肝保持无菌状态重新包装并置于 4℃ 环境保存直至进行移植，左外叶供肝所附带的管道结构应包括肝左静脉、肝动脉（左肝动脉或肝总动脉）、门静脉（左支或主干）及左肝管。理想情况下，受者病肝切除术应在供肝准备完成的同时结束，从而将冷缺血时间缩减至最短。

八、儿童肝脏移植受者手术

（一）病肝切除

病肝切除过程中应尽可能保留长且完整的 Roux-en-Y 吻合肠襻。尽可能在远端离断肝动脉，以便选择适当直径的血管进行重建。离断肝动脉后行门静脉解剖，应尽量不阻断门静脉血流直至病肝切除最后阶段。接受全肝脏移植的儿童受者下腔静脉游离过程与成人经典原位肝脏移植相同，接受 LDLT 的儿童受者进行病肝切除术时应保持下腔静脉完好。离断肝短静脉后，钝性解剖通过肝右静脉左边的无血管空间环绕肝右静脉根部，依次离断肝右、肝中和肝左静脉。

（二）肝静脉吻合

儿童全肝脏移植一般采用经典原位肝脏移植术式，吻合肝上、肝下下腔静脉，保证流出道通畅。当供、受者下腔静脉直径相差悬殊时，可采用背驮式肝脏移植术式。

在儿童 LDLT 中，供肝肝静脉通常与受者下腔静脉行端侧吻合。在左外叶和左半肝脏移植中，通常采用肝左静脉或肝左和肝中静脉的共同开口与受者下腔静脉行端侧吻合。当供肝肝静脉有 2 个开口时，可以选择将 2 个开口整形为单个开口或分别吻合 2 个开口，根据供肝肝静脉开口直径调整受者下腔静脉吻合口大小。

胆道闭锁患儿肝后下腔静脉可能由于尾状叶严重肥厚而完全闭塞，而内脏反位或多脾综合征患儿肝后下腔静脉可能完全不存在。在这些情况下，可以完全阻断肝上下腔静脉甚至右心房壁，然后将供肝肝静脉与受者下腔静脉行端端吻合。

（三）门静脉吻合

儿童全肝脏移植门静脉吻合方式与成人相同，但胆道闭锁患儿门静脉通常发育不良、直径较小，供肝门静脉应吻合至受者门静脉根部膨大处。

在儿童 LDLT 中，通常采用受者门静脉分叉处形成的血管襻与供肝门静脉行端端吻合。对于门静脉硬化且发育不良的儿童受者，门静脉血流不理想则需进行调整，包括解除腹壁肠粘附、结扎粗大侧支和阻断脾脏回流细小侧支等。必要时可行门静脉补片修整或门静脉替换手术，将门静脉主干直径调整至合适大小，增加门静脉血流，保证移植肝血液灌流充分。门静脉直径 >10 mm 时，可使用 6-0 可吸收血管缝线进行快速连续缝合；直径较小则建议使用部分或完全间断缝合。如果移植肝开放血流后立即出现门静脉流量不足，应通过移植物复位、侧支分流结扎、血栓切除、吻合口翻修、肠系膜下静脉插管和血管内支架置入等方式恢复门静脉血流。

（四）肝动脉吻合

推荐使用显微外科技术进行儿童肝脏移植术中肝动脉重建，以降低肝动脉血栓发生风险。左外叶 LDLT 时，如果供肝侧肝动脉存在 2 个或 2 个以上分支，应优先吻合直径匹配、条件良好的主要分支，再检查其他分支动脉回流。如果重建后的肝动脉搏动和血液回流良好，则可以安全结扎其他分支；如果血液回流不良，则需要进行额外吻合。通常选择 8-0 或 9-0 不可吸收单丝缝线。如果吻合张力较高，可离断受者胃十二指肠动脉以延长受者肝动脉残端，脾动脉、胃左动脉和胃右动脉也可用于替代肝动脉进行吻合。需要搭桥重建肝动脉时，可以使用自体肠系膜下动脉或桡动脉。尽管搭桥重建肝动脉可能出现血栓形成、血管扭转或动脉瘤扩张，但在特殊情况下可作为最后的选择。

（五）胆道重建

对于胆道闭锁的儿童受者，移植肝胆管可与原有或新制作的 Roux-en-Y 肠襻吻合；对于代谢性疾病或暴发性肝衰竭的儿童受者，可行胆管端端吻合。使用 7-0 可吸收缝线行间断缝合，外部打结。

九、儿童肝脏移植术后管理

儿童肝脏移植术后管理需要基于体质量控制药物剂量以最小化用药误差。主要包含以下几方面内容。

（一）静脉输液

静脉输液可维持足够的血容量以保证移植物和其他重要器官的灌注。一般基于体质量计算剂量的 1.5~2.0 倍给予缓冲液（如乳酸林格液），以达到器官最佳灌注为目标调整补液，需要密切监测静脉压、心率、血压和尿量。

（二）静脉输注或口服质子泵抑制剂

抑酸可以降低胃溃疡和消化道出血的风险。如果免疫抑制方案包含吗替麦考酚酯（mycophenolate mofetil，MMF），需维持使用质子泵抑制剂避免出现药源性肠道损伤。

（三）预防感染治疗方案

标准的术前预防感染方案应覆盖革兰氏阳性菌和革兰氏阴性菌，尤其是葡萄球菌属和肠球菌属。所有受者术后接受抗 CMV 药物和静脉输注丙种球蛋白治疗 7 d，之后予伐昔洛韦或大剂量阿昔洛韦维持 3~6 个月。耶氏肺孢子菌病可通过术后第 1 年每周 3 次给予复方磺胺甲噁唑来预防。

（四）免疫抑制方案

经典方案通常包括：钙调磷酸酶抑制剂（calcineurin inhibitor，CNI）（他克莫司或环孢素）、细胞增殖抑制剂（MMF 或硫唑嘌呤）和糖皮质激素（泼尼松或甲泼尼龙）。部分移植中心使用无糖皮质激素方案，加用 IL-2 受体单抗（巴利昔单抗）或抗淋巴细胞免疫球蛋白联合 CNI 和细胞增殖抑制剂。对于肾功能不全的儿童受者，可延迟应用 CNI，先使用抗淋巴细胞免疫球蛋白直至肾功能恢复到可以耐受 CNI。

（五）移植肝功能监测及外科并发症处理

儿童肝脏移植术后转氨酶、碱性磷酸酶、γ- 谷氨酰胺转肽酶和胆红素升高可能提示再灌注损伤、感染、血管栓塞或血栓形成、热灼伤、胆道阻塞、胆漏、药物不良反应或排斥反应，必要时行移植肝穿刺活检明确原因。急性排斥反应常发生于术后 7~10 d。

推荐定期复查腹部和血管超声检查评估移植肝血管状态，必要时可行肝血管造影等有创性检查或手术探查。术后早期血管栓塞或血栓形成是引起移植肝失功或坏死的主要原因，部分受者甚至出现严重酸中毒和高钾血症，早期可行血管造影配合溶栓或支架置入，效果不佳则考虑开腹手术。最常见的胆道并发症是胆漏和胆管吻合口或肝内胆管狭窄，20%~40% 的肝脏移植受者合并结石或壶腹功能不良。影像学检查对于胆漏的早期诊断和治疗很重要，必要时进行手术探查。

十、ABO 血型不相容的儿童 LDLT

小于 1 岁的患儿，ABO 血型不相容 LDLT 术前无需特殊处理，术后免疫抑制方案与 ABO 血型相容肝脏移植相似。对于年龄较大的儿童受者，术前可应用抗 CD20 单克隆抗体（利妥昔单抗）抑制 B 细胞活性，从而抑制体液排斥反应的发生，剂量一般为 375 mg/m^2。

（夏强　朱志军　臧运金）

第七节　肝脏移植常见并发症及处理

肝脏移植手术技术日臻成熟，效果确定，肝脏移植受者 5 年生存率已达 70%~85%，但术后各类并发症的发生率约为 14%~35%，仍是影响受者生存质量、受者和移植肝长期存活的重要危险因素。

一、原发性移植物无功能

原发性移植物无功能（primary nonfunction，PNF）是肝脏移植术后早期最为严重的并发症之一，往往危及受者生命，导致移植失败。与其他并发症相比，肝脏移植术后 PNF 的发生率并不高，文献报道为 0.6%～10.0%，然而一旦发生只能行第二次肝脏移植，否则病死率高达 100%。

（一）病因

PNF 是多种病理过程共同作用的结果，其病因和发生机制尚未完全明确，可能与以下 3 方面因素有关。

1. 供者相关因素 年龄 >50 岁；严重脂肪肝（供肝脂肪变性 >60%）；术前供者低血压、低氧血症以及应用大剂量血管活性药物等导致供肝严重损害；血流动力学条件较差的边缘供者；营养状况较差；长期应用肝毒性药物等。

2. 供肝获取相关因素 热缺血时间和（或）冷缺血时间过长；保存温度过高或过低；保存过程中肝脏发生微循环结构损伤；减体积肝脏移植等。

3. 受者相关因素 肥胖；体内预存群体反应性抗体；应激反应产生过量内毒素；门静脉系统广泛血栓形成；劈离式肝脏移植；应用肝毒性药物（如硫唑嘌呤等）；某些原发病（如自身免疫性肝炎、恶性肿瘤等）。

（二）临床表现和诊断

当前，PNF 缺少特异性诊断方法，一般综合临床表现、实验室检查和病理组织学等结果，再采用排他性策略进行确诊。对于移植后数小时至数日内发生的急性肝功能衰竭，在排除免疫排斥反应、药物不良反应等原因后，应重点考虑 PNF 可能。PNF 的临床特点为急性肝功能衰竭、血清转氨酶急剧增高和多器官功能衰竭，主要表现为肝性脑病、腹水、凝血功能障碍和血流动力学不稳定，AST 及 ALT 均 >2 500 U/L，出现肾功能衰竭和肺部并发症。肝穿刺活检病理表现为移植肝内广泛炎性细胞浸润、肝细胞气球样变和带状坏死。

（三）处理

由于 PNF 病因不明确，且早期诊断较为困难，故其防治较为棘手。预防策略主要是尽量不应用高危边缘供肝。PNF 一旦发生，及早选择合适供者再次行肝脏移植是唯一有效的治疗办法。

二、术后出血

术后出血是肝脏移植手术最常见并发症。肝脏移植术后腹腔引流管内持续有温热的深红色血性引流液流出，并伴有血红蛋白进行性下降，应重点考虑术后出血可能。术后出血可发生于任何时期，但多发生于术后 48 h 内。

（一）病因

1. 手术因素 供肝修整时未有效结扎小血管分支；病肝切除时后腹膜创面止血不严

密，尤其是门静脉高压受者；血管吻合不严密；膈肌表面小血管止血不彻底；活体肝脏移植或劈离式肝脏移植时，供肝断面止血不彻底；引流管周围腹壁下血管被戳破而未及时处理；胆瘘、感染等腐蚀局部组织血管。

2. 非手术因素 受者肝功能不全，凝血因子合成不足，凝血功能较差；术中出血较多，凝血因子消耗过多又未及时补充外源性凝血因子；术后输入大量库存血和应用抗凝药物；移植肝功能恢复不良或发生 PNF。

（二）临床表现和诊断

主要依靠临床表现和生命体征变化确诊。腹腔引流管持续出现大量血性引流液（＞100 mL/h）；血压持续下降，心率逐渐加快并持续超过 100 次/min；部分受者腹部超声可观察到腹腔内大量积液；休克症状，如脉搏细速、口渴以及面色和眼睑苍白等。

（三）处理

对于手术因素导致的出血，及时进行再次手术止血是最有效的处理方法。清除腹腔内积血，明确出血部位和原因，进行彻底手术止血，一般均能取得良好效果。大血管吻合口的渗漏，需要重新吻合。若术中未发现明确出血部位而创面广泛渗血，检查发现各项凝血指标均较差，伴随肝功能恶化和代谢性酸中毒，输注外源性凝血因子等治疗后无改善，则提示 PNF 可能，需行再次肝脏移植。

三、肝动脉血栓形成

（一）病因

血管吻合不当，如血管外膜内翻，吻合口扭曲和成角等；肝动脉变异；血管内膜损伤；血管直径过小；急性排斥反应导致肝血流阻力增加；ABO 血型不合；凝血功能紊乱。

（二）临床表现和诊断

多数受者表现为血清转氨酶急剧升高，胆道系统病变（如胆瘘、胆道狭窄），肝脓肿甚至暴发性肝坏死。诊断多依靠超声检查，发现肝动脉血流中断或填充物即可明确。肝动脉造影是最准确的诊断方法。磁共振血管成像也有助于确诊。

（三）处理

预防肝动脉血栓形成的重点在于肝动脉吻合技术，包括供受者肝动脉直径匹配、吻合对位及无张力吻合等，并重视血管内膜的完整。成人肝脏移植通常采用供肝肝总动脉与受者肝总动脉和胃十二指肠动脉修剪的喇叭口行端端吻合。直径 >3 mm 的动脉可连续缝合；儿童肝脏移植、劈离式肝脏移植、原位辅助性肝脏移植和直径 <3 mm 的动脉可在显微镜下间断缝合。一旦明确诊断肝动脉血栓形成，应立即行肝动脉取栓、置管溶栓或手术重建。出现移植肝失功或坏死，应再次行肝脏移植。

四、肝动脉狭窄

肝动脉狭窄发生率为 4%~13%，狭窄多位于吻合口处，与吻合技术有直接关系。肝动脉狭窄的临床表现轻重不一，取决于狭窄和肝脏损伤程度。术中肝动脉吻合口开放后，若吻合口远端血管搏动较弱，应考虑狭窄并重新吻合。术后经超声、血管造影和血管成像等影像学方法确诊后，若肝功能受损明显，可选择经皮腔内血管成形术（percutaneous transluminal angioplasty，PTA）。但在肝脏移植术后 2 周内行 PTA 有造成吻合口破裂、出血的风险，应慎重选择。近年来，随着介入技术的不断发展，内支架技术、血管内导管置入溶栓等应用也日趋成熟，部分肝动脉狭窄受者可应用介入治疗而避免再次手术。

五、门静脉血栓形成

肝脏移植术后门静脉系统并发症的发生率为 1.0%~12.5%，是常见并发症之一。

（一）病因

血管缝合不当导致吻合口狭窄；血管内膜严重受损；门静脉血管过长导致吻合后扭曲或成角；凝血功能异常等。

（二）临床表现和诊断

主要表现为肝功能急剧恶化、门静脉高压。晚期侧支循环建立者，常表现为静脉曲张、腹水或脾功能亢进等。超声检查即可早期诊断。

（三）处理

肝功能受损较轻时，可尝试介入取栓或溶栓治疗；一旦出现肝功能恶化，应立即手术取栓并重建门静脉。如重建失败或血管不适合重建，再次肝脏移植是唯一选择。

六、门静脉狭窄

常发生于门静脉吻合口处，多与吻合技术有关，如：吻合口成角、扭曲，张力过大，缝线牵拉过紧造成血管收缩过度等。门静脉狭窄程度较轻时一般无明显临床症状，但狭窄严重时易造成肝功能异常。术中发现门静脉狭窄，应立即重新吻合。术后诊断主要依靠超声、血管造影等影像学检查。术后治疗主要依靠 PTA 行球囊扩张或放置支架。

七、移植肝流出道梗阻

移植肝流出道梗阻主要指下腔静脉吻合口狭窄或血栓形成，造成下腔静脉梗阻，导致肝脏血液回流障碍。单纯下腔静脉血栓形成的发生率仅为 0.67%，吻合技术不佳是其主要原因。

（一）病因

血管吻合时缝线牵拉或收线过紧；吻合口成角或扭曲；肝静脉预留过长导致吻合后血管迂曲；肝静脉预留过短导致吻合口狭窄；供肝与受者肝脏体积相差太大，供肝倾斜滑动导致下腔静脉受压或肝静脉扭曲；局部血肿压迫。

（二）临床表现和诊断

临床症状差异较大，轻者可无明显临床症状；重者表现为肝淤血、肿大和质地变硬，但中心静脉压并不升高。若改变供肝位置后症状迅速改善或消失，诊断基本明确。严重者可出现双下肢水肿、血压下降、尿少、肝区胀痛、顽固性腹水和胸腔积液（布加综合征表现），随后发生移植肝功能进行性恶化直至完全丧失。超声及血管造影可明确诊断。

（三）处理

良好、精细的血管吻合技术是预防下腔静脉狭窄或血栓形成的基本保证。重视供、受者血管的修剪和整形，避免血管过长或过短；在改良背驮式肝脏移植供肝植入时，如果供肝肝右静脉与肝中静脉和肝左静脉的共干分隔太浅，在修肝时可以将此分隔横向向肝内适当切开，纵向缝合血管内膜，以保证流出道通畅。适当固定移植肝也具有一定的预防意义。关腹前一定要行超声检查确认肝静脉血流速度无异常。术后下腔静脉血栓形成者，可行PTA或血管支架置入，并辅以尿激酶局部溶栓。溶栓效果不理想或严重狭窄导致肝功能衰竭时，再次肝脏移植是唯一的选择。

八、胆漏

（一）病因

胆道重建技术不良；胆道血供不良；活体肝脏移植、劈离式肝脏移植或减体积肝脏移植术后移植肝断面胆漏；拔除T管后胆漏。

（二）临床表现和诊断

临床表现轻重不一，常伴有轻微至中等程度的腹痛，腹腔引流管引流出胆汁样液体，伴发热、白细胞升高等症状。超声检查可发现腹腔积液，穿刺抽出胆汁样液体即可明确诊断。

（三）处理

可在超声或CT引导下行腹腔穿刺置管引流，或行经内镜逆行胰胆管造影术（endoscopic retrograde cholangiopancreatography，ERCP）置入胆道支架或鼻胆管引流。若腹膜炎症状控制不良，则需开腹引流、胆道修补、胆道再次重建及胆肠吻合等。

九、胆道梗阻

（一）病因

胆道吻合技术欠佳，导致吻合口狭窄。各种导致胆管缺血的原因，如肝动脉血栓形成、门静脉血栓形成、肝内外胆管的缺血再灌注损伤、供肝获取或低温保存导致胆道缺血及手术操作引起的胆管滋养血管损伤等。

（二）临床表现和诊断

胆道梗阻常继发胆泥及结石形成，甚至形成胆管铸型，治疗效果较差。常表现为胆管炎症状，即不同程度的黄疸，伴有血清转氨酶和碱性磷酸酶升高。磁共振胰胆管成像、ERCP和超声检查是主要诊断方法。肝穿刺活检显示肝内胆管胆汁淤积和细小胆管增生，排除排斥反应、缺血再灌注损伤及病毒性肝炎所致肝功能异常。

（三）处理

1. 药物治疗 轻度胆汁淤积或肝功能轻度异常者可口服熊去氧胆酸及保肝药物治疗。
2. 介入治疗 ERCP、经皮肝穿刺胆道造影、经 T 管窦道行球囊扩张或放置胆道支架。
3. 手术治疗 介入治疗无效者可考虑拆除原吻合口，行胆管空肠吻合术。但对于肝功能障碍较为严重者，再次肝脏移植是唯一选择。

十、其他系统并发症

（一）神经系统

主要包括癫痫、脑血管意外、脑白质病、周围神经病变、运动障碍、中枢神经系统感染和免疫抑制剂不良反应等。诊断与治疗可参考相关专科疾病。

（二）精神系统

肝脏移植术后精神系统并发症较为常见，常于术后 2 周内出现，症状主要表现为谵妄、妄想、幻觉、躁狂、焦虑、睡眠障碍及认知障碍。其病因是多方面的，除受者术前肝功能较差外，免疫抑制剂不良反应或血药浓度过高、感染、术后电解质紊乱及神经系统并发症等均与精神系统并发症有关。对于出现一般精神症状受者，在排除神经系统并发症后，经去除病因、心理治疗，症状大多能明显缓解。部分严重者可考虑更换免疫抑制剂并减少糖皮质激素、生长激素等具有神经系统兴奋性药物的使用。

（陶开山　叶启发）

第八节　肝脏移植术后原发病复发

　　肝脏移植术后原发病的复发包括肿瘤复发、病毒性肝炎复发和自身免疫性肝病复发等，肝脏移植术后原发病复发是影响移植物和受者生存的主要因素之一，因此有效地防止肝脏移植术后原发病的复发是提高肝脏移植受者存活的主要方法之一。

一、肿瘤

　　在过去 10 年中，接受肝脏移植治疗的 HCC 患者比例显著增加。符合米兰标准和超出米兰标准的 HCC 肝脏移植受者术后 4 年肿瘤复发率分别为 10%、40%~60%。肿瘤复发是 HCC 肝脏移植受者生存时间减少的首要原因。西罗莫司替代 CNI 类免疫抑制剂或包含西罗莫司的方案可降低 HCC 复发风险。因此，对 HCC 肝脏移植受者应考虑包含西罗莫司的免疫抑制方案，始于移植后数周且伤口愈合以后。目前，肝脏移植术后肿瘤复发监测方法的选择、监测时间间隔和持续时间，尚无国际公认标准。对于 HCC 肝脏移植或在肝脏移植术中偶然发现 HCC 的受者，合理计划为肝脏移植术后 3 年内每 6 个月进行 1 次腹部和胸部 CT 检查。对于在肝脏移植或其他抗肿瘤治疗前 AFP 水平升高的受者，连续检测 AFP 是一种有效的辅助监测手段；在监测过程中如发现任何可疑病变应尽可能明确性质，并在诊断有疑问时进行肝穿刺活检。此外，患有原发性硬化性胆管炎（primary sclerosing cholangitis, PSC）、炎性肠病或存在其他确定的结直肠癌危险因素的肝脏移植受者应每年进行肠镜检查，并行组织活检；结肠活检显示不典型增生时，应考虑行结肠肠段切除术。术后肝纤维化是发生 HCC 的危险因素，这类受者即使术前无 HCC 病史，也应每 6~12 个月进行 1 次腹部影像学检查。射频消融是治疗小直径单发病灶 HCC 复发的最佳方法，也可根据实际情况选取病灶切除术。

二、病毒性肝炎

（一）乙型肝炎

　　在美国和西欧国家，接受肝脏移植的慢性乙型肝炎患者数量占肝脏移植总量比例不到 10%；而在亚洲国家，慢性乙型肝炎是肝脏移植最常见的适应证，但过去 10 年发生了转变，在肝脏移植等待者名单中，HCC 患者比终末期肝病 ESLD 患者更常见。值得指出的是，HBV 感染患者肝脏移植术后生存率是所有原发病中最好的。这一趋势反映了抗病毒治疗在预防肝硬化方面取得的成果。

　　乙型肝炎免疫球蛋白（hepatitis B immunoglobulin, HBIG）和核苷（酸）类似物联合治疗方案可有效预防 HBV 肝脏移植受者人群中的复发性感染，疗效优于单独 HBIG 治疗。个体化预防性联合治疗可根据移植前临床症状和病毒学检查结果进行。例如：静脉和肌内注射 HBIG 搭配使用；肌内注射 HBIG 成本较低，可作为长期序贯治疗。低复发风险受者可考虑停用 HBIG。

预防乙型肝炎复发的具体方案为：①受者 HBsAg（+）且供者血清学情况不明时，术中静脉输注 4 000 U HBIG，术后连续 6 d 静脉输注 2 000 U HBIG，随后每 2 周肌内注射 800 U HBIG，至术后 3 个月；第 4 个月起每月肌内注射 400 U HBIG，至术后 1 年停药；②受者 HBsAg（-）且供者抗 -Hbc（+），需口服恩替卡韦（0.5 mg/d）；③受者 HBsAg（-）且抗 -Hbc（+）/ 抗 -HBs（-），而供者抗 -Hbc（-），需口服恩替卡韦（0.5 mg/d）；④受者 HBsAg（-）且抗 -Hbc（+）/ 抗 -HBs（+），而供者抗 -Hbc（-），无需口服抗病毒药物。

（二）丙型肝炎

肝脏移植后持续 HCV 血症的受者人群在未接受抗病毒治疗的情况下，30% 于移植术后 5 年内发展为肝硬化，复发性 HCV 肝硬化是该人群中最常见的移植物丢失原因。与 HCV 阴性受者相比，HCV 阳性受者的生存时间和移植物存活率均降低，5 年生存率约为 70%。HCV 感染受者使用老年供者供肝时，移植物丢失率较高。HCV 复发的肝脏移植受者发生急性排斥反应时，若合并 CMV 感染，则发生肝硬化的风险更高。肝脏移植术后第 1 年内应常规行肝穿刺活检，以获取丙型肝炎复发的组织学证据。肝脏移植术后时间越长，区分复发性 HCV 感染和急性细胞性排斥反应的组织学表现越困难。目前对免疫抑制剂影响 HCV 进展的情况知之甚少，一些数据表明抗淋巴细胞因子可能促进 HCV 相关肝损伤。此外，移植后糖尿病、胰岛素抵抗和脂肪变性是快速进展为晚期肝纤维化的危险因素。

移植术后抗 HCV 治疗通常针对那些已出现进行性疾病证据的受者，组织学上表现为中至重度坏死性炎症或轻至中度纤维化，抗病毒治疗可有效改善病情，且无明显不良反应。抗病毒治疗的主要目标是持续清除病毒，稳定或消退纤维化，并提高移植肝存活率。抗病毒治疗引起排斥反应的风险并不明显，在接受聚乙二醇干扰素和利巴韦林治疗的受者中，急性排斥反应发生率为 5%，与未治疗组相比差异无统计学意义。但在抗病毒治疗期间常发生自身免疫性肝炎（autoimmune hepatitis，AIH）或浆细胞性肝炎，临床上表现为血清转氨酶升高，组织学特征为大量浆细胞炎性浸润。这种现象多数是由于间歇干扰素治疗和免疫抑制所造成的移植物排斥反应，因此更推荐在移植术后采用无干扰素抗病毒治疗方案。

直接抗病毒药物（direct-acting antiviral agents，DAAs）是新型小分子化合物，通过直接抑制 HCV 蛋白酶、RNA 聚合酶或其他位点来抑制病毒，已获得突破性进展，尤其是索非布韦的上市，使丙型肝炎获得临床治愈成为可能。DAAs 大大增加了肝脏移植后 HCV 感染复发治疗的有效性，且各移植中心的临床试验数据也证实了 DAAs 治疗的安全性。在以干扰素为主导治疗丙型肝炎的时期，HCV 基因型是治疗成功的主要预测因子。HCV 基因 1、2 和 3 型患者对干扰素的持续病毒学应答（sustained virological response，SVR）率分别为 15.0%、57.1% 和 64.7%，与其他基因型患者相比，丙型肝炎基因 1 型患者生存率显著下降。而 DAAs 对所有基因型均有效，使用索非布韦 + 达拉他韦 / 来地帕韦 + 利巴韦林方案治疗结束后 12 周 SVR（SVR12）率几乎为 100%。目前，丙型肝炎最佳治疗方案为欧盟组合，即索非布韦＋达拉他韦，已获欧洲肝脏研究学会、美国食品药品监督管理局和中华医学会肝病学分会等重点推荐，全基因型适用，安全性高，不良反应以及与免疫抑制剂的相互作用小，SVR12 率达 95%，基因 1 型可达 99%，是肝脏移植受者和肾透析患者首选的安全、有效方案。具体方案推荐：索非布韦 400 mg、达拉他韦 60 mg，均 1 次 /d；联用或不联用利巴韦林 600~100 g，1 次 /d；疗程 12 周，评估后可重复至 24 周。一般认为 SVR12 率可确定是否成功清除 HCV，但鉴于肝脏移植术后复发性丙型肝炎受者前期有治疗史，因此推荐进行为期 24 周的治疗。

三、原发性胆汁性肝硬化

文献报告原发性胆汁性肝硬化（primary biliary cirrhosis，PBC）是肝脏移植术后复发风险最高的原发病，复发率为 4%~33%（平均 18%）。移植后免疫指标异常（如免疫球蛋白和自身抗体升高）持续存在表明受者仍然存在 PBC 相关疾病的风险，如干燥症、骨质疏松症和甲状腺疾病，因此这些合并症的筛查应包括在移植术后随访中。PBC 复发诊断依赖于肝组织学检查，肝功能可表现为正常；抗线粒体抗体可在移植术后持续阳性，其存在和滴度与 PBC 复发无明确相关性。尽管环孢素和皮质类固醇的使用可能与较低的 PBC 复发率有关，但缺少足够的研究数据用于推荐优选的免疫抑制方案。移植后 10 年内 PBC 首次复发对移植物功能和生存时间的影响很小，发展至终末期肝病者不到 5%。没有证据表明对 PBC 肝脏移植受者行常规肝穿刺活检能改善预后。推荐定期监测 PBC 相关性自身免疫性疾病（如甲状腺疾病）和骨密度。对于那些有复发性疾病组织学证据的受者，可考虑给予 10~15 mg/（kg·d）熊去氧胆酸治疗，但没有证据表明该治疗对受者或移植物生存时间有益；对于肝组织学正常的受者，熊去氧胆酸不能预防 PBC 复发。

四、原发性硬化性胆管炎

原发性硬化性胆管炎（primary sclerosing cholangitis，PSC）是肝脏移植的良好适应证，但复发率较高，少数保留部分受者段胆管者有发生胆管癌的风险。肝脏移植术后 5 年，多达 50% 的受者出现复发性 PSC，其中 25% 发生移植物丢失。复发性 PSC 可通过血液生化、影像学和组织学检查诊断，表现为多发性非吻合性胆管狭窄或特征性肝组织学改变，排除其他原因如肝动脉栓塞继发的感染或缺血等，即可诊断。复发性 PSC 危险因素包括男性、未行胆肠吻合、耐糖皮质激素排斥反应或难治性复发性排斥反应、移植后活动性慢性溃疡性结肠炎（chronic ulcerative colitis，CUC）、使用抗淋巴细胞抗体（如抗胸腺细胞球蛋白、利妥昔单抗等）治疗排斥反应、供受者性别不匹配、CMV 感染以及特定 HLA 单倍型的存在（如 HLA-DR B1*08）等。在 PSC 肝脏移植受者中，维持糖皮质激素治疗不能有效预防复发。CUC 肝脏移植受者结肠炎转归不确切，可能在移植后改善或恶化。在合并 CUC 的 PSC 肝脏移植受者中，预防性结肠切除术不能降低 PSC 复发风险，且术后发生结肠息肉和结肠癌的风险更高，应每年进行结肠镜检查。对未合并 CUC 的 PSC 肝脏移植受者，尚无最佳筛查方法推荐，但大多主张每年进行结肠镜检查。

五、自身免疫性肝炎

自身免疫性肝炎（autoimmune hepatitis，AIH）患者接受肝脏移植术后转归较好。AIH 复发率差异较大，应每 6 个月通过肝功能检查密切监测受者复发证据，每隔 5 年进行 1 次肝穿刺活检。AIH 复发的肝脏移植受者临床表现为血清转氨酶升高、肝纤维化进展等。免疫抑制治疗虽在血清学和组织学显示有效（暂时缓解），但仍会发展为终末期肝病，导致移植肝失功，可能需再次移植。虽然无推荐的免疫抑制方案，但除常规免疫抑制剂外，推荐长期维持低剂量糖皮质激素，并注意预防骨质疏松和其他相关并发症。

六、酒精性肝病

因酒精性肝病（alcoholic liver disease，ALD）接受肝脏移植的受者与无 ALD 的肝脏移植受者长期存活率相似，但 ALD 合并 HCV 的肝脏移植受者术后死亡率增加。ALD 肝脏移植受者术后饮酒复发率差异较大（10%~90%）。一项前瞻性研究显示，80% 的 ALD 肝脏移植受者在术后 5 年内偶尔饮酒或仅少量饮酒；其余 20% 的受者则有多种有害饮酒方式，存在发生酒精性肝炎、震颤性谵妄、酒精性胰腺炎以及生存率降低的风险。重新大量饮酒的受者死亡原因往往与肝脏有关，而酒精戒断的 ALD 受者死亡则与心血管疾病和恶性肿瘤有关。ALD 肝脏移植受者心血管疾病病死率和新发恶性肿瘤发生率与吸烟有关。因此，应劝导所有 ALD 肝脏移植受者戒酒、戒烟；如重新饮酒或吸烟，应鼓励其进行治疗或心理咨询。应特别注意吸烟受者心血管疾病和（或）呼吸道及消化道新发恶性肿瘤的风险，并进行相应筛查。

七、非酒精性脂肪性肝病

近年来，非酒精性脂肪性肝病（nonalcoholic fatty liver disease，NAFLD）罹患人群迅速增长，与肥胖和糖尿病患者的增加相平行，成为肝脏移植第二大指征。美国终末期肝病模型评分 <15 分的等待移植患者中，NAFLD 患者疾病进展速度低于丙型肝炎患者；每年 NAFLD 患者 HCC 发生率为 2.7%，而丙型肝炎患者 HCC 发生率为 4.7%。但 NAFLD 患者在等待移植期间死亡或被移出名单的概率更高，可能与 NAFLD 患者相对高龄、合并症多等原因有关。NAFLD 肝脏移植受者与其他肝脏移植适应证受者术后存活率相似，但 NAFLD 肝脏移植后心脏并发症发生率高于其他原发病。移植后 NAFLD 复发通常由单纯的脂肪变性逐步发展为非酒精性脂肪性肝炎。约 11% 的 NASH 患者在 15 年内进展为肝硬化，且发生 HCC 的风险增加至 13%，无 NASH 的受者 HCC 发生风险仅为 2%~3%。虽然 NAFLD 复发似乎很普遍，但继发移植物功能障碍和丢失并不多见。NAFLD 复发率因肝脏移植术后观察的年限长短而不同，观察时间大于 5 年的受者 NAFLD 复发率基本在 40% 以上。而最新的荟萃分析显示，NAFLD 可以发生在各种肝脏移植受者人群中，并伴有多种代谢性疾病综合证，如糖尿病、高血压、高脂血症和肥胖等。这些疾病的发生与术后免疫

抑制剂（如他克莫司、糖皮质激素）的使用密切相关。因此在术后随访中，重视代谢性疾病的诊治尤为重要。

（夏　强　郑树森　徐　骁）

第九节　肝脏移植术后免疫抑制治疗

肝脏虽为"免疫特惠器官"，肝脏移植术后急性排斥反应发生率及严重程度明显低于其他器官移植，但术后排斥反应仍较为常见，规范的免疫抑制治疗是保证移植效果的关键。

一、肝脏移植术后免疫抑制剂应用原则

目前，肝脏移植术后免疫抑制治疗尚无统一标准，各移植中心都有自己的经验与方案。免疫抑制剂种类繁多，其不良反应是影响肝脏移植受者长期生存的危险因素之一。肝脏移植医师应全面掌握各类免疫抑制剂的药理特点及不良反应，正确有效地评估受者免疫状态并结合其自身状况，根据免疫抑制剂应用原则有针对性地制订免疫抑制方案。

免疫抑制个体化治疗是目前肝脏移植术后综合治疗的难点和努力方向。免疫抑制治疗已从仅着眼于预防和治疗移植术后排斥反应，逐步向追求受者和移植物长期存活、药物不良反应最小化以及改善受者生存质量的同时降低经济负担等方向发展。肝脏移植术后免疫抑制剂基本应用原则是在有效预防排斥反应的前提下，达到药物剂量及药物不良反应最小化，实现个体化给药。

（一）联合用药原则

一般利用免疫抑制剂之间的协同作用，增强免疫抑制效果，同时减少单药剂量，降低其不良反应。

（二）精准用药原则

由于个体间存在药物代谢动力学差异，某些药物（如环孢素、他克莫司等）需要通过监测血药浓度来调整剂量。

（三）最低剂量原则

肝脏移植术后早期易发生排斥反应，免疫抑制剂应用量较大。通过监测肝功能、血药浓度等，在有效预防排斥反应的前提下，维持期酌情减量，最终达到剂量最小化，避免免疫抑制过度，减少因免疫功能降低所致感染和肿瘤等并发症的发生。

（四）个体化用药原则

根据不同受者的基础疾病和合并症，或同一受者术后不同时段以及用药顺应性和不良

反应调整免疫抑制剂种类和剂量。在保证治疗作用的同时，兼顾减轻受者经济负担。

二、肝脏移植术后常用免疫抑制剂

肝脏移植术后免疫抑制剂的发展提高了受者和移植物存活率，但长期用药存在较多不良反应，如钙调磷酸酶抑制剂（calcineurin inhibitors，CNI）存在肾毒性。巴利昔单抗和其他淋巴细胞消耗因子，在免疫诱导治疗方案中已显示出其优越性。随着糖皮质激素减量或撤除方案的应用，肝脏移植术后免疫抑制治疗的研究方向是充分利用现有药物，在减少排斥反应和避免不良反应之间取得平衡，同时探索新型药物。

（一）钙调磷酸酶抑制剂类

大多数肝脏移植中心主要采用以 CNI 为基础的联合免疫抑制治疗。CNI 主要包括环孢素和他克莫司，为细胞因子合成抑制剂，主要作用是阻断免疫活性细胞的 IL-2 效应环节，干扰淋巴细胞活化。CNI 生物利用度个体差异大，治疗窗窄。有受者 CNI 血药浓度不高却发生中毒反应，也有受者血药浓度在治疗范围内却发生排斥反应；即使同一受者，在术后不同时间，维持相同的血药浓度也可能产生不同的结果。因此，必须通过定期监测 CNI 血药浓度调整剂量，发挥药物的最大作用，同时将不良反应降到最低。

1. 环孢素　环孢素是由 11 个氨基酸组成的环状多肽，属强效免疫抑制剂。环孢素主要依靠胆汁排泄，肝功能障碍、胆汁淤积症或严重胃肠功能障碍都会影响环孢素的吸收和代谢。联合用药时，环孢素初始剂量为 6~8 mg/(kg·d)，分 2 次口服，此后根据血药浓度调整剂量。

环孢素血药浓度测定一般以谷值为参考值，术后 1 个月内维持在 200 ng/mL 左右，1~6 个月内为 150 ng/mL 左右，6~12 个月内 100~150 ng/mL，此后根据具体情况低浓度维持。

环孢素不良反应主要为肾毒性和高血压，此外还有肝毒性、神经毒性、高胆固醇血症、高尿酸血症、高钾血症、震颤、牙龈增生、糖尿病和多毛症等。

2. 他克莫司

他克莫司作用机制与环孢素相似，但其抑制 T 细胞活性的能力为环孢素的数十倍至数百倍，对已发生的排斥反应抑制作用优于环孢素。此外，应用以环孢素为基础的免疫抑制方案，不可逆的慢性排斥反应问题相对较多，而他克莫司可减少肝脏移植受者慢性排斥反应的发生。他克莫司主要经肝脏代谢，肝功能不全有相对较长的半衰期和较低的清除率，需调整剂量并严密监测血药浓度。联合用药时，剂量一般为 0.05~0.15 mg/(kg·d)，分 2 次口服。进食中等程度的脂肪餐后服药可导致他克莫司口服生物利用度下降，为达到最大口服吸收率，须空腹或餐前 1 h、餐后 2~3 h 服用。儿童受者通常需给予成人推荐剂量的 1.5~2.0 倍才能达到与成人相同的血药浓度，剂量一般为 0.3 mg/(kg·d)。

他克莫司血药浓度测定一般以谷值为参考值，术后 3 个月内为 8~12 ng/mL，3~6 个月内为 7~10 ng/mL，6~12 个月内 6~8 ng/mL，12 个月以后维持在 5 ng/mL 左右。

他克莫司主要不良反应为肾毒性、神经毒性和糖尿病，其他不良反应包括震颤、细菌感染、CMV 感染和消化道反应等。

（二）霉酚酸类

包括霉酚酸酯和霉酚酸钠，口服吸收迅速，在肝脏内水解为具有免疫抑制活性的代谢产物霉酚酸,抑制鸟嘌呤合成,选择性阻断 T 细胞和 B 细胞增殖。霉酚酸酯一般不单独使用,目前主要用于降低 CNI 用量,或使用其他免疫抑制剂（CNI 或哺乳动物雷帕霉素靶蛋白抑制剂）出现急性排斥反应的联合及补救免疫抑制治疗。联合用药时,常规剂量 0.50~0.75 g/ 次,2 次 /d。

霉酚酸酯无明显肝肾毒性。不良反应主要为：①胃肠道反应,包括腹泻、恶心、呕吐和腹胀等,其发生率及程度与药物剂量呈正相关;②骨髓抑制：多为白细胞计数减少,严重时会出现血小板和（或）红细胞计数减少,骨髓抑制是肝脏移植术后严重并发症,需注意监测。

（三）雷帕霉素（西罗莫司）

雷帕霉素是一种大环内酯类免疫抑制剂,通过阻断 T 细胞活化的后期反应（增殖）抑制细胞从 G_1 期进入 S 期,阻断 IL-2 与其受体结合,使 Tc、Td 细胞无法成为具有免疫应答作用的致敏性 T 细胞。推荐雷帕霉素与环孢素和糖皮质激素联用,每天口服 1 次,应维持用药时间、方法和剂量的一致性。环孢素与雷帕霉素存在药物相互作用,建议服用环孢素 4 h 后再服用雷帕霉素。

雷帕霉素主要在肝内代谢,很少经肾脏排泄,因此合并肾功能不全的受者无需调整剂量。但肝功能不全的受者需调整剂量,建议维持剂量减少约 1/3。联合用药时,首次应服用负荷量,即维持剂量的 3 倍;建议负荷量为 6 mg/d,维持量为 2 mg/d。成人受者应用常规剂量时一般无需监测血药浓度,儿童受者、肝功能受损及联合用药环孢素剂量显著减少或停用者,需监测雷帕霉素血药浓度。

雷帕霉素不良反应主要为高血脂和骨髓抑制。由于其肾毒性和神经毒性低,与其他免疫抑制剂联用可产生协同作用,同时起到提高疗效和相互减少不良反应的目的。此外,因雷帕霉素表现出较强的抗增殖作用,其抗肿瘤作用令人关注。

（四）糖皮质激素

糖皮质激素主要包括甲泼尼龙和泼尼松,具有特异性和非特异性免疫抑制作用,是术后免疫抑制方案及抗排斥反应治疗方案的重要组成部分。其主要作用为溶解免疫活性细胞,阻断细胞分化,是最早被应用于免疫抑制治疗的药物之一。作为非特异性抗炎药物,在急性排斥反应治疗中可作为一线用药。

在维持免疫抑制治疗阶段,长期应用糖皮质激素可能增加感染尤其是病毒性肝炎（乙型肝炎和丙型肝炎）复发和再感染,同时增加肿瘤复发率,引起和加重糖尿病、高血压、高血脂、骨质疏松和消化性溃疡等不良反应。因此,在保证排斥反应发生率不升高的前提下,各移植中心术后免疫抑制方案调整已逐渐出现糖皮质激素减量或早期撤除的趋势,通常可在肝脏移植术后 3 个月内撤除。

糖皮质激素常规用法为晨起服药,术后起始剂量 30 mg/d,之后根据病情以 5 mg/d 速度递减，直至 5~10 mg/d 维持。服药期间注意监测血压、血脂和血糖，建议每年进行 1 次眼底检查及骨密度测定。

（五）免疫诱导药物

主要为抗淋巴细胞免疫球蛋白制剂，包括多克隆抗体和单克隆抗体：抗淋巴细胞球蛋白（antilymphocyte globulin，ALG）、抗胸腺细胞球蛋白（antithymocyte globulin，ATG）、抗 CD3 单克隆抗体、抗 CD25 单克隆抗体（巴利昔单抗和达利珠单抗）和抗 CD52 单克隆抗体（阿仑单抗）等。ALG 和 ATG 主要用于糖皮质激素治疗无效的急性排斥反应冲击治疗。临床常用的抗体制剂为巴利昔单抗，是一种鼠 / 人嵌合的单克隆抗体，通过阻断 T 细胞与 IL-2 结合，继而阻断辅助性 T 细胞 1 增殖信号的传导而发挥作用。抗体制剂主要用于围手术期免疫诱导治疗，可以延迟和减少术后早期 CNI 的使用并实现无糖皮质激素免疫抑制方案，有利于保护肾功能和避免糖皮质激素不良反应；也可用于治疗急性排斥反应。在目前的临床研究中，抗体制剂通常需与其他免疫抑制剂联用。常见的不良反应有血压波动、外周性水肿和胃肠道反应等。

三、常用免疫抑制方案

肝脏是"免疫特惠器官"，肝脏移植术后急性排斥反应的发生率低于肾、小肠等其他器官，受者需要的免疫抑制剂剂量也相对较低。而且，肝脏移植术后早期大多数急性排斥反应是可逆的，及时调整或更换免疫抑制剂后，急性排斥反应会逐渐得到控制、逆转，很少造成肝纤维化或移植肝失功。

目前，各移植中心一般采用以 CNI 为基础的免疫抑制方案，联合霉酚酸酯等抗增殖类药物和（或）糖皮质激素。常用的三联免疫抑制方案为 CNI ＋霉酚酸酯＋糖皮质激素，常用的二联免疫抑制方案为 CNI ＋霉酚酸酯 / 糖皮质激素。

针对肝癌肝脏移植、肾功能受损、再次肝脏移植以及可能存在高致敏和高危因素的受者，采取调整用药、联合用药、减少剂量以及制订个体化治疗方案等策略尤为重要。

（一）肝癌肝脏移植术后免疫抑制方案

目前，各移植中心严格掌握肝癌肝脏移植适应证，受者术后长期生存率明显提高。影响肝癌肝脏移植受者术后长期存活的重要因素是肝癌复发，除肝癌细胞本身的生物学特性以外，肝脏移植术后长期免疫抑制治疗也是导致肝癌复发的可能原因。由于术后使用免疫抑制剂导致机体免疫力下降，对肝癌细胞的监视和抑制作用减弱，甚至造成对肝癌细胞"免疫耐受"，最终可能导致肝癌复发。在预防排斥反应发生的同时，如何降低免疫抑制剂剂量或调整免疫抑制剂种类，是提高肝癌肝脏移植受者存活率需要解决的重要问题。

随着对肝癌肝脏移植术后复发机制研究的深入，调整基础免疫抑制方案的策略包括：降低 CNI 剂量、西罗莫司替代治疗、早期糖皮质激素撤除以及单克隆抗体完全替代的无糖皮质激素方案等。部分受者使用术后无糖皮质激素方案：巴利昔单抗（术前 20 mg）＋甲泼尼龙（术中 5 mg/kg）诱导后，术后给予低剂量他克莫司维持，并在术后第 4 天给予第 2 剂巴利昔单抗。

（二）肾功能损伤受者的免疫抑制方案

肝脏移植术后发生肾功能损伤的机制复杂，术前、术中及术后多个环节都可能导致肾功能损伤。长期应用 CNI 的肾毒性作用可加剧肾功能损伤，甚至影响受者长期生存及生存质量。对此类受者应撤除或使用最小剂量 CNI 维持，加用霉酚酸酯等其他免疫抑制剂以减少 CNI 对肾功能的影响。如果肾功能损伤继续进展，则需要将 CNI 转换为西罗莫司，建议西罗莫司达到稳定治疗剂量后再完全停用 CNI。

（三）再次肝脏移植术后免疫抑制方案

再次肝脏移植受者相对较少，免疫抑制方案的经验也相对较少。鉴于再次肝脏移植受者术前已长期应用多种免疫抑制剂，不可能采用统一的免疫抑制方案，应选择恰当的药物组合，维持适度的免疫抑制状态。借鉴天津市第一中心医院器官移植中心的经验，再次肝脏移植受者术后常用免疫抑制方案为：①他克莫司 + 霉酚酸酯 + 泼尼松三联免疫抑制方案；②抗 IL-2 受体抗体 + 他克莫司 + 霉酚酸酯 + 甲泼尼龙四联免疫抑制方案。如发生急性排斥反应，可加大他克莫司用量或使用甲泼尼龙冲击治疗。

（四）合并感染受者的免疫抑制方案

肝脏移植术后因长期服用免疫抑制剂，受者免疫功能相对低下，并发感染的风险较大。对于发生感染的受者，应准确评估其免疫功能，加强免疫抑制剂血药浓度监测，及时调整剂量，改联合用药为单一用药。根据受者免疫状态和病原微生物监测情况，调整 CNI 或西罗莫司剂量，感染严重时可考虑暂时撤除免疫抑制剂，并酌情使用免疫增强药物。

（五）其他特殊受者的免疫抑制方案

他克莫司具有抑制胰岛素分泌、升高血糖的不良反应，合并糖尿病或术前血糖正常、术后短期内血糖升高必须依靠胰岛素治疗的肝脏移植受者，可减少他克莫司用量或更换为环孢素或西罗莫司。

环孢素具有能引起受者血压增高的不良反应，且与剂量密切相关。对于合并高血压或术后应用环孢素出现血压增高的受者，需口服降压药物，或联用霉酚酸酯以减少环孢素剂量，或更换为他克莫司。

CNI 具有一定的神经毒性，他克莫司神经毒性作用较环孢素强，可能导致肝脏移植受者四肢麻木、头痛，甚至出现精神症状。在保证免疫抑制疗效的前提下，可联用霉酚酸酯以减少他克莫司剂量，从而减轻其神经毒性。

骨髓抑制是霉酚酸酯的主要不良反应之一，使用时应注意监测白细胞和血小板情况；当中性粒细胞较少时，应考虑减量或停药。应用西罗莫司时，同样需要监测骨髓抑制情况，及时做出相应处理。

高脂血症是西罗莫司的主要不良反应之一。合并高脂血症的受者在使用该药物时，应重视监测血脂、加强锻炼以及调整饮食结构，并酌情加用降脂药物。血脂控制不佳时，应避免使用西罗莫司，可采用他克莫司联合霉酚酸酯进行免疫抑制治疗。

肝脏移植术后免疫抑制方案的制订，一方面依赖于不良反应发生率更低的新型免疫抑制剂不断研发，另一方面则需要更为精确的基因组学、遗传药理学及药物代谢动力学等方法监测移植肝损伤，寻找准确评估免疫抑制剂效用和不良反应的特异性免疫监测方法。最终实现免疫抑制剂的逐步减量或撤除，避免其不良反应，提高受者长期生存率。

（陶开山　郑树森　徐　骁）

第十节　肝脏移植术后排斥反应的诊断和处理

排斥反应是器官移植术后不可避免的病理生理过程，是导致移植失败的主要原因，其机制复杂，涉及众多的分子和信号通路。同种异体肝脏移植术后排斥反应仍较为常见，大多数受者术后可能发生 1 次或多次排斥反应，并导致 5%~10% 的移植肝失功。按照排斥反应发生的时间和组织病理学特征，肝脏移植术后排斥反应分为超急性排斥反应、急性排斥反应、慢性排斥反应和移植物抗宿主病（graft versus host disease，GVHD）。

一、超急性排斥反应

（一）病因

超急性排斥反应是由于受者体内预存针对供者抗原的抗体，该抗体与供者抗原结合后激活补体继而诱导体液免疫反应，在移植肝开放血流后数分钟至数小时内发生，使移植肝迅速失去功能。临床上同种异体肝脏移植超急性排斥反应发生极为罕见，主要见于 ABO 血型不相合肝脏移植。

（二）临床表现与诊断

移植肝开放血流后数分钟至数小时内出现严重肝功能异常、凝血功能障碍、难以纠正的酸中毒、意识障碍及门静脉血栓形成、肝动脉栓塞等。移植肝迅速肿胀，质地变硬，表面颜色变黑。组织病理学表现为大片肝组织出血坏死、坏死性脉管炎、广泛微血栓形成和中性粒细胞浸润，但病灶内缺乏淋巴细胞浸润，且胆道系统并未受累。因超急性排斥反应症状特殊，根据临床表现即可明确诊断。

（三）预防与治疗

超急性排斥反应预后十分凶险，重在预防。避免使用 ABO 血型不相合供肝，是预防其发生的有效方法，供、受者血型要符合交叉配血主侧相合的原则。超急性排斥反应一旦发生，则导致移植失败，急诊再次肝脏移植是唯一有效治疗手段。此外，血浆置换可清除受者循环中预存的抗体，对于预防超急性排斥反应有一定作用。

二、急性排斥反应

急性排斥反应是最常见的一类排斥反应，一般发生于移植术后 5~7 d。各移植中心报道的肝脏移植术后急性排斥反应发生率数据有较大差异。移植后连续行移植肝活检可发现部分存在病理形态学改变而无临床体征和肝功能异常的"生物学排斥反应"，与伴有临床体征及肝功能异常的"临床排斥反应"有所区别。定期行移植肝活检可发现移植后 1 周时急性排斥反应发生率高达 80%，而具有异常临床表现的急性排斥反应发生率为 20%~50%。只有及时发现急性排斥反应，才有可能将其对移植肝的损害降到最低程度。因此，如何及时有效地诊断肝脏移植术后急性排斥反应是临床亟待解决的问题。

（一）危险因素

常见危险因素包括：严重的缺血再灌注损伤，受者免疫反应较强，HLA-DR 错配，ABO 血型不相合等。

（二）临床表现与诊断

急性排斥反应发生的高峰期是术后 1 周左右，典型表现为：发热、烦躁，移植肝肿大和肝区局部压痛，出现黄疸或进行性加重，留置 T 管的受者胆汁分泌量突然减少、胆汁稀薄且颜色变淡。实验室检查可发现血清胆红素和转氨酶持续升高、碱性磷酸酶和 γ- 谷氨酰转肽酶（γ-glutamyltransferase，γ-GT）升高以及凝血酶原时间延长等。

但上述表现并不是急性排斥反应所特有的，病理检查结果仍是诊断急性排斥反应的金标准。急性排斥反应最具特征性的组织病理学改变为汇管区炎性细胞浸润、内皮炎和胆管损伤"三联征"：①汇管区炎性细胞浸润，以大量淋巴细胞为主，以及不等量中性粒细胞和嗜酸粒细胞；②门静脉和（或）中央静脉内皮细胞下淋巴细胞浸润；③胆管损伤，胆管上皮内炎性细胞浸润，使胆管上皮细胞变性、凋亡。其中，内皮炎是最重要的诊断特征，严重排斥反应可累及肝细胞和肝小叶，出现局灶坏死，甚至中央静脉周围肝细胞坏死。临床上依据 2003 年颁布的 Banff 分级标准评分诊断急性排斥反应，"三联征"的 3 个指标各占 3 分，分别根据轻、中、重程度打分后累计相加；0~2 分为无排斥反应，3 分为交界性或可疑排斥反应，4~5 分为轻度排斥反应，6~7 分为中度排斥反应，8~9 分为重度排斥反应。其中，轻度急性排斥反应最为多见，占全部急性排斥反应的 80% 左右。

临床上轻度急性排斥反应与免疫抑制剂中毒、供肝保存过程中缺血再灌注损伤常难以区分，有时移植肝穿刺活检也无法确诊，此时需进行诊断性治疗；即提高他克莫司或环孢素剂量，随后每日监测肝功能指标和血药浓度。随着血药浓度升高，肝功能指标在 2~3 d 后开始好转，则提示轻度急性排斥反应，无明显变化甚至恶化则提示移植肝损伤较重或免疫抑制剂过量的可能性较大。

（三）预防与治疗

联合用药已成为肝脏移植术后免疫抑制治疗的标准模式，三联用药为最常见的预防排斥反应方案,目前国内三联免疫抑制方案以环孢素/他克莫司+霉酚酸脂+糖皮质激素为主。四联用药主要用于排斥反应的治疗,方案为他克莫司/环孢素+抗体制剂+硫唑嘌呤+糖皮质激素。

对于亚临床型和轻度急性排斥反应,可不予糖皮质激素冲击治疗,密切观察并适当提高他克莫司剂量,多数可缓解;但需注意监测血药浓度并进行移植肝活检,一旦病理证实排斥反应已缓解或消失,应及时减量以避免药物中毒。对于中、重度急性排斥反应,一般首选静脉注射甲泼尼龙冲击治疗,治疗期间需联合应用抗细菌、抗真菌和抗病毒药物。使用环孢素的受者可转换为他克莫司,糖皮质激素冲击治疗无效的严重排斥反应可使用 ALG、ATG 或抗 CD3 单克隆抗体。发生不可逆排斥反应时应考虑再次肝脏移植。

三、慢性排斥反应

肝脏移植术后慢性排斥反应又称为胆管缺乏性排斥反应或胆管消失综合征,可由多次急性排斥反应所致,也可与急性排斥反应无关,表现为肝功能进行性减退,最终导致移植物丢失。目前仍无理想的治疗方法,针对急性排斥反应的治疗方案对慢性排斥反应疗效不确切,大多数患者最终需再次肝脏移植。

(一)临床表现与诊断

慢性排斥反应多继发于反复发作的急性排斥反应,发生于移植术后数月甚至数年。其临床症状不明显,呈缓慢的进行性发展过程。临床上表现为碱性磷酸酶、γ-GT 及胆红素升高,调整免疫抑制方案及糖皮质激素治疗均无明显效果,最终发生移植肝失功。其组织病理学特点为:①肝内小胆管明显减少或消失;②中央静脉周围肝细胞胆汁淤滞、气球样变性、脱失及坏死;③汇管区纤维化,同时浸润的炎细胞逐渐减少;④排斥反应所致动脉病变,动脉内皮受到免疫损伤,脂质沉积于内皮下,使动脉管腔狭窄或闭塞。

(二)治疗

目前尚无有效治疗方法,发展至移植肝失功后需再次肝脏移植治疗。

四、GVHD

肝脏移植术后 GVHD 发生率较低,为 0.5%~2.0%。既往 GVHD 易被误诊为药疹或重度感染,随着肝脏移植例数增多,GVHD 逐渐受到重视。GVHD 治疗较为困难,病死率极高。

(一)发病机制

GVHD 的发生主要与来源于供者的大量免疫活性细胞有关,主要依赖两条通路:①体液免疫反应,以 ABO 血型不相合器官移植相关的免疫性溶血为特征;②细胞免疫反应,以供者来源的 T 细胞激活与杀伤为特征。最终对受者免疫系统、皮肤、消化道和骨髓等靶器官造成极为严重的免疫损伤。另外,HLA 配型配合率高是肝脏移植术后发生 GVHD 的重要危险因素，特别是供、受者单倍型相同的肝脏移植，术后 GVHD 发生概率明显升高。

（二）危险因素

供、受者 HLA 配型配合率高，受者年龄 >65 岁，供、受者年龄差 >40 岁，受者术前存在免疫缺陷或免疫低下，原发病为原发性肝癌，移植前有输血史，自身免疫性肝炎，酒精性肝病，再次移植等。

（三）临床表现与诊断

急性 GVHD 多发生于肝脏移植术后早期，通常在术后 2~6 周，临床上常表现为不明原因的发热、皮肤斑丘疹、腹泻、消化道出血及严重的骨髓抑制。早期移植肝功能多正常，后期由于合并严重感染、消化道出血以及多器官功能不全等原因引起肝功能异常。同时，需行移植肝穿刺活检以排除排斥反应。早期诊断较为困难，初始症状易与感染引起的发热、药物过敏引起的皮疹及免疫抑制剂引起的腹泻等症状相混淆。当出现明显的皮肤斑丘疹、腹泻、消化道出血及严重的骨髓抑制时已属晚期表现，治疗效果极差。因此，要重视 GVHD 的早期诊断，目前仍采取综合诊断策略：靶器官受累引起的特异性临床症状和体征，如皮肤、骨髓和消化道症状等；受累器官的组织学检查；受累器官或外周血供者淋巴细胞持续存在的证据。皮肤活检结合临床症状有助于 GVHD 的诊断，其组织病理学表现为表皮松解、大疱形成、表皮和真皮之间有大量淋巴细胞浸润、角化不良的棘细胞、"木乃伊"细胞和卫星淋巴细胞等。外周血 HLA 检测可了解是否存在供者来源的淋巴细胞，主要方法有 HLA 单克隆抗体干板法和序列特异性引物聚合酶链反应。

（四）预防与治疗

GVHD 一旦发生，病死率极高，死因多为继发感染、消化道出血和多器官功能衰竭。GVHD 预防措施包括去除免疫活性细胞、供肝充分灌洗以及去除供肝周围组织淋巴结。有学者提出移植物照射也是去除免疫活性细胞的一种方法。越早进行干预，GVHD 进展越缓慢，腹泻、便血和骨髓抑制程度越轻。如何恢复供、受者免疫活性细胞之间的平衡是治疗关键，及时将免疫抑制剂剂量减半或停用，同时使用大剂量糖皮质激素联合免疫球蛋白冲击，是治疗 GVHD 的有效方法。ATG、利妥昔单抗和巴利昔单抗用法为连用 3 d，之后每隔 2 天使用 1 次；针对皮损，应用 TNF 受体拮抗剂依那西普，2 次 / 周，连用 8 周；对症给予提升白细胞药物、营养支持、输注血浆和血小板等，改善凝血功能以及预防感染。

（陶开山 郑树森 徐 骁）

第十一节　肝脏移植术后随访

随着肝脏移植受者数量的增加和生存时间的延长，加强术后随访对提高受者生存质量和移植肝长期存活至关重要。本节涉及肝脏移植术后随访项目、随访频率、免疫抑制剂应用注意事项、生活指导和儿童受者生长发育监测等方面内容，以期规范肝脏移植受者术后随访的方式、内容等，提高肝脏移植术后随访质量，提升肝脏移植医疗质量。

一、随访项目

肝脏移植受者术后大多需终身服用免疫抑制剂，并定期监测肝功能和免疫抑制剂血药浓度等项目。移植医师通过定期随访了解受者康复情况，并根据相关指标变化做出综合判断，从而制订下一步治疗方案。

（一）肝功能指标

肝功能是反映肝脏移植综合疗效的最直观指标，包括总蛋白、白蛋白、ALT、AST、碱性磷酸酶、γ-谷氨酰转肽酶、直接胆红素、总胆红素和胆汁酸等。

（二）免疫抑制剂血药浓度

目前，肝脏移植术后常用的免疫抑制剂主要有他克莫司、西罗莫司和环孢素。服用他克莫司和西罗莫司的受者需监测血药浓度谷值，服用环孢素的受者则需监测血药浓度谷值和峰值。

（三）影像学检查

肝脏移植术后随访影像学检查主要包括：胸部X线、胸部和上腹部CT（酌情决定是否采用增强扫描）、MRI以及彩色多普勒超声检查。其中，彩色多普勒超声最常用于严密监测移植肝门静脉、肝静脉、下腔静脉、肝动脉以及胆道情况，超声难以诊断时，可进一步行CT或MRI检查。

二、随访频率

肝脏移植术后3个月内每周随访1次，检查项目包括血常规、电解质、凝血功能、肝肾功能和免疫抑制剂血药浓度。术后3个月时应全面复查，除以上项目外，增加乙型肝炎血清学五项指标、CMV和EB病毒DNA以及移植肝超声检查；成人肝脏移植受者还需行肺部CT，必要时行上腹部增强CT。术后3~6个月内，每2周随访1次。早期并发症常在术后6个月内发生，故此阶段随访频率较高。术后6~12个月，每月随访1次。

三、免疫抑制剂应用注意事项

应告知肝脏移植受者免疫抑制剂使用的注意事项：
（1）必须在规定的时间点服用免疫抑制剂，通常于6时和18时服用，变动范围不应超过20 min。
（2）应空腹服用免疫抑制剂，服药前、后1 h内不能进食。
（3）一旦出现漏服、呕吐或腹泻，应及时报告移植医师，以调整和补充相应药物。漏服免疫抑制剂和服药后呕吐的处理措施见表 1-11-1、1-11-2。

表 1-11-1 肝脏移植术后漏服免疫抑制剂处理措施

漏服药物距下次服药时间（h）	处 理 措 施
<4	立即补服全量，下次服药时间推迟2 h
4~6	尽早补服全量，下次服药剂量减半
>6	尽早补服半量，下次服药时间适当推后，两次服药间隔时间不能<8h

表 1-11-2 肝脏移植术后服用免疫抑制剂后呕吐处理措施

服药后呕吐时间（min）	处 理 措 施
0~<10	加服全量
10~<30	加服1/2剂量
30~60	加服1/4剂量
>60	无需追加

四、生活指导

（一）日常自我检查

1. 注意观察食欲、体力和体质量的变化，学会检查脉搏、血压和体温等，观察睡眠及大小便情况，若出现精神萎靡、食欲差、头晕、乏力、发热、腹泻或便秘以及 24 h 尿量 < 400 mL，应及时就诊。

2. 上呼吸道感染必须认真对待，如体温 >38.5℃应及时就诊，必要时复查移植肝超声及肺部 CT。

3. 移植术前有肝炎病史者，应定期复查乙型肝炎血清学五项指标和 HBV-DNA、HCV抗体和 HCV-RNA，有变化时报告移植医师。

4. 如因某种疾病需要使用其他药物，必须咨询移植医师。

（二）饮食

1. 禁止吸烟、饮酒，禁止服用中药或补品（冬虫夏草、人参和灵芝等），禁食柚子。

2. 建议坚持低糖、低脂肪、高维生素和优质蛋白饮食（动物蛋白主要包括蛋、鱼禽肉和猪牛肉，植物蛋白主要指豆制品）。

3. 不吃或少吃油炸、油煎食品、火锅、烧烤、腌腊食物和动物内脏等，多食新鲜蔬菜和水果。

（三）环境

住所应通风良好，必要时紫外线消毒。避免出入人群密集的公共场所和通风较差的地方。养成良好的卫生习惯，经常用肥皂洗手。由于宠物常携带人畜共患病原体，植物泥土中也易隐藏病菌，因此不可饲养宠物，不养护植物盆景。

（四）运动

术后早期就开始恢复性锻炼，以促进心肺功能恢复，降低并发症发生风险。恢复性运动宜循序渐进，适时、适当进行，可以做一些力所能及的家务。

五、儿童肝脏移植受者的心理健康和生长发育

（一）心理健康

外科手段虽然可以治愈儿童终末期肝病，但心理健康问题随之凸显出来，应予以关注。儿童肝脏移植受者术后预期生存时间很长，对随访工作要求更高，有必要让儿童受者从心理上接受"肝脏移植手术"这一事实。

第一种情况，儿童受者接受肝脏移植手术时年龄较小（如1岁以下），家长有机会在其成长过程中逐步告知，使其有逐渐接受和适应的过程，并能够有效配合移植医师进行必要的随访。部分儿童受者到青春期阶段可能产生叛逆心理，妨碍医疗依从性，应循序善诱，加强疏导。

第二种情况，儿童受者接受肝脏移植手术时年龄较大（如10岁左右），已具有自我意识，对身体形象尤其重视，对手术切口的美观性以及术后服用免疫抑制剂所带来的身体形象的微小变化格外注重。这种情况下，应该当面交流，探讨实施移植手术的必要性以及按时服用免疫抑制剂的重要性。

（二）生长发育

儿童生长发育常用评价指标有体质量、身高（长）、头围、胸围、上臂围和皮下脂肪等。肝脏移植前，患儿肝功能异常，营养状态差，导致吸收障碍和摄入不足，生长发育落后于正常儿童。肝脏移植后，其肝功能逐渐恢复，营养状况也逐渐好转，会出现"生长追赶"现象，身高和体质量逐渐接近正常儿童。儿童肝脏移植受者术后生长发育情况可以评价肝脏移植手术对于追赶性生长的贡献度，有利于及时实施针对性干预。目前已明确长期使用糖皮质激素会影响儿童肝脏移植受者生长发育，北美儿童肝脏移植研究报道，存活超过5年的儿童受者中，长期使用糖皮质激素与身高增长呈负相关。生长发育也是儿童肝脏移植术后恢复的重要指标之一，关系到受者未来教育、就业以及婚姻生活。尽量减少肝脏移植相关并发症，同时适当控制糖皮质激素的长期使用，可明显改善儿童受者的生长发育情况。

（郑树森　徐骁　夏强）

第十二节　肝脏移植相关影像学

肝脏移植影像学检查涉及供、受者术前和术后多个观察项目，只有移植外科与影像科密切合作，才能充分发挥不同影像学检查的技术特点，完成肝脏移植的各项临床要求。

一、肝脏移植影像学检查选择与目的

肝脏移植供、受者术前和术后影像学检查目的不同，合理选择检查项目能达到事半功倍的效果，详见表 1-12-1。

表 1-12-1　肝脏移植供、受者影像学检查

观 察 指 标	首　　选	次　　选
肺部病变	胸部CT平扫	胸部X线、MRI平扫
肝脏体积	CT增强扫描	MRI增强扫描
肝脏大血管	CTA	MRA、DSA
肝内病灶	超声 上腹部MRI增强扫描 上腹部CT增强扫描 上腹部CT增强扫描MPR	
碘油介入治疗后，了解碘油沉积情况	上腹部CT平扫 上腹部CT增强扫描	上腹部MRI平扫 上腹部MRI增强扫描
碘油介入治疗后，了解残余活肿瘤情况	上腹部MRI增强扫描	上腹部CT增强扫描
肝内外胆管	MRCP 上腹部MRI扫描	ERCP 上腹部CT增强扫描
胆管炎、胆管结石	上腹部MRI增强扫描 上腹部CT增强扫描 上腹部CT增强扫描MPR	MRCP ERCP

注：CTA. CT 血管造影；MRA. 磁共振血管造影；DSA. 数字减影血管造影；MPR. 多平面重建；MRCP. 磁共振胰胆管造影；ERCP. 内镜逆行胰胆管造影术

（一）胸部影像

CT 设备的普及和费用的下降及其对胸部疾病诊断的高敏感度和特异度，使 CT 扫描成为目前胸部检查的主要工具。增强扫描只用于需要鉴别诊断时，影像学表现不典型者。肝脏移植术后随访期间定期行 CT 检查有重要鉴别价值。胸部 X 线和 MRI 对胸部疾病的诊断价值已被 CT 全面覆盖，目前很少用于胸部检查。

（二）肝脏影像

CT、正电子发射计算机断层显像（positron emission tomography-computed tomography，PET-CT）、MRI、超声和数字减影血管造影（digital subtract angiography，DSA）等检查肝脏的影像学特点各异。CT 对密度变化大的疾病（介入碘油斑、钙化、结石、囊肿、脂肪肝和肿块内脂肪成分）诊断敏感度和特异度均较高，但对肝内小的软组织成分肿块（转移瘤、血管瘤等实质性肿块）和碘油栓塞病灶内残余活肿瘤的显影能力远不及 MRI。实际应用时，应根据不同检查需求谨慎选择。PET-CT 主要用于鉴别是否存在肝外转移瘤。DSA 具有协助诊断和治疗肿瘤的作用。

（三）胆道影像

内镜逆行胰胆管造影术（endoscopic retrograde cholangiopancreatography，ERCP）不仅能显示肝内外胆管，对胆管结石、狭窄还有治疗价值。磁共振胰胆管造影（magnetic resonance cholangiopancreatography，MRCP）具有安全、无创、生理状态下成像、三维、图像质量好、便于测量和对比等优点，是目前显示肝内外胆管的主要技术之一。超声在诊断肝内外胆管、胆囊疾病等方面有优势，但对胆总管远端疾病诊断能力有限，且受操作者技术和经验影响，不易前后对照。

（四）腹部大血管影像

在显示血管的影像学技术中，DSA 显示的解剖细节最佳，且具备治疗价值。目前，CT 血管造影（computed tomographic angiography，CTA）分辨率已接近 DSA 水平，具有创伤小、生理状态成像、三维和便于测量等优点，已成为肝脏移植受者腹部大血管检查的主要技术。磁共振血管造影（magnetic resonance angiography，MRA）分辨率远不及 CTA，不推荐用于腹部大血管检查。

二、肝脏移植影像学检查技术特点

在肝脏疾病诊断中，不同成像技术有自身的优点和局限性。准确认识其特点，才能充分发挥其技术优势。

（一）平片

1. 胸部平片 随着 CT 技术的普及和降价，胸片的局限性日益凸显，对肺内小病变（尤其直径 2 cm 以下小肿瘤）的诊断价值已完全被 CT 平扫替代。目前，胸部平片仅用于胸部（包括肺、胸腔、肋骨、心脏和纵隔）疾病的筛查，若发现可疑病变，则进一步行 CT 检查。

2. 腹部平片 腹部立卧位平片对肝脏移植受者仍有一定价值，主要用于观察腹腔游离气体、诊断肠梗阻和定位体内置入物（胃肠减压管、小肠营养管、T 管、鼻胆管、消化道支架、手术金属缝线或钛夹等）或异物的具体位置，若要进一步了解病变细节，还需行 CT 检查。

（二）造影

1. ERCP 能清晰显示胰、胆管全貌，可通过套篮取石、支架置入等操作对多种胆胰疾病进行治疗。活检、刷检能获得组织病理学信息，是胆胰疾病重要的检查和治疗手段。但是，由于 ERCP 存在医源性胰腺炎风险，加之 MRCP 的普及和经验积累，其诊断价值逐渐被 MRCP 替代。目前主要用于胆胰疾病的治疗。

2. 经皮经肝胆管引流术（percutaneous transhepatic cholangial drainage，PTCD） PTCD 主要用于胆管梗阻、肝内胆管扩张者，可通过穿刺导丝放入胆管支架。与 ERCP 相比，PTCD 无诱发医源性胰腺炎的风险，主要用于有手术价值的胰头疾病和 ERCP 失败的梗阻性黄疸患者减黄治疗。

（三）CT

具有薄层断面图像、密度成像和空间分辨率高的优点。CT 平扫对钙化、结石的敏感度和特异度均高，CT 值有一定的定性诊断价值；增强扫描能了解肝脏和病变的循环特征，加之设备普及率高，经验成熟，是肝脏移植受者影像学检查的主要技术之一。但其主要缺点是具有辐射损伤，增强扫描存在碘过敏危险。目前，用于肝脏移植供、受者检查的 CT 技术很多，各自特点如下。

1. 胸部 CT 平扫 主要用于观察有无肺、骨、纵隔淋巴结转移和其他胸部病变，扫描层厚应 ≤5 mm，要求观察肺窗、纵隔窗，怀疑骨转移者还要观察骨窗。

2. 上腹部 CT 平扫 对肝脏小肿瘤和大血管病变以及胆管病变的诊断价值不高，多用于观察碘油介入治疗后的碘油分布情况以及腹腔、胆管、病变内的异常积气和脂肪肝程度。

3. CT 增强扫描 要求三期（动脉期、门脉期和延迟期）动态增强扫描，扫描层厚应 ≤5 mm，若要多平面重建（multiplanar reconstruction，MPR）和三维重建，扫描层厚应 ≤3 mm。动态 CT 增强扫描能了解肝脏、胆管及病变的灌注情况，明显提高肿瘤及大血管病变的诊断及鉴别能力，是肝脏移植受者的主要影像学检查之一。

4. MPR 利用 1~3 mm 薄层原始图像，根据临床需求重建任意断面/曲面图像的技术，现有 16 排以上 CT 的后处理软件都具有该功能。符合临床要求的重建图像需要在外科医师协助下共同完成。

5. CTA 利用 1 mm 薄层原始图像重建腹腔大血管（肝动脉及其主要分支、门静脉及其主要分支以及肝静脉及其主要分支）的三维立体图像。用于 CTA 的后期处理软件很多，常用的有最大密度投影、容积再现等。现有的 CTA 图像质量完全能满足肝脏移植的临床要求，如：肝脏大血管有无变异、直径如何、肝门部有无妨碍移植手术的其他病变等。肝脏移植治疗前后均有肝脏大血管 CTA 的用武之地，与影像科协作能极大提高 CTA 检查的价值。

6. 肝脏体积测量 根据活体肝脏移植预定手术切口，在 CT 原始图像上逐层划线，计算全肝体积、切除肝组织体积、残余肝体积以及供者残肝/全肝体积比。也可与术后半年扫描图像比较，得出残肝/供肝体积恢复的幅度。精确的肝脏体积测量是确保活体肝脏移植供、受者肝功能正常的前提。有经验的移植中心，这种术前测量与实际切除肝组织的测量误差可控制在 5% 以内。

7. 体内有金属者 CT 检查选择 金属形成的伪影会干扰对邻近软组织细节的观察和 CT 值测量。①如果仅了解金属物的具体位置和与重要结构的毗邻关系，则可以行 CT 扫描；②钛夹及金属缝线，由于材料的改进，形成的伪影很小，可以行 CT 扫描；③若要了解较大金属植入物邻近结构或病变的密度特征，则不推荐 CT 扫描，可考虑 MRI。

（四）MRI

与 CT 相比，MRI 具有直接多轴面成像、薄层断面图像、组织化学成像、无辐射损伤和造影剂安全性高等优点，已成为肝脏移植的主要影像学技术之一。MRI 对多数肝占位病变的鉴别诊断价值优于 CT。但成像参数多、图像解释难、对钙化 / 结石不敏感以及解剖分辨率相对较低是其主要缺点。用于肝脏的 MRI 检查技术如下。

1. 上腹部 MRI 平扫 由于是质子成像，MRI 对肝硬化结节、肝脏小肿瘤的诊断价值明显优于 CT，特别适合有碘过敏风险、不适合行 CT 增强扫描和需要长期随访、多次检查的患者。胆系结石不含水，在 T2 加权像（T2 weighted image，T2WI）高信号的胆汁衬托下极易被识别，因此 MRI 平扫对胆系结石的显影能力明显优于 CT；但对肝脏钙化灶、肝内胆管积气的显影能力略不及 CT 平扫。

2. 上腹部 MRI 增强 扫描技术与 CT 动态增强扫描相仿，对肝内小肿块的诊断价值优于 CT，且对比剂无碘过敏风险。对肝内钙化灶、胆管内气体 / 结石的显影和鉴别能力不及 CT。

3. MRCP 利用水在 T2WI 高信号的特点，重建的胰胆管影像具有三维立体、无创和生理状态下直接显示胆管、胰管全貌等优点，是目前显示胆管、胰管的最佳成像技术之一。由于肝外胆管结石主要成分是胆固醇和胆汁酸，CT 难以显示（阴性结石），但在 T2WI 为极低信号，极易识别。应注意积气、结石和积血在 MRCP 中均为低信号，鉴别时还需借助 CT 和超声。

4. MRA 虽然也能显示肝脏大血管，但由于扫描时间相对较长、解剖分辨率略不及 CT，MRA 的图像质量远不及 CTA。因此，只有在不适合 CTA 时（碘过敏），才选择MRA。

5. 弥散加权成像（diffusion weighted imaging，DWI） 属功能成像范畴，技术原理复杂，不同扫描参数得到的图像变化很大，加上经验所限，目前仅有补充诊断价值。肝癌病灶弥散受限，在 DWI 图像上呈相对高信号。

6. 体内有金属者 MRI 检查选择 ①铁磁性金属能在 MRI 图像上形成明显的低信号金属伪影，影响对局部结构细节的观察，固定不牢的铁磁性金属（弹片、金属异物等）还可能在磁场中移动造成继发性损伤，因此禁止行 MRI 检查；②固定牢靠的铁磁性金属植入物（假牙、节育器等），如果检查部位不在植入物附近，扫描区图像质量能满足诊断要求，可以行 MRI 检查；③目前临床上广泛应用的植入材料为医用钛合金，具有抗磁性、伪影小和在强磁场中不发生位移等优点，可以行 MRI 检查；④心脏起搏器、冠状动脉支架等金属植入物，检查应慎重，其产品使用说明书中一般都明确标注能否行 MRI 检查，从安全角度出发，如非必要，不推荐行 MRI 检查。

（王 俭 叶啟发）

第十三节 肝脏移植病理

肝脏移植病理学涉及移植肝病理学基本原则、切除病肝的病理学检查临床操作技术、供肝病理学评估、移植肝病理学检查等方面。

一、肝脏移植病理学基本原则

（一）多学科联合诊断

由于排斥反应等并发症的临床和实验室表现通常缺乏特异性，某些肝外病变也可以导致移植术后移植肝功能指标异常，因此，病理诊断应密切结合临床，详细了解影像学和生化检查、免疫抑制剂血药浓度等临床检查结果，充分沟通诊疗意见；临床医师也应了解常见并发症的病理学特点和组织学分级标准，以便正确理解病变描述和病理学诊断的实际意义。

（二）供肝的活组织检查

建议分别在移植前供肝修整时和供肝门静脉血流开放后（零时）取楔形肝组织或肝穿刺活组织检查（活检），有助于评估供肝质量并为移植后病理诊断保留原始的病理学对照依据。

（三）肝脏穿刺组织满意度评估

1. 门管区数量 肝脏穿刺组织中含有 ≥10 个结构完整的门管区能较好满足病理诊断的需要（通常需要 2 条长 ≥1.5 cm 组织）。在病理报告中注明肝脏穿刺组织的满意度：满意，含 ≥10 个门管区，能较好满足病理诊断的需要；基本满意，含 5~9 个门管区，能基本满足病理诊断的需要；不满意，≤4 个门管区，勉强评估会影响病理诊断的可靠性与准确性，建议临床酌情再做肝脏穿刺活检。

2. 中央静脉数量 中央静脉周围炎型急性排斥反应的诊断和分级时要求肝脏穿刺组织内中央静脉 >6 个可满足诊断需要，中央静脉 ≤3 个则影响诊断的准确性。

（四）病理报告的时效性

为满足临床对调整治疗方案时效性的要求，应建立快速肝脏穿刺组织石蜡包埋和制片技术流程，对于临床标注"加急"的标本，应在送检当日或 1 个工作日以内完成石蜡切片初步病理诊断。

（五）肝脏移植病理专用申请单和报告单

为适应肝脏移植病理诊断的特殊性，推荐使用肝脏移植专用的病理检查申请单（表 1-13-1）和检查报告单（表 1-13-2）。临床医师应重点填写供肝的冷缺血和热缺血时间、原发病、临床用药、影像学和生化检查等重要信息。病理医师应在报告表单中填报重要的病理学参数，并注意与前次送检肝脏穿刺组织的对比，为临床制订治疗方案提供客观的参考依据。

表 1-13-1　移植肝脏活检病理诊断申请单

送检医院：本院 [ ]/ 外院 [ ]		病理编号：	
姓名： 性别：	年 龄：	送检日期：	年 月 日
科室： 床号：	住院号：	收到日期：	年 月 日
临床诊断：		送检医师：	

一、病史摘要
受者： 发病时间： ；临床诊断：
供者： 年龄： 岁；性别：男[ ]女[ ]；临床诊断：
类型：DBD [ ]；DCD [ ]；DBCD [ ]；LDLT [ ]；其他情况：

二、手术情况
移植时间： 年 月 日；移植类型：原位肝脏移植[ ]；背驮式肝脏移植[ ]；其他：
供肝： 保存液类型： ；热缺血时间： ；冷缺血时间： ；无肝期时间： ；
胆道热缺血时间： ABO血型配型：[ ]型→[ ]型；HLA配型：

三、再次肝脏穿刺（移植）病史
前次肝脏穿刺（移植）时间： 年 月 日；前次肝脏穿刺（移植）病理号：
前次肝脏穿刺（移植）病理诊断：

四、影像学检查时间： 年 月 日；检查方法：
胆管情况： ；肝脏情况：
肝血管及肝血流情况： ；其他病变：

五、实验室检查时间： 年 月 日
ALT： U/L；AST： U/L；γ-GT： U/L；ALP： U/L；T-Bil： μmol/L；
D-Bil： μmol/L；HBV/HCV： ；CMV： ；EBV： ；其他：

六、用药剂量及血药浓度
FK506剂量： ng/mL；CsA剂量： ng/mL；皮质激素剂量： mg；
RAPA剂量： ng/mL；MMF剂量： g；抗病毒药物：
其他用药：

七、送检标本情况
供肝修整： 块， × × × cm；零时活检： 块， × × × cm；
肝脏穿刺组织： 条；长度： cm；肝肿瘤：部位： ；直径： ；
数量： 个；肝外病灶部位： 病肝情况：

表 1-13-2　移植肝脏病理检查报告单

一、肝脏穿刺组织满意度
门管区数量：[ ]个；满意：[ ]；基本满意：[ ]；不满意：[ ]
（满意：含≥10个门管区；基本满意：含5~9个门管区；不满意：含≤4个门管区）
中央静脉数量：[ ]个；满意[ ]；基本满意：[ ]；不满意：[ ]
（满意：含≥6个中央静脉；基本满意：含4~5个中央静脉；不满意：含≤3个中央静脉）

二、显微镜检查

（一）门管区病变	（门静脉 [ ]，中央静脉 [ ]，肝窦 [ ]）
1.炎症细胞：无[ ]轻[ ]中[ ]重[ ]	11.中央静脉周围炎：无[ ]轻[ ]中[ ]重[ ]
（淋巴细胞[ ]、中性粒细胞[ ]、嗜酸	12.小动脉减少：无[ ]有[ ]
粒细胞[ ]、浆细胞[ ]、其他[ ]	13.小动脉内膜增厚/泡沫细胞沉积：有[ ]无[ ]
2.纤维化：无[ ]轻[ ]中[ ]重[ ]	（四）肝细胞病变

续表

3.水肿：无 [ ] 轻 [ ] 中 [ ] 重 [ ]	14.气球样变：无[ ] 轻[ ] 中[ ] 重[ ]
4.界面炎：无 [ ] 轻 [ ] 中 [ ] 重 [ ]	15.脂肪变性：大泡性：[%]；小泡性：[%]
（二）胆管病变	16.胆汁淤积：无 [ ] 轻[ ] 中[ ] 重[ ]
5.胆管炎：无 [ ] 轻 [ ] 中 [ ] 重 [ ]	17.坏死：无 [ ] 轻[ ] 中[ ] 重[ ]
6.胆管增生：无[ ] 有[ ]	（五）其他
7.胆管胆栓：无 [ ] 有 [ ]	18.肝小叶纤维化：无[ ] 轻[ ] 中[ ] 重[ ]
8.胆管退行性变：无 [ ] 有 [ ]	19.与前次肝穿比较：改善[ ] 相似[ ] 加重[ ]
9.胆管缺失：无[ ] 有[占全部门管区 %]	20.特殊染色：
（三）血管病变	21.免疫组化：
10.静脉内皮炎：无 [ ] 轻[ ] 中[ ] 重[ ]	22.其他检查：
三、Banff排斥反应活动指数（RAI）评分：RAI＝ /9。	
门管区炎症：（0~3）[ ]；静脉内皮炎：（0~3）[ ]；胆管炎症/损伤：（0~3）[ ]	
四、病理诊断 （肝脏移植术后 天，第 次肝脏穿刺）：	
病理医师： 报告日期： 年 月 日	

（六）移植病理医师的资质与培训

病理诊断医师应具有普通病理和肝脏专科病理的基础，接受过移植病理专业培训，具有一定的移植肝脏病理诊断经验。

二、切除病肝的病理学检查临床技术操作

手术切除的病肝称重后描述外观颜色、质地、大小及肝硬化结节直径，并对肝脏膈面和脏面进行拍照存档。以 ≤1.0 cm 间隔沿水平面连续切开肝脏，任意大小、颜色或质地与周围脏肝组织存在差异的区域均应描述并取材记录。肝癌标本采集应参照《原发性肝癌规范化病理诊断指南（2015 版）》中的要求进行；肝动脉、门静脉、胆管、肝或腔静脉断端及肝门周围淋巴结均应取材。良性弥漫性肝病可自左、右叶分别采集两块肝组织，并根据原发病选择性采集病变部位，肝脏切面应拍照存档。移植失败的肝脏病理检查同上，应注意观察第一肝门区结构，肝门部大动脉、静脉及胆管均应取材，肉眼所见的血栓、胆栓及坏死区域均应取材。选取有研究价值的组织样本进行规范化保存，为今后临床及科学研究提供资料。

三、供肝病理学评估的临床技术操作

供肝的病理学评估内容包括肝细胞脂肪变性、坏死、肝纤维化和肝细胞胆汁淤积程度及占位性病变的性质。供肝是否适合移植应由临床移植医师综合临床资料和病理结论予以综合判定。供肝评估建议从肝脏左叶和右叶分别取楔形组织活检，以减少病变肝分布偏差对诊断的影响。冷冻组织快速诊断是评估供肝质量的主要方法，但鉴于冷冻条件下肝组织

有可能固定不佳，导致组织收缩和细胞清晰度降低而影响诊断的准确性，在时间允许的情况下，应建议采用快速石蜡切片。

脂肪变性是供肝评价的主要方面，主要评估大泡性脂肪变性，通常以脂肪变性肝细胞的面积占肝组织面积的百分比作为评估标准，必要时可油红O（图1-13-1A）或者苏丹Ⅲ染色辅助判断。

单纯小泡性脂肪变性一般不影响移植肝脏的功能，若同时存在中至重度的大泡性脂肪变，则可能会增加移植肝脏功能恢复不良发生率，应慎重使用。

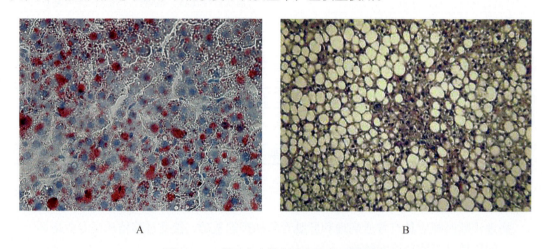

A   B

图 1-13-1　供肝大泡性脂肪变的病理学表现

A 图示供肝活检组织冷冻切片油红 O 染色呈大颗粒阳性油红 O 染色，×400；B 图示供肝活检快速石蜡切片中大多数肝细胞（>70%）明显大泡性脂肪变 HE 染色苏木素 - 伊红染色，×200

大泡性脂肪变性分级标准：①脑死亡器官捐献（donation after brain death，DBD）或心脏死亡器官捐献（donation after cardiac death，DCD）供肝，轻度脂肪变性为 <20%，以局灶性分布为主，使用安全；中度脂肪变性为 20%~30%，以带状分布为主，使用较安全，但如果合并存在高龄供者（>70 岁）、热缺血时间 >30 min 和冷缺血时间 >11 h 等危险因素时会明显增加原发性移植物失功（primary graft dysfunction，PGD）的风险；重度脂肪变性为 >30%，以小叶分布为主，是导致移植肝脏 PGD 的独立危险因素。若无其他危险因素存在，大泡性脂肪变为 >60%（图 1-1-1B）则存在 PGD 的高风险。DCD 供肝因心脏停博易出现缺血 – 再灌注损伤（ischemia-reperfusion injury，IRI）和缺血性胆管炎，需谨慎评估。②活体肝脏移植（living donor liver transplantation，LDLT）供肝，轻度脂肪变性为 <10%；中度脂肪变性为 10%~20%；重度脂肪变性为 >20%。

四、移植肝脏病理学诊断

（一）移植肝脏缺血 – 再灌注损伤

IRI 的靶点主要为肝细胞、毛细胆管、胆管上皮细胞以及肝窦内皮细胞，常表现为中央静脉周围肝细胞的水样、气球样及小泡性脂肪变性、毛细胆管胆汁淤积（图 1-13-2）、肝细胞坏死和凋亡以及小胆管炎，肝窦内中性粒细胞的数量与微循环障碍和 IRI 的严重程度有关。分级标准：①肝细胞变性，轻度为累及面积 <30%，中度为累及面积 30%~50%，重度为累及面积 >50%。②肝细胞胆汁淤积，分级标准同上。③肝细胞坏死，主要累及中央静脉周围肝细胞，轻度为肝细胞点状坏死及少量凋亡；中度为肝细胞灶性坏死及较多凋亡；重度为肝细胞融合性或带状坏死。以上 3 种病变可单独或合并出现，以分级最重者作为评价标准。

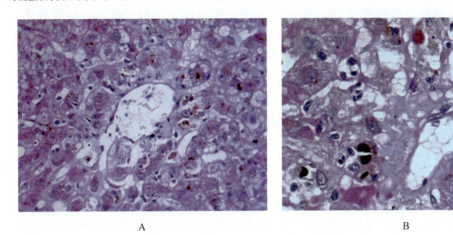

A   B

图 1-13-2 移植肝脏缺血 - 再灌注损伤的病理学表现，

A 图示移植肝脏中央静脉周围肝细胞轻度水样变性及少数毛细胆管内胆汁淤积 HE 染色，×200；B 图示 HE 染色，×400

（二）移植肝脏原发性无功能

PGD 通常是指肝脏移植术后早期因严重的 IRI 等所致的移植肝无功能。PGD 可依据以下组织学损伤进行分级，以最严重者为准：①肝细胞水肿、脂肪变性、胆汁淤积、肝窦淤血或出血，按病变累及肝组织的面积分为轻度（<30%）、中度（30%~50%）和重度（>50%）；②肝细胞坏死，按病变累及肝腺泡的范围分为轻度局限于Ⅲ区、中度累及Ⅱ区、重度累及全小叶。

（三）移植肝脏小肝综合征

小肝综合征（small-for-size syndrome，SFSS）的病理表现为：①门静脉分支内皮细胞肥大、剥脱和内皮下水肿，静脉周围结缔组织出血，严重者出现肝细胞脱失；②肝动脉痉挛引起缺血性胆管炎和肝组织梗死。在肝穿刺组织中，常见门管区间质小静脉扩张伴间质出血，界面区小胆管增生。Ⅰ区肝窦扩张、充血，肝细胞或毛细胆管胆汁淤积、小泡性脂肪变性等。

（四）移植肝脏抗体介导性排斥反应

1. 移植肝脏急性抗体介导性排斥反应 移植肝脏急性抗体介导的排斥反应（antibody-mediated rejection，AMR）的发生率较低，多发生于术后数日至数周之内，多见于 ABO 血型不合或受者血清中出现抗供者人类白细胞抗原（human leukocyte antigen，HLA）的供体特异性抗体（donor specific antibody，DSA）阳性 [平均荧光强度值（mean fluorescence intensity，MFI）≥10 000]，严重的急性 AMR 多见于 DSA 滴度高的受者。急性 AMR 常见移植肝脏功能异常、高胆红素血症、血小板减少、血清补体低和持续出现的 DSA（特别是抗 HLA Ⅱ 类抗原抗体）及组织病理的微血管损伤等。

急性 AMR 的最终诊断需结合临床 DSA 检测、组织病理学和 C4d 染色结果等予以综合判定。对肝脏移植术后血清 DSA 阳性、疑为急性 AMR 或无明确病因的早期肝脏功能异常的受者，及时行肝脏穿刺活检和 C4d 染色有助于急性 AMR 的早期诊断和早期治疗。

急性 AMR 损伤的主要靶点为血管内皮细胞（包括动脉、静脉及肝窦）。特征性病理表现为门静脉分支血管内皮细胞肥大，毛细血管扩张，单个核、中性粒细胞淤积和（或）边集；门管区水肿，小胆管反应性增生、肝细胞点状坏死、小叶中央肝细胞水样变性和胆汁淤积，严重者出现门管区间质微血管的破坏、出血。门管区内间质微血管内皮 C4d 阳性沉积，有时可见门静脉、小静脉、肝窦、中央静脉内皮 C4d 阳性。

2. 移植肝脏慢性抗体介导性排斥反应 病理学表现为非炎症性纤维化、轻度活动性界面炎和小叶炎、胆管狭窄、窦周纤维化、门管区胶原化、静脉分支管腔闭塞和结节再生性增生等。

3. 移植肝脏抗体介导性排斥反应的病理损伤程度评分 ① 1 分：多数门管区微血管内皮细胞肥大（小叶间静脉、微血管、流入小静脉）；轻度毛细血管扩张伴轻度微血管炎（定义 3~4 个炎症细胞在血管腔内，包括单核细胞、中性粒细胞、嗜酸粒细胞）。② 2 分：大多数门静脉或肝窦显著的内皮细胞肥大和（或）中度微血管炎（定义至少 5~10 个白细胞边缘化）和（或）程度不等但明显的门静脉、毛细血管和流入小静脉扩张，程度不等的门管区水肿。③ 3 分：重度微血管扩张和微血管炎症（>10 个白细胞），小灶性微血管破坏和纤维蛋白沉积，门管区基质和肝窦内出现红细胞溢出。

4. 移植肝脏抗体介导性排斥反应的诊断标准 包括：①血清 DSA 阳性；②肝脏组织内 C4d 染色阳性，诊断标准见 "5. C4d 免疫组织化学染色"；③出现 AMR 病理学表现（组织损伤程度评分 ≥1 分）；④出现急性排斥反应(acute rejection，AR)或慢性排斥反应(chronic rejection，CR) 病理表现；⑤排除造成肝脏损伤的其他因素。

确诊：满足以上① ~ ③项；高度可疑：满足以上① ~ ③项中的任意 2 项，合并④和⑤中任意 1 项；可疑：满足以上① ~ ③中任意一项，合并④和⑤。

5. C4d 免疫组织化学染色 ①C4d 染色方法：石蜡包埋组织切片进行 C4d 免疫组织化学（免疫组化）染色应使用多克隆一抗抗体，冷冻切片使用单克隆一抗抗体，免疫荧光染色的敏感性和特异性更高，还需注意 C4d 阴性 AMR 的存在。②C4d 阳性着色判定标准：血管内皮细胞（>50% 管腔）阳性着色（图 1-13-3），包括肝窦内皮细胞及门管区间质微血管、小叶间静脉及中央静脉内皮细胞染色。③C4d 阳性染色强度评分（石蜡切片）：0 分为无染色；1 分（散在）为 <10%；2 分（灶性）为 10%~50%；3 分（弥漫）为 >50%。④C4d 阳性诊断标准包括阳性染色强度评分 =3 分，且满足以下 3 项中的任意 2 项：≥4 个门管区内微血管内皮细胞着色；肝窦内皮细胞线性着色；≥2个中央静脉血管内皮细胞着色。

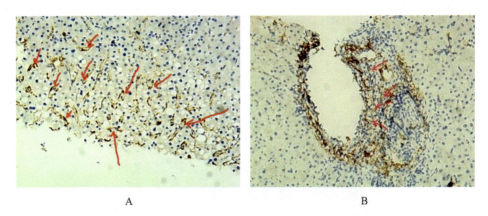

A B

图 1-13-3 移植肝抗体介导的排斥反应 C4d 阳性的病理学表现，图示在部分肝窦内皮细胞（A 图）和门管区内毛细血管内皮细胞（B 图）呈 C4d 阳性（↑），免疫组化，×200

6. 移植肝脏富于浆细胞的排斥反应 富于浆细胞的排斥反应（plasma cell rich-rejection，PCRR）很少引起受者晚期（>6个月）移植肝脏功能障碍，其中约 60% 的受者存在 DSA 阳性，非典型肝或肾微粒体不匹配及干扰素 -γ 治疗史等。病理表现为显著的浆细胞性门管区和（或）中央静脉炎；淋巴细胞性胆管炎经常存在，但不是诊断必需（炎症胆管损伤可能相对少见，但 Banff 标准胆管损伤评分 ≥1 分）；IgG4+ 浆细胞过度表达，门管区毛细血管 C4d 沉积，8%~24% 合并典型 T 细胞介导的排斥反应（T cell mediated rejection，TCMR）或慢性排斥反应（CR）特点。PCRR 的病理学诊断标准为：累及多数门管区和（或）中央静脉周围的大量（约 >30%）浆细胞浸润和易于辨认的门管区周围、界板和（或）中央静脉周围坏死性炎。多数病例 Banff 急性排斥反应分级为"中度"，排斥反应活性指数（rejection activity index，RAI）评分 ≥5 分，因为有中央静脉炎，因此"V"评分 =3 分，"门管区炎症"评分 ≥2 分，除外原发性自身免疫性肝炎。推荐在所有 PCRR 者中行 C4d 染色作为 PCRR 诊断标准之一；IgG 和 IgG4 染色在一些受者中可以更好地解释病理学变化。有助于病理诊断但不是必需的特征包括：谷胱甘肽 S 转移酶 T1（glutathione S-transferase class Theta-1，GSTT1）抗体阴性受者接受 GSTT1 抗体阳性供肝以及 DSA 重新出现。

（五）移植肝脏 T 细胞介导性排斥反应

1. 急性 T 细胞介导性排斥反应的病理学特点 门管区型 TCMR 表现为经典的门管区"三联征"，包括门管区淋巴细胞、嗜酸粒细胞和中性粒细胞等混合炎细胞浸润、胆管上皮炎症损伤（图 1-13-4）和静脉内皮炎。排斥反应分级标准：①无法确定急性 TCMR 的诊断，与同种异体反应有关的门管区或中央静脉周围炎细胞浸润，组织学损伤程度不满足轻度 TCMR 的诊断标准（如下）；②轻度急性 TCMR，少数门管区或中央静脉周围排斥反应炎症，通常轻微，主要以门管区型为主，无孤立性中央静脉周围炎和肝细胞坏死或脱失；③中度急性 TCMR，多数或全部门管区和（或）中央静脉周围排斥反应炎症，少数中央静脉周围出现融合性坏死和脱失；④重度急性 TCMR，在上述基础上，炎症扩展至门管区周围和（或）多数中央静脉出现中–重度中央静脉周围炎并延伸到肝实质伴肝细胞坏死。

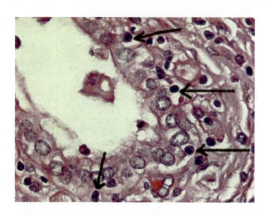

图 1-13-4　移植肝急性 T 细胞介导的排斥反应的病理学表现，图示门管区内小叶间胆管上皮炎，小叶间胆管上皮内多个淋巴细胞浸润（↑）HE 染色，×400

Banff 移植肝脏排斥反应诊断和评分标准中，将门管区"三联征"按其 RAI 各计 3 分，总分为 9 分（表 1-13-3）。RAI 1~2 分为无急性 TCMR；3 分为临界性或不确定性急性 TCMR；4~5 分为轻度急性 TCMR；6~7 分为中度急性 TCMR；8~9 分为重度急性 TCMR。

表 1-13-3　Banff 移植肝排斥反应诊断标准的 RAI 定量评分

分数	病理学表现
	门管区炎症
1分	少数门管区淋巴细胞浸润为主，门管区无明显扩大
2分	多数或全部门管区混合性炎细胞浸润（包括淋巴细胞、少量幼稚淋巴细胞、中性粒细胞和嗜酸粒细胞等），门管区扩大，如果出现多量嗜酸粒细胞伴门管区水肿和微血管内皮细胞肥大，应考虑急性AMR
3分	多数或全部门管区混合性炎细胞浸润，门管区扩大，炎细胞侵出门管区至周围肝实质
	胆管炎性损伤
1分	少数胆管炎细胞浸润和胆管上皮的轻度反应性改变（细胞核增大；核/浆比增加）
2分	多数胆管炎细胞浸润，较多胆管出现退化，如核多形性、极像紊乱和胞浆空泡化
3分	在2分之表现的基础上出现多数或全部胆管退化或灶性胆管腔破坏
	静脉内皮炎症
1分	少数小叶间或中央静脉的内皮下淋巴细胞浸润
2分	多数或全小叶间或中央静脉的内皮下淋巴细胞浸润，少数中央静脉周围肝细胞脱失
3分	在2分之表现的基础上，出现中-重度静脉周围炎并延伸至周围肝实质和多数中央静脉周围出现肝细胞坏死

中央静脉周围炎型 TCMR 包括中央静脉内皮炎（图 1-13-5）、中央静脉周围肝细胞坏死或脱失、单核细胞浸润、周围肝窦充血和出血等病理改变组成，易导致肝腺泡Ⅲ区融合性坏死和纤维化。中央静脉周围炎型 TCMR 组织学分级标准：①Ⅰ级（轻微），病变累及 <50% 的中央静脉，局限于腺泡Ⅲ区范围；②Ⅱ级（轻度），病变累及 >50% 的中央静脉，局限于腺泡Ⅲ区范围；③Ⅲ级（中度），病变累及 >50% 的中央静脉，扩展到腺泡Ⅱ

区范围；④Ⅳ级（重度），病变累及 >50% 的中央静脉，超过腺泡Ⅱ区范围。

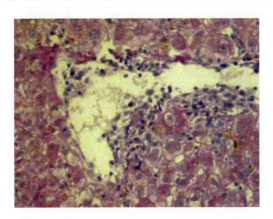

图 1-13-5 移植肝中央静脉周围炎型 T 细胞介导的排斥反应的病理学表现，
图示中央静脉内皮炎表现 HE 染色，×200

（六）移植肝脏慢性排斥反应

移植肝脏 CR 是 T 细胞介导性排斥反应和抗体介导性排斥反应损伤的共同结局。基本病理特点包括：小叶间胆管退行性变（胆管萎缩、核固缩、胞浆空泡化和基膜缺失等），胆管萎缩、数量减少，以及大至中动脉出现闭塞性动脉病变（图 1-13-6），部分病例可出现小叶间动脉数量减少，病程后期可出现中央静脉及周围纤维化。病理诊断中应注明有小叶间胆管减少和退行性变的门管区占全部门管区的比例（表 1-13-4），通常应行细胞角蛋白（cytokeratin，CK）7 或 CK19 免疫组化染色加以确认，经过 ≥2 次肝脏穿刺检查证实 >50% 的门管区小胆管缺失或出现进行性胆管数量减少时可诊断 CR，但在肝脏穿刺组织门管区数量不足时需谨慎诊断。胆管上皮呈 p21WAF1/Cip1 免疫组化染色阳性有助于 CR 早期诊断。小胆管增生是 CR 出现逆转或鉴别诊断重要依据。早期 CR 对抗排斥治疗仍可能有应答，晚期 CR 常需要再次肝脏移植。

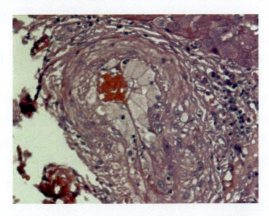

图 1-13-6 移植肝脏慢性排斥反应的慢性移植肝动脉血管病的病理学表现，
图示肝动脉分支内膜泡沫细胞增生及管腔狭窄 HE 染色，×200

表 1-13-4　移植肝脏慢性排斥反应的组织学评价标准

部　　位	早期慢性排斥反应（至少符合两条）	晚期慢性排斥反应（至少符合两条）
小胆管（<60μm）	多数胆管出现衰老，<50%门管区出现胆管消失	≥50%门管区出现胆管消失，其余胆管出现退化
小叶间动脉	<25%门管区出现动脉消失	≥25%门管区出现动脉消失
终末肝静脉和Ⅲ区肝细胞	终末肝静脉周围单个核细胞浸润；Ⅲ区肝细胞坏死和炎细胞浸润；轻度纤维化	终末肝静脉程度不等的炎细胞浸润；局灶性静脉闭塞；中到重度（桥样）纤维化
大肝动脉分支	内膜炎症，局灶性泡沫细胞沉积，没有管腔损伤	内膜泡沫细胞沉积；血管内膜纤维组织增生导致管腔狭窄
大胆管分支	炎症损伤和灶性泡沫细胞沉积	管壁纤维化
其他	"过渡性"肝炎和多灶性肝细胞坏死	肝窦泡沫细胞沉积、胆汁淤积

（七）移植肝脏药物性肝损伤

肝脏移植受者术后应用药物如免疫抑制剂、抗生素、抗病毒药物等多种药物导致移植肝脏始终存在药物性肝损伤（drug-induced liver injury，DILI）的风险，对于无明确病因而出现肝脏功能指标显著升高的受者，应怀疑 DILI 可能。由于多数移植肝脏 DILI 缺乏病理组织学诊断的特异性，最终病理诊断应建立在鉴别诊断的基础上。病理学检查作为一种排除性诊断，可参考以下辅助诊断条件：①临床存在可能引起 DILI 的用药史；②出现 DILI 的肝脏功能指标波动；③免疫抑制剂的血药浓度过高或波动较大；④出现以肝细胞变性和（或）毛细胆管胆栓为主的形态学改变；⑤排除其他引起移植肝脏功能不全的并发症；⑥停用可疑药物后，临床症状改善、肝功能指标下降或转为正常，肝脏组织学损伤减轻或消失。

1. 移植肝脏药物性肝损伤的主要病理学表现　移植肝脏 DILI 的主要病理学表现包括肝腺泡Ⅲ区肝细胞水样或气球样变性、脂肪变性和毛细胆管胆汁淤积，肝细胞凋亡及增生，严重者出现肝腺泡Ⅲ区为主的融合坏死及桥接坏死；门管区和肝窦嗜酸粒细胞、中性粒细胞为主的炎细胞浸润；病程迁延者可出现肝细胞大泡性脂肪变性、门管区纤维组织和小胆管增生及肉芽肿病变等。发生血管内皮细胞损伤时还可导致肝静脉阻塞症和肝紫癜症。抗生素中的红霉素（erythromycin）可导致局灶性肝细胞坏死，伴门管区以嗜酸粒细胞浸润为特征的炎症。磺胺类药物严重肝脏损伤时可出现大块状肝细胞坏死。抗结核药物异烟肼肝脏损伤非常类似于病毒性肝炎表现，轻者仅有肝细胞变性和局灶性肝细胞坏死，重者可出现桥接坏死甚至大块状肝细胞坏死。

2. 免疫抑制剂所致肝脏损伤的病理学表现　①环孢素：肝细胞气球样变、胆汁淤积和点状坏死；②他克莫司：中央静脉周围肝细胞缺失，肝窦扩张淤血，肝细胞胆汁淤积和灶性坏死，可出现结节性增生改变；③糖皮质激素：肝细胞气球样变或脂肪变性，大剂量使用可能诱发移植后淋巴组织增生性疾病（posttransplant lymphoproliferative disease，PTLD）；④西罗莫司：门管区少量单核细胞和嗜酸粒细胞浸润、轻度界板炎和肝窦淤血；⑤硫唑嘌呤：轻度肝细胞胆汁淤积和肝窦扩张淤血或呈紫癜样改变，严重者出现小叶中央性肝细胞坏死、中央静脉纤维化、胆汁淤积性肝炎以及胆管上皮损伤，长期用药可能出现局灶性结节性增生。免疫抑制剂所致的 DILI 有时可致门管区轻微或灶性的单个核炎症细胞浸润，少数门管区可有界面炎，但不会出现中央静脉周围炎和闭塞性动脉血管病等表现。

3. 移植肝脏药物性肝损伤的病理学分级 着重观察肝细胞水样变性、脂肪变性、坏死和胆汁淤积的范围和程度：轻度累及面积＜30%，肝细胞点状坏死；中度累及面积30%~50%，肝细胞融合性坏死；重度累及面积＞50%，肝细胞片状坏死。

在预防和减低免疫抑制剂毒性损伤的同时，也要结合移植肝脏活检病理学诊断，需要予以注意，当减量或特殊原因停用免疫抑制剂后出现以下病变者，应增加免疫抑制用量：①门管区炎症加重，特别是出现淋巴细胞性胆管损伤，界面炎或静脉内皮炎；②新发中央静脉周围炎；③新发胆管上皮细胞的衰老或缺失（非胆管狭窄所致）；④门管区及周围、窦周或中央静脉周围纤维化加重；⑤动脉壁出现泡沫细胞沉积或动脉狭窄。

（八）移植肝脏胆管并发症

胆道造影及影像学检查是诊断胆管并发症的主要依据。当临床难以将胆管并发症与其他并发症相区别时，病理学检查具有一定的辅助诊断意义，特别是在与排斥反应等特殊并发症的鉴别诊断中具有重要价值。

1. 胆管阻塞或狭窄 门管区水肿及小胆管增生，伴中性粒细胞为主的炎细胞浸润，常有小胆管扩张并含胆栓（图1-13-7）、小叶间胆管腔及胆管壁内出现中性粒细胞、小叶中央肝细胞及毛细胆管胆汁淤积、中央静脉周围肝细胞水样或气球样变性。

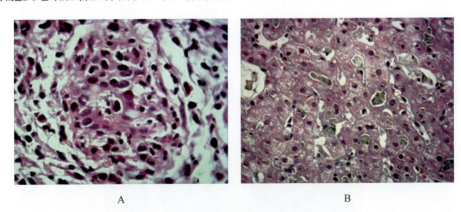

A   B

图1-13-7 移植肝胆管并发症的病理学表现

A图示移植肝活检组织门管区内轻度水肿和小叶间胆管周围及其上皮层内较多中性粒细胞
浸润，HE染色，×400；B图示移植肝毛细胆管内明显胆汁淤积，HE染色，×400

2. 缺血性胆道病 门管区少量以中性粒细胞和（或）嗜酸粒细胞为主的炎细胞浸润，固有小叶间胆管退行性变（包括胆管萎缩、上皮细胞凋亡、核固缩和基膜缺失等），随病变进展，可出现胆管数量减少，较大胆管黏膜上皮脱失、管壁坏死及胶原变性，后期可出现桥接纤维化和胆管狭窄。

（九）移植肝脏血管并发症

1. 肝动脉血栓形成 早期：肝细胞微泡性脂肪变性、水样变性及嗜酸性变，门管区水肿伴胆管反应性增生或呈缺血性胆管炎，中央静脉周围肝细胞和毛细胆管淤胆；晚期：肝细胞片状凝固性坏死，肝门部的较大胆管可发生缺血性坏死。

2. 门静脉血栓形成　肝细胞水样变性及嗜酸性变，Ⅲ区肝细胞溶解性坏死或脱失，门管区中性粒细胞为主的炎细胞浸润，慢性门静脉狭窄或阻塞可引起肝结节再生性增生。

3. 肝静脉血栓形成　小叶中央静脉扩张和淤血，Ⅲ区肝窦扩张和淤血，肝细胞萎缩或脱失，门管区炎症轻微，长期可引起中央静脉周围纤维化和肝结节再生性增生。

（十）移植肝脏病毒感染

1. 移植肝乙型病毒性肝炎　急性期：肝细胞水肿、嗜酸性变、胆汁淤积、凋亡小体、点状或桥接坏死，门管区淋巴细胞浸润。慢性期：肝细胞毛玻璃样变性、门管区纤维化及轻度界面炎。可参照我国《慢性乙型肝炎防治指南（2015 年版）》推荐的 METAVIR 和 Laennec 评分系统对炎症活动程度（G0~4）和纤维化程度（S0~4）进行评估。建议对乙型肝炎病毒感染受者的肝脏穿刺组织常规进行乙型肝炎表面抗原（hepatitis B surface antigen，HBsAg）和乙型肝炎核心抗原（hepatitis B core antigen，HBcAg）免疫组化检测（图 1-13-8）。

2. 移植肝脏丙型病毒性肝炎　肝细胞嗜酸性变、点灶性坏死及脂肪变性，门管区小淋巴细胞浸润或聚集，伴程度不等的纤维化、界面炎和小叶炎。

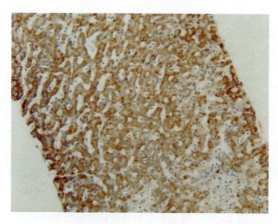

图 1-13-8　移植肝复发性乙型病毒性肝炎的病理学表现
图示移植肝活检组织内 HBsAg 免疫组化染色呈弥漫性阳性免疫组化，×200

3. 移植肝脏纤维化胆汁淤积性肝炎　肝小叶结构紊乱，门管区和肝窦内中性粒细胞为主的炎细胞浸润。肝细胞广泛水样变性、羽毛状变性，易见肝细胞凋亡小体，胆小管及小胆管淤胆、胆栓形成，肝窦及门管区纤维组织增生。

4. 移植肝脏巨细胞病毒肝炎　门管区轻至中度单核细胞浸润、肝细胞气球样变、肝细胞灶性坏死伴中性粒细胞浸润（微脓肿）、肝窦 Kupffer 细胞增生等，有时可见静脉内皮炎和胆管上皮淋巴细胞浸润等类似轻度急性排斥反应的改变。肝脏各类细胞皆可被巨细胞病毒（cytomegalovirus，CMV）感染，常见于肝细胞和胆管上皮细胞，常难检见 CMV 包含体，可应用免疫组化方法检测 CMV 抗原。

5. 移植肝脏 EB 病毒肝炎 门管区和小叶内 B 淋巴细胞浸润，伴浆细胞分化，并在肝窦内呈线形排列；肝细胞灶性肿胀和嗜酸性坏死，可见核分裂相和假腺管等肝再生表现，原位杂交检测组织中 EB 病毒核酸呈阳性。

6. 移植肝脏单纯疱疹病毒或带状疱疹病毒肝炎 肝小叶出现灶性凝固性坏死，其边缘或可检见核内包含体。

7. 移植肝脏腺病毒感染 肝小叶内巨噬细胞和坏死肝细胞混合构成疹样肉芽肿，其边缘或可检见核内包含体。采用免疫组化染色检测相应病毒抗原有助于诊断。

（十一）移植肝复发性或新发性自身免疫性肝病

1. 原发性胆汁性胆管炎 门管区单个核细胞浸润，小叶间胆管上皮细胞变形伴炎细胞浸润，可见肉芽肿性胆管炎。程度不等的肝细胞变性及肝实质淤胆，Ⅰ区肝细胞肿胀可伴铜沉积。病理组织学分期可参照原发性疾病的标准。

2. 原发性硬化性胆管炎 可见小叶间胆管管周纤维化，伴胆管壁淋巴细胞浸润，出现纤维–闭塞性胆管病变时可致小胆管缺失。病理组织学分期可参照原发性疾病的诊断标准。

3. 自身免疫性肝炎 主要病理组织学改变以门管区淋巴细胞和浆细胞浸润、界板性炎症（图 1-13-9）和桥接坏死为特点，病程迁延，可有不同程度的纤维化或肝硬化。

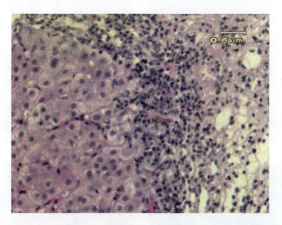

图 1-13-9 移植肝复发性自身免疫性肝炎的病理学表现
图示移植肝脏活检组织门管区内典型的界板性炎症 HE 染色，×200

（十二）移植肝脏特发性移植后肝炎

移植肝脏特发性移植后肝炎（idiopathic post-transplantation hepatitis，IPTH）是指肝脏移植术后受者在无明确病毒感染或自身免疫性肝炎等特殊原因学的情况下，出现了慢性肝炎的病理改变，可伴有肝脏功能轻度异常。有研究认为 IPTH 可能是由免疫介导性损伤所致，与免疫抑制剂不足有关。IPTH 的正确诊断对临床制订治疗方案和评估预后十分重要，但作为一种排除性诊断，需要与病毒感染、自身免疫性肝炎、CR、迟发性急性排斥反应和胆管并发症等鉴别。

组织学表现包括门管区界面炎伴单核细胞浸润，静脉周围可出现单核细胞炎，但无明显静脉内皮炎和胆管炎；门管区因小胆管增生和不规则界面炎而扩大，还可出现不同程度的小叶炎、肝细胞脱失和凋亡以及中央静脉周围炎等表现。应对肝纤维化程度进行组织学分级。

（十三）移植后淋巴组织增生性疾病

PTLD 是包括多克隆性多形性淋巴组织增生至淋巴瘤的一组异质性病变的总称。早期病变包括多克隆性浆细胞增生和传染性单核细胞增多症样 PTLD，对免疫抑制剂减量和抗病毒治疗有效；多形性 PTLD 常为单克隆性多形性 B 淋巴细胞增生，呈破坏性生长；单形性 PTLD 可按淋巴瘤分类诊断，以弥漫性大 B 淋巴细胞性淋巴瘤多见。经典型霍奇金淋巴瘤型 PTLD 可依据形态特点及免疫组化染色结果进行确诊。

（十四）肝脏移植后移植物抗宿主病

肝脏移植后移植物抗宿主疾病可通过皮肤活检和肠黏膜活检予以诊断。皮肤活检显示表皮细胞松解和角化不全。在凋亡细胞或嗜酸性坏死细胞周围有淋巴细胞围绕（卫星坏死细胞，图 1-13-10A、B）；棘细胞层水肿；基底细胞空泡变性或坏死；真皮层水肿，表皮与真皮之间散在淋巴细胞及嗜酸粒细胞浸润。可形成血管周围炎（图 1-13-10C）。

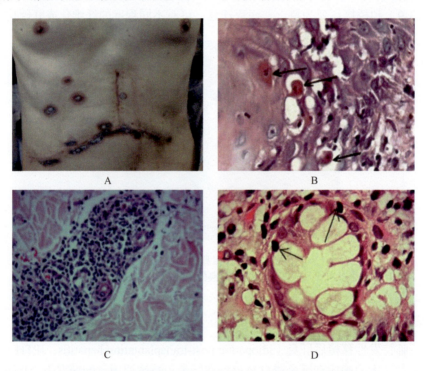

图 1-13-10　肝脏移植术后受者 GVHD 的皮肤及小肠病变

A 图示肝脏移植受者腹部散在多个圆形硬币样皮肤病变，其前臂和背部皮肤亦有相同病变；B 图示其皮肤活检中可见鳞状上皮基底部有淋巴细胞和少许中性粒细胞浸润及基底细胞凋亡坏死呈"木乃伊细胞"（↑，苏木素 - 伊红，×400）；C 图示皮肤活检真皮组织内的微血管周围淋巴细胞围管状浸润（苏木素 - 伊红，×200）；D 图示肝脏移植受者小肠黏膜活检中可见黏膜腺体内少许淋巴细胞浸润（↑，苏木素 - 伊红，×400）

皮肤组织损伤的组织学分级：轻度，表皮细胞松解和角化不全，基底细胞空泡变性，伴少量淋巴细胞浸润；中度，棘细胞层水肿和角化不全，可见卫星坏死细胞，伴较多淋巴细胞浸润；重度，表皮细胞坏死和脱失，表皮与真皮层之间出现裂隙，伴大量淋巴细胞浸润。

胃肠黏膜活检显示隐窝细胞凋亡及单个核细胞浸润（图 1-13-10D）。

（陈知水　郭　晖）

参考文献：

[1] 中华医学会器官移植学分会 . 中国肝脏移植受者选择与术前评估技术规范（2019 版）[J]. 中华移植杂志（电子版），2019，13（2）：161-166.

[2] FARKAS S, HACKL C, SCHLITT H J. Overview of the indications and contraindications for liver transplantation[J]. Cold Spring Harb Perspect Med, 2014, 4（5）：15602.

[3] SONG A T, AVELINO-SILVA V I, PECORA R A, et al. Liver transplantation：fifty years of experience[J]. World J Gastroenterol, 2014, 20（18）：5363-5374.

[4] DUELAND S, LINE P D, HAGNESS M, et al. Long-term quality of life after liver transplantation for non-resectable colorectal metastases confined to the liver[J]. BJS Open, 2018, 3（2）：180-185.

[5] WILSON J M, CARDER P, DOWNEY S, et al. Treatment of metastatic breast cancer with liver transplantation[J]. Breast J, 2003, 9（2）：126-128.

[6] LEHNERT T. Liver transplantation for metastatic neuroendocrine carcinoma：an analysis of 103 patients[J]. Transplantation, 1998, 66（10）：1307-1312.

[7] PAVEL M C, FUSTER J. EXPANSION of the hepatocellular carcinoma Milan criteria in liver transplantation：future directions[J]. World J Gastroenterol, 2018, 24（32）：3626-3636.

[8] QU Z, LING Q, GWIASDA J, et al. Hangzhou criteria are more accurate than Milan criteria in predicting long-term survival after liver transplantation for HCC in Germany[J]. Langenbecks Arch Surg, 2018, 403（5）：643-654.

[9] MAZZAFERRO V, REGALIA E, DOCI R, et al. Liver transplantation for the treatment of small hepatocellular carcinomas in patients with cirrhosis[J]. N Engl J Med, 1996, 334（11）：693-699.

[10] LEHNERT T. Liver transplantation for metastatic neuroendocrine carcinoma：an analysis of 103 patients[J]. Transplantation, 1998, 66（10）：1307-1312.

[11] PAVEL M C, FUSTER J. Expansion of the hepatocellular carcinoma Milan criteria in liver transplantation：future directions[J]. World J Gastroenterol, 2018, 24（32）：3626-3636.

[12] WIKLUND R A. Preoperative preparation of patients with advanced liver disease[J]. Crit Care Med, 2004, 32（4）：106-115.

[13] KORETZ R L, AVENELL A, LIPMAN T O, et al. Does enteral nutrition affect clinical outcome? A systematic review of the randomized trials[J]. Am J Gastroenterol, 2007, 102（2）：412-429.

[14] FERRARESE A, ZANETTO A, BECCHETTI C, et al. Management of bacterial infection in the liver transplant candidate[J]. World J Hepatol, 2018, 10（2）：222-230.

[15] MAZZARELLI C, PRENTICE W M, HENEGHAN M A, et al. Palliative care in end-stage liver disease：time to do

better?[J]. Liver Transpl, 2018, 24（7）: 961-968.

[16] NORTHUP P, REUTEMANN B. Management of coagulation and anticoagulation in liver transplantation candidates[J]. Liver Transpl, 2018, 24（8）: 1119-1132.

[17] LISMAN T, PORTE R J. Pathogenesis, prevention, and management of bleeding and thrombosis in patients with liver diseases[J]. Res Pract Thromb Haemost, 2017, 1（2）: 150-161.

[18] 中华医学会器官移植学分会. 中国肝脏移植供肝获取技术规范（2019 版）[J]. 中华移植杂志（电子版）, 2019, 13（2）: 167-170.

[19] 中华医学会器官移植学分会, 中国医师协会器官移植医师分会. 中国公民逝世后捐献供器官功能评估和维护专家共识（2016 版）[J/CD]. 中华移植杂志（电子版）, 2016, 8（4）: 117-122.

[20] RENZ J F, KIN C, KINKHABWALA M, et al. Utilization of extended donor criteria liver allografts maximizes donor use and patient access to liver transplantation[J]. Ann Surg, 2005, 242（4）: 556-563.

[21] 郑树森, 叶啟发, 张行健, 等. 供体肝脏的质量控制标准（草案）[J]. 武汉大学学报（医学版）, 2017, 38（6）: 954-960.

[22] DASARI B V M, SCHLEGEL A, MERGENTAL H, et al. The use of old donors in liver transplantation[J]. Best Pract Res Clin Gastroenterol, 2017, 31（2）: 211-217.

[23] VODKIN I, KUO A. Extended criteria donors in liver transplantation[J]. Clin Liver Dis, 2017, 21（2）: 289-301.

[24] JADLOWIEC C C, TANER T. Liver transplantation: current status and challenges[J]. World J Gastroenterol, 2016, 22（18）: 4438-4445.

[25] ROUTH D, NAIDU S, SHARMA S, et al. Changing pattern of donor selection criteria in deceased donor liver transplant: a review of literature[J]. J Clin Exp Hepatol, 2013, 3（4）: 337-346.

[26] MCCORMACK L, DUTKOWSKI P, El BADRY A M, et al. Liver transplantation using fatty livers: always feasible?[J]. J Hepatol, 2011, 54（5）: 1055-1062.

[27] MALUF D G, EDWARDS E B, KAUFFMAN H M. Utilization of extended donor criteria liver allograft: Is the elevated risk of failure independent of the model for end-stage liver disease score of the recipient?[J]. Transplantation, 2006, 82（12）: 1653-1657.

[28] 中华医学会器官移植学分会. 中国肝脏移植术操作规范（2019 版）[J]. 中华移植杂志（电子版）, 2019, 13（2）: 171-176.

[29] MASCIA L, MASTROMAURO I, VIBERTI S. Management to optimize organ procurement in brain dead donors[J]. Minerva Anestesiol, 2009, 75（3）: 125-133.

[30] STARZL T E, MILLER C, BROZNICH B, et al. An improved technique for multiple organ harvesting[J]. Surg Gynecol Obstet, 1987, 165（4）: 343-348.

[31] ABT P L, MARSH C L, DUNN T B, et al. Challenges to research and innovation to optimize deceased donor organ quality and quantity[J]. Am J Transplant, 2013, 13（6）: 1400-1404.

[32] REICH D J, HONG J C. Current status of donation after cardiac death liver transplantation[J]. Curr Opin Organ Transplant, 2010, 15（3）: 316-321.

[33] 石炳毅, 郑树森, 刘永锋. 中国器官移植临床诊疗指南（2017 版）[M]. 北京: 人民军医出版社, 2017.

[34] 陈实, 石炳毅. 临床技术操作规范·器官移植分册 [M]. 北京: 人民卫生出版社, 2010.

[35] 陈实. 移植学 [M]. 北京: 人民卫生出版社, 2011.

[36] 黄洁夫 . 中国肝脏移植 [M]. 北京：人民卫生出版社, 2008.

[37] 董家鸿，冷建军，杨占宇 . 肝脏移植手术图解 [M]. 上海：上海科技教育出版社, 2013.

[38] GAVRIILIDIS P, AZOULAY D, SUTCLIFFE R P, et al. Split versus living-related adult liver transplantation：a systematic review and meta-analysis[J]. Langenbecks Arch Surg, 2019, 404（3）：285-292.

[39] MOY B T, BIRK J W. A review on the management of biliary complications after orthotopic liver transplantation[J]. J Clin Transl Hepatol, 2019, 7（1）：61-71.

[40] PRATSCHKE S, RAUCH A, ALBERTSMEIER M, et al. Temporary intraoperative porto-caval shunts in piggy-back liver transplantation reduce intraoperative blood loss and improve postoperative transaminases and renal function：a meta-analysis[J]. World J Surg, 2016, 40（12）：2988-2998.

[41] SHAW B W, GORDON R D, IWATSUKI S, et al. Hepatic retransplantation[J]. Transplant Proc, 1985, 17（1）：264-271.

[42] FACCIUTO M, HEIDT D, GUARRERA J, et al. Retransplantation for late liver graft failure：predictors of mortality[J]. Liver Transpl, 2000, 6（2）：174-179.

[43] THULUVATH P J, GUIDINGER M K, FUNG J J, et al. Liver transplantation in the United States, 1999-2008[J]. Am J Transplant, 2010, 10（4 Pt 2）：1003-1019.

[44] REMISZEWSKI P, KALINOWSKI P, DUDEK K, et al. Influence of selected factors on survival after liver retransplantation[J]. Transplant Proc, 2011, 43（8）：3025-3028.

[45] HERRMANN J, HERDEN U, GANSCHOW R, et al. Transcapsular arterial neovascularization of liver transplants increases the risk of intraoperative bleeding during retransplantation[J]. Transpl Int, 2013, 26（4）：419-427.

[46] SIBULESKY L, HECKMAN M G, PERRY D K. A single-center experience with biliary reconstruction in retransplantation：duct-to-duct or Roux-en-Y choledochojejunostomy[J]. Liver Transpl, 2011, 17（6）：710-716.

[47] 中华医学会器官移植学分会 . 中国成人活体肝脏移植操作规范（2019 版）[J]. 中华移植杂志（电子版）, 2019, 13（2）：177-180.

[48] WANG C C, LOPEZ-VALDES S, LIN T L, et al. Outcomes of long storage times for cryopreserved vascular grafts in outflow reconstruction in living donor liver transplantation[J]. Liver Transpl, 2014, 20（2）：173-181.

[49] AKAMATSU N, SUGAWARA Y, NAGATA R, et al. Adult right living-donor liver transplantation with special reference to reconstruction of the middle hepatic vein[J]. Am J Transplant, 2014, 14（12）：2777-2787.

[50] 中华医学会器官移植学分会 . 中国儿童肝脏移植操作规范（2019 版）[J]. 中华移植杂志（电子版）, 2019, 13（2）：181-186.

[51] KASAHARA M, UMESHITA K, INOMATA Y, et al. Long-term outcomes of pediatric living donor liver transplantation in Japan：an analysis of more than 2 200 cases listed in the registry of the Japanese Liver Transplantation Society[J]. Am J Transplant, 2013, 13（7）：1830-1839.

[52] SPLIT Research Group. Studies of pediatric liver transplantation（SPLIT）：year 2000 outcomes[J]. Transplantation, 2001, 72（3）：463-476.

[53] UEMOTO S, INOMATA Y, EGAWA H, et al. Effects of hypoxemia on early postoperative course of liver transplantation in pediatric patients with intrapulmonary shunting[J]. Transplantation, 1997, 63（3）：407-414.

[54] 中华医学会器官移植学分会，中国医师协会器官移植医师分会 . 中国儿童肝脏移植临床诊疗指南（2015 版）[J/CD]. 中华移植杂志（电子版）, 2016, 12（1）：12-23.

[55] MCDIARMID S V, MERION R M, DYKSTRA D M, et al. Selection of pediatric candidates under the PELD system[J].

Liver Transpl, 2004, 10（2）: 23-30.

[56] FREEMAN R B, WIESNER R H, ROBERTS J P, et al. Improving liver allocation: MELD and PELD[J]. Am J Transplant, 2004, 4（9）: 114-131.

[57] KASAHARA M, SAKAMOTO S, UMESHITA K, et al. Effect of graft size matching on pediatric living-donor liver transplantation in Japan[J]. Exp Clin Transplant, 2014, 12（1）: 1-4.

[58] MARWAN I K, FAWZY A T, EGAWA H, et al. Innovative techniques for and results of portal vein reconstruction in living-related liver transplantation[J]. Surgery, 1999, 125（3）: 265-270.

[59] LIN T L, CHIANG L W, CHEN C L, et al. Intra-operative management of low portal vein flow in pediatric living donor liver transplantation[J]. Transplant Int, 2012, 25（5）: 586-591.

[60] REDING R, DE GOYET JDE V, DELVEKE I, et al. Pediatric liver transplantation with cadaveric or living related donors: comparative results in 90 elective recipients of primary grafts[J]. J Pediatr, 134（3）: 280-286.

[61] UCHIYAMA H, SHIRABE K, TAKETOMI A, et al. Extra-anatomical hepatic artery reconstruction in living donor liver transplantation: can this procedure save hepatic grafts?[J]. Liver Transpl, 2010, 16（9）: 1054-1061.

[62] MARGREITER C, AIGNER F, OROZCO H, et al. Hepatic artery reconstruction with inferior mesenteric vein graft in pediatric living donor liver transplantation[J]. Pediatr Transplant, 2008, 12（3）: 324-328.

[63] SHIROUZU Y, OKAJIMA H, OGATA S, et al. Biliary reconstruction for infantile living donor liver transplantation: Roux-en-Y hepaticojejunostomy or duct-to-duct choledochocholedochostomy?[J]. Liver Transpl, 2008, 14（12）: 1761-1765.

[64] TANAKA H, FUKUDA A, SHIGETA T, et al. Biliary reconstruction in pediatric live donor liver transplantation: duct-to-duct or Roux-en-Y hepaticojejunostomy[J]. J Pediatr Surg, 2010, 45（8）: 1668-1675.

[65] EMOND J C, ROSENTHAL P, ROBERTS J P, et al. Living related donor liver transplantation: the UCSF experience[J]. Transplantat Proc, 1996, 28（4）: 2375-2377.

[66] MIZUTA K, SANADA Y, WAKIYA T, et al. Living-donor liver transplantation in 126 patients with biliary atresia: single-center experience[J]. Transplant Proc, 2010, 42（10）: 4127-4131.

[67] BORZIO M, SALERNO F, PIANTONI L, et al. Bacterial infection in patients with advanced cirrhosis: a multicentre prospective study[J]. Dig Liver Dis, 2001, 33（1）: 41-48.

[68] GARNACHO-MONTERO J, ORTIZ-LEYBA C, FERNÁNDEZ-HINOJOSA E, et al. Acinetobacter baumannii ventilator-associated pneumonia: epidemiological and clinical findings[J]. Intens Care Med, 2005, 31（5）: 649-655.

[69] MANGUS R S, FRIDELL J A, VIANNA R M, et al. Immunosuppression induction with rabbit anti-thymocyte globulin with or without rituximab in 1000 liver transplant patients with long-term follow-up[J]. Liver Transpl, 2012, 18（7）: 786-795.

[70] REFAIE A F, MAHMOUD K M, ISMAIL A M, et al. Alemtuzumab preconditioning allows steroid-calcineurin inhibitor-free regimen in live-donor kidney transplant[J]. Exp Clin Transplant, 2011, 9（5）: 295-301.

[71] NAINANI N, PATEL N, TAHIR N, et al. Effect of steroid-free low concentration calcineurin inhibitor maintenance immunosuppression regimen on renal allograft histopathology and function[J]. Nephrol Dial Transplant, 2012, 27（5）: 2077-2083.

[72] RAND E B, OLTHOFF K M. Overview of pediatric liver transplantation[J]. Gastroenterol Clin North Am, 2003, 32（3）: 913-929.

[73] GU L H, FANG H, LI F H, et al. Prediction of early hepatic artery thrombosis by intraoperative color Doppler ultrasound

in pediatric segmental liver transplantation[J]. Clin Transplant, 2012, 26（4）: 571-576.

[74] ALONSO E M. Growth and development considerations in pediatric liver transplantation[J]. Liver Transpl, 2008, 14(5): 585-591.

[75] PASCHER A, NEUHAUS P. Biliary complications after deceased-donor orthotopic liver transplantation[J]. J Hepatobiliary Pancreat Surg, 2006, 13（6）: 487-496.

[76] CONZEN K D, LOWELL J A, Chapman W C, et al. Management of excluded bile ducts in paediatric orthotopic liver transplant recipients of technical variant allografts[J]. HPB（Oxford）, 2011, 13（12）: 893-898.

[77] RAUT V, UEMOTO S. Management of ABO-incompatible living-donor liver transplantation: past and present trends[J]. Surg Today, 2011, 41（3）: 317-322.

[78] RAUT V, MORI A, KAIDO T, et al. Splenectomy does not offer immunological benefits in ABO-incompatible liver transplantation with a preoperative rituximab[J]. Transplantation, 2012, 93（1）: 99-105.

[79] 中华医学会器官移植学分会. 中国肝脏移植术后并发症诊疗规范（2019版）[J]. 中华移植杂志（电子版）, 2019, 13（3）: 269-272.

[80] BERTACCO A, BARBIERI S, GUASTALLA G, et al. Risk factors for early mortality in liver transplant patients[J]. Transplant Proc, 2019, 51（1）: 179-183.

[81] SALVIANO M E M, LIMA A S, TONELLI I S, et al. Primary liver graft dysfunction and non-function: integrative literature review[J]. Rev Col Bras Cir, 2019, 46（1）: 2039.

[82] 江春平, 朱岳, JOHN J FUNG. 移植肝原发性无功能[J]. 中华肝胆外科杂志, 2003, 9（5）: 271-275.

[83] NEVES D B, RUSI M B, DIAZ L G, et al. Primary graft dysfunction of the liver: definitions, diagnostic criteria and risk factors[J]. Einstein（Sao Paulo）, 2016, 14（4）: 567-572.

[84] FUJIKI M, HASHIMOTO K, PALAIOS E, et al. Probability, management, and long-term outcomes of biliary complications after hepatic artery thrombosis in liver transplant recipients[J]. Surgery, 2017, 162（5）: 1101-1111.

[85] MOLVAR C, OGILVIE R, AGGARWAL D, et al. Transplant hepatic artery stenosis: endovascular treatment and complications[J]. Semin Intervent Radiol, 2019, 36（2）: 84-90.

[86] DUMORTIER J, SICARD A, GUILLAUD O, et al. Portal vein thrombosis and nephrotic syndrome after liver transplant[J]. Exp Clin Transplant, 2019, 17（3）: 418-420.

[87] CLEVELAND H, PIMPALWAR S, ASHTON D, et al. Recanalization of chronic portal vein occlusion in pediatric liver transplant patients[J]. J Vasc Interv Radiol, 2019, 30（6）: 885-891.

[88] SARHAN M D, OSMAN A M A, MOHAMED M A, et al. Biliary complications in recipients of living-donor liver transplant: a single-center review of 120 patients[J]. Exp Clin Transplant, 2017, 15（6）: 648-657.

[89] 石炳毅. 临床技术操作规范[M]. 北京: 人民卫生出版社, 2010.

[90] 中华医学会器官移植学分会. 中国肝脏移植术后原发病复发诊疗规范（2019版）[J]. 中华移植杂志（电子版）, 2019, 13（3）: 273-277.

[91] ZHANG Z H, LI L X, LI P, et al. Sirolimus in liver transplant recipients with hepatocellular carcinoma: an updated meta-analysis[J]. J Invest Surg, 2019, 32（7）: 632-641.

[92] FINKENSTEDT A, GRAZIADEI I W, OBERAIGNER W, et al. Extensive surveillance promotes early diagnosis and improved survival of de novo malignancies in liver transplant recipients[J]. Am J Transplant, 2009, 9（10）: 2355-2361.

[93] YANG P C, HO C M, HU R H, et al. Prophylactic liver transplantation for high-risk recurrent hepatocellular

carcinoma[J]. World J Hepatol, 2016, 8（31）: 1309-1317.

[94] LOOMBA R, ROWLEY A K, WESLEY R, et al. Hepatitis B immunoglobulin and lamivudine improve hepatitis B-related outcomes after liver transplantation: meta-analysis[J]. Clin Gastroenterol Hepatol, 2008, 6（6）: 696-700.

[95] RAO W, WU X, XIU D. Lamivudine or lamivudine combined with hepatitis B immunoglobulin in prophylaxis of hepatitis B recurrence after liver transplantation: a meta-analysis[J]. Transpl Int, 2009, 22（4）: 387-394.

[96] KATZ L H, PAUL M, GUY D G, et al. Prevention of recurrent hepatitis B virus infection after liver transplantation: hepatitis B immunoglobulin, antiviral drugs, or both? Systematic review and meta-analysis[J]. Transpl Infect Dis, 2010, 12（4）: 292-308.

[97] DAN Y Y, WAI C T, YEOH K G, et al. Prophylactic strategies for hepatitis B patients undergoing liver transplant: a costeffectiveness analysis[J]. Liver Transpl, 2006, 12（5）: 736-746.

[98] FOX A N, TERRAULT N A. The option of HBIG-free prophylaxis against recurrent HBV[J]. J Hepatol, 2012, 56（5）: 1189-1197.

[99] TERRAULT N A, BERENGUER M. Treating hepatitis C infection in liver transplant recipients[J]. Liver Transpl, 2006, 12（8）: 1192-1204.

[100] KALAMBOKIS G, MANOUSOU P, SAMONAKIS D, et al. Clinical outcome of HCV related graft cirrhosis and prognostic value of hepatic venous pressure gradient[J]. Transpl Int, 2009, 22（2）: 172-181.

[101] VELDT B J, POTERUCHA J J, WATT K D, et al. Impact of pegylated interferon and ribavirin treatment on graft survival in liver transplant patients with recurrent hepatitis C infection[J]. Am J Transplant, 2008, 8（11）: 2426-2433.

[102] European Association for Study of Liver. EASL Clinical Practice Guidelines: management of hepatitis C virus infection[J]. J Hepatol, 2014, 60（2）: 392-420.

[103] BERNUTH S, GRIMM D, VOLLMAR J, et al. Efficacy and safety of direct-acting antiviral therapy in previous hard-to-treat patients with recurrent hepatitis C virus infection after liver transplantation: a real-world cohort[J]. Drug Des Devel Therm, 2017, 11: 2131-2138.

[104] RUPP C, HIPPCHEN T, NEUBERGER M, et al. Successful combination of direct antiviral agents in liver-transplanted patients with recurrent hepatitis C virus[J]. World J Gastroenterol, 2018, 24（12）: 1353-1360.

[105] 中华医学会肝病学分会, 中华医学会感染病学分会. 丙型肝炎防治指南（2015 更新版）[J]. 中华肝脏病杂志, 2015, 23（12）: 906-923.

[106] NEUBERGER J. Recurrent primary biliary cirrhosis[J]. Liver Transpl, 2003, 9（6）: 539-546.

[107] NEUBERGER J, GUNSON B, HUBSCHER S, et al. Immunosuppression affects the rate of recurrent primary biliary cirrhosis after liver transplantation[J]. Liver Transpl, 2004, 10（4）: 488-491.

[108] FOSBY B, KARLSEN T H, MELUM E. Recurrence and rejection in liver transplantation for primary sclerosing cholangitis[J]. World J Gastroenterol, 2012, 18（1）: 1-15.

[109] TRIPATHI D, NEUBERGER J. Autoimmune hepatitis and liver transplantation: indications, results, and management of recurrent disease[J]. Semin Liver Dis, 2009, 29（3）: 286-296.

[110] LUCEY M R. Liver transplantation in patients with alcoholic liver disease[J]. Liver Transpl, 2011, 17: 751-759.

[111] KODALI S, KAIF M, TARIQ R, et al. Alcohol relapse after liver transplantation for alcoholic cirrhosis-impact on liver graft and patient survival: a meta-analysis[J]. Alcohol Alcohol, 2018, 53（2）: 166-172.

[112] Byrne CD, Targher G. EASL-EASD-EASO Clinical Practice Guidelines for the management of non-alcoholic fatty liver

disease：is universal screening appropriate?[J]. Diabetologia, 2016, 59（6）：1141-1144.

[113] ALLER R, FERNÁNDEZ-RODRÍGUEZ C, LO I O, et al. Consensus document. Management of non-alcoholic fatty liver disease（NAFLD）. Clinical Practice Guideline[J]. Gastroenterol Hepatol, 2018, 41（5）：328-349.

[114] 中华医学会器官移植学分会. 中国肝脏移植免疫抑制治疗与排斥反应诊疗规范（2019版）.[J]. 中华移植杂志（电子版）, 2019, 13（3）：262-269.

[115] HALLIDAY N, WESTBROOK R H. Liver transplantation：post-transplant management[J]. Br J Hosp Med（Lond）, 2017, 78（5）：278-285.

[116] SHAKED A, DESMARAIS M R, KOPETSKIE H, et al. Outcomes of immunosuppression minimization and withdrawal early after liver transplantation[J]. Am J Transplant, 2019, 19（5）：1397-1409.

[117] JUCAUD V, SHAKED A, DESMARAIS M, et al. Prevalence and impact of de novo donor-specific antibodies during a multicenter immunosuppression withdrawal trial in adult liver transplant recipients[J]. Hepatology, 2019, 69（3）：1273-1286.

[118] GUO T, LEI J, GAO J, et al. The hepatic protective effects of tacrolimus as a rinse solution in liver transplantation：A meta-analysis[J]. Medicine（Baltimore）, 2019, 98（21）：15809.

[119] RAYAR M, TRON C, LOCHER C, et al. Tacrolimus concentrations measured in excreted bile in liver transplant recipients：the STABILE study[J]. Clin Ther, 2018, 40（12）：2088-2098.

[120] SALIBA F, ROSTAING L, GUGENHEIM J, et al. Corticosteroid-sparing and optimization of mycophenolic acid exposure in liver transplant recipients receiving mycophenolate mofetil and tacrolimus：a randomized, multicenter study[J]. Transplantation, 2016, 100（8）：1705-1713.

[121] GRIGG S E, SARRI G L, GOW P J, et al. Systematic review with meta-analysis：sirolimus- or everolimus-based immunosuppression following liver transplantation for hepatocellular carcinoma[J]. Aliment Pharmacol Ther, 2019, 49（10）：1260-1273.

[122] JUNG D H, TAK E, HWANG S, et al. Antitumor effect of sorafenib and mammalian target of rapamycin inhibitor in liver transplantation recipients with hepatocellular carcinoma recurrence[J]. Liver Transpl, 2018, 24（7）：932-945.

[123] PERITO E R, MARTINEZ M, TURMELLE Y P, et al. Posttransplant biopsy risk for stable long-term pediatric liver transplant recipients：451 percutaneous biopsies from two multicenter immunosuppression withdrawal trials[J]. Am J Transplant, 2019, 19（5）：1545-1551.

[124] CASTEDAL M, SKOGLUND C, AXELSON C, et al. Steroid-free immunosuppression with low-dose tacrolimus is safe and significantly reduces the incidence of new-onset diabetes mellitus following liver transplantation[J]. Scand J Gastroenterol, 2018, 53（6）：741-747.

[125] KOO J, WANG H L. Acute, chronic, and humoral rejection：pathologic features under current immunosuppressive regimes[J]. Surg Pathol Clin, 2018, 11（2）：431-452.

[126] AIBARA N, OHYAMA K, HIDAKA M, et al. Immune complexome analysis of antigens in circulating immune complexes from patients with acute cellular rejection after living donor liver transplantation[J]. Transpl Immunol, 2018, 48：60-64.

[127] LO R C, CHAN K K, LEUNG C O, et al. Expression of hepatic progenitor cell markers in acute cellular rejection of liver allografts-An immunohistochemical study[J]. Clin Transplant, 2018, 32（3）：13203.

[128] LEE M. Antibody-mediated rejection after liver transplant[J]. Gastroenterol Clin North Am, 2017, 46（2）：297-309.

[129] RODRÍGUEZ-PERÁLVAREZ M, RICO-JURI J M, TSOCHATZIS E, et al. Biopsy-proven acute cellular rejection as an efficacy endpoint of randomized trials in liver transplantation：a systematic review and critical appraisal[J]. Transpl Int, 2016, 29（9）: 961-973.

[130] MCALISTER V C. Anti-donor immunoglobulin G subclass in liver transplantation[J]. Hepatobiliary Surg Nutr, 2019, 8（2）: 125-128.

[131] JADLOWIEC C C, TANER T. Liver transplantation：Current status and challenges[J]. World J Gastroenterol, 2016, 22（18）: 4438-4445.

[132] FENG S, BUCUVALAS J C, DEMETRIS A J, et al. Evidence of chronic allograft injury in liver biopsies from long-term pediatric recipients of liver transplants[J]. Gastroenterology, 2018, 155（6）: 1838-1851.

[133] BITAR C, OLIVIER K, LEE C, et al. Acute graft-vs-host disease following liver transplantation[J]. Cutis, 2019, 103（6）: 8-11.

[134] 马明, 蒋文涛. 肝脏移植术后移植物抗宿主病 [J/CD]. 实用器官移植电子杂志, 2014, 2（4）: 249-252.

[135] 中华医学会器官移植学分会. 中国肝脏移植术后随访技术规范（2019 版）[J]. 中华移植杂志（电子版）, 2019, 13（3）: 278-280.

[136] BAÑARES R, SALCEDO M. Long-term management after liver transplantation：primary care physician versus transplant hospital[J]. Transplantat Proc, 2014, 46（9）: 3095-3096.

[137] LU Y, XIA Q, YANG Y, et al. Effect of preoperative growth status on clinical outcomes after living-donor liver transplantation in infants[J]. Transplant Proc, 2017, 49（8）: 1848-1854.

[138] ALONSO E M. Growth and developmental considerations in pediatric liver transplantation[J]. Liver Tranapl, 2008, 14（5）: 585-591.

[139] 李衍. 儿童肝脏移植术后生长发育的研究 [D]. 天津：天津医科大学, 2014.

[140] 中华医学会器官移植学分会. 中国肝脏移植影像学检查技术规范（2019 版）[J]. 中华移植杂志（电子版）, 2019, 13（3）: 281-283.

[141] 中华医学会器官移植学分会. 器官移植病理学临床技术操作规范（2019 版）——肝脏移植 [J]. 器官移植, 2019, 10（3）: 268-277.

[142] LUCEY M R, TERRAULT N, OJO L, et al. Long-term management of the successful adult liver transplant：2012 practice guideline by the American Association for the Study of Liver Diseases and the American Society of Transplantation[J]. Liver Transpl, 2013, 19（1）: 3-26.

[143] 顾怡瑾, 冼志红, 俞花, 等. 肝脏移植穿刺活检组织快速石蜡制片 [J]. 临床与实验病理学杂志, 2010, 26（6）: 761-762.

[144] 丛文铭. 肝脏移植临床病理学 [M]. 北京：军事医学科学出版社, 2011.

[145] 丛文铭, 步宏, 陈杰, 等. 原发性肝癌规范化病理诊断指南（2015 版）[J]. 临床与实验病理学杂志, 2015, 31（3）: 241-246.

[146] CONG W M, BU H, CHEN J, et al. Guideline for standardized pathological diagnosis of primary hepatic carcinoma（2015 edition）[J]. Chin J Clin Exp Path, 2015, 31（3）: 241-246.

[147] 王政禄, 郑虹. 器官移植生物样本库建设实践指南 [J]. 中华器官移植杂志, 2019, 40（1）: 1-9.

[148] WANG Z L, ZHENG H. Practical guide to the construction of biological sample bank for organ transplantation[J]. Chin J Organ Transplant, 2019, 40（1）: 1-9.

[149] SPITZER A L, LAO O B, DICK A A, et al. The biopsied donor liver：incorporating macrosteatosis into high-risk donor assessment[J]. Liver Transpl, 2010, 16（7）: 874-884.

[150] DUTKOWSKI P, SCHLEGEL A, SLANKAMENAC K, et al. The use of fatty liver grafts in modern allocation systems：risk assessment by the balance of risk（BAR）score[J]. Ann Surg, 2012, 256（5）: 861-869.

[151] MORRISSEY P E, MONACO A P. Donation after circulatory death：current practices, ongoing challenges, and potential improvements[J]. Transplantation, 2014, 97（3）: 258-264.

[152] MILLER C M, DURAND F, HEIMBACH J K, et al. The International Liver Transplant Society guideline on living liver donation[J]. Transplantation, 2016, 100（6）: 1238-1243.

[153] CURSIO R, GUGENHEIM J. Ischemia-reperfusion injury and ischemic-type biliary le sions following liver transplantation[J]. J Transplant, 2012：164329.

[154] DEMETRIS A J, KELLY D M, EGHTESAD B, et al. Pathophysiologic observations and histopathologic recognition of the portal hyperperfusion or small-for-size syndrome[J]. Am J Surg Pathol, 2006, 30（8）: 986-993.

[155] 董辉, 丛文铭. 肝脏移植后抗体介导性排斥反应的进展 [J]. 中华器官移植杂志, 2014, 35（8）: 509-511.

[156] O'LEARY J G, SHILLER S M, BELLAMY C, et al. Acute liver allograft antibody-mediated rejection：an inter-institutional study of significant histopathological features[J]. Liver Transpl, 2014, 20（10）: 1244-1255.

[157] KIM P T, DEMETRIS A J, O'LEARY J G. Prevention and treatment of liver allograft antibody-mediated rejection and the role of the 'two-hit hypothesis'[J]. Curr Opin Organ Transplant, 2016, 21（2）: 209-218.

[158] O'LEARY J G, CAI J, FREEMAN R, et al. Proposed diagnostic criteria for chronic antibody-mediated rejection in liver allografts[J]. Am J Transplant, 2016, 16（2）: 603-614.

[159] DEMETRIS A J, BELLAMY C, HÜBSCHER S G, et al. 2016 comprehensive update of the Banff Working Group on liver allograft pathology：introduction of antibody-mediated rejection[J]. Am J Transplant, 2016, 16（10）: 2816-2835.

[160] KOZLOWSKI T, ANDREONI K, SCHMITZ J, et al. Sinusoidal C4d deposits in liver allografts indicate an antibody-mediated response：diagnostic considerations in the evaluation of liver allografts[J]. Liver Transpl, 2012, 18（6）: 641-658.

[161] LUNZ J, RUPPERT K M, CAJAIBA M M, et al. Re-examination of the lymphocytotoxic crossmatch in liver transplantation：can C4d stains help in monitoring?[J]. Am J Transplant, 2012, 12（1）: 171-182.

[162] 丛文铭, 陆新元, 董辉, 等. 肝脏移植术后急性排异的病理类型与转归：附 1120 例次肝穿刺分析 [J]. 临床与实验病理学杂志, 2011, 27（2）: 117-120.

[163] 王政禄, 胡占东, 蔡文娟, 等. 儿童肝脏移植术后常见并发症的临床病理特点分析 [J]. 中华器官移植杂志, 2018, 39（9）: 527-533.

[164] 任美欣, 孟庆华. 肝脏移植术后药物性肝损伤研究进展 [J/CD]. 肝癌电子杂志, 2016, 3（2）: 8-10.

[165] 中华医学会肝病学分会药物性肝病学组. 药物性肝损伤诊治指南 [J]. 中华肝脏病杂志, 2015, 23（11）: 810-820.

[166] 中华医学会肝病学分会, 中华医学会感染病学分会. 慢性乙型肝炎防治指南 [J]. 中华肝脏病杂志, 2005, 13（12）: 881-891.

第二章

肾 脏 移 植

　　肾脏移植是器官移植的"先驱"，手术例数和临床效果迄今仍居所有器官移植的首位。我国的肾脏移植始于 20 世纪 60 年代，经过几代人的不懈努力，取得了令世人瞩目的成绩。同种异体肾脏移植已成为挽救慢性肾衰竭病人生命的最有效治疗措施，是终末期肾病病人的最佳替代治疗方法。2015 年实行尸体器官捐献后，我国的肾脏移植发展迅速，成为各种实体器官移植中数量最多，成功率最高的移植项目，在数量和质量上均居于世界前列。然而，肾脏移植与常规手术相比，存在很多特殊性，涉及到诸如供器官的质量、受者的选择，围手术期处理，免疫抑制治疗，继发感染防治等方面的内容，应做好多因素的综合处理，以提高移植肾及受者的长期存活。

第一节　肾脏移植的适应证和禁忌证

　　肾脏移植与透析治疗相比，受者的生存率和生活质量较高。因此，原则上任何原因导致的不可逆性终末期肾病（end stage renal disease，ESRD）均是肾脏移植的适应证。但由于原发病变性质、患者年龄、机体免疫状态以及影响移植肾功能有关的危险因素，并不是所有 ESRD 患者均适宜接受肾脏移植手术。严格选择合适的肾脏移植受者，做好移植术前的准备是提高肾脏移植质量和移植肾受者长期生存率的关键。

一、肾脏移植的适应证

　　随着移植外科技术的进步和器官捐献工作的广泛开展，供者的年龄范围也较宽泛，小至出生数小时，大至 70 岁以上。同时，肾脏移植受者的年龄范围也不断扩大，目前有受者年龄 6 个月和 80 岁以上的报道。肾脏移植术前应综合考虑供、受者的年龄、原发病和身体状况。受者年龄一般以 4~70 岁较为合适。

　　肾脏移植的适应证为各种原因导致的 ESRD，主要的病因包括以下方面。

（一）肾小球肾炎

　　肾小球肾炎是最常见导致 ESRD 而需要肾脏移植的肾小球疾病。但对于一些移植后有复发倾向的原发性肾病，多数学者主张应延缓移植，而在病情稳定的非活动期行肾脏移植术，这些原发病包括：①局灶节段性肾小球硬化（focal segmental glomerulosclerosis，FSGS）；②膜性肾病；③膜增生性肾小球肾炎（Ⅰ、Ⅱ型）；④IgA肾病；⑤抗肾小球基底膜性肾炎；⑥过敏性紫癜性肾小球肾炎。

（二）慢性肾盂肾炎，慢性间质性肾炎

（三）遗传性疾病

1. 遗传性肾炎，如Alport综合征。
2. 多囊肾。
3. 肾髓质囊性变。

（四）代谢性疾病

1. 糖尿病性肾病。
2. 原发性高草酸尿症：一般应行肝肾联合移植，单纯肾移植容易导致疾病复发。
3. 胱氨酸肾病。
4. Fabry病。
5. 肾淀粉样变。
6. 痛风性肾病。

（五）尿路梗阻性疾病

（六）血管性肾病

1. 高血压肾病。
2. 肾血管性高血压。
3. 小动脉性肾硬化症等。

（七）中毒性肾损害

1. 止痛药性肾炎。
2. 阿片滥用性肾病。
3. 重金属中毒。

（八）系统性疾病

1. 系统性红斑狼疮性肾炎。
2. 血管炎性肾炎。
3. 进行性系统硬化病性肾炎。
4. 溶血性尿毒症综合征。

（九）肿瘤

1. 肾胚胎肿瘤。

2. 肾细胞瘤。

3. 骨髓瘤。

二、肾脏移植的禁忌证

（一）绝对禁忌证

1. 肝炎病毒复制期 随着疫苗和新型抗病毒药物的有效应用，传染性肝炎受者已非肾脏移植绝对禁忌。所有等待肾脏移植的尿毒症患者均应定期检查病毒血清学状况和肝功能情况。对于乙型肝炎表面抗原（hepatitis B surface antigen，HBsAg）或抗－丙型肝炎病毒（hepatitis C virus，HCV）抗体阳性的患者，在等待期间应定期检查病毒复制情况和肝功能，最好同时行肝穿刺活组织检查来评估肝硬化的程度和进展。如乙型肝炎病毒（hepatitis B virus，HBV）DNA 阳性或乙型肝炎 e 抗原（hepatitis B e antigen，HBeAg）阳性，伴肝功能异常，提示病毒复制活跃，传染性强，应进行抗病毒、护肝支持治疗，待病毒复制减低且肝功能稳定后再择期肾脏移植。如 HCV RNA 阳性伴肝功能异常，以同样的措施处理。移植后采取抗病毒治疗。已确诊的肝硬化患者可考虑肝肾联合移植。HBsAg 阴性、无抗－HBs 抗体的受者，主张移植前接种 HBV 疫苗。

2. 近期心肌梗死 对于冠状动脉粥样硬化性心脏病（冠心病）、心肌梗死的患者不宜马上做肾脏移植。有明显症状的冠心病患者应先行冠状动脉造影评估，必要时行经皮冠状动脉成形术或冠状动脉搭桥手术后再接受肾脏移植。

3. 活动性消化性溃疡 患有消化性溃疡并有消化道出血时不适宜做移植手术，溃疡治愈后 3~6 个月方可考虑肾脏移植。

4. 体内有活动性慢性感染病灶 如获得性免疫缺陷综合征（acquired immunodeficiency syndrome，AIDS）、活动期结核病、泌尿系统感染及透析管路的感染等。应先系统治疗，控制稳定后再做肾移植。

5. 未经治疗的恶性肿瘤 术前筛查体内有否恶性肿瘤，恶性肿瘤已发生转移或发病 2 年以内的患者不宜行肾脏移植术。对于低度恶性肿瘤已治疗的尿毒症患者，经随访 2 年无复发者方可考虑移植。恶性程度较高的肿瘤，如乳腺癌、结肠癌或黑色素瘤等需要随访 5 年以上无复发方可考虑移植。

6. 各种进展期代谢性疾病 如高草酸尿症等，由于肾脏移植后患者仍然存在草酸代谢障碍，复发率极高，不宜行单一的肾脏移植治疗，需肝肾联合移植方可取得良好疗效。

7. 伴其他重要脏器终末期疾病 如心、肺、肝衰竭等（器官联合移植除外）不宜行单一的肾脏移植。

8. 尚未控制的精神病。

9. 一般情况差，不能耐受肾脏移植手术者。

（二）相对禁忌证

1. 过度肥胖或严重营养不良 除极端肥胖的受者外，肥胖几乎不影响受者移植肾的存活率。但应当告知患者，肥胖者术后伤口感染、切口裂开、疝形成等发生率升高。

2. 癌前期病变。

3. 依从性差　不能坚持按医嘱服用免疫抑制剂和随访者，是发生排斥反应和移植肾功能不全的常见原因。临床医师应当能够识别各种导致依从性差的各种因素并加以教育和指导。

4. 酗酒或药物成瘾　这类患者应参加物质依赖疗法项目进行治疗，并要求在移植前 6个月内没有任何该类物质的摄入。

5. 严重周围血管病变　慢性肾病患者很容易发生周围血管病变，尤其是伴有糖尿病的患者，应仔细筛查是否存在髂动脉病变和腹主动脉瘤。

（朱有华　薛武军　刘　锋）

第二节　肾脏移植受者术前检查和准备

一、病史采集

（一）现病史和既往史

除按常规详细采集病史外，还应该着重对以下病史进行搜集和了解：

1. 既往器官移植史，包括既往器官移植配型情况、抗体滴度、手术记录、免疫抑制剂使用剂型和剂量,如果既往有肾移植病史,应详细了解移植肾失功原因、移植肾是否切除等。

2. 透析史，包括透析的方式、开始时间、频次、净体质量、用药和透析的并发症等，特别对透析相关的并发症评估，有否水、电解质、酸碱代谢紊乱情况，如有否水潴留、低钠血症、高钾血症和代谢性酸中毒等。

3. 输血史。

4. 孕产史。

5. 患者对饮食、药物治疗的依从性，是否吸烟、饮酒及程度，有否药物依赖和吸毒史。

6. 免疫接种史。

（二）家族史

1. 有否肾脏疾病家族史。

2. 有否糖尿病、心血管疾病、消化性溃疡、遗传性疾病、家族性精神病以及肿瘤家族病史。

二、体格检查

除按常规进行全面的体格检查外，还应该特别对以下情况进行相应检查：

腹膜透析管，血液透析通路的情况，如动静脉内瘘或静脉插管；若患者有周围血管病变，注意下肢动脉搏动情况或有否血管杂音；对成年型多囊肾患者要仔细检查双肾的大小。

三、实验室检查

（一）常规检查

1. 一般检查
（1）血、尿、粪常规；
（2）血型检测（ABO 及 Rh 血型）；
（3）凝血全套；
（4）肝肾功能、电解质、血脂、空腹血糖。

2. 感染性疾病筛查
（1）HBV、HCV、HIV 抗体、梅毒血清学；
（2）巨细胞病毒（cytomegalovirus，CMV）；
（3）EB 病毒抗体等。

3. 免疫学检测
（1）群体反应性抗体（panel reactive antibody，PRA）检测：PRA 是肾脏移植术前筛选致敏受者的重要指标，术前对受者进行 PRA 初筛，阳性者确定抗体的特异性和抗体水平。

（2）供受者交叉配型实验：供受者间补体依赖淋巴细胞毒性试验（complement-dependent cytotoxicity，CDC），基本可以判定受者循环体内是否存在抗体介导超急性排斥反应的预存供体特异性抗体（donor specific antibody，DSA），CDC<10% 为阴性。但此法对抗体检测的灵敏度较低，对于细胞毒性较弱的人类白细胞抗原（human leukocyte antigen，HLA）Ⅱ DSA 和水平较低的 Ⅰ 类 DSA，可能无法表现为 CDC 阳性。应用流式细胞技术（flow cytometric cross-matching，FCXM）进行供、受者间的交叉配型灵敏度和特异度均较高，对于 HLA 预致敏的肾脏移植受者，尤其是单独 HLA Ⅱ抗体水平高而 CDC 阴性的受者推荐使用。

（3）HLA 检测：HLA 抗原分型方法包括血清学、细胞学和 DNA 分型。推荐应用 DNA 分型技术，至少对受者的 HLA-A、HLA-B、HLA-DR 和 HLA-DQ（DQB1）位点进行分型。有条件的中心，可增加对 HLA-Cw 和 HLA-DP 位点的分型，进行 HLA 高分辨基因分型，以利于移植后 DSA 的监测。

（二）选择性检查

1. 尿糖和（或）空腹血糖异常的患者
（1）口服葡萄糖耐量试验（oral glucose tolerance test，OGTT）；
（2）胰岛素、C 肽分泌功能测定；
（3）糖化血红蛋白测定。

2. 有结核病史或疑似结核病者

（1）结核感染 T 细胞斑点试验（T-SPOT）；

（2）结核分枝杆菌染色；

（3）结核分枝杆菌培养；

（4）结核菌素纯化蛋白衍生物（purified protein derivation，PPD）试验、血液结核分枝杆菌抗体、结核分枝杆菌 DNA 等。

3. 其他可选项目

（1）尿培养；

（2）肿瘤标志物全套检查。

四、辅助检查

（一）常规检查

1. 心电图检查。

2. X 线胸片或肺部 CT。

3. 腹部及盆腔超声检查。

（二）选择性检查

1. 心电图异常或有心脏疾病史、体征的患者

（1）超声心动图；

（2）动态心电图监测；

（3）运动心电图；

（4）核素心脏显像；

（5）冠状动脉造影或 CT 冠脉成像。

2. 怀疑有血管病变的患者

（1）双侧髂血管彩色多普勒超声检查；

（2）必要时可行双侧髂血管数字减影血管造影、CT 血管造影或 MRI 血管造影。

3. 有消化道病史及症状者

（1）纤维胃镜；

（2）胃肠钡剂检查；

（3）纤维结肠镜检查。

4. 其他可选检查

（1）腹部 CT 或 MRI；

（2）肺通气功能及心脏 ECT 静态和（或）负荷试验检查；

（3）对于长期无尿患者术前应进行膀胱收缩功能检测；

（4）对于泌尿系统异常患者术前应进行泌尿系统造影检查。

五、移植前准备

（一）透析治疗

ESRD 患者若无明显水钠潴留和高钾血症等并发症可直接接受肾脏移植。否则应充分透析治疗，改善机体内环境，排除心、肺、肝等重要器官合并症，以保证患者能耐受肾脏移植手术。血液透析以每周 3 次、每次 4~5 h 为宜，移植手术宜选择在透气间歇期进行，腹膜透析至手术前放出透析液。

（二）纠正贫血

ESRD 患者贫血时，应尽可能避免输血，可以通过使用促红细胞生成素、补充铁剂、叶酸及维生素 B_{12} 等纠正，如贫血严重，血红蛋白在 60 g/L 以下，可考虑适量输红细胞悬液。

（三）改善全身状况

对于有高血压、可控制性心脏病的患者要控制好血压，改善心功能。肾脏移植前患者要稳定心态，改善全身状况，无活动性消化道溃疡，糖尿病患者要控制好血糖，以稳定和良好的状态进行手术。

（四）自体肾脏手术切除指征

1. 多囊肾体积巨大或伴有明显的腹痛、反复感染、出血或严重的高血压者。
2. 难以控制的慢性肾实质感染。
3. 肾性高血压，经透析及降压治疗等难以控制。
4. 肾脏结构异常，合并感染的梗阻性肾病，如膀胱输尿管返流、多发性或铸形结石合并感染等。
5. 怀疑有恶性变。
6. 其他，如大量血尿、严重的蛋白尿等。

（五）控制感染

术前进行皮肤、口腔、耳鼻咽喉、肺部、肝胆胃肠及泌尿生殖道等处检查，有感染灶必须控制或清除。

（六）调整生活方式和习惯

术前戒烟、戒酒。过度肥胖者减肥，体质量指数在 28 kg/m^2 为宜。并发焦虑、抑郁者和心理不稳定者应进行心理咨询和必要的治疗。

（朱有华 薛武军 刘 锋）

第三节　肾脏移植尸体供者的评估和选择

绝大多数潜在的尸体供者（deceased donor，DD）或多或少存在各种高危因素，如年龄较大、既往有高血压或糖尿病病史、重症监护室治疗期间出现低血压、心肺复苏及感染等。这些因素可导致术后移植物功能延迟恢复、感染等的发生，甚至影响移植物的长期存活。因此，对肾脏移植尸体供者应做科学、合理和有针对性的评估。

一、肾脏移植尸体供者的选择

肾脏移植尸体供者往往因为处于脑死亡或生命不可逆状态，存在神经体液调节失常等病理生理改变，常表现为患者血流动力学的不稳定和全身器官组织血液灌注不足，从而使全身器官的结构和功能受到不同程度影响。临床上根据血压、尿量、肾功能、全身组织灌注情况、肾脏影像学检查、有否高血压或糖尿病等易引起肾损害的原发性疾病、是否有肾脏基础病变、是否有捐献禁忌证，以及是否合并感染等多方面指标来判断供者的肾脏可否作为移植供肾使用。

（一）尸体供者应具备一般条件

①捐献者身份明确；②年龄一般不超过 65 岁；③无活动的人类免疫缺陷病毒（human immunodeficiency virus，HIV）感染；④无药物滥用史；⑤无恶性黑色素瘤，转移性恶性肿瘤，或不可治愈的恶性肿瘤，一些早期阶段的恶性肿瘤在经过成功的治疗后可以捐献（WHO 三级以下的部分中枢神经系统肿瘤，未治疗的也可以捐献）；⑥无活动性的、未经治疗的全身细菌、病毒或者真菌感染；⑦捐献器官功能基本正常；⑧严重的、不可逆的心肺或神经损伤，已达到脑死亡诊断标准或预计撤除生命支持治疗后将在 60 min 内死亡。

（二）尸体供者选择的绝对禁忌证

①侵袭性或血液系统恶性肿瘤；② HIV 血清学阳性及存在 HIV 感染风险病史；③未经控制或治疗的败血症，未知感染源的败血症；④终末期肾病 [慢性肾脏病 5 期，估算肾小球滤过率（estimated glomerular filtration rate，eGFR）<15 mL/（min·1.73m^2）]。

（三）尸体供者选择的相对禁忌证

①长期使用胰岛素控制血糖的糖尿病患者；②难以控制的高血压患者；③各种原因导致肾功能低下的患者；④有静脉注射毒品史、同性恋或双性恋男性、血友病或凝血机制紊乱等风险因素的人群。

二、肾脏移植尸体供者的评估

（一）病史评估

病史信息主要包括以下内容：①供者年龄、身高、体质量、原发病、创伤部位等；②有否高血压或糖尿病等病史；③导致死亡的原因；④是否为溺水，有否肺部感染；⑤CU住院时间、用药情况；⑥有否低血压过程，低血压的程度和持续时间，有否用血管活性药物，剂量及时间；⑦抢救次数，有否心肺复苏，心肺复苏的次数和时间；⑧肾功能情况：是否有肾功能损害，每小时的尿量，血肌酐值有否血液透析、滤过及其原因和频次；⑨供者的感染情况，特别是病原学证据；⑩肾脏影像学资料。

（二）成人供肾者质量评分体系

Nyberg 等根据供者年龄、有否高血压病史及高血压的病程、肌酐清除率、人类白细胞抗原（human leukocyte antigen，HLA）错配数和死亡原因、是否为脑卒中等5项指标与预后的相关性，采用多因素分析模型，总结出与预后密切相关的成人供肾者质量评分体系（表2-3-1和表2-3-2）。根据表2-3-1各项评分综合计算总分数，根据表2-3-2评估供肾质量。

表 2-3-1　尸体供者评分表

年龄（岁）	评分	高血压病史	评分	肌酐清除率（mL/min）	评分	HLA错配数	评分	死亡原因	评分
<30	0	无	0	≥100	0	0	0	非脑卒中	0
30~39	5	病程不详	2	75~99	2	1~2	1	脑卒中	3
40~49	10	≤5年	2	50~74	3	3~4	2		
50~59	15	6~10年	3	<50	4	5~6	3		
60~69	20	>10年	4						
≥70	25								

表 2-3-2　供肾质量分级表

供肾分类	评　分	供肾等级
非边缘性供肾	0~9	A级
	10~19	B级
边缘性供肾	20~29	C级
	30~39	D级

（三）我国器官捐献成人供体评分系统

我国多中心研究纳入供者年龄、原发病、低血压过程、高血压病史、捐献前血清肌酐水平和心肺复苏时间 6 个因素，并对每个因素进行分层，对应不同的风险等级。供体评分 ≥ 12 分为 DGF 高风险（表 2-3-3 和表 2-3-4）。

表 2-3-3　中国成人供体评分系统

项　目		评　分	项　目	评　分
年龄（岁）			原发病	
16~39		0	脑外伤	0
40~49		1	其他原因	3
50~64		2	脑出血	3
≥65		3	缺血缺氧脑病	6
低血压过程			高血压病史（年）	
无		0	无	0
SBP<80mmHg	SBP<50mmHg		<5	5
<1h	<10min	5	5~9	6
>1h	≥10min	8	≥10	7
肌酐值（μmol/L）			心肺复苏时间（min）	
<177		0	无	0
177~265		7	<10	3
266~442		8	10~29	5
>442		17	≥30	8
总分			0~49	

表 2-3-4　中国供体质量评估和 DGF 风险分级表

评　分	供 体 质 量	DGF风险
<5	优	低
5~11	一般	中
12~25	较差	高
>25	差	很高

（四）供者原发病

尸体供者的原发病与器官质量和移植效果密切相关。与脑卒中的供者相比，颅脑损伤供者的器官质量较好，这类供者的年龄相对更年轻，既往身体健康，器官功能良好。而脑卒中的供者大部分既往有较长时间的高血压史，一般会存在不同程度的动脉硬化，供者器官的功能会受到一定影响。因此，对于脑血管意外的供者需进行更为客观、全面的器官评估。

（五）心肺复苏史

脑死亡患者易发生非计划性心脏停搏，较长时间的心肺复苏对器官功能有明显损害，供者心肺复苏对供肾质量及移植术后受者的肾小球滤过率（glomerular filtration rate，GFR）有明显影响，因此，对于发生过心肺复苏的供者应进行客观、全面、动态的评估。心肺复苏时间 <10 min，对肾脏损伤相对较小，这类肾脏一般可以利用；心肺复苏时间在 10~30 min 之间，需在全面评估供者的血压、每小时尿量、生化和肾功能等基础上，对供肾质量进行综合评估来决定供肾是否可以利用；若恢复自主循环时间 >30 min，供肾缺血缺氧损伤严重，肾脏使用风险相对较高，需结合临床根据复苏后血压、尿量、血清肌酐、肾脏血流情况等进行全面评估。

（六）低血压

脑死亡患者常存在神经体液调节失常等病理生理改变，表现为血流动力学不稳定、全身器官组织灌注不足及水、电解质、酸碱失衡，机体常处于低血压和缺氧状态，对器官功能损害较大。对于低血压的供者，需详细了解低血压的程度和持续时间，器官功能情况及低血压纠正后的尿量、器官功能。一般心肺复苏后持续低血压的供肾在下述情况下可以利用：①收缩压 <100 mmHg（10 mmHg=1.33 kPa）不超过 4 h；②收缩压 <80 mmHg 不超过 2 h；③收缩压 <50 mmHg 不超过 30 min。

（七）急性肾损伤供者选择

急性肾损伤（acute kidney injury，AKI）供肾是否可以利用主要根据发生 AKI 前供者的肾功能状态决定。AKI 供肾选择标准：①年龄一般不超过 65 岁；②无肾脏基础疾病史，获取的肾脏大小外形正常；③本次发病前最高肌酐清除率 >60 mL/min（Cockcroft-Gault 公式），终末尿量 ≥50 mL/h；④供肾活组织检查显示无微血栓形成、皮质坏死、严重小管损伤等显著的改变。

（八）恶性肿瘤供者选择

尸体供者的恶性肿瘤可以传播给免疫抑制的受者，但通过对供者进行仔细地筛查，可降低恶性肿瘤传播风险，仅有约 0.05% 的受者可发生供者来源性肿瘤传播。评估供者恶性肿瘤的传播风险，应全面了解供者的临床病史、体格检查、实验室检查、影像学检查和组织病理学检查等资料。根据欧洲《移植器官质量与安全指南（第 6 版）》（下称《指南》）及我国临床应用经验，对患有恶性肿瘤的尸体供者器官是否可用遵循以下原则：

1. 实体器官恶性肿瘤 不同实体肿瘤供者预计发生肿瘤移植传播的风险进行分层：①治疗完整、随访规律、无肿瘤复发、转移证据情况下，已治愈的实体器官恶性肿瘤供者器官可移植给受者，但应注意到存在肿瘤潜在传播风险的可能性。治愈的可能性和传播的风险在不同肿瘤中表现并非一致，主要取决于肿瘤的组织类型和肿瘤病理分期、分级等。②转移性肿瘤患者不应作为器官捐献供体。③缺乏手术干预、患者恶性肿瘤缺乏随访或随访不完整、姑息治疗及不可治愈的恶性肿瘤等为器官捐献的禁忌证（主动监测下的低级别前列腺癌除外）。

2. 原发性中枢神经系统（central nervous system，CNS）肿瘤 根据现有信息和肿瘤传播的估计风险，《指南》提出了 CNS 恶性肿瘤的定性分类：① WHO 分级在 Ⅰ 级和 Ⅱ 级的肿瘤，肿瘤传播风险最小。②WHO分级Ⅲ级的肿瘤，以前的分类将此类肿瘤归为高风险传播。英国血液、组织和器官安全咨询委员会（SaBTO）将其评估为肿瘤传播的低风险。如果没有危险因素（如切除、脑室-腹膜或心室-心房分流、化疗或放疗）的CNS肿瘤供者，被归为低至中等风险，这一评估结论已被广泛接受，我国也以此为临床评估和选择标准。在存在任何危险因素的情况下，风险增加归为高风险。③WHO分级Ⅳ级的肿瘤，以前的分类将此类肿瘤归为不可接受的风险，SaBTO将其评估为肿瘤传播的中等风险。但存在脑室腹腔或脑室循环分流者，以及先前的手术切除、化疗或放疗的情况下，肿瘤传播风险增加。④原发性脑淋巴瘤因肿瘤传播高风险为捐献禁忌。

3. 造血系统恶性肿瘤 由于此类疾病呈全身系统性扩散，为捐献禁忌。

（九）感染性供者的器官应用问题

1. 禁止器官捐献的感染性疾病见本书总论《器官移植受者供者来源感染》一节。

2. 感染性供者捐献前评估

（1）细菌感染：若供者仅显示轻度的菌血症，如肠杆菌属菌血症（除沙门菌和绿色链球菌外），或提示用抗生素治疗治愈率高，可作为供者捐献器官。难根治败血症和全身性多重耐药菌感染为捐献禁忌。细菌性脑膜炎（如流行性脑脊髓膜炎）并不是捐献器官的禁忌证，但供、受者均应给予充分的抗感染治疗。活动性结核感染的供者不适合器官捐献。

（2）真菌感染：假丝酵母菌、毛霉和曲霉可通过供肾感染受者，特别是在血管吻合口处发生感染，易导致血管破裂，此类感染供肾慎用。新型隐球菌性脑膜炎供者，如果没有经过治疗，其传染给受者的概率较高，不适合捐献；经过治疗的供者，证实新型隐球菌已经被根治，可行器官捐献。

（3）病毒感染：HIV感染供者禁用。有VZV感染史的儿童供者因可能发展成脑炎，不适合器官捐献。CMV和EB病毒阳性者，可作为供者但术后需采取相应的预防措施。流行性乙型脑炎可能通过供肾传染给受者，此类供者慎用。

对乙型肝炎病毒及丙型肝炎病毒感染的供者，具体如下。

①HCV阳性供者：HCV阳性受者可接受HCV阳性供者肾脏。HCV阴性的受者，鉴于目前新型抗HCV病毒药物的使用，在患者知情，并获益大于风险时可以移植，术后需有效抗病毒治疗。②乙型肝炎表面抗原阳性供者：HBsAg阳性的受者，可以接受移植；HBsAg阴性的受者，如果乙型肝炎表面抗体滴度很高，且乙型肝炎核心抗体阳性可以移植；HBsAg阴性的受者，如果抗-HBs抗体滴度中等水平，可以移植，但是感染的风险可能会升高；HBsAg阴性的受者，如果抗-HBs抗体检测阴性，在挽救生命的情况下才可以进行移植，术后都需抗病毒治疗。③抗-HBc阳性供者：肾脏传HBV的可能性比肝脏低，如果受者HBsAg阳性，或者HBsAg阴性，但是抗-HBs抗体滴度≥10 mIU/mL时可以移植，术后需抗病毒治疗。HBsAg阴性、无抗-HBs抗体的受者，主张移植前接种HBV疫苗。狂犬病病毒感染供者禁止捐献。

（4）其他：①阿米巴原虫感染可通过供者传染至肾移植受者，不适合捐献。②格林-巴利综合征（Guillian-Barre综合征，GBS）是常见的脊神经和周围神经的脱髓鞘疾病，又称急性特发性多神经炎或对称性多神经根炎。多数患者发病前有 CMV、EB 病毒或支原体等感染，但少数病例的病因不明。对 GBS 患者，只要肾脏没有其他损伤，可以作为供者。

（薛武军　王长希　项和立）

第四节　供肾灌注、保存及修复

传统冷保存（cold storage，CS）因操作方便，保存标准供肾效果较好，一直是供肾保存的金标准。但随着我国尸体器官捐献工作的全面展开，供肾的保存与维护被赋予更高要求。扩大标准供者（extended criteria donor，ECD）与心脏死亡器官捐献（donation after cardiac death，DCD）供者器官对冷、热缺血损伤的耐受性较差，单纯 CS 不能满足临床需求。因此，机械灌注作为一种可有效改善器官质量、有良好发展前景的体外保存方式逐渐得到重视与应用。目前，临床实践应用的肾脏灌注方式包括低温机械灌注（hypothermic machine perfusion，HMP）和常温机械灌注（normothermic machine perfusion，NMP）；仍处于动物及临床前研究的包括亚低温机械灌注（subnormothermic machine perfusion，SNMP）及控制性携氧复温（controlled oxygenated rewarming，COR）灌注。无论何种灌注方式都可在一定程度上缓解 CS 过程中能量与氧气的缺乏，改善某些边缘供肾的质量。

一、器官保存液选择

（一）冷保存液的选择

移植肾 CS 液主要包括威斯康星大学保存液（University of Wisconsin solution，UW 液）、组氨酸 - 色氨酸 - 酮戊二酸盐液（histidine-tryptophan-ketoglutarate solution，HTK 液）和高渗枸橼盐腺嘌呤 -Ⅱ溶液（hypertonic citrate adenine solution-Ⅱ，HCA-Ⅱ液，即肾保Ⅱ型液），其中 UW 液是国际上应用最多的 CS 液。在过去 30 多年间国产高渗枸橼盐腺嘌呤溶液（hypertonic citrate adenine solution，HCA 液）在全国器官移植中心得到广泛应用。为克服一代产品低温下易析出结晶和 pH 值不稳定等不足，HCA-Ⅱ保存液添加了磷酸盐缓冲系统、细胞膜保护剂和具有抗氧化作用的川芎嗪，提高了能量底物的含量和渗透压，有利于器官功能维护。HCA-Ⅱ液具有配制方便、价格低廉、效果稳定等优势。

供肾保存时间较短时，HTK 液与 UW 液保存效果相近；超过 24 h 后，UW 液保存效果明显优于 HTK 液。而无论时间长短，HCA-Ⅱ液与 HTK 液对供肾保存效果相似。由于移植肾功能延迟恢复发生率和冷、热缺血时间直接相关，过长的冷保存时间是 DGF 发生的独立危险因素。理论上，肾脏可体外冷保存 72 h，但最好不超过 24 h。

（二）低温机械灌注液的选择

肾脏 HMP 液包括 Belzer MPS（又称 KPS-1）、HTK 液以及 Vasosol 液 3 种。Belzer MPS 为国际公认的肾脏 HMP 液，在国内也得到广泛应用。Belzer MPS 与 UW 液类似，均以 5% 羟乙基淀粉作为胶体，同时添加了葡萄糖、甘露醇及羟乙基哌嗪乙磺酸（hydroxyethyl piperazine ethanesulfonic acid，HEPES）缓冲液等成分，进一步满足灌注需求，剔除了 UW 液中的棉子糖和乳糖醛酸，以降低灌注液的黏度，避免 HMP 对血管内皮细胞造成的潜在损伤。Vasosol 液在 Belzer MPS 液的基础上添加了抗氧化剂、血管舒张剂以及部分代谢底物，但临床效果仍需进一步验证。

（三）常温机械灌注液的选择

NMP 是能够维持肾脏正常生理功能的体外灌注方式，尚无公认的灌注液。红细胞作为携氧的重要载体，在肾脏 NMP 中不可或缺。白细胞是先天性免疫反应的主要参与者，去白细胞 NMP 能够减轻器官损伤，故推荐悬浮红细胞作为 NMP 灌注液的主要成分。林格液或 Steen 液可作为灌注稀释液以减轻水肿，维持细胞内外电解质平衡。灌注期间应根据肾脏排出尿量情况及时补充晶体溶液。

应用亚低温或控制性复温进行肾脏动物或临床前研究时，推荐无血细胞的 Steen 液作为灌注液。

二、灌注和保存方法

（一）低温机械灌注的原则

HMP 在标准质量供肾及 ECD、DCD 供肾的保存中均有良好效果。推荐 LifePort 作为临床肾脏 HMP 仪器，其疗效已得到广泛认可。此外，还有可携氧的 Kidney Assist Device 系统（荷兰 Organ Assist BV 公司）与流量控制型 HMP 系统（美国 Waters Medical Systems 公司，型号 RM3）可用于临床使用。目前，尚无临床证据表明携氧 HMP 疗效优于无额外氧合 HMP，临床选择需谨慎。HMP 系统操作原则及规范请详见《尸体供肾体外机械灌注冷保存技术操作规范（2019 版）》。

在低温环境下，灌注液中无血细胞的参与，故无溶血之虑。滚轴泵为最常用的动力装置。由于不同供肾的质地不一，阻力指数也不尽相同，流速较快可能导致灌注压力过大，故压力控制型明显优于流量控制型 HMP。不过，两种灌注方式在 DGF 发生率与肌酐清除率上无明显差异。在减少供肾遗弃率、术后移植肾纤维化和肾小管萎缩发生率等指标方面，压力控制型 HMP 有更好的效果。因此，肾脏 HMP 系统应以较低灌注压力运行，通常认为 20~30 mmHg 最优，灌注压力 >40 mmHg 将会导致血管内皮细胞损伤，增加 DGF 等并发症的发生率。

在代谢水平方面，尽管 HMP 能够一定程度满足供肾在低温保存条件下的需求，但尚无 HMP 能够延长 CS 时限的临床证据。同时，长时间 HMP 并未发挥优于 CS 后短时间

HMP（<4 h）的供肾保存效果。目前，尚无临床证据表明携氧 HMP 有更好的器官保存作用，临床前研究中，携氧 HMP 疗效明显优于无氧合 HMP，且利用 100% 纯氧氧合效果最优，但目前尚无临床证据表明携氧 HMP 有更好的器官保存作用。。

HMP 不仅可用于供肾保存，也能用于供肾质量的评估。阻力指数(灌注压力/灌注流量)可间接反映供肾质量。一般来说，当阻力指数 <0.28 mmHg/（mL·min），提示供肾质量较好；当阻力指数 >0.5 mmHg/（mL·min），供肾术后 DGF 发生率增加，临床需谨慎使用。阻力指数可作为预测术后 DGF 发生率的参考指标，但与移植肾长期存活率无明显相关性。阻力指数不能作为供肾质量的唯一评估手段，应结合供者情况、代谢产物分析以及组织学检查结果综合评估。目前，尚未在 HMP 液中发现能够有效预测移植物预后的代谢指标，潜在指标包括乳酸、乳酸脱氢酶、谷胱甘肽转移酶等。

（二）常温机械灌注的原则

NMP 是模拟体外正常生理功能的灌注方式，能提供与体内类似的代谢环境(34~38℃)，以改善供肾质量，促进损伤修复。个案报告及小样本临床证据表明 NMP 能够一定程度上修复标准供肾与 ECD、DCD 供肾。与其他体外保存方式相比，NMP 优点包括：①修复质量不佳的供肾，增加可用供肾数量；②维持供肾正常生理功能，有助于供肾质量评估；③提供良好体外干预平台；④缩短或规避冷缺血时间，减轻冷缺血损伤；⑤延长供肾体外保存时限。临床 NMP 操作中应规避以下风险：①严格无菌操作，防止感染发生；② NMP 操作复杂，避免人为操作失误；③与患者及家属有效沟通 NMP 费用等问题。

目前，尚无公认的供肾 NMP 仪器。供肾 NMP 系统应至少包括以下 8 部分：离心泵、氧合器、热交换系统、流量或压力探测装置、灌注液储存袋、灌注液输注泵、肾脏托盘和连接管道。推荐使用离心泵作为动力来源，以防止溶血、血小板聚集、血红蛋白载氧量下降等问题的发生。

推荐 95%O_2 与 5%CO_2 的混合气体作为氧合气体来源，以平衡灌注液 pH 值，维持 CO_2 分压。推荐应用正常灌注压力（70~85 mmHg）进行动脉灌注，以改善尿量和肾小管功能。推荐供肾获取后立即 NMP，缩短冷缺血时间，降低 DGF 发生率。NMP 可体外保存供肾 24 h 以上。NMP 最适温度尚无临床报道，37℃ NMP 在临床前研究中相比其他灌注温度能增加尿量与肾脏肌酐清除率。

NMP 可作为肾脏质量评估的重要方式，一般评价指标包括：肾血流量、尿量、平均动脉压、氧耗量、肌酐清除率、电解质水平、代谢产物和组织学检查等。内皮素（endothelin，ET）-1、中性粒细胞明胶酶相关脂质运载蛋白（neutrophil gelatinase associated lipocalin，NGAL）、碱性磷酸酶、γ- 谷氨酰转移酶（γ-glutamyl transferase，γ-GT）、乳酸、乳酸脱氢酶、肾损伤分子（kidney injury molecule，KIM）-1 等可能为供肾质量评估提供参考。根据 NMP 灌注后的外观、血流量和尿量可将供肾质量分为 1~5 分 5 种等级，总分 1~3 分表示供肾脏移植后预后良好，4 分表示供肾术后可能会发生无尿和 PNF，5 分表示供肾脏移植危险程度大，肾小管功能明显较差。质量评分标准见表 2-4-1。NMP 和 HMP 两种灌注效果对比尚无定论，可根据各中心实际情况选择应用。

表 2-4-1　肾脏常温机械灌注质量评分标准

指　标	分　数
外观	
等级1：充分灌注（全肾均一粉红色）	1
等级2：中等灌注（部分区域颜色不均一）	2
等级3：灌注不足（花斑状明显，紫黑色）	3
肾血流量（mL/min/100g）	
≥50	0
＜50	1
总尿量（mL）	
≥43	0
＜43	1

（三）其他灌注方式

SNMP 是温度介于 20~24℃的体外灌注方式，无需加入红细胞以提供额外氧气。目前 SNMP 临床经验缺如，临床前研究以灌注压力维持 40 mmHg 左右居多，Steen 液为灌注液，在肌酐清除率以及维持肾小球结构完整性方面优于 CS。COR 灌注是在维持灌注、氧合充分的条件下逐渐提高灌注温度和流量，最终达到室温或体温的灌注方式。该技术的应用临床经验缺如，可能改善供肾氧耗量与肌酐清除率。

三、肾脏体外修复

当供肾获取完成后，肾脏即处于离体保存过程中，除已应用于临床的保存和灌注方式，离体过程中应用改善器官质量的药物、细胞或基因处理也可能带来收益。尽管 CS 过程中器官代谢率较低，体外干预仍可发挥作用，可能的手段包括间充质干细胞，抗氧化应激、抗炎以及抗凋亡药物等。理论上，HMP 使肾脏微循环交换更充分，体外修复效果优于 CS。

NMP 可较长时间保存供肾，去白细胞灌注液可为体外修复手段提供良好作用环境。供肾体外 NMP 可防止单核巨噬细胞系统对治疗制剂的吞噬作用，同时避免相关治疗制剂富集于其他器官，显著提高靶向性。更少的灌注液容量也提高了血药浓度，减少治疗成本。纳米颗粒材料可作为药物载体，起到增大药物接触面积、控制性释放药物的作用。

干细胞治疗是器官移植的重要辅助手段，供肾 NMP 中应用间充质干细胞可规避肺的捕获，直接作用于供肾。此外，基因治疗包括小干扰 RNA 及腺病毒的应用也可能应用于 NMP 体外修复。尽管肾脏体外修复手段较多，大多数仍仅限于临床前研究，相关临床应用需谨慎。

（王彦峰　王长希）

第五节　肾脏移植术

肾脏移植术包括供肾切取术、移植肾修整术和供肾植入术。肾脏移植术的全过程，包括供肾切取、移植部位选择以及血管、输尿管吻合方式和方法等已基本标准化。由于尿毒症患者有出血倾向，全身情况较差，且术后需大量应用免疫抑制剂，因而其组织愈合能力及抗感染能力都显著降低。为此，术者应熟练掌握局部解剖并具有熟练的外科基本功，具备过硬的小血管吻合技术及输尿管吻合技术。术中要求止血完善，严格无菌操作，每个步骤做到准确无误，以防止外科手术并发症。

一、尸体供肾切取术

尸体供肾获取的方式主要包括腹部多器官联合获取、肝肾联合获取及单纯供肾整块切取术。由于肝肾联合获取是目前临床最常用的腹部器官获取方式，且是腹部多器官联合获取的基础，因此以下主要阐述尸体供体肝肾联合获取的手术方法。

（一）体位与手术切口

供者置于仰卧位，常规消毒，铺无菌手术巾。作腹部大"十"字切口进入腹腔，纵切口上至剑突，下至耻骨联合上方，横切口在脐水平至双侧腋中线。

（二）建立原位低温灌注

1. 腹主动脉插管及灌注　在下腹腔用生理盐水纱布将小肠及结肠向上方推开，在骶骨前切开后腹膜，分离、显露腹主动脉下段，在腹主动脉距离左右髂总动脉分叉处以上 2~3 cm 处结扎远心端。在结扎线上方 1~2 cm 处剪开腹主动脉前壁，插入前端侧孔封闭并于球囊近端方向剪有 3~4 个侧孔的 22 号 Foley 导尿管（已预先连接低温器官保存液并排空管道内空气，儿童供体根据腹主动脉的粗细不同而采用相应大小的灌注管），插入深度为气囊至腹腔动脉开口平面以上（约为 20 cm），气囊内迅速注入 20~30 mL 生理盐水以阻断胸主动脉，结扎固定插入的导尿管并开始灌注低温（4℃左右）器官保存液（图 1-2-1），灌注压力约 100 cmH_2O（1 cmH_2O=0.098 kPa）。要求灌注液必须成线快速灌注。

2. 下腔静脉插管　分离下腔静脉起始段后结扎远心端，切开下腔静脉起始段近心端后置入大号硅胶管引流血液及灌洗液至体外。静脉插管结扎时应注意避免将邻近的右侧输尿管结扎在内。

3. 肠系膜上静脉插管　将横结肠提起，距肠系膜根部 2 cm 左右分离出肠系膜上静脉，结扎肠系膜上静脉远端，在结扎处附近的近端切开一小口并插入 16 或 18 号硅胶管（已预先连接 4℃左右低温器官保存液并排空管道内空气）至门静脉主干内，插入深度 3~4 cm。注意不要插入过深，以丝线结扎固定。随即进行保存液重力灌注（图 2-5-1）。灌注高度约 100 cm。

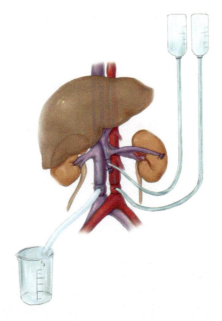

图 2-5-1 原位低温灌注腹主动脉、下腔静脉、门静脉插管示意图

4. 目标器官的探查及辅助降温 进行低温灌洗的同时，剪开肝镰状韧带迅速探查肝脏，并向肝表面铺上无菌生理盐水制成的碎冰屑。打开双侧肾周脂肪囊，于双侧肾周铺碎冰屑。检查确认肝脏及双肾灌注良好。

5. 冲洗胆道 胆囊周围垫以干棉垫或干纱布后，剪开胆囊底部，挤压胆囊排出胆汁或吸引器伸入胆囊内吸尽胆汁后插入灌注管，予 4℃ 100 mL 器官保存液加压灌注冲洗胆囊及胆道。也可紧贴十二指肠上缘游离胆总管，剪开前壁，插入套管针，予 4℃ 100 mL 器官保存液经胆总管冲洗灌注胆道。

（三）整块切取供肝及双侧肾脏

1. 游离双肾及输尿管 将肠管推向右侧，在降结肠外侧剪开后腹膜，找到左输尿管，在髂血管平面采用血管钳钳夹输尿管并提起。在远端剪断输尿管，游离输尿管至左肾下极，注意保护输尿管血供。向上剪开结肠脾曲系膜和膈结肠韧带，暴露左肾，离断脾肾韧带，于脂肪囊外侧游离左肾。再将肠管推向左侧腹腔，将右侧升结肠及盲肠外侧的后腹膜剪开，同样方法游离右肾及输尿管。注意分离肝脏与右肾上极，避免牵拉撕裂肝脏。

2. 游离肝脏 切断肝圆韧带、镰状韧带、冠状韧带、左右三角韧带，向左右剪开膈肌至膈肌脚。用手指触摸肝胃韧带，检查是否有肝左动脉或副肝左动脉，如有应保留，如无则紧贴胃小弯胃壁切断肝胃韧带。紧贴十二指肠上缘分离，打开十二指肠外侧腹膜，将十二指肠及胰头翻起，贴近十二指肠将十二指肠与胰头用剪刀断开。于肠系膜上静脉结扎线的远端离断肠系膜上静脉和肠系膜上动脉。提起升结肠、回盲部及小肠系膜，切开升结肠外侧腹膜，将切口延长至回盲部，向内上至肠系膜根部，剪断肠系膜下动脉、胃结肠韧带、降结肠系膜及乙状结肠系膜，将所有肠管翻出腹腔外。至此，腹腔内只剩下已灌注好的肝及双肾、腹主动脉及下腔静脉。

3. 整块切取 近心房处离断肝上下腔静脉及胸主动脉，提起胸主动脉断口远端，于主动脉后方用剪刀贴近脊柱将胸、腹主动脉，下腔静脉，髂总及髂内外动静脉，肝及双肾输尿管整块切取下来。将肝及双肾置于 0~4℃器官保存液内，并自剪开的胆囊或胆总管断端插管 100 mL 用 UW 液再次反复冲洗胆道。

（四）分离肝肾

沿腹主动脉后壁纵向剖开，确认腹腔干、肠系膜上动脉及双侧肾动脉开口后，在肠系膜上动脉开口下缘横断腹主动脉，在肾静脉开口上缘横断下腔静脉，分离肝及双肾，分别装于无菌肝袋及肾袋中，器官完全浸泡于 0~4℃器官保存液，包扎后再分别套 2 层无菌肝袋或肾袋，最后放置于装有适量冰块的保温箱内。将原腹主动脉及下腔静脉插管远端的腹主动脉–髂总动脉–髂内外动脉及下腔静脉–髂总静脉–髂内外静脉切取备肝脏移植使用。

（五）注意事项

1. 腹主动脉的灌注必须快，改装后的气囊导尿管的气囊要确实阻断胸主动脉。

2. 采用在下腔静脉近髂血管处插管引流，避免下腔静脉、肾静脉及肝静脉压力过高，保证灌注液顺利灌注，有利于器官迅速降温及防止器官灌注不良的出现，同时手术野非常干净。但下腔静脉插管不能超过肾动脉平面以上，以免压迫右肾动脉及影响双肾静脉的回流。

3. 在完成插管并对腹主动脉及门静脉的灌注后，应及时在肝及双肾的周围铺上无菌碎冰，有利于保证器官快速降温，缩短器官的热缺血时间。

4. 整块切取完供肝、供肾后，采用切开腹主动脉后壁于肠系膜上动脉开口与双肾动脉开口之间离断腹主动脉的方法，不易损伤供体肝肾血管。

5. 腹主动脉及肠系膜上静脉共灌注器官保存液 3 000~4 000 mL。

二、供肾修整术

尸体供肾切取时，为了缩短热缺血时间，取肾时不可能仔细游离，切取的供肾不能直接用于肾移植，供肾需要在移植前经过仔细修整。

（一）修肾前准备

准备大小适宜的无菌盆或碗，倒入 4℃器官保存液，同时放入装有冰块的无菌冰袋，一方面可以维持低温，避免在修整过程中升温，另一方面不会因冰块融化改变保存液的浓度和渗透压。在修肾过程中，供肾要完全浸泡在保存液中，并要随时监测盆中液体和供肾温度，温度应保持在 4℃左右，防止供肾热缺血损伤，并避免肾脏与冰块的直接接触，避免冻伤。

（二）检查供肾

将切取的供肾置入盛有冷保存液的容器中，首先仔细检查供肾色泽和质地，确认供肾、血管及输尿管有无损伤和畸形。有条件时或对供肾病变可疑时，可行供肾快速零时组织病理检查，有病变的供肾应弃用。

（三）分离左右供肾

首先将双肾、输尿管平铺在盆中，因从腹侧剖开主动脉有可能将横跨主动脉的左肾静脉切断，故将肾的背侧朝上，用长镊插入腹主动脉腔内，确认该侧动脉壁有无静脉横穿，有时肾静脉从腹主动脉后方进入腔静脉，或有两支肾静脉分别从腹主动脉的前后方进入腔静脉，注意勿损伤血管。纵向剖开腹主动脉后壁，在肠系膜上动脉远端可见两侧的左、右肾动脉开口。检查肾动脉开口周围有否其他血管开口存在，如有其他开口，应辨别是否存在多支肾动脉，注意保留。然后，沿下腔静脉前壁左肾静脉根部剪断左肾静脉，再在左、右肾动脉开口之间剪开腹主动脉壁，从而将双肾分开。

（四）游离肾动脉

沿肾动脉剪去周围组织，游离至距离肾门约 2 cm 处即可，不宜过多游离。为了保证肾动脉吻合口足够大，如果腹主动脉血管壁比较完整，沿肾动脉开口修剪时带一腹主动脉瓣。如肾动脉为 2 支或多支可根据不同情况予以处理：①2 支肾动脉距离相近，可利用含有两血管开口的腹主动脉瓣进行动脉重建（图 2-5-2-A）。②2 支肾动脉口径相似，难以使用腹主动脉瓣或者 2 支肾动脉在取肾或修整时已分别剪断，可从 2 支动脉开口处将相对的侧壁剪开 0.5~1.0 cm，并拢侧侧吻合成一个开口（图 2-5-2-B）。该重建方法只能用于两支动脉相隔较近，重建后吻合口张力不大的情况。③2 支肾动脉一粗一细，用较细的一支动脉与较粗的动脉作端侧吻合，移植时用较粗的动脉开口与受者髂内或髂外动脉吻合（图 2-5-2-C）。④2 支肾动脉口径相似，但距离较远，既不能利用腹主动脉瓣，又无法合并成一支血管，只能保留 2 支动脉开口，移植时分别与受者髂外动脉作端侧吻合，或与髂内动脉远端两分支作吻合。如果 2 支肾动脉在腹主动脉的开口距离过远，可以剪掉两肾动脉开口之间的部分腹主动脉壁，然后重新拼接成适合大小的新的腹主动脉瓣用于与髂外动脉做吻合。⑤如果供肾的多支肾动脉过短，不能用以上方法进行修复时，可采用自体或供者的分支血管（如分支的髂内动脉）在体外修复作间置血管，使之成为单支动脉（图 2-5-2-D）。⑥如肾上极或者肾下极存在极支，较粗者可与受者髂外动脉作端侧吻合，较细者如难以吻合可予以结扎，尤其是上极极支。下极极支也可暂不作修整，在肾动、静脉主干完成吻合后，该支直接与受者腹壁下动脉端端吻合。⑦多支肾动脉均较粗时，能合并则合并，不能合并时也可分别带瓣或不带瓣与受者髂外动脉作端侧吻合。⑧如肾动脉在切取过程中误伤，应作相应修复，特别是要检查动脉内膜是否完整，内膜缺损段动脉不应保留。如供肾肾动脉缺损太多，应取一段供者相应动脉作间置血管予以延长。

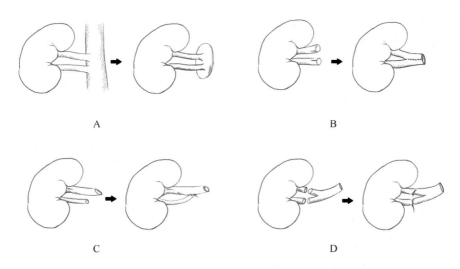

A   B

C   D

图 2-5-2　供肾动脉血管变异的基本处理方式

（五）游离肾静脉

肾静脉的每一分支均要认真结扎。左肾静脉应注意结扎较粗的性腺静脉及肾上腺静脉。右肾静脉的肾外属支较少，但需注意数支壁薄较细的小分支，在结扎时应十分轻柔，否则吻合开放血流后容易出现根部出血。

因右肾静脉较短，常利用供者下腔静脉作延长。延长下腔静脉段时，需要注意延长段不能狭窄（应不窄于右肾静脉）或与右肾静脉主干显著成角，以避免导致静脉回流障碍。也要注意右肾静脉延长后与右肾动脉的长度比例，肾静脉延长过长，术后容易扭曲。

（六）供肾输尿管的修整

应首先从输尿管远端开始修整，以防误伤输尿管。要保留一定的输尿管周围组织，特别是肾下极输尿管周围的脂肪组织和系膜要适当保留，以免影响输尿管的血供。结扎输尿管周围组织时注意别牵拉太多组织，防止输尿管狭窄。

（七）去除肾门多余组织

将肾动、静脉提起，修剪血管外多余组织，肾门处要仔细结扎断离的小血管，靠近肾门处的组织不要过多修剪，特别是肾下极输尿管周围的脂肪组织和系膜要尽可能保留，否则会影响输尿管的血供。随后剪除肾上腺，钳夹起肾周脂肪组织，在肾包膜外将其剪除。

（八）肾脏灌注

肾脏修整好以后推荐再次用4℃器官保存液灌注，灌注量以 200~250 mL 为宜，主要观察灌注液的流速，冲洗干净肾内残血，同时检查肾血管有否明显漏液。已经修整完毕的供肾应存放在4℃保存液中备用。

在整个修肾过程中，既要迅速，又要轻巧，避免握捏挤压供肾，防止过多牵拉血管，导致损伤血管内膜或血管痉挛；随时测量供肾温度，避免供肾升温，保护输尿管血供，不要过量再灌洗，减少灌洗损伤。灌注液的悬挂高度注意不要过高（1 m 左右），防止灌注压力过大导致的损伤。

三、初次肾脏移植的供肾植入术

供肾植入部位最常采用的是髂窝部。初次肾脏移植一般首选右髂窝，其次为左髂窝。成人供肾移植给小儿时，因髂窝容积有限，可在腹膜后下腰部位或者在下腹部腹腔内进行。常规是采用髂窝的异位肾移植，手术操作步骤介绍如下。

（一）切口

一般取右侧切口，髂血管显露比左侧表浅，相对更容易操作。采用腹直肌旁弧形或斜性切口，平脐水平沿腹直肌外侧缘切开皮肤，至髂前上棘水平弧形向内侧止于正中耻骨联合上两横指。纵向部分显露腹外斜肌腱膜，平腹直肌鞘外侧缘切开，剪开腹横筋膜见腹膜；横向切口部分则切开腹外斜肌和腹直肌筋膜，牵开腹直肌纤维。分离腹膜，牵向内侧，注意切开过程中避免损伤腹膜和腹腔内脏器。显露出腹膜后区髂血管，充分游离子宫圆韧带（女性）或精索（男性），精索不建议切断，以防男性术后睾丸缺血或鞘膜积液。

（二）受者髂血管游离

用自动撑开器显露髂窝，剪开髂动脉鞘筋膜，显出髂内外动脉连接区，如果髂内动脉无明显硬化可用作吻合，则予以游离，逐条结扎切断分支血管。在髂总动脉分支处用心耳钳或哈巴狗夹阻断髂内动脉，横断髂内动脉，注入肝素生理盐水冲洗血管腔内残血，供吻合用。远侧断端以 7 号丝线结扎妥当。分离髂内动脉时需避免损伤其后侧方的髂内静脉及其属支。如果受者髂内动脉因严重粥样硬化而不能使用或供肾动脉为多支，可游离一小段髂外动脉以供吻合。然后游离髂外静脉，注意应仔细结扎静脉表面的淋巴管，以防发生淋巴漏或继发淋巴囊肿。

（三）供肾血管重建

认真辨认供肾动、静脉排列位置和理想的吻合位置后，为了避免供肾在植入过程中二次复温，将供肾置入含碎冰的肾袋，袋下缘的中部剪一小口，引出肾动、静脉，注意肾脏上、下端切勿倒置。

1. 动脉吻合　肾动脉可以与髂内动脉端端吻合（图 2-5-3A），也可以与髂外动脉端侧吻合（图 2-5-3B），根据血管的具体情况及术者的习惯具体选择。与髂内动脉吻合时，受者的髂内动脉断端口径往往比供肾动脉大一些，可将供肾动脉斜切，以与髂内动脉口径相仿，并可使吻合后的血管呈弧形弯曲而利于血流通畅。吻合时用 6-0 无损伤血管缝线作单纯连续缝合，或分成两半圈连续缝合。与髂外动脉端侧吻合时，用心耳钳阻断游离的髂外动脉段，纵行切开动脉壁，注入肝素生理盐水冲洗血管腔内残血。此时供肾动脉最好带有腹主动脉瓣，避免吻合口狭窄。吻合多采用 6-0 无损伤血管缝线行两侧的连续外翻缝合法，闭合吻合口前用肝素生理盐水冲洗灌入腔内，排除血块和空气。吻合完成后，可用哈巴狗夹阻断肾动脉近端，试开放吻合口，检查吻合口及肾动脉壁上有无漏血，确认无出血或止血满意后撤除哈巴狗夹。

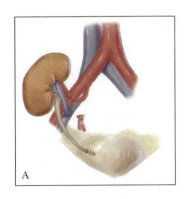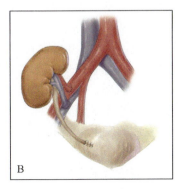

图 2-5-3　移植肾肾动脉吻合方式

A 图示移植肾肾动脉与髂内动脉端端吻合术式；B 图示移植肾肾动脉与髂外动脉端侧吻合术式

2. 静脉吻合　于游离的髂外静脉部位用萨丁氏钳或大心耳钳阻断髂外静脉两端，按照肾静脉断端的口径，在髂外静脉选定的部位上，切开静脉壁或切除一小块大小相仿的椭圆形髂外静脉壁，作肾静脉与髂静脉的端侧吻合。个别过度肥胖受者，髂外静脉过深，估计吻合时难于显露，可以利用供者的下腔静脉先行供肾静脉延长，便于吻合。先在吻合口的两角用 5-0 无损伤血管缝线各缝 1 针，打结作牵引固定用，于静脉腔内作后壁连续缝合，前壁在血管腔外连续外翻缝合，闭合吻合口前用肝素生理盐水冲洗灌入腔内，以排除血块和空气。静脉吻合完毕后，在供肾静脉近端夹一把哈巴狗夹或心耳钳，而后撤去髂外静脉上的阻断钳，检查吻合口及肾静脉壁上有否漏血。

（四）开放血流

可遵循先静脉、后动脉的顺序，先放开肾静脉阻断钳，以免肾内张力过高。再放开阻断肾动脉的哈巴狗夹，恢复肾脏的血液灌流，肾脏可立即变为粉红色和触之有搏动感。开放前应注意将受者的收缩压提高至 140~160 mmHg。为帮助移植肾尽快复温，可以将热盐水纱布敷于肾脏表面；同时仔细检查肾门及肾表面，若有活动性出血点，应予以结扎或缝扎止血。开放后给予呋塞米 60~100 mg，观察输尿管蠕动情况及有否尿液流出。

（五）输尿管重建

移植肾开放血流后，移植肾色泽红润、张力良好，输尿管内有尿液流出或虽暂时无尿，但移植肾和输尿管血供良好，然后再行尿路重建。目前最常用的是移植肾的输尿管与膀胱黏膜吻合术，但也有其他各种输尿管与膀胱的缝合法。无论哪一种吻合法，重建尿路的要求是保证尿流通畅，避免吻合口狭窄、膀胱输尿管返流及吻合口漏。

根据肾动脉和肾静脉的具体情况将移植肾在髂窝安放好，将切口向下牵拉，显露出腹膜反折处。膀胱壁表面可见纵行的肌纤维和较多的静脉血管可供辨认。少数患者的膀胱找寻困难，必要时可以经导尿管向膀胱注入生理盐水 100~200 mL 使之充盈。目前膀胱外吻合的方法已成为常规的标准吻合方法。

1. 输尿管膀胱外吻合术　在膀胱前侧壁缝两针牵引线。在两线间纵向切开浆肌层 2~3 cm，用血管钳游离至黏膜，并将黏膜提起，再从提起的黏膜处向上分开肌肉和黏膜层。在膀胱黏膜上切开一个小口，用 5-0 可吸收 PDS 缝线缝合输尿管与膀胱黏膜，可采用两边吊线的全程间断缝合（6~8 针）或一侧连续一侧间断或两侧连续的缝合方法。确认吻合满意后，利用切开的膀胱浆肌层，作隧道包埋输尿管 2~3 cm，缝合时应防止过紧或过松。输尿管内一般留置支架管（双 J 形支架管），便于减轻输尿管膀胱吻合口的张力，预防尿漏和输尿管梗阻等并发症的发生。如供肾为双输尿管畸形，两输尿管可分别与膀胱吻合，分别隧道包埋。

2. 输尿管 – 输尿管吻合术　如果移植肾输尿管过短或远端缺血坏死，无条件行上述输尿管 – 膀胱吻合术，则可采用移植肾输尿管与受者一侧输尿管作端端缝合，内置双 J 形支架管。行输尿管与输尿管对端吻合时，可直接间断吻合，或先将两端输尿管劈开扩大输尿管口径，对准两输尿管走向，防止扭转，做一固定线后，用 5-0 可吸收 PDS 缝线做间断缝合。

（六）关闭切口

检查肾脏的位置适宜并确认无明显活动性出血后，在移植肾上下极分别放置 1 根剪有侧孔的橡皮引流管，或在移植肾旁放置 1 根多孔引流管，之后逐层关闭腹壁。

（七）手术注意事项

1. 关于选择受者髂内动脉或髂外动脉作为肾动脉的吻合血管，一般情况下两种方式均可。选择髂内动脉的端端吻合有利于肾脏摆放，动脉不易迂曲打折，对于肾静脉较短且未采取延长措施的右肾更有优势；选择髂外动脉的端侧吻合则适应证更广，尤其是对于肾动脉存在双支或多支血管，但应注意肾动、静脉长度不要相差过远，肾静脉偏短者应在修整时适当延长。

2. 游离髂内动脉要到达根部，游离过程中要避免损伤其后侧方的髂内静脉及其属支。端端吻合时要注意动脉的方向，以确保肾脏摆位后肾动脉不会成角扭曲。

3. 游离髂外动、静脉时的范围不宜过大，以能顺利完成血管吻合为度。分离血管过程中需仔细处理其表面的淋巴管，可以选择丝线结扎切断，也可选择电凝处理，切断淋巴管后再用尖镊子夹住断端进一步电凝，避免术后淋巴漏及淋巴囊肿形成。

4. 进行血管吻合过程中应保持供肾处于低温状态，避免因温缺血时间过长而影响供肾的功能恢复。通常采用碎冰在供肾表面降温，建议在碎冰与肾脏之间隔一层偏干的盐水纱布，一方面可防止温度过低的碎冰直接接触肾脏的损伤作用，另一方面碎冰化水后纱布可阻止其从肾袋流出，从而避免对血管吻合操作的干扰。

5. 开放血流后，注意观察肾脏颜色及张力、动脉搏动情况、有否静脉回流障碍等，特别留意肾门和血管吻合处有否活动性出血，需仔细止血。肾表面显著的出血可用电凝止血，一般的渗血可用热盐水纱布压迫止血。

6. 摆放供肾位置时，要特别检查肾动静脉的情况，防止动脉成角扭曲以及静脉牵拉过度。供肾摆放时一般肾门朝内侧，特殊情况下也可朝外侧，主要根据血管的情况而定，尤其是肾静脉位置要适当。

7. 输尿管与膀胱吻合时，保留的输尿管长度不宜过长，一般到膀胱吻合处再延长 1 cm 左右即可，太长易扭转打折，术后易因粘连而发生输尿管梗阻。输尿管上的小血管应保护好，所以系膜不要剥离过多，输尿管断端一定要用细线结扎止血或电凝止血，膀胱浆肌层切开时也应认真电凝止血，防止术后血尿。内置双 J 形支架管有利于防止尿漏及吻合口狭窄。隧道包埋能防止尿液返流，但需防止过紧或过松。如为男性患者，需注意确保输尿管从精索后方穿行。

8. 肾移植术后局部渗出较多，放置引流是必要的，建议肾上下极分别放置一根引流管。对于尸体捐献的肾移植，伤口引流液的微生物培养对监测供者来源的感染十分重要。当连续 2~3 次培养阴性时，引流管可于术后 5~7 d 拔除；如培养为阳性，引流管放置时间需延长，定期引流液培养可作为感染是否治愈的重要窗口。

四、再次或多次肾脏移植的供肾植入术

再次或多次肾脏移植是指在首次肾脏移植手术失败或移植物失功后，再进行的第 2 次、第 3 次或更多次的肾脏移植术。与初次肾脏移植相比，再次或多次移植在供肾植入手术方面总体而言更加困难，尤其是多次肾脏移植手术。

（一）再次肾脏移植

二次肾移植手术切口一般选择对侧髂窝部位，如首次移植选择右侧，则二次移植选择左侧。由于手术部位未实施过移植手术，供肾植入的手术方法及注意事项与初次肾脏移植相同。

如果第二次移植时间是在首次移植失败后 1~2 周内进行，可沿原切口切除原移植肾，并分离出原动脉、静脉吻合口，修整之后用于再次吻合；而将对侧髂窝留为下次移植时使用。

（二）多次肾脏移植

1. 第 3、4 次肾脏移植 多次肾脏移植多为 3 次和 4 次移植，其手术难度较初次及再次移植明显增加。当进行第 3、4 次肾移植手术时，一般须先切除一侧原来的移植肾提供再次移植部位。通常第 3 次肾移植可优先考虑选择第 2 次肾移植的一侧实施手术，原因包括：第 2 次移植肾新近失功，肾脏萎缩可能尚不明显，包膜内切除移植肾后更容易得到容纳新肾的空间；失功移植肾的肾静脉主干可能血管组织尚健康，可考虑采用原吻合口的残端肾静脉进行新的血管吻合。第 4 次肾移植多选择第 3 次移植的对侧髂窝部位。一般情况下，同一髂窝部位实施两次肾移植在技术上是可行的。

血管吻合方法：

（1）动脉吻合：肾动脉与髂外动脉或髂总动脉作端侧吻合。如果前次移植采用的是肾

动脉与受者髂内动脉端端吻合，则此次较容易游离一段受者髂外动脉用于血管吻合；如前次采用的是肾动脉与受者髂外动脉端侧吻合，则此次游离髂外动脉相对困难，但因髂外动脉较长，避开原粘连的动脉吻合口而分离出一小段血管用于肾动脉吻合在多数情况下是可行的，必要时也可考虑使用髂总动脉。

（2）静脉吻合：因原肾静脉吻合口往往较宽，游离足够长的新的髂外静脉血管段可能较困难，因此直接利用原静脉吻合口或原肾静脉残端进行新肾静脉的端侧吻合是一个较为常见的选择。

输尿管一般仍与膀胱作吻合，为方便寻找正确的膀胱位置，可以先行膀胱内注入生理盐水。如输尿管过短，可先游离受者的自身输尿管，作端端吻合，放输尿管支架管（D-J管），局部放置引流管。

2. 第5次肾移植　同一受者实施5次肾移植的情况在国内罕见，国际上的报道也寥寥无几。可供选择的手术方式主要包括腹腔内肾移植及腹膜外高位肾移植。

由于左右两侧髂窝部位均已经历两次肾脏移植手术，原移植肾与周围组织粘连严重，游离肾脏及血管较为困难，出血较多，故可将第五次肾脏植入到腹腔内而不切除原失功移植肾。方法是采用右侧腹直肌切口，打开侧腹膜，沿结肠旁沟游离髂血管，肾动脉与髂总或腹主动脉作端侧吻合，肾静脉与下腔静脉作端侧吻合，而后关闭部分侧腹膜作移植肾固定以防肾蒂扭转。

也可采用腹膜外高位肾移植方式：经既往肾移植的右下腹原切口切开腹壁，直至已丧失功能的移植肾表面，从肾包膜内游离并切除萎缩的肾脏，双重缝扎受者体内的肾动、静脉残端。贴近切口的外侧壁切开肾窝残留增厚的胶原纤维组织壁，分离腹膜并推向内侧。先显露及游离右髂总动脉，然后游离分叉处平面以上的一小段下腔静脉侧壁。将移植肾的肾动、静脉分别与受者的右髂总动脉及下腔静脉行端侧吻合，试开放无吻合口出血后，依次开放肾静脉、肾动脉血流。仔细止血后将移植肾放置于腹膜后高位。经导尿管滴注无菌生理盐水约200 mL充盈膀胱，充分显露膀胱右侧顶壁。避开前两次的输尿管膀胱吻合处，将新肾的输尿管保留适宜长度后内置双J管，输尿管末端与膀胱黏膜间断吻合（5-0 PDS可吸收线），然后行膀胱肌层隧道包埋。分离输尿管走行处的粘连组织，确保输尿管从原移植肾肾窝的底部平整通过，避免骑跨后带来的并发症。于肾上极及膀胱吻合口附近分别放置一根橡皮引流管后逐层关闭切口。

此外，也可考虑腹膜外原位肾移植，采用腰部切口，切除自身肾脏，供肾动静脉血管分别与自身的肾动静脉血管吻合。因原位肾移植手术部位深，暴露困难，手术操作有较大的难度，且原肾的动、静脉多已萎缩，因此一般不采用原位肾移植方法。

3. 多次肾移植的术后并发症　无论选择哪种手术方式，3次以上肾移植的外科并发症概率都较初次和第二次肾移植为高。腹膜外异位肾移植术式的常见并发症包括血肿、血栓、尿路梗阻、尿漏、淋巴漏和切口感染等，发生率达28%~50%。原位肾移植的手术并发症包括尿漏、肾动脉狭窄、血栓和尿路梗阻等，总体发生率约16%。

（陈　刚　张伟杰）

第六节　活体肾脏移植

活体肾脏移植的人、肾长期存活率均明显优于尸体肾脏移植。与尸体肾脏移植相比，活体肾脏移植主要具有以下优势：①组织相容性较好，远期存活率更高，即使人类白细胞抗原（human leukocyte antigen，HLA）配型不理想的活体肾脏移植，其远期存活率也优于HLA 配型良好的尸体肾脏移植；②能够充分进行术前检查，评估供肾质量；③扩大供肾来源，缩短透析和等待时间；④能选择合适的手术时机，缩短供肾缺血时间；⑤便于在供者健康状况允许的条件下，在移植术前对受者进行免疫干预。正因为活体肾脏移植的诸多优势，使其在世界各国得以广泛开展。美国器官资源共享网络（United Network for Organ Sharing，UNOS）数据显示，1988~2012 年间美国活体肾脏移植总例数超过尸体肾脏移植，其活体肾脏移植数量在 2004 年达到顶峰后逐渐进入平台期，尽管在近年有所下降，但目前活体肾脏移植数量仍占肾脏移植总数的 30% 以上。欧洲各国均开展活体肾脏移植，其中荷兰、冰岛和土耳其等国活体肾脏移植例数超过尸体肾脏移植。在一些东方国家和地区，出于传统、宗教和社会原因，活体肾脏移植一直占主导地位。伊朗自 1984 年以来施行的16 000 余例肾脏移植中，活体肾脏移植的比例达到 95% 以上。日本的活体肾脏移植比例也超过 90%。截至 2018 年，我国施行活体肾脏移植数量超过 10 000 例，多数中心移植肾5 年存活率显著好于美国的总体水平。

一、法律与伦理原则

（一）法律原则

世界卫生组织在 1991 年颁布了《人体器官移植指导原则》，内容包括器官捐献的自愿原则、非商业化原则、公平原则等，以此构成国际器官移植的基本准则。我国在 2007 年颁布实施了《人体器官移植条例》，这是我国首个关于器官移植的法律文件。2009 年又制定了《关于规范活体器官移植的若干规定》。依据这两个文件，我国对活体器官移植规定如下：开展活体肾脏移植的医疗机构仅限于卫生部指定机构；活体器官捐献者必须自愿、无偿，年满 18 周岁且具有完全民事行为能力；活体器官捐献人和接受人限于以下关系：配偶（仅限于结婚 3 年以上或者婚后已育有子女）、直系血亲或者三代以内旁系血亲、因帮扶等形成亲情关系（仅限于养父母和养子女之间的关系、继父母与继子女之间的关系）。

（二）伦理原则

按《人体器官移植条例》规定，实施活体器官移植的医疗机构必须成立"人体器官移植技术临床应用和伦理委员会"，在摘取活体器官前，负责人体器官移植的执业医师应当向所在医疗机构的人体器官移植技术临床应用与伦理委员会提出摘取人体器官审查申请。

人体器官移植技术临床应用与伦理委员会收到申请后，应当对下列事项进行审查，并出具同意或者不同意的书面意见：

1. 人体器官捐献人的捐献意愿是否真实。

2. 有否买卖或者变相买卖人体器官的情形。

3. 人体器官的配型和接受人的适应证是否符合伦理原则和人体器官移植技术管理规范。

经人体器官移植技术临床应用与伦理委员会 2/3 以上委员同意，方可出具同意摘取人体器官的书面意见。人体器官移植技术临床应用与伦理委员会不同意摘取人体器官的，医疗机构不得做出摘取人体器官的决定，医务人员不得摘取人体器官。从事活体器官移植的医疗机构在伦理委员会出具同意摘取活体器官的书面意见后，应将相关材料上报省级卫生行政部门，根据回复意见实施。

（三）知情同意原则

各移植中心必须履行充分的活体肾脏移植相关事项的告知义务。包括治疗方式可以选择尸体供肾脏移植或其他肾脏替代治疗、手术的近远期风险、移植的近远期效果、捐献者可以随时退出等。

二、活体供肾者的医学评估和选择

活体肾脏移植供者评估的首要目的是为了确保供者捐献肾脏的适合性，最核心的是供者的安全性问题。对活体供者的全面评估，主要目的在于确保供者在心理、生理上符合肾脏捐献的要求，保障供者的长期健康，同时兼顾受者的移植效果。

（一）ABO 血型

ABO 血型的相容性是首要鉴别条件，《条例》规定不相容者不能捐献。在日本、韩国等以活体肾脏移植为主的国家，ABO 血型不相容肾脏移植已较为成熟。大样本研究表明 ABO 血型不相容肾脏移植可以取得和血型相容移植一致的临床效果。国内由于器官短缺，部分中心已成功开展了 ABO 血型不相容肾脏移植，但总体而言仍属探索阶段，宜谨慎进行。只有在没有血型相容供者，且受者情况不允许等待尸体移植时可考虑血型不相容肾脏移植，并应充分告知风险。

（二）组织相容性检测

组织相容性评估包含 3 个要素：确定供者 – 受者 HLA 相合状态；检测受者抗体；供、受者交叉配型。所有供、受者均应检测组织相容性，有多个供者时原则上选择组织相容性更好的供者。受者预存供体特异性抗体（donor specific antibody，DSA）是确定的危险因素，通常应尽量避免。但在没有其他选择的情况下，可在受者降敏处理满意后进行移植。多数研究表明，经过适当的降敏治疗，预存 DSA 的受者在移植后的短期效果令人鼓舞，但长期效果不如无预存 DSA 的受者，因此从提高远期生存考虑，进行此类移植应谨慎。另一方面，大样本研究显示，即使是预存 DSA 的受者，其移植后的存活率也高于继续透析或等待尸体移植的患者。因此，对没有替代活体供者，尸体移植也难以找到匹配供者的高致敏患者，预处理后的活体移植也不失为一种选择，但应充分告知患者风险。所有的肾脏移植应在术前 14 d 内收集供、受者血清样本进行敏感的交叉配型检测，若交叉配型阳性，移植通常不应进行。

（三）全身情况的医学鉴定

1. 病史和体格检查　应详细询问意向供者病史，了解的供者病史内容，并完成体格检查。

（1）心血管病史：缺血性心肌病、外周血管疾病、动脉硬化；高血压；血栓栓塞性疾病。

（2）血液系统疾病史：血友病等。

（3）传染病史：肝炎或黄疸；输血；静脉注射吸毒；6 个月内纹身或皮肤穿孔；AIDS 患者和 HIV 携带者及其性伴侣；HTLV-1 和 HTLV-2 感染的高危人群；巨细胞病毒等病毒感染；慢性感染性疾病如结核或非典型分枝杆菌感染；梅毒；有传染病疫区长期居住病史。

（4）内分泌及代谢性疾病史：糖尿病包括糖尿病家族史；代谢综合征及其他严重的代谢系统疾病；痛风。

（5）恶性肿瘤病史：黑色素瘤；睾丸癌；肾细胞癌；绒毛膜癌；血液系统恶性肿瘤；支气管癌；乳腺癌；单克隆丙种球蛋白病；卡波济肉瘤；其他重要脏器的恶性肿瘤（肝癌、肺癌等）。

（6）明确的慢性肾脏疾病史：包括可能影响捐献者的肾病家族史以及血尿 / 肾性水肿 / 泌尿系感染；双侧肾结石和高复发类型的肾结石。

（7）药物依赖史：吸烟和药物或酒精成瘾病史，吸毒者。

（8）精神病与神经病史：精神病史，应用生长激素病史以及未明确诊断的神经障碍病史。

（9）慢性真菌和寄生虫感染史：疟疾、蠕虫以及其他地方性传染性疾病。

（10）妇产科病史：妇产科慢性疾病病史。

2. 临床检查项目　严格完成以下检查项目。

（1）一般情况：BMI，血压。

（2）尿液检查：蛋白、血细胞和尿糖检测、显微镜检查、细菌培养和药物敏感性测定（≥2 次，如有指征）、蛋白排泄率测定（如有指征）。

（3）大便检查：大便潜血实验。

（4）血液检查：血红蛋白和血细胞计数、凝血筛查（PT 和 APTT）、肝、肾功能及电解质、空腹血糖、糖耐量试验（若有糖尿病家族史或空腹血糖 >5.6 mmol/L）。

（5）病毒学和感染筛查：HBV 和 HCV 标志物、HIV、HTLV-1 和 HTKV-2（如有指征）、巨细胞病毒、EB 病毒、梅毒、水痘 – 带状疱疹病毒（若受者为血清学阴性）、人类疱疹病毒 8 型（如有指征）。

（6）肾脏解剖和功能评估：超声和 CT（包括三维重建）、肾小球滤过率。

（7）腹腔脏器：腹部超声。

（8）心血管呼吸系统：胸部 X 线摄片。

（9）心电图、超声心动图（如有指征）、心血管负荷试验（作为常规或如有指征时）。

（10）肿瘤筛查：肿瘤标志物。

（11）女性行乳腺超声和 X 线摄片、宫颈涂片。

（四）肾脏解剖学评估

对肾脏解剖学评估包括：双肾体积、肾血管以及其他解剖异常（如重复肾、重复肾盂、肾盂输尿管交接部狭窄等）。推荐 CT 三维重建或 MRI 取代传统的静脉尿路造影(intravenous urography，IVU）和血管造影。原则上，双侧异常者不能用于供肾。对于单侧异常，如果已有病理改变者也不能用于供肾；如尚无病理改变，则可作为活体供肾的相对禁忌，只有在没有选择，受者不能耐受透析的情况下，选取存在解剖异常的一侧作为供肾，并在术前与供受者充分沟通。

多支血管严格说来属于解剖变异，而非异常。对训练有素、具有血管处理经验的医师而言，多支血管的处理并非难事，不应作为手术禁忌证。但手术医生应接受过血管外科的相关培训，必要时可与血管外科医师共同手术，保障供、受者的安全。

（五）肾脏功能评估

肾功能的评估主要是测定肾小球滤过率。标准方法为测定菊粉清除率，此法昂贵而烦琐，目前很少使用。可使用基于血清肌酐的估算 GFR，有条件也可采用菊粉或放射性核素等准确测定。目前公认的 GFR 下限为 80 mL/（min·1.73 m^2）。也可以 90 mL/（min·1.73 m^2）为标准，主要原因在于现有慢性肾病 2 期的定义为 GFR 60~89 mL/（min·1.73 m^2）。

双肾大小差别大于 10%，或存在各种解剖异常者，建议进行放射性核素扫描，单侧肾脏的 GFR 均应 ≥ 40 mL/（min·1.73 m^2）。

（六）年龄

我国法律规定，供者必须年满 18 岁。对供者的年龄上限，国际上并无统一标准。考虑到供者的围手术期安全，≤65 岁可能是目前比较适宜的标准。对年龄 >65 岁的供者，不仅应进行活体供肾的相关评估，还应对手术相关项目进行全面检查，同时应充分告知供、受者，高龄供者围手术期风险远大于年轻供者，且受者的长期肾功能有可能不如年轻供者，对年轻受者可能更是如此。

（七）体质量指数

肥胖供者的代谢性疾病、心血管疾病以及呼吸系统和肾脏疾病发生率高，捐献肾脏对其有更多的短长期风险。目前对肥胖供者的应用趋于谨慎。1995 年的美国只有 16% 的移植中心排除肥胖的意向供者，而 2007 年有 52% 的移植中心排除了体质量指数 >35 kg/m^{2}的意向供者，10% 的中心排除了 BMI>30 kg/m^2 的意向供者。结合现有国内外研究结果，供者的理想 BMI<30 kg/m^2，而 BMI>35 kg/m^2 为肾脏捐献的禁忌证，对 BMI>30 kg/m^2 的供者需进行仔细的术前评估，并建议达到理想体质量后再考虑捐献。

（八）疾病评估

1. 高血压　意向供者应至少准确测量血压 2 次。高血压可导致供者包括肾脏在内的多器官损害，药物不能控制的高血压患者不适合捐献。对药物可控的高血压，由于缺乏前瞻性研究，暂无统一标准。通常认为用 1 种或 2 种药物能控制血压，同时没有靶器官损害表现的供者可以使用。尚需大样本的长期研究才能明确各种程度的高血压对供者的影响。

捐献肾脏后 GFR 下降有可能使供者比同龄人更早出现高血压，或者加重已有的高血压。而已有高血压的供者，其潜在肾脏损害可能在捐献前未能发现，在捐献后由于高滤过损伤等原因，出现肾脏损害加重。因此对供者应做好高血压相关教育，并促进其在捐献前就改变吸烟、高盐饮食等不良生活方式，并持续终身。

2. 其他心血管疾病　年轻供者如无明确心血管疾病历史，只需进行常规心电图检查。心脏发现杂音者应当行超声心动图检查。有晕厥、头晕或者心悸病史的供者应该接受超声心动图和动态心电图检查。伴有冠状动脉粥样硬化性心脏病（冠心病）危险因素如吸烟、高血压、心电图异常或者有明确冠心病家族史的意向供者应和心脏内科或麻醉科共同评估。

3. 糖尿病　现有绝大部分国际指南认为，明确诊断为 1 型或 2 型糖尿病患者不能捐献。空腹血糖受损者（6.1~7.0 mmol/L）如有一级亲属 2 型糖尿病病史，不适合捐献。如没有家族史，需行标准的 2 h 口服糖耐量试验（oral glucose tolerance test，OGTT）。餐后 2 h 血糖 >11.1 mmol/L 表明为糖尿病，禁忌捐献；餐后 2 h 血糖 >7.8 mmol/L 表明葡萄糖耐量降低，需结合供者血糖控制的依从性以及受者手术的急迫程度综合分析。

4. 蛋白尿　蛋白尿是慢性肾疾病（chronic kidney disease，CKD）的重要标志。24 h 尿蛋白测定是目前评估尿蛋白的标准方法。尿蛋白大于 300 mg/24 h 是肾脏捐献禁忌。目前趋势是检测尿白蛋白，尿白蛋白排泄率 <30 较为理想，>100 不适合捐献，30~100 据情况综合判断。生理性蛋白尿不是捐献禁忌。

5. 镜下血尿　剧烈运动、外伤等可以引起镜下血尿，并非捐献禁忌。如反复镜下血尿，又不能排除泌尿系肿瘤、结石、感染、慢性肾病等疾病者，不应作为供者。检查包括尿红细胞形态、泌尿系影像学检查、细胞学检查、膀胱镜检以及肾活检。

6. 尿路感染　单纯尿路感染，常规治疗后痊愈者不是捐献禁忌。反复尿路感染的意向供者应当行泌尿系影像学、膀胱镜检和尿流动力学检测以排除隐匿性疾病、解剖畸形或者神经源性膀胱，此类供者不宜捐献。

感染患有可通过器官移植传播的传染性疾病的供者通常不适合捐献，包括病毒、细菌、真菌和寄生虫感染，最主要的是病毒和结核分枝杆菌。同时，受者存在活动性感染时也不宜接受移植。

供者人类免疫缺陷病毒感染是捐献肾脏的绝对禁忌证。丙型肝炎病毒感染既往也属禁忌，但近年来新型药物极大地提高了 HCV 治愈率，可建议供者在治愈后捐献。存在病毒复制的乙型肝炎病毒的供者不能捐献给非乙型肝炎受者，对没有病毒复制，且受者具有保护性抗体，目前认为传染风险极小。但应和供、受者充分沟通，告知理论上仍有传播风险，并可在术中术后使用抗病毒药物或乙型肝炎免疫球蛋白。巨细胞病毒和 EB 病毒在供者血清学阳性而受者阴性时，是移植后受者感染的高危因素。但在国内此类情况少见，即使如此也非移植禁忌，但在移植后需严密监测病毒复制并使用针对性药物预防。

评估细菌感染的重点是排除结核分枝杆菌感染，尤其应重视是来自结核疫区或者高危人群的供者。注意病史采集和影像学检查，结合结核菌素试验或者 γ - 干扰素释放实验进行结核筛查。活动的结核分枝杆菌感染或曾经发生泌尿系结核者不应作为供者。受者在结核活动期也不能接受移植，对经过正规治疗的非活动性结核，移植后应预防性使用抗结核药物 6 个月。

供者梅毒阳性不是捐献禁忌，但供者需要在捐献前接受治疗。

7. 肾结石 肾结石病史不是捐献的绝对禁忌证。既往有肾结石病史者，确认无高钙血症、高尿酸血症、代谢性酸中毒，以及无胱氨酸尿症或高草酸尿，无泌尿系感染和无肾脏钙质沉着，并且得到供、受者的同意后方可捐献。单侧的单纯肾结石，可以用结石侧为供肾，手术切取后行工作台腔内取石或碎石。对供、受者术后均应注意结石的预防和随访。双侧结石和易复发结石通常不宜作为供者。

8. 家族性肾病 如受者的终末期肾病是由于遗传性肾病所致或存在肾病家族史时，对有亲缘关系的意向供者进行彻底调查非常重要。包括生化、影像学以及组织学检查。详细家谱也很有意义，若确认存在家族性突变，意向供者应进行基因检测。对罕见的遗传肾病，应及早请遗传学专业人士参与评估家族成员的可能风险。

常染色体显性成人多囊肾病（autosomal dominant polycystic kidney disease，ADPKD）是最常见的遗传性肾病，有 ADPKD 表现的意向供者禁忌捐献。对具有 ADPKD 家族史的意向供者，年龄 ≥30 岁且无任何临床和影像学相关表现，可以作为供者。如年龄 <30 岁，应行基因检测，如具有基因突变，不适合作为供者。

家族性溶血性尿毒症综合征、家族性局灶性节段性肾小球硬化（focal and segmental glomerulosclerosis，FSGS）、Alport 综合征及家族性肾病综合征等不适合作为供者。

9. 恶性肿瘤 原则上，未临床治愈的恶性肿瘤患者均不能作为供者。必须对意向供者缜密地进行评估，了解恶性肿瘤既往史，通过查体排除浅部肿瘤，血液检查排除血液系统肿瘤，并行胸腹部的影像学检查。年龄 >50 岁的供者，男性需检查前列腺特异性抗原，女性需行宫颈细胞涂片及排除乳腺肿瘤。

已经治愈的无转移癌症，如结肠癌（Dukes A，>5 年），宫颈原位癌、低度恶性非黑色素瘤皮肤癌可以作为供者。接受癌症患者捐献肾脏前必须进行包括供、受者在内的讨论，告知不能完全排除癌转移的可能性。

10. 肾血管平滑肌脂肪瘤 双肾血管平滑肌脂肪瘤者不适合作为供肾。单侧肾脏血管平滑肌脂肪瘤如瘤体可完整切除，且剩余肾脏体积正常可考虑作为供肾。如因肿瘤位置或大小导致不能切除，或预期切除后剩余肾组织不能满足需求者不宜捐献。

三、活体肾脏移植受者的评估

活体肾脏移植受者评估原则上与尸体肾脏移植相同。但需注意，部分肾脏疾病选择亲属肾脏移植有可能增加肾病复发的风险，如局灶节段性肾小球硬化等，需在术前与供、受者沟通说明。

四、活体供肾切取术

（一）基本原则

通常情况下肾脏切除并不困难。但与普通肾切除不同，供肾切取有着更高的要求：①为拯救别人而给一个健康人施行手术，必须最大程度降低供者的死亡率和并发症发生率；②切取的肾脏将用于移植，必须保证其解剖完整，并尽可能缩短缺血时间，保护肾功能；③移植科医师应提高技术，缩短手术时间，尽量减少供者创伤。

（二）活体供肾的侧别选择

供者两侧肾脏在解剖和功能上不尽相同，选择的基本原则是将相对更好的肾脏留给供者，同时兼顾供受者的手术安全。建议如下：①分侧肾脏的肾小球滤过率相差 10% 以上者，选用 GFR 较低一侧为供肾；②选择血管简单的一侧为供肾；③若供者为有生育计划的女性，宜取右肾，因为妊娠时合并右肾积水的可能性大于左肾；④既往腹部手术史、外伤史可能导致肾周粘连，应结合其他情况综合考虑；⑤当两侧肾脏各方面条件相当时，由于右肾静脉短可导致供、受者手术相对困难，通常选择切取左肾。

（三）围手术期处理

活体供肾者术前应禁食 6~8 h。麻醉诱导前充分补液并留置尿管。麻醉通常采用静脉基础麻醉联合气管内麻醉，这可为侧卧体位的供者提供充分的通气，并可对抗腹腔镜气腹引起的腹压增加。在手术过程中保持良好的肌肉松弛可帮助手术视野的显露，并方便小切口取出供肾。目前无证据表明术中使用肝素钠、呋塞米以及甘露醇等药物能使供受者获益，可根据各中心的经验自行选择。术前单次预防性使用肾毒性较小的广谱抗生素，如第 2 代头孢菌素，术后不再使用。清醒后可饮水及进食流质，肠道排气后正常饮食。术后 1 d 便可拔除尿管，鼓励早期下床活动。腹腔镜取肾的受者可在术后 3~4 d 出院，开放性手术可适当延长。

（四）活体供肾切取

目前供肾切取可采用标准开放供肾切取术、小切口供肾切取术（mini-open donor nephrectomy，MODN）、腹腔镜供肾切取术以及机器人辅助腹腔镜供肾切取术。手术方式的选择以保障供、受者安全为第一要务，可根据各中心情况决定。

1. 开放供肾切取术 按入路不同分为经腰入路和经腹入路，大多数中心采用经腰入路。术式简单、安全可靠、热缺血时间短。缺点是通常切口较长，术后切口疼痛、恢复时间相对较长。

2. 腹腔镜供肾切取术 腹腔镜供肾切取按入路不同分为经腹腔入路和经后腹腔入路，按是否手辅助分为手助腹腔镜和全腹腔镜供肾切取。入路以及是否手助取决于手术医师经验。随着技术的进步和经验积累，腹腔镜手术除具有与传统开放手术同样的安全性外，还可以缩短住院时间、减轻术后伤口疼痛，使供者能更快康复、更早恢复正常工作和生活，并能使伤口更为美观，同时不影响供肾的功能和存活率。目前腹腔镜供肾切取已成为发达国家活体供肾获取的标准术式。

3. 机器人辅助腹腔镜供肾切取术　机器人辅助腹腔镜手术可以降低传统腹腔镜手术的操作难度，缩短学习曲线。机器人手术系统推广的主要障碍之一是费用昂贵。此外，机器人辅助的主要优势是深部手术或需要大量缝合的手术，对取肾而言似乎没有技术优势。

近年也有单孔腹腔内镜手术（laparo-endoscopic single-site surgery，LESS）、经自然腔道内镜手术（natural orifice transluminal endoscopic surgery，NOTES）等的报道，尚需更大样本的随机对照试验证实其有效性和安全性。

（林　涛　丰贵文）

第七节　儿童肾脏移植

肾脏移植是儿童终末期肾病的首选肾脏替代治疗方式。儿童 ESRD 的原发疾病谱与成人明显不同，而且儿童在生理、心理、机体状态、各器官功能、免疫状态、药物代谢以及对药物的反应等方面具有不同于成人的特点，相应在肾脏移植术前评估、手术方式、围手术期处理和术后管理等多个方面亦有不同之处。另外，随着我国器官来源的增多，儿童受者低龄化是必然的趋势，既往儿童肾脏移植多采用成人供肾，其存在诸多不足，在低龄儿童受者中尤其明显，儿童供肾的出现和应用将改善这些问题。本教材中的儿童年龄范围与《中华人民共和国未成年人保护法》中的规定一致，为未满 18 周岁。

一、儿童肾脏移植的适应证和禁忌证

（一）适应证

各种原因导致的儿童期 ESRD 均有肾脏移植指征，但不仅限于以下疾病：

1. 合并有肝脏异常的遗传性肾病，如原发性高草酸尿症、特殊类型的肾单位肾痨、常染色体隐性遗传多囊性肾病等，需根据术前状况和复发风险，选择肝肾同期联合移植或先肝后肾序贯移植。

2. 肾小球肾炎，包括微小病变型肾病、膜性肾病、膜增生性肾小球肾炎、系膜毛细血管性肾小球肾炎、IgA 肾病、抗基底膜抗体肾小球肾炎、局灶性节段性肾小球硬化等。

3. 先天性肾脏和泌尿系统发育畸形。

4. 遗传性疾病，如多囊肾、肾单位肾痨、Alport 综合征等。

5. 代谢性疾病，如糖尿病、高草酸尿症、高尿酸肾病、卟啉病等。

6. 梗阻性肾病。

7. 药物性肾损伤。

8. 系统性疾病，如系统性红斑狼疮、血管炎、进行性系统性硬化症等。

9. 溶血尿毒综合征。

10. 不可逆的急性肾衰竭。

11. 严重创伤。

（二）禁忌证

ESRD 患儿接受肾脏移植的获益要远大于风险，因此绝对禁忌证较少。患儿若有相对禁忌证，在控制不良情况并制订针对性的预防方案后谨慎行肾脏移植。非免疫性、遗传性因素所致的大量蛋白尿，如 NPHS2 基因突变所致的遗传性肾病，不是相对禁忌证，在术后蛋白尿会快速减少至接近正常或者正常水平。

1. 儿童肾脏移植的绝对禁忌证

（1）广泛播散或未治愈的肿瘤；

（2）严重精神性疾病及存在难以解决的心理社会问题；

（3）不可逆的多器官功能衰竭而无条件进行多器官联合移植；

（4）不可逆脑损伤等严重神经系统损害；

（5）药物滥用者；

（6）急性活动性肝炎。

2. 儿童肾脏移植的相对禁忌证

（1）已经治愈的肿瘤；

（2）慢性肝病，例如慢性乙型病毒性肝炎或慢性丙型病毒性肝炎；

（3）人类免疫缺陷病毒感染；

（4）ABO 血型不相容或者预存人类白细胞抗原抗体；

（5）曾有药物滥用史；

（6）泌尿道严重畸形，神经源性膀胱等；

（7）严重营养不良或者恶病质；

（8）有证据表明依从性差；

（9）缺乏家庭及社会支持；

（10）活动性感染；

（11）终末期肾病原发病处于活动期；

（12）严重的难以控制的蛋白尿；

（13）腹主动脉及髂动脉疾病。

（三）移植时机的选择

只要合理选择供肾和术式，无需严格限定进行肾脏移植的最小年龄。一般选择在 1~18 岁，有条件的在 1~5 岁进行肾脏移植手术。肾内科或儿科医师需协助 ESRD 儿童患者及早登记等待以便在有合适供肾时选择不经过透析的"抢先"（pre-emptive）肾脏移植。

二、儿童肾脏移植的受者术前评估及处理

（一）术前评估

儿童 ESRD 的复杂性远高于成人，其术前评估有许多自身的特点。首先，需尽力明确原发病诊断，评估复发风险；此外，尤其注意评估心功能，生长发育和营养状况，免疫接种情况，凝血状态，泌尿系畸形，神经和精神状况等。这对围手术期治疗方案的制订、手术方式的选择和术后免疫抑制方案的制订等具有重要意义。

儿童肾脏移植受者术前检查具体内容如下。主要检查项目在等待移植时每 3~6 个月需复查 1 次，术前 2 周内亦需复查 1 次。

1. 病史询问 发病及进展情况，治疗过程及药物疗效，原肾穿刺活组织检查（活检）结果，基因检测结果，透析方式（透析模式、频率、持续时间），是否有泌尿系畸形（如反流性肾病、神经源性膀胱、后尿道瓣膜等），每日尿量，首次移植情况，伴随疾病，既往手术史，感染史，输血史，过敏史，免疫接种史，出生及发育史，肾脏疾病家族史。

2. 全面体格检查 包括身高、体质量、头围（＜10 岁）、血压、血管情况、骨盆检查、牙齿检查。

3. 一般实验室检查 包括血、尿、大便常规，尿培养，肝、肾功能及电解质，凝血功能，血脂，空腹血糖。

4. 病原学检查 包括 CMV，EB 病毒，梅毒，HIV，肝炎病毒（甲、乙、丙、丁、戊型），结核菌素纯化蛋白衍生物（pure protein derivative，PPD）试验、结核感染 T 细胞斑点试验（T-SPOT.TB）。

5. 组织相容性检测 包括血型（ABO 和 Rh），HLA[I 类（A、B、C）、II 类（DRB1、DRB3/4/5、DQA1/DQB1、DPA1/DPB1），首选高分辨检测技术]，群体反应性抗体（panel reactive antibody，PRA），Luminex 单抗原（Luminex single-antigen，LSA）检测，补体依赖淋巴细胞毒性试验或流式细胞仪交叉配型。

6. 辅助检查 包括心电图、超声心动图、胸部 X 线摄片或 CT、泌尿系统超声、肝胆胰脾超声、腹部及双侧髂血管彩色多普勒超声。

7. 心理评估 以评价其接受透析和移植术后治疗的依从性。

8. 合并症的评估 尤其是合并有其他器官功能受损的遗传性或先天性疾病，如原发性高草酸尿症、特殊类型的肾单位肾痨、常染色体隐性多囊性肾病、非典型溶血尿毒综合征等。

9. 基因检测 对怀疑原发病为遗传性疾病者，行基因检测确诊；行药物代谢酶或转运体的基因型检测，用以指导术后免疫抑制剂用药剂量，目前最常用的是 CYP3A5 基因型指导他克莫司用药。

（二）术前处理

移植前优化患儿的一般情况、营养和生长发育，避免 ESRD 并发症。

1. 疫苗接种：移植前尽量全面接种疫苗，部分疫苗若未能及时在术前接种，可选择在

术后接种，移植术后可以接种的疫苗见表 2-7-1。减毒活疫苗一般需在肾脏移植前至少 2 个月以上接种；肾脏移植术后 6 个月内仍处于强免疫抑制阶段，应尽量避免在此期间接种疫苗。

表 2-7-1　儿童肾脏移植前后各类疫苗接种的要求

疫苗名称（缩写）	灭活 / 减毒（I/LA）	移植后是否能接种
流感	I	是
	LA	否
甲肝（HepA）	I	是
	LA	否
乙型脑炎（JE）	I	是
	LA	否
乙肝（HepB）	I	是
百日咳（包含于DTaP或DTcP）	I	是
白喉（包含于DTaP或DTcP或DT）	I	是
破伤风（包含于DTaP或DTcP或DT）	I	是
流感嗜血杆菌（Hib）	I	是
肺炎链球菌多糖疫苗（PPSV23）	I	是
肺炎链球菌蛋白结合疫苗（PCV13）	I	是
脑膜炎球菌多糖疫苗（MPSV-A，MPSV-AC或MPSV4）	I	是
脑膜炎球菌结合疫苗（MCV2或4）	I	是
人乳头状瘤病毒（HPV）	I	是
狂犬病	I	是
脊灰灭活疫苗（IPV）	I	是
脊灰减毒活疫苗（OPV）	LA	否
水痘	LA	否[1]
轮状病毒	LA	否
麻疹（包含于MMR或MR）	LA	否
腮腺炎（包含于MMR）	LA	否
风疹（包含于MMR或MR）	LA	否
卡介苗（BCG）	LA	否

[1] 符合以下条件的移植患者可以考虑：无相关病毒免疫力，稳定，术后已有多月，未全身用糖皮质激素，未发生过排斥反应，免疫抑制剂用量较低。

2. 以下情况需要考虑切除原肾：①重度膀胱输尿管反流无法手术治疗；②反复顽固的上尿路感染；③难以控制的大量蛋白尿；④难治性肾性高血压；⑤儿童多囊肾合并结石、反复血尿、感染或多囊肾巨大影响肾脏移植手术；⑥肾脏恶性肿瘤或有肾恶变风险（如 Denys-Drash 综合征）。

3. 对于需要二次移植患儿，出现以下情况需要考虑移植肾切除：①有证据表明在失功的移植肾存在慢性同种异体免疫反应（如血尿、移植肾区疼痛、非特异性不适、炎症标志物增加和促红细胞生成素抵抗等）；②反复或严重的移植肾肾盂肾炎，抗生素疗效不佳；③

移植后淋巴细胞增生性疾病或持续 BK 病毒肾病疗效不佳，需完全撤除免疫抑制剂；④为二次移植留出空间。

4. 对有膀胱及尿道畸形的 ESRD 患儿根据情况选择在术前、术中同期或术后二期手术进行下尿路重建或尿路改道手术。

5. 使用促红细胞生成素纠正患儿贫血，避免输注血制品，必要时需用白细胞滤器。

6. 腹膜透析的 ESRD 患儿若出现腹膜炎，抗生素治疗控制感染后 1 个月以上方行肾脏移植。

7. 肾脏移植前需接受抗结核治疗：① PPD 试验阳性（++）及以上或者 T-SPOT 阳性；②有未治疗的潜伏性结核病；③有与活动期结核患者接触史。符合以上任何一项，均需接受抗结核治疗。

三、儿童肾脏移植的供肾选择与手术方式

（一）供肾选择

1. 血型和 HLA 相容　为了移植肾长期存活需要，尽量选择血型相容和 HLA 相容的供肾。儿童肾脏移植供、受者配型参照成人肾脏移植相关规范，但考虑到移植肾远期存活率，配型要求较成人更高。

2. 供体类型　尸体供肾或亲属活体供肾均可，优先选择质量较好的脑死亡尸体供肾，而亲属活体供肾由于不需要等待时间，有利于实施"抢先"移植，且冷缺血时间短，移植预后较好，仍然是儿童肾脏移植的重要选择。

3. 体质量相配　应根据供、受者体质量相匹配的原则选择供肾。低体质量 ESRD 患儿应接受低体质量儿童尸肾，儿童供肾可无张力的放置于儿童受者髂窝，而不影响腹膜透析的进行，同时儿童供、受者无论是体内环境还是血管条件，均较匹配，有利于术后肾功能的恢复。此外，移植肾也可随儿童受者的生长发育而同步生长，满足儿童不同生长发育阶段的需要，而无论是亲属活体还是尸体成人供肾，对于低体质量儿童受者来说，均存在着较大的技术性困难。首先由于低体质量儿童受者髂窝空间狭小，成人供肾难以放置；其次低体质量儿童受者血管纤细，循环血容量低，无法保证成人供肾获得足够的血液供应，会影响移植肾功能的恢复。因此，低体质量儿童受者在选择成人供肾时应慎重，大龄儿童受者则可选择亲属活体供肾、成人尸肾或者低体质量儿童双肾整块移植。儿童供肾的应用详见《儿童供肾的功能维护、评估及应用操作规范（2019 版）》。

4. 供肾质量　为保证儿童肾脏移植的长期疗效，尽量选择年轻、肾功能良好、无组织学病变、冷缺血时间短的供肾，避免使用老年供肾、扩大标准供肾、长缺血时间供肾等。成人供肾评估见本规范相关章节，儿童供肾评估详见《儿童供肾的功能维护、评估及应用操作规范（2019 版）》。

（二）供肾植入术

目前儿童肾脏移植主要分为经腹腔途径和经腹膜外途径两种方式，术式根据供肾大

小，双肾整块或单肾移植，以及患儿体质量选择。一般儿童受者体质量 <10 kg 采用经腹腔途径，体质量 >30 kg 者则采用经腹膜外途径，而体质量 10~30 kg 者则根据实际情况选择手术方式。若体积较小的儿童供肾移植给体质量较小的儿童，可采用腹膜外手术入路。

1. 经腹腔途径 一般采用腹部正中切口进腹，于升结肠外侧沟剪开后腹膜，完全游离升结肠并向中线推移，暴露腹主动脉与下腔静脉，随后供肾动、静脉分别与腹主动脉、下腔静脉行端侧吻合，输尿管吻合方式与常规移植手术类似（图 2-7-1）。

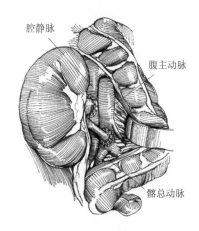

腔静脉

腹主动脉

髂总动脉

图 2-7-1 经腹腔途径儿童肾脏移植手术示意图

2. 经腹膜外途径 手术方式与常规成人移植基本相同，供肾动脉与髂总动脉或髂外动脉行端侧吻合；供肾静脉与髂外静脉行端侧吻合；如有必要，供肾动脉亦可以与髂内动脉行端端吻合；肾动、静脉最好带有腹主动脉瓣与下腔静脉瓣，在血管吻合时可采用间断缝合方法，或用吸收时间 3 个月以上的可吸收血管吻合线连续缝合。输尿管与受者膀胱吻合后留置输尿管支架管。

四、儿童肾脏移植的围手术期管理

（一）术前管理

术前需复查一般实验室检查、病原学检查、LSA 及交叉配型等。术前检查发现明显电解质紊乱（如高钾血症等），需加强透析，但需避免过度脱水，导致移植肾灌注不足；若原发病为免疫性局灶性节段性肾小球硬化，术前需进行血浆置换，减少术后复发风险。

（二）术中管理

术中管理的重点是保证移植肾灌注良好，预防 ESRD 并发症（如电解质紊乱与酸碱失衡等）。儿童肾脏移植一般采用全身麻醉，应注意监测动脉血气分析，纠正酸中毒、低钠血症等情况。低体质量儿童供肾动脉细小，动脉吻合临近结束时可动脉内注入罂粟碱 1.0 mg 预防动脉痉挛，避免使用去甲肾上腺素升压。

1. 术中常规的监测内容包括 无创和有创动脉血压、中心静脉压（central venous pressure，CVP）、心电图、血气分析和血乳酸水平等。

2. 移植肾灌注前血压和CVP控制 在开放血流前应通过补充晶体液和白蛋白扩容，对于儿童供肾特别是婴幼儿供肾移植，应使CVP维持在8~12 cmH$_2$O，保持收缩压在100~130 mmHg，必要时可给予多巴胺提升血压；灌注前静脉注射呋塞米2 mg/kg。

（三）术后管理

儿童肾脏移植术后监测内容与成人移植基本相同，如应用抗凝治疗，注意凝血功能监测等。儿童肾脏移植术后管理的重点为：

1. 维持水电解质平衡 精确的维持水、电解质平衡是儿童肾脏移植术后处理的关键，应坚持量出为入的原则，根据患儿的尿量、血压、心率、CVP和电解质测定结果等给予静脉补液和电解质，同时注意补充不显性失水，直至口服摄入量能维持出入量平衡为止。补晶体液首选乳酸林格液或生理盐水。

2. 监测CVP和血压 术后早期CVP维持在7~12 cmH$_2$O，血压维持在同年龄、同性别血压均数至均数加两个标准差之间。

3. 抗凝或抗血小板治疗 使用低体质量儿童供肾的儿童受者，为预防肾动脉血栓形成，术后可考虑使用抗凝或抗血小板治疗。

五、儿童肾脏移植的免疫抑制方案

儿童免疫系统、免疫抑制剂药物代谢特点以及对免疫抑制剂的耐受性与成人存在差异。免疫抑制方案需根据患儿术前评估结果进行个体化选择，使用过程中需根据血药浓度和并发症等进行适时调整。

（一）诱导方案

最常用的两种生物制剂是兔抗人胸腺细胞免疫球蛋白（rabbit anti human thymocyte immunoglobulin，ATG）或巴利昔单抗。高免疫风险患儿使用ATG，按千克体质量计算确切的药物使用剂量。使用巴利昔单抗时，体质量<35 kg或年龄<11岁患儿使用常规剂量的一半，分别在手术当日和术后第4日各1剂。

（二）维持方案

最常使用的是三联免疫抑制方案，包括钙神经蛋白抑制剂（calcineurin inhibitor，CNI）、霉酚酸（mycophenolic acid，MPA）和糖皮质激素，其中，CNI根据患儿疾病情况选择他克莫司或环孢素，MPA可选择吗替麦考酚酯（mycophenolate mofetil，MMF）或麦考酚钠肠溶片（enteric-coated mycophenolate sodium，EC-MPS）。对于低免疫风险且接受过诱导治疗的患儿可在治疗过程中撤除糖皮质激素，以促进生长发育，减少远期并发症；但对原发病为肾病患儿建议小剂量糖皮质激素长期维持。如果使用哺乳动物雷帕霉素靶蛋白抑制剂（mammalian target of rapamycin inhibitor，mTORi），可联合低剂量CNI使用而不是撤除 CNI，并应在移植肾功能完全恢复、手术伤口愈合之后再联合使用。

六、儿童肾脏移植的术后长期随访

（一）随访计划

出院前制订受者随访计划，大体与成人相同。随访时间：术后 3 个月内每周随访 1 次，术后 4~6 个月内每 2 周随访 1 次，术后 7~12 个月内每月随访 1 次，每半年进行 1 次全面检查，病情有变化随时复查。并发症处理参考本规范其他章节。

儿童肾脏移植受者术后可选择复查内容如下：①一般情况，自前次随访以来的病情变化、身高、体质量、生命体征、24 h 尿量；②一般实验室检查，血、尿常规，血电解质，血糖，肝、肾功能和血脂等。在每次测量血清肌酐水平的同时，选择一种目前公认的计算儿童肾小球滤过率的公式（如改良的 Schwartz 公式）评估肾小球滤过率；③免疫抑制剂血药浓度监测，CNI 和 mTORi 选择谷浓度监测，MPA 选用全点或有限检样法血药浓度 – 时间曲线下面积（area under curve，AUC）监测；④病原学检查，CMV、EB 病毒、BK 病毒等，至少每 3 个月检查 1 次；⑤影像学检查，移植肾超声检查常规 3 个月复查 1 次；⑥免疫学检查，根据患儿免疫风险定期进行 LSA 检测；⑦移植肾穿刺活检。

（二）生长发育

与透析治疗相比，肾脏移植有利于促进患儿术后追赶性生长。若肾脏移植术后持续存在生长发育障碍的儿童，应评估生长发育障碍的原因，并视情况使用生长激素。对于仍有发育可能的儿童，考虑撤除糖皮质激素。

（三）依从性管理

因儿童的依从性较成人差，嘱咐家长监督规律服药、定期复查，同时重视儿童的精神心理健康。

（朱有华　丰贵文　赵闻雨）

第八节　肾脏移植外科并发症处理

肾脏移植术后外科并发症是指肾脏移植术后肾血管、输尿管、淋巴管等受损后可能并发的外科学病症。随着肾脏移植外科技术水平的不断提高，肾脏移植术后外科并发症的发生率正在逐年降低。其发生率为 5%~10%，但某些并发症一旦发生后果严重，可直接影响移植肾功能，甚至引起死亡，故及时诊断和规范处理非常重要。外科并发症的发生可增加围手术期发病率和死亡率，延长住院时间，加重患者负担。本节就肾脏移植术后较为常见的外科并发症，如切口感染、切口裂开、切口渗血或出血、尿漏、尿路梗阻、尿路结石、淋巴漏和淋巴囊肿、移植肾破裂、肾动脉血栓、肾静脉血栓、肾动脉或静脉破裂、移植肾动脉狭窄、移植肾动脉瘤和动静脉瘘等并发症的临床表现、危险因素、诊断、预防和治疗等方面做一详细介绍。

一、切口感染

切口感染多由切口内血肿、尿漏或淋巴囊肿所致，发生率为 2%~47%。

（一）临床表现

1. 浅部感染为局部红、肿、疼痛。

2. 深部感染早期不易发现，可引起败血症和全身性感染。

3. 术后 2 周左右出现无明确诱因的发热、畏寒，切口有渗出，伴或不伴术区胀痛，都要考虑切口感染的可能性。

4. 切口皮肤有红肿、压痛和波动感，甚至可出现部分或全层切口裂开而引起切口疝。

（二）危险因素

1. 受者因素，肾衰竭、低蛋白血症、贫血、营养不良、糖尿病、高龄、肥胖、术中输血和再次移植等。

2. 供者因素，器官捐献者可向受者传播菌血症，包括多重耐药革兰氏阴性菌、真菌等。

3. 手术时间 ≥3 h，切口缝合方式不当。

4. 术后切口出血、尿漏、淋巴漏、腹腔积液外漏、移植物功能延迟恢复、急性排斥反应等。

5. 应用免疫抑制剂，特别是西罗莫司和糖皮质激素。

（三）诊断

超声和 CT 检查可帮助明确诊断，必要时可穿刺抽液送检并引流，且可与血肿、淋巴囊肿等相鉴别。

（四）预防

1. 充分透析、纠正低蛋白血症、贫血和凝血功能紊乱，可预防性应用抗生素。

2. 积极预防和治疗供者感染。

3. 精细手术，彻底止血，严密缝合各层切口。

4. 术后充分有效封闭式引流。

（五）治疗

切口感染的处理原则为早期诊断、有效引流、合理使用包括抗生素在内的各种药物。对于表浅感染应加强切口换药，创面较大时可使用负压创面疗法，同时应用抗生素；对于深部感染，在深部脓肿形成时，应尽早切开引流，局部用 3% 过氧化氢、生理盐水反复清洗，保证低位充分引流，可留置双腔套管负压吸引。

二、切口裂开

（一）临床表现

临床表现为皮肤和皮下脂肪裂开，严重者为腹直肌前鞘裂开，移植肾裸露。

（二）危险因素

1. 受者存在贫血、低蛋白血症、糖尿病、体质量指数 >30 kg/m^2 等情况。
2. 免疫抑制剂的使用，特别是糖皮质激素和西罗莫司。
3. 尿毒症患者切口容易渗血和渗液，导致切口积液。
4. 供肾体积偏大，术后出现腹胀、腹腔积液、咳嗽、呃逆等增加切口张力的因素。
5. DGF。

（三）诊断

伤口裂开的诊断主要根据临床表现。如果单纯是腹直肌前鞘的裂开，可有术后腹压增高的表现，必要时手术部位 CT 可以辅助诊断。

（四）预防

1. 改善患者全身状况，纠正低蛋白血症、贫血和凝血功能紊乱。
2. 细致手术操作，分层严密缝合。
3. 术后佩戴腹围。
4. 避免和治疗引起腹压增加的诸多因素。

（五）治疗

切口裂开的处理原则为有效引流、相对封闭切口、尽早缝合。主要措施包括：①加强围手术期治疗，将血糖、白蛋白等调整到接近正常水平，依据药敏试验选用抗生素；②无感染伤口可一期缝合。感染伤口需加强切口清创换药，可用双腔套管负压吸引或负压封闭引流，无菌敷料保护切口避免二次污染，佩戴腹带；创面新鲜后可使用抗感染缝线二期缝合。缝合应在麻醉后肌肉松弛良好的情况下进行，切口全层减张缝合；③如明确为泛耐药肺炎克雷伯菌、侵袭性真菌感染，必要时需切除移植肾。

三、切口渗血或出血

切口渗血或出血的发生率为 0.2%~14.0%，大多数发生在术后 3 d 内，近 90% 发生术后 1 d。切口渗血、出血可导致切口感染、移植肾丢失，甚至受者死亡。

（一）临床表现

创面渗血和吻合口出血常发生在术后 24 h 内。感染导致的血管破裂出血可延迟到手术后 2~3 周以后。严重出血可有以下表现：①全身冷汗、面色苍白、脉搏细速、血压下降甚至休克；②切口引流管引出大量新鲜血液；③切口胀痛或隆起、腹胀、腰痛，腰背部皮下瘀斑；4. 尿量减少甚至无尿。

（二）危险因素

1. 尿毒症患者凝血功能差。

2. 髂内动脉远端、腹壁下动静脉的结扎线松脱。

3. 移植肾血管吻合口或血管破裂出血。

4. 排斥反应等引起的移植肾破裂出血。

5. 肾表面、肾门及输尿管周围血管漏扎。

6. 供肾活组织检查（活检）部位出血。

7. 凝血功能异常，尤其是手术当日行肝素化血液透析、女性患者月经期手术、术前使用抗凝血或抗血小板药物、ABO 血型不相容供肾。

8. 切口感染致血管破裂出血。

9. 尸体供肾、整块或双肾移植、再次移植等。

（三）诊断

考虑到血液稀释因素和临床意义，建议诊断标准为术后 3 d 任意 24 h 内，血红蛋白比前次下降 ≥20 g/L，且超声或 CT 检查发现移植肾周血肿。超声和 CT 检查可明确血肿大小、部位。

（四）预防

1. 纠正围手术期凝血功能紊乱，酌情减量或停用抗凝或抗血小板药物，手术当日行无肝素化血液透析。

2. 供肾活检穿刺点的缝合止血。

3. 可靠结扎止血，精细的血管吻合技术。

4. 加强受者各种检材培养和药敏试验，选用敏感抗生素。

（五）治疗

1. 一般出血、渗血：皮缘渗血局部压迫或缝合，应用止血药物，渗血即可停止。

2. 严重出血：大量活动性出血者，需压迫切口出血部位，关闭引流管，补液输血维持生命体征，清除血块，结扎出血点，修补吻合口漏，如肾脏已无保留价值，应予以切除，明确无感染因素时肾动脉、肾静脉残端可原位保留。

3. 细菌、真菌感染引起的血管破裂出血，常需切除移植肾。手术中，髂外静脉缺口可连续缝合；肾动脉 – 髂内动脉端端吻合患者，直接双重结扎或缝扎受者的髂内动脉；肾动脉 – 髂外动脉端侧吻合患者，常需切除该段动脉，采用人造血管搭桥将对侧股动脉的血液引入患侧股动脉。也可请血管介入专家植入覆膜支架控制出血后再行移植肾切除术，并积极控制感染，可避免用人造血管搭桥。

四、尿漏

肾脏移植术后尿漏的发生率为 1.5%~6.0%，是最常见的早期并发症，但通常不影响移植物存活。

（一）临床表现

因发生的部位、时间以及引起尿漏的原因和漏口的大小等不同因素，临床表现不一。常见的临床表现为伤口引流量增加，伴或不伴尿量减少。切口引流管拔除后发生尿漏，会出现局部皮肤水肿和压痛、包块。如尿漏引流不畅，可出现发热、血清肌酐升高。需与淋巴囊肿相鉴别，后者通常无疼痛。

（二）危险因素

1. 输尿管膀胱吻合口尿漏：常出现于术后早期，吻合时张力较大或吻合口不严密最为多见，其次是受者膀胱为废用型小膀胱。
2. 缺血性输尿管坏死：损伤输尿管末端供应血管，引起输尿管坏死，多见于过度剥离输尿管周围组织，输尿管越长越易发生，尿漏出现时间较晚。
3. 术后早期膀胱过度扩张，撕裂输尿管膀胱吻合口。
4. 移植肾实质缺血性坏死、输尿管支架管穿破肾盂肾盏引起尿漏，此种情况较为少见。
5. 支架管损伤输尿管壁，薄弱部位缺血坏死出血。
6. 术中因电刀等使用导致输尿管壁损伤，继发尿漏。
7. 尿路梗阻后继发吻合口尿漏。

（三）诊断

超声检查可示局部积液。收集切口引流液或穿刺抽吸积液，根据尿液和引流液的生化检查结果判断是否存在尿漏。肾功能正常时也可行 CT 尿路造影明确尿漏部位。

（四）预防

1. 保护好供肾输尿管血供，特别是肾下极的动脉血供。
2. 输尿管长度适宜，与膀胱黏膜无张力缝合，推荐 Lich-Gregoir 输尿管膀胱吻合术。
3. 吻合口留置输尿管支架管 7 d 以上。
4. 避免急性尿潴留。

（五）治疗

保证肾盂低压，保持引流通畅，预防感染，修复漏口。处理方法包括：①保守治疗，术后早期尿漏，只要保持引流通畅，充分引流膀胱，数日至数周后多能自行愈合；②如术中未留置输尿管支架管，可尝试膀胱镜下植入输尿管支架管；③移植肾穿刺造瘘，更适合肾盂扩张患者，可保护肾功能，改善患者全身状况，并可行肾盂输尿管膀胱造影明确诊断确定尿漏部位；④手术修补，经过充分引流和减压后仍有尿漏，常需要手术治疗。依据尿漏的具体情况，选择开放手术或腹腔镜手术。如输尿管长度尚可，可行输尿管膀胱再吻合术；输尿管较短时可行供肾输尿管－受者输尿管端侧吻合术、膀胱瓣替代缺损输尿管吻合术，完全不具备吻合条件时也可行移植肾经皮肾造瘘术引流肾盂。

五、尿路梗阻

尿路梗阻（输尿管狭窄）的发生率为 1%~9%。及时诊治后对移植肾存活影响不大。

（一）临床表现

早期可表现为进行性少尿或突然无尿，血清肌酐升高，并移植肾区胀痛，合并感染可有发热。晚期输尿管梗阻多表现为血清肌酐缓慢上升，新近出现血压升高、下肢水肿或反复尿路感染，多数是常规超声检查时发现移植肾积水。

（二）危险因素

早期梗阻多发生在术后 1~3 d 内，晚期梗阻则在术后 3 个月后。常见原因包括：1. 输尿管外的压迫；②输尿管病变，如输尿管坏死后狭窄、输尿管膀胱吻合口狭窄，输尿管过长、扭曲等；③输尿管管腔内结石、血块等阻塞；④慢性排斥反应和慢性细菌、巨细胞病毒、BK 病毒感染；⑤输尿管上段狭窄偶有发生，可能与输尿管缺血有关。

（三）诊断

超声检查可见移植肾积水。MRI 尿路造影有助于明确梗阻部位，必要时可采用移植肾穿刺造影、逆行输尿管插管造影。

（四）预防

①供肾输尿管长度适宜，肾脏位置摆放恰当。②完善手术技术，防止输尿管受压，避免吻合口狭窄。③预防泌尿系结石，积极治疗尿路病毒、细菌、真菌感染。

（五）治疗

早期梗阻需去除梗阻原因，一般需行输尿管膀胱再吻合术。

晚期梗阻，以吻合口狭窄和输尿管狭窄居多。可采用以下方法：①输尿管镜下行输尿管口扩张术并植入输尿管支架管；②输尿管狭窄 ≤3 cm 患者，可行经皮肾穿刺移植肾造瘘并顺行扩张输尿管，同时留置输尿管支架管；③输尿管狭窄 ≥3 cm 患者，可考虑切除输尿管狭窄段，再行输尿管膀胱吻合术、移植肾肾盂或输尿管与受者输尿管端侧吻合术、输尿管膀胱瓣吻合术、回肠代输尿管、也可选择长期留置输尿管支架管或移植肾造瘘管，定期更换。

六、尿路结石

肾脏移植术后尿路结石的发生率为 0.4%~4.4%。

（一）临床表现

移植肾结石多无明显症状，常在复诊时超声检查发现。可表现为血清肌酐上升和尿量减少，如有高尿酸、血尿、结晶尿、反复尿路感染等情况，要考虑到移植肾结石的可能性。

（二）危险因素

1. 供肾存在结石　单侧的无症状的直径 <1.5 cm 的结石肾，在排除供者代谢异常和尿路梗阻后可作为供肾。

2. 移植后新发结石　移植后代谢和尿流动力学因素的独特组合是结石形成的主要原因，病理生理学机制包括持续性甲状旁腺功能亢进、高钙血症、高尿酸血症。其中草酸钙结石约占 47%，鹿角形结石与持续尿路感染相关。手术因素（输尿管梗阻和下尿路梗阻等）、受者原发性高草酸尿症、长期留置输尿管支架管均可继发结石。

（三）诊断

如果存在尿潜血或尿红细胞，查尿红细胞位相可以发现为正型红细胞为主。移植肾的结石大多没有疼痛等临床表现。移植肾彩超或 CT 检查可以明确诊断。

（四）预防

1. 积极治疗尿路感染和尿路梗阻。

2. 术后定期检测血尿酸、血清钙和尿钙、骨密度、甲状旁腺激素等，控制高钠、高蛋白、高嘌呤、高草酸饮食，保证钙磷摄入，预防和治疗骨质疏松，必要时药物或手术治疗甲状旁腺功能亢进。因原发性 1 型高草酸尿症引起的肾衰竭建议行肝肾联合移植。

3. 积极治疗尿路病毒、细菌、真菌感染。

（五）治疗

1. 结石直径 ≤4 mm 可观察。胱氨酸结石、尿酸结石可考虑药物溶石或排石。

2. 体外冲击波碎石（extracorporeal shockwave lithotripsy，SWL）：结石直径 ≤1.5 cm 时可采用。移植肾附近的髂骨可能会影响 X 线透视下结石定位并降低冲击波有效能量；可能需要多次碎石；可联合输尿管软镜清除残余的结石；结石碎片可导致无症状的输尿管梗阻，必须密切随访。

3. 移植肾经皮肾镜碎石取石术（percutaneous nephrolithotomy，PNL）：适用于结石直径 ≥2 cm 者。如有肾积水，可直接在超声引导下通过上极前组肾盏穿刺建立操作通道；如无肾积水，可留置输尿管导管后注水诱发人工肾积水后再穿刺。尽量避免侧方穿刺导致肠管损伤。因肾周纤维化，建立通道和碎石过程中要避免粗暴"撬动"动作。术后常规留置输尿管支架管。微通道 PNL 是首选的治疗方法。

4. 输尿管软镜（flexible ureteroscopy，FURS）钬激光碎石：几乎适用于所有移植肾结石和输尿管结石。输尿管膀胱吻合口的位置特殊和输尿管扭曲、成角可能阻碍输尿管软镜的置入。

七、淋巴漏和淋巴囊肿

淋巴漏和淋巴囊肿较为常见，发生率为 0.6%~18.0%。绝大多数发生在术后 1~6 周内。

（一）临床表现

淋巴漏表现为引流管或手术切口持续引出透明或淡黄色液体。淋巴囊肿多数仅为移植肾区逐渐增大的包块，压迫输尿管引起移植肾积水，压迫髂血管引起下肢水肿和静脉血栓，压迫膀胱出现尿频，压迫精索引起阴囊肿大。

（二）危险因素

主要病因为髂血管周围淋巴管漏扎或结扎脱落所致淋巴液漏出；其次为移植肾肾门淋巴管漏扎；其他因素包括重复移植、急性排斥反应、使用尸体供肾、服用西罗莫司以及受者多囊肾开窗引流术后等。

（三）诊断

引流液或穿刺液蛋白含量高，乳糜试验阳性，而血清肌酐水平明显低于尿液。超声可见低回声液性暗区，如回声不均匀提示合并感染。CT 示髂窝低密度影，不强化。

（四）预防

①修整供肾时应结扎肾门淋巴管。②植入肾脏时，髂血管周围淋巴管应结扎或电凝而非电刀切断。

（五）治疗

只要引流通畅，淋巴漏多数会自行消失。建议连续 2 d 引流量 ≤50 mL/d 时拔除引流管。如发生淋巴漏，可在漏口周围黏附肛袋收集液体用于检验。

对有症状的囊肿或体积 ≥140 mL 的囊肿，可先行超声引导下经皮抽吸引流，待连续 2 d 引流量 ≤50 mL/d 时可以拔除引流管，复发率高达 50%~80%，抽吸后腔内注射硬化剂的复发率为 40%~50%，且可能引起急性肾功能损伤。建议开放手术或者腹腔镜手术将淋巴囊肿壁和紧贴它的腹膜上"开窗"进行内引流，对于有腹膜透析管植入史的患者，腹腔镜下行移植肾周淋巴囊肿腹腔内引流术时，建议直接切开腹壁和腹膜置入穿刺鞘而不是使用气腹针建立气腹。尽量将"窗口"开大，淋巴囊肿内注入亚甲蓝有助于判定囊肿边界。实时超声监测避免遗漏囊肿或间隔。注意保护输尿管。

八、移植肾破裂

移植肾破裂的发生率为 0.3%～9.6%，多发生在术后 2 周内，也可发生在术后多年，可引起移植物丢失和患者死亡。

（一）临床表现

1. 有相应诱因。
2. 突发的移植肾区疼痛、肿胀和隆起。
3. 局部压痛。
4. 伴有少尿、血尿和血压下降。
5. 严重者可有休克表现。

（二）危险因素

1. 自发性移植肾破裂：急性排斥反应导致移植肾肿胀、破裂，占 60%～80%；肾静脉梗阻受压；急性肾小管坏死；输尿管梗阻；移植肾局部缺血。
2. 损伤性移植肾破裂：临时移植肾穿刺活组织检查（活检）或锲形切除活检；诊断性肾穿刺；外部暴力撞击引起移植肾破裂。
3. 各种侵袭性细菌或真菌感染。

（三）诊断

根据典型临床表现，以及下列实验室及影像学检查，可明确诊断：①血清肌酐升高，血红蛋白下降；②超声、CT、MRI 等可发现移植肾裂口和肾周积血；③局部穿刺可抽出新鲜血液。

（四）预防

1. 术前充分评估，识别高风险受者，减少排斥反应风险。
2. 严格评估供肾质量，加强无菌操作。
3. 获取时避免剥离肾包膜，临时活检部位仔细缝合，精细实施植入手术。
4. 诊断性肾穿刺前停用抗凝药物，妥善压迫止血。
5. 注意保护移植肾，避免外力撞击。

（五）治疗

应视患者的全身状况和移植肾破裂的具体情况决定治疗方式。多数破裂的移植肾可以保留。再次破裂的移植物仅 5% 可以保留存活。

1. 保守治疗 若是包膜下破裂出血或者小裂口、范围局限、出血可控制、肾功能尚好者，争取保留肾脏，严密观察是否继续出血、绝对卧床、使用止血药物、针对病因处理、随时做好手术准备。

2. 手术探查　若血流动力学不稳定或者破裂出血至肾周，应立即手术探查。依据破裂的原因、肾脏的生机或预后、手术修补的复杂程度作出保留或者切除肾脏的判断。若破裂口小，可以尝试缝合止血、生物材料或自身组织缝合压迫止血等，可用 HemoLok 锚定缝合线以免切割肾组织；若破裂口大、移植物无生机或预后不佳、严重感染、无法妥善止血，应行移植肾切除。

九、移植肾动脉血栓

移植肾动脉血栓多发生在手术后早期，发生率为 0.5%~4.0%，占早期移植物丢失的 1/3。

（一）临床表现

1. 突然少尿或无尿。
2. 移植肾缩小、质地变软。
3. 局部有明显压痛。

（二）危险因素

供肾动脉粥样硬化、尸体供肾、边缘供肾、双肾移植、儿童肾脏移植、供受者外周血管病史为易发因素。常见原因包括：①移植肾摆放不当或肾动脉过长，导致肾动脉扭曲或成角、肾动脉内膜损伤，主要是获取时过度牵拉肾蒂或修肾时插管灌注损伤；②血管吻合不良，供肾多支动脉，供、受者血管口径相差悬殊；③供者肾动脉或受者髂动脉内膜不光滑，硬化斑块脱落等；④移植术中阻断动脉时，动脉夹损伤内膜，继发血栓形成；⑤其他原因，如高凝状态、急性排斥反应、血管周围侵袭性感染、其他部位血栓脱落等。

（三）诊断

1. 发现血清肌酐、血尿素氮升高，可出现高钾血症。
2. 超声可见肾动脉血流减弱或消失，超声造影显示肾动脉主干或分支阻塞。
3. MRI 可见肾动脉显示不清。

（四）预防

1. 改善受者高凝状态。
2. 供肾获取及修整时注意保护肾动脉，提高血管吻合技巧，选择合适动脉进行吻合，必要时先行动脉重建，留取合适长度的动脉，摆放好肾脏位置，血管无扭曲。
3. 动脉吻合后，测漏时使用大小合适的血管夹阻断供肾动脉。
4. 预防急性排斥反应和感染。

（五）治疗

主要目的是保护移植肾功能。细小分支栓塞可予以观察。部分血栓形成，可溶栓治疗。主干栓塞应尽快手术探查：可切开血管取出血栓，用低温肝素灌注液进行灌注冲洗，重新血管吻合，术后抗凝治疗，处理原发疾病及诱因。也可先切取移植肾，经低温工作台取出血栓、修复血管后重新再植。术后 14 d 以内不建议实施血管介入取栓，出血风险较大。肾动脉栓塞致移植肾功能难以恢复者，应予切除。

（六）随访

每日测量体重、尿量，每周检测血清肌酐、凝血功能和移植肾彩超，连续 4 周后可改为每月一次，6 个月后酌情监测。及时调整抗凝药物和抗血小板药物。

十、移植肾静脉血栓形成

发生率为 0.1%~8.2%，多发生在术后 1 周内，是术后早期移植物丢失的主要原因之一。

（一）临床表现

1. 突发的移植肾区疼痛伴明显压痛、移植肾肿胀。
2. 突然少尿或血尿。
3. 可伴同侧下肢肿胀。
4. 可同时发生肺栓塞、移植肾破裂出血等引起休克，预后较差。
5. 慢性移植肾静脉血栓形成常无明显症状。

（二）危险因素

1. 供者因素：尸体供肾、右肾供肾、多支静脉、冷缺血时间长、获取或修肾时血管损伤等。
2. 受者因素：腹膜透析、血流动力学不稳定、高凝状态、下肢静脉血栓病史等。
3. 技术因素：供肾静脉扭曲、过长、血管口径大小悬殊、吻合内翻过多、血管内膜损伤、利用下腔静脉延长右肾静脉时延长段狭窄、肾静脉受压迫回流受阻。

（三）诊断

实验室及影像学检查：
1. 血清肌酐升高、D- 二聚体升高、血小板减少。
2. 彩色多普勒超声显示移植肾肿大、血管阻力指数显著升高、肾静脉内无血流信号；出现舒张期动脉反向血流（不如急性排斥反应和急性肾小管坏死常见），预示可能需切除肾脏；血栓不易探及。
3. 非增强的 MRI 血管成像能准确诊断移植肾血管并发症。
4. 经股静脉穿刺插管选择性移植肾造影，可用于评估栓塞部位和程度。急性血栓发病较紧急，常需与急性排斥反应、肾脏移植术后泌尿系统并发症相鉴别。

（四）预防

1. 纠正受者血流动力学和凝血功能紊乱，可使用小剂量阿司匹林或低分子肝素钠。

2. 肾脏获取和移植手术中注意保护肾静脉内膜，较细的肾静脉分支予以结扎，静脉应修整成合适的长度和口径，提高血管吻合技巧，合理摆放移植肾，避免静脉扭曲和受压。

（五）治疗

尽早治疗是成功的决定性因素。

1. 早期部分血栓形成可溶栓或抗凝治疗。

2. 完全栓塞应尽早手术探查，如探查移植肾色泽尚好，切开肾静脉取出血栓后重新吻合或者再次灌注后重新吻合；如移植肾呈紫黑色，则应切除。

3. 术后超过 2 周发生的亚急性或慢性肾静脉血栓，药物溶栓联合介入取栓有效且安全，对于 2 周内的急性血栓，如延迟溶栓无效或有溶栓禁忌，也可尝试介入取栓。

4. 积极治疗原发病。

（六）随访

建议患者每日触摸移植肾脏，注意其大小、压痛和张力的变化。每日测量体重、尿量，每周检测血清肌酐、凝血功能和移植肾彩超，连续 4 周后可改为每月一次，6 个月酌情监测。及时调整抗凝药物和抗血小板药物。

十一、移植肾动脉或静脉破裂

外科技术因素引起的移植肾动脉或静脉破裂多数出现在术后数日内，感染因素引发的血管破裂多见于术后 2~4 周或者更久，常引起移植物丢失甚至受者死亡。

（一）临床表现

1. 突发的移植肾区局部疼痛、肿胀和隆起并进行性增大。

2. 局部有明显压痛，可向背部、下腹部等区域放射。

3. 可出现腰背部及会阴部皮下瘀斑。

4. 伴有少尿、血尿和血压进行性下降，严重者可有休克表现。

5. 引流管可引出大量血性液体。

（二）危险因素

1. 缝合线断裂，导致吻合口松脱出血。

2. 由于血管吻合技术欠佳导致的移植肾动脉或静脉吻合口漏血。

3. 细菌或真菌感染、尿漏侵蚀等导致的移植肾动脉或静脉破裂出血，如泛耐药肺炎克雷伯菌、鲍曼不动杆菌、毛霉菌等。

4. 肾动脉假性动脉瘤破裂出血。

（三）诊断

肾动脉或静脉破裂病情变化迅速。主要依据临床表现。实验室检查发现血红蛋白进行性下降；超声或 CT 等检查可发现移植肾周有大量积液；局部穿刺可抽出新鲜血液。

（四）预防

参见动脉血栓和静脉血栓。

（五）治疗

1. 内科处理按外科出血流程处理，做好术前准备。

2. 手术探查①血管缝合不良导致的吻合口漏，可行血管修补；②如果是侵袭性感染导致的血管破裂，则应切除移植肾；③做髂外动脉吻合的受者，切除移植肾后应结扎髂外动脉感染部位的近端和远端，旷置感染部位，血管远端行股动脉 – 人工血管 – 对侧股动脉搭桥手术或同侧腋动脉 – 人工血管 – 股动脉搭桥手术以恢复同侧下肢血供，或者切除移植肾后髂外动脉放置覆膜支架，也可先放置覆膜支架再行肾切除。

3. 对症支持治疗使用敏感抗生素、保持引流通畅、加强支持治疗。

（六）随访

每日测量体重、尿量，每周检测血清肌酐、凝血功能和移植肾彩超，连续 4 周后可改为每月一次，6 个月酌情监测。

十二、移植肾动脉狭窄

移植肾动脉狭窄（transplant renal artery stenosis，TRAS）是肾脏移植术后最常见的血管并发症，常见于术后 3 个月至 2 年，最常见于 3~6 个月，发生率为 1%~23%。

（一）临床表现

1. 难治性高血压或新出现的高血压。
2. 肾功能损伤（亚急性或慢性血清肌酐升高 >30%）。
3. 少尿、水肿。
4. 移植肾区新出现的血管杂音。

（二）危险因素

1. 受者因素　常见于高龄、糖尿病史、动脉粥样硬化和缺血性心脏病史、高血压史、巨细胞病毒（cytomegalovirus，CMV）感染者。

2. 供者因素　供者年龄 >50 岁、边缘供者、供肾动脉原有病变。

3. 移植相关因素　DGF、供肾冷缺血时间 >24 h、免疫诱导、严重排斥反应导致内膜损伤。

4. 手术相关因素　供肾获取时肾蒂过度牵拉和供肾修整时插管灌注导致供肾动脉内膜损伤，术后瘢痕修复导致动脉狭窄；动脉吻合口瘢痕挛缩、血管吻合技术欠佳导致动脉吻合口狭窄；肾脏移植术中，哈巴狗夹阻断血管时也可引起肾动脉损伤，术后发生狭窄；移植肾放置不当，动脉成角；周围血肿机化后压迫肾动脉；选用髂内动脉吻合；供肾为右侧，因肾静脉相对较短，导致动脉成角或扭曲。

术后早期 TRAS 多为动脉过长和（或）肾脏位置不佳引起的肾动脉扭曲所致；短期和中期吻合口狭窄可能由于肾获取和植入过程中动脉内膜损伤增生最终引起管腔狭窄；远期的 TRAS 多与动脉粥样硬化和移植物慢性排斥反应有关。

（三）诊断

由于移植肾动脉狭窄没有特殊的临床表现，所以诊断主要依靠实验室及影像学检查。

1. 血清肌酐　进行性升高。

2. 彩色多普勒超声　TRAS 诊断的首选检查。移植肾动脉收缩期峰值血流速度（peak systolic velocity，PSV）>250 cm/s、叶间动脉阻力指数（resistance index，RI）<0.51、移植肾动脉与叶间动脉 PSV 比值 >10 作为超声筛查 TRAS 的标准，TRAS 发生的可能性大；当移植肾动脉 PSV>280 cm/s 发生 TRAS 可能性更大。

3. 肾动脉造影　数字减影血管造影（digital subtraction angiography，DSA）可以明确狭窄的部位及狭窄程度，是诊断 TRAS 的金标准，但血管造影剂具有一定的肾毒性。DSA 确诊后可同时进行经皮血管腔内成形术（percutaneous transluminal angioplasty，PTA），可以提高早期 TRAS 检出率和治愈率。

（四）预防

参见动脉血栓和静脉血栓。

（五）治疗

鉴于 TRAS 原因较多，治疗方案必须个体化。应尽早处理，尤其针对无症状 TRAS 患者，移植肾功能可得到很好的改善。

1. 保守治疗　肾动脉狭窄尚未引起肾血流动力学及肾功能改变时，可加强降压治疗。

2. 介入治疗　大多数情况下，经皮血管成形术是首选的治疗方法，成功率 93.7%，3 年支架通畅率为 90.4%。主要包括单纯球囊导管扩张术和血管内支架成形术，前者适用于轻度 TRAS 患者，但术后发生再次狭窄率高达 40%，后者被认为是 TRAS 较佳的治疗方案，也存在支架置入失败、移植肾动脉夹层瘤、动脉撕裂等风险，发生率约为 4%。

3. 手术矫正　介入治疗不成功，可手术纠正，切除狭窄段，重新吻合动脉。重新吻合有困难的患者，可获取大隐静脉或使用预先冻存的尸体髂动脉搭桥重建方式，报道例数不多但效果很好。

TRAS 引起严重的高血压，降压治疗以及介入治疗无效者应行移植肾切除或动脉栓塞。

（六）随访

每日测量血压、体重、尿量，每周检测血清肌酐、凝血功能和移植肾彩超，连续 4 周后可改为每月一次，6 个月酌情监测。如考虑复发，可行 DSA 或 CTA 确诊。

十三、移植肾动脉瘤和动静脉瘘

（一）临床表现

1. 一般无明显症状。
2. 动脉瘤增大或破裂时，部分患者移植肾区可出现疼痛、肿胀。
3. 可出现血压升高。
4. 移植肾区可闻及血管杂音，有时可触及震颤。
5. 假性动脉瘤扩大时自发性破裂的风险增加，出现肾周血肿或者切口出血。
6. 偶有血尿。
7. 可有移植物功能减退。

（二）危险因素

1. 供肾获取时过度牵拉肾蒂或修整时插管灌注导致肾动脉内膜损伤。
2. 血管吻合技术欠佳导致动脉吻合口部分裂开形成假性动脉瘤。
3. 手术部位感染特别是真菌感染。
4. 穿刺活检导致肾实质动静脉瘘。

（三）诊断

确诊依靠影像学检查。
1. 血清肌酐可进行性升高。
2. 尿红细胞增多。
3. 彩色多普勒超声可明确肾动脉瘤或者肾内动静脉瘘。
4. CT 血管造影或者肾动脉造影可以明确动脉瘤的大小和位置。

（四）预防

参见动脉血栓和静脉血栓。

（五）治疗

1. 保守治疗 肾动脉瘤或动静脉瘘尚未引起肾血流动力学及肾功能改变时可保守治疗。

2. 介入治疗 如有严重血尿，或瘤体有破溃风险，动静脉瘘可进行选择性或超选择性肾内动脉栓塞，肾动脉瘤可经皮血管介入植入覆膜支架。

3. 手术修补 少数受者可选择手术修补。

4. 移植肾切除 如肾动脉瘤由感染引起，破裂风险高，可行移植肾切除。

（六）随访

每日测量体重、尿量，每周检测血清肌酐、凝血功能和移植肾彩超，连续 4 周后可改为每月一次，6个月酌情监测。

（王长希　田　野）

第九节　肾移植功能延迟恢复

移植物功能延迟恢复（delayed graft function，DGF）是肾移植术后最常见的早期并发症，是移植肾早期急性肾损伤（acute kidney injure，AKI）的一种表现，可引起移植术后少尿，增加移植物免疫原性及急性排斥反应发生的风险，具有肾移植过程特有的特性，是影响移植肾长期存活的独立危险因素。1997年至2007年的数据显示尸体供肾肾移植DGF的发生率约为24.3%，活体供肾肾移植DGF的发生率为4%~10%。目前，心脏死亡器官捐献（donation after cardiac death，DCD）虽然在一定程度上扩大了供体来源，但DGF发生率却显著增加。

一、DGF 的发病机制

DGF是一种涉及多个致病因素和多种发病机制的复杂病理过程，发病机制至今仍未十分明确。器官获取前、保存中和移植后缺血、缺氧引起的肾小管缺血-再灌注损伤（ischemia-reperfusion injury，IRI）是导致DGF的主要因素，再灌注后细胞毒性介质的产生、固有免疫以及适应性免疫反应的激活等均可造成肾小管细胞损伤和坏死，主要包括以下几方面。

（一）氧化反应

肾脏细胞在缺血缺氧时会产生大量氧自由基和活性氧簇，导致细胞膜磷脂降解，产生大量炎性介质，趋化中性粒细胞黏附于血管内皮或进入细胞，在参与炎性反应时细胞本身又释放趋化因子，激活的中性粒细胞氧爆发增加，释放大量的自由基或溶酶体，加重组织损伤。此外，肾脏IRI诱导一氧化氮合酶合成，促使一氧化氮产生，与超氧阴离子自由基经过一系列反应，形成具有强氧化性的羟自由基、一氧化氮自由基，使细胞膜脂质过氧化，损害组织。

（二）细胞凋亡

IRI激活细胞坏死、凋亡以及自噬相关性细胞死亡程序，近年来提出的"坏死性细胞凋亡"机制亦参与了IRI的损伤过程。

（三）免疫反应

IRI是由适应性和固有免疫系统介导的炎症性疾病。固有免疫反应作为第一道应答防线通过中性粒细胞、巨噬细胞、树突状细胞、NK细胞、NKT细胞和T细胞发挥作用。

IRI 后此类细胞被激活，释放大量氧自由基、细胞因子、趋化因子等，激活补体系统，引起肾脏非特异性损伤。此后，IRI 启动强烈的适应性免疫应答，T 细胞抗原特异性或非特异性反应起到关键作用。

二、DGF 的危险因素

许多高危因素被认为和 DGF 的发生有关，Sharif 等根据常见的肾移植围手术期危险因素构建了预测 DGF 的预测模型，该模型预测 DGF 的准确率约为 70%。与 DGF 风险相关的供者因素包括高龄、高血压或糖尿病、AKI 供肾、缺氧或脑血管病、心脏死亡供者、体质量指数高等。受者因素包括男性、糖尿病病史、透析病程长、体质量指数高、虚弱、群体反应性抗体高、多次移植、术前输血。其他增加 DGF 风险的因素包括冷缺血时间延长、热缺血时间延长、人类白细胞抗原错配数高等。

三、DGF 的诊断

DGF 主要表现为肾移植术后少尿或无尿，或早期开始尿量增多、随后尿量骤减，需要经血液透析替代治疗后尿量逐渐恢复正常，可伴有低血压或高血压、水肿、胸闷等症状。根据 DGF 定义，诊断 DGF 的主要依据包括术后是否需要透析和 Scr 下降幅度。实验室检查可见 Scr 下降缓慢或不降反升，术后连续 3 d 每日 Scr 下降幅度少于前 1 日的 10% 或术后 1 周 Scr 未降至 400 μmol/L。超声检查显示移植肾动静脉血流通畅，皮质血流阻力指数升高。CT 及 MRI 检查对移植肾和肾周情况的判断有一定帮助。生物标志物有关 DGF 的生物标志物检测仍处于临床验证中，需要结合传统指标进行判断。

移植肾穿刺活组织检查（活检）是 DGF 诊断和鉴别诊断的金标准，表现为肾小管上皮细胞不同程度的浊肿、空泡变性或刷状缘脱落等。临床怀疑 DGF 的受者中有部分实际是急性排斥反应，且发生 DGF 时也可伴发急性排斥反应，因此 DGF 在肾移植术后 2~3 周无恢复迹象时，建议行移植肾穿刺活检。

DGF 最常见的病因是急性肾小管坏死（acute tubular necrosis，ATN）。除 ATN 之外，还有多种因素可引起 DGF，这些因素包括几种。①肾前性因素：血容量不足、心输出量减少、外周血管扩张、肾血管严重收缩等；②肾实质或肾血管因素：急性肾小管坏死、急性加速性或急性排斥反应、血管性微血管病、移植肾原发性肾小球疾病复发、间质性肾炎、肾动脉或静脉血栓形成、肾动脉狭窄等；③肾后性因素：输尿管受压（受血肿或引流管压迫）、输尿管梗阻（血块堵塞、输尿管扭曲、输尿管膀胱吻合口狭窄）、神经性膀胱等。同时需排除外科并发症和急性排斥反应等，这些原因均需要针对性处理，而 DGF 除规律透析外并不需要特殊的处理。

四、DGF 的预防

通常情况下，DGF 的预防比治疗更为重要，预防的重点应针对可能存在的 DGF 危险因素，从而降低 DGF 的发生风险。

（一）供肾功能维护

对捐献器官的功能进行及时、准确的评估和维护是器官安全利用、保证捐献器官功能和获得良好移植效果的关键因素之一。脑死亡通常伴随着免疫、血流动力学、神经－体液调节失常等一系列病理生理改变，常表现为血流动力学的不稳定和全身器官组织的灌注不足，全身器官的结构和功能受到不同程度的影响。临床可参考美国器官获取组织制订的供者维护目标量表对供器官进行维护，表中明确了治疗终点和供者维护目标，特别是兼顾所有待捐献器官的功能维护需求（表 2-9-1）。临床经验常常掌握"4 个 100"的原则，即捐献者过渡期的医疗干预目标动脉收缩压、血氧分压、血红蛋白和尿量最低应分别达到 100 mmHg、100 mmHg、100%、100 g/L 和 100 mL/h。

表 2-9-1　美国器官获取组织制订的器官维护目标

指　　标	维　护　目　标
平均动脉压	60~110 mmHg
中心静脉压	6~11 cmH$_2$O
射血分数	≥50%
血管升压类药物	低剂量，≤1种[多巴胺≤10μg/（kg·min），肾上腺素≤1 μg/（kg·min），去甲肾上腺素≤0.2 μg/（kg·min）]
动脉血气分析	pH值7.3~7.5
氧合指数	≥300 mmHg（吸入氧浓度100%，呼气末正压5 cmH$_2$O条件下测定）
血钠	≤155 mmol/L
血糖	≤10 mmol/L
尿量	过去4 h内，≥0.5 mL/（kg·h）

（二）供肾保存与修复

1. 热缺血时间　在心脏停搏的情况下，热缺血时间 >20 min 则肾移植效果较差，应尽可能保证器官获取过程快速顺利地完成，最大限度缩短肾脏的热缺血时间。

2. 冷缺血时间　冷缺血（冷保存）时间过长可增加肾移植术后 DGF 和多种并发症的发生率，保存时间一般不超过 24 h。

3. 优选器官保存液　UW 液和组氨酸－色氨酸－酮戊二酸盐液（histidine-tryptophan-ketoglutarate solution，HTK 液）是最常用的保存溶液，UW 液和 HTK 液在大多数供肾类型中具有相同的效果，供肾保存通常采用 HTK 液，高渗枸橼盐腺嘌呤溶液（hypertonic citrate adenine solution，HC-A 液）也具有良好的供肾保存效果。而冷缺血时间 >24 h 的供肾灌注 UW 液时，DGF 发生率相对较低。

4. 保存方式　低温机械灌注的应用可降低移植术后 DGF 的发生率，但肾脏原发无功能的发生率和长期评价指标未见明显改善。目前临床所采用的 LifePort 持续机械灌注保存可检测肾脏灌注的阻力指数，同时对肾脏急性损伤和水肿具有一定的修复功能，相比单纯冷保存可降低 DGF 的发生率。

（三）受者处理

术前应充分改善受者的机体状况。肾移植前的透析应注意适当少脱水，以避免移植手术时低血容量状态导致移植肾灌注不足；肾移植过程应尽可能缩短血管吻合时间并减少外科并发症。移植后维持出入量平衡，避免容量不足或负荷过重导致移植肾缺血或水肿。终末期肾病患者术前常合并高血压，术中开放移植肾血流前将血压保持在高出正常血压 10~20 mmHg 的水平，并在术后早期依然保持此水平，以保证移植肾的充分灌注，不可一味要求血压降至完全正常。对于急性排斥反应风险指数较高及 DCD 供肾肾移植的受者，可应用抗人 T 细胞免疫球蛋白（anti-human T lymphocyte immunoglobulin，ALG）或兔抗人胸腺细胞免疫球蛋白（antithymocyte globulin，ATG）等作为诱导治疗，降低 DGF 的发生风险。

（四）其他预防措施

再灌注后经肾动脉直接注入钙通道阻滞药，可以直接舒张肾血管及减轻脂质过氧化反应，从而改善初期肾功能。前列地尔（前列腺素 E$_1$）能使血管平滑肌舒张，阻止小血管收缩，改善微循环，可降低术后 DGF 发生率，对移植肾功能恢复具有促进作用。抗氧化剂、抗炎治疗、生长因子等对 DGF 的预防作用也正处于研究中。

五、DGF 的治疗

DGF 发生后应排除外科并发症及急性排斥反应等需要及时处理的危险因素，其临床治疗主要包括以下几方面。

（一）透析治疗

伴少尿或无尿的 DGF 受者术后需进行透析治疗，以维持水、电解质和酸碱平衡，清除体内炎性介质，减轻移植肾代谢负担，促进损伤肾小管的再生与功能恢复，常采用血液透析及血液滤过治疗，在移植前进行规律性腹膜透析的受者，也可选择腹膜透析。

（二）调整免疫抑制剂

调整免疫抑制剂是 DGF 治疗的关键。在早期移植物恢复期间，维持使用钙神经蛋白抑制剂（calcineurin inhibitor，CNI）不会导致 DGF 或影响 DGF 的恢复，无需推迟 CNI 的使用或代之以西罗莫司。DGF 发生后使用抗淋巴细胞免疫球蛋白对 DGF 本身并无治疗作用，但可以降低急性排斥反应发生率，并最大限度地减少与 DGF 相关的急性排斥反应的负面影响。环孢素对急性肾小管坏死的恢复具有不良影响，可酌情减量或改为他克莫司。

（三）其他治疗

DGF 期间应监测移植肾彩色多普勒超声结果，血流阻力指数下降是 DGF 恢复的重要标志；应监测群体反应性抗体（panel reactive antibody，PRA）和供体特异性抗体（donor specific antibody，DSA），及时发现体液因素对肾脏的损伤作用，及时采取相应的干预措施；如 DGF 在移植后 2~3 周无恢复迹象，可行肾穿刺活检术；可应用血管扩张药物以改善移植肾微循环；精细的容量管理有利于移植肾功能恢复。

六、DGF 的预后

发生 DGF 的肾移植受者中，50% 在术后 10 d 开始肾功能逐渐恢复，33% 的受者在术后 10~20 d 肾功能恢复，10%~15% 的受者则在术后 20 d 以后肾功能恢复，而原发性移植肾无功能的发生率为 2%~15%。DGF 不仅增加排斥反应和移植物丢失的风险，而且明显增加肾移植受者术后 6 个月内的病死率，是影响肾移植长期存活的重要因素。与未发生 DGF 者相比，DGF 者急性排斥反应的发生风险增加 38%。在尸体肾移植中，DGF 受者术后 1 年的死亡发生率增加 13.5%。术后第 1 周内需要多次透析治疗的受者日后易发生移植肾丢失。在活体肾移植中，DGF 是 5 年移植物丢失的最强预测因子，其与慢性移植物肾病之间的相关性可能是影响移植物存活率的主要原因。此外，DGF 还可使肾移植受者术后病程复杂化、延长住院时间、增加住院费用等，是影响预后的重要危险因素。

（刘志佳　石炳毅　田　野）

第十节　肾移植免疫抑制治疗

器官移植受者免疫抑制方案应用的基本原则包括：①在有效预防排斥反应的前提下，尽量减少不良反应；②采用免疫抑制剂联合用药方案，利用免疫抑制剂协同作用，增加药物的免疫抑制效果，同时减少各种药物的剂量，降低其不良反应；③遵循个体化的用药原则，制订个体化的用药方案，即根据不同的个体，或同一个体不同时段以及个体对药物的顺应性和不良反应调整用药种类和剂量；④由于存在个体的药代动力学差异，某些药物如 CNI 类需要通过监测血药浓度来调整用量；⑤关注药物间相互作用以平衡其免疫强度，从而降低受者因免疫功能降低所致的继发感染和肿瘤的发生率。

免疫抑制方案在各种器官移植及联合移植（胰肾、肝肾等联合移植）虽有不同，但基本原则却大同小异，包括免疫诱导方案、维持方案和排斥反应治疗时方案。为移植受者制定合理的免疫抑制方案应结合供受者组织配型免疫学特点、供受者器官匹配程度、供受者年龄、供器官缺血 – 再灌注损伤程度、受者依从性以及个体对药物的敏感性和不良反应等因素进行综合评估。

一、肾移植的免疫诱导方案

免疫诱导治疗是指移植围手术期短期使用的单克隆或多克隆抗体类免疫抑制治疗。诱导治疗有以下三个目的：①降低移植物排斥反应的发生率及严重程度，以直接改善移植的效果；②免疫维持治疗方案中的 CNI 类药物或糖皮质激素安全减量甚至停用，以降低其长期服用所带来的不良反应；③可能诱导受者产生针对移植物特异性的临床免疫耐受状态，以大幅减少维持治疗的总体免疫抑制剂所需剂量。

（一）免疫诱导治疗方案的原则

对于诱导治疗方案的选择，需要根据供受者的诸多危险因素进行综合考虑。通常对于发生 DGF 及排斥反应高风险者多选择清除性抗体进行诱导治疗。主要包括：①免疫因素，预存供体特异性抗体、群体反应性抗体水平显著升高，以及再次移植等情况；②供者因素，扩大标准或边缘性供肾、心脏死亡器官捐献、供肾脏冷保存时间过长超过 12 h；③受者因素，心血管疾病史、体质量指数 >35 kg/m^2、丙型肝炎病毒阳性、年龄 >60 岁、不同种族。

（二）兔抗人胸腺细胞免疫球蛋白

rATG 是家兔接受儿童胸腺组织免疫刺激而产生的多克隆抗体，其中包含针对 T 淋巴细胞、B 淋巴细胞以及其他胸腺组织抗原的多种特异性抗体。在人体内使用后，rATG 能很快诱导 CD2$^+$、CD3$^+$、CD4$^+$、CD8$^+$、CD16$^+$、CD25$^+$ 及 CD45$^+$ 淋巴细胞的显著清除，甚至能杀伤部分浆细胞，因而 rATG 被认为是作用较强的免疫诱导药物。

目前对于 rATG 诱导治疗的最佳使用剂量及方法尚缺乏全球共识，不同国家及移植中心对 rATG 的使用方法也存在较大的差异。我国肾移植受者体重以 60 kg 为例使用较多的方案包括：① rATG 50 mg/d，使用 3 d（第 0~2 日，以移植当日为第 0 日）；② rATG 首剂 50 mg（第 0 日），之后 25 mg×4 d（第 1~4 日）；③ rATG 25 mg/d，使用 3 d（第 0~2 日）。前两种方案 rATG 使用总量为 150 mg，一般用于免疫高危受者的诱导治疗。第 3 种方案仅用 rATG 总量为 75 mg，属于小剂量诱导治疗方案，可作为免疫低危初次移植的诱导治疗选择。

（三）抗人 T 细胞兔免疫球蛋白

抗人 T 细胞兔免疫球蛋白（anti-human T lymphocyte rabbit immunoglobulin，ATLG）是采用人 T 淋巴母细胞样细胞系免疫刺激兔而产生的多克隆抗体，其所针对的特异性抗原谱较 rATG 窄，主要针对 T 淋巴细胞，具有良好的清除作用。

目前 ATLG 也广泛用于肾移植的诱导治疗，其使用方案与 ATLG 类似，一般每支 100 mg 的 ATLG 相当于每支 25 mg 的 rATG。

（四）猪抗人 T 细胞免疫球蛋白

猪抗人 T 细胞免疫球蛋白是用人 T 淋巴细胞免疫猪后，取其血浆经去除杂抗体、纯化、浓缩后得到，主要用于临床器官移植排斥反应预防和治疗，由我国武汉生物制品研究所生产，中国国家食品药品监督管理总局批准临床应用。与上述 rATG 和 ATLG。

（五）巴利昔单抗

见本章第一节免疫诱导药物。

二、肾移植的免疫维持方案

随着免疫学的发展，新型免疫抑制剂的应用，可供选择的维持免疫治疗方案日益增多。虽然目前临床肾移植已有国际公认的、被推荐的首选免疫抑制维持方案，但由于不同免疫抑制剂在作用机制、免疫抑制强度以及不良反应等方面存在差异，维持治疗方案的选择还是应该遵循科学、个体、合理化的用药原则。目前临床上常用的口服免疫抑制剂主要分为3 大类：CNI、抗细胞增殖类抑制剂及糖皮质激素。一般情况下，分别选择上述三大类中的一种药物进行组合，形成预防排斥反应的维持治疗 "三联免疫抑制方案"。临床肾移植常用的维持方案为以下四种。

（一）足量 CNI 三联免疫抑制方案

CNI 类药物是最重要的基础免疫抑制剂，其问世对器官移植具有划时代的重要意义，极大地提高了移植物的短期存活率。CsA 和 FK506 两种药物相比，FK506 的免疫抑制作用更强且不良反应相对更低，因而成为现阶段肾移植术后首选的核心基础免疫抑制剂。美国 FDA 及改善全球肾脏病预后组织（Kidney Disease：Improving Global Outcomes，KDIGO）指南均建议 FK506+MPA+ 糖皮质激素为肾移植术后标准免疫抑制方案。

在 CNI 为基础的三联免疫维持方案应用过程中需要注意以下事项：① CNI 类免疫抑制剂早期血药浓度不达标是 T 细胞介导排斥反应（T cell-mediated rejection，TCMR）发生的危险因素。因此，初始用药应保证绝大多数受者第 1 次血药谷浓度达到所需要的安全范围。对于 FK506 而言，移植前检测受者的 CYP3A5 基因型有助于更合理的初始用药剂量选择。②早期足量抗增殖药物 MPA 的使用也有利于预防急性 TCMR 的发生，其使用剂量也需要因人而异，具体用量要根据受者的性别、体质量、外周血白细胞计数及对药物的耐受性而定；因人种差异，中国人对抗增殖类药物的总体耐受性比欧美白种人低，需要适当降低初始剂量（如 MMF 为 1~2 g/d）；在长期维持用药阶段，抗增殖类药物的剂量往往选择受者能长期耐受而不至于引起骨髓抑制不良反应的适宜剂量。3. 早期使用糖皮质激素对预防急性 TCMR 是必要的，各移植中心均有其糖皮质激素使用常规，通常遵循递减的原则，一般减至 5.0~7.5 mg/d 维持。

（二）无 CNI 免疫抑制维持方案

虽然 CNI 为基础的免疫维持方案在预防排斥反应方面效果良好，但长期使用（特别是血药浓度长期偏高）会带来明显的不良反应，尤其是慢性肾毒性，表现为慢性移植肾功能减退。因此无 CNI 免疫抑制维持方案得以临床应用，其中最主要的是 mTORi+MPA+ 糖皮质激素方案，特殊情况下也有单用 mTORi 或 MPA 与糖皮质激素组合。

CNI 转换为 SRL 治疗所需的 SRL 的目标浓度：①早期转换为 SRL+MPA+ 糖皮质激素（CNI 慢撤除或直接撤除），SRL 血药谷浓度控制在 4~10 ng/mL；②晚期转换为 SRL+MPA+ 糖皮质激素（CNI 慢撤除或直接撤除）方案，将 SRL 血药谷浓度控制在 4~8 ng/mL。

CNI 转换为 SRL 治疗的用法用量：① SRL 由于其半衰期长，通常采用每日顿服的给药方案，可建议固定饭前或饭后服药。② SRL 说明书中给药方法为负荷剂量 6mg，维持剂量 2mg，每日 1 次，因给予负荷剂量有利于快速达到稳定血药浓度（3~4 d），否则需要 7~14 d。临床应用时需注意给予负荷剂量可能造成血药浓度过高，引起与血药浓度相关不良反应，可根据受者的免疫情况、是否合并应用 CNI 类药物等，考虑是否给予负荷剂量及具体应用剂量。

虽然无 CNI 免疫维持治疗方案可以改善因 CNI 长期服用导致的移植肾功能损伤，但以下问题应引起关注：①安全性问题，免疫抑制不足可能导致急性排斥反应的发生率增加；②耐受性问题，mTORi 与 MPA 类药物均有骨髓抑制不良反应，联合应用时易导致较多患者不能长期耐受；单用 mTORi 或 MPA 对药物的剂量或血药浓度要求较高，也存在患者长期服用的耐受性问题。

因此，目前无 CNI 免疫抑制方案使用并不普遍，尤其是不建议肾移植术后初始使用。在长期服用 CNI 为基础免疫抑制方案未发生过排斥反应的低危患者中，如出现血清肌酐慢性升高，且有明确证据证实其与 CNI 肾毒性相关者，可以考虑转换为无 CNI 免疫抑制维持治疗方案。

（三）减量 CNI 免疫抑制维持方案

由于 CNI 类药物的肾毒性具有剂量依赖性，降低 CNI 用量而不完全撤除可能成为一种较好的选择，既减轻了慢性肾毒性，又不至于让免疫抑制强度下降过多。目前减量 CNI 免疫抑制方案包括两类：小剂量 CNI+mTORi+ 糖皮质激素；小剂量 CNI+MPA+ 糖皮质激素。

1. 小剂量 CNI+mTORi+ 糖皮质激素 SRL 几乎没有肾毒性，且具有独特的诱导耐受的免疫学优势，其联合 CNI 的理由包括：①从药理机制上，CNI 在 T 细胞周期的较早阶段（G 期到 G_1 期）发挥阻断作用，而 mTORi 在 T 细胞增殖周期中 G_1 期向 S 期发挥阻断作用。由于两者作用在 T 细胞激活的不同阶段，因而可能具有良好的协同免疫抑制作用。② CNI 的毒性作用呈剂量相关性，减量 CNI 能显著减少其慢性肾毒性。③与 CNI 联用时，mTORi 的谷值不必过高，控制在 5~7 ng/mL 即可，有利于减轻 mTORi 的不良反应。

2. 小剂量 CNI+MPA+ 糖皮质激素小剂量 CNI+MPA+ 糖皮质激素是另一类减剂量 CNI 免疫抑制方案。由于 MPA 的总体免疫抑制强度可能弱于 mTORi，即使患者能够较好地耐受足量 MPA，CNI 的剂量也不宜减过多（一般减 30% 以内）。由于考虑排斥反应的风险，建议这种方案仅用于长期稳定的免疫低危患者。

（四）CNI 类药物相互间转换方案

CNI 类药物主要包括 CsA 和 FK506，肾移植受者对两种药物的耐受情况往往不同。目前国内外均提倡优先选择 FK506，但 BMI 高、糖尿病或胰岛功能异常、HBV 和 HCV 携带的受者可选择 CsA。

CNI 类药物之间的转换一般出现在对已用药物不耐受或者出现明显不良反应时。原因包括：

1. CsA 转换为 FK506，可能因免疫不足而导致血清肌酐升高、高胆红素血症、CsA 所致多毛、齿龈增生等不良反应。

2. FK506 转换为 CsA，可能因使用 FK506 后出现药物性肾损伤、FK506 血药浓度过低或服药量过大、药物性糖尿病等不良反应时。

转换的方法：CsA 转换为 FK506 时，转换的剂量按 30~50 mg∶1 mg，建议采用 50 mg∶1 mg。反之，FK506 转换为 CsA 也相同。

转换注意事项：两种药物转换时需要停服 1 顿（12 h）CNI 类药物；然后服用转换后的 CNI 并于转换后 3~7 d 复查转换药物的血药浓度，以其尽快达到 CNI 目标浓度。

三、肾移植急性排斥反应冲击治疗方案

肾移植术后早期发生急性排斥反应，糖皮质激素冲击疗法作为一线治疗方案。大部分细胞介导的急性排斥反应对激素冲击疗法有效。静脉滴注 3~5 d 后，改为口服糖皮质激素维持。

重度细胞介导的急性排斥反应（Banff 分级 ≥ ⅡA 级）常需要 ATG 治疗，ATG 治疗同时给予抗生素，以预防感染。

急性抗体介导的排斥反应对单纯激素冲击疗法或单纯 ATG 治疗疗效不佳。此时应尽早采用以下方案：①清除受者体内已有的抗体，包括血浆置换和免疫吸附等；②阻断或延迟抗体介导的初级和次级组织损伤作用，包括大剂量静脉注射用免疫球蛋白（intravenous immunoglobulin，IVIG）等；③抑制或清除体内抗体的继续产生，如应用抗 B 细胞药物利妥昔单抗（rituximab）和抗浆细胞活性的蛋白酶体抑制剂硼替佐米（bortezomib）等。

四、常用免疫抑制剂血药浓度监测

（一）环孢素

CsA 在治疗剂量下，其生物利用度和药代动力学的个体差异及机体对 CsA 的敏感性和差异性很大，治疗过程中进行血药浓度监测可以降低排斥反应和药物不良反应的发生率，

提高移植器官的存活率。相关研究表明，移植受者 CsA 的浓度 – 时间 AUC 是移植物存活和急性排斥反应发生的敏感预测因素，而个体内 CsA 的 AUC 变异性则是慢性排斥反应的危险因素之一。

1. 监测频率 移植术后短期内隔日检测，直至达到目标浓度；在更改药物或受者状况出现变化可能影响血药浓度时，随时测定；出现肾功能下降提示有肾毒性或排斥反应时，随时测定。

2. 目标血药浓度 肾移植术后要监测 $CsAC_0$、C_2 或浓度 – 时间 AUC。CsA 血药浓度治疗窗详见表 2-10-1。

表 2-10-1 中国肾移植受者应用 CsA 联合 MPA 和糖皮质激素三联方案的目标浓度（ng/mL）

移植后时间（个月）	C_0	C_2
<1	150~300	1000~1500
1~3	150~250	800~1200
4~12	120~250	600~1000
>12	80~120	>400

（二）他克莫司

FK506 是属于狭窄治疗指数药物，即药物的疗效、毒性与血药浓度密切相关。

目标血药浓度详见表 2-10-2。对于有新生抗供体特异性抗体（de novo donor specific antibody，dnDSA）阳性且肾功能稳定的肾移植受者，建议维持 FK506 血药浓度 > 6 ng/mL。

表 2-10-2 中国肾移植受者应用 FK506 联合 MPA 和糖皮质激素三联方案的目标浓度（ng/mL）

移植后时间（月）	C_0
<1	8~12
1~3	6~10
3~12	4~10
>12	4~8

（三）霉酚酸类衍生物血药浓度监测

MPA 类药物包括 MMF 和 EC-MPS。两者进入体内后，虽吸收时间及效率不同，在体内的有效成分均是 MPA。MPA 在人体内药代动力学个体差异大，对服用 MPA 的移植受者进行血药浓度监测，可防止或减少药物的毒性及不良反应，延长移植物存活期。98% 的 MPA 与血浆蛋白结合，送检样本最好是 EDTA 抗凝管全血。MMF 的监测时间为次日清晨服药前 30 min（C_0 谷值）、服药后 0.5 h（$C_{0.5}$）及服药后 2 h（C_2）；EC-MPS 的监测时间根据联合服用 CNI 的不同而异。

影响因素包括肝、胃肠道和肾组织中葡萄糖醛酸转移酶，MPA 的肠肝循环，MPA 的游离部分比例，急、慢性肾功能损伤，其他免疫抑制剂的影响，移植后的时间及种族因素等。

（四）西罗莫司血药浓度监测

SRL 有效血药浓度范围窄，血药浓度易受药物影响，因此，临床要求对其血药浓度进行监测，制订个体化治疗方案。

目标血药浓度 SRL 联合 CNI 类及糖皮质激素作为初始治疗的血药谷浓度 8~12 ng/mL；早期转化 SRL+MPA+ 糖皮质激素方案是可行的，建议 SRL 血药谷浓度 4~10 ng/mL；晚期转换 SRL+MPA+ 糖皮质激素方案，SRL 血药谷浓度控制在 4~8 ng/mL。

（田普训　敖建华　李　宁）

第十一节　肾脏移植排斥反应

终末期肾病（end-stage renal disease，ESRD）是影响人类健康的重大疾病，最有效的治疗手段是肾脏移植。自从 1954 年美国 Murry 医师成功地进行了世界第一例临床肾移植以来，已经历了六十余年的发展历程，全球有百余万 ESRD 患者接受肾脏移植手术而获得第 2 次生命。随着肾脏移植外科技术的日臻成熟、组织配型技术的普遍开展、围手术期抗体诱导治疗和新型强效免疫抑制剂的广泛应用，急性排斥反应发生率在逐年下降，但排斥反应仍然是移植肾脏的主要威胁，是影响移植肾脏长期存活的首要独立危险因素。

解决移植肾脏排斥反应的关键是正确的诊断与合理的治疗，正确诊断移植排斥反应的"金标准"是病理学，即移植病理学。1991 年，世界范围内多个移植中心的移植外科、移植病理学和移植免疫学专家在加拿大 Banff 国家公园（Banff National Park）召开了第一届关于移植病理学诊断会议，即 Banff 移植病理学会议（Banff Conference on Allograft Pathology），旨在建立一个国际统一的移植肾脏活组织检查病理学诊断标准，其后会议形成了常态化，每两年举行 1 次，制定和修改的标准称为"Banff 标准"。

临床上，根据移植肾脏排斥反应的发生机制、病理改变、发病时间与临床特点将其分为 4 种类型，即超急性排斥反应（hyperacute rejection，HAR）、急性加速性排斥反应（acute accelerated rejection，AAR）、急性排斥反应（acute rejection，AR）和慢性排斥反应（chronic rejection，CR）。为更好地指导临床治疗，又将排斥反应分为 T 细胞介导的排斥反应（T cell mediated rejection，TCMR）和抗体介导的排斥反应（antibody mediated rejection，AMR），两者在发病机制、病理改变和临床预后等方面存在明显不同，TCMR 临床较多见，及时处理多可以逆转，而 AMR 后者却常导致移植物失功。随着多种有效的免疫抑制剂的应用，急性 T 细胞介导移植物损伤的发生率有显著降低，然而，急性和慢性 AMR 在移植物丢失过程中发挥着越来越重要的作用，被认为是限制移植物长期生存的最重要障碍。移植肾脏排斥反应除了以上典型类型之外还可表现为亚临床排斥反应（subclinical rejection，SCR）、细胞和体液免疫反应同时存在的混合型性排斥反应、CR 合并 AR 等。同时，几种不同的免疫介导机制和排斥反应类型可同时存在，特别是在进行性或晚期急性移植肾功能障碍时。

一、超急性排斥反应

HAR 是临床表现最为剧烈且后果最为严重的一类排斥反应，属于 II 型变态反应，多为体内预存的供体特异性抗体所致。未经特殊处理接受 ABO 血型不相容的供肾也是 HAR 发生的重要原因，其他重要的致敏因素包括多次妊娠、反复输血、长期血液透析、再次肾脏移植、细菌或病毒感染致敏等。

（一）发病机制

HAR 的发病机制为受者循环中预存 DSA 与移植物血管内皮细胞表面抗原结合，激活补体级联反应，形成膜攻击复合体（membrane attack complex，MAC），导致内皮活化。此过程发生极快，来不及发生基因表达的上调作用及新的蛋白质的合成，称为 I 型内皮细胞活化，表现为：①内皮细胞相互分离，导致血管内液体和红细胞外渗，组织水肿和出血；②内皮细胞内肝素亚硫酸盐丢失导致细胞表面凝血酶原的改变，进而发生血管内凝血，形成血栓。

（二）病理表现

HAR 的特征性病理学表现为动脉管壁纤维素样坏死和（或）广泛微血栓形成，导致移植肾脏缺血性或出血性坏死，间质内明显水肿及大量中性粒细胞浸润。

（三）临床表现

HAR 多发生在移植后数分钟至数小时内，一般发生在 24 h 内，也有个别延迟至 48 h。发生在术中，当供肾重新恢复血供时，移植肾脏逐渐充盈饱满，呈鲜红色，然而数分钟后，移植肾出现花斑，体积增大，色泽由鲜红出现紫纹，渐变呈暗红色，乃至呈紫褐色并失去光泽，移植肾由饱胀变柔软，体积缩小，肾动脉搏动有力，而肾静脉塌陷，继而肾脏搏动消失，泌尿停止；发生在术后时，可出现血尿、少尿或无尿，肾区疼痛，血压升高等，少数病例可出现寒颤、高热等全身危重症表现。

（四）诊断

根据典型的临床表现，发生于术中 HAR 的诊断并不困难，在除外吻合口狭窄、血栓形成、血管扭曲等外科因素后，需要与肾动脉痉挛造成的肾缺血和色泽改变相鉴别，后者经热敷、应用抗血管痉挛药物等处理后多能好转，确实难以确诊时可行移植肾活组织检查（活检）。

发生于术后的 HAR 应与其他原因造成的术后早期无尿的情况相鉴别，例如肾动脉、肾静脉血栓形成、移植肾周围血肿形成压迫血管等血管性并发症、输尿管梗阻、移植肾功能延迟恢复等。首选彩色多普勒超声（彩超）进行鉴别，彩超可提示移植肾脏是否有血栓、移植肾血流情况和是否有尿路梗阻。DGF 最常见的原因是急性肾小管坏死，彩超可见移植肾脏皮质血流阻力指数（resistance index，RI）升高，但移植肾脏血流灌注正常，临床上不存在 HAR 的全身和局部表现。

（五）预防

HAR 一旦发生，则移植肾损伤极为严重且难于救治，常在极短时间内导致移植肾功能丧失，因此关键是预防。预防措施如下：

移植前进行补体依赖淋巴细胞毒性试验、流式细胞仪交叉配型、群体反应性抗体和抗人类白细胞抗原抗体的检测可有效地降低 HAR 的发生风险。常规行 FCXM 可检测出受者体内预存的 DSA，阴性有助于减少 HAR；避免使用 CDC>10% 的供肾，可使多数受者避免发生 HAR；PRA 测定有助于发现高致敏受者，以利于采取相应的干预措施，减少或预防 HAR；需要指出，PRA 阴性并不能排除 HAR 的可能性，甚至在亲属供肾肾脏移植受者中也不例外。通过检测受者体内抗 HLA 抗体的种类和抗体滴度，选择适合的供者以避免预存 DSA，可减少或预防 HAR 的发生。

对于肾脏移植高致敏受者，移植前给予脱敏治疗可减少或预防 HAR 的发生。包括：血浆置换或免疫吸附以清除抗 HLA 抗体；大剂量静脉注射人免疫球蛋白可降低抗体水平；清除 B 细胞的方案（多采用利妥昔单抗或包括利妥昔单抗的联合方案）。

（六）治疗

迄今为止 HAR 尚无有效治疗方法，确诊后应尽早切除移植肾，防止其危及受者生命。

二、急性加速性排斥反应

AAR 多发生在肾脏移植术后 2~5 d 内，发生越早，程度越重，严重时可致移植肾破裂出血，移植肾功能迅速丧失。其病因与 HAR 类似，参与的抗体可能有 3 种，即：预存低浓度抗体、记忆 B 细胞新产生的抗体以及供者抗原诱导的 dnDSA 所致。

（一）发病机制

AAR 的发病机制与移植物血管内皮细胞活化有关，此种内皮活化与 HAR 不同，其不需要补体的参与，发生较缓慢，有充分的时间允许内皮细胞新的基因转录和蛋白质合成，称为 II 型内皮细胞活化，与 HAR 的 I 型活化相对应。因此，AAR 并非是 HAR 的迟发形式，而是完全不同的病理过程，也就是说，HAR 的内皮活化由补体级联反应所启动，而 AAR 的内皮活化则由早期的抗原抗体反应所引起。

受者循环中抗供者抗体与移植物血管内皮的结合是启动 II 型内皮细胞活化的最重要因素。II 型内皮活化激活核因子（nuclear factor，NF）-κB 启动一系列基因转录从而导致新的蛋白质合成。其生理学效应主要有两点：①活化内皮细胞的合成作用和多种促炎性介质的表达，包括细胞间黏附分子（intercellular adhesion molecule，ICAM）-1、白细胞介素（interleukin，IL）-2 和选择素 -E，后者是黏附分子的主要成分；②通过组织因子和其他血栓调节因子的增加表达以及血栓调节素的丢失而产生促凝血环境。此两种效应与 AAR 的病理学表现密切相关，包括血管内血栓、纤维素沉积和炎性细胞浸润，炎性细胞主要为 NK 细胞和巨噬细胞。

（二）病理表现

组织病理学主要呈血管性排斥反应，以小血管炎、肾小球炎和动脉纤维素样坏死为主要特征。光学显微镜下可见血管壁内淋巴细胞浸润，血管内纤维蛋白和血小板沉积，管腔内不同程度的血栓形成，小动脉中层纤维素样坏死，肾实质不均匀梗死、出血，间质可有水肿及不同数量的淋巴细胞浸润；免疫荧光和免疫组化可见动脉壁和毛细血管壁 IgM、IgG、C3 和纤维粘连蛋白沉积，肾小管周围毛细血管（peritubular capillary，PTC）基底膜 C4d 沉积。

（三）临床表现

主要为术后移植肾功能恢复过程中突然出现少尿或无尿，移植肾肿胀、疼痛，原已下降的血清肌酐水平又迅速回升，可伴有体温、血压升高、血尿，病情严重，进展迅速，甚至导致移植肾破裂。

（四）诊断

肾脏移植手术后 2~5 d 内出现上述临床表现，应高度怀疑 AAR 的可能性。彩超是首选的辅助检查手段，可提示移植肾血流灌注明显不足，肾皮质 RI 升高，并排除血管栓塞和急性肾后性梗阻等外科因素。由于超声检查对机器的分辨率和操作者的依赖性较强，很难做到标准化，且 RI 本身也相对缺乏特异性，如 DGF、AAR 和肾后性梗阻均可造成 RI 值的升高，故彩超检查并不能作为确诊的依据。最终确诊需行移植肾穿刺活检，病理改变主要为血管病变。

（五）治疗

AAR 治疗困难，一旦明确诊断应尽早应用兔抗人胸腺细胞免疫球蛋白治疗，一般疗程为 5~7 d，可联合应用血浆置换或免疫吸附和 IVIG 治疗；DSA 阳性者尽早使用血浆置换，以清除循环中的抗体和免疫复合物，同时可行持续性肾脏替代治疗（continuous renal replacement therapy，CRRT）清除炎性因子，减轻对移植肾的损害。

应用抗体治疗期间，需密切观察相关的不良反应，如细胞因子释放综合征、变态反应、骨髓抑制等，可在首次应用前给予小剂量肾上腺皮质激素和抗组胺类药物以减少血清反应；同时警惕发生严重感染，如巨细胞病毒和真菌感染等，经过抗体冲击治疗不能逆转或挽救者，需综合评估继续冲击所承担的致命感染风险，以决定是否停用上述免疫抑制剂或切除移植肾。

（六）预防

与 HAR 的预防相同。

三、急性排斥反应

AR 是最常见的排斥反应类型，多发生在肾脏移植后早期，由于各种新型免疫抑制剂的不断推出，其发生率在逐步下降，目前 1 年内 AR 发生率低于 15%。由于移植后远期（如 5 年、10 年以上）偶可发生 AR 且症状多不典型，如不能及时发现和处理可导致移植肾严重损害甚或失功，因此，及时诊断和恰当治疗 AR 仍然是现阶段的重要课题。移植肾穿刺活检是确诊 AR 的金标准，病理诊断分类采用国际统一的 Banff 标准，根据该标准将 AR 分为急性 TCMR 和急性 AMR 两大类。

（一）急性 TCMR

TCMR 是急性排斥反应最常见的临床类型，约占 90%，多发生在移植后的前 3 个月内，移植 1 年后偶尔发生。危险因素包括：供受者 HLA 错配数较多、移植物损伤、免疫抑制不足、再次或多次肾脏移植、DGF、高血压、受者服用免疫抑制剂的耐受性和依从性差等。

1. 发病机制 急性 TCMR 发病机制是由细胞毒 T 淋巴细胞（cytotoxic T lymphocyte, CTL）、活化的巨噬细胞以及 NK 细胞介导的细胞毒性免疫损伤，本质是在异抗原刺激下 T 细胞的活化、IL-2 的产生和致敏 T 细胞大量的克隆增殖。TCMR 是早期移植肾失功的独立危险因素，可增加 AMR 发生风险，并影响受者预后。

2. 病理表现 急性 TCMR 特征性病理学表现包括 3 个方面：移植肾组织间质内单个核炎性细胞浸润；肾小管上皮炎和（或）血管内皮炎。间质内弥漫性炎性细胞的浸润对诊断急性 TCMR 仅具有提示作用，其确定诊断还需要在此基础上有肾小管上皮炎和（或）血管内皮炎的表现，严重的 TCMR 可出现血管内皮炎，导致移植肾动脉分支血液循环障碍甚至肾组织缺血坏死。

3. 临床表现 急性 TCMR 最常发生于移植后 1 个月内，典型的临床表现为无明确原因的尿量减少、连续几日体质量增加、已下降的血清肌酐又持续回升、移植肾肿胀和压痛、出现蛋白尿和血尿，突发的不可解释的血压升高、发热（以低热为主）、乏力、关节酸痛、食欲减退、心动过速、烦躁不安等。随着新型免疫抑制剂的开发应用以及临床经验的积累和丰富，急性 TCMR 常常程度较轻且多被早期纠正，上述典型临床表现已很少出现，往往表现平缓和隐蔽。如果出现明显的重度 TCMR 并伴有肾实质梗死以及动脉或小动脉的血栓形成，受累的移植肾多数将在 1 年内丧失功能。

4. 诊断 出现上述临床表现需要高度怀疑急性 TCMR。移植肾彩超提示肾血管 RI 升高，并排除血管及输尿管等外科并发症。确诊需行移植肾穿刺活检，Banff 病理学分级中将 TCMR 按轻重程度分为 3 级。对于有预致敏史受者应及时检测 PRA 水平和 DSA 排除急性 AMR 的可能。

5. 治疗和预后 激素冲击疗法仍是急性 TCMR 的一线治疗方案，对激素难治性 TCMR，应尽早给予 ATG 或抗人 T 细胞免疫球蛋白治疗。移植肾病理活检证实排斥反应的诊断，对其组织学类型和严重程度进行分类是治疗的关键，轻中度急性 TCMR（Banff 分级 ≤ Ⅰ B 级），如激素冲击疗法有效，静脉滴注后，可口服激素维持；重度急性 TCMR（Banff 分级 ≥ Ⅱ A 级）常需要 ATG 或 ALG 治疗，同时给予抗生素以预防感染，并根据免疫抑制剂的血药浓度调整口服药物剂量和治疗方案。

成功治疗的急性 TCMR 既不会导致移植肾组织病理学后果，也不会导致移植肾失功，但是，反复发生或程度严重的急性 TCMR 可导致移植肾功能不全，难能完全恢复。

（二）急性 AMR

AMR 又称体液性排斥反应（humoral rejection），主要由抗体、补体等多种体液免疫成分参与所致的免疫损伤。随着对 TCMR 的有效控制，以及对 AMR 发病机制及移植肾病理学特征研究的深入，AMR 已成为排斥反应预防和诊治的核心内容。AMR 是导致移植肾急性或慢性失功的重要原因，显著降低移植肾的近期和长期存活率。

1. 发病机制 目前已对 AMR 发病机制的研究做了大量的工作。急性 AMR 均由 DSA 所介导，包括预存 DSA 和 dnDSA，绝大多数由 HLA 产生，少数由针对 ABO 血型抗原和其它多态性非 HLA 抗原产生。当受者因输血、妊娠以及前次肾移植等原因导致对同种 HLA 和（或）非 HLA 抗原致敏，而预存 DSA 水平较低或淋巴毒作用很弱时，受者体内的抗原特异性记忆性 B 细胞可在接触相应供者抗原后被激活，迅速产生大量 dnDSA，从而介导严重的体液性损伤。

近年来，调控 AMR 的细胞学和分子学机制得以深入研究，DSA 由 B 细胞活化产生，DSA 与内皮细胞表面的抗原分子结合后，通过补体依赖和非补体依赖两条途径激活淋巴细胞，使 NK 细胞、多形核中性粒细胞和巨噬细胞聚集，从而导致毛细血管炎和最终的组织损伤。急性 AMR 内皮细胞损伤表现为血小板聚集，血栓性微血管病和中性粒细胞聚集，导致早期内皮细胞坏死和同种异体移植肾功能迅速下降。

2. 病理表现 急性 AMR 的主要靶位为移植肾实质内广泛的微血管床，其典型病理改变包括肾小球炎（glomerulitis）、PTC 和动脉内膜炎甚至动脉管壁纤维素样坏死，后者提示病变严重。免疫荧光或免疫酶组织化学染色可见 PTC 内皮线样的 C4d 阳性沉积。

3. 临床表现 ①突然尿量显著减少并进行性加重，伴体质量增加；②已经恢复正常或正在恢复中的血清肌酐水平快速回升；③绝大多数发生在术后 2 周内，尤其是术后 1 周内；④如未及时诊断及处理常在 2~3 d 内进展到需要血液透析治疗的程度；⑤大剂量激素冲击治疗或 ATG、ALG 治疗效果均不佳；⑥移植肾彩超提示早期移植肾无明显增大，血流尚丰富，RI 正常或轻度增高，随着排斥反应病理损伤的进展，移植肾常常出现肿胀，血流减少，RI 增高，甚至无明显血流。

4. 诊断 出现上述临床表现，尤其是有致敏史的受者应高度警惕急性 AMR。

诊断急性 AMR 三联征：急性组织损伤的形态学证据、抗体活性的免疫病理学证据、针对Ⅰ类和（或）Ⅱ类 HLA 抗原和（或）非 HLA 抗原的循环 DSA。急性 AMR 诊断必须具备的组织损伤形态学特征包括肾小管周围毛细血管炎、肾小球炎、动脉纤维素样坏死；急性 AMR 诊断可基于 DSA 阳性与活检组织病理学检查结果，其重要标志是 PTC 补体成分 C4d 的广泛沉积，C4d 沉积在 PTC 基底膜的胶原上，是 AMR 有关的补体激活的标志之一。

因此，移植术后早期 DSA 监测联合活检组织 C4d 沉积，有助于及时确诊 AMR；然而，仅凭 C4d 染色的诊断标准可能会漏诊部分 AMR，C4d 阴性的受者可结合其他分子生物学指标（C1q、C3d）诊断 AMR。

C4d 阳性 AMR 诊断标准：移植肾功能减退；血清学 DSA 抗体阳性；PTC 基底膜 C4d 沉积；明显的组织损伤形态学特征。

C4d 阴性 AMR 诊断标准：移植肾功能减退；血清学 DSA 抗体阳性；肾小管周围毛细血管未见 C4d 沉积；内皮细胞活化（W/F、PECAM、SELE 等 mRNA 水平增高）和（或）肾小管和（或）毛细血管内皮细胞 CD31$^+$Ki67$^+$；明显的组织损伤形态学特征。

事实上，并非当前所能检测到的 DSA 和 C4d 等生物标志物都可以导致移植物的损伤甚至快速失功。因此，DSA 检测、C4d 评估和组织学检查的局限性促进了人们探索诊断 AMR 其他方法的热情。分子病理学技术就是其中一个热点，研究发现，在 AMR 的组织中不论 C4d 表达与否，均有内皮细胞相关转录因子（endothelial cell-associated transcripts，ENDATs）的表达。相比于 C4d，ENDATs 表达能更好地预测移植物丢失，灵敏度高，但特异度较差。此外，系统生物学（转录组学、蛋白组学、代谢组学）、血液尿液细胞因子检测和影像学技术在 AMR 的诊断方面已显示出了良好的应用前景。现代影像学技术作为一项无创性检查手段能够评估肾脏移植术后 AR 发生时肾内的氧合情况，目前血氧水平依赖功能磁共振成像（blood-oxygen-level-dependent MRI，BOLD-MRI）已成为功能磁共振成像中的主流方法，而超声造影技术的诊断价值也在临床研究中为临床医师提供了新的诊断思路和手段；分子分型有助于识别移植肾失功的高风险，可纳入 AMR 的诊断标准；微小核糖核酸（micro ribonucleic acid，miRNA）亦对 AMR 诊断有一定价值。

5. 预防 急性 AMR 一旦发生，移植肾损伤往往较重且治疗困难，常可导致早期移植肾失功。因此，积极预防是其关键。已知 AMR 主要由 DSA 所介导，因此避开预存 DSA 及有效预防和抑制 dnDSA 的产生是减少 AMR 的关键，具体措施如下：①肾脏移植前重视受者抗 HLA 抗体的动态检测，了解受者的致敏程度、特异性抗体位点及其滴度，为移植前供、受者免疫学选择提供重要的依据。②肾脏移植前重视供受者 HLA 配型，按交叉反应或氨基酸残基配型策略选择可接受性错配抗原和（或）错配抗原较少的供体，可有效预防 dnDSA 的产生，从而减少急性 AMR；对于高致敏肾脏移植受者选择避开预存 DSA 的供体可有效预防 AMR 的产生。③对 DSA 弱阳性受者可进行脱敏治疗：采用抑制体内 B 细胞活性制剂（如静脉滴注人源性 CD20 单克隆抗体）、IVIG、免疫吸附或血浆置换治疗、抗浆细胞活性制剂（如蛋白酶抑制剂）等。清除体内产生的 DSA，减轻 AMR 对移植物的损害；避免对不经处理的高致敏受者进行肾脏移植；移植术前尽量避免或减少输血；对 DSA 较强和（或）CDC 显著阳性，脱敏治疗效果往往不理想，实施肾脏移植风险较大。

6. 治疗 治疗急性 AMR 的主要目的是去除现有抗体并抑制其再度生成。与单纯的细胞介导的 TCMR 治疗相比，前者治疗效果较差。早期诊断和积极治疗对于挽救移植肾至关重要，基于不同 AMR 受者的临床病理特点，采取相应的个体化免疫治疗方案，减轻或延缓其对移植肾功能的损害，对提高 AMR 救治成功率具有重要的现实意义。可采用的治疗措施包括：①清除受者体内已有的抗体，血浆置换和免疫吸附等；②阻断或延迟抗体介导的初级和次级组织损伤作用，IVIG 等；③抑制或清除体内抗体的继续产生，应用抗 B

细胞药物（CD20 单克隆抗体，如利妥昔单抗）、抗浆细胞活性制剂（如蛋白酶体抑制剂硼替佐咪）、抗 C5 单抗（依库利单抗）等。

由于治疗策略尚缺乏标准化，使用剂量和频率亦不一而同，且常与其他药物联合应用，因此对于以上这些治疗措施的相对重要性仍难以评估。

四、慢性排斥反应

随着新型免疫抑制剂的不断问世，移植肾脏近期存活率得到稳步提高，但远期存活率却不尽人意，近半数的移植肾脏功能在 10 年内逐渐丧失。尽管原因是多方面的，但影响移植肾脏长期存活的主要障碍仍为 CR，如何维持长期良好的移植肾脏功能和受者生活质量是目前移植领域的研究热点。

（一）危险因素

CR 是移植肾或组织功能逐渐而缓慢恶化的一种排斥反应，一般发生于移植手术 3 个月之后，持续 6 个月以上，并且有特征性组织学和影像学变化。大多数 CR 的病因是多重性的，同时包括免疫性和非免疫性的肾脏损伤机制。

其中免疫因素包括急性排斥反应、组织相容性差、既往致敏史、DSA（HLA 和非 HLA 抗体）、免疫抑制剂剂量不足等。而非免疫因素则更广泛，包括缺血－再灌注损伤、DGF、老年和扩大标准的尸体器官捐献供肾、供者和受者肾脏大小不匹配、钙神经蛋白抑制剂肾毒性、高血压、高血脂、吸烟及 CMV 感染等。

（二）病理表现

CR 典型的病理学特点：移植肾血管内膜、管壁平滑肌和纤维母细胞明显增生，管壁呈同心圆状明显增厚，典型时出现"洋葱皮样"外观，最终导致管腔部分或完全阻塞，肾实质缺血坏死、萎缩及纤维化。

（三）临床诊断

目前对移植肾 CR 临床及病理特点的认识尚不充分，一些受者的移植肾功能化验检查结果正常，却已存在与 CR 相似的病理学变化。因此，必须确定严格的 CR 临床诊断标准。移植肾 CR 的诊断标准应包括以下 4 个方面：①移植肾的组织学变化符合 Banff 标准中的 CR 组织学表现，肾血管、肾小球和肾小管间质变化的性质和程度的诊断；②移植肾功能进行性减退，应当至少连续 10 次检测 Scr 水平，或以 3 个月为期限动态观察 Scr 的变化，并以 Scr 的倒数来评价移植肾功能的减退；③发生时间应在肾脏移植术后 3 个月以上；④排除其他原因造成的移植肾功能异常。

（四）预防

由于移植肾 CR 尚无理想的治疗手段，因此，重点在于预防。移植肾 CR 的高危因素包括既往 AR、HLA 非匹配移植、受者年龄 <14 岁、供者受者年龄差异大（如年轻受者老年供者）

和高血压、免疫抑制剂剂量不足、患者依从性不良和术后 dnDSA 阳性等，采取相应措施将有利于 CR 的预防。由于 CR 病因复杂、机制不甚明确以及治疗较为棘手，建立肾脏移植受者免疫状态的实时监测、识别与评价指标体系，将有助于 CR 的发现；肾脏移植后定期进行 DSA 检测，及时清除或灭活 DSA、抑制移植后 dnDSA 生成可有效预防 CR 发生。

（五）治疗

对于已经进展为慢性活动性排斥反应，目前尚缺乏有效的治疗手段。临床上常采用在移植肾穿刺病理组织学结果的基础上，结合其临床表现，积极寻找引起 CR 的原因，制订针对性的治疗方案，部分病例的病情可能会得到缓解和稳定，甚至好转。对于明确的 DSA 升高的 CR 受者，如尚处于病变的早期，可采用血浆置换联合 IVIG 等措施，或许收获一定的疗效，但缺乏大样本研究的证据。对于肾脏移植术后代谢性疾病或 CNI 肾毒性等非免疫因素导致的移植肾功能下降，应加强血压、血糖、血脂、血尿酸等的管理，调整和优化免疫抑制剂治疗方案。

排斥反应是影响移植肾长期存活的主要并发症，其危险因素是多方面的，临床和病理表现亦呈多样化。移植肾穿刺活检是诊断排斥反应的重要方法，为临床制订有效的治疗措施提供可靠的依据。临床上 TCMR 较多见，及时处理多可以逆转，而 AMR（包括 HAR、AAR、急性 AMR 和 CR）却能导致移植物失功。AMR 的发病机制、病理表现和防治措施的研究正在进一步深入。近年来，国外的免疫组织学与分子生物学研究发现，移植肾排斥反应病理损伤在一定时限内存在逆转的可能性，这对进一步探索肾脏移植后排斥反应的发生机制、提高移植物的长期存活具有重要意义。

（刘志佳　石炳毅　门同义）

第十二节　慢性移植肾损害

慢性移植肾功能不全是指移植肾发生进行性、不可逆的功能缓慢丧失，肾组织可出现广泛的血管病变、间质纤维化、肾小球硬化及肾小管萎缩等病理表现，临床上常表现为进行性蛋白尿、高血压和血清肌酐升高，是一个多因素相互作用、序贯发展的动态变化过程。慢性移植肾功能不全病因复杂，临床表现不典型，及时明确病因是精准治疗的前提。为了进一步规范慢性移植肾功能不全的诊断和治疗，中华医学会器官移植学分会组织器官移植学专家从慢性移植肾功能不全的诊断思路和治疗原则、移植肾复发肾小球疾病、钙神经蛋白抑制剂肾损伤等方面，制订本规范。

一、慢性移植肾功能不全的诊断

（一）慢性移植肾功能不全的常见病因及其诊断要点

慢性移植肾功能不全是指移植肾功能缓慢恶化，表现为血清肌酐（serum creatinine,

Scr）和血清尿素氮（blood urea nitrogen，BUN）缓慢上升，移植肾小球滤过率缓慢下降。慢性移植肾功能不全发生率很高，其病因多种多样，故需结合临床表现、辅助检查结果尽可能明确病因。慢性移植肾功能不全的常见病因、临床表现和诊断要点详见表 2-12-1。

表 2-12-1　慢性移植肾功能不全的常见病因、临床表现和诊断要点

病　因	主要临床表现	诊 断 要 点
新发或复发肾小球疾病	Scr升高、蛋白尿、血尿	临床缺乏特异性，需行移植肾活检以明确诊断
慢性细胞性排斥反应	Scr升高	移植肾活检明确诊断
慢性体液性排斥反应	早期出现单纯蛋白尿，晚期出现Scr升高合并蛋白尿	DSA阳性可辅助诊断，移植肾活检可明确诊断
CNI肾损伤	Scr升高，蛋白尿少见	长期CNI血药浓度高，移植肾活检可明确诊断
BKVN	Scr升高，蛋白尿少见	血、尿BK病毒升高，尿Decoy细胞阳性，移植肾活检可明确诊断
复发的肾盂肾炎	反复发作的高热、移植肾区疼痛、Scr升高、尿白细胞阳性	中段尿细菌培养阳性
移植肾动脉狭窄	血压升高，Scr逐渐升高	移植肾动脉超声、MRI或CT血管成像、数字减影血管造影可明确诊断
尿路梗阻	尿量减少，Scr升高，部分伴有移植肾胀痛	移植肾超声、移植肾MRI尿路成像、肾盂输尿管顺行造影可明确诊断

BKVN 为 BK 病毒性肾病；DSA 为供体特异性抗体；活检为活组织检查

（二）辅助检查

临床表现为慢性移植肾功能不全的病人需要做以下检查。

1. 实验室检查

（1）常规需筛查的检查：血常规，肝、肾功能，凝血功能，群体反应性抗体，血胞浆型抗中性粒细胞胞浆抗体（cytoplasmic anti-neutrophil cytoplasmic antibody，cANCA）、核周型抗中性粒细胞胞浆抗体（perinuclear anti-neutrophil cytoplasmic antibody，pANCA），T、B 淋巴细胞亚群，体液免疫功能，血 C3、C4，血、尿 BK 病毒 DNA，尿常规，尿沉渣，24 h 尿蛋白定量，肾小管功能 [N- 乙酰 - β -D 氨基葡萄糖苷酶（N-acetyl- β -D-glucosaminidase，NAG）、视黄醇结合蛋白（retinol binding protein，RBP）] 等。

（2）可选择的检查：血磷脂酶 A_2 受体（phospholipase A_2 receptor，PLA_2R）抗体、血清免疫蛋白电泳、血清蛋白电泳、血清免疫固定电泳、血清游离轻链、中段尿细菌培养等。

2. 影像学检查　移植肾超声可以显示移植肾大小、形态、皮质、髓质、肾盂、输尿管、各级动脉血流、皮质血流，可初步判断肾前性、肾性、肾后性因素。若出现与肾功能不相符的血压升高、移植肾区血管杂音，则可通过移植肾血管超声检查初步诊断肾动脉狭窄，CT 或 MRI 血管成像可明确诊断。CT 或 MRI 尿路成像可以明确尿路梗阻的位置及程度。

器官移植临床技术

3. 移植肾活组织检查 移植肾活组织检查在明确慢性移植肾功能不全的病因上有重要价值。移植肾活检可以明确慢性细胞性排斥反应、慢性体液性排斥反应、慢性混合性排斥反应、CNI 肾损伤、BK 病毒性肾病（BK virus nephropathy，BKVN）、新发或复发肾小球疾病等。

移植肾活检要求移植肾组织取材合格（Banff 标准），行光学显微镜 [简称 "光镜"，包括苏木素 – 伊红（hematoxylin-eosin，HE），过碘酸 – 雪夫（periodic acid-Schiff，PAS），过碘酸六胺银（periodic acid-silver methenamine，PASM），Masson 染色等]、免疫荧光（IgG、IgA、IgM、C3、C1q、C4d）和电子显微镜等综合、全面的病理学检查，提高诊断效率，避免漏诊和误诊。还有一些特殊的疾病需要行特殊组织染色病理学检查，如 IgG 亚型，κ、λ 轻链染色，肾组织 PLA$_2$R 染色，刚果红染色，Ⅳ型胶原染色等。

二、治疗原则

慢性移植肾功能不全尽量要明确病因，尽可能采用针对病因的治疗（表 2-12-2）。同时存在多个病因时，需要综合考虑，抓住主要矛盾，权衡利弊，尽可能延长人 / 移植肾存活时间。

表 2-12-2　导致慢性移植肾功能不全的常见病治疗原则

病　因	治　疗　原　则
新发或复发肾小球疾病	针对不同复发疾病采用不同的办法
慢性细胞性排斥反应	增强免疫抑制强度，加大免疫抑制剂剂量，转换免疫抑制较强的免疫抑制剂方案
慢性体液性排斥反应	增强免疫抑制强度，加大免疫抑制剂剂量，转换免疫抑制较强的免疫抑制剂方案 去除抗体治疗：免疫吸附、血浆置换；大剂量丙种球蛋白；利妥昔单抗、硼替佐米、卡非佐米等
CNI肾损伤	减少CNI药物剂量，调低血药浓度 将CNI换为西罗莫司（或依维莫司）、贝拉西普等药物
BKVN	降低免疫抑制强度，调整免疫抑制剂方案 抗病毒治疗
复发的肾盂肾炎	明确病原体，药物试验敏感的抗生素足疗程治疗 排除梗阻因素，调整免疫抑制剂方案
移植肾动脉狭窄	介入治疗：球囊扩张，血管支架置入 移植肾动脉狭窄段再次成型术
尿路梗阻	移植肾输尿管支架置入；输尿管狭窄段扩张；输尿管狭窄段切除再次成形术

三、移植肾复发肾小球疾病的诊断和治疗

（一）IgA 肾病

1. 临床表现 组织学复发率为 50%~60%，临床表现复发率为 15%~30%。患者出现

158

镜下血尿和蛋白尿，绝大部分不伴有移植肾功能不全，部分患者出现肉眼血尿和急进性移植肾功能不全。

2. 复发高危因素 合并新月体肾炎、年轻受者、肾脏移植术后糖皮质激素剂量减低或者无糖皮质激素。

3. 诊断 移植肾活检可明确诊断。光镜下表现为肾小球系膜增生、部分伴有新月体，部分可以表现为局灶节段硬化或者增殖性病变，系膜区可见免疫复合物沉积；免疫荧光典型表现是 IgA 在系膜区沉积，个别沿系膜区和血管襻沉积，伴有 C3 在对应区域沉积；电镜下表现为系膜增生和系膜区电子致密物（图 2-12-1）。

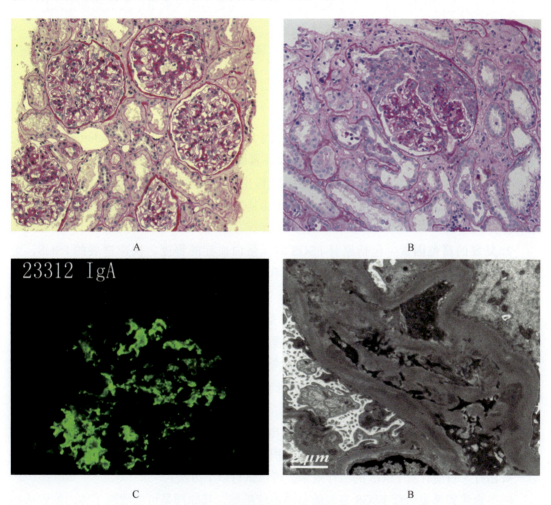

A

B

C

B

图 2-12-1 IgA 肾病复发的移植肾活检病理学表现

A 图示：肾小球系膜增生，壁层上皮细胞增生（PAS，×200）；B 图示新月体形成，临近毛细血管襻受压，余毛细血管襻开放良好，肾小管和间质血管未见明确病变（PAS，×200）；C 图示系膜区 IgA 沉积，对应区域系膜增生（免疫荧光，×400）；D 图示电镜下可见肾小球系膜增生，系膜区可见电子致密物

4. 治疗 IgA 肾病复发的治疗包括：

（1）糖皮质激素，常用起始剂量为 0.5 mg/（kg·d），根据控制情况逐渐减量，维持剂量为 10 mg/d。糖皮质激素每日剂量 ≥10 mg 可以减少复发，并可以减轻蛋白尿和血尿；

（2）血管紧张素转化酶抑制药或血管紧张素受体拮抗药可以抑制肾小球系膜增生，减轻血尿；

（3）大黄提取物可以抑制系膜增殖，减轻血尿；

（4）伴有新月体肾炎的移植肾 IgA 肾病患者，需要使用大剂量甲泼尼龙冲击治疗、环磷酰胺和血浆置换，但是其预后仍然较差；

（5）反复发作的扁桃体炎可能是引起 IgA 肾病复发的原因，切除扁桃体可以改善 IgA 肾病的预后。

（二）局灶性节段性肾小球硬化

1. 临床表现 局灶性节段性肾小球硬化（focal segmental glomerulosclerosis，FSGS）早期复发的病人表现为超大量蛋白尿，可以在肾脏移植后数小时至数日内复发，可以出现移植肾功能延迟恢复，而晚期可以在肾脏移植数月或者数年后呈隐匿性复发。成人 FSGS 复发平均时间为 7.5 个月，而儿童的平均复发时间为 2 周，重度低蛋白血症会伴有水肿。

2. 复发的高危因素 包括原肾 FSGS 时低蛋白血症的程度，快速进展的 FSGS，重度系膜增殖和年轻受者。儿童 FSGS 复发率是成人的 5 倍，而亲属肾脏移植也更容易复发。

3. 诊断 FSGS 复发光镜下表现以肾小球病变为主，表现为系膜增生，可见节段硬化，部分有球囊粘连，部分有足细胞肿胀。肾小管上皮细胞刷状缘脱落，间质中可见泡沫细胞。血管病变较为轻微。免疫荧光未见免疫复合物沉积。FSGS 复发早期光镜下不一定可见局灶节段硬化，病理上主要表现为损伤足细胞（图 2-12-2），足细胞损伤的顺序是足细胞足突广泛融合、细胞质的绒毛转变、足突脱落、毛细血管内泡沫细胞的积累。免疫荧光一般全阴性，部分病人伴有非特异性 IgM 沉积。电镜下见足突广泛融合，扁平，足细胞胞质内空泡。基膜内和内皮下未见明显电子致密沉积。

4. 治疗 目前针对 FSGS 的治疗效果，可以试行以下方法：

（1）血浆置换是治疗 FSGS 复发的有效治疗措施，其原理是可能清除了体内的致病物质，但是很容易复发。

（2）免疫抑制方案建议转换为以环孢素为基础的方案，环孢素血药谷浓度 >200 ng/mL。

（3）利妥昔单抗（抗 CD20 单抗）治疗 FSGS 复发有效，利妥昔单抗通过清除 B 淋巴细胞和直接保护足细胞产生作用，用法是 375 mg/m²。疗程没有统一共识，根据患者身体情况和治疗效果来调整。

（4）其他药物，抗 CD80 单抗（阿巴西普）对利妥昔单抗耐药的 FSGS 患者有效，这部分患者特点是肾小球足细胞上表达 B7-1，可以作为 FSGS 复发的备选药物。

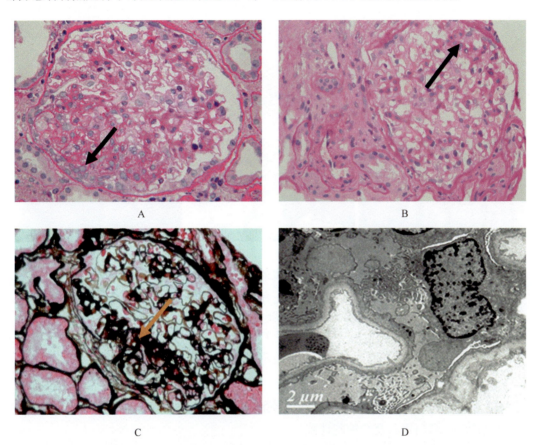

图 2-12-2　局灶性节段性肾小球硬化复发的移植肾活检病理学表现

A 图示光镜下可见局灶节段硬化伴有足细胞增生（PAS，×400）；B 图示局灶节段硬化（PAS，×400）；C 图中箭头所示局灶节段硬化病变（PASM，×400）；D 图示电镜下可见足突融合，足细胞胞质内空泡，基膜内和内皮下未见明显电子致密沉积

（三）膜性肾病

1. 临床表现　肾脏移植后膜性肾病复发率为 40% 左右，可以发生在术后早期（术后 1~2 周），大部分为晚期，平均复发时间为 12 个月，临床表现为蛋白尿，部分患者合并血尿和 Scr 升高，少部分患者合并低蛋白血症和水肿。

2. 致病机制　膜性肾病复发与体内存在抗 PLA_2R 抗体有关，抗 PLA_2R 抗体滴度越高，复发概率越高，且时间越短，而无抗 PLA_2R 抗体的患者复发时间延长。而移植后新发膜性肾病不同，其大部分体内抗 PLA_2R 抗体阴性，提示可能为另一种发病机制。

3. 诊断　光镜下病理表现为肾小球毛细血管襻僵硬，外周襻分层，PASM 染色下可见钉突形成（图 2-12-3）。而免疫荧光可见 IgG 沿血管襻颗粒样沉积，同时伴有 C3 沉积。

C4d 染色和 PLA₂R 免疫组织化学染色有助于鉴别移植后新发和复发膜性肾病，复发患者 PLA₂R 染色阳性，而新发患者大部分为 PLA₂R 染色阴性。

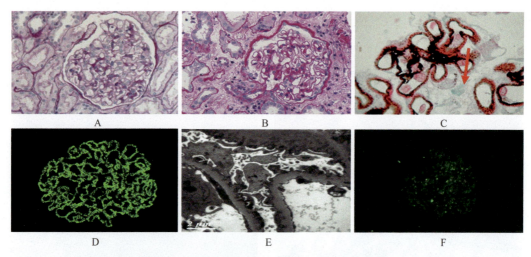

图 2-12-3　膜性肾病复发的移植肾活检病理学表现

A、B 图示肾小球毛细血管襻僵硬，走行不规则（PAS，×400）；C 图示肾小球基底膜外侧可见钉突形成（PASM，×400）；D 图示肾小球血管襻 IgG 颗粒状沉积（免疫荧光，×400）；E 图示电镜下可见肾小球上皮侧电子致密物沉积；F 图示肾组织内 PLA₂R 阳性（免疫荧光，×400）

4. 治疗

（1）基础治疗：ACEI、ARB 类药物减轻蛋白尿。雷公藤总苷（20 mg 口服，3 次 /d），监测肝功能、血清白蛋白及粒细胞计数。

（2）血清抗 PLA₂R 抗体阳性的复发患者，使用利妥昔单抗治疗有效，使用利妥昔单抗治疗后可以降低血清抗 PLA₂R 抗体滴度，缓解蛋白尿。这部分患者需要定期监测血清抗 PLA₂R 抗体滴度，以判断病情程度。

（3）而肾组织 PLA₂R 染色可以提高复发膜性肾病检出率，这部分患者同样可以使用利妥昔单抗治疗，取得较好的效果。

（4）加大泼尼松剂量对治疗无效果，不建议加大泼尼松剂量来治疗。

（四）C3 肾小球病

C3 肾小球病是最近几年提出的一个新的诊断名词，包括 C3 肾小球肾炎和致密物沉积病（dense deposit disease，DDD），C3 肾小球肾炎在肾脏移植后复发率为 66%，肾脏移植术后 DDD 复发率为 80%~100%。

1. 临床表现　C3 肾病复发表现为血尿、蛋白尿，部分患者伴有肾功能不全。血液中补体水平持续偏低。

2. 诊断　光镜下表现为膜增生性肾小球肾炎(membranoproliferative glomerulonephritis,

MPGN）样改变，还可以表现为系膜增生性改变（图 2-12-4）。免疫荧光以 C3 沉积为主，通常为线状或粗颗粒状，沿着毛细血管壁，而 C4 和 C1q 等经典途径的补体成分为阴性。电镜下观察肾小球内基底膜内、上皮侧和内皮下可见电子致密物。系膜区可见重度系膜增生，部分患者可见内皮细胞增生，襻内可见浸润细胞。

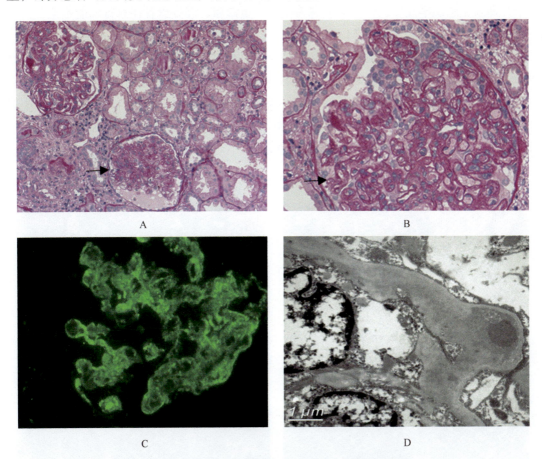

图 2-12-4　C3 肾小球病复发的移植肾活检病理学表现

A 图示肾小球内系膜区重度增生，襻内可见细胞浸润（箭头）（PAS，×200）；B 图示部分系膜插入基底膜内，形成双轨样改变，部分表现为毛细血管内皮细胞增生（箭头）（PAS，×400）；C 图示肾小球系膜区和血管襻均可见 C3 沉积，部分病人沉积在血管襻（免疫荧光，×400）；D 图示电镜下肾小球系膜区和血管襻均可见电子致密物沉积

3. 治疗　由于 C3 肾小球病主要病因与补体变异相关，因此在治疗上传统治疗药物效果欠佳，糖皮质激素、细胞毒性药物、免疫抑制剂无明显效果。同样，血浆置换、利妥昔单抗治疗效果欠佳。

目前最有效的治疗方法是针对补体 C5a 的单克隆抗体——依库珠单抗（eculizumab），有个案报道使用依库珠单抗可以降低移植后复发 DDD 患者的尿蛋白和 Scr 水平，需要更大样本量的研究验证其治疗效果。

（五）增生性肾小球肾炎合并单克隆 IgG 沉积

1. 临床表现 增生性肾小球肾炎合并单克隆 IgG 沉积（proliferative glomerulonephritis with monoclonal IgG deposits，PGNMID）肾脏移植后复发率高达 80%~90%，可以在术后 2 个月即发生组织学复发，临床上表现为血尿、蛋白尿，部分患者伴有肾功能不全，只有极少数患者血液中可以检测到 M 蛋白。

2. 诊断 主要依靠病理诊断，光镜下肾小球病变常表现为膜增生性病变、弥漫增生性病变，部分患者表现为膜性病变的特点，比较少见的是单纯的系膜增生性病变（图 2-12-5）。免疫荧光在诊断该类疾病中具有重要地位，IgG 沉积在毛细血管襻，荧光染色显示肾小球沉积物为单克隆，单一 IgG 亚型（IgG_1，IgG_2，IgG_3 或 IgG_4）阳性，单一轻链（κ 或 λ）阳性，其中最常见的是 IgG_3κ 型（图 2-12-6）。

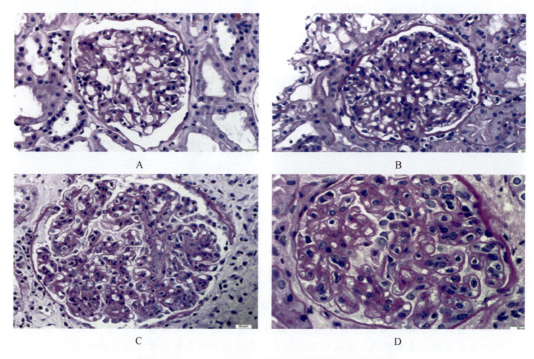

图 2-12-5 PGNMID 复发的移植肾活检病理学表现

A 图示轻度系膜增生（PAS，×400）；B 图示重度系膜增生（PAS，×400）；C 图示毛细血管内增生（PAS，×400）；D 图示系膜增生性病变（PAS，×400）

3. 治疗 移植肾 PGNMID 属于浆细胞疾病，既往被诊断为 MPGN，采用糖皮质激素、环磷酰胺等药物治疗，效果欠佳。建议使用蛋白酶体抑制剂如硼替佐米治疗自体肾 PGNMID 有效，利妥昔单抗对部分患者有效，也有报道使用沙利度胺联合地塞米松方案有效。自体干细胞移植可能有效，目前未见成功报道。

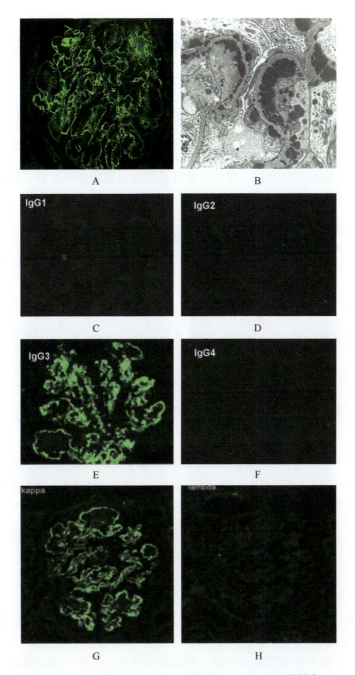

图 2-12-6 PGNMID 复发的移植肾活检免疫荧光及电镜表现

A 图示免疫荧光 IgG 沉积在毛细血管襻（免疫荧光，×400）；B 图示电镜下肾小球沉积物呈颗粒状，通常无特殊超微结构，通常沉积在内皮下和系膜区，伴或不伴上皮侧沉积；C~F 图示免疫荧光 IgG 亚型仅 IgG_3 阳性（免疫荧光，×400）；G、H 图示轻链染色仅 κ 染色阳性（免疫荧光，×400）

四、CNI 类免疫抑制剂相关移植肾损伤

（一）急性 CNI 移植肾损伤

1. 临床表现常以 Scr 急性升高为主要表现，部分患者伴有 CNI 其他不良反应，如震颤、血糖升高、失眠等，少尿较为少见。

2. 诊断临床上有 CNI 血药浓度高和毒性反应，Scr 升高，病理上可以进一步确诊，光镜下可见肾小管上皮显著空泡化。部分患者可表现为内膜黏液样水肿，管腔重度闭塞，表现为血栓性微血管病（图 2-12-7）。

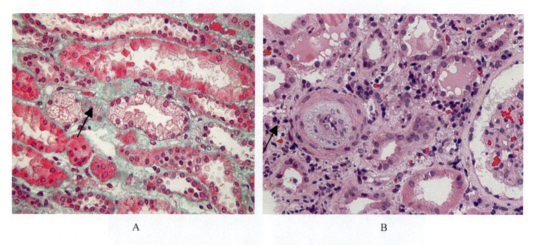

A   B

图 2-12-7　急性 CNI 肾损伤的移植肾活检病理学表现

A 图示肾小管上皮等立方空泡变性（Masson，×400）；B 图示急性 CNI 肾损伤导致的移植肾间质血管内膜黏液样水肿，管腔狭窄，血栓性微血管病样表现（PAS，×400）

3. 治疗治疗上主要以短暂停药和减药为主，调整血药浓度至合适范围。对于无法耐受 CNI 药物治疗者，可以停用 CNI，转换为西罗莫司等药物。

（二）慢性 CNI 移植肾损伤

1. 临床表现　主要发生在肾脏移植术后 6 个月以上患者，主要临床表现为 Scr 升高，一般无蛋白尿和血尿。

2. 诊断　需要临床和病理结合诊断。病理改变表现为 3 个方面：血管（小动脉透明变性）、肾小管间质（肾小管萎缩和间质纤维化）和肾小球（Bowman 囊的增厚和纤维化、局灶性节段性或全球性肾小球硬化）（图 2-12-8）。但是这些病理改变并无特异性，需要结合临床考虑。

3. 治疗　对慢性 CNI 肾损伤缺乏特效治疗药物，目前有效的办法如下：

（1）CNI 最小化方案，将环孢素或他克莫司的剂量调整至较低的目标水平。通过减少 CNI 用量，可以部分避免 CNI 肾损伤，但可能增加排斥反应的风险。

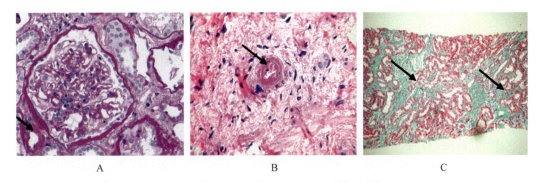

图 2-12-8　慢性 CNI 肾损伤的移植肾活检病理学表现

A、B 图示肾小球入球、出球小动脉管壁上有 PAS 阳性的物质沉积，病理上称为透明样变，A 图（PAS，×400），B 图（HE，×400）；C 图示慢性 CNI 肾损伤导致间质条索样纤维化（Masson，×200）

（2）对于免疫低危患者，可以将 CNI 药物完全停用，转换为西罗莫司。而对于免疫高危患者，可以转换为贝拉西普。

（3）在减低 CNI 剂量的同时，加用一些其他免疫抑制剂比如雷公藤总苷，注意检测免疫功能变化，避免感染。

（文吉秋　门同义）

第十三节　肾脏移植术后随访

肾脏移植手术是受者治疗的开始，移植术后的规律和高质量随访是提高受者依从性、生活质量和长期生存的关键措施。由于不同肾脏移植受者的免疫抑制剂使用的种类和剂量均不完全相同，个体化治疗在较短的住院期间内难以实现，因此应与受者进行长期有效的交流，提高受者治疗的依从性，随时了解受者的状况，以期尽量实现对受者的合理治疗。

一、肾脏移植术后随访的时间、方式及内容

（一）随访时间

随访是肾脏移植术后移植肾长期存活的重要保证，随访频率视术后时间长短而定，原则上是先密后疏。一般情况下，术后 1 个月内，基本在住院期间复查；术后 1~3 个月，每 1 周随访 1 次；术后 4~6 个月，每 2 周随访 1 次；术后 7~12 个月每月随访 1 次；术后 13~24 个月每月随访 1 次或每季度随访 2 次；术后 3~5 年每 1~2 个月随访 1 次，术后 5 年以上至少每个季度随访 1 次。对于移植肾功能不稳定或并发感染及感染的恢复期的受者，应按需增加随诊频率。

（二）随访方法

随访一般自受者出院开始，方式主要包括门诊随访、电话随访、短信随访、微信随访、通信随访、实地访视等。

（1）门诊随访是最常用的随访方式，受者术后会定期门诊复查，接受医师的诊治，指导用药和提出注意事项。

（2）电话随访：鉴于肾脏移植受者地域分布差异，随访医院应掌握受者或其家属的联系信息，包括电话、微信、通信住址和电子邮箱，以便能随时保持联系，电话随访主要用以动态了解受者的情况并记录在随访档案中。重点提醒督促一些依从性较差的受者按时随访，并给予健康教育及指导。

（3）网络随访：目前很多中心已通过建立网站，开通微信公众号及手机应用程序（application，APP）等方式开展随访工作，网络的发展可以大大简化随访流程，提高工作效率，而且可以永久保存随访资料，减轻患者经济负担，医患沟通更为便捷。需要注意的是，对于病情不稳定的受者应门诊随访。

（4）其他方式：短信随访主要用以提醒受者定期随访；对于目前失联而保留家庭地址的受者可以通信随访；对于特殊类型受者，如术后行动不便者可实地访视。

（三）随访内容

肾脏移植随访内容包括常规检查，特殊检查及肿瘤筛查等。

1. 常规检查项目　包括血、尿常规，血生化和免疫抑制剂血药浓度等常规检测及移植肾超声等移植肾影像学检查。生化检测包括肝功能、肾功能、血糖、血脂、电解质等。其中血脂应包括高密度脂蛋白胆固醇和低密度脂蛋白胆固醇等。尿蛋白阳性者需检测尿微量白蛋白、24 h 尿蛋白测定等。

2. 特殊检查项目　包括淋巴细胞亚群检测、免疫球蛋白系列检测、病毒学检测（包括BK 病毒，巨细胞病毒、EB 病毒、JC 病毒、乙型肝炎病毒、丙型肝炎病毒等病毒的血清学和病原学检测等）、群体反应性抗体，供体特异性抗体、肾小管功能检测、糖代谢检测、骨代谢检测、心功能检测等，条件允许可进行移植肾程序性活组织检查。

3. 肿瘤筛查　对于肾脏移植受者需要定期进行肿瘤筛查，包括影像学检查如 X 线胸片或肺部 CT，腹部、泌尿系统和甲状腺超声等，以及肿瘤标志物检测，如癌胚抗原、甲胎蛋白等。应根据性别不同进行相应的筛查，女性需进行乳腺和妇科方面体检等，男性需进行前列腺特异性抗原检测等。

二、肾脏移植术后随访重点

与其他外科患者不同，肾脏移植受者需要长期规律应用免疫抑制剂预防排斥反应，并预防相应的并发症，因此需要定期门诊随访。按时定期门诊随访，及时发现受者和移植物异常情况并处理，对肾脏移植受者来说至关重要。应当根据肾移植术后不同的时期的临床特点有侧重地安排肾脏移植受者的随访。不同时期的随访重点如下。

（一）早期随访

大多数肾功能稳定的受者，住院 2~3 周左右即出院休养，早期随访是指肾脏移植术后 3 个月内的随访。该阶段应与受者充分沟通交流，反复交代服药、自我监测、按时随访、及时就诊等健康教育的内容。受者应按时按量服用抗排斥药物及其他辅助用药，熟知药物的名称、剂量、目的及其毒副作用，特别是钙调神经蛋白抑制剂（如环孢素、他克莫司）；应每日观察尿量和移植肾区状态、监测体重、体温、血压、脉搏等，并做好记录；注意肾脏移植术后合理的饮食和感染的预防等。

术后早期应加强对肾移植受者的健康教育，是提高患者依从性，预防肾移植术后并发症的重要手段。随访医师应不定期通过门诊随访、书面、网络、短信等方式对受者进行健康教育。患者的健康教育重点如下：

1. 生活指导 加强对受者饮食、服药、运动、作息等方面指导，告知遵医嘱服药及按时随访的重要性。

2. 感染预防措施 术后早期和流感季节应避免到超市等人群集中且通风设施差的场所，避免接触呼吸道感染的患者，尽量不乘坐公共交通工具。居住环境应保持清洁卫生和良好通风，衣物应勤换洗，避免潮湿阴冷的环境，避免接触宠物、家禽等，不翻阅旧报纸和书籍，不拆洗旧棉被等。

3. 心理调适 肾脏移植术后大多数受者生活质量较术前有明显的改善，甚至除了需要定期随访和坚持服药，其他方面都和常人无异。但有些患者因失业、经济、单身、术后并发症等问题引起一系列的心理变化，常见的有焦虑、抑郁、自闭等，随访人员应观察受者的心理问题，及时干预，必要时推介心理医师干预。

（二）中期随访

中期随访是指移植术后 3~6 个月的随访，在本阶段，免疫抑制剂剂量仍处于密集调整期，免疫抑制剂血药浓度变化较大，机体的免疫功能仍然处于较低水平，发生肺部感染的风险较大，为此移植随访医师应告知受者要加强肺部感染的预防和自我监测。本阶段的随访重点为：①监测免疫抑制剂血药浓度，及时调整药物剂量，制订个性化用药方案，谨防排斥反应和药物中毒；②监测免疫抑制剂不良反应，重点关注高血压、高血糖、高尿酸血症和血脂异常等事件。③及时发现和处理急性排斥反应及各种感染（尤其是肺部感染）。

（三）远期随访

远期随访是指移植术后半年以后的随访。此时免疫抑制剂量处于维持期水平，受者免疫抑制水平维持在较低的稳定水平，抵御感染能力有所恢复，可以保持相对正常生活和工作。该阶段随访的重点是：①加强心血管疾病、感染、恶性肿瘤等的监测和预防，积极处理高血压及异常代谢性疾病指标，劝导吸烟者戒烟，告知受者吸烟可导致心血管疾病，增加肾脏移植后发生肿瘤等风险。②及时干预移植受者该阶段常见的麻痹大意思想，强调严格执行服药医嘱，严禁自行减药或停药，坚持定期门诊随访等。

三、活体供者的长期随访

活体捐献对移植具有重要的意义，卫生经济学研究显示活体肾脏移植不仅可以挽救生命，而且可以显著减少医疗支出。活体供者由于捐献了一侧肾脏，一定程度上增加了疾病风险，国家和移植中心有义务对活体供者进行长期随访并收集相关数据。活体供者的长期随访有利于早期发现供者的健康问题并及时治疗，并可准确评估供者的长期危险，对于活体肾脏移植手术的开展具有不可替代的重要意义。随访时间通常认为在术后 6、12、24 个月，此后随访间隔时间可根据情况适当延长。

对活体供者的随访应包括身体健康和心理健康状况两方面。

（一）健康状态

健康状态的随访内容应包括供者的存活状态、肾脏功能、尿蛋白及全身疾病（如高血压、糖尿病、心脑血管疾病）状态等。国内外长期随访研究数据显示，供者并发肾脏病风险与健康人无明显差异；与正常人群比较，供肾摘除后供体的慢性肾脏病、高血压等疾病发病率与健康人群相比无明显差别。由于供者仅有一只肾脏，因此要及时纠正高血压、高血脂、高血糖、高尿酸等可能影响肾功能的因素，定期肾脏彩超检查，早期诊断可能出现的肾脏结石、新发肿瘤等。

（二）心理健康状态

影响供者术后心理健康的因素有很多，主要有经济压力、供肾的质量、受者恢复情况、受者与供者的亲情关系、手术部位情况等。对活体肾脏移植供体的生存质量问卷调查结果显示，活体捐献对供者生活质量和健康人比较，差异无统计学意义。

四、移植肾穿刺活组织检查术

（一）定义

移植肾活检分为两种类型：一种为指征性活检（indicated biopsy），另一种为程序性活检（protocol biopsy）。指征性活检指患者移植肾功能出现异常且原因不明，为明确诊断，指导治疗或判断预后，而又无穿刺禁忌证时进行的肾穿刺活检。程序性活检指无论移植肾功能如何，肾脏移植术后某一时间段内在预定的几个时间点对受者进行常规活检。

（二）禁忌证

1. 绝对禁忌证　①明显出血倾向；②重度高血压；③精神病或不配合操作者。

2. 相对禁忌证　①移植肾肾盂肾炎、肾结核、肾盂积水或积脓，后者应先行穿刺引流后再施行活检；②移植肾肿瘤或肾动脉瘤；③移植肾大囊肿；④移植肾慢性肾功能衰竭；⑤过度肥胖；⑥心力衰竭、严重贫血、低血容量、妊娠或高龄者。

（三）并发症

1. 血尿 移植肾穿刺活检最常见的并发症为血尿，镜下血尿几乎 100%，多数在 1~2 d 内自行消失。肉眼血尿多出现在肾穿刺当日，也可出现在术后数日。除非患者肾穿刺前即存在肉眼血尿，肾穿刺术后出现肉眼血尿即为并发症。

发现肉眼血尿（或出现血压下降，但患者未排小便，立刻导尿为肉眼血尿），立刻急查血常规，复查床边超声，建立静脉通道，严密监测血压、心率。具体方案如下：①肉眼血尿但无血块，血压、心率无明显改变，血红蛋白下降 <20% 时，予以止血治疗，延长卧床休息时间至肉眼血尿消失后 3 d，每 12 小时复查血常规，直到血红蛋白保持稳定。有输血指征（血红蛋白 <70 g/L）需输血；②肉眼血尿颜色较深，甚至接近鲜血的颜色，或者尿中含有血块，提示出血量大，随时有血压下降的可能时，除按方案①处理外，尚需请介入科会诊，备血，导尿，膀胱冲洗，防止血块堵塞尿路，并方便观察尿色变化；③有以下情况应立即选择移植肾动脉造影，找到出血部位，行动脉栓塞治疗，必要时行外科手术治疗：经输血、止血保守治疗 6 h，但血红蛋白降低超过 20 g/L，伴有血压降低等休克症状，经输血、止血保守治疗 1~3 d 仍有肉眼血尿和血凝块者，止血药减量、停药后出血反复发作，怀疑有肾血管器质损伤者。

2. 术后尿潴留 术后多数患者因卧位及情绪紧张而出现尿潴留，以致相当多的患者需要帮助及采用导尿措施。有肉眼血尿且血凝块堵塞尿路而引起尿潴留者，应留置三腔导尿管并进行膀胱冲洗。

3. 肾周血肿 肾周血肿多为无症状的小血肿，可自行吸收，临床上不需特殊处理，但较大血肿可引起患者出现明显症状，移植肾区肿胀、疼痛，大血肿可引起血压及血红蛋白的下降。对出现明显移植肾区肿胀、疼痛者立即行床旁超声检查，证实为较大血肿后应严格限制其活动，必要时输血、输液稳定血压，血肿超过 10 cm 或继续加重时，应及时手术清除血肿并止血。中小血肿一般可在 3 个月内自行吸收。

4. 动静脉瘘 动静脉瘘是肾穿刺导致动静脉直接短路，多数能自行闭合，一般不需特殊处理。

5. 其他并发症 移植肾穿刺术开展之初，尚可见到感染、误穿其他脏器等并发症，现在随着技术进步这些并发症极为少见。

（付迎欣　周江桥）

第十四节　肾脏及肾移植病理

肾脏移植病理学诊断贯穿于移植前供肾的病理学评估、移植术中的零时活检和移植术后多种并发症的活检病理学诊断以及移植术后管理和随访的全过程中，以协助保证移植手术的成功和保障术后移植肾和受者的长期存活。

一、尸体供肾病理学评估

2015 年 1 月以来，中国公民逝世后器官捐献（Chinese donation after citizen's death, CDCD）即尸体器官捐献（deceased donor，DD）已经成为我国器官移植中主要的移植器官来源。其中为进一步扩大供肾来源以救治更多罹患终末期肾脏疾病（ESRD）的患者，越来越多的扩大标准供肾（ECD）供肾应用于肾脏移植中，其中影响 ECD 供肾质量的因素包括：①高龄供者器官的退行性改变；②供者捐献前存在高血压、糖尿病等慢性、基础性疾病；③供者器官在获取和保存过程中经历了较长的热缺血和（或）冷缺血时间；④供者存在感染或肿瘤等。藉此，包括病理学评估在内的供肾质量的评估对合理利用供肾和保证移植肾脏及受者的长期存活都具有重要的临床意义。

（一）尸体供肾病理学评估的基本原则

尸体供肾的病理学评估是通过供肾活检观察供肾的组织病理学形态，以协助临床综合评定供肾质量。供肾质量评估是一项综合性评估，包括供肾获取前供者各项临床指标的评估、供肾获取及修整时肾脏外观的肉眼评估、供肾维护阶段的机械灌注参数评估和供肾活检的组织病理学评估。其中，供肾的活检病理学评估是临床综合评估中不可缺少的重要内容，是对临床综合评估的有效补充；同时也需要明确认识到，由于供肾病变的多样性和病理活检取材的局限性，组织病理学评估不能作为判定供肾质量和决定供肾取舍的唯一依据，必须与临床综合评估中的各项指标密切结合以综合判定。

（二）尸体供肾活检的时机

在尸体供肾的病理学评估供中，供肾活检的时机包括供肾获取时活检、移植术前活检和移植术中零时活检 3 个时间点。供肾评估的主要目的为判断供肾质量，并与临床评估相结合以决定取舍，因此，建议采用获取时活检或移植前活检。

1. 获取时活检 获取时活检（procurement/harvest biopsy）即在供肾获取时进行的活检。也可以针对供肾肉眼观察异常者，如供肾大小、颜色、质地异常或疑为占位病变者及时予以活检，以及时明确供肾质量、判断肉眼所见病变的性质，以最终协助临床综合判定供肾是否适合移植。

2. 移植术前活检 移植术前活检（pre-implantation biopsy）又称植入前活检，即在移植手术之前，包括供肾获取以后、供肾冷保存及运输或者低温机械灌注过程中所进行的活检。移植术前活检不仅可以判断供肾的预存性病变，而且还可以进一步观察供肾的缺血损伤情况，是依据供肾的组织病理学表现判断供肾质量，进而决定取舍的最佳活检时机。

3. 零时活检 零时活检（zero-time biopsy 或 zero-hour biopsy）是在肾脏移植手术中，在血管吻合完成及开放血流前或开放血流后对移植肾脏进行的活检，其中开放血流后的活检又称为再灌注后活检（post-reperfusion biopsy）。零时活检不仅可以观察供肾的预存性病变，而且可观察供肾缺血损伤以及血供灌注以后的再灌注损伤情况，同时可以获得供肾的组织学背景资料，为移植术后的活检提供组织病理学背景参考。由于零时活检时已经完成了移植手术中的供、受者血管的吻合，其结果无法用于判断供肾的取舍。

（三）尸体供肾病理评估的基本方法

供肾病理学评估的基本方法为活检，其中包括穿刺活检和楔形活检两种活检方法。

1. 穿刺活检 穿刺活检（core needle biopsy）是借助专用的肾活检穿刺针或穿刺枪在供肾上极或下极部位，以近 45° 角度穿刺进入肾皮质层获取肾脏实质组织供病理学观察。穿刺可以采用 Tri-cut 切割方式或负压抽吸方式，其中以前者应用最多。穿刺针直径以 16 G 为佳，儿童供肾可以使用 18 G。穿刺活检肾脏组织为长条形、长 1~2 cm、直径 0.5~1.0 mm。穿刺后对穿刺点予以仔细缝合和压迫止血。

为保证穿刺活检标本的代表性及病理评估的准确性，建议：①分别对左右两侧供肾均实施穿刺活检病理学评估；②建议在每侧供肾的上下级分别穿刺活检或一个穿刺点不同角度穿刺取得两条肾脏组织；③注意穿刺针的进针角度约为 45°，以避免穿刺针角度与肾被膜平行而穿刺过浅影响结果的准确性，或穿刺针角度与肾皮质垂直而穿刺过深伤及皮髓质交界部位血管；④两条肾穿刺组织肾小球总数应 ≥20 个，1 条肾穿刺组织肾小球数量应 ≥ 10 个。

穿刺活检的优点为取材部位较深，可以避免肾被膜下肾皮质浅层部位肾小球硬化略多，而导致判断硬化肾小球比例偏高的弊端，而且可以取得皮质深部的小动脉血管分支，有利于比较准确判断动脉血管病变。其缺点为容易损伤肾脏深部的动脉血管引发出血并发症，而且其取得的肾小球数量较之楔形活检明显偏少。

2. 楔形活检 楔形活检（wedge biopsy）是借助手术尖刀在肾脏表面切取楔形的肾皮质组织以供病理学观察。楔形组织块大小为 3~5 mm^2 的等边三角形，厚度为 2~3 mm。楔形活检取得的肾组织量充足，可供观察的范围较大且其中的肾小球数量多，便于判断肾小球硬化比例，但获得的动脉血管主要位于肾被膜下浅层，该部位动脉处于血供的末梢，尤其是高龄供者（ECD 供者），均存在不同程度的动脉血管硬化，动脉血管慢性病变和硬化肾小球比例偏高，因此容易高估肾脏慢性病变的程度。

（四）供肾活检组织标本的组织学处理方法

供肾活检标本的组织学处理方法包括冷冻切片和快速石蜡切片两种。

1. 冷冻切片 冷冻切片（frozen section）是将供肾活检组织置恒冷切片机内冷冻后直接切片以后进行染色，其过程可在 40 min 左右完成，其优点为快速，缺点是由于组织内冰晶形成或技术操作因素使组织和细胞形态肿胀及形态欠佳甚至产生人为假象，不利于精确地判断肾脏组织和细胞结构尤其是肾小管损伤、小球系膜增生、动脉玻璃样变和血栓性微血管病（thrombotic microangiopathy，TMA）等病变。

2. 快速石蜡切片 快速石蜡切片（rapid paraffin section）是将供肾活检组织采用甲醛固定液固定，然后借助自动化组织标本处理机或者快速的手工操作制成石蜡包埋切片并染色，其过程耗时 2~3 h，组织和细胞结构的形态保存完好，便于准确判断供肾肾小球、血管、肾小管和肾间质 4 个组织结构单位，但延长了供肾的冷缺血时间。

结合我国肾脏移植临床实际及既往尸体供肾病理学评估的经验，推荐采用：尸体供肾穿刺活检＋快速石蜡切片或冷冻切片（必要时增加免疫荧光染色以排除供肾肾小球疾病）＋保留电镜标本的技术组合模式。对以下情况建议首先考虑采用快速石蜡切片，包括：①存在糖尿病、高血压病史的 ECD 供肾，需准确判断血管病变及其狭窄程度者；②供者有大量蛋白尿，疑有原发性肾脏病史及其他可能累及肾脏的系统性疾病者；③高度怀疑肾实质感染，如结核分枝杆菌、其他细菌、真菌感染者；④供者少尿、无尿或经历心脏复苏、低血压等，需要准确判断肾小管损伤程度者；⑤其他边缘性供肾需要进行病理学检查以获得准确的组织病理学依据时。

（五）尸体供肾活检病理评估的基本内容和标准

尸体供肾病理学评估前，肾脏病理医师应初步了解供肾的临床基本信息，便于将临床信息与病理学观察相结合进行准确诊断。推荐以填写尸体供肾活检病理评估临床信息表（表 2-14-1），随供肾活检标本一同提供给当班的病理医师。

表 2-14-1　尸体供肾活检病理评估临床信息表（推荐样表）

姓名	性别		年龄		身高	体重
致命性原发疾病					血肌酐	
高血压病史	无□ 有□＿＿＿＿年				糖尿病史	无□ 有□＿＿＿＿年
蛋白尿	无□ 有□＿＿＿＋				定量	＿＿＿＿g/24 h
特殊抗生素或药物					心肺复苏	无□ 有□
获取前尿量	＿＿＿＿mL/24 h或＿＿＿mL/ h				低血压	无□ 有□
冷缺血时间（min）					热缺血时间（h）	
LifePort参数	压力＿＿＿＿＿＿mmHg				流速＿＿＿＿＿	mL/min
	阻力指数＿＿＿＿＿＿＿mmHg				/mL/min	
左肾	瘢痕	无□ 有□			颜色	白□ 花□ 黑□
	大小	＿＿＿cm×＿＿＿cm×＿＿＿cm			质地	软□ 韧□ 硬□
右肾	瘢痕	无□ 有□			颜色	白□ 花□ 黑□
	大小	＿＿＿cm×＿＿＿cm×＿＿＿cm			质地	韧□ 软□ 硬□
获取时间	＿＿＿年＿＿月＿＿日			＿＿＿时＿＿＿		分
取材时间	＿＿＿年＿＿月＿＿日			＿＿＿时＿＿＿		分
获取组织	穿刺活检一条□ 两条□ 三条□				楔形活检 □	
特殊情况说明（肿瘤，囊肿，血管异常，畸形等）						
申请人			联系电话			

供肾病理学评估的基本内容包括供肾急性病变、慢性病变和包括感染和肿瘤在内的其他病变 3 个主要方面。

1. 供肾急性病变的评估　供肾急性病变的评估主要是观察肾小管的急性损伤病变，包括肾小管上皮细胞水变性，尤其是急性肾小管坏死的程度及其范围。严重的肾小管坏死是导致移植术后近期移植肾原发性无功能或移植肾功能延迟恢复的主要原因之一。其病理改变包括肾小管上皮刷状缘消失、肾小管上皮细胞细胞水变性、上皮细胞核消失即坏死。严重的 ATN 可见肾小管横断面内上皮细胞核完全消失，上皮细胞崩解并脱落（图 2-14-1），肾小管基膜裸露；肾组织间质内可有不同程度的水肿。多数肾小球正常，少数情况下呈肾小球囊内蛋白渗出物增多。

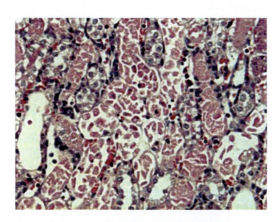

图 2-14-1　尸体供肾急性肾小管坏死

图示供肾多数肾小管呈显著的急性肾小管坏死，多数坏死的肾小管上皮细胞崩解脱落于管腔内，肾小管基膜裸露 HE 染色，×200

2. 供肾慢性病变的评估　供肾慢性病变的病理学评估主要依据对肾脏组织内的肾小球硬化、细小动脉透明样变及内膜增厚、肾间质纤维化和肾小管萎缩病变予以半定量评分，从而建立起相应的、复合性的组织病理学评分系统（comprehensive histopathlogic scoring system）予以评估。目前临床应用最多的评估系统主要包括 Banff 慢性病变总体计分（total chronic Banff score，表 2-14-2）、Remuzzi 计分（Remuzzi score，表 2-14-3）、慢性移植肾损伤计分（chronic allograft damage index，CADI，表 2-14-4）、Pirani 计分（Pirani score，表 2-14-5）和马里兰病理汇总指数（Maryland aggregate pathology index，MAPI，表 2-14-6）。藉此将病理学评估的结果与各项临床评估指标予以密切结合进而对供肾质量予以综合判断和考虑取舍，以及考虑是实施单肾移植或者实施双肾移植。

表 2-14-2　供肾病理学评估的 Banff 慢性病变总体计分

肾小球硬化的量化评分（cg）	
cg0	无肾小球病，多数肾小球内其肾小球外周的毛细血管襻基底膜双轨状改变<10%
cg1	在多数非硬化肾小球内，肾小球外周的毛细血管襻基底膜双轨状改变接近25%
cg2	在多数非硬化肾小球内，肾小球外周的毛细血管襻基底膜双轨状改变达到26%~50%
cg3	在多数非硬化肾小球内，肾小球外周的毛细血管襻基底膜双轨状改变>50%
肾组织间质纤维化的量化评分（ci）	
ci0	间质纤维化累及肾皮质组织G5%
ci1	间质纤维化累及肾皮质组织6%~25%
ci2	间质纤维化累及肾皮质组织26%~50%
ci3	间质纤维化累及肾皮质组织>50%以上

肾小管萎缩的量化评分（ct）	
ct0	无肾小管萎缩
ct1	肾皮质组织内<25%的肾小管萎缩
ct2	肾皮质组织内26%~50%的肾小管萎缩
ct3	肾皮质组织内>50%的肾小管萎缩
动脉内膜增厚的量化评分（cv）	
cv0	动脉血管无慢性血管病变
cv1	动脉内膜增生导致25%的管腔狭窄，±动脉内弹力膜的损伤或内膜泡沫细胞形成以及炎性细胞浸润
cv2	cv1的病变进一步进展，动脉内膜增生导致26%~50%的管腔狭窄
cv3	严重的慢性动脉血管病变导致50%以上的管腔狭窄
肾小球毛细血管系膜基质增生的量化评分（mm）	
mm0	肾小球内无毛细血管系膜基质增生
mm1	25%的非硬化肾小球内出现毛细血管系膜基质增生（至少为中度增生）
mm2	26%~50%的非硬化肾小球内出毛细血管现系膜基质增生（至少为中度增生）
mm3	50%以上的非硬化肾小球内出现毛细血管系膜基质增生（至少为中度增生）

表 2-14-3 供肾病理学估的 Remuzzi 评分

肾小球的球性硬化病变 （基于连续切片的前、中、后3个连续切片断面的观察，且计数呈全小球硬化的肾小球所占的百分比）	0 无肾小球球性的硬化
	1 <20%的肾小球呈球性硬化
	2 20%~50%的肾小球呈球性硬化
	3 >50%的肾小球呈球性硬化
肾小管萎缩病变	0 无肾小管萎缩
	1 <20%的肾小管萎缩
	2 20%~50%的肾小管萎缩
	3 >50%的肾小管萎缩
肾间质的纤维化病变	0 无肾组织间质的纤维化
	1 <20%的肾组织被纤维组织取代
	2 20%~50%的肾组织被纤维组织取代
	3 >50%的肾组织被纤维组织取代
小动脉和细小动脉管腔狭窄病变 （如果病变为局灶性则应以病变最为严重的部位为计分依据）	0 无动脉管腔的狭窄
	1 轻度动脉管壁增厚，增厚内膜未超过固有管腔的半径
	2 中度动脉管壁增厚，增厚内膜接近或略微超过固有管腔的半径
	3 重度动脉管壁增厚，致动脉管腔近乎完全狭窄和闭塞
总积分及其移植建议	
0~3分轻度病变	OK 适用于单肾移植
4~6分中度病变	OK 适用于双肾移植
7~12分重度病变	不适于移植

注：活检肾组织中至少应含有25只肾小球才适合予以评估；活检组织内具有急性肾小管坏死表现者不适于进行双肾移植；活检组织总分为0~3分者表示病变为轻度且提示其任一病变类型中的计分均小于3分；活检组织总分为4~6分者表示病变为中度且提示其病变类型中仅能有一项的计分为3分

表 2-14-4　供肾病理学评估的 CADI 计分

肾组织间质[a]	肾小球
间质炎症	肾小球数量
淋巴细胞	肾小球系膜细胞增生
中性粒细胞	肾小球系膜基质增生
巨噬细胞	毛细血管基底膜增厚
嗜酸粒细胞	毛细血管基底膜双轨
多形核白细胞	毛细血管内微血栓
间质水肿	包曼囊增厚
出血	肾小球炎
纤维素沉积	肾小球硬化
纤维化	肾小球坏死
肾小管[b]	**血管[c]**
肾小管上皮细胞肿胀	血管内皮细胞肿胀
肾小管上皮细胞细小等大空泡变	血管内皮细胞增生
肾小管上皮细胞大小不一的空泡变	内膜增生增厚
肾小管萎缩	血管炎
肾小管坏死	血管硬化
肾小管管型	血管闭塞
肾小管炎	
肾小管扩张	
肾小管基膜增厚	

注：所有病变均应用半定量评分0~3分：0=无相应病变；1=轻度；2=中度；3=重度；并且分别注明a：注明弥漫性或局灶性病变；b：注明为近曲或远曲小管；c：注明为动脉、小动脉或静脉

表 2-14-5　供肾病理学评估的改进的 Pirani 计分

肾小球硬化病变计分	0 无肾小球球性硬化
	1+<20%的肾小球球性硬化
	2+20%~50%的肾小球球性硬化
	3+>50%的肾小球球性硬化
肾小管萎缩病变计分	0 无肾小管萎缩
	1+<20%的肾小管出现萎缩
	2+20%~50%的肾小管出现萎缩
	3+>50%的肾小管出现萎缩
肾间质的纤维化病变计分	0 无肾组织间质的纤维化
	1+<20%的肾组织被纤维组织取代
	2+20%~50%的肾组织被纤维组织取代
	3+>50%的肾组织被纤维组织取代

血管病变计分 （小动脉血管狭窄或透明样硬化）	0 无动脉管腔的狭窄
	1+轻度动脉管壁增厚，增厚内膜未超过固有管腔的半径
	2+中度动脉管壁增厚，增厚内膜接近或略微超过固有管腔的半径
	3+重度动脉管壁增厚，致动脉管腔近乎完全狭窄和闭塞
动脉硬化 （动脉内膜纤维性增生增厚）	0 无动脉硬化
	1+轻度动脉管壁增厚，增厚内膜未超过固有管腔的半径
	2+中度动脉管壁增厚，增厚内膜接近或略微超过固有管腔的半径
	3+重度动脉管壁增厚，致动脉管腔近乎完全狭窄和闭塞
总积分及其移植建议	
0~3 轻度病变	OK适用于单肾移植
4~6 中度病变	OK适用于双肾移植
7~12 重度病变	不适于移植

注：对于血管病变，动脉和小动脉分支病变应予以分别评估计分；且两者中的最严重部位的病变将共同决定整体的血管病变程度。

表 2-14-6　供肾病理学评估的 MAPI 评分

评 估 项 目	病 变 程 度	计 分
小动脉管壁透明样变-AH（arteriolar hyalinosis，AH）	有（无论任何程度）	4
肾小球囊周纤维化-PGF（peri-glomerular fibrosis，PGF）	有（无论任何程度）	4
肾间质纤维化及瘢痕-Scar	有（无论任何程度）	3
肾小球硬化（glomerular sclerosis，GS）	H15%	2
动脉管壁厚度与管腔直径比-WLR（arterial well to lumen ratio，WLR）	H0.5	2

MAPI 总分=15分

MAPI <7分者供肾质量级别为良好、移植后为低风险（low risk）

MAPI 8~12分为质量级别为中等，移植中度风险（intermediate risk）

MAPI 12~15分为供肾质量差，移植后高风险（high risk）

注：1. 肾间质纤维化及瘢痕（scar）包括间质纤维化、肾小管萎缩及其包含的小球硬化区域

2. 动脉管壁厚度与管腔直径比（WLR）的计算方法为，动脉管壁相对的两侧管壁厚度之和（T1+T2）除以管腔直径（luminal diameter，LD），计算公式为：WLR=（T 1+T 2）/LD

3. 供肾其他病变的评估　这些病变包括经在供肾临床评估和获取时肉眼检查中发现的供肾大小异常以及表面明显异常者，包括疑为出血灶、梗死灶、感染灶和肿瘤占位病变等，在前述的总体病理评估的基础上，必须针对这些肉眼所见病变予以活检和病理学诊断以明确病变性质。

为避免和减少恶性肿瘤经供肾传播的风险，应注意：①详细了解供者病史，特别要注意任何可疑的、全身性或供者器官内的新生物；肝脏和肾脏超声、X线胸片及肿瘤血清学标志物的检测等；②供肾切取后，任何可疑的肉眼占位病变均必须进行活检病理学检查；③在获取供肾时如发现其他脏器或部位的恶性肿瘤，禁止使用该供者的器官。供者待捐献的供肾、活体捐献供肾和尸体捐献供肾三种情况下对供肾内小肿瘤（small renal mass，

SRM）的临床处理策略见图 2-14-2，以供参考。

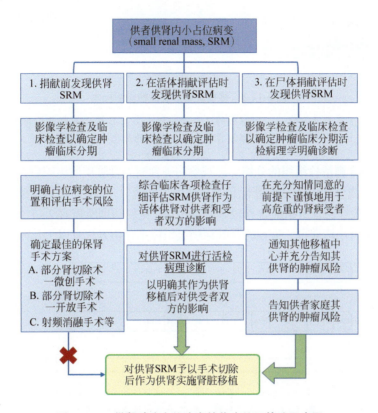

图 2-14-2 供肾肿瘤占位病变的临床处理策略示意图

二、移植肾脏活检病理学

（一）移植肾脏穿刺活检标本的组织学处理

1. 移植肾脏穿刺活检前的准备 移植肾脏穿刺活检前应提前准备好解剖显微镜（放大镜亦可）和电镜固定液，免疫荧光不需固定液但需要准备一个冰筒和一些冰块，还需准备眼科镊、锋利的刀片、生理盐水瓶、蜡板、拧干的生理盐水湿润纱布。

2. 移植肾脏穿刺活检组织的判断 满意的移植肾脏穿刺活检组织标本的长度为 10~15 mm、直径约 1 mm（图 2-14-3）。穿刺取出肾脏组织后，立即用眼科镊轻柔地从活检枪凹槽中将肾组织条转移到充分拧干的生理盐水湿润纱布上，用少量生理盐水清洗组织表面血迹，同时立即以解剖显微镜判断是否为皮质组织。所取肾脏组织中的肾小球数量直接关系到肾脏病理的诊断是否可靠，解剖显微镜下的髓质肾组织呈暗红色，皮质颜色较浅且在皮质区域可见到散在分布的、模糊的红色点状结构即肾小球，肾脏实质组织比重大，置固定液中下沉。肌肉组织在解剖显微镜下无肾小球红色点状结构；脂肪组织呈淡黄色；结缔组织颜色灰白，质地柔韧，不易分离；脂肪和结缔组织比重轻，置固定液中不下沉。当观察到组织中没有肾小球或肾脏皮质部分过少时，应考虑及时重复穿刺。

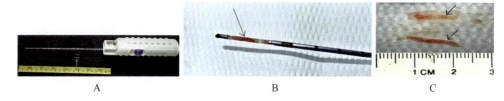

A   B   C

图 2-14-3　移植肾脏穿刺活检组织标本

A 图示 1 s 穿刺活检枪及活检取得的 2 条肾组织（↑）；B 图示穿刺活检枪标本凹槽内的
移植肾组织（↑）；C 图示放大镜下移植肾活检组织条中的红色小点状肾小球结构（↑）

3. 移植肾脏穿刺活检组织的分切　经观察明确判断为肾脏皮质组织后，应立即将获取的
肾脏组织予以适当分切以便分别进行光学显微镜（光镜）、免疫荧光和电镜检查。分切的基
本原则是：光镜检查的肾组织应含有较多的肾小球；免疫病理所需有 2~3 个肾小球；电镜标
本只需一至数个肾小球即可。推荐的肾脏穿刺组织标本分切方法有以下几种（图 2-14-4）。

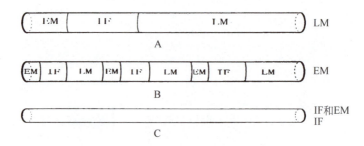

图 2-14-4　移植肾脏穿刺活检组织标本的分切方式

LM 为光镜标本，IF 为免疫荧光标本，EM 为电镜标本；图 A 示自皮质端取 2 mm 作
电镜标本，4 mm 作免疫病理标本，其余部分用作光镜标本；图 B 示自皮质端依次割为
1 mm、2 mm 和 4 mm 的数段，然后依次隔段分作三堆以分别进行电镜、免疫荧光和光镜
检查，这种分割法可以保证各种检查的标本中均可能包含肾小球；图 C 示若取得的标本细
而且短，则应及时考虑重穿，各条标本分作光镜、免疫病理及电镜的检查，或可将第 2 针
的活检组织分为荧光和电镜标本。

4. 移植肾脏穿刺活检组织的固定、包埋和切片　移植肾脏穿刺活检组织分切后，免疫
荧光染色标本应立即置恒冷切片机中冷冻切片及免疫荧光染色；光镜和电镜标本则迅速置
相应固定液中固定，以保存其良好的结构便于准确诊断。移植肾脏穿刺组织的体积小而细
长，可固定于盛有足够固定液的青霉素小瓶中，固定液的量一般为组织的 10~15 倍。移
植肾脏穿刺活检组织的固定液有 Boiun 液、PB-FA 肾脏穿刺组织固定液、10% 缓冲甲醛固
定液、FAA 固定液和 Zenker 液等。推荐使用 Bouin 固定液和 PB-FA 肾脏穿刺组织固定液
快速固定组织，穿刺肾组织固定 1~1.5 h 后即可进行后续脱水处理。

移植肾脏穿刺活检的包埋与普通标本相同，但要求细长的穿刺组织包埋在同一个平面
上，以保证切片时能切到全段肾组织。移植肾脏病理对组织切片技术有非常严格的要求，
其必须为连续切片、切片厚度为 1~2 μm，每张玻片应放置 3~5 张连续切片。

5. 移植肾脏穿刺活检组织的常规染色 移植肾脏穿刺活检组织切片的染色包括苏木素-伊红染色、过碘酸-雪夫染色、Masson 三色染色、高碘酸环六亚甲基四胺银染色，若有特殊需要，可行刚果红等染色。推荐切 8 张连续切片，其中 2 张切片行 HE 染色、2 张行 PAS 染色、2 张行 Masson 染色和 2 张行 PASM 染色。

6. 移植肾脏穿刺活检组织的免疫病理染色 免疫病理学的检查方法有冷冻切片免疫荧光染色和石蜡切片免疫组化染色两种方法。每例移植术后的移植肾脏穿刺活检组织标本均应包括免疫病理检查；移植前供肾活检组织，如果依据供肾捐献时的临床表现疑为慢性肾小球病时，则有必要进行供肾活检组织的免疫荧光染色或免疫组化染色等免疫病理检查。移植肾脏穿刺活检组织的免疫病理染色指标应包括 IgA、$IgG_1 \sim IgG_4$、IgM、C3c、C4c、C1q、Fib、K 和 λ，C4d、BK 病毒 SV40T 抗原、巨细胞病毒、必要时须增加 CD3、CD8、CD20、CD68 和 EB 病毒染色。

7. 移植肾脏穿刺活检组织的电镜检查 移植肾脏活检的电镜诊断主要包括：①肾小球病变：包括基底膜形态，有否免疫复合物、明确沉积部位及形态，肾小球固有细胞的变化及足突变化，是否有特殊有形结构形成，是否有炎症细胞、炎症细胞的数量及类型等；②肾小管病变，包括小管上皮细胞的改变，是否有管型、小管炎、病毒颗粒等；③肾间质病变，包括管周毛细血管内有否炎症细胞、炎症细胞的数量和类型，管周毛细血管基膜是否有多层化，胶原纤维沉积情况，小动脉改变等。

一份完整的移植肾脏活检病理诊断应包括光镜、免疫荧光或免疫组化染色和电镜检查三个方面，三者相辅相成，缺一不可。自 2013 年起，Banff 移植肾脏活检病理学诊断标准中明确了电镜在抗体介导性排斥反应诊断中的作用，故移植肾脏活检必须常规进行电镜检查。电镜检查的优势在于其具有极高的分辨率，可弥补光镜分辨率的不足，从而对肾小球毛细血管内皮细胞及基底膜、足细胞和管周毛细血管内皮细胞及基膜等重要的免疫损伤靶部位予以精细的观察，获得更为详细的病变信息。

移植肾脏穿刺活检电镜标本的取材及固定应遵循以下原则：①优先取材，即电镜取材应先于免疫荧光和光镜取材；②动作轻柔，用锋利刀片切取肾脏穿刺组织，避免剪切和用力镊夹、挤压和拉扯造成细胞结构的人为假象；③部位准确，切取皮质端 1 mm×1 mm×1 mm 大小 2 块或者 1 mm×1 mm×2 mm 大小 1 块的肾组织为宜；对于肾脏活检标本，电镜观察的主要对象之一是肾小球，故电镜送检材料中至少应含有 1~2 个肾小球，所以合理分配穿刺所得标本十分重要；④及时固定，穿刺肾脏组织离体后，应在 1 min 内分切好电镜标本并迅速投入 4℃预冷的 2.5% 戊二醛缓冲固定液中固定，以最大限度地保存肾脏组织在体时的超微结构。标本固定是整个标本处理过程中非常关键的一步。及时、正确的固定不仅可以使组织、细胞的超微结构保持其原始状态，而且也为后续标本制备工作创造良好条件。建议穿刺后就地进行电镜标本的分割和固定。不提倡用生理盐水纱布包裹穿刺标本及运送，如未及时固定，极易导致肾脏组织中细胞成分肿胀而影响细微结构的电镜观察。

配制好的戊二醛固定液应放入 4℃冰箱保存，一般保存时间不宜过长。临用时对光检查，如固定液为无色透明状，可以使用。如固定液变黄或浑浊，则不宜使用。移植肾脏电镜标本在 4℃或室温下连续固定 2 h 后，常温下送检即可。注意避免将电镜标本置于冰箱冷冻室中冻存或在送检途中将标本管直接与冰块接触。由于国内具备电镜诊断能力的医院仍有限，推荐可以利用专业快递服务异地送检，但要注意标本一定要置电镜固定液中并将瓶口封牢，以避免运输途中固定液流失而致组织干涸，同时注意随电镜标本附上详细的病史资料供诊断时参考。

（二）移植肾脏活检病理学诊断

移植肾脏活检病理学诊断中主要为针对移植术后的多种并发症予以诊断和鉴别诊断，并推荐依据 Banff 移植肾脏活检病理学诊断标准，予以诊断分类及相应的病变程度分级。

1. 外科并发症的病理学诊断　移植肾脏外科并发症主要包括移植肾脏的肾动脉血栓、肾静脉血栓、移植肾肾动脉狭窄和输尿管梗阻等，其诊断主要依赖彩色多普勒超声、选择性移植肾动脉造影、CT 血管造影术和 MRI 血管造影术等影像学检查，活检病理学诊断不作为必要手段，但活检可以在一定程度上协助临床确定诊断并与缺血 – 再灌注损伤排斥反应或免疫抑制剂毒性损伤等鉴别（图 2-14-5 和图 2-14-6）。

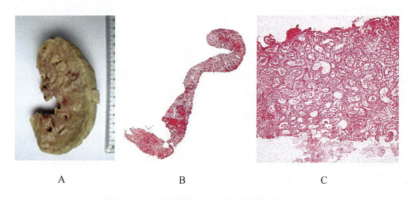

A   B   C

图 2-14-5　移植肾脏动脉血栓栓塞所致梗死

A 图示移植肾脏呈灰褐色外观；B 图和 C 图示移植肾脏穿刺活检组织全段均呈缺血坏死，HE 染色，×40（左）和 ×100（右）

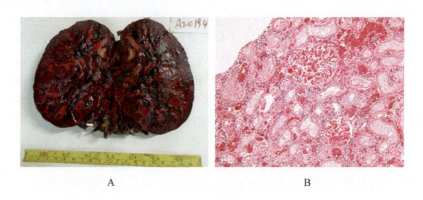

A   B

图 2-14-6　移植肾脏静脉血栓栓塞

A 图示切除移植肾脏剖面和见肾实质内各级静脉管腔内血栓栓塞；B 图示镜下移植肾组织广泛出血性坏死　HE 染色，×400

2. 缺血－再灌注损伤 移植肾脏缺血－再灌注损伤是移植肾脏术后近期常见的并发症之一，严重的 IRI 是导致移植肾原发性无功能或移植肾功能延迟恢复的主要危险因素。对移植术后出现 DGF 的受者及时穿刺活检明确诊断，并与急性排斥反应等早期并发症明确鉴别，对于准确制订免疫抑制剂方案，促进移植肾功能的恢复是非常必要的。移植肾脏轻至中度的 IRI 损伤常常表现为肾小管上皮细胞刷状缘消失和少许肾小管上皮细胞细胞核消失；较为严重时可见肾小管上皮细胞明显水变性而形成大小不一及的、不规则的空泡，并在此基础上较多的小管上皮细胞核消失；严重者表现为肾小管上皮全层坏死并大量崩解脱落于肾小管的管腔内（图 2-14-7），小管基膜裸露。

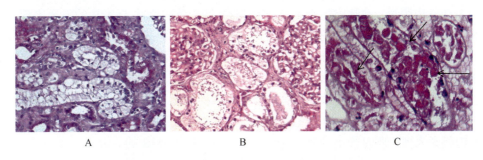

图 2-14-7 移植肾脏缺血－再灌注损伤病理学特征

A 图示部分肾小管上皮细胞明显水变性导致小管上皮细胞胞浆呈大小不一空泡 HE 染色，×200；B 图示部分肾小管上皮细胞在水变性的基础上细胞核消失 HE 染色，×200；C 图示部分肾小管上皮细胞崩解坏死脱落于管腔内，肾小管基膜裸露 PAS 染色，×1000

3. 急性 T 细胞介导性排斥反应 T 细胞介导性排斥反应又称细胞性排斥反应，是肾脏移植术后移植肾脏常见的并发症，也是常见的排斥反应类型。急性 T 细胞介导性排斥反应的发生时间虽然较多见于肾脏移植术后数月内或 1 年内，但由于强效免疫抑制剂的应用，已经没有明确的时间界限，部分病例见于肾脏移植术后多年，由于某些原因免疫抑制剂减量或停用后而发生严重的急性 TCMR。急性 TCMR 的主要危险因素包括免疫抑制剂药物浓度偏低、突然更换、减药或撤除免疫抑制剂、频繁呕吐或腹泻导致免疫抑制剂吸收紊乱、短期内体重增加或者药物间相互作用和受者依从性差等多种因素所致的低免疫抑制状态，此外，感染中多种炎症因子的释放和感染治疗过程中降低免疫抑制剂也是诱发急性 TCMR 的重要因素。其致病机制是由细胞毒性 T 淋巴细胞、活化的巨噬细胞以及自然杀伤细胞介导的细胞毒性免疫损伤。急性 TCMR 的临床表现包括血清肌酐和尿素氮显著升高、移植肾肿胀、压痛、尿量减少、出现蛋白尿和（或）血尿；发热、乏力、关节酸痛，体重增加、血压升高；彩超检查显示移植肾脏体积增大、血流减少、血管阻力指数增加。对急性 TCMR 的明确诊断必须依据移植肾脏穿刺活检病理学诊断，明确诊断是后续及时和针对性治疗的关键。

急性 TCMR 病理学特征包括三个方面：移植肾脏组织间质内单个核炎症细胞浸润、肾小管炎和动脉内膜炎。

（1）肾脏组织间质内炎性细胞浸润：表现为移植肾脏组织间质内以单个核炎症细胞为

主的炎性浸润。浸润的单个核炎性细胞主要包括淋巴细胞（图 2-14-8A）、浆细胞和巨噬细胞，严重的急性排斥反应时可混合有中性粒细胞和嗜酸粒细胞。在急性 TCMR 的病理诊断中需要注意,肾脏组织间质内弥漫性的炎症细胞浸润对诊断急性 TCMR 仅具有提示作用,其确诊还需要在此基础上有肾小管炎和动脉血管内膜炎的表现。

（2）肾小管炎：肾小管炎（tubulitis）是移植肾脏急性 TCMR 所致的间质 – 小管炎症的主要表现。其形态学特征为在前述间质炎症浸润的基础上，淋巴细胞浸润进入肾小管上皮层内形成肾小管炎（图 2-14-8B），随着急性排斥反应程度的逐渐加重，肾小管上皮层内浸润的淋巴细胞数量逐渐增多即肾小管炎的程度逐渐加重。

（3）动脉内膜炎：动脉内膜炎（endarteritis）是严重的急性 TCMR 的重要表现，即在上述间质炎性浸润和肾小管炎的基础上，进一步导致动脉内膜炎。其病理学特征为移植肾脏内的各级动脉分支，出现动脉内皮淋巴细胞浸润贴附浸润或内膜层内淋巴细胞浸润导致内膜水肿（图 2-14-8C），内膜水肿增厚导致动脉管腔狭窄，进而导致血液循环障碍甚至肾组织缺血坏死，更为严重者导致动脉管壁呈纤维素样坏死（图 2-14-8D）。在移植肾脏穿刺活检中，有时由于穿刺标本的局限性未能穿刺取得动脉血管的分支，或者排斥反应程度轻，无动脉内膜炎表现，此时肾小管炎的特征成为诊断急性 TCMR 的关键。

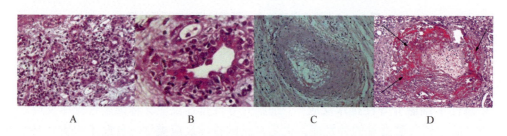

图 2-14-8　移植肾脏急性 T 细胞介导性排斥反应的病理学特征

A 图示移植肾脏组织间质内弥漫性的单个核炎症细胞浸润 HE 染色，×100；B 图示肾小管炎　HE 染色，×400；C 图示动脉内膜炎，可见动脉内膜淋巴细胞浸润及内膜水肿增厚，局部管腔轻度　狭窄　HE 染色，×100；D 图示移植肾动脉管壁呈纤维素样坏死　HE 染色，×200

急性 TCMR 中的间质炎性细胞浸润和肾小管炎需要注意与感染因素相鉴别，后者多表现为肾组织间质和（或）肾小管上皮层内混合有中性粒细胞浸润；同时，肾小管上皮细胞内的病毒包含体需要进一步予以相应的免疫组化染色，以协助鉴别诊断。

4. 慢性活动性 T 细胞介导性排斥反应　慢性活动性 T 细胞介导性排斥反应（chronic active T-cell-mediated rejection，CR-TCMR）是导致移植肾脏慢性失功能和阻碍移植受者长期存活的重要原因之一。慢性活动性 TCMR 的临床表现缺乏特异性，常常呈隐匿发生和进展。通常表现为肾脏移植术后 3~6 个月或数年后肌酐和尿素氮缓慢爬行性升高、逐渐出现蛋白尿、高血压等，最终因移植肾脏纤维化而失功能。目前已明确其发病机制为未能及时诊断和治疗的急性 TCMR 持续进展所致。在急性排斥反应炎症损伤中，局部浸润的炎症细胞和大量分泌的促纤维化细胞因子在组织修复的同时长期持续存在并产生级联反应，导致细胞外基质过度沉积和降解减少，逐渐形成纤维化及移植肾脏慢性失功能。慢性活动性 TCMR 必须予以移植肾脏活检病理学诊断。

慢性活动性 TCMR 的病理学特征主要包括两个方面：慢性移植物动脉血管病、移植肾脏间质纤维化和肾小管萎缩区域内炎性细胞浸润以及萎缩肾小管炎。

（1）慢性移植物动脉血管病：慢性移植物动脉血管病（chronic allograft arteriopathy，CAV）是慢性活动性 TCMR 的特征性表现，移植肾脏内各级动脉血管分支在免疫损伤因素的持续作用下，导致动脉血管内膜反复的损伤、修复及增生，逐渐进展为内膜增厚使管腔狭窄甚至完全闭塞。

早期常表现为小动脉内膜出现多量的泡沫样细胞，使管腔狭窄、甚至闭塞（图 2-14-9A）；进一步进展可呈内膜纤维性增厚及管腔不同程度的狭窄；有时可见增厚的内膜层内仍可见多数淋巴细胞、巨噬细胞浸润，提示急性 T 细胞介导性排斥反应的炎症仍在进展（图 2-14-9B）；终末期阶段可见内膜层均为致密增生的纤维组织，内弹力层断裂，管腔明显狭窄甚至闭塞（图 2-14-9C）。CAV 可累及移植肾内各级动脉分支，常见为小叶间动脉和弓形动脉及其分支。

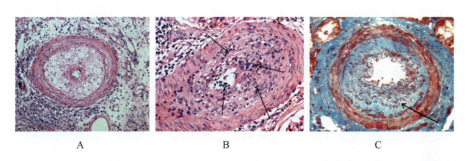

图 2-14-9　移植肾脏慢性活动性 T 细胞介导性排斥反应的慢性移肾动脉血管病的病理学特征

A 图示移植肾内小动脉内膜有多量泡沫样细胞沉积致管腔明显狭窄甚至闭塞 HE 染色，×200；B 图示移植肾内小动脉在增生增厚的内膜上同时可见有多数淋巴细胞浸润（↑）HE 染色，×400；C 图示移植肾内动脉分支内膜显著增厚，增厚的内膜形成类似"第二中膜"（↑）导致管腔明显狭窄甚至接近闭锁 Masson 染色，×200

（2）移植肾脏间质纤维化区域内炎症浸润和萎缩肾小管炎：移植肾脏间质纤维化区域内伴有炎症浸润和萎缩肾小管炎（interstitial inflammation in fibrotic areas，i-IF/TA 和 tubulitis in atrophic tubules，t-IF/TA）。目前的研究已基本明确，i-IF/TA 和 t-IF/TA 是由前次或多次的急性 TCMR 迁延而来或为隐匿进展的亚临床急性 TCMR 进展所致。其病理学特征为在移植肾脏活检组织内的、不同程度间质纤维化区域内有以淋巴细胞为主的单个核炎性细胞的浸润和在萎缩的肾小管上有淋巴细胞浸润呈萎缩肾小管炎（图 2-14-10）。需要注意完全萎缩、塌陷的肾小管不能用于诊断。

慢性活动性 TCMR 的鉴别诊断主要包括慢性活动性抗体介导性排斥反应、BK 病毒相关肾病和免疫抑制剂慢性毒性损伤所致的移植肾脏纤维化和肾小管萎缩改变。前者的鉴别诊断原则为严格依据各自的病理学诊断标准，抗体介导性排斥反应中，移植肾脏活检组织内常见微血管炎变现、C4d 免疫组化染色呈阳性和复查移植受者 PRA 或 DSA 均为阳

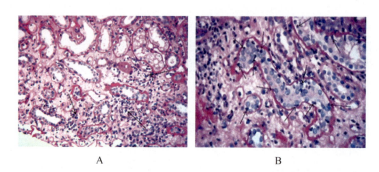

图 2-14-10　移植肾脏慢性 / 活动性 T 细胞介导性排斥反应的 i-IF/TA

A 图和 B 图均示移植肾脏轻度纤维化的间质内可见淋巴细胞浸润（↑）PAS 染色×，100（A）和 ×200（B）

性，但对于 C4d 阴性的抗体介导性排斥反应，两者的鉴别主要依赖微血管炎和受者 PRA 或 DSA 抗体水平的检测。在两者的鉴别诊断中也需要注意，目前越来越多的临床研究已明确移植肾脏慢性失功能是由慢性活动性 TCMR 和慢性活动性抗体介导性排斥反应共同参与导致的混合性排斥反应（mixed rejection）所致。CAV 则是是帮助与 BK 病毒相关肾病或慢性免疫抑制剂毒性损伤相鉴别的要点。

5. 活动性抗体介导性排斥反应　移植肾脏抗体介导性排斥反应是由抗体、补体等多种体液免疫成分参与所致的免疫损伤。新近的 Banff 移植肾脏活检诊断标准中，建议去除"急性"的称谓，因为多数临床 AMR 往往是一个持续、隐匿性进展的动态免疫损伤过程，常常持续活动而逐渐进展为慢性病变，因此对其急性损伤建议采用"活动性抗体介导性排斥反应"的名称。

既往对 AMR 的临床诊断是综合诊断，包括活检组织病理学表现、特异性组织标志物 C4d 免疫组化染色和供者特异性抗体检测三个方面。但由于 DSA 检测手段的敏感性差异、受者体内 DSA 水平波动和部分非人类白细胞抗原抗体尚难以检测等，以及部分 AMR 者 C4d 呈阴性，因此最新的诊断中更突出了抗体对移植肾脏微血管内皮细胞损伤的特点即微血管炎的特征，也进一步突出了活检病理学诊断是 AMR 诊断的首要环节。

移植肾脏最严重的活动性 AMR 为超急性排斥反应，其病理学特征为动脉管壁纤维素样坏死和（或）广泛微血栓栓塞致移植肾缺血性或出血性坏死，间质内明显水肿及大量中性粒细胞浸润。活动性 AMR 的主要靶部位为移植肾脏内广泛的微血管床，导致微血管炎症，其病变包括肾小球炎和肾小管周毛细血管炎两个方面。

（1）肾小球炎：肾小球炎为肾小球的毛细血管襻腔内出现数量不等的炎性细胞淤积浸润，病变初期或病变严重时，淤积及浸润的炎性细胞可见中性粒细胞为主，而多数情况下主要为淋巴细胞、单核巨噬细胞的滞留和淤积（图 2-14-11），有时可见炎性细胞贴附于毛细血管内皮细胞。

（2）肾小管周毛细血管炎：肾小管周毛细血管炎（peritubular capillaritis，PTC）表现为肾小管周毛细血管管腔扩张及其管腔内见有不等数量的炎性细胞淤积，多数情况下以淋巴细胞和单核 – 巨噬细胞的淤积为主（图 2-14-12），病变严重时淤滞的炎性细胞中出现中性粒细胞。严重的活动性 AMR 也可出现动脉内膜炎甚至动脉管壁纤维素养坏死。

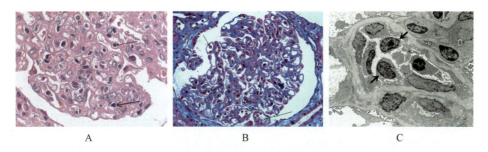

图 2-14-11　移植肾脏活动性抗体介导性排斥反应的肾小球炎，
图示肾小球毛细血管腔内淋巴细胞浸润（↑）

A 图示 HE 染色，×400；B 图示 Masson 染色，×200；C 图示电镜下肾小球毛细血管腔内可见多个淋巴细胞（↑），×5000

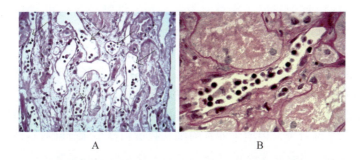

图 2-14-12　移植肾脏活动性抗体介导性排斥反应的肾小管周围毛细血管炎

A 图示肾小管周毛细血管扩张及管腔内有多个的炎性细胞淤积 PAS 染色，×200；B 图示肾小管周毛细血管内淤积的淋巴细胞（↑）和中性粒细胞（↑↑）PAS 染色，×1000

为明确移植肾脏活动性 AMR 的诊断，除进行上述微血管炎的病理学观察以外，移植肾脏穿刺活检组织必须进行补体片段 C4d 的免疫荧光或免疫组化染色，其阳性表现为肾小管周毛细血管内皮线样的或连续细颗粒样的 C4d 阳性沉积（图 2-14-13）；同时必须结合受者外周血 DSA 检测结果。部分活动性 AMR 常伴有一定程度的急性 TCMR，肾组织间质内常有不同程度的炎症浸润和肾小管炎。

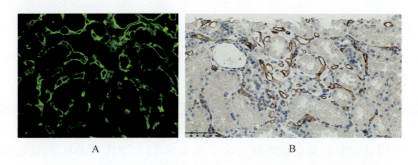

图 2-14-13　移植肾脏活动性抗体介导性排斥反应的 C4d 免疫组化染色

A 图示 C4d 免疫荧光染色呈移植肾内弥漫性的肾小管周围毛细血管壁阳性，C4d 免疫荧光染色，×200；B 图示移植肾 C4d 免疫酶组织化学染色阳性，C4d 免疫酶组织化学染色，×400

6. 慢性活动性抗体介导性排斥反应 慢性活动性抗体介导性排斥反应多发生于移植后的数月和（或）数年后，但也有报道在移植后两个月的活检组织中出现了明显的慢性活动性 AMR 的病理学改变，可见其并没有确定的时间限制。其临床表现隐匿和缺乏特异性，表现为肌酐和尿素氮缓慢升高并逐渐出现蛋白尿、高血压等。多种因素所致的低免疫抑制状态是导致发生活动性 AMR 和慢性活动性 AMR 的主要危险因素，后者又是移植肾慢性失功能的主要原因之一。其发病机制为移植肾脏血管内皮细胞上携带的移植抗原持续刺激 B 细胞产生特异性抗体，这些抗体通过激活补体或 ADCC 作用对移植肾动脉血管和微血管等主要靶部位形成持续的免疫损伤，形成动脉血管内膜和微血管内皮反复的炎症损伤及修复增生，逐渐导致动脉血管病、肾小球硬化和肾小管周毛细血管基膜多层等慢性病变直至移植肾失功能。其明确诊断必须通过移植肾脏活检病理学诊断以及结合血清抗体的检测。慢性活动性 AMR 的病理学特征主要包括三个方面：移植肾肾小球病（chronic transplant glomerulopathy，TG），同时排除了慢性复发性或新发性肾小球病和 TMA；肾小管周毛细血管基膜多层（peritubular capillary basement membrane multilayering，PTCBMML）和慢性移植物动脉血管病，其中前两项病变为必须的诊断要求。

（1）移植肾肾小球病：移植肾肾小球病又称慢性移植肾肾小球病。光镜下见肾小球基底膜呈节段性双轨征甚至弥漫性基底膜增厚伴双轨征形成（图 2-14-14），肾小球系膜细胞和基质、内皮细胞可呈不同程度的增生，有时可伴节段性肾小球硬化和分叶，光镜下病变类似于膜增生性肾小球肾炎，但增生的系膜细胞数量和肾小球分叶状往往不明显，也无嗜复红蛋白沉积；其明确诊断需要电镜观察，电镜下在基底膜和系膜区内往往无明显的电子致密物沉积；但可见足突弥漫融合。部分病例 C4d 免疫组化染色呈肾小球毛细血管壁阳性。

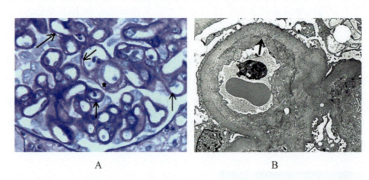

A   B

图 2-14-14　移植肾脏慢性移植肾肾小球病

A 图示肾小球毛细血管基底膜水肿增厚和双轨征形成（↑），PASM 染色，×1000；B 图示肾小球毛细血管襻增厚，基底膜双层（↑），电镜，×5000

（2）肾小管周毛细血管基膜多层：肾小管周毛细血管基膜多层即肾小管周围毛细血管基膜由正常的单层增生为多层，在光镜 PAS 和 PASM 染色中可见管周毛细血管基膜不同程度增厚，但明确诊断必须借助电镜诊断（图 2-14-15）。PTCBMML 的诊断标准为，电镜下可见 1 支管周毛细血管基膜增生达 7 层，或 2 支管周毛细血管基膜均达到 5 层。目前 Banff 标准中将 PTCBMML 病变作为慢性 / 活动性 AMR 诊断的特征性病变，其在非移植肾活检中的出现几率不足 1%。这一病变深刻体现了移植肾微血管床是 AMR 免疫损伤的主要靶部位。在慢性活动性 AMR 的病理诊断中，电镜发挥着决定性的作用，2013 年 Banff 标准开始建议对所有的移植肾活检标本均应进行电镜观察，尤其是肾脏移植术后 >6 个月或者临床明确提示了体液免疫因素损伤的病例。

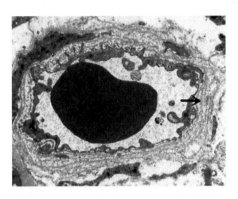

图 2-14-15 移植肾脏管周毛细血管基膜多层

图示肾小管周毛细血管基膜增厚及增生为多层（↑），×6000

（3）慢性排斥反应的血管病变：与慢性 / 活动性 T 细胞介导性排斥反应一样，也可以形成慢性移植肾动脉血管病（CAV），病变特征与慢性活动性 TCMR 相同。

慢性活动性 AMR 的鉴别诊断中主要为 TG 与移植肾复发性或新发性肾病相鉴别，其鉴别要点在于牢固把握 TG 和肾小球疾病各自的形态学特点，即 TG 在免疫荧光染色和电镜观察往往没有明显的电子致密物沉积但具有显著的微血管炎特征，而各种类型的肾小球肾病中均有不同类型和程度的免疫复合物或电子致密物沉积，同时再结合外周血血清学抗体检测则更有利于鉴别诊断。

7. C4d 阴性的抗体介导性排斥反应 近年的研究和临床实践发现，并非所有的 AMR 均伴有补体片段 C4d 的免疫组化染色阳性，将 C4d 阳性作为 AMR 诊断的必要条件之一是不全面的，而对诊断 AMR 更具特异性的依据为受者外周血抗体 DSA 的检测和抗体对移植肾血管内皮损伤的证据（包括 MVI 病变和分子检测中抗体与内皮细胞相互作用的依据），因此 2013 年 Banff 标准中明确提出 C4d 阴性 AMR，其定义为：移植肾脏活检组织内 C4d 呈阴性但具备包括肾小球炎、肾小管周毛细血管炎和血栓性微血管病在内的微血管炎的特征，以及供者特异性抗体，即补体片段 C4d 染色阴性，但却具备"目前或近期抗体与血管内皮细胞反应"的证据，包括中度的微血管炎（肾小球炎 + 肾小管周毛细血管炎 ≥2）和穿刺组织中内皮细胞损伤基因转录表达增加，即可诊断 C4d 阴性 AMR。

8. 钙神经蛋白抑制剂类的免疫抑制剂的急性和慢性毒性损伤 钙神经蛋白抑制剂类免疫抑制剂包括环孢素和他克莫司。CNI 类免疫抑制剂毒性损伤分为急性和慢性毒性损伤两种类型。其毒性损伤的诊断除了病理学检查外，必须结合临床免疫抑制剂剂量及其血药浓度水平检测予以综合诊断。对于部分疑难病例，需要在排除急性排斥反应等因素后，通过降低免疫抑制剂剂量以进行诊断性治疗，最终予以确诊。

（1）CNI 类免疫抑制剂的急性毒性损伤：其急性损伤时形成肾小管上皮细胞胞浆内细小等大的空泡变，表现为肾小管尤其是近曲小管直部上皮细胞胞浆内出现细小的、大小均匀的空泡（图 2-14-16A）。电镜显示主要为多数扩张的线粒体结构。其鉴别诊断包括大量应用利尿药所致非常类似的肾小管上皮细胞内空泡变，必要时需停用利尿药、减少免疫抑制剂剂量或转换其他类型免疫抑制剂后再次活检观察。部分病例可见肾小球入球微动脉管壁平滑肌细胞空泡变（图 2-14-16B）。

（2）CNI 类免疫抑制剂的慢性毒性损伤：其慢性毒性损伤的特征为肾小球入球微动脉等细微动脉管壁局部出现结节样的透明样变（图 2-14-16C）甚至管腔阻塞、肾组织间质条带状纤维化（图 2-14-16D）甚至弥漫性纤维化，肾小球因缺血而系膜基质增生、硬化。

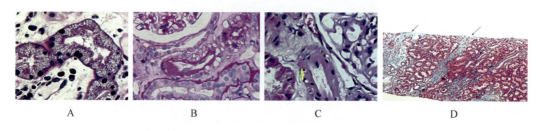

图 2-14-16　移植肾脏 CNI 类免疫抑制剂毒性损伤的病理学特征

A 图示急性 CNI 类免疫抑制剂毒性损伤时肾小管上皮细胞内细小等大的空泡变，HE 染色，×400；B 图示移植肾入球微动脉管壁平滑肌细胞空泡变，PAS 染色，×400；C 图示轻微慢性CNI 类免疫抑制剂毒性损伤的肾小球入球微动脉管壁结节样透明样变，HE 染色，×400；D 图示慢性 CNI 类免疫抑制剂毒性损伤的肾组织间质条带状纤维化，Masson 染色，×100

9. 移植肾脏细菌感染性间质性肾炎　移植肾脏细菌感染多见于术后早期 1 月内，其感染的危险因素包括供者来源感染、受者体内原有的潜伏性感染在移植后加重、术后近期免疫抑制剂剂量较大和受者机体营养状况尚未恢复等。其诊断主要依赖临床病原学检查，活检并不作为首选的诊断手段，但活检可以帮助其与急性排斥反应或急性免疫抑制剂毒性损伤相鉴别。移植肾细菌感染中主要形成急性间质性肾炎（acute interstitial nephritis），其病理学特征为肾组织间质内大量的、以中性粒细胞为主的炎症细胞浸润，并常有中性粒细胞管型（图 2-14-17），后者是细菌感染性急性间质性肾炎的特征性表现，但需要与严重的 AMR 相鉴别。

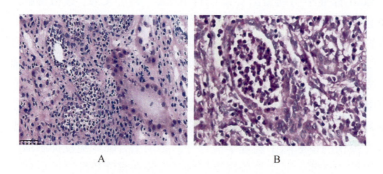

图 2-14-17　移植肾脏细菌感染性急性间质性肾炎的病理学特征

A、B 图示移植肾脏间质可见大量中性粒细胞浸润和肾小管内中性粒细胞管型，HE 染色，×100（A）和 ×400（B）

10. 移植肾脏 BK 病毒相关肾病 为移植术后 BK 病毒感染引发的移植肾肾小管－间质性肾炎，其与 CNI 类免疫抑制剂中 FK506 联合霉酚酸类药物的应用有密切关系。

尿液沉渣细胞学检测中尿路上皮的 Decoy 细胞检测可提示 BKVAN，但 Decoy 细胞阴性并不能完全排除 BK 病毒感染；其确诊需在血液和尿液 BK 病毒 DNA 定量聚合酶链反应（polymerase chain reaction，PCR）检测的基础上，进行移植肾脏活检病理学诊断。

BKVAN 早期病变多局限于肾髓质区，间质炎症浸润不明显。在感染进展期，其病理学特征为受感染的肾小管上皮细胞核显著增大、核内有无定形的、嗜碱性的、污秽的毛玻璃样病毒包含体（图 2-14-18A，B），感染的肾小管上皮细胞常坏死脱落入管腔内。其病毒包含体的明确诊断须 SV40-T 抗原免疫组化染色阳性（图 2-14-18C）。电镜中可见肾小管上皮细胞核内密集或分散存在的直径 40~50 nm 呈品格状整齐排列的、均一的病毒颗粒（图 2-14-18D）。肾间质内单个核细胞浸润或混合有中性粒细胞的炎症浸润，有时可见肾小管炎；慢性病变期，间质广泛纤维化和大片肾小管显著萎缩。

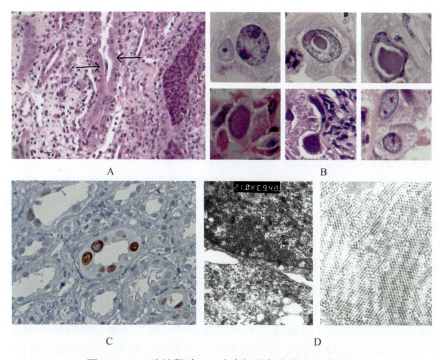

图 2-14-18 移植肾脏 BK 病毒相关肾病的病理学特征

A 图示肾小管上皮细胞内病毒包含体(↑)及肾间质内大量以中性粒细胞为主的炎症浸润，少数小管明显的中性粒细胞管型 HE 染色，×100；B 图示 BK 病毒包含体 HE 染色，×1000；C 图示肾小管上皮细胞 SV40-T 抗原染色阳性，免疫组化染色，×200；D 图示电镜下 BK 病毒感染的肾小管上皮细胞核内可见直径为 35~50 nm 的病毒颗粒及典型的病毒颗粒排列呈整齐的晶格状样，×30000

11. 移植肾脏巨细胞病毒感染 移植术后 CMV 核苷酸定量检测（quantitative nucleic acid testing，QNAT）是诊断 CMV 感染，指导抢先治疗和监测治疗反应的首选方法。

QNAT 在 CMV 感染或 CMV 病的诊断及监测中要优于抗原检测。移植肾脏内 CMV 感染的诊断有赖于在活检组织免疫组化染色中明确可见 CMV 包含体。

移植肾脏肾小管上皮细胞内的 CMV 包含体表现为感染细胞显著增大、肿胀，胞浆或胞核内嗜酸性"枭眼样"包含体和免疫组化染色阳性（图 2-14-19A、B），间质内不同程度的淋巴细胞和中性粒细胞浸润。电镜中 CMV 感染的细胞核或包浆内可见直径 150~200 nm 的病毒颗粒，中心为致密的核心被较厚的被膜包绕（图图 2-14-19C）。

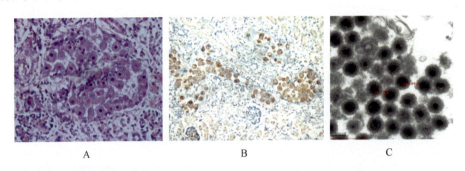

A	B	C

图 2-14-19　移植肾脏活检组织内巨细胞病毒感染的病理学特征

A 图示肾小管上皮细胞核内"枭眼样"病毒包含体 HE 染色 ×400；B 图示肾小管上皮细胞核 CMV 阳性免疫组化染色，×400；C 图示电镜中 CMV 病毒颗粒，中央为致密的病毒核心被外周较厚的被膜包绕，×45 000

12. 移植肾脏复发性或新发性疾病　移植肾脏复发性或新发性疾病即肾脏移植术后原有导致自身肾衰竭的疾病在移植肾脏复发，或移植肾脏出现的、与自身原发性疾病不同类型的新发疾病，两者均可导致移植肾功能减退甚至衰竭。

移植肾脏复发性或新发性疾病的病理学诊断必须具备原发性疾病的明确病理学诊断。移植肾脏复发性和新发性疾病主要为多种类型的肾小球肾炎等，其病理学诊断须依据特定肾小球肾炎的诊断标准予以诊断。

（1）移植肾脏抗肾小球基底膜疾病：移植肾脏抗肾小球基底膜疾病（anti-glomerular basement membrane disease，抗 GBM 病）光镜下特征性病理学改变为节段增生性肾小球肾炎，严重病例光镜下可见毛细血管襻坏死和（或）新月体形成。其包括 3 种类型：①单纯免疫荧光检查发现有抗 GBM 抗体沉积；②免疫荧光发现有抗 GBM 抗体沉积并且同时有急性肾小球肾炎的组织证据；③临床上有急进性肾小球肾炎证据。本病临床表现较重，但只有部分受者血清抗 GBM 抗体阳性，因此单纯依据 IgG 线性沉积不能诊断抗 GBM 病，在确诊之前必须除外血清蛋白非特异性线性沉积，其需要借助病理学诊断有否肾小球病变、动脉内膜炎和肾小管炎，与急性排斥反应相鉴别。

（2）移植肾脏膜增生性肾小球肾炎：膜增生性肾小球肾炎（membranous proliferative glomerulophritis，MPGN）均可在移植肾脏中复发。Ⅰ型 MPGN 复发率相对较低，但易导致终末期肾衰竭。Ⅰ型 MPGN 常伴内皮下和系膜区大量免疫复合物沉积，其密度较高和边界清楚；Ⅱ型 MPGN（亦称致密物沉积病）的复发率较Ⅰ型 MPGN 高，当存在新月体时，则其复发率和病死率明显升高，其复发是移植肾失功能的重要因素，光镜下复发性Ⅱ型

MPGN 的病理改变除系膜增殖程度略轻外，其余与自体肾 MPGN 病变类似。Ⅰ型 MPGN 须与慢性活动性 AMR 所致的 TG 相鉴别，TG 一般无免疫复合物沉积，电镜检查有否内皮下致密物沉积能协助鉴别；Ⅱ型 MPGN 电镜下可见特征性膜内高电子密度物沉积，须注意与糖尿病肾病、肾小球缺血萎缩相鉴别。

（3）移植肾脏局灶性节段性肾小球硬化：移植肾脏局灶性节段性肾小球硬化（focal segmental glomerulosclerosis，FSGS）的病理学诊断同自体肾 FSGS（图 2-14-20）。

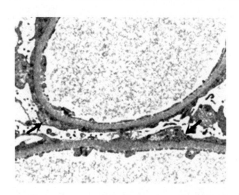

图 2-14-20　移植肾复发性 FSGS，图示肾小球足细胞足突广泛融合（↑），×8 000

（4）移植肾脏膜性肾病：肾脏移植术后早期即可发生移植肾复发性膜性肾病（membranous nephropathy，MN），其组织学改变与自体肾 MN 相似。早期表现为免疫球蛋白沉积于足突细胞裂隙膜下，电镜观察基底膜电子致密物较自体肾 MN 稀少。

（5）移植肾复发性 IgA 肾病：移植肾 IgA 肾病（IgA nephropathy）的复发率高达 50%，复发性 IgA 肾病的病理学改变轻微或仅表现为系膜病变，即光镜下可见系膜区增宽，免疫荧光可见系膜区 IgA 团块状沉积，电镜观察见移植肾系膜区可见高密度块状电子致密物沉积（图 2-14-21），罕见肾小球细胞增殖。

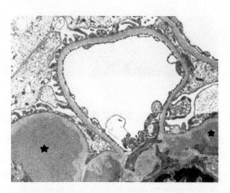

**图 2-14-21　移植肾脏复发性 IgA 肾病的病理学特征，图示肾小球
系膜区高密度块状电子致密物沉积（★），×5000**

（6）移植肾脏糖尿病肾病：糖尿病肾病（diabetic nephropathy，DN）是移植肾脏最易复发的系统性疾病。光镜下改变包括肾小球基膜增厚、系膜基质增加、微小动脉透明样变性。部分受者可见典型的肾小球毛细血管襻结节性硬化。免疫荧光检查可见 IgG 和白蛋白

沿肾小球基底膜沉积。

此外，活动性 AMR、急性 CNI 毒性损伤和复发性溶血尿毒症综合征（hemolytic uremic syndrome，HUS）在病理上均表现为血栓性微血管病（thrombotic microangiopathy，TMA），因此仅靠组织学改变很难鉴别，需要结合相应致病因素以明确针对性的病理学诊断。系统性硬化、系统性红斑狼疮、淀粉样变、副球蛋白血症、免疫管状肾病和血管炎（包括韦格纳肉芽肿）均可在移植肾脏复发，这些疾病复发后的肾脏病理改变与自体肾相似，因此须通过免疫荧光和电镜检查进一步确诊。复发性非肾小球肾病包括草酸盐肾病、胱氨酸病、痛风性肾病和 Fabry 病等，均有典型的晶体样或包含体结构，建议必须借助电镜证实有否典型的包含体而确诊（图 2-14-22，图 2-14-23）。

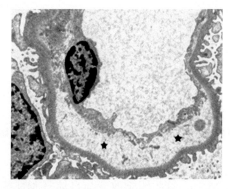

图 2-14-22　移植肾脏急性 TMA，图示肾小球毛细血管内皮细胞肿胀，内皮下间隙增宽（★），间隙内填充有低电子密度的无定形物质，×8 000

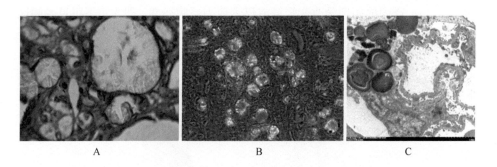

图 A 　　　　　　　　　　　图 B 　　　　　　　　　　　图 C

图 2-14-23　移植肾脏复发性草酸盐肾病和 Fabry 病的病理学特征

A、B 图为移植肾复发性草酸盐肾病的病理学表现，A 图示肾脏移植术后 2 个月的移植肾穿刺活检组织多数肾小管腔内均可见透明样、碎玻璃草酸盐结晶堵塞（HE，×400），B 图示在偏振光显微镜下，草酸盐结晶呈明显的折光（×200）；C 图为移植肾复发性 Fabry 病的病理学表现，图示移植肾活检组织电镜检查中可见大部分足细胞内有特征性的"髓样小体或斑马小体"沉积（×6 000）

13. 移植肾脏肿瘤　移植肾脏新发性肿瘤的发生率极低，我国目前尚无系统的、大样本的移植肾脏肿瘤的研究报道，仅有来自少数移植中心的、零星的临床研究报道。这些研究中移植肾脏肿瘤的类型主要为肾细胞癌，近年也有罕见的原始神经外胚层肿瘤、移植肾癌肉瘤和个别移植肾脏淋巴组织异常增生病例。

移植肾脏肿瘤有 3 个主要来源：移植肾脏新发肿瘤（de novo malignant tumor in renal allograft）即肾脏移植术后在移植肾脏原发的肿瘤、供者来源肿瘤（donor-transmitted malignancy 或 donor-derived malignancy transmission）即供肾携带肿瘤进入受者后发生的移植肾脏肿瘤、移植肾脏复发性肿瘤（recurrence of pre-transplant malignancy）即肾脏移植受者在移植前已经罹患恶性肿瘤，移植后应用免疫抑制剂则导致原有肿瘤在移植肾脏复发。其中移植肾脏新发肿瘤是移植肾脏肿瘤的主要类型；而供者来源肿瘤虽罕见，但有明确的证据证明恶性肿瘤可通过供者器官传播；绝大多数肾脏移植受者是因慢性肾衰竭而非肾脏肿瘤接受肾脏移植，因此移植肾脏复发肿瘤的情况非常少见。

（郭 晖 郑 瑾 官 阳 吴 珊 刘 磊 李 敛 黄 刚）

第十五节 肾脏移植相关影像学

随着医学影像技术的发展，肾移植术后的监测手段越来越多，如核医学监测、CT 泌尿系造影（CTU）、CT 血管成像（CTA）和磁共振泌尿系统成像（MRU）以及超声监测等。医学影像技术是肾移植重要的辅助诊断工具，合理选择和应用影像技术，不仅可以快速、准确地建立临床诊断从而提高对疾病的诊断效率，还可以减少医疗成本、提高医疗质量。

一、影像检查技术特点

（一）平片

1. 尿路平片 尿路平片简便、安全、价廉，是泌尿系统最基本的 X 线检查方法，主要用于观察尿路结石和尿路置入物（导尿管、双"J"管等）位置。

与常规腹部平片不同，为确保图像质量，尿路平片检查前要充分准备：拍片前 2~3 d 禁服钡剂等高密度药物，检查前日吃少渣、少产气食物，晚餐后服番泻叶或石腊油等缓泻剂，检查日晨清洁灌肠。

2. 腹部平片 腹部平片是腹部疾病基本 X 线检查技术，准备工作没有尿路平片复杂。依观察目的不同，可有多种拍片体位：①立卧位腹部平片，图像上缘要包括膈肌，消化道穿孔者或术后患者，膈肌下方可见到弧形的低密度游离气体影；肠梗阻者，可见到肠管扩张、积气和"气-液平面"；胆道与肠道相通时，胆道内气体则表现为树枝状低密度影。②正侧位腹部平片，正位腹部平片发现尿路投影区钙化影时，可通过侧位片定位、鉴别，如胆囊结石和大多数淋巴结钙化位于椎体前方的腹腔内，尿路结石则与椎体重叠或位于椎体后方。

（二）造影

直接穿刺法肾盂造影：经皮肤直接将造影剂注入肾盂，显示肾盂、肾盏、输尿管，本法对肾脏、输尿管病变有重要的诊断价值，还可利用此通道开展置入内/外引流管、注入抗生素、网篮取石等许多介入治疗工作。下列情况禁用：①疑有肾肿瘤、肾结核者；②穿刺局部皮肤有感染者；③有出血倾向或恶液质者；④不能合作者。

（三）CT

CT 具有薄层断面图像，密度分辨率和空间分辨率高，平扫对钙化、结石的灵敏度和特异度高、增强扫描能了解肾脏和病变循环特征等优点，加之设备普及率高，经验成熟，是肾移植患者主要影像技术之一。除了辐射损伤，增强扫描有碘过敏危险、对比剂增加肾脏排泄负担是其主要缺点。对肾移植有价值的 CT 技术主要有以下几种。

1. CT 平扫 移植前 CT 平扫，可了解病变原肾的病变程度和腹部大血管条件。移植后 CT 平扫，可观察移植肾的位置、形态、质地，有否结石等病变。

2. CT 增强扫描 要求 3 期（皮质强化期、实质强化期、肾盂充盈期）动态增强扫描，扫描层厚应 ≤5 mm，若要做血管重建和三维重建，扫描层厚应 ≤1 mm。移植前扫描，可了解供肾的功能和肾血管情况，移植后 CT 增强扫描可了解有否手术并发症、排斥反应和肾功能情况，是肾移植患者的主要影像检查之一。

3. CT 多平面重建（MPR） 利用 1~3 mm 薄层原始图像，根据临床需求重建任意断面/曲面图像的技术，现有 16 排以上的 CT 后处理软件都能胜任，由于影像科医师不熟悉临床医师的具体要求，好的重建图像需要在外科医师指导下协同完成。

4. CT 血管造影 CT 血管造影利用 1 mm 原始图像重建腹腔大血管的三维立体图像，是术前了解肾动脉有否变异、移植肾动脉吻合口是否狭窄的主要成像手段之一（具体扫描参数、重建技术参见肝移植的 CTA 部分）。目前的 CTA 图像质量完全能满足肾移植的临床要求。

（四）MRI

与 CT 相比，MRI 对比剂用量小，对肾脏的负担小，仍不失为肾移植患者的主要影像方法之一。适用于肾移植的 MRI 检查技术如下。

1. 中腹部 MRI 平扫及增强扫描 特别适合肾功能不全和有碘过敏风险的患者，扫描层厚度 3~5 mm，扫描范围从肾上腺上缘至肾脏下缘。虽对尿路结石的诊断能力远不及 CT，但对肾囊肿、移植肾排斥反应的显示能力明显优于 CT 平扫。

2. 下腹部 MRI 平扫及增强扫描 主要用于髂窝移植肾，扫描技术与中腹部 MRI 增强扫描相仿，通过对皮髓质界限的识别、动态增强扫描对肾灌注的分析，对移植肾排斥反应有较高诊断价值，是肾移植主要影像检查技术之一。

3. 磁共振尿路水成像 磁共振尿路水成像（magnetic resonance urography，MRU）是利用水在 T2WI 像上高信号的特点，重建的尿路影像，它具有三维立体、无创、生理状态成像等优点，尤其适合于肾功能不全的尿路积水患者。

4. 磁共振血管造影 磁共振血管造影（magnetic resonance angiography，MRA）的图像质量不及 CTA，仅用于不适合 CTA 的患者。

二、肾移植相关影像学所见

肾移植相关影像学见图 2-15-1~图 2-15-8。

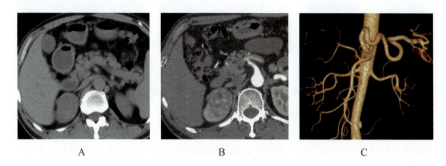

图 2-15-1 肾动脉提早分支的影像学表现

男，54 岁，右肾癌；A 图 CT 平扫示上极边缘模糊稍低密度影，增强扫描动脉期；B 图示该病灶明显强化，有完整包膜；C 图 CTA 示双侧肾动脉提早分支

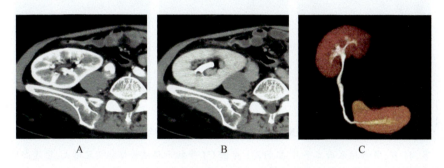

图 2-15-2 正常移植肾 CTU 的影像学表现

女，55 岁，肾移植术后半年，肌酐正常；A 图 CT 增强扫描皮质强化期：肾皮质明显强化而髓质无强化，皮髓质界线（CMD）清晰；B 图 CT 增强扫描肾盂充盈期：肾实质灌注良好，均匀强化，肾窦脂肪间隙清晰，肾盂未见扩张；C 图 CTU：移植肾肾盂-输尿管-膀胱形态正常

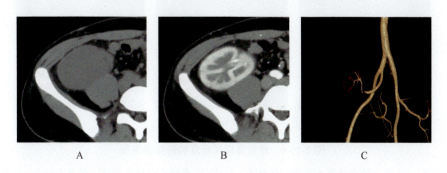

图 2-15-3 移植肾动脉吻合口狭窄的影像学表现

男，28 岁，肾移植术后 1 个月，血压升高；A 图 CT 平扫示移植肾肿胀，密度尚均匀；B 图皮质强化期示肾灌注尚好，CMD 清晰；C 图 CTA 示移植肾动脉吻合口局限性狭窄

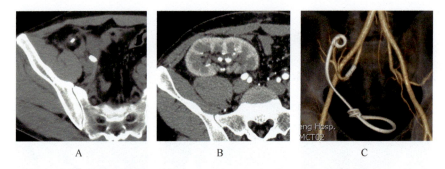

A   B   C

图 2-15-4　移植肾动脉支架置入、双"J"管植入的影像学表现

男，41 岁，肾移植术后肾动脉狭窄，肌酐升高，双"J"管及移植肾动脉 – 髂内动脉吻合口处动脉支架置入；A 图 CT 平扫示移植肾输尿管双"J"管和移植肾动脉支架影；B 图增强扫描动脉期示移植肾 CMD 尚清晰，移植肾肾盂未见积水；C 图 CTA 示盆腔大血管、血管支架和双"J"管全貌

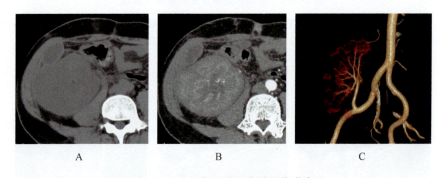

A   B   C

图 2-15-5　移植肾排斥反应的影像学表现

男，41 岁，肾移植术后 4 个月，肌酐高；A 图 CT 平扫示移植肾体积明显增大，密度尚均匀；B 图增强扫描皮质强化期示移植肾灌注减低，CMD 模糊不清；C 图 CTA 示移植肾动脉未见狭窄

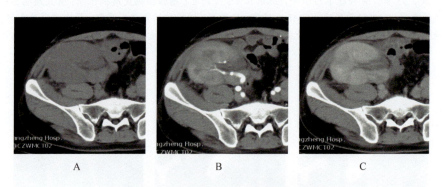

A   B   C

图 2-15-6　移植肾排斥反应的影像学表现

男，28 岁，肾移植术后 1 周，肌酐高；A 图 CT 平扫示移植肾肿胀，密度尚均匀；B 图皮质强化期示肾灌注减低，CMD 模糊不清；C 图肾盂充盈期示肾盂内未见对比剂充盈（肾排泄功能减低），肾实质灌注时间延长，肾实质内见小片状相对乏血供区

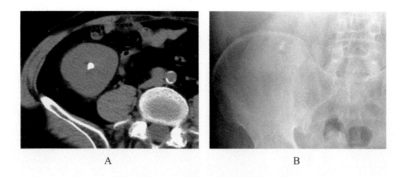

图 2-15-7 移植肾结石的影像学表现

男，53 岁，肾移植术后 2 周，血尿；A 图 CT 平扫示移植肾肾盂内高密度结石影；B 图腹部平片示结石位于右下腹

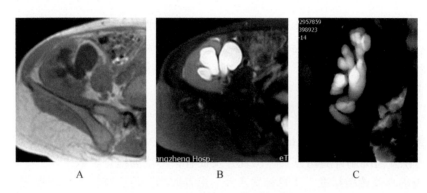

图 2-15-8 移植肾积水的影像学表现

女,55 岁,肾移植术后 14 年,移植肾区胀满不适 2 个月；A 图平扫 T1WI 示移植肾肾盂扩大,肾实质变薄；B 图 T2WI 示肾实质 CMD 不清, 扩大的肾盂内未见异常信号影；C 图 MRU 示移植肾肾盂–输尿管扩张, 梗阻点位于输尿管远端。手术证实为输尿管远端炎性狭窄

三、肾脏移植超声

（一）术前超声评估要点

1. 供者术前评估规范 重点对泌尿系统进行检查，评估供肾质量，确定双肾有否变异或畸形（如腹腔游离肾、一侧肾缺如、马蹄肾、融合肾等）。标准切面测量供肾大小，注意肾实质的厚度、回声、分界，明确肾内有否弥漫性或局灶性病变。注意观察供肾集合系统有否扩张及结石，检查双侧输尿管及膀胱，排除结石和占位性病变。常规进行腹部检查（包括肝脏、胆道、胰腺、脾脏）及心脏功能检查，以排除基础病变。

2. 受者术前评估规范 重点对髂血管、泌尿系统及心脏功能进行评估，具体如下：①髂血管检查，评估患者髂动静脉血流状态及有否髂动脉硬化和静脉血栓等；②泌尿系统检查，测量双肾大小，观察形态及肾内血流分布情况，评估肾脏实质性损害程度，检查是否存在肾内病变（如多囊肾等）；③心脏功能评估，重点评估是否存在尿毒症性心肌病，后者可出现左心增大，左室壁代偿性增厚、运动幅度减弱、收缩及舒张功能下降，肺动脉高压等（图 2-15-9），检查方法及诊断标准参看本章节心脏移植部分。

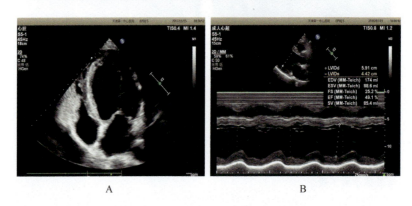

图 2-15-9 尿毒症患者超声心动图检查

A 图为心尖四腔心切面显示左心增大；B 图为 M 型超声显示左室增大，左室壁增厚，运动欠协调，心功能减低

（二）术后超声评估要点及规范

1. 监测时间 常规术后 24 h 内进行首次超声监测，1 周内每日复查超声 1 次，1 周以后根据患者恢复情况制订随访方案，出现并发症者，可增加检查次数。

2. 检查内容及诊断标准 ①移植肾大小：患者取仰卧位，移植肾位于髂窝内，上极靠外，下极靠内，肾门向内靠后，凸缘向外偏前，紧贴腹壁。探头长轴一般与腹壁切口方向一致，微调探头，避免过度加压，取移植肾最大冠状切面，测量移植肾长径及宽径，取移植肾肾门部横切面，测量移植肾厚度（图 2-15-10A、B），大小接近或稍大于正常肾。正常移植肾边界清晰，包膜光滑完整，皮髓质分界清晰，集合系统无扩张，肾柱、椎体宽度 0.6~1.0 cm，皮质厚度 0.6~0.8 cm。②移植肾血流：取移植肾最大冠状切面，CDFI 观察移植肾血流分布，正常移植肾中，各级肾动脉及伴行静脉呈从肾门部放射的"树枝状"分布，动脉与伴行静脉显示为红蓝不同色彩（图 2-15-10C）。能量多普勒显示各级肾血流逐渐变细，充盈良好，连续性好，遍布整个实质，形似"珊瑚状"，皮质小叶间血流显示为网状分支，部分可达肾被膜（图 2-15-10D）。频谱多普勒测量肾动脉血流速度、阻力指数、加速时间以及肾静脉流速。正常移植肾内各级动脉频谱为低阻型，收缩期上升陡直，舒张期下降缓慢，常规监测移植肾叶间动脉，峰值流速 ≥15 cm/s，加速时间 0.05~0.07 s，阻力指数 <0.84（图 2-15-10E），图 2-15-10H 示移植肾动脉高阻力状态。肾静脉血流方向与伴行动脉血流方向相反，肾内小静脉血流频谱呈连续性带状，部分受伴行动脉影响，可略有起伏，肾内小静脉流速 ≥10 cm/s（图 2-15-10F）。还应注意移植肾血管吻合口的观察，CDFI 显示肾门部肾动脉和肾静脉主干血流，然后延其走行方向追踪扫查，直至与髂血管吻合处（图 2-15-10G）。测量吻合口处流速，观察吻合口血流充盈情况、是否有血流绕行、外溢或五彩镶嵌等异常血流。③移植肾集合系统：取移植肾冠状切面显示集合系统，测量肾盂宽

度，并沿肾盂追踪扫查输尿管至与膀胱吻合口处。④其他：如积液量、位置及性状。

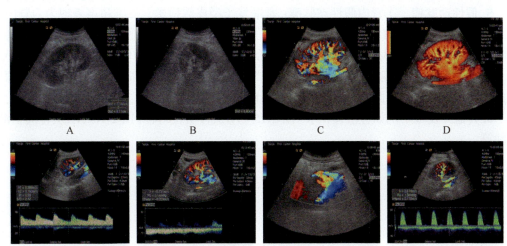

图 2-15-10 肾移植术后超声检查的主要内容

A 图常规二维超声示最大冠状切面测量移植肾长径及宽径；B 图为常规二维超声示肾门部横切面测量移植肾厚度；C 图 CDFI 示正常移植肾内动脉及伴行静脉血流丰富；D 图能量多普勒显示正常移植肾内各级血流分布；E 图为频谱多普勒示正常移植肾叶间动脉血流流速的测量；F 图为频谱多普勒示正常移植肾内小静脉血流流速的测量；G 图为 CDFI 示移植肾动脉及静脉与髂血管吻合口处血流；H 图为频谱多普勒示移植肾动脉呈高阻力状态

（三）常见并发症诊断标准

1. 急性排斥反应 急性排斥反应主要表现为移植肾肿大，皮质增厚、回声增强。轻度急性排斥反应移植肾内血流无明显变化，严重者肾内血流充盈减少，呈点状或棒状，甚至皮质内无血流充盈。急性排斥反应是引起移植肾动脉阻力增高的基础，舒张末期血流减少，甚至消失，呈高速高阻血流频谱，动脉阻力指数为 0.8~1.0。

2. 急性肾小管坏死 与急性排斥反应超声表现不易鉴别。肾肿大及实质改变不如急性排斥反应明显。严重者肾内血流分布减少，动脉阻力指数增高，明确诊断依赖肾组织穿刺活组织检查。

3. 移植肾血栓 ①移植肾动脉血栓：CDFI 显示移植肾动脉无血流充盈，超声造影可明确诊断；②移植肾静脉血栓：移植肾体积明显肿大、形态饱满、结构模糊、实质增厚、皮质回声减低。肾静脉腔内有时可见血栓回声。CDFI 显示肾静脉腔内血流充盈缺损或因充满血栓难以显示血流信号。频谱多普勒于栓塞段静脉腔内不能测及血流频谱，其远端静脉内为低平小波。肾动脉频谱收缩期上升陡直，下降快速，阻力指数增高，严重时舒张期血流消失甚至出现负向血流（图 2-15-11A、B）。

4. 移植肾动脉狭窄 通常发生在吻合口处，二维超声难以清晰显示狭窄处血管，仅显示因肾缺血引起的移植肾缩小的改变。CDFI 可显示狭窄处血流束变细，色彩明亮，呈花色。频谱多普勒技术可测量狭窄处高速射流，峰值流速 >150 cm/s，狭窄远端肾内动脉呈"小慢波"改变，表现为收缩期频谱缓慢上升，加速时间延长，峰值流速降低（图2-15-11C、D）。

5. 假性动脉瘤 ①肾内假性动脉瘤：常继发于经皮活检术。二维超声表现为为肾内单一或复杂性囊肿，CDFI显示肿块内"涡流"状血流信号；②肾外假性动脉瘤：多发生在动脉吻合口处，二维超声表现为肾门处局限性无回声区，CDFI可见瘤体内"双向"血流信号，呈"涡流状"，于瘤颈部可见收缩期由动脉"喷射"入瘤体内的高速血流束，舒张期瘤体内血液回流入动脉腔，血流暗淡（图2-15-11E、F）。

6. 其他并发症 例如移植肾积水（图2-15-11G）、移植肾结石（图2-15-11H）、肾周积液、血肿等。

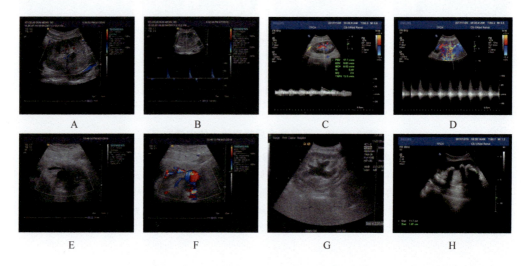

图2-15-11 肾移植术后常见并发症的超声表现

A、B图为移植肾静脉栓塞，A图示移植肾形态饱满，肾内血流分布稀疏，B图频谱多普勒示移植肾动脉频谱收缩期上升陡直，下降快速，舒张期反向血流；C、D图为肾移植术后2年移植肾动脉吻合口狭窄，C图示肾内动脉呈小慢波，峰值流速低，加速时间延长，D图示肾动脉吻合口处高速血流，达150cm/s；E、F图为移植肾动脉吻合口处假性动脉瘤形成，E图为二维超声示肾门处局限性无回声区，F图为CDFI示瘤体内"双向"血流信号，呈"涡流状"；G图为移植肾积水，集合系统分离；H图为移植肾内多发结石

（四）推荐使用的超声新技术

1. 超声造影 通过向静脉内推注微泡造影剂，可清晰显示移植肾各级动静脉走行及充盈状态，通过定量分析软件可定量评价移植肾灌注情况。除外对造影剂过敏者，适用于所有需要评估移植肾血管及血供的患者（图2-15-12A）。

2. 超微血管成像技术 超微血管成像技术是一种基于CDFI原理基础上发展起来的一种高灵敏度、高分辨率彩色血流显示新技术，具有显示低速血流信息、高的空间分辨率、稀少的运动伪像、高帧频成像及无需造影剂的特点，可更敏感地捕捉低速血流，对评估移植肾皮质微细血流有较高敏感性（图2-15-12B）。

3. 弹性成像 弹性成像是基于生物组织都具有弹性这一物理特性而发展应用的，不同病理变化后组织弹性信息发生相应改变，弹性成像通过检测不同病变弹性性质的差异，从而对病变进行定性、定量分析以指导临床（图 2-15-12C）。

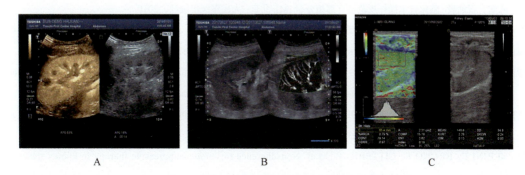

A　　　　　　　　　　　B　　　　　　　　　　　C

图 2-15-12　超声新技术在肾移植术后诊断中的应用

A 图为正常移植肾超声造影图；B 图为超微血管成像技术观察移植肾微细血流；C 图为实时组织弹性成像技术定量分析移植肾实质弹性信息

（王　俭　唐　樱　吴建永）

参考文献：

[1] 中华医学会器官移植学分会.肾移植操作技术规范（2019 版）——适应证、禁忌证、术前检查和准备 [J].器官移植，2019，10（5）：469-472，482.

[2] 中华医学会器官移植学分会.肾移植尸体供者的选择和评估操作规范 [J].器官移植，2019，10（5）：478-482.

[3] 中华医学会器官移植学分会.肾移植术后移植物功能延迟恢复诊疗技术规范 [J].器官移植，2019，10（5）：522-525.

[4] 中华医学会器官移植学分会.肾移植手术技术操作规范 [J].器官移植，2019，10（5）：483-488.

[5] 中华医学会器官移植学分会.再次肾移植技术操作规范 [J].器官移植，2019，10（5）：547-551.

[6] 中华医学会器官移植学分会.活体肾移植临床技术操作规范 [J].器官移植，2019，10（5）：540-546.

[7] 中华医学会器官移植学分会.肾移植术后外科并发症处理技术操作规范（2019 版）[J].器官移植，2019，10（6）：653-660.

[8] 中华医学会器官移植学分会.肾移植术后移植物功能延迟恢复诊疗技术规范 [J].器官移植，2019，10（5）：522-525.

[9] 中华医学会器官移植学分会.肾移植排斥反应临床诊疗技术规范 [J].器官移植，2019，10（5）：505-512.

[10] 中华医学会器官移植学分会.慢性移植肾功能不全诊疗技术规范（2019 版）[J].器官移植，2019，10（5）：526-532.

[11] 中华医学会器官移植学分会.儿童肾移植技术操作规范（2019 版）[J].器官移植，2019，10（5）：499-504.

[12] 中华医学会器官移植学分会.肾移植术后随访规范（2019 版）[J].器官移植，2019，10（6）：667-671.

[13] 中华医学会器官移植学分会.器官移植病理学临床技术操作规范（2019 版）：总论与肾移植 [J].器官移植，2019，10（2）：129-141.

[14] 朱有华，曾力. 肾脏移植 [M]. 北京：人民卫生出版社，2017.

[15] 朱有华，石炳毅. 肾移植手册 [M]. 北京：人民卫生出版社，2010.

[16] 陈实，石炳毅. 临床技术操作规范器官移植分册 [M]. 北京：人民军医出版社，2010.

[17] 刘永锋，郑树森. 器官移植学 [M]. 北京：人民卫生出版社，2014.

[18] MORRIS P, KNECHTLE S. Kidney transplantation[M]. 7th ed. Philadelphia：Saunders，2014.

[19] LADHANI M, CRAIG J C, IRVING M, et al. Obesity and the risk of cardiovascular and all-cause mortality in chronic kidney disease：a systematic review and Meta-analysis [J]. Nephrol Dial Transplant, 2017, 32（3）: 439-449.

[20] NEVINS T E, NICKERSON P W, DEW M A. Understanding medication nonadherence after kidney transplant [J]. J Am Soc Nephrol, 2017, 28（8）: 2290-2301.

[21] NERINI E, BRUNO F, CITTERIO F, et al. Nonadherence to immunosuppressive therapy in kidney transplant recipients：can technology help? [J]. J Nephrol, 2016, 29（5）: 627-636.

[22] SCHEEL J, REBER S, STOESSEL L, et al. Patient-reported non-adherence and immunosuppressant trough levels are associated with rejection after renal transplantation [J]. BMC Nephrol, 2017, 18（1）: 107.

[23] JABBARI B, VAZIRI N D. The nature, consequences, and management of neurological disorders in chronic kidney disease [J]. Hemodial Int, 2018, 22（2）: 150-160.

[24] KRANSDORF E P, PANDO M J. Calculated panel reactive antibody with decimals：a refined metric of access to transplantation for highly sensitized candidates[J]. Hum Immunol, 2017, 78（3）: 252-256.

[25] AKGUL S U, CIFTCI H S, TEMURHAN S, et al. Association between HLA antibodies and different sensitization events in renal transplant candidates[J]. Transplant Proc, 2017, 49（3）: 425-429.

[26] PROFAIZER T, KUMÁNOVICS A. Human leukocyte antigen typing by next-generation sequencing[J]. Clin Lab Med, 2018, 38（4）: 565-578.

[27] PROFAIZER T, LÁZÁR-MOLNÁR E, CLOSE D W, et al. HLA genotyping in the clinical laboratory：comparison of next-generation sequencing methods[J]. HLA, 2016, 88（1-2）: 14-24.

[28] ROSA-DIEZ G, GONZALEZ-BEDAT M, FERREIRO A, et al. Burden of end-stage renal disease（ESRD）in Latin America[J]. Clin Nephrol, 2016, 86（13）: 29-33.

[29] NORIS M, RUGGENENTI P, REMUZZI G. Kidney transplantation in patients with atypical hemolytic uremic syndrome：a therapeutic dilemma（or not）? [J]. Am J Kidney Dis, 2017, 70（6）: 754-757.

[30] NYBERG S L, MATAS A J, KREMERS W K, et al. Improved scoring system to assess adult donors for cadaver renal transplantation[J]. Am J Transplant, 2003, 3（6）: 715-721.

[31] 中华医学会器官移植学分会，中国医师协会器官移植医师分会. 中国器官移植诊疗指南（2017 版）[M]. 北京：人民卫生出版社，2018.

[32] 黄洁夫. 中国器官捐献指南 [M]. 北京：人民卫生出版社，2017.

[33] 中华医学会器官移植学分会. 中国心脏死亡器官捐献工作指南（第 2 版）[J]. 中华器官移植杂志，2011，32（12）: 756-758.

[34] 王泽惠，王永进，侯云生，等. 心肺复苏后多器官功能障碍综合征临床分析 [J]. 中国急救医学，2005，25（8）: 609-610.

[35] 项和立，薛武军，田普训，等. 心脏死亡器官捐献供体器官功能的评估和维护 [J]. 中华泌尿外科杂志，2014，35（1）: 20-23.

[36] 中华医学会器官移植学分会，中华预防医学会医院感染控制学分会，复旦大学华山医院抗生素研究所．中国实体器官移植供者来源感染防控专家共识（2018 版）[J]．中华器官移植杂志，2018，39（1）：41-52.

[37] 张雷．移植器官质量与安全指南 [M]．6 版．北京：科学出版社，2019.

[38] 林俊，李诗新，杨洋《移植器官质量与安全指南(第 6 版)》解读——恶性肿瘤传播的风险 [J]．器官移植，2020,11(3)：400-404.

[39] SUI M, ZHANG L, YANG J, et al. A new HC-A II solution for kidney preservation：a multi-center randomized controlled trial in China[J]. Ann Transplant, 2014, 19：614-620.

[40] REICH D J, MULLIGAN D C, ABT P L, et al. ASTS recommended practice guidelines for controlled donation after cardiac death organ procurement and transplantation[J]. Am J Transplant, 2009, 9（9）：2004-2011.

[41] 袁清，赵闻雨，熊海云，等．自制新型多器官保存液低温保存小型猪肾 [J]．中国组织工程研究与临床康复，2009，13（18）：3467-3470.

[42] HAMAR M, SELZNER M. Ex-vivo machine perfusion for kidney preservation[J]. Curr Opin Organ Transplant，2018，23（3）：369-374.

[43] PATEL K, NATH J, HODSON J, et al. Outcomes of donation after circulatory death kidneys undergoing hypothermic machine perfusion following static cold storage：a UK population-based cohort study[J]. Am J Transplant, 2018, 18（6）：1408-1414.

[44] 中华医学会器官移植学分会．尸体供肾体外机械灌注冷保存技术操作规范（2019 版）[J]．器官移植，2019,10（3）：263-266.

[45] DIRITO J R, HOSGOOD S A, TIETJEN G T, et al. The future of marginal kidney repair in the context of normothermic machine perfusion[J]. Am J Transplant, 2018, 18（10）：2400-2408.

[46] HOSGOOD S A, SAEB-PARSY K, WILSON C, et al. Protocol of a randomised controlled, open-label trial of ex vivo normothermic perfusion versus static cold storage in donation after circulatory death renal transplantation[J]. BMJ Open，2017, 7（1）：12237.

[47] WEISSENBACHER A, HUNTER J. Normothermic machine perfusion of the kidney[J]. Curr Opin Organ Transplant，2017, 22（6）：571-576.

[48] 沈中阳．腹部器官获取与修整 [M]．天津：天津出版传媒集团，2017.

[49] 陈实．移植学 [M]．北京：人民卫生出版社，2011

[50] DETRY O, VAN DEYNSE D, VAN VLIERBERGHE H, et al. Organ procurement and transplantation in Belgium[J]. Transplantation, 2017, 101（9）：1953-1955.

[51] HALAWA A. The third and fourth renal transplant：technically challenging, but still a valid option[J]. Ann Transpl，2012, 17（4）：125-132.

[52] 朱兰，林正斌，赵光远，等．第五次肾移植一例报道及诊疗体会 [J]．中华器官移植杂志，2018，39（12）：750-751.

[53] FRIEDERSDORFF F, PATABENDHI S, BUSCH J, et al. Outcome of patients after third and fourth kidney transplantation[J]. Urol Int, 2016, 97（4）：445-449.

[54] MUSQUERA M, PERI L L, ALVAREZ-VIJANDE R, et al. Orthotopic kidney transplantation：an alternative surgical technique in selected patients[J]. Eur Urol, 2010, 58（6）：927-933.

[55] MATAS A J, SMITH J M, SKEANS M A, et al. OPTN/SRTR 2013 annual data report：kidney[J]. Am J Transplant，2015, 15（2）：1-34.

[56] 中华医学会器官移植学分会中国医师协会器官移植医师分会 . 中国活体供肾脏移植临床指南（2016 版）[J]. 器官移植, 2016, 7（6）: 417-426.

[57] LENTINE K L, KASISKE B L, LEVEY A S, et al. KDIGO clinical practice guideline on the evaluation and care of living kidney donors[J]. Transplantation, 2017, 101（1）: 1-109.

[58] BRITISH TRANSPLANTATION SOCIETY. BTS/RA living donor kidney transplantation guidelines 2018: guidelines for living donor kidney transplantation（fourth edition）[EB/OL].（2018-03-01）. https: //bts.org.uk/wp-content/uploads/2018/07/FINAL_LDKT-guidelines_June-2018.pdf.

[59] 中华人民共和国国务院 . 人体器官移植条例 [EB/OL].（2007-03-31）. http: //www.nhc.gov.cn/wjw/flfg/200804/d0e7200bc48a4b45b26a50a63325e029.shtml.

[60] 王显丁, 邱阳, 宋涂润, 等 . ABO 血型不相容亲属活体肾脏移植的个体化预处理 [J]. 中华器官移植杂志, 2015, 36（8）: 449-452.

[61] 陈实, 石炳毅 . 临床技术操作规范: 器官移植分册 [M]. 北京: 人民军医出版社, 2010.

[62] MAGGIORE U, BUDDE K, HEEMANN U, et al. Long-term risks of kidney living donation: review and position paper by the ERA-EDTA DESCARTES working group[J]. Nephrol Dial Transplant, 2017, 32（2）: 216-223.

[63] LIYANAGE L, MUZAALE A, HENDERSON M. The true risk of living kidney donation[J]. Curr Opin Organ Transplant, 2019, 24（4）: 424-428.

[64] 龚非力 . 医学免疫学 [M]. 北京: 科学出版社, 2013.

[65] 金伯泉 . 细胞和分子免疫学 [M]. 北京: 科学出版社, 2005.

[66] 黎磊石 . 中国肾移植手册 [M]. 2 版 . 香港: 华夏科学出版社, 2009.

[67] SINGH S P, MISHRA B N. Major histocompatibility complex linked databases and prediction tools for designing vaccines[J]. Hum Immunol, 2016, 77（3）: 295-306.

[68] KRANSDORF E P, PANDO M J, GRAGERT L, et al. HLA population genetics in solid organ transplantation[J]. Transplantation, 2017, 101（9）: 1971-1976.

[69] SHAHEEN F A. Organ transplantation in Saudi Arabia[J]. Transplantation, 2016, 100（7）: 1387-1389.

[70] LEE N, PARK H S, IN J W, et al. Association of HLA types with non-specific binding of negative control beads in luminex panel reactive antibody（PRA）screening assay[J]. Clin Lab, 2017, 63（1）: 169-174.

[71] 吴丽娟 . 临床流式细胞学检验技术 [M]. 北京: 人民军医出版社, 2010.

[72] KLAVER Y, KUNERT A, SLEIJFER S, et al. Adoptive T-cell therapy: a need for standard immune monitoring[J]. Immunotherapy, 2015, 7（5）: 513-533.

[73] SHRESTHA B M. Systematic review of the negative pressure wound therapy in kidney transplant recipients [J]. World J Transplant, 2016, 6（4）: 767-773.

[74] DE WEERD A E, VAN AGTEREN M, LEEBEEK F W, et al. ABO-incompatible kidney transplant recipients have a higher bleeding risk after antigen-specific immunoadsorption [J]. Transpl Int, 2015, 28（1）: 25-33.

[75] GOORAN S, JAVID A, POURMAND G. Delayed hemorrhage in kidney transplantation: a life-threatening condition [J]. Int J Organ Transplant Med, 2018, 9（1）: 46-49.

[76] REZAEE-ZAVAREH M S, AJUDANI R, RAMEZANI B M, et al. Kidney allograft stone after kidney transplantation and its association with graft survival [J]. Int J Organ Transplant Med, 2015, 6（3）: 114-118.

[77] DOEHN C, FORNARA P, FRICKE L, et al. Laparoscopic fenestration of posttransplant lymphoceles [J]. Surg Endosc,

2002, 16（4）: 690-695.

[78] SHOLY H G, LEVY Y. Renal artery thrombosis [J]. Am J Med Sci, 2013, 345（6）: 489.

[79] EL ZORKANY K, BRIDSON J M, SHARMA A, et al. Transplant renal vein thrombosis [J]. Exp Clin Transplant, 2017, 15（2）: 123-129.

[80] LI CM, SHANG T, TIAN L, et al. Short-term outcomes using a drug-coated balloon for transplant renal artery stenosis [J]. Ann Transplant, 2018, 23: 75-80.

[81] BRAGA A F, CATTO R C, DALIO M B, et al. Endovascular approach to transplant renal artery stenosis [J]. Ann Transplant, 2015, 20: 698-706.

[82] PERICO N, CATTANEO D, SAYEGH M H, et al. Delayed graft function in kidney transplantation [J]. Lancet, 2004, 364（9447）: 1814-1827.

[83] YARLAGADDA S G, COCA S G, FORMICA R N J R, et al. Association between delayed graft function and allograft and patient survival: a systematic review and meta-analysis[J].Nephrol Dial Transplant, 2009, 24（3）: 1039-1047.

[84] SIEDLECKI A, IRISH W, BRENNAN D C. Delayed graft function in the kidney transplant [J].Am J Transplant, 2011, 11（11）: 2279-2296.

[85] SALVADORI M, ROSSO G, BERTONI E.Update on ischemia-reperfusion injury in kidney transplantation: pathogenesis and treatment [J].World J Transplant, 2015, 5（2）: 52-67.

[86] SHARIF A, BORROWS R. Delayed graft function after kidney transplantation: the clinical perspective [J]. Am J Kidney Dis, 2013, 62（1）: 150-158.

[87] HALLORAN P F, HUNSICKER L G. Delayed graft function: state of the art, November 10-11, 2000. Summit meeting, Scottsdale, Arizona, USA [J]. Am J Transplant, 2001, 1（2）: 115-120.

[88] TAPIAWALA S N, TINCKAM K J, CARDELLA C J, et al. Delayed graft function and the risk for death with a functioning graft [J]. J Am Soc Nephrol, 2010, 21（1）: 153-161.

[89] MELIH K V, BASAK B, MUSTAFA C, et al. Incidence, risk factors, and outcomes of delayed graft function in deceased donor kidney transplantation [J].Transplant Proc, 2019, 51（4）: 1096-1100.

[90] KORAYEM I M, AGOPIAN V G, LUNSFORD K E, et al. Factors predicting kidney delayed graft function among recipients of simultaneous liver-kidney transplantation: a single-center experience [J]. Clin Transplant, 2019, 33（6）: 13569.

[91] 中华医学会器官移植学分会, 中国医师协会器官移植医师分会. 中国肾移植排斥反应临床诊疗指南（2016 版）[J]. 器官移植, 2016, 7（5）: 332-338.

[92] SELLARÉS J, DE FREITAS D G, MENGEL M, et al. Understanding the causes of kidney transplant failure: the dominant role of antibody-mediated rejection and nonadherence [J]. Am J Transplant, 2012, 12（2）: 388-399.

[93] WIEBE C, GIBSON I W, BLYDT-HANSEN T D, et al. Evolution and clinical pathologic correlations of de novo donor-specific HLA antibody post kidney transplant [J]. Am J Transplant, 2012, 12（5）: 1157-1167.

[94] FARKASH E A, COLVIN R B. Diagnostic challenges in chronic antibody-mediated rejection [J]. Nat Rev Nephrol, 2012, 8（5）: 255-257.

[95] SIS B, MENGEL M, HAAS M, et al. Banff '09 meeting report: antibody mediated graft deterioration and implementation of Banff working groups [J]. Am J Transplant, 2010, 10（3）: 464-471.

[96] DJAMALI A, KAUFMAN D B, ELLIS T M, et al. Diagnosis and management of antibody-mediated rejection: current

status and novel approaches [J]. Am J Transplant, 2014, 14（2）: 255-271.

[97] VALENZUELA N M, REED E F. Antibody-mediated rejection across solid organ transplants: manifestations, mechanisms, and therapies [J]. J Clin Invest, 2017, 127（7）: 2492-2504.

[98] MORATH C, ZEIER M. Transplantation: molecular diagnosis of kidney transplant rejection [J]. Nat Rev Nephrol, 2014, 10（8）: 429-430.

[99] NANKIVELL B J, BORROWS R J, FUNG C L, et al. The natural history of chronic allograft nephropathy [J]. N Engl J Med, 2003, 349（24）: 2326-2333.

[100] HARA S. Current pathological perspectives on chronic rejection in renal allografts [J]. Clin Exp Nephrol, 2017, 21(6): 943-951.

[101] HAN S S, HUH W, PARK S K, et al. Impact of recurrent disease and chronic allograft nephropathy on the long-term allograft outcome in patients with IgA nephropathy [J]. Transpl Int, 2010, 23（2）: 169-175.

[102] CRAVEDI P, KOPP J B, REMUZZI G. Recent progress in the pathophysiology and treatment of FSGS recurrence[J]. Am J Transplant, 2013, 13（2）: 266-274.

[103] LARSEN C P, WALKER P D. Phospholipase A2 receptor（PLA$_2$R）staining is useful in the determination of de novo versus recurrent membranous glomerulopathy [J]. Transplantation, 2013, 95（10）: 1259-1262.

[104] ZAND L, LORENZ E C, COSIO F G, et al. Clinical findings, pathology, and outcomes of C3GN after kidney transplantation [J]. J Am Soc Nephrol, 2014, 25（5）: 1110-1117.

[105] 文吉秋,徐峰,王维,等. 移植肾 C3 肾小球病 3 例临床病理特点及预后分析 [J]. 中国实用内科杂志, 2017, 37(9): 90-94.

[106] SAID S M, COSIO F G, VALERI A M, et al. Proliferative glomerulonephritis with monoclonal immunoglobulin G deposits is associated with high rate of early recurrence in the allograft[J]. Kidney Int, 2018, 94（1）: 159-169.

[107] BUXEDA A, SAID S M, NASR S H, et al. Recurrent proliferative glomerulonephritis with monoclonal immunoglobulin deposits in kidney allografts treated with anti-CD20 antibodies [J].Transplantation, 2019, 103（7）: 1477-1485.

[108] PEREZ C P, PATEL N, MARDIS C R, et al. Belatacept in solid organ transplant: review of current literature across transplant types [J]. Transplantation, 2018, 102（9）: 1440-1452.

[109] 中华医学会心血管病学分会, 中华心血管病杂志编辑委员会. 非 ST 段抬高急性冠状动脉综合征诊断和治疗指南 [J]. 中华心血管病杂志, 2012, 40（5）: 353-367.

[110] IBANEZ B, JAMES S, AGEWALL S, et al. 2017 ESC guidelines for the management of acute myocardial infarction in patients presenting with ST-segment elevation: the task force for the management of acute myocardial infarction in patients presenting with ST-segment elevation of the European Society of Cardiology（ESC）[J]. Eur Heart J, 2018, 39（2）: 119-177.

[111] XIAO D, CRAIG J C, CHAPMAN J R, et al. Donor cancer transmission in kidney transplantation: a systematic review[J]. Am J Transplant, 2013, 13（10）: 2645-2652.

[112] VAN LEEUWEN M T, WEBSTER A C, MCCREDIE M R, et al. Effect of reduced immunosuppression after kidney transplant failure on risk of cancer: population based retrospective cohort study[J]. BMJ, 2010, 340: 570.

[113] ABEDINI S, HOLME I, FELLSTRÖM B, et al. Cerebrovascular events in renal transplant recipients[J]. Transplantation, 2009, 87（1）: 112-117.

[114] KUMAR S, DE LUSIGNAN S, MCGOVERN A, et al. Ischaemic stroke, haemorrhage, and mortality in older patients with chronic kidney disease newly started on anticoagulation for atrial fibrillation: a population based study from UK primary care[J]. BMJ, 2018, 360: 342.

[115] 中华消化杂志编委会. 消化性溃疡诊断与治疗规范（2016 年，西安）[J]. 中华消化杂志，2016, 36（8）: 508-513.

[116] MALYSZKO J, OBERBAUER R, WATSCHINGER B. Anemia and erythrocytosis in patients after kidney transplantation[J]. Transpl Int, 2012, 25（10）: 1013-1023.

[117] DRENO B. Skin cancers after transplantation[J]. Nephrol Dial Transplant, 2003, 18（6）: 1052-1058.

[118] VERGHESE P S. Pediatric kidney transplantation: a historical review[J]. Pediatr Res, 2017, 81（1-2）: 259-264.

[119] 石炳毅，郑树森，刘永锋. 中国器官移植临床诊疗指南（2017 版）[M]. 北京：人民卫生出版社，2018.

[120] 石炳毅. 临床技术操作规范 [M]. 北京：人民卫生出版社，2010.

[121] FINE R N, KELLY D A, WEBBER S A, et al. Pediatric solid organ transplantation[M]. 2nd ed. Hoboken: Wiley-Blackwell, 2007.

[122] MORRIS P, KNECHTLE S J. Kidney transplantation [M]. 7th ed. Bergen: Saunders Press, 2014.

[123] 中华人民共和国国家卫生和计划生育委员会. 国家免疫规划疫苗儿童免疫程序及说明（2016 年版）[J]. 中国病毒病杂志，2017, 7（2）: 81-86.

[124] National health and family planning commission of the People's Republic of China. Immunization schedules and instructions for vaccines in children of the National Immunization Program（2016 Version）[J]. Chin J Vir Dis, 2017, 7（2）: 81-86.

[125] HART A, SMITH J M, SKEANS M A, et al. OPTN/SRTR 2017 annual data report: kidney[J]. Am J Transplant, 2019, 19（2）: 19-123.

[126] OKUMI M, KAKUTA Y, UNAGAMI K, et al. Cardiovascular disease in kidney transplant recipients: Japan Academic Consortium of Kidney Transplantation（JACK）cohort study[J]. Clin Exp Nephrol, 2018, 22（3）: 702-709.

[127] 中华医学会器官移植学分会，中国医师协会器官移植医师分会. 中国活体供肾脏移植临床指南（2016 版）[J]. 器官移植，2016, 7（6）: 417-426.

[128] TIMMERMAN L, LAGING M, TIMMAN R, et al. The impact of the donors' and recipients' medical complications on living kidney donors' mental health[J]. Transpl Int, 2016, 29（5）: 589-602.

[129] MESSERSMITH E E, GROSS C R, BEIL C A, et al. Satisfaction with life among living kidney donors: a relive study of long-term donor outcomes[J]. Transplantation, 2014, 98（12）: 1294-1300.

[130] SEKULIC M, CRARY G S. Kidney biopsy yield: an examination of influencing factors[J]. Am J Surg Pathol, 2017, 41（7）: 961-972.

[131] RODRÍGUEZ FABA O, BOISSIER R, BUDDE K, et al. European Association of Urology guidelines on renal transplantation: update 2018[J]. Eur Urol Focus, 2018, 4（2）: 208-215.

[132] SCHINSTOCK C A, GANDHI M J. Maintaining the health of the renal allograft: laboratory and histologic monitoring after kidney transplantation[J]. Clin Lab Med, 2018, 38（4）: 607-621.

[133] 于立新. 移植肾监测及活组织检查的策略 [J/CD]. 中华移植杂志（电子版），2010, 4（3）: 191-193.

[134] 中华医学会器官移植学分会，中华医学会外科学分会移植学组，中国医师协会器官移植医师分会. 中国心脏死亡捐献器官评估与应用专家共识 [J/CD]. 中华移植杂志（电子版），2014, 8（3）: 117-122.

[135] 中华医学会器官移植学分会. 中国心脏死亡器官捐献工作指南（第 2 版）[J]. 中华器官移植杂志，2011,32（12）:

756-758.

[136] 中华医学会器官移植学分会，中国医师协会器官移植医师分会 . 中国公民逝世后器官捐献供肾体外低温机械灌注保存专家共识（2016 版）[J/CD]. 中华移植杂志（电子版），2016，10（4）：154-158.

[137] 郑瑾，丁小明，李杨，等 . 供肾组织病理学评分与 Lifeport 参数及供者评分的相关性分析 [J]. 中华器官移植杂志，2018，39（9）：534-541.

[138] 王志刚，徐飞，刘磊，等 . 扩大标准供肾的评估与利用 [J]. 中华器官移植杂志，2019，40（10）：601-605.

[139] 陈实，郭晖 . 移植病理学 [M]. 北京：人民卫生出版社，2009.

[140] HUANG G, CHEN L Z, QIU J, et al. Prospective study of polyomavirus BK replication and nephropathy in renal transplant recipients in China：a single-center analysis of incidence, reduction in immunosuppression and clinical course[J]. Clin Transplant, 2010, 24（5）：599-609.

[141] HAAS M. Donor kidney biopsies：pathology matters, and so does the pathologist [J]. Kidney Int, 2014, 85（5）：1016-1019.

第三章

心 脏 移 植

第一节　心脏移植的适应证与禁忌证

心脏移植术前评估对于提高受者和移植物生存率非常重要，应仔细评估，明确手术适应证和禁忌证、手术时机等关键问题，衡量心脏移植的风险和获益，以决定是否施行心脏移植手术。入选心脏移植等待名单的候选者需进行全面的术前评估和准备，最大限度改善心功能和各器官功能状态。

一、心脏移植适应证

心脏移植总的适应证是各种原因所导致的终末期心脏病。在临床实践中，部分禁忌证在特殊个案中已被成功打破，因此心脏移植适应证和禁忌证标准有所重叠。国际指南建议由心血管内科、心脏外科、影像科、移植科、分子生物遗传学等相关学科专家组成技术委员会仔细衡量风险和获益后，决定候选者是否适宜进行心脏移植。

心脏移植具体的适应证分为绝对适应证和相对适应证。

（一）绝对适应证

1. 血流动力学恶化。
2. 难以治疗的心源性休克。
3. 依赖静脉血管活性药物维持器官灌注。
4. 峰值摄氧量（PeakVO$_2$）<10 mL/（kg·min），出现无氧代谢。
5. 严重缺血导致持续发生的活动受限，且冠状动脉旁路移植术（CABG）和经皮冠状动脉介入手术（PCI）无法解决。
6. 反复发作恶性心律失常，所有治疗方法均难以终止或避免复发。

（二）相对适应证

1. 活动严重受限，PeakVO$_2$（11~14）mL/（kg·min）或 ≤55% 预计值。
2. 不稳定型心绞痛反复发作，不适合给予其他干预治疗。
3. 反复发生非服药依从性不好所致的体液平衡紊乱或肾功能不全。

二、心脏移植禁忌证

（一）绝对禁忌证

1. 合并系统性疾病，预计生存期 <2 年，包括活动性 / 近期发现的实体器官 / 血液系统恶性肿瘤。

2. 累及多系统的活动性红斑狼疮、结节病或淀粉样变性。

3. 不可逆的肾或肝功能不全且无法行联合移植。

4. 临床症状严重且未能进行血管再通的脑血管疾病。

5. 严重阻塞性肺疾病，第一秒用力呼气容积（FEV_1）<1 L。

6. 不可逆的肺动脉高压：①肺动脉收缩压 >60 mmHg；②平均跨肺动脉压力梯度 >15 mmHg；③肺血管阻力 >6 Wood 单位。

（二）相对禁忌证

1. 年龄 >72 岁。

2. 任何活动性感染，但心室辅助装置（ventricular assist device，VAD）导致的器械相关性感染除外。

3. 活动性消化性溃疡。

4. 严重糖尿病并发神经病变、肾病和视网膜病等。

5. 严重的外周和中枢血管疾病：①不能进行外科手术 / 介入治疗的外周血管疾病；②有症状的颈动脉狭窄；③未矫正的 >6cm 的腹主动脉瘤。

6. 病理性肥胖（体质量指数 >35 kg/m^2）或者恶液质（体质量指数 <18 kg/ m^2）。

7. 不可逆的 eGFR<30 mL/（min·1.73 m^2）（心肾联合移植除外）。

8. 总胆红素 >2.5 μmol/L，血清转氨酶超过正常值 3 倍以上，未服用华法林钠片的情况下国际标准化比值（INR）>1.5。

9. 严重肺功能不全，FEV_1<40% 预计值。

10. 6~8 周内发生的肺梗死。

11. 难以控制的高血压。

12. 严重不可逆的神经或神经肌肉系统疾病。

13. 活动性情感疾病 / 精神状态不稳定。

14. 6 个月内有药物、烟草或酒精滥用史。

15. 100 d 内有肝素诱导的血小板减少史。

三、影响受者预后的风险因素

（一）高龄

2019 年国际心肺移植协会（The International Society of Heart and Lung Transplantation，

ISHLT）注册数据显示，60~69 岁和 >70 岁受者的心脏移植生存情况（术后 1 年 83.8 % *vs.* 86.9%，3 年 77.8% *vs.* 78.9%，5 年 71.9 *vs.* 70.7%，7 年 64.4% *vs.* 56.9%）差异无统计学意义。因此，近年来接受心脏移植的高龄受者呈逐渐增加趋势。Goldstein 报道美国 332 例年龄 >70 岁的心脏移植受者术后第 1 年生存率较低，未矫正的中位生存时间 8.5 年低于 60~69 岁中位生存时间 9.8 年，但年龄 >70 岁受者发生排斥反应较少。国际指南目前认为，年龄 >72 岁受者经谨慎评估，可以考虑心脏移植，但根据供心资源紧缺的状况，应该尽量匹配高龄供者心脏。

（二）肥胖

肥胖患者接受心脏移植手术后并发症发病率和死亡风险较高，体现在其创伤修复能力弱，感染、下肢血栓形成和肺部并发症发生风险增加。虽然 ISHLT 注册数据显示，体质量并不是影响心脏移植受者术后 5 年生存率的危险因素，但体质量指数 >35 kg/m^2 者，通常移植前等待时间更长，找到合适供者的难度更大，同时有研究指出这类受者术后并发症更多[7]。总体来说，移植前 BMI >30 kg/m^2 似乎与移植后不良预后相关；因此，肥胖患者在列入移植候选者名单前应强制减轻体质量，力求达到 BMI<30 kg/m^2。

（三）移植前肿瘤病史

既往有通过手术切除、放疗和化疗等方法治愈或缓解的肿瘤患者接受心脏移植的报道。移植前有肿瘤病史者需个体化对待，与肿瘤科专家合作，通过肿瘤类型、对药物治疗的反应以及排除转移的检查进行肿瘤复发风险分层评估，复发风险较低者可以考虑心脏移植。肿瘤治愈或缓解距离心脏移植手术的时间间隔根据上述因素而定，并无特定的观察时间。

（四）糖尿病

已有合并靶器官损害的糖尿病患者成功接受心脏移植并获得良好预后的报道。然而，ISHLT 注册数据显示，即使经严格筛选的糖尿病患者进行心脏移植，其术后 1、5 年死亡率（20%~40%）仍较高；国际指南认为糖尿病合并增殖性视网膜病变和持续血糖控制不佳、糖化血红蛋白（HbA1c）高于 7.5% 或 58 mmol/L，是心脏移植的相对禁忌证。糖尿病合并自主神经功能障碍患者和无症状性低血糖患者需要特别关注。

（五）肾功能不全

肾功能不全对心脏移植结果影响大。部分移植中心提出血肌酐 >2 μmol/L 或肌酐清除率 <50 mL/min 时，心脏移植存在不能接受的风险，然而这一观点尚无定论。目前，美国 2/3 的移植中心认为血肌酐 >3 μmol/L 为心脏移植绝对禁忌证。对于血肌酐升高或肾小球滤过率下降者，需要进行肾脏超声、尿蛋白定量和肾血管性疾病等诊断性检查进一步评估。由于尚无任何公式能够预测肾功能不全的可逆性，国际指南不得不将联合心肾移植或心脏移植后延迟时间进行肾移植的肾功能水平定为不可逆的 eGFR<

$30 \text{ mL} / (\text{min} \cdot 1.73 \text{ m}^2)$。

（六）周围血管疾病

脑血管事件是移植外科术后灾难性的并发症，极大的影响受者的生活质量。Patlolla 等分析了 1078 例来自注册资料的结果后发现，症状性脑血管病是术后中风和生活质量下降的独立危险因素，但是随访并未发现死亡增加。而脑血管再血管化，是否能够进一步降低心脏移植术后风险尚不确定。美国器官共享联合网络注册数据显示，合并有症状的外周血管疾病的心脏移植受者术后 1、5 和 10 年生存率低于无外周血管疾病的受者。因此，ISHLT 指南建议将有严重症状的脑血管疾病患者列为心脏移植的禁忌证；而外周血管病影响术后康复，而又无法再血管化者被视为心脏移植相对禁忌证。

（七）紧急心脏移植

紧急心脏移植是指当心脏移植候选者出现危及生命的急性心功能失代偿且药物等一般手段难以治疗时，急诊进行的心脏移植。根据病情严重程度通常将受者分为两类：①严重的心源性休克，正性肌力药物迅速加量仍不能维持血压和器官灌注，表现为乳酸进行性升高、酸中毒进行性加重；②多器官功能进行性下降，在正性肌力药物支持下肾功能仍不断恶化、容量平衡难以维持，或正性肌力药物反应差。这两类受者接受急诊心脏移植术后短期死亡率均较择期心脏移植受者高（术后院内死亡率分别为 42% 和 29%），但出院后中长期生存率差异无统计学意义。

（八）机械循环辅助过渡至心脏移植

由于供者因素的限制，即使是急诊心脏移植，平均等待心脏捐献时间也需要约 5 天，在此期间可先应用机械循环辅助（mechanical circulatory support，MCS）进行支持治疗，待病情得到一定程度的控制、供受者心脏匹配成功后，再接受心脏移植。MCS 主要包括主动脉内球囊反搏、心室辅助装置（ventricular assist device，VAD）、体外膜肺氧合（extracorporeal membrane oxygenation，ECMO）和全人工心脏。国际范围内，心脏移植总例数近 50% 需 MCS 过渡。国内首个自主研发的第 3 代磁悬浮式可植入式 VAD，通过国家创新医疗器械特别审批。

MCS 过渡至心脏移植的受者与无需 MCS 过渡的受者术后早期及中长期生存率相似。国外研究显示，ECMO 过渡至心脏移植的成功率显著低于 VAD，等待捐献心脏使用 ECMO 的心脏移植受者 1 年总体生存率为 52%，过渡失败的危险因素包括：受者年龄 >50 岁，既往 ECMO 应用史，序贯器官衰竭评分 >10 分。因此，对准备使用 ECMO 过渡至心脏移植的受者，术前应谨慎评估。ECMO 成功过渡至心脏移植的受者术后 1 年生存率可提高至 70%，虽然仍低于无需 ECMO 过渡的受者，但差距主要产生于术后 6 个月内，6 个月后生存情况相似。

虽然部分存在多种可逆或可治疗合并症（包括肿瘤、肥胖、肾功能不全和药物治疗可能逆转的肺动脉高压）的患者，心脏移植术前可尝试 MCS 过渡，但国际指南对上述适应证的推荐级别均为 Ⅱ b 级。对于左心衰竭合并肺动脉高压的患者，可予 MCS 同时联用西地那非、米力农等药物，但目前疗效证据不足。少数经优化药物治疗仍无法维持心力衰竭症状平稳，同时合并原发恶性肿瘤需要时间进行放、化疗或观察，无法立即入选心脏移植等待名单的患者，可能从 MCS 中受益。肥胖患者等待捐献心脏时间较长，在等待期间发生心功能恶化往往需要 MCS，可以给其创造减轻体质量的时间，但需要告知肥胖患者一旦选择 MCS 过渡，感染并发症和心脏重复手术都将增加移植手术风险。应用 MCS 能否改善肾功能尚存在争议，研究显示部分严重肾功能不全需要短暂肾脏替代治疗或透析的患者，植入 MCS 后肾功能得到改善，且心脏移植后可以维持正常肾功能状态。然而，需要提醒的是，大多数合并严重肾功能不全的患者植入 MCS 后死亡率仍较高，多数患者未成功过渡至心脏移植。

（郑 哲 黄 洁）

第二节　心脏移植受者术前评估与准备

为了保证心脏移植手术的安全性，入选心脏移植等待名单的候选者需进行全面的术前评估，最大限度改善心功能和各器官功能状态，以确保心脏以外的器官功能可耐受心脏移植手术及术后免疫抑制治疗。

一、心脏移植受者术前评估

评估心衰患者是否适合进行心脏移植是一个十分复杂的过程，需综合考虑心力衰竭（简称心衰）预后、一般情况、既往病史、多器官功能和社会心理因素等多个方面。入选心脏移植等待名单的候选者，应在术前严格限水、利尿以期降低肺动脉压，同时给予控制血糖、抗感染和营养支持等多种支持治疗，最大限度改善心功能及各器官功能状态，这对减少围手术期并发症的发生、提高术后生存率至关重要。

（一）候选者筛选流程（图 3-2-1）

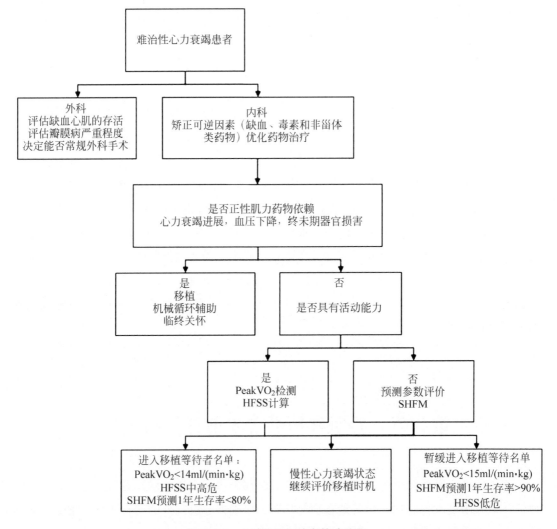

图 3-2-1　心脏移植候选者筛选流程

PeakVO$_2$：峰值摄氧量；HFSS：心力衰竭生存评分；SHFM：西雅图心力衰竭模型；
*SHFM：预测 1 年生存率 <80% 或 HFSS 中至高风险应被视为合理的移植切入点

（二）受者评估流程

心脏移植受者筛选流程见图 3-2-2。

（三）危险因素评估

心脏移植术前，应筛查可能影响心脏移植预后的危险因素，术前评估以下危险因素
（表 3-2-1）。

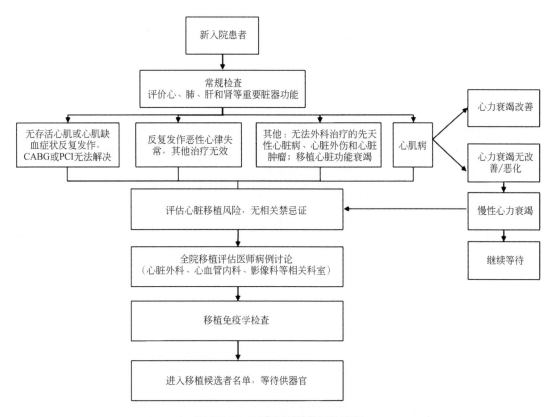

图 3-2-2 心脏移植受者评估流程

CABG：冠状动脉旁路移植术；PCI：经皮冠状动脉介入手术

表 3-2-1 心脏移植受者术前危险因素评估

危 险 因 素	增加风险级别
未经治疗的活动性感染	+++
目前使用抗生素控制的感染	++
目前已治愈的感染	+
有明确靶器官损害的糖尿病	++~+++
严重的有症状的脑血管疾病	+++
轻至中度有症状的脑血管疾病	+
严重的有症状的外周血管疾病	+++
轻至中度无症状的外周血管疾病	+
活动性消化道出血	+++
已治疗的消化性溃疡	+
近期发生的憩室炎	++
慢性活动性肝炎	++~+++
慢性丙型肝炎，病毒载量低且肝穿刺活检良性	+
近期诊断的恶性肿瘤	+++
既往恶性肿瘤病史	+

续表

危 险 因 素	增加风险级别
心肌浸润性疾病	+++
炎性心肌疾病	++
不可逆的严重肝病	+++
中度肝功能不全,与心源性淤血关系不明确	++
肝酶轻度升高,可能与心源性淤血相关	+
不可逆肺病,FEV_1<1 L或FVC<50%预计值	+++
不可逆肺病,FEV_1<1.5 L或FVC<65%预计值	++
轻/中度肺病,FEV_1>1.5 L或FVC>65%预计值	+
近期肺梗塞	++
未控制的情感性为主的精神障碍或精神分裂	+++
已控制的情感性为主的精神障碍或精神分裂	++
人格障碍	++
吸烟	++
活动期未解决的药物滥用	+++
近期解决的药物滥用	++
依从性差	+++
中度肥胖（120%~140%理想体质量或体质量指数 30~35 kg/m^2）	+~+++
骨质疏松症	+~+++
缺少社会支持	+~+++

+++：几乎均为为心脏移植的禁忌；FEV_1：第一秒用力呼气容积；FVC：用力肺活量

二、心脏移植受者术前检查

移植给受者生理及代谢带来巨大改变,免疫抑制剂不良反应可能引起某些器官的严重损害,因此受者必须接受详细的术前检查,确保心脏以外器官功能状况正常,或虽有损害但可经过治疗纠正,能够耐受心脏移植手术及术后免疫抑制治疗。

（一）实验室检查

1. 常规检查 血常规、尿常规、大便常规及潜血、凝血功能、肝功能、肾功能（肌酐清除率）、血脂和肌酶等血生化分析。对肝功能（包括胆红素异常）和肾功能受损的患者尽可能术前予以纠正。

2. 糖代谢相关检查 空腹血糖、尿糖、糖化血红蛋白或糖化白蛋白检测。对于空腹血糖正常但体型肥胖或有糖尿病家族史的患者应行糖耐量试验。术前明确诊断可避免术后血糖大幅度波动,并提前制订针对性营养支持方案。尽量术前控制血糖至理想状态,持续血糖控制不佳糖化血红蛋白（HbA1C）高于 7.5% 或 58 mmol/L,是心脏移植的相对禁忌证。

3. 病原学检查 咽部以及尿液、痰液、血液细菌培养和药敏试验。病毒学检查包括 HIV、CMV,HBV 和 HCV 抗体、梅毒螺旋体检测。术前有条件的患者可检查血液 CMV 和 EB 病毒核酸。乙肝病毒阳性者,需要做 DNA 定量分析,术前和术后坚持给予抗乙肝病毒的药物治疗，并监测长期 DNA 滴度。怀疑相关感染的患者需要行寄生虫检查包括组织胞浆菌、弓形虫、曲霉、耶氏肺孢子菌和皮炎芽生菌。

（二）免疫学检查

1. 受者 HLA 配型　心脏移植供者选择上，首先要与受者 ABO 血型相容，再进行 HLA 配型，其中最重要的位点为 A、B 和 DR。ISHLT 的数据表明 HLA 位点错配仅影响受者 20 年的存活。鉴于心脏移植供心缺血时间的限制，且 HLA 配型匹配程度并不影响移植心脏早期存活，国际指南不要求心脏移植术前常规进行 HLA 配型。术后回顾 HLA 配型结果和监测抗供体特异性抗体可以作为制订免疫抑制方案的参考。

2. 群体反应性抗体筛查　所有移植候选者均需进行群体反应性抗体（panel reactive antibody，PRA）筛查，PRA >10% 时需进一步检查。受者需进行抗 HLA 特异性抗体检测（包括抗 HLA-A、B、DR 和 DQ 抗体），该检测可在各移植中心进行，也可集中在一个地区认证的 HLA 检测实验室进行。每个移植中心根据 PRA 阳性受者的供者匹配难易程度确定抗 HLA 抗体的安全范围。因 PRA 水平过高，导致找到匹配供者的可能性很小或无法匹配时，可以采取脱敏治疗。脱敏治疗措施包括静脉输注免疫球蛋白、血浆置换（单独或联合使用）和利妥昔单抗，少数经选择的病例可行脾切除。目前，高致敏候选者需要接受脱敏治疗的抗体水平尚缺乏国际统一标准，且脱敏治疗的有效性及对心脏移植预后的影响仍需大型随机对照临床试验进一步评估。高致敏受者有条件时可以进行虚拟交叉配型，以扩大供心匹配成功率。非高致敏候选者应每 6 个月检测 1 次检测抗 HLA 抗体。接受输血的候选者，应在输血后 2~4 周内再次检测抗 HLA 抗体。对于感染后或正在接受 MCS 的受者，抗 HLA 抗体检测频率尚无统一意见。

3. 淋巴细胞毒交叉配合试验　淋巴细胞溶解率 >20% 为阳性，属于移植禁忌证。

（三）其他器官系统评估

1. 常规检查

（1）12 导联心电图、超声（心脏大血管、肝胆胰脾、双肾、颈动脉、肾动脉和下肢动脉）、胸部 X 线片及肺部发射型计算机断层扫描（CT）和肺功能测定。

（2）老年受者，特别是冠心病受者应该检查全身血管增强 CT。怀疑恶性肿瘤患者应行 CT 断层显像检查，必要时进行 PET 检查。

（3）对于超声检查发现的肝脏良性病变，如较小的肝血管瘤、肝囊肿等，只要不影响肝功能和手术安全，就不被视为心脏移植禁忌证。

（4）较小的肾结石等肾脏良性病变，只要不影响肾功能，可以待心脏移植术后再决定是否行根治手术。

（5）特殊患者必要时可行消化道造影及纤维内镜检查。

2. 心肺运动试验　建议不存在心肺运动试验禁忌证的候选者，采用该试验进行心脏移植入选评估，但不建议仅以 PeakVO$_2$ 作为入选依据。极量心肺运动量定义为在最佳药物治疗下呼吸交换率（respiratory exchange ratio，RER）≥1.05，并且达到无氧阈。对于不能耐受 β 受体阻滞剂的患者，以 PeakVO$_2$≤14 mL/（kg·min）为入选标准，对于使用能够

耐受 β 受体阻滞剂的患者，以 PeakVO$_2$≤12 mL/（kg·min）为入选标准；接受心脏再同步治疗的患者也参照以上推荐。对于年轻患者（<50 岁）和女性患者，可以考虑联合使用其他替代标准和 PeakVO$_2$ 作为入选标准，例如 PeakVO$_2$≤50% 预计值。采用次极量运动方案（RER<1.05）进行试验的患者，也可将二氧化碳通气斜率（VE/VCO$_2$）>35 作为移植入选标准。对于肥胖患者（BMI>30 kg/m^2），可以考虑使用去脂体质量校正 PeakVO$_2$<19 mL/（kg·min）作为评估预后的最优阈值[3]。六分钟步行试验，测定患者 6 min 内在平直走廊里尽可能快速步行的距离，<300 m 为重度受限，300~375 m 为中度受限，>375~450 m 为轻度受限，>450 m 正常。由于 COMPANION 试验证据显示虽然起搏器同步化治疗能够改善患者 NYHA 分级和 6 分钟步行试验距离，但未能影响 PeakVO$_2$ 对心脏不良事件的预测作用。因此，国际指南认为在结合其他评估指标的前提下，使用广泛接受的 PeakVO$_2$ 指标是合理的。

3. 风险评分系统　心衰生存评分（HFSS）被应用于对非卧床心力衰竭患者进行预后评价。其在指导心力衰竭患者入选心脏移植等待名单方面同样有一定的价值。有回顾性分析对 HFSS 评分和 PeakVO$_2$ 在接受 CRT、CRT-D 和 ICD 的心衰患者进行了对比研究。HFSS 评分在判定患者 1 年死亡风险为中低危方面较 PeakVO$_2$ 更有优势。西雅图心衰评分（SHFM）被认为低估患者 1 年内进行紧急心脏移植、左室辅助，以及某些特殊人群和考虑进行心脏移植的终末期心力衰竭患者的 1 年死亡率。SHFM 评分为中危组的患者，需要结合 PeakVO$_2$ 来进行治疗决策和更准确的危险分层。Goda 等进一步证实多种评分方式联合应用较单一评分系统更加准确。风险评分系统能够协助临床医师决定心脏移植候选者名单，但评分系统固有的劣势仍然需要注意。

由此，HFSS 应与心肺运动试验联合评估非卧床心衰患者预后以及决定是否入选心脏移植候选者名单。SHFM 评估 1 年生存率 <80% 或 HFSS 评估为中危－高危是心脏移植候选者入选有意义的节点。

（四）心脏专科检查

右心导管（或 Swan-Ganz 漂浮导管）检查可以了解肺动脉压、肺血管阻力（pulmonary vascular resistance，PVR）等指标，存在右心导管检查禁忌证的患者可以参考超声心动图估测的肺动脉压。已进入移植等待名单的成人患者，尤其是存在肺动脉高压或心功能衰竭症状恶化的患者应每 3~6 个月接受一次导管检查。

肺动脉收缩压 ≥50 mmHg 和平均跨肺动脉压力梯度 ≥15 mmHg 或 PVR>3 Wood 单位的患者，在动脉收缩压 >85 mmHg 时，应该进行血管扩张试验，药物包括利尿、强心、血管活性药物和吸入一氧化氮，其中以米力农和心钠肽效果明显。如果在 24~48 h 后，药物降肺动脉压和 PVR 仍然不理想，可以强化利尿和静脉血管活性药物治疗心力衰竭，也可以采用主动脉内球囊反搏和（或）左心室辅助装置卸左心负荷后再次应用导管评估肺动脉压力。左心室辅助装置植入后，为了确定肺动脉高压是否可逆，需要间隔 3~6 个月再次进行导管评估。一旦以上措施效果都不满意，患者即被认为存在不可逆的肺动脉高压。

（董念国　李　飞）

第三节 心脏移植供者评估

心脏供者的合理选择和维护，采取适当措施减少获取过程中的心肌损伤等是保证心脏移植手术成功和受者远期生存的重要因素。

（一）入选标准

经典的心脏移植供者选择标准包括：

1. 年龄 <50 岁，经过谨慎评估部分边缘供者可 <55 岁。

2. 心脏超声无心脏运动异常，左室射血分数 >50%，瓣膜结构功能良好。

3. 正性肌力药物使用量：多巴胺 <20 µg/（kg·min）、肾上腺素 <0.2 µg/（kg·min）、去甲肾上腺素 <0.4 µg/（kg·min）。

4. 供、受者体质量比例为 0.75~1.50。

5. 供者心脏冷缺血时间 <8 h，一般情况下心肌缺血时间 <6 h；在年轻供者、心脏功能正常、未使用大剂量正性肌力药物支持等条件下，可考虑使用缺血时间 >6 h 的供者心脏。

6. 血清学检查排除 HCV、HIV 等感染。

（二）综合评估

鉴于心脏供器官来源稀缺，实际临床工作所采用的标准可在上述经典标准的基础上，结合供、受者具体情况综合判断。

1. 供者年龄 供者年龄 <45 岁，其供者心脏在缺血时间延长、受者存在并发症以及术前血流动力学变化的情况下，也能耐受心脏移植手术；供者年龄 45~55 岁，建议供者心脏冷缺血时间 ≤6 h，受者无并发症且不存在可能因供者心脏功能稍弱而导致严重并发症时，可以考虑使用；供者年龄 >55 岁，不建议选用或仅用于挽救生命或边缘受者等特殊情况。

2. 感染 可考虑心脏捐献的感染供者应满足以下条件：①供者为社区获得性感染，并且迅速死亡（96 h 以内）；②获取供者心脏前血培养结果阴性；③供者接受针对病原微生物的特异性抗感染治疗且心功能正常；④供者心脏在直视下检查未发现心内膜炎。如果这类供者心脏用于移植，受者必须在术后首日即开始进行血培养监测，并且在术后一定时间内进行针对病原微生物的特异性抗感染治疗。

3. 供者心脏疾病 ①心功能正常的二叶主动脉瓣供者心脏可以用于心脏移植，易于矫治的先天性心脏病经矫治后可用于心脏移植；②供者心脏冠状动脉任何一支主干发生堵塞时不考虑使用，除非同时对受者进行冠状动脉旁路移植术；③轻度左心室壁增厚 <14 mm，且心电图无明显左心室肥厚表现，可用于心脏移植。

4. 预期缺血时间 由于其他危险因素的共同作用，供者心脏缺血时间上限尚无明确界定。年轻、心功能较好且不需应用正性肌力药物的供者，其供者心脏通常能耐受 >6 h 的缺血时间；高龄且需正性肌力药物支持的供者，其供者心脏冷缺血时间须＜4 h。

（三）供者排除标准

供者排除标准包括：①严重胸部外伤，可能或已经伤及心脏；②不能排除器质性心脏病导致的脑死亡；③顽固性室性心律失常；④心肺复苏并不是排除标准，但应注意评估心肌是否受损，长时间或者多次心肺复苏（获取心脏前 1 天心肺复苏时间＞20 min）者应予排除；⑤有心脏停跳、心室颤动、长时间低血压或低血氧等心肌缺血病史；⑥严重左心室肥厚，左室壁＞14 mm 同时伴有左心室肥厚的心电图表现；⑦前、后负荷优化后仍需超大剂量正性肌力药物维持血压（多巴胺＞20 μg/（kg·min）或肾上腺素＞0.2 μg/（kg·min）；⑧严重的先天性心脏畸形；⑨经积极治疗仍有心功能不全；⑩肿瘤患者一般不作为供者，但局限于颅内的原发性脑肿瘤患者经筛选后可考虑使用。

（四）供、受者匹配

供、受者匹配包括体质量匹配和免疫相容性评估。免疫相容性评估包括 ABO 血型系统相容性、群体反应性抗体、淋巴细胞毒交叉配合试验和 HLA 分型评估。

1. 体质量匹配　供者体质量不应低于受者体质量的 70%。男性供者体质量 ≥70 kg，可以匹配无肺动脉高压的高体质量受者。当供者为女性、受者为男性时，供者体质量不得低于受者体质量的 80%。

2. ABO 血型系统相容性评估　ABO 血型必须相同或相容是心脏移植的基本原则，临床上首选同血型供者，供者心脏严重缺乏时，也可按输血原则酌情考虑（例如 A 型供者心脏给 AB 型受者，O 型供者心脏给 B 型受者）。临床工作中，应反复核对供、受者血型。

3. PRA 评估　体液免疫致敏作用会导致受者血清中存在抗 HLA 抗体，即 PRA。心脏移植前应对受者进行 PRA 检查，如 PRA＞10%，须行 CDC。

4. CDC 评估　检测受者血清（存在抗 HLA 抗体）对供者血中淋巴细胞的反应性，一般认为 CDC＜10% 为阴性。实际工作中，由于 CDC 需要从供者采集血样，并需数小时才能得到结果，因此如果受者近期检查 PRA 阴性，则发生超急性排斥反应或加速急性排斥反应的概率较小，可在术后行回顾性交叉配型。

5. HLA 分型评估　HLA 配型可能影响受者排斥反应的发生率及远期预后。但由于供者心脏保存时间有限及其稀缺性，一般心脏移植术前不常规进行 HLA 配型。

（郑　哲　刘　盛）

第四节　心脏移植术

心脏移植术主要包括供者心脏获取、受者病心切除、术前供者心脏准备以及供者心脏移植，目前较为常用的原位心脏移植术式主要包括双腔静脉法、双房法以及全心法心脏移植。

一、供者心脏获取和保护

（一）获取前准备

准备器械、冰屑和灌注液，检测血型及传染病，检查负压吸引器、电刀和手术灯等使用情况，保证获取工作的顺利进行。及时与麻醉医师沟通，协同保证捐献者呼吸循环状态平稳。保留有创血压监测，便于监护及采血，转运途中密切关注其循环状态。

（二）供心获取与保护

1. 消毒 手术消毒范围通常从颈部至大腿中段。铺巾后用长纱布擦干手术切口处消毒液，贴皮肤保护膜。

2. 切皮 通常取自胸骨上窝至耻骨联合的长正中切口，尽量使用电刀。注意血容量补充，尤其在需要劈离供肝的情况下更要注意，必要时给予升压药物以保证心脏灌注。

3. 锯胸骨 劈开胸骨后，撑开胸骨牵开器，牵开器两侧各垫一块打开的无菌治疗巾，切开双侧胸膜。灌注荷包按常规外科手术缝合，可以选择较高的位置缝合，留出升主动脉阻断钳的空间。与供肝、供肾及供肺获取医师沟通协商阻断时间。

4. 阻断 先行上、下腔静脉阻断，最后阻断升主动脉。阻断升主动脉后，立刻行肺静脉及下腔静脉切开减压，切口要足够大，以便减压充分。负压吸引血水，冰屑包裹心脏降温。

5. 灌注 监测并记录灌注压力，同时用手感知主动脉根部和左心室以保证灌注，避免左心室高张力。取下供者心脏前，应保证其完全停跳，触摸柔软。

6. 切取供者心脏 供者心脏灌停后，心包腔添加冰屑降温。左手轻轻托起心脏，顺序离断下腔静脉及左、右肺静脉。离断右上肺静脉时，注意避免损伤上腔静脉及右心房。游离左心房后壁时注意避免损伤气管。游离至左房顶及左、右肺动脉水平时，将心脏放回心包腔。再游离主动脉弓近端和上腔静脉，分别离断后显露左、右肺动脉，将肺动脉离断后沿组织间隙游离至左房顶水平，将心脏大血管完整取下。

7. 供者心脏检查 将供者心脏置于装满冰屑的容器，检查有无损伤、结构异常及冠状动脉病变等，及时向主刀医师汇报供者心脏情况。继续灌注心肌保护液，同时密切关注主动脉根部压力情况，保证左心室无异常充盈。

8. 冲洗 更换无菌手套后用 3000 mL 的 0~4℃等渗 NaCl 溶液冲洗供者心脏。

（三）供者心脏打包与转运

在包装袋第 1 层灌注心肌保护液约 300 mL，充分排气后用力结扎。第 2 层包装袋内以细冰屑将第 1 层包装完整包裹。冰桶使用适量碎冰屑垫底，置入心脏后确保细冰屑完整包裹心脏。尽量避免使用冰块，以免包裹不充分或对心脏造成挤压损伤。之后逐层包装，尽量保证冰屑包绕四周，以达到更好的保温降温效果。转运过程中应轻柔，避免剧烈颠簸。

（四）术前供者心脏准备操作要点

供者心脏转运至受者手术室后，严格遵循无菌原则，将3层无菌塑料袋逐层打开，建议打开最后1层时更换无菌手套。供者心脏左心房修剪时注意比照受者左心房后壁，使其与受者残余左心房后壁尽量匹配。整个过程供者心脏始终保存在盛有冰盐水的容器内。分离主动脉和肺动脉。通过肺静脉口切开左心房，将残留的心房组织修剪成1个圆形套袖口。

二、受者病心切除

（一）手术操作要点

既往未实施过胸骨劈开术的受者，通常在供者心脏到达前1 h做皮肤切口；既往实施过心脏手术，则将时间延长至2 h，以便有充足时间进行二次开胸及分离粘连，完全解剖游离受者自身心脏。动、静脉插管应尽量靠近远心端，上、下腔静脉及左心房后壁切除应保留足够的残端，便于吻合。

（二）手术操作步骤及方法

1. 常规术前准备，消毒，铺巾，取胸正中切口，锯开胸骨。

2. 纵行切开心包，常规探查心脏，充分游离上、下腔静脉和主、肺动脉，肝素化后准备体外循环。上、下腔静脉插管，位置尽量靠近远心端，主动脉插管位置靠近无名动脉起始部的升主动脉远端。

3. 上、下腔静脉套上阻断带，开始体外循环并降温至28~32℃，阻断上、下腔静脉及升主动脉。根据术式确定心脏切除和保留组织范围。以双腔静脉法为例，于上腔静脉和右心房交界处切开右心房，沿房间沟向下至下腔静脉，为避免下腔静脉回缩，可以保留部分右心房，以备与供者心脏下腔静脉吻合，切口转向房间隔及左心房，并向左侧延伸。上腔静脉切口同时向左侧延伸，切开左房顶、左心耳与左肺静脉交界，切除左心房前壁。在主动脉窦上方切断升主动脉，在主肺动脉水平切断肺动脉，移除心脏。

4. 切除心脏后，用电刀分离主动脉和肺动脉近端1~2 cm，注意避免损伤右肺动脉。直接插入或通过右上肺静脉插入左心引流管至残留左心房，连续引流肺静脉回流血液。

（三）注意事项

不同的原位心脏移植术式在左、右心房切除的处理上略有不同。

1. 双房法心脏移植保留受者左、右心房全部后壁。

2. 全心法心脏移植先按双房法切除受者心脏，然后解剖出上、下腔静脉和左、右心房后壁，自上、下腔静脉入右心房的水平全部切除右心房，切除大部分左心房，保留左、右肺静脉，各形成一个袖状开口。

3. 双腔静脉法心脏移植右心房切除同全心法，左心房切除同双房法。

4. 供、受者心脏切除的时限非常重要，器官获取和移植团队之间需频繁沟通，保证相关程序得到最佳协调，以减少移植物缺血时间和受者体外循环时间。

三、双腔静脉法心脏移植术

（一）手术要点

双腔静脉法是目前临床应用最普遍的心脏移植术式。此术式要求完全切除供者心脏右心房，制作左心房及上、下腔静脉袖口，吻合供、受者左心房袖口，分别行上、下腔静脉断端吻合。上腔静脉吻合多在左心房吻合及下腔静脉吻合后进行。持续评估供、受者之间各吻合口差异非常重要，以便及时调整缝合针距，适当折叠富余的组织完成吻合。大血管保留长度要适当，避免其过长发生曲张，过短产生张力。双腔静脉法吻合能够降低房性心律失常及三尖瓣关闭不全的发生风险，血流动力学效果更佳。吻合顺序可应用左心房–下腔静脉–上腔静脉–肺动脉–主动脉，或者按左心房–主动脉–左心排气–开放主动脉–心脏复跳–下腔静脉–肺动脉–上腔静脉顺序吻合。

（二）手术操作步骤及方法

1. 左心房吻合 采用双头针滑线吻合受者左上肺静脉水平的左心房袖口与供者左心耳基底部附近的左心房袖口，开始植入供者心脏。将供者心脏放至受者纵隔内，注意降温以避免相邻胸腔组织的直接热转移。向下继续缝合至房间隔中下部。另一侧沿左心房顶向下吻合至房间隔。不断评估供、受者之间左心房大小的差异，以便适当折叠富余的组织完成吻合。左心房排气后将缝线的两端在心脏外面系紧打结。左心房后壁的缝合务必要仔细以保证术后不出血，心脏复跳后该处出血不易检查，止血困难。

2. 上、下腔静脉吻合 将心脏调整至接近正常解剖位置，使用滑线依次连续端端吻合下腔静脉、上腔静脉。采用外翻缝合方式使心内膜间相互对合，减少血栓形成。

3. 肺动脉吻合 使用滑线从血管内后壁开始端端吻合供、受者肺动脉，最后缝线在前壁外面系紧打结。修剪肺动脉断端非常重要，目的是去除可能引起血管扭曲的多余组织。肺动脉长度要适当，过长容易发生曲张，过短则产生张力，对位不准确则血管扭曲，均可增加右心室流出道阻力。

4. 主动脉吻合 最后完成供、受者主动脉吻合，与肺动脉吻合技术类似，采用标准的端端吻合方式，注意要确保可直视主动脉后壁的缝线，通常在主动脉吻合前开始复温。

5. 心脏复苏 主动脉吻合完毕后，在升主动脉根部置排气针以排出供者心脏内残留空气，并撤除主动脉阻断钳。心脏复跳后，需要体外循环并行辅助一段时间，根据缺血时间长短和心脏功能恢复情况确定辅助时间。仔细检查缝线并止血，安装临时起搏器，撤除体外循环并拔出插管，在右心房和右心室表面放置临时心外膜起搏导线，于纵隔及胸腔留置引流管，用标准方法关闭正中切口。

四、双房法心脏移植术

（一）手术操作要点

原位心脏移植经典术式即双房法心脏移植术。该术式包括左心房、右心房、主动脉和肺动脉吻合 4 个基本步骤。吻合可按照左心房 – 右心房 – 肺动脉 – 主动脉顺序吻合，或按左心房 – 右心房 – 主动脉 – 开放主动脉 – 心脏复跳 – 肺动脉顺序吻合。

在左上肺静脉水平开始第 1 针完成左心房吻合。右心房吻合方法与左心房吻合类似，在房间隔的最上端或最下端开始吻合，最后缝线在房间隔的前外侧壁中部系紧打结。务必仔细缝合左心房后壁以保证术后不出血，心脏复跳后该处出血不易检查，止血困难。

（二）手术操作步骤及方法

1. 左心房吻合：同双腔静脉法左心房吻合操作。
2. 右心房吻合：将心脏调整至接近正常解剖位置，从房间隔右侧壁下部末端开始将缝合线的一支向上，沿逆时针方向连续缝合房间隔，再经房顶向右转到右心房外侧壁；缝合线的另一支向下，沿下腔静脉开口处连续缝合供、受者右心房外侧壁；两支缝线在右心房的外侧壁中部相遇并打结。
3. 肺动脉、主动脉吻合及心脏复苏操作步骤参考双腔静脉法。

五、全心法心脏移植术

（一）手术操作要点

全心法将受者左、右心房全部切除，能更好地恢复心脏的生理功能。但该术式有 6 个吻合口，吻合时间相对延长，2 个肺静脉开口与左心房吻合要求一次完成后不出血。

（二）手术操作步骤及方法

全心法心脏移植术需要分别完成左、右肺静脉及上腔静脉、下腔静脉、肺动脉和主动脉 6 个吻合步骤。吻合顺序可选择：①左、右肺静脉 – 下腔静脉 – 上腔静脉 – 肺动脉 – 主动脉；②左、右肺静脉 – 主动脉 – 开放主动脉 – 心脏复跳 – 下腔静脉 – 肺动脉 – 上腔静脉。

具体方法如下：
1. 供者心脏左肺上、下静脉和右肺上、下静脉两个袖状吻合口的修剪。
2. 供、受者左、右肺静脉依次连续吻合。
3. 调整供者心脏至正常解剖位置，分别连续吻合供、受者上、下腔静脉。
4. 肺动脉和主动脉吻合以及心脏复苏等步骤参考双腔静脉法心脏移植术。

六、再次心脏移植术

再次心脏移植术可酌情选择上述 3 种术式。由于首次移植所形成的粘连，游离心脏和分离粘连时可导致出血或心脏停搏。术中应尤其注意应先仔细游离右心房和主动脉，必要时行股动、静脉插管建立体外循环，降低手术风险。切除受者心脏时可采用电刀以减少出血。

七、异位心脏移植

（一）异位心脏移植的优缺点

有关心脏移植最早的实验研究就是将异体心脏移植到颈部或腹部，故称异位心脏移植。胸腔内异位心脏移植又称并列心脏移植。

1. 并列心脏移植优点 ①由于保留的受者心脏已经适应了肺动脉高压，可以减轻移植心脏的负荷，有助于预防移植早期右心衰竭，故适合合并肺动脉高压及严重右心衰竭的受者；②移植心脏术后一旦发生并发症，如急性排斥反应等，受者原有心脏还可以暂时维持生命；③移植心脏可以帮助受者渡过急性心力衰竭期，甚至可能出现受者心脏疾病治愈可能；④由于严重肺动脉高压，需要立即进行心脏移植，且短时间无法获得体质量相匹配的供者心脏时，可用小供者心脏并列移植。

2. 并列心脏移植缺点 ①两个并列心脏使血液分流，心内血流变慢，容易发生心内血栓，引起全身器官栓塞，术后需要终生抗凝；②若术后供者心脏出现排斥反应，保留的受者心脏功能可能掩盖移植心脏功能的恶化，使术后排斥反应难以被尽早发现和处理；③移植术后解剖关系的改变，增加了心内膜心肌活检的难度；④若受者因心脏原发病变不能控制而不得不切除时，二次手术难度增加。

（二）手术操作步骤及方法

供者心脏切取需要进行全心脏切取，并尽可能多保留大血管。受者心脏房间沟切口与供者心脏左心房切口吻合采用连续缝合。在受者心脏顶部切开右心房，向上延伸至上腔静脉，与供者心脏的相应部位进行连续吻合。受者升主动脉右前侧行纵行切开，供者心脏主动脉与受者主动脉行端侧吻合，注意保持升主动脉长度，使供者心脏并靠在受者心脏右侧，同时不产生张力。吻合完成后开放升主动脉，减少供者心脏缺血时间。供者心脏左肺动脉与受者肺动脉行端侧吻合，若长度不够，中间可桥接一段人工血管。

八、安装心室辅助装置后心脏移植

安装心室辅助装置后进行心脏移植具有挑战性。所有受者术前须行胸部 CT 检查，以确定流出道的位置及走向。在胸骨切开前须分离股动、静脉以备插管。进入胸腔时，应将胸膜及心脏小心分开以安全放置牵引器。重点是上、下腔静脉及主动脉的分离，后续操作步骤可能需要在体外循环下完成。由于存在空气进入血液循环的风险，分流前应对心尖及左心房进行处理，最后应夹紧流出管道以防止反流。

（郑　哲　李林林）

第五节　心脏移植术后并发症

心脏移植术后并发症主要有术后出血、低心排血量综合征、急性右心衰竭、心律失常、消化道并发症、中枢神经系统并发症、急性肾功能衰竭和术后感染等。所有并发症均可严重影响心脏移植受者术后的生存质量。

一、围手术期并发症

（一）术后出血

术后出血是心脏移植术后早期常见并发症之一，可引起术后早期死亡，与受者术前状态、复杂的外科操作和体外循环延长等多因素有关。术中注意检查各吻合口是预防术后出血的有效措施，术后密切监测凝血功能，及时补充鱼精蛋白，必要时给予新鲜血浆。如发现下列情况则应再次开胸探查及止血：①凝血机制指标正常，胸腔引流量连续 6~8 h 大于 200 mL/h，且无减少倾向。②术后突然出现大量血性引流液，引流管手感温暖，提示有较大出血点。③术后 8~24 h 内，床旁胸部 X 线片示纵隔影逐渐增宽，提示有纵隔积血；或床旁彩色多普勒超声示大量心包积液，应尽快手术取出前纵隔及心包腔内的凝血块。④术后胸腔引流液突然减少，要密切观察有无急性心脏压塞的征象，必要时再次开胸探查。

（二）低心排量综合征

低心排血量综合征也是心脏移植术后常见并发症之一，与受者术前状态和供受者者体重匹配，供者心脏质量和心肌保护或边缘供者心脏的应用等多因素有关。注意供者心脏保护及尽量减少心肌缺血时间非常重要，心肌保护和转运时间一般不宜超过 6 h。若供者心脏心肌缺血时间过长，术中开放循环后可适当延长体外循环辅助时间，必要时使用机械辅助装置。

1. 临床表现及诊断　发生低心排血量综合征时可出现心率增快、血压下降、脉压变小、脉搏细弱、四肢湿冷、面色苍白、尿量减少、心律失常、肺水肿和中心静脉压升高等征象。可采用 Swan-Ganz 导管监测心排血量和心脏指数，也可通过床边彩色多普勒超声测定心排血量。

2. 处理　首先需要排查原因，逐一排除受者是否存在梗阻和压迫引起的血流不畅、血容量不足、血管张力差及供者是否发生心肌受损和急性排斥反应。如果怀疑超急性或急性排斥反应可考虑在手术台上取小块心肌组织或术后紧急取心内膜心肌进行活检。若证实为排斥反应所致，建议按照排斥反应治疗规范进行治疗，血管活性药量过大或血流动力学不稳定时，可以应用主动脉内球囊反搏、主动脉内球囊反搏联合 ECMO，左心辅助以支持心功能，维持循环稳定。

（三）急性右心衰竭

急性右心衰竭是心脏移植术后早期常见并发症之一，主要与受者术前长期肺动脉高压有关，也与未经过肺动脉高压负荷训练的供者右心室对心肌缺血时间长及再灌注损伤的耐受性较低有关，还可能因术中右冠状动脉进入气体形成空气栓塞所致。术前谨慎评估肺动脉压和肺血管阻力的可逆性很重要。

1. 临床表现及诊断 心脏移植术后如出现肺动脉压和中心静脉压升高、右心室扩大和右心室收缩功能低下、体循环血压低、颈静脉怒张、肝脏增大以及下肢浮肿时，应考虑存在右心衰竭的可能。

2. 处理 ①如受者在手术室发生右心衰竭，应首先检查肺动脉吻合情况，确认有无转位、扭曲或冠状动脉空气栓塞，如有问题及时处理；②纠正机体缺氧引起的酸中毒，预防肺血管张力升高。测定受者肺动脉阻力，如果肺动脉阻力 >2.5 Wood 单位，则给予针对性药物治疗；③静脉给予多巴胺、多巴酚丁胺、硝酸甘油和治疗肺动脉高压的药物，以增强心肌收缩力、减少前负荷及降低肺动脉压和肺血管；④加强利尿，严格控制输液量；⑤必要时采用 ECMO、左心辅助以支持心功能，维持循环稳定。

（四）心律失常

建议术中预防性安装心外膜起搏导线，以预防和治疗心脏移植术后早期窦房结功能紊乱。术后 1 周内可给予异丙肾上腺素静脉滴注，维持窦性心率在 90~130 次 /min，有利于改善右心功能不全。如果窦房结功能在术后一个半月仍然不能恢复，可以考虑安装永久起搏器。

房性和室性心律失常要针对病因治疗，术后两周左右发生的房速和房颤有可能与容量不足有关。不明原因新出现的心律失常要警惕排斥反应，建议行心内膜心肌活检予以排除。术后中、长期随访发现的房速、房颤和房扑，可使用射频消融治疗。可以应用抗心律失常药物，如利多卡因、心律平和胺碘酮等，治疗有适应证的心律失常。

（五）消化系统并发症

心脏移植受者因术前长期心力衰竭导致胃肠道淤血、缺血缺氧以及肠道功能紊乱，加之术后早期使用大剂量血管活性药和糖皮质激素及其他免疫抑制剂，易导致急性胃黏膜损伤、胃肠道动力障碍和消化吸收不良。处理原则是重视受者全身状况的改善，减轻心肺负担，尽早下地活动。建议预防性应用对免疫抑制剂代谢无相互作用的抑酸药物，酌情应用维持动力药和补充益生菌。

（六）中枢神经系统并发症

心脏移植术后卒中的发病率为 3%~10%。尽管发病率不高，但卒中后果严重，是心脏移植后患者死亡的主要原因。心脏移植术中缺血缺氧或灌注压不稳定可造成脑缺血缺氧性损伤，特别是术前已经有脑血管病的受者术后神经系统并发症发生率显著上升。

钙神经蛋白抑制剂的神经毒性是心脏移植术后最常见的神经系统并发症。研究发现，心脏移植术后的药物相关神经系统并发症的发生率为 21%,其中高达 75% 的患者出现抽搐,儿童更为常见。免疫抑制剂神经毒性的常见临床症状有癫痫发作、精神状态改变、幻觉、头痛、震颤、脑病、昏迷，或者同时出现上述多个症状。这些症状多数出现在移植术后早期，尽管大部分患者临床表现轻，发病过程可逆。如未及时发现和处理，也可出现严重并发症，甚至危及生命。

头颅 MRI 是诊断 PRES 的重要手段。典型的 PRES 头颅 MRI 表现显示：枕叶和顶叶区域受累，病变也可扩散至额叶。也可同时累及白质和大脑皮质。尽管绝大多数癫痫与 CNI 的使用有关，诊断需排除皮质卒中、感染、肿瘤等其他原因导致的癫痫。大多数研究表明神经系统并发症与 CNI 血药浓度过高无关。如非 CNI 超剂量所致，可考虑调整另一种 CNI（环孢素调整为他克莫司或者他克莫司换为环孢素），或者调整为其他类药物，例如西罗莫司。免疫抑制剂神经毒性所致的癫痫多为一过性，很少反复发作，一般不需要长期服用抗癫痫药物治疗，但癫痫持续时间超过 4 min 以上或者癫痫持续状态需要延长抗癫痫药物的使用时间。苯巴比妥和苯妥英钠经肝脏细胞色素 P450 系统代谢，可能加速 CNI 药物的代谢。一些研究证实，在心脏移植术后的患者中，加巴喷丁、左乙拉西坦、卡马西平、丙戊酸钠可减少癫痫发作。

其他免疫抑制剂和抗感染药物也可引起神经系统症状。糖皮质激素引起的神经系统并发症主要是神经认知症状，具体包括：谵妄、失眠、抑郁以及注意力减退；伏利康唑和氟康唑的神经系统不良反应，包括异梦、激惹、静坐不能、健忘、焦虑、精神错乱、惊厥、谵妄、痴呆、人格解体、抑郁、复视、头晕、锥体外系综合征、癫痫大发作性惊厥、格林-巴利综合征、肌张力过高、感觉减退、失眠、神经痛、神经病变、眼球震颤、眼球旋动危象、感觉异常、精神病、嗜睡、自杀倾向、震颤、眩晕。

（七）急性肾功能衰竭

术前心力衰竭需要长期服用利尿剂，加上低血压及静脉回流受阻，导致肾灌注不良；术中体外循环、术后低心排血量以及免疫抑制剂的肾毒性都是导致心脏移植受者术后急性肾功能衰竭的原因。

1. 诊断 存在以下情况，可诊断为急性肾功能衰竭：①尿量 <0.5 mL/（kg·min）或 400 mL/24 h；②尿比重 <1.016 或较长时间固定在 1.010 左右；③血尿素氮 >17.9 mmol/L，血清肌酐每日迅速上升 88.4~176.8μmmol/L，血尿素氮/血清肌酐比值 <10，尿肌酐/血清肌酐比值 <20；④内生肌酐清除率较正常下降 50% 以上或 <0.08 mL/s；⑤电解质紊乱，如高血钾、镁和磷以及低血钠、钙和氯。

2. 处理 减量或停用对肾功能有影响的 CNI 类药物如环孢素或他克莫司，选用糖皮质激素，西罗莫司和高剂量霉酚酸酯等预防排斥反应。其他综合对症治疗包括：①应用血管扩张剂；②强心利尿；③ CRRT、血液液透析或肾移植；④其他治疗包括严格限制液体入量、纠正酸中毒和高血钾以及控制感染。

二、术后感染

感染是心脏移植术后死亡和发生并发症的主要原因，重在预防。术前尽可能减轻心力衰竭症状，加强营养，合并感染积极有效抗感染治疗的同时注意大量广谱抗生素可能导致的二重感染；术中、术后严格无菌操作，术后尽早拔除气管插管及各种介入性插管，及早恢复饮食，建立正常的胃肠道菌群。常见的感染有细菌、病毒、真菌、原虫和其他感染。详细诊疗方法可参考总论部分相应章节。

（一）细菌感染

1. 肺部感染：肺部感染常见咳嗽、气促和发热等症状。肺部听诊可有干湿性啰音或痰鸣音，胸部 X 线检查和 CT 有助于发现肺部浸润病灶，痰培养可明确致病菌。治疗上主要依据痰培养结果使用敏感抗生素，但应尽量避免长期使用广谱抗生素，同时积极采用雾化吸入及鼓励咳嗽等方法促进排痰。

2. 尿路感染：术后尽早拔除导尿管是预防尿路感染的最佳方法。如拔除导尿管后尚未控制感染，可使用敏感抗生素治疗 1 周。

（二）病毒感染

1. CMV 感染　可呈高热起病、关节酸痛、白细胞减少、血小板减少、肝转氨酶异常和浸润性 CMV 肠道感染的相应症状。CMV 感染可增加排斥反应发生率，增加细菌和真菌的双重感染和机会性感染。临床表现包括间质性肺炎、胃肠道症状、肝炎、淋巴结肿大、皮疹、关节炎、心肌炎和脑炎等。更昔洛韦是目前常用的有效的治疗药物。

2. 单纯疱疹病毒感染　以黏膜损伤为主，可引起皮肤疱疹、口腔溃疡，严重感染者可侵犯肺、气管及食管。可应用阿昔洛韦、更昔洛韦治疗。

3. EB 病毒感染　可促进 B 细胞增殖，导致移植后淋巴组织增生症。治疗包括免疫抑制剂减量、应用阿昔洛韦预防其他病毒感染和外科切除肿块。

（三）真菌、原虫和其他感染

1. 真菌感染　受者痰、尿液和粪便常可培养出白假丝酵母菌，可使用氟康唑、棘白菌素类和二性霉素 B 治疗，肺部感染可同时雾化吸入治疗。棘白菌素类药物安全性高、不良反应少、肝肾毒性小，卡泊芬净或米卡芬净可以作为预防和感染的初始用药。受者术后出现侵袭性感染，则改为伏立康唑治疗；三唑类药物肝肾毒性较大，且与 CNI 有相互作用，可以导致 CNI 的浓度成倍升高。因此加用和停用三唑类药物时需密切监测 CNI 浓度，及时调整 CNI 剂量。侵袭性感染应用伏立康唑治疗 2 周以上疗效不佳时，可转换为泊沙康唑抗感染。棘白菌素类药物联合三唑类药物治疗，效果并不优于单药治疗。

2. 耶氏肺囊虫肺炎（PCP）　在实体器官移植中，心脏移植受者发病率相对较高。该病临床特征为发热、呼吸困难、乏力、干咳和严重低氧血症，体格检查肺部的体征往往十分轻微或呈阴性，与严重的临床缺氧症状不相符合。肺 CT 显示轻症者双肺少许磨玻璃样阴影，多发薄壁囊变影、小叶间隔或小叶内间隔网状增厚和结节影，重症者发展至整个肺实质的囊性合并病变。通过痰液，支气管肺泡灌洗或经纤维支气管镜活检发现有滋养体或包囊即可诊断，也可以用基因测序的方法检验。寻找诊断依据不应拖延相应的治疗，考虑耶氏肺囊虫肺炎感染需要酌情降低免疫抑制剂剂量，增加糖皮质激素用量。首选复方磺胺甲噁唑（按体重计算，甲氧苄啶 15~20 mg/（kg·d），磺胺甲基异噁唑 75~100 mg/（kg·d）），疗程通常持续 3 周。治疗 1 周后即评估疗效，治疗无效的病例则可再行肺部 CT 扫描和支气管肺泡灌洗，以确认是否存在继发感染或合并其他病原体的感染。对甲氧苄啶 / 磺胺甲噁唑有禁忌患者的替代治疗方案，包括静脉用喷他脒（4 mg/（kg·d））、伯氨喹 / 克林霉素（30mg/d+600 mg/(q8h·d)）和阿托伐醌（750 mg/(q8–12h·d)）。在使用伯氨喹之前，应检查患者有无葡萄糖 -6- 磷酸脱氢酶缺乏症。替代方案是静脉给予喷他脒(4 mg/(kg·d)，或大剂量的复方磺胺甲噁唑联合卡泊芬净（50~70mg/d）。然而，这种联合方案的有效性仅仅在些个案报道中报道过。不推荐单独使用棘白菌素类，因为目前尚未证明其具有足够抗 PCP 疗效。建议无磺胺过敏心脏移植患者，可长期服用复方磺胺甲噁唑，每周两次，每次两片，预防耶氏肺囊虫感染。

3. 弓形体病　心内膜心肌活检可见兔弓行虫包囊、心肌细胞坏死及纤维化，治疗主要使用乙胺嘧啶 + 磺胺嘧啶 + 亚叶酸。

4. 嗜肺军团菌感染　通过痰培养或支气管肺泡灌洗液培养，或经荧光抗体染色可以诊断。可单用红霉素或联用利福平治疗，一般疗程 3 周。

（陈良万　陈梅芳）

第六节　心脏移植免疫抑制治疗

心脏移植免疫抑制治疗包括诱导、维持和抗排斥反应治疗。合理应用免疫抑制剂，制定个体化免疫抑制方案，在保证疗效的同时减少不良反应，仍是这一领域的难题。免疫诱导治疗目的是在器官移植排斥反应风险最高时提供高强度免疫抑制。维持免疫抑制治疗的目标是使受者适应异体器官，同时最大程度减少感染和肿瘤等并发症的发生风险。不同个体免疫抑制剂不良事件的发生有明显差异，需根据移植受者的不同特征和危险因素采用个体化免疫抑制方案。虽然各移植中心免疫抑制剂的选择、用量和联合用药方案各不相同，但是基本方案大同小异。

一、抗体诱导治疗

心脏移植免疫诱导治疗可显著降低术后早期移植物功能不全发生率，降低合并肾功能不全受者延迟应用 CNI 药物可能引起排斥反应的风险，并使术后早期无糖皮质激素或较低剂量糖皮质激素的维持免疫抑制方案成为可能。ISHLT 统计，2009~2016 年全球 52.6% 的心脏移植受者应用抗体制剂进行免疫诱导治疗，其中 30.0% 应用 IL-2 受体拮抗剂，21.9% 应用抗胸腺细胞免疫球蛋白（antithymocyte immunoglobulin，ATG）或抗淋巴细胞免疫球蛋白。无论是否接受免疫诱导治疗，受者 10 年生存率差异无统计学意义。目前认为，致死性排斥反应风险高的年轻受者以及非裔、HLA 严重不匹配、移植前 PRA 水平较高和应用心室辅助装置支持的受者，最可能从心脏移植免疫诱导治疗中获益。近年来，IL-2 受体拮抗剂越来越多地应用于心脏移植，主要由于其在减少术后早期排斥反应的同时并未增加感染的发生风险。中国心脏移植注册系统数据显示，2015~2017年中国大陆心脏移植免疫诱导治疗比例>90%，几乎全部应用IL-2受体拮抗剂。

国外开展的评估巴利昔单抗应用于心脏移植安全性的随机、双盲、安慰剂对照临床试验，结果显示治疗组不良反应和感染的发生率与安慰剂组相似，治疗组术后首次发生活检证实的急性排斥反应的时间较安慰剂组长，但差异无统计学意义。我国的一项研究表明，采用巴利昔单抗诱导治疗的214例心脏移植受者术后60 d内接受心内膜心肌活检（endomyocardial biopsy，EMB），结果显示≥3a级细胞排斥反应发生率仅1.0%。加拿大一项研究证实，肾功能不全（血清肌酐>200 μmol/L）的心脏移植受者应用巴利昔单抗诱导治疗，可延迟环孢素使用时间且不增加排斥反应发生率，同时有助于保护肾功能。

巴利昔单抗20 mg静脉注射后，30 min内血药浓度峰值达到（7.1±5.1）mg/L，当浓度>0.2 mg/L即可稳定阻断IL-2受体，且半衰期为（7.2±3.2）d。与巴利昔单抗相关的严重不良事件较少，但首次应用或二次移植时使用可出现过敏反应，一旦发生应立即停用。

二、维持免疫抑制治疗

目前，心脏移植最常用的维持免疫抑制方案仍是三联疗法，包括以下常用的四类免疫抑制剂的组合。①CNI：环孢素或他克莫司；②淋巴细胞增殖抑制剂：吗替麦考酚酯或硫唑嘌呤；③雷帕霉素靶蛋白抑制剂：西罗莫司/依维莫司；④糖皮质激素：泼尼松或泼尼松龙。2017年ISHLT年报显示，心脏移植术后1年，最常用的CNI为他克莫司，其应用比例（93.7%）远高于环孢素（5.2%）；MMF为最常用的淋巴细胞增殖抑制剂，应用比例（93.7%）远高于硫唑嘌呤（2.9%）；西罗莫司/依维莫司应用比例为10.7%；泼尼松应用比例为81.5%。2009~2016年，全球心脏移植术后最常用的免疫抑制方案（未统计糖皮质激素）为他克莫司+MMF（75.1%）。中国心脏移植注册系统数据显示，2015~2017年我国心脏移植受者出院时他克莫司和MMF应用比例分别为93.6%和91.5%。

（一）CNI类免疫抑制剂

多项临床研究结果均证实他克莫司的抗排斥反应效果与环孢素相当或优于环孢素。2017年ISHLT年报显示，应用环孢素+MMF维持免疫抑制方案的心脏移植受者，术后1年内需要治疗的排斥反应发生率（24.3%）明显高于应用他克莫司+MMF的受者（3.9%），但两组中长期生存率差异无统计学意义。许多心脏移植中心将他克莫司作为排斥反应高危人群的第一选择。我国的研究也发现，心脏移植术后使用环孢素反复发生排斥反应的受者，转换为他克莫司后，排斥反应发生率下降。

研究已证实细胞色素P450 3A5基因多态性与他克莫司的药物代谢密切相关，我国心脏移植受者中该基因突变率为80.5%，其中快代谢基因型受者比例为4.4%，高于白种人（0~2.6%）；快代谢基因型受者移植术后1年内达到目标血药浓度所需要的他克莫司剂量约为慢代谢基因型受者的2.2~2.6倍。因此，快代谢基因型黄种人受者服用环孢素更易以较低剂量达到目标血药浓度。一旦发现心脏移植受者服用较大剂量的他克莫司血药浓度仍难以达到目标浓度时，应考虑换用环孢素。

（二）淋巴细胞增殖抑制剂

MMF 被血管内超声评估证实能减少移植心脏血管病（transplant coronary artery disease，TCAD）的发生并延缓其进展。一项随访 3 年的多中心、随机、双盲的临床试验证实，MMF 组受者死亡率（11.8%）显著低于硫唑嘌呤组（18.3%）；硫唑嘌呤组心力衰竭、房性心律失常和白细胞减少症的发生率高于 MMF 组，而 MMF 组腹泻、食管炎、单纯疱疹病毒感染和侵犯组织的 CMV 感染发生率高于硫唑嘌呤组。另一项研究结果显示心脏移植术后 5 年，应用环孢素 + 硫唑嘌呤、环孢素 +MMF、他克莫司 + 硫唑嘌呤和他克莫司 +MMF 四种免疫抑制方案的受者，无 CAV 比例分别为 47%、66%、60% 和 70%，提示 MMF 可降低 CAV 的发生风险。

（三）mTOR 抑制剂

西罗莫司具有减少急性排斥反应和延缓 CAV 发生的作用。一项随机、对照、开放、多中心临床试验比较了硫唑嘌呤 / 西罗莫司 + 环孢素 + 糖皮质激素在心脏移植中的应用效果，结果显示硫唑嘌呤组、西罗莫司 3 mg/d 组和西罗莫司 5 mg/d 组术后 6 个月 ≥ 3a 级的排斥反应发生率分别为 56.8%、32.4% 和 32.8%，差异有统计学意义；术后 12 个月 3 组受者死亡率差异无统计学意义，但术后 6 周、6 个月和 2 年，冠状动脉血管内超声显示硫唑嘌呤组 CAV 进展最快。

在 CNI 肾毒性发生早期，将标准 CNI 免疫抑制方案转换至 mTOR 抑制剂联合低剂量 CNI 方案，能显著改善肾功能不全。

虽然应用 mTOR 抑制剂发生恶性肿瘤的风险较 CNI 低，但一些不良反应限制了其广泛应用。在大多数情况下，西罗莫司的不良反应（如血脂异常、肌酸激酶升高、痤疮、水肿、肺炎、蛋白尿、白细胞减少及血小板减少等）可在减少剂量或暂停服药数天后消失。由于 mTOR 抑制剂具有抗增殖特性，有临床证据显示其影响心脏移植受者伤口愈合，导致心包和胸腔积液发生率升高。西罗莫司肺毒性相关的间质性肺炎罕见但严重，临床表现包括干咳、气短和低氧血症等，停药后症状可改善。

（四）糖皮质激素

2017 年 ISHLT 年报显示，全球 79.9% 和 47.5% 的心脏移植受者术后 1、5 年仍服用糖皮质激素。撤除糖皮质激素的方法包括移植术后不使用糖皮质激素维持、术后第 1 个月撤除、术后 3~6 个月撤除、晚期（术后 1 年后）撤除。尚无明确证据显示哪种方法更占优势。低排斥反应风险的心脏移植受者，包括无供者特异性抗 HLA 抗体、无多次妊娠史、无排斥反应史和年龄较大的受者，可以考虑快速减少或停用糖皮质激素剂量。对于已应用糖皮质激素的受者，只有在发生药物严重不良反应，且近期（如 6 个月内）无排斥反应发生的情况下才能尝试撤除。

下列情况不建议完全撤除糖皮质激素：①在减量过程中发生 2 次排斥反应；②有任何疑似影响血流动力学的排斥反应发生；③ EMB 发现血管炎、严重的排斥反应（ISHLT 3R

级）。虽然心脏移植术后第 1 年很少或未发生排斥反应预示受者能安全撤除糖皮质激素，但需牢记撤除后数月内发生排斥反应和移植物失功的风险增加。也有研究者认为，心脏移植术后第 1 年一直服用糖皮质激素的受者，撤除应非常谨慎；如无相关并发症则应避免晚期（术后 2 年以上）撤除，选择糖皮质激素减量至隔日服用泼尼松 5~10 mg 更加安全。

三、免疫抑制剂浓度监测

（一）CNI 类药物的血药浓度监测

既往研究认为，监测环孢素服药后 2 h 血药浓度（C_2）比服药后 12 h 血药浓度（C_0）更有优势，但也有文献表明对于长期使用环孢素的受者，通过监测 C_2 和 C_0 来调整剂量，术后排斥反应、血压和肾功能差异无统计学意义。环孢素药物代谢动力学特征不典型的受者，监测 C_2 更理想。他克莫司 2 次 /d 的给药方案，通常监测 C_0。当有证据提示发生药物不良反应或出现排斥反应时，测量服他克莫司后 3 h 血药浓度有助于指导剂量调整。参照国际指南应用 IL-2 受体拮抗剂诱导治疗的心脏移植受者 1000 例次 EMB 监测排斥反应的结果，术后不同时期环孢素和他克莫司 C_0 维持范围建议见表 3-6-1。

表 3-6-1　心脏移植受者术后不同时期 CNI C_0 维持范围建议（ng/mL）

移植后时间/个月	环 孢 素	他 克 莫 司
<3	200~300	10~15
3~6	150~300	8~12
>6	150~250	5~10

（二）霉酚酸类药物血药浓度监测

不建议常规监测霉酚酸血药浓度来指导心脏移植受者 MMF 剂量调整。然而，对于发生排斥反应、感染、肾功能不全、营养不良以及特定种族的心脏移植受者，考虑到明确 MMF 暴露量可能有助于改善移植物功能不全时，可以根据霉酚酸 C_0 调整剂量，小于 1.5 mg/L 认为未达到治疗剂量。

（三）mTOR 抑制剂应用与血药浓度监测

目前，mTOR 抑制剂与 CNI 联合使用时，CNI 目标血药浓度范围尚未明确。与环孢素联合使用时，西罗莫司目标 C_0 为 4~12 ng/mL。心脏移植受者联合使用西罗莫司和他克莫司时，参考肾移植受者的浓度标准，即西罗莫司和他克莫司两种药物 C_0 值相加达到他克莫司传统方案的目标 C_0。

（四）抗体制剂免疫学监测

采用多克隆抗体（如 ATG）诱导治疗时，剂量和给药频率可通过监测 CD3 或 CD2 细胞计数来调整，维持目标为 CD2 或 CD3 细胞计数 25~50 个 /mm³ 或总淋巴细胞计数 100~200 个 /mm³。采用 CD25 饱和度法来调整 IL-2 受体拮抗剂用量，目前仍处于试验阶段，不建议常规使用。

（黄　洁）

第七节　心脏移植排斥反应

排斥反应是心脏移植术后常见并发症之一，涉及细胞免疫和体液免疫，其治疗原则主要取决于组织学证实的排斥反应级别，心功能损害程度以及是否存在供者特异性抗体。

一、临床表现

心脏移植急性排斥反应的典型临床症状和体征包括低热、疲倦、白细胞升高、心包摩擦音、室上性心律失常、低心输出量、运动耐量降低和充血性心力衰竭等。应用以环孢素为代表的 CNI 类药物以后，排斥反应的临床表现常常不典型，大多数排斥反应隐匿而凶险。术前受者恶病质、术后早期移植心脏功能不全、肾功能不全及感染等因素所导致的延迟使用免疫抑制剂，可增加早期排斥反应发生风险。依从性不佳、停药或经常漏服免疫抑制剂，是受者远期发生排斥反应的常见原因。

尽管缺乏排斥反应典型症状，受者常有轻微乏力或气短等临床表现，体格检查可以有心动过速或奔马律、颈静脉压力升高等右心功能不全的体征，严重时可有左心功能衰竭征兆，表现为血流动力学异常；新出现的心电图异常，如房性或室性心律失常，除外心包积液所致的心电图 QRS 波电压较前显著降低等；超声心动图发现心功能下降、室壁增厚，组织多普勒超声提示舒张功能减低。移植心脏发生不可逆排斥反应之前，尽早发现并处理可以显著减轻移植心脏的累积损害。EMB 一直被认为是诊断急性排斥反应的金标准。由于体表心电图、超声心动图、心脏 MRI 及脑钠肽、肌钙蛋白 I 或肌钙蛋白 T 和全身炎症反应标志物（如 C 反应蛋白）等无创检查灵敏度较差，国际指南并不建议临床常规使用以上方法替代 EMB 诊断和监测排斥反应。

最常用于监测原位移植心脏排斥反应的 EMB，采用经皮右侧颈内静脉入路。按照 ISHLT 移植心脏排斥反应组织学分级标准诊断排斥反应，最少需要 5 块心内膜心肌组织，除外脂肪组织和血凝块，每个样本应至少包含 50% 的心肌组织。熟练的操作者进行 EMB 后并发症并不常见（0.5%~2.0%），主要并发症包括穿刺部位静脉血肿、误穿颈动脉、气胸、心律失常、右心室穿孔和三尖瓣损伤。

二、急性排斥反应

急性排斥反应可能发生在移植后任何时间，但随着术后时间的延长，发生急性排斥反应的受者累积死亡率并未明显上升。2017年ISHLT年报表明，近17年心脏移植术后0~30 d、30 d~1 年、1~3 年、3~5 年、5~10 年和10 年以上，急性排斥反应分别占所有死亡原因的 3.5%、6.8%、9.4%、5.8%、2.3% 和 0.9%。

（一）诊断

急性排斥反应涉及细胞免疫和体液免疫，常导致移植器官功能不全或失功、甚至受者死亡。尽管单用糖皮质激素就可逆转 85% 的排斥反应，但排斥反应目前仍然是心脏移植受者死亡的主要原因之一。

移植心脏发生的急性细胞排斥反应实质是 T 细胞介导的淋巴细胞和巨噬细胞浸润及心肌坏死。2004 年 ISHLT 病理学委员会提出简化 1990 年的诊断分级标准，目前将急性细胞排斥反应分为轻、中和重度，详见表 3-7-1。2013 年 ISHLT 病理学委员会再次确认了抗体介导排斥反应分级建议，见表 3-7-2。除了组织学特征，临床医师还需关注有无血流动力学异常。当出现心功能下降时，首先考虑与排斥反应相关。

表 3-7-1 1990 年和 2004 年 ISHLT 心内膜心肌活检诊断急性细胞排斥反应标准分级

2004年分级	1990年分级	病 理 结 果
0级	0级	无排斥反应
1R级（轻度）	1a级	血管周围或间质内有淋巴细胞浸润灶，无心肌细胞损害
	1b级	血管周围或间质内出现弥漫性淋巴细胞浸润，无心肌细胞损害
	2级	心肌组织中出现单个炎性浸润灶，孤立病灶内有心肌细胞损害
2R级（中度）	3a级	心肌组织中有多个炎性浸润灶，伴有心肌细胞损害
3R级（重度）	3b级	心肌组织内出现弥漫性炎症病变，除淋巴细胞外，还可见嗜酸性及中性粒细胞，伴有较多的心肌细胞损害
	4级	弥漫性、浸润性、伴心肌细胞坏死的白细胞渗出；水肿、出血或血管炎

表 3-7-2 2013 年 ISHLT 抗体介导排斥反应分级建议

级 别	表 现
pAMR 0	组织学和免疫病理均阴性
pAMR 1（H+）	组织学阳性，免疫病理阴性
pAMR 1（I+）	组织学阴性，免疫病理阳性（CD68$^+$和（或）C4d$^+$）
pAMR 2	组织学和免疫病理均阳性
pAMR 3	间质出血、毛细血管及小血管纤维素样坏死，纤维蛋白和血小板沉积形成血栓、混合性炎症浸润，内皮细胞固缩和（或）核破裂，明显的水肿和免疫病理改变；这些情况可能伴随血流动力学障碍和临床预后不良

pAMR：病理诊断抗体介导排斥反应；H：组织学；I：免疫病理

（二）治疗

1. 有症状的急性细胞排斥反应 受者出现急性排斥反应症状，需尽早行 EMB，确诊后应住院治疗，血流动力学不稳定者应在 ICU 治疗。出现心功能下降的急性细胞排斥反应，无论 EMB 病理结果如何（ISHLT 分级 0、1R 和 2R 级），均应以大剂量糖皮质激素静脉注射为首选治疗方案。出现血流动力学不稳定时，尤其是静脉使用大剂量糖皮质激素，12~24 h 临床症状仍未改善时，可以加用 ATG 治疗。根据需要静脉应用正性肌力药物、血管收缩药物和（或）主动脉内球囊反搏等机械循环辅助治疗，以维持足够的心输出量和体循环血压。当应用大量糖皮质激素和（或）加用 ATG 治疗时，需预防性使用抗生素防止机会性感染。维持免疫抑制治疗方案也应适当调整，以降低排斥反应复发风险。调整方案包括：确认受者对原有方案的依从性，现有免疫抑制剂（如环孢素或他克莫司、MMF）加量，转换为其他免疫抑制剂（如环孢素换为他克莫司、硫唑嘌呤换为 MMF），增加新的免疫抑制剂（如西罗莫司）。急性细胞排斥反应治疗 1~2 周，应多次行超声心动图监测移植心脏功能，评价抗排斥反应治疗的效果，必要时再次进行 EMB。对于急性细胞排斥反应分级较低但血流动力学不稳定的受者，应该考虑存在 AMR 的可能。IL-2 受体拮抗剂不宜用于治疗急性细胞排斥反应。

2. 无症状的急性细胞排斥反应 EMB 确诊的重度急性细胞排斥反应（ISHLT 3R 级），即使没有临床症状或移植心脏功能不全的证据，也应该进行治疗，首选静脉应用大剂量糖皮质激素。中度无症状的急性细胞排斥反应（ISHLT 2R 级），可选用静脉或口服糖皮质激素治疗；若发生于移植术后 1 年以后，也可暂时不予治疗，但需严密随访和监测临床表现、超声心动图和 EMB。绝大多数轻度（ISHLT 1R 级）无症状的急性细胞排斥反应无需治疗。中度或重度无症状急性细胞排斥反应的受者，治疗 2~4 周仍无组织学好转表现，可考虑应用 ATG。使用大剂量糖皮质激素和（或）ATG 治疗时，应预防性使用抗生素。维持免疫抑制治疗方案也需要调整，包括确认受者对原有方案的依从性、现有免疫抑制剂加量、转换为其他类型免疫抑制剂或增加新的免疫抑制剂。

3. 复发或糖皮质激素抵抗的急性细胞排斥反应 对于复发或糖皮质激素抵抗的急性细胞排斥反应，需考虑应用 ATG 治疗，也可加用甲氨蝶呤冲击治疗、体外光化学疗法和全身淋巴结照射等方法，并重新评估维持免疫抑制方案。建议通过超声心动图监测移植心脏功能。对 EMB 标本进行评估时，需要排除合并 AMR，并明确受者是否存在供者特异性抗体。

4. 急性 AMR 诊断抗体介导的移植心脏损伤的措施包括大剂量静脉注射糖皮质激素和 ATG 治疗。消除血液循环中抗 HLA 抗体或降低其活性的措施包括：①静脉注射免疫球蛋白；②血浆置换；③免疫吸附；④利妥昔单抗。维持适当心输出量和体循环血压的方法包括：静脉应用正性肌力药物和血管收缩药物，机械循环辅助。怀疑受者发生 AMR 时，可以对 EMB 标本进一步行免疫组织化学染色，以检测补体裂解产物和可能的抗体。同时，筛查受者血浆中是否存在抗 HLA 抗体，并进行定量和特异性检测。治疗 1~4 周后应再次行 EMB，标本仍需进行免疫组织化学辅助诊断。维持免疫抑制方案调整包括确认受者对现有方案的依从性、免疫抑制剂加量、转换或增加种类。系统抗凝治疗可预防移植心脏血管内血栓形成。如果上述措施仍不能使移植心脏功能恢复，可考虑急诊再次心脏移植，但预后通常不佳。

5. 迟发性急性排斥反应 发生有症状或无症状的迟发性急性排斥反应时，需重新评估受者的维持免疫抑制方案和临床随访频率。对存在迟发性急性排斥反应高危因素的受者，建议移植术后 1 年后延长 EMB 时间间隔，以减少发生血流动力学不稳定的排斥反应的风险。反复向受者宣传治疗依从性和及时汇报症状的重要性，有利于预防和及早发现远期急性排斥反应。长期随访常规行 EMB，仍需要衡量其益处、费用和风险，对低危受者不定期行 EMB 并无益处。

三、超急性排斥反应

目前术前常规行群体反应性抗体筛查以及高敏受者与供者特异性交叉反应的筛选，由抗 HLA 抗体介导的超急性排斥反应已极为罕见。超急性排斥反应发生原因是受者体内预先存在抗供者组织抗原的抗体，包括供者 ABO 血型抗原、血小板抗原和 HLA 抗原等。

超急性排斥反应一旦诊断明确，应立即开始治疗，最好是受者仍在手术室时就进行。术中需获取心肌组织标本，以明确超急性排斥反应的病理诊断。

可考虑的治疗措施包括：①大剂量静脉注射糖皮质激素；②血浆置换；③静脉注射免疫球蛋白；④ ATG；⑤静脉注射环孢素 / 他克莫司 +MMF；⑥静脉注射正性肌力药物和血管收缩药物；⑦机械循环辅助支持。如果上述措施不能使移植心脏功能恢复至可接受水平，则需考虑急诊再次心脏移植，但发生超急性排斥反应的受者再次移植死亡率很高。

（郑　哲　廖中凯）

第八节　心脏移植术后远期并发症

心脏移植术后的远期并发症，如移植物冠状动脉疾病、恶性肿瘤、肾脏疾病和高血压以及其他代谢性疾病等，是严重威胁受者长期存活的疾病。对心脏移植术后远期并发症的规范诊疗是受者获得长期生存和提高生活质量的关键。

一、移植相关冠状动脉病

（一）概述

移植相关冠状动脉病（transplant associated coronary artery diseses，TCAD）是一种独特的、快速进展的疾病，以移植心脏冠状动脉早期血管内膜增生、晚期心外膜下血管狭窄、小血管闭塞及伴心肌梗死为特征，最初表现通常为室性心律失常、充血性心力衰竭及猝死，是心脏移植 1 年后死亡的首要原因。国外文献报道心脏移植 5 年后，40%~50% 的受者经血管造影证实发生 TCAD，表现为血管内膜呈向心性增生且病变呈弥漫性，冠状动脉从近端到远端均受累，多不伴内膜钙化且内弹性膜完好。

（二）病因

TCAD 的病因仍不明确，但有强烈证据表明与受非免疫危险因素调节的免疫机制相关。非免疫危险因素主要包括移植手术本身、供者年龄、高血压病、高脂血症及术前糖尿病。免疫机制主要涉及急性排斥反应，研究表明抗 HLA 抗体的形成与心脏移植 5 年后 TCAD

发病风险相关；心内膜心肌活检证实有 Quilty 病变的受者术后 5 年发生 TCAD 的风险高于无 Quilty 病变的受者，是 TCAD 发生的预测因素。另外，与免疫抑制剂（如 CNI、糖皮质激素）相关的不良反应（如 CMV 感染、肾毒性和新发糖尿病）也在 TCAD 发展中扮演重要角色。

（三）诊断

由于移植物去神经化后导致的无症状性心肌缺血使 TCAD 临床诊断尤为困难和复杂。冠状动脉 CT 和造影检查是目前监测 TCAD 的常用方法。血管内超声能更好地检查血管壁形态及内膜增厚程度。

（四）预防与治疗

心脏移植受者早期局限性 TCAD 可行经皮冠状动脉支架置入治疗，效果满意。终末期 TCAD 由于病变弥漫，且远端血管受累，支架置入及旁路移植治疗效果较非心脏移植患者差，唯一有确切疗效的治疗手段是再次移植。但再次移植增加受者风险，并且面临供心不足的问题，因此 TCAD 重点在于预防。术前获取供者心脏时应避免血管内皮损伤，缩短冷缺血时间，转运及保存供者心脏时要注意做好保护措施，术后应经验性地修正危险因素（优化饮食结构、戒烟和控制高血压、血脂等）。研究表明，使用钙通道阻滞剂、戊二酰辅酶 A 还原酶抑制剂或血管紧张素转化酶抑制剂可减少 TCAD 的发生。新型免疫抑制剂，尤其是细胞增殖抑制剂（依维莫司、西罗莫司），可能降低 TCAD 的发病率，对减轻其严重程度及减缓疾病进展也有帮助。

二、恶性肿瘤

（一）概述

免疫抑制治疗增加了恶性肿瘤的发病率（4%~18%），比一般人群发病率高 100 倍。随着移植物及受者生存时间延长，肿瘤发病率逐渐升高。ISHLT 报告显示术后 1 个月内，1 个月~1 年，1~3 年，3~5 年，5~10 年，10~15 年恶性肿瘤（非 PTLD）已成为影响移植受者长期生存的重要因素。淋巴细胞增殖性疾病（post-transplant lymphoproliferative disorders，PTLD）和皮肤癌是心脏移植受者最常见的恶性肿瘤。

（二）预防

1. 心脏移植术后应进行常规乳腺、结肠和前列腺肿瘤筛查，筛查建议同普通人群。
2. 心脏移植受者应进行严格的皮肤癌筛查，包括健康教育和建议每年进行皮肤病检查。
3. 心脏移植术后 PTLD 的评估和治疗应移植和肿瘤专业医师联合会诊。
4. 除骨髓移植外，没有证据证明在出现与淋巴系统无关的肿瘤时减少免疫抑制剂的使用能够获益。
5. 对于存在恶性肿瘤高危因素的心脏移植受者，术后应尽量减少免疫抑制剂的使用。

三、慢性肾功能不全

（一）概述

心脏移植受者伴有终末期肾功能不全显著增加围手术期和长期死亡风险。环孢素和他克莫司的肾毒性作用已被广泛认同。为了延缓肾病进展，与新型免疫抑制剂合用时，减低剂量的环孢素或他克莫司的用量或许有益，如吗替麦考酚酯和西罗莫司联合低剂量的环孢素或他克莫司。采用较高剂量的吗替麦考酚酯和西罗莫司联用，而无环孢素或他克莫司的免疫抑制方案的选择，建议考虑移植时间的长短，排斥反应风险等多因素后决定。

（二）预防与治疗

1. 心脏移植术后每年使用简化肾脏病膳食改良公式评估肾小球滤过率 GFR<60 mL/（min·1.73 m^2）或 GFR 每年下降 >4 mL/（min·1.73 m^2），复查频率应提高。

2. 心脏移植术后 GFR<30 mL/（min·1.73 m^2），蛋白尿 >500 mg/d 或 GFR 每年下降 >4 mL/（min·1.73 m^2）的受者，应请肾脏病学专家协助诊治肾病相关代谢异常和并发症，同时可考虑行肾移植。

3. 合并慢性肾功能不全的患者，环孢素和他克莫司应减至最小有效剂量，服用硫唑嘌呤的受者建议转换为 MMF。

4. 普通人群慢性肾功能不全治疗策略同样适用于心脏移植受者，包括有效控制血糖、血压，应用 ACEI/ 血管紧张素受体拮抗剂。

5. 合并慢性肾功能不全的受者每年进行血红蛋白测定，如果出现贫血应给予补铁和促红细胞生成素治疗，维持血红蛋白为 11~13 g/dL。

四、移植术后糖尿病

（一）概述

术前有糖尿病史及部分术前无糖尿病史的心脏移植受者，术后因皮质激素和免疫抑制剂的应用，可能使糖尿病加重或新发糖尿病，因此应在移植术前评估糖尿病危险因素。

（二）随访与处理

1. 心脏移植术后对于糖尿病的有效预防、早期诊断和有效治疗十分关键。

2. 心脏移植受者应定期进行血糖和糖化血红蛋白检查，检查频率由危险因素控制情况和免疫抑制方案决定，并将影响血糖代谢的免疫抑制剂尽量减至最低有效剂量。

3. 心脏移植受者应有效控制体质量，注意营养和饮食，适当运动；建议每年进行糖尿病相关并发症的评估，包括眼科、足部和外周血管病变评估等。

4. 合理使用糖皮质激素和 CNI 类药物；与内分泌医师共同对心脏移植术后糖尿病受者进行管理。

五、心脏移植术后受者高血压

（一）概述

心脏移植受者术后合并高血压，体液潴留及外周血管收缩可能是主要原因。虽然确切机制目前尚未明确，但很可能与环孢素诱导的肾小管毒性以及交感神经兴奋介导的全身动脉（尤其是肾动脉收缩）相关。服用他克莫司的受者高血压发生率较服用环孢素者低。心脏移植术后高血压治疗，目前仅为经验性治疗治疗。这部分人群过度利尿可进一步降低肾血流量及改变环孢素药物代谢动力学，从而增加环孢素肾毒性。由于 β 受体阻阻滞剂减弱了运动时心脏的心率调节能力，大体重患者需要须谨慎应用。

（二）预防与治疗

1. 心脏移植受者降压治疗受益与普通人群相似，因此心脏移植术后高血压的治疗建议目标应与普通人群相同。

2. 调整生活方式（包括减肥、低钠饮食和运动）可以协助药物达到更有效控制血压的目的；注重纠正危险因素，如糖尿病和高脂血症。

3. 根据经验和治疗后血压水平选择心脏移植术后高血压受者的治疗药物，CCB 是最常用的药物，但 ACEI 和 ARB 对合并糖尿病的受者疗效更好，可与 CCB 联用。

4. 心脏移植成人和儿童受者均可发生术后高血压，可通过动态血压监测进行评估。

六、糖皮质激素相关骨病

移植术后应用糖皮质激素可能引起骨质疏松、骨折或股骨头坏死。因此，等待心脏移植的成人患者术前应明确是否存在严重骨质疏松。

预防与治疗

1. 建议在进入等待名单时就进行检查，基线骨密度采用 X 骨盆片排除重度骨质疏松。有条件的可通过双能 X 线骨密度仪对脊柱和股骨颈进行扫描。

2. 由于在等待心脏移植期间骨密度可以得到明显改善，评估已经存在低骨密度或椎骨骨折的患者，建议应用纠正继发性骨质疏松进行治疗。

3. 所有等待心脏移植的患者和心脏移植受者均推荐钙摄入量为 1000~1500 g/d，具体根据年龄和绝经期情况确定；维生素 D 摄入量为 400~1000 IU/d，或维持血清 25 羟维生素 D 水平 ≥30 ng/mL（即 75 nmol/L）。

4. 应鼓励心脏移植受者术后进行有规律的负重和肌肉力量练习，以减少跌倒和骨折的风险并增加骨密度。

5. 心脏移植成人骨质疏松受者术后可以立刻开始双磷酸盐类药物治疗，并至少持续至术后 1 年；心脏移植 1 年后，如果已经停用糖皮质激素并且骨密度相对正常（骨密度 T 值 ≥1.5），在对骨质疏松保持高度警惕的基础上可以停用双磷酸盐类药物是合理的。

6. 由于双磷酸盐类药物治疗使骨密度增加，但对预防骨折发生效果甚微，故接受皮质醇激素治疗的骨质疏松受者，如有条件可每 2 年复查 1 次，骨密度正常的受者每 3 年复查 1 次骨密度。任何临床上可能提示骨折症状的出现，均应及时对受者进行骨 X 线检查。

7. 心脏移植受者可长期应用双磷酸盐类治疗骨质疏松，作为钙和维生素 D 治疗的补充。

8. 维生素 D 的活性代谢产物（骨化二醇、阿法骨化醇和骨化三醇）如果使用，高钙血症和高尿钙浓度十分常见，并可在治疗过程的任何时候出现，建议检测尿液和血清中的钙水平。

七、心脏移植术后血脂管理

对心脏移植成人受者，不论其胆固醇水平如何，国际指南建议在心脏移植 1~2 周后建议开始他汀类药物治疗。考虑到他汀与环孢素和他克莫司的药物相互作用，存在不良反应的风险，建议他汀类药物的首先选择不经过细胞色素 P4503A4 代谢的药物，如普伐他汀和氟伐他汀。如果配合饮食控制，低密度脂蛋白控制不满意，可以加服依折麦布，但是密切监测肝功能和肌酶水平非常重要。对于术前肌酸肌酶高的患者应该谨慎应用或不用他汀类药物。

第九节 心脏移植术后随访

心脏移植术后受者管理的目标是指导受者认识疾病，提高依从性，通过宣传教育来实现部分自我管理，有助于给随访医师提供信息反馈以早期识别排斥反应，减少药物不良反应、感染等并发症，并提供精神心理支持，使受者重返社会和工作岗位。

一、目的和意义

心脏移植术后随访的目的是监测是否发生排斥反应和不良事件，受者管理的目标是增进其对疾病的认识，积极参与并实现部分自我管理，提高依从性并获得长期生存和较高的生存质量。移植中心应对心脏移植受者进行终身随访，原因如下：①有发生急性或慢性排斥反应的可能；②免疫抑制剂个体化治疗随着时间的延长，剂量可能需要相应调整；③免疫抑制剂长期应用的不良反应和药物相互作用以及与之相关的感染和恶性肿瘤发生风险；④存在需要特殊监测和处理的并发症。

二、心脏移植术后随访的方式

应建立心脏移植受者术后随访病历，并保留受者联系方式（电话、传真、微信和手机移植随访程序），电话告知受者出院后及时来院复查、注意事项、此次检查结果及下次复查时间，并将免疫抑制剂调整方案以及受者心率、血压、血脂、尿酸、血糖、感染、排斥反应和药物不良反应的监测结果录入病历。

三、随访频率和内容

（一）随访频率

心脏移植受者随访频率应根据术后时间和临床表现决定。若受者恢复顺利，术后随访第1个月每7~10天一次，第2个月每14天一次，术后第2月以后每个月一次，2年后每3~6个月1次，5年后每年一次。如果出现免疫抑制剂血药浓度不稳定、不良反应、感染和排斥反应等并发症，以及存在棘手的医学或社会心理异常等问题，随访频率应随之增加，除了常规门诊随访以外，有条件的每1~2年行进一步的全面临床评估。

（二）随访项目

心脏移植受者术后需终身服用免疫抑制剂，应定期监测免疫抑制剂血药浓度以及移植物功能等。移植医师通过定期随访了解受者康复情况，包括完整的病史采集及体格检查，并根据相关指标变化做出综合判断，从而制订下一步治疗方案。

1. 实验室检查

（1）常规实验室检查：血、尿、便常规及血生化等常规指标。

（2）免疫抑制剂血药浓度：应常规监测受者免疫抑制剂的血药浓度，主要有他克莫司、西罗莫司和环孢素等。

（3）病毒学检测（巨细胞病毒、EB病毒和乙肝病毒等）。

（4）受者免疫状态监测：PRA监测，阳性者行DSA检测。

（5）肿瘤标志物。

2. 影像学随访　心脏移植术后随访影像学检查主要包括：胸部X线、胸部CT（酌情决定是否采用增强扫描）。其中，超声心动图最常用于严密监测移植心脏心肌及血管情况，超声难以诊断时，可进一步行冠状动脉造影和血管内超声或冠脉CT检查（每1~2年1次）。

3. 心内膜心肌活检　根据本移植中心条件，自行制定流程进行心内膜心肌活检。

4. 其他　有条件的进行骨密度检查。

（三）其他随访的内容

应向受者或当地医师了解以下内容：

1. 任何原因的住院。

2. 改变药物，包括对确认或可能的感染所进行的抗细菌、抗真菌和抗病毒治疗。

3. 低血压或无法解释的收缩压较基线下降≥20 mmHg。

4. 静息心率较基线上升>10次/min。

5. 发热≥38℃，或不能解释的发热<38℃持续≥48 h。

6. 1周内体质量增加≥0.9 kg。

7. 无法解释的体质量减少>2.3 kg。

8. 择期手术。

9. 气短加重。

10.肺炎或任何呼吸系统感染。

11.晕厥。

12.排除肌肉、骨骼症状的胸痛。

13.腹痛、恶心、呕吐或腹泻。

14.脑血管事件、癫痫或精神状态改变。

（黄　洁　廖中凯）

第十节　心脏移植病理学

一、移植心脏心内膜心肌活组织检查

（一）心内膜心肌活组织检查的目的与时机

心内膜心肌活组织检查（endomyocardial biopsy，EMB），尤其是经颈静脉的 EMB 是移植心脏排斥反应诊断的主要手段，目前尚无公认的可取代 EMB 的无创性检查和生物标志物检测。除排斥反应外，多种影响移植心脏功能甚至危及受者生命的病变如缺血损伤、感染和恶性肿瘤，都需要活组织检查（简称活检）及其病理学诊断予以明确和鉴别。EMB 是有效的随访手段，可观察病变的演变和治疗效果。同时，EMB 也是相对安全的有创检查，国外报道心脏移植后 EMB 的总并发症、主要并发症、活检组织不足等 3 方面的发生率显著低于非移植病例 EMB。

移植心脏的活检可以分为程序性活检和指证性活检两种类型。程序性活检（protocol biopsy）亦称计划性活检，是按照规定的时间点实施活检，通常在移植术后 2 周、1 个月、3 个月、6 个月和 12 个月连续多次活检，12 个月以后每 4~6 个月 1 次活检；指证性活检（indication biopsy）是在移植术后任何时间，当移植心脏功能出现异常，尤其是临床怀疑排斥反应时而进行的活检。此外，为观察治疗效果，可间隔 1~2 周再次活检。

近年来，随着免疫抑制剂和免疫抑制策略的改进，术后 1 年内排斥反应的总检出率已明显下降，活检的临床获益减少。无创检查的高灵敏度和活检诊断的高特异度相结合是排斥反应监测的方向。有研究建议，对于无症状的患者，可通过无创检查筛查，并作为选择性活检的依据。对于有症状的患者，推荐立即活检，而无创检查可作为重要的随访工具。

（二）EMB 对标本的要求和病理技术流程

1.活检组织的数量和大小要求　为减少因病变分布不均对病理学诊断准确性的影响，要求送检 EMB 的活检组织数量至少 3 块，最好能取得 4 块，应从室间隔不同部位取材。组织块直径为 1~2 mm，不可分切（图 3-10-1A）。活检心肌组织中除可能钳取到前次活检部位的瘢痕组织（图 3-10-1B）、脂肪组织、血凝块和少许心内膜及瓣叶等组织以外，应含有 50% 以上的心肌组织以供准确的病理学诊断。若使用 7 F 或更小的活检钳，则至少需要钳取 6 块心肌组织。

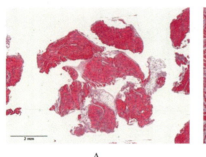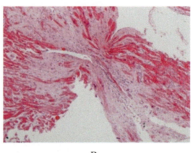

A   B

图 3-10-1　组织块充足的活检和前次活检部位的病理学特征

A 图示 EMB 最大切面，组织块数量、大小、心肌组织比例均符合要求（标尺 2.0 mm）；B 图示 EMB 活检组织内可见前次活检后在心内膜下形成的局灶性纤维瘢痕组织，其中无单个核细胞浸润（HE，×100）

二、移植心脏排斥反应的病理学诊断

（一）急性 T 细胞介导的排斥反应

急性 T 细胞介导的排斥反应又称急性细胞性排斥反应，是移植心脏最常见的排斥反应类型。主要病理学特征为心肌活检组织中的炎性浸润和心肌损伤。

炎性浸润是以心肌间质的淋巴细胞和巨噬细胞浸润为主、偶见嗜酸粒细胞。重度 ACR 中可见中性粒细胞浸润，但需除外缺血损伤、AMR 和感染等因素。浆细胞一般不会出现在 ACR，它往往提示 "Quilty 病变"、心肌缺血损伤或移植后淋巴组织异常增生性疾病。ACR 的诊断仍然要基于常规组织病理学，应避免简单依据免疫组化染色中的 CD3+ T 淋巴细胞和 CD68+ 巨噬细胞的数量多寡而做出排斥反应诊断及判定其级别。

心肌损伤表现为多种心肌形态改变，例如心肌被侵占、心肌纤维排列紊乱、心肌细胞脱失和心肌组织部分或完全被浸润的炎性细胞取代。心肌溶解是轻度急性排斥反应常见的改变，表现为肌浆和胞核透明化。心肌细胞周围的炎性浸润常导致心肌细胞边界不清或不规则或呈锯齿状，而心肌实质性的坏死则较为罕见，除非发生重度的急性排斥反应时。

ACR 的病理学诊断和分级多采用国际心肺移植学会标准，各级别的组织病理学特征见表 3-10-1。

表 3-10-1　移植心脏急性细胞性排斥反应的病理分级（ISHLT 2004 年）

级　别	组织病理学改变
0R	无排斥反应
1R，轻度	间质或（和）血管周的炎性浸润，伴最多一灶心肌损伤
2R，中度	两灶或多灶炎性浸润伴相关的心肌损伤
3R，重度	弥漫的炎性浸润伴多灶心肌损伤 ± 水肿 ± 出血 ± 血管炎

R 为 ISHLT 2004 年修订的级别，用于区别 ISHLT 1990 年的分级

（1）ACR 0R 级（无 ACR）无单个核细胞（淋巴细胞或巨噬细胞）浸润和心肌细胞损伤。

（2）ACR 1R 级（轻度，低级别 ACR）包含两种情况：①血管周或心肌间质内局灶性的单个核细胞（淋巴细胞或巨噬细胞）浸润，但未突破临近心肌细胞边界，未侵入或占据邻近心肌细胞，未破坏正常的心肌细胞排列及其形态（图 3-10-2A）；②单灶的单个核细胞浸润并伴有心肌细胞损伤（图 3-10-2B）。

（3）ACR 2R 级（中度，中间级别 ACR）两灶或多灶的单个核细胞（淋巴细胞或巨噬细胞）浸润伴心肌细胞损伤，其中可见嗜酸粒细胞浸润。病灶可分布于一块或多块活检组织中，病灶间有未受累的心肌分隔（图 3-10-2C），其余活检组织块中可见低级别（ACR 1R 级）的排斥反应。

（4）ACR 3R 级（重度，高级别 ACR）心肌间质弥漫性单个核炎性细胞浸润（大量的淋巴细胞和巨噬细胞浸润），其中可见到多形核白细胞。多数病例的炎症累及多个或大多数组织块，尽管不同组织块的炎性浸润程度有所差别，但是区域都伴有心肌细胞的损伤（图 3-10-2D）。严重病例还可出现心肌间质水肿、出血和细小的冠状动脉分支的血管内皮炎。

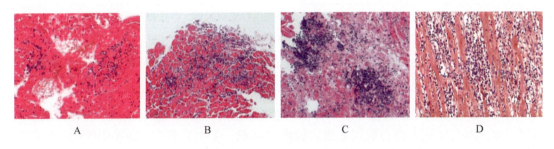

图 3-10-2　不同病理分级移植心脏急性细胞性排斥反应的病理学特征

A 图为 ACR 1R 级，心肌间质局灶性少量单个核细胞浸润，但无明确心肌损伤（HE，×200）；B 图为 ACR 1R 级，心肌间质内单个局灶性的、较密集的单个核细胞浸润伴心肌细胞损伤（HE，×200）；C 图为 ACR 2R 级，心肌活检组织内两处局灶性的、密集的单个核细胞浸润，伴心肌细胞损伤并被炎性浸润替代，两处炎症灶接近融合（HE，×200）；D 图为 ACR 3R 级，心肌组织间质内弥漫性的、大量的单个核细胞浸润伴多灶心肌细胞损伤，心肌正常组织结构破坏（HE，×400）

（二）移植心脏抗体介导的排斥反应

1. AMR 组织病理学特征　AMR 是与心肌间毛细血管内皮补体沉积相关的免疫损伤，组织病理学可见微血管内炎性细胞聚集和内皮细胞肿胀两种基本改变。鉴于 HE 染色有时难以鉴别巨噬细胞、淋巴细胞和肿胀的内皮细胞，又由于内皮活化、损伤与单核巨噬细胞活化有密切关系，ISHLT 的专家们建议用"血管内活化的单个核细胞"一词来代表上述两种基本病变（图 3-10-3）。重度病例还可见心肌间质水肿、含有多形核细胞的混合的炎性细胞浸润，甚至心肌组织出血坏死（表 3-10-2）。

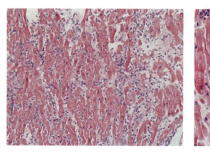
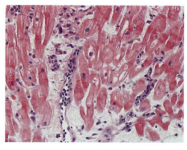

A   B

图 3-10-3　移植心脏抗体介导的排斥反应的组织病理学特征

注：A 图示心肌间质水肿，毛细血管扩张，伴血管内细胞数量增多（HE，×200）；B 图示心肌间毛细血管内皮肿胀伴腔内巨噬细胞淋巴细胞聚集（活化的单个核细胞），呈组织病理学阳性（HE，×400）

表 3-10-2　移植心脏抗体介导性排斥反应的组织病理学诊断标准（ISHLT 2013 年）

形态学标准	病理所见
血管内活化的单个核细胞	心肌间毛细血管和小静脉内巨噬细胞聚集、扩张和充填血管腔
	内皮细胞胞核增大、胞浆肿胀，血管腔狭窄或梗阻
重度 AMR	心肌间质水肿、出血，心肌细胞坏死，毛细血管碎裂，混合的炎性细胞浸润，内皮细胞核固缩和（或）核碎裂

2. AMR 免疫病理学特征　基本特征：免疫球蛋白（IgG、IgM、IgA）和补体激活产物（C3d、C4d、C1q）在心肌间毛细血管内皮沉积，毛细血管内 CD68 阳性的巨噬细胞聚集。

染色方法：常规采用石蜡包埋组织切片进行 C4d 和 CD68 免疫组化染色，也可选用冰冻切片进行免疫球蛋白和补体尤其是 C3d 的免疫荧光染色。

C4d 阳性判定标准：C4d 阳性为多灶性或弥漫性（>50%）的心肌间毛细血管内皮线样沉积（图 3-10-4A）；无或少量（<10%）心肌间毛细血管沉积定义为 C4d 阴性；局灶阳性（10%~50%）的毛细血管沉积定义为 C4d 阴性但应密切随访。值得注意的是 C4d 的判定应在完整的心肌组织毛细血管中进行，须排除小静脉、小动脉或微动脉、"Quility 病变"和心肌纤维瘢痕组织中的血管、心内膜下结缔组织和坏死心肌内的 C4d 沉积。虽然在肾移植活检中观察到 C4d 阴性的 AMR[一种与供体特异性抗体有关但不依赖补体激活的微血管炎，是自然杀伤细胞和（或）巨噬细胞介导的新机制]，但是它在心脏移植方面的意义尚待明确。

CD68 阳性判定标准：局灶（>10%）的毛细血管腔内出现 CD68 阳性巨噬细胞（图 3-10-4B）定义为 CD68 阳性。而<10% 的毛细血管腔内出现 CD68 阳性巨噬细胞定义为 CD68 阴性。

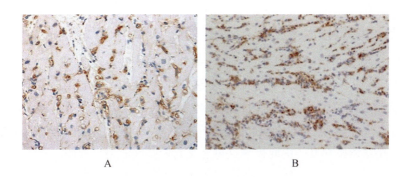

A   B

图 3-10-4 移植心脏抗体介导的排斥反应的免疫病理学特征（免疫组化，×200）

A 图示多数心肌间毛细血管内皮可见 C4d 阳性的线样沉积，呈免疫病理学阳性；B 图示较多心肌间毛细血管内可见 CD68 阳性巨噬细胞聚集，呈免疫病理学阳性

3. AMR 的病理学诊断标准 病理科医师可以不依赖临床诊断，依据组织病理学和免疫病理学的改变做出 AMR 的诊断，即病理学的 AMR（pAMR）。组织病理学和免疫病理学均阳性时为确诊 pAMR，并不要求有移植心功能减退和（或）DSA 阳性（见表 3-10-3）；无症状而活检证实的 AMR 为临床前期，与术后死亡和移植心脏血管病密切相关，由于心脏组织的吸附作用和非 HLA 抗体因素，AMR 并不总是伴有 DSA 升高。AMR 的临床表型多样，其临床分期有助于理解病理学发现与移植物功能和血清 DSA 的关系（表 3-10-4）。

表 3-10-3 移植心脏抗体介导性排斥反应的病理学诊断分级方案（ISHLT 2013 年）

分 级	定 义	病 理 基 质
pAMR 0	病理学的AMR阴性	组织学和免疫病理学实验双阴性
pAMR 1（H+）	单一组织病理学的AMR	组织学阳性，而免疫病理学阴性
pAMR 1（I+）	单一免疫病理学的AMR	组织学阴性，而免疫病理学阳性[CD68阳性和（或）C4d阳性]
pAMR 2	病理学的AMR	组织学和免疫病理学双阳性
pAMR 3	重度病理学的AMR	间质出血，毛细血管破裂，混合的炎性细胞浸润，内皮细胞核固缩和（或）核碎裂，明显的水肿并有免疫病理学阳性。与重度的血流动力学异常和不良预后相关

表 3-10-4 移植心脏抗体介导性排斥反应的临床分期

顺 序	AMR分期	主 要 特 征
1	亚临床期	DSA阳性，无移植心功能损伤或衰竭的病理学证据
2	临床前期	有移植心功能损伤的病理学证据，但无心功能衰竭，无临床症状
3	急性临床期	有移植心功能损伤的病理学证据，有心功能衰竭，有或无临床症状
4	慢性期	移植心脏血管病，或慢性移植物功能衰竭，或限制性心脏生理学改变

限制性心脏生理学改变指心脏射血分数保留的心功能受损状态

（三）混合性急性排斥反应

混合性排斥反应是指活检中并存 ACR 和 AMR。虽然轻度的 ACR（＜ISHLT 2R 级）合并 AMR 并不少见，但是中、重度（≥2R 级）的 ACR 合并 AMR 相对罕见。两种排斥反应并存的机制还不清楚，研究表明细胞免疫和体液免疫可以通过补体、凝血系统、天然免疫细胞或内皮活化等中间环节相互促进。重度 ACR 和重度 AMR 均可出现组织水肿、多形核白细胞浸润和血管炎，由此推测这可能是它们共同的最后通路。

（四）超急性排斥反应

超急性排斥反应是指在供者心脏植入受者体内后数分钟至数小时快速发生的由受者体内预存抗体介导的严重的 AMR。超急性排斥反应罕见，其危险因素包括 ABO 血型不合、受者有妊娠史、输血史、器官移植史等。受者体内预存抗体与移植心脏血管内皮结合并激活补体系统，导致广泛的血管内皮损伤、血液循环障碍和出血或缺血坏死。肉眼可见移植心脏明显肿胀、外表呈暗红色或紫红色，剖面呈明显的出血状外观。镜下可见间质弥漫性水肿和（或）出血，大量中性粒细胞浸润，广泛的心肌坏死。血管内皮细胞肿胀和内皮下淋巴细胞浸润，小血管内可见纤维素样血栓栓塞。

（五）Quilty 病变

也称"Quilty 效应"，它是在移植心脏 EMB 中被发现并以该患者的名字予以命名。其主要病理学特征为心内膜下、结节状的、密集的单个核细胞浸润。部分"Quilty 病变"的病例其炎性细胞浸润仅局限于心内膜下（图 3-10-5A、B），另部分病变中浸润的单个核细胞也可由心内膜下部位向深部心肌延伸（图 3-10-5C）并损伤心肌细胞，可形成类似 2R 级 ACR 的组织学表现。因此在诊断 2R 级 ACR 时应注意与"Quilty 病变"相鉴别，通过对活检组织蜡块变换角度连续切片有助于鉴别诊断。

极少数情况下要注意与移植后淋巴组织异常增生鉴别。"Quilty 病变"含有 B 淋巴细胞和浆细胞、间质血管和纤维组织等特征有助于鉴别诊断。

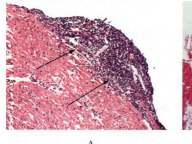
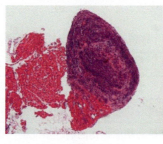
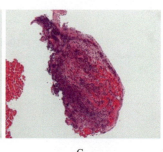

A   B   C

图 3-10-5 移植心脏 Quilty 病变的组织病理学特征（HE，×200）

A 图示 EMB 活检组织内心内膜下部位局灶性、结节性单个核细胞浸润（↑）；B 图示心内膜淋巴细胞向深部扩展、浸润破坏浅层心肌；C 图为 B 图邻近切面，可见 ACR 样改变

三、心肌缺血损伤的病理学诊断

心肌缺血损伤按发生时间的不同分为围手术期缺血损伤和晚期缺血损伤。前者是指移植术后 6 周内的缺血损伤，供者心脏获取与植入期间的缺血、移植心功能衰竭后的低血压、围手术期出血和持续使用高剂量儿茶酚胺均可导致缺血损伤。而晚期缺血损伤则是术后 6 周以后发生的、为慢性排斥反应所致移植心脏血管病的继发改变。

心肌缺血损伤包含 4 种病理改变，即凝固性坏死、空泡变性、收缩带坏死和脂肪坏死。凝固性坏死是最主要的改变（图 3-10-6），含心内膜下和透壁性心肌梗死。而源于移植心脏血管病的微梗死（microinfarction）不同于冠状动脉粥样硬化性心脏病（冠心病）的心肌梗死，病灶较小，多发，界限分明，因免疫抑制治疗而愈合延迟，EMB 中可见早期机化的肉芽组织。空泡变性为慢性缺血改变，多见于坏死灶旁心肌组织。多数所谓的收缩带坏死并不是缺血坏死改变，需鉴别活检钳的切缘假象或冷固定液的刺激或去神经后心肌对儿茶酚胺敏感度提高等因素所致改变。愈合中的缺血损伤由于炎性浸润的出现可误诊为 ACR，但是其心肌损伤或坏死程度明显大于炎性浸润程度，所以准确识别缺血损伤可避免误诊为 ACR 而避免过量使用免疫抑制所致的毒性效应。

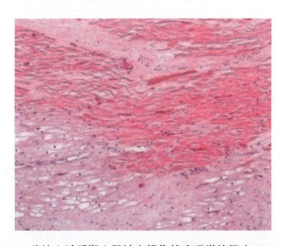

图 3-10-6　移植心脏后期心肌缺血损伤的病理学特征（HE，×200）

图示因慢性排斥反应所致的移植心脏血管病，引起心肌局灶凝固性坏死伴较广泛空泡变性

四、移植心脏血管病的病理学诊断

移植物冠状动脉病为移植心脏慢性排斥反应的特征性病变，是一种发生在移植心脏冠状动脉血管分支的、进行性的内膜增厚性疾病，最终导致冠状动脉管腔狭窄或闭塞，是晚期移植心功能衰竭和受者死亡的主要原因之一。它主要累及心脏表面的冠状动脉和直径 >500 μm 的壁内血管，也可伴有直径 <500 μm 的壁内血管病变（又称微血管病）。基本病

变包含增生性的内膜病变、血管炎或血管周围炎和动脉粥样硬化（图 3-10-7A）。由于动脉粥样硬化和冠心病是供者心脏固有改变，而它与 TCAD 的病理学表现（图 3-10-7B）有显著的差别，可进行可鉴别诊断（表 3-10-5）。

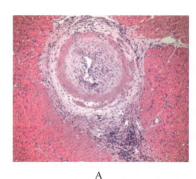
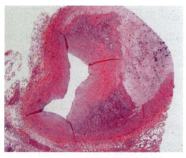

A   B

图 3-10-7　移植心脏血管病与冠状动脉粥样硬化的病理学特征

A 图示 TCAD 壁内小动脉内膜同心性纤维肌性增生伴内膜炎和动脉周围炎（HE，×100）；
B 图示移植心脏冠状动脉偏心性粥样硬化斑块内脂质沉积、纤维化、钙化（HE，×20）

表 3-10-5　移植心脏血管病与冠状动脉粥样硬化的血管病理学特征比较

病理学特征	移植心脏血管病	冠状动脉粥样硬化
受累血管	所有血管类型，主要累及壁内血管	近端冠状动脉
斑块类型	弥漫，同心性	局灶，偏心性
血管炎症	有	罕见
内弹力板	完整	破坏
钙盐沉积	无	有

TCAD 的诊断主要依靠移植心脏的冠状动脉造影和心功能评价，也可以将冠状动脉 CT 作为初筛手段，而 EMB 未被纳入诊断标准，主要原因一方面是相关研究少或样本量不足，另一方面是由于活检组织标本小，其中的微血管数量少，且 CAV 典型改变极少出现在直径＜100 μm 的微血管中，所以活检明确诊断 TCAD 的敏感性有限。但活检中观察到的心肌缺血性改变可以作为提示 TCAD 的间接指标，需要进一步结合冠状动脉的影像学检查予以明确。

五、移植后淋巴组织增生性疾病的病理学诊断

移植后淋巴组织增生性疾病（posttransplant lymphoproliferative disease，PTLD）是一种与 EB 病毒感染相关的、淋巴样细胞或浆细胞增生性恶性病变，心脏移植术后 PTLD 的发生率明显高于普通人群。WHO 有关分类中包括早期病变、多形性 PTLD、单形性 PTLD 和经典性霍奇金淋巴瘤 PTLD 4 种类型，但是不包含惰性小 B 细胞淋巴瘤（滤泡性淋巴瘤和 EB 病毒阴性的结外边缘带淋巴瘤）和 EB 病毒阳性的黏膜相关淋巴瘤。心脏移植术后

PTLD 比肾移植和肝移植术后更常见，且术后 1 年内多见。PTLD 一般有占位病变，B 淋巴细胞丰富，可见异型淋巴样细胞和广泛坏死。EB 病毒免疫组化和原位杂交染色阳性等特征也有助于明确诊断并与排斥反应相鉴别。

六、EMB 的病理报告的基本内容

心脏移植术后 EMB 的病理报告格式没有统一的要求，但报告内容必须包含两部分结果，首先是明确是否发生排斥反应，并明确排斥反应的类型（ACR、AMR、混合性排斥反应或慢性排斥反应）、级别（ISHLT 分级）及其治疗后的转归（前后两次或多次 EMB 结果的比较）；其次是其他发现，如活检取材是否充足、有否缺血损伤、有否"Quilty 病变"、有否感染、有否 PTLD 或其他特殊发现（如复发性疾病等）。也可采取结构化病理报告的方式反馈给临床，或为多中心注册研究提供规范、详尽的病理信息。

七、心脏移植活检病理学的难点与局限性

准确的活检病理学诊断首先依赖检材的充足和对标本处理过程中形成的人为假象的甄别，但更重要是排斥反应及其类似病变的鉴别诊断，例如"Quilty 病变"、PTLD 和局灶心肌缺血损伤，这些病变极易与急性排斥反应相混淆。

活检病理学诊断虽然是移植术后排斥反应的金标准，但是存在较大的主观性，有时观察者之间差异较大，尤其是对中、重度排斥反应的诊断一致性较低。病理学诊断的相关国际标准也在不断修订，朝着概念更清晰、分级更简单明确和可重复性更好的方向努力。同时，移植病理科医师的专业培训和经验的积累对提高病理学诊断质量也至关重要，尤其在我国心脏移植活检开展较少的情况下，更需要专业的培训，以提高活检病理学诊断的准确性。

八、其他心脏移植病理学检查

（一）移植前 EMB

EMB 是非移植病例病因诊断的重要手段，有可参考的不同推荐级别的适应证和不同循证水平的病理学诊断类别。然而，对于心脏移植候选病例，移植前 EMB 不是常规必查项目。目前，适合心脏移植术的疾病谱系逐渐扩大，移植术前临床误诊对大多数候选病例的治疗策略的选择而言意义不大，但是部分病例（例如心脏结节病、心肌炎或炎症性心肌病）的早期正确诊断有助于临床管理，即通过药物治疗或机械辅助循环支持来延缓甚至避免心脏移植术。巨细胞性心肌炎和心肌淀粉样变性可在移植心脏复发（图 3-10-8），移植前的正确诊断也有助于候选病例的筛选或术后危险分层。建议对心脏移植候选病例有上述病因考虑的应行选择性 EMB。

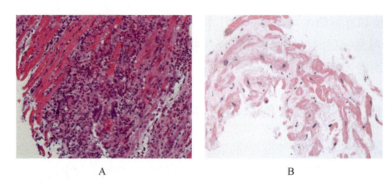

图 3-10-8　心脏移植术前选择性 EMB 的病理学发现（HE，×400）

A 图示巨细胞性心肌炎，可见心肌局灶坏死，大量单核淋巴细胞和较多嗜酸粒细胞浸润，多核巨细胞易见，但无明显的肉芽肿结节形成；B 图示心肌淀粉样变性，心肌细胞间隙加宽，可见粉染、均质的淀粉样物质沉积

（二）供者心脏活组织检查与弃用供心的病理学检查

对供者和供者器官进行全面仔细的评估是所有实体器官移植术成功的基础。虽然世界范围内有关供者心脏评估的标准和具体内容存在巨大的差异，但是供者心脏活检并不像肝、肾等腹部器官一样已被纳入器官获取工作流程。目前，器官获取时、植入前、植入后即刻（零点活检）的供者心脏活检开展减少，其组织学改变的预测价值尚未定论。心脏具有不同于其他实体器官的解剖 – 功能特性，局部的组织学改变不一定能反映全心的状态。而弃用的供者心脏（含获取同种瓣膜后剩余心脏）应按照规范的大体检查与取材方法做出病理学诊断，其结果有助于认识组织学改变与临床或仪器（超声心动图等）数据的相关性，从而可改进供者心脏的接收标准。

（三）再移植摘除心脏病理检查和移植后尸检

心脏移植术后不同时间死亡的可能死因差别较大。术后 1 个月内的医院内死亡原因主要包括外科技术问题、围手术期心肌缺血损伤、多器官衰竭等。术后 1~12 个月的早期死亡原因主要包括感染、急性排斥反应、复发性疾病等。12 个月以后的晚期死亡多归因于 CAV、恶性肿瘤、复发性疾病和肾功能衰竭等。心脏移植术后移植心功能衰竭行再次移植的原因与此相似。移植心衰竭原因或死因的精确病理学诊断是心脏移植受者临床管理的重要一环，可潜在影响后续受者的临床诊断和治疗，并可能发现非预期的来自供者或受者的疾病或损伤。再移植和死亡病例的心脏病理学检查和病理学分析报告，根据供者和受者的临床抢救治疗病史，参照国际有关规范进行。

（王月红　李莉　郭晖）

参考文献：

[1] 中华医学会器官移植学分会 . 中国心脏移植受者术前评估与准备技术规范 [J]. 中华移植杂志（电子版），2019, 13

（1）: 1-7.

[2] JESSUP M, DRAZNER M H, BOOK W, et al. 2017 ACC/AHA/HFSA/ISHLT/ACP advanced training statement on advanced heart failure and transplant cardiology（Revision on the ACCF/AHA/ACP/HFSA/ISHLT 2010 clinical competence statement on management of patients with advanced heart failure and cardiac transplant）: a report of the ACC Competency Management Committee[J]. J Am Coll Cardiol, 2017, 69（24）: 2977-3001.

[3] MEHRA M R, KOBASHIGAWA J, STARLING R, et al. Listing criteria for heart transplantation: International Society for Heart and Lung Transplantation guidelines for the care of cardiac transplant candidates-2006[J]. J Heart Lung Transplant, 2006, 25（9）: 1024-1042.

[4] MEHRA M R, CANTER C E, HANNAN M M, et al. The 2016 International Society for Heart Lung Transplantation listing criteria for heart transplantation : A 10-year update[J]. J Heart Lung Transplant, 2016, 35（1）: 1-23.

[5] FRANCIS G S, GREENBERG B H, HSU D T, et al. ACCF/AHA/ACP/HFSA/ISHLT 2010 clinical competence statement on management of patients with advanced heart failure and cardiac transplant : a report of the ACCF/AHA/ACP Task Force on Clinical Competence and Training [J]. Circulation, 2010, 122（6）: 644-672.

[6] KHUSH K K, CHERIKH W S, CHAMBERS D C, et al. The international thoracic organ transplant registry of the international society for heart and lung transplantation: thirty-sixth adult heart transplantation report-2019 [J]. J Heart Lung Transplant, 2019,（38）: 1015-1066

[7] GOLDSTEIN D J, BELLO R, SHIN J J, et al. Outcomes of cardiac transplantation in septuagenarians [J]. J Heart Lung Transplant 2012, 31: 679-685.

[8] RUSSO M J, HONG K N, DAVIES R R, et al. The effect of body mass index on survival following heart transplantation: do outcomes support consensus guidelines?[J]. Ann Surg, 2010, 251（1）: 144-152.

[9] COSTANZO M R, DIPCHAND A, STARLING R, et al. The International Society of Heart and Lung Transplantation Guidelines for the care of heart transplant recipients[J]. J Heart Lung Transplant, 2010, 29（8）: 914-956.

[10] PATLOLLA V, MOGULLA V, DENOFRIO D, et al.Outcomes in patients with symptomatic cerebrovascular disease undergoing heart transplantation [J]. J Am Coll Cardiol, 2011, 58: 1036-1041.

[11] SILVA E J, KATO T S, JIN Z, et al. Effect of peripheral vascular disease on mortality in cardiac transplant recipients（from the United Network of Organ Sharing Database）[J]. Am J Cardiol, 2014, 114（7）: 1111-1115.

[12] CHUNG J C, TSAI P R, CHOU N K, et al. Extracorporeal membrane oxygenation bridge to adult heart transplantation[J]. Clin Transplant, 2010, 24（3）: 375-380.

[13] JASSERON C, LEBRETON G, CANTRELLE C, et al. Impact of heart transplantation on survival in patients on venoarterial extracorporeal membrane oxygenation at listing in France[J]. Transplantation, 2016, 100（9）: 1979-1987.

[14] MARASCO S F, LO C, MURPHY D, et al. Extracorporeal life support bridge to ventricular assist device : the double bridge strategy[J]. Artif Organs, 2016, 40（1）: 100-106.

[15] ROSS H J, LAW Y, BOOK W M, et al. Transplantation and mechanical circulatory support in congenital heart disease : a scientific statement from the American Heart Association[J]. Circulation, 2016, 133（8）: 802-820.

[16] HU X J, DONG N G, LIU J P, et al. Status on heart transplantation in China[J]. Chin Med J（Engl）, 2015, 128（23）: 3238-3242.

[17] MANCINI D, LIETZ K. Selection of cardiac transplantation candidates in 2010[J]. Circulation, 2010, 122（2）: 173-183.

[18] YANCY C W, JESSUP M, BOZKURT B, et al. 2017 ACC/AHA/HFSA focused update of the 2013 ACCF/AHA guideline for the management of heart failure: a report of the American College of Cardiology/American Heart Association Task Force on Clinical Practice Guidelines and the Heart Failure Society of America[J]. J Am Coll Cardiol, 2017, 70（6）: 776-803.

[19] RICCIO C, GULIZIA M M, COLIVICCHI F, et al. ANMCO/GICR-IACPR/SICI-GISE Consensus Document: the clinical management of chronic ischaemic cardiomyopathy[J]. Eur Heart J Suppl, 2017, 19（Suppl D）: 163-189.

[20] LI F, CAI J, SUN Y F, et al. Pediatric heart transplantation: report from a single center in China[J]. Chin Med J（Engl）, 2015, 128（17）: 2290-2294.

[21] LEE S J, KIM K H, HONG S K, et al. Evaluation of a heart transplant candidate[J]. Curr Cardiol Rep, 2017, 19（12）: 133.

[22] MEHRA M R, KOBASHIGAWA J, STARLING R, et al. Listing criteria for heart transplantation: International Society for Heart and Lung Transplantation guidelines for the care of cardiac transplant candidates-2006[J]. J Heart Lung Transplant, 2006, 25（9）: 1024-1042.

[23] MEHRA M R, CANTER C E, HANNAN M M, et al. The 2016 International Society for Heart Lung Transplantation listing criteria for heart transplantation: A 10-year update[J]. J Heart Lung Transplant, 2016, 35（1）: 1-23.

[24] KRANSDORF E P, STEHLIK J. Donor evaluation in heart transplantation : The end of the beginning[J]. J Heart Lung Transplant, 2014, 33（11）: 1105-1113.

[25] SMITS J M, DE PAUW M, de VRIES E, el al. Donor scoring system for heart transplantation and the impact on patient survival[J]. J Heart Lung Transplant, 2012, 31（4）: 387-397.

[26] TOPKARA V K, CHEEMA F H, KESAVARAMANUJAM S, et al. Effect of donor age on long-term survival following cardiac transplantation[J]. J Card Surg, 2006, 21（2）: 125-129.

[27] KUBAK B M, GREGSON A L, PEGUES D A, et al. Use of hearts transplanted from donors with severe sepsis and infectious deaths[J]. J Heart Lung Transplant, 2009, 28（3）: 260-265.

[28] MCGIFFIN D C, YOUNG J B, KIRKLIN J K, et al. Heart transplantation[M]. New York: Churchill Livingstone, 2002.

[29] 中华医学会器官移植学分会 . 心脏移植供者心脏获取与保护的技术规范 [J]. 中华移植杂志（电子版）2019,13（1）: 8-10.

[30] 中华医学会器官移植学分会 . 中国心脏移植术技术操作规范 . 中华移植杂志（电子版）, 2019, 13（1）: 11-14.

[31] 中华医学会 . 临床技术操作规范: 器官移植分册 [M]. 北京: 人民军医出版社, 2010.

[32] MCCRYSTAL G, ROSENFELDT F L. Heart and lung transplantation[M]. 2nd ed. USA: WB Saunders, 2002.

[33] MILANO C A, SHAH A S, VAN T P, et al. Evaluation of early postoperative results after bicaval versus standard cardiac transplantation and review of the literature[J]. Am Heart J, 2000, 140（5）: 717-721.

[34] AZIZ T, BURGESS M, KHAFAGY R, et al. Bicaval and standard techniques in orthotopic heart transplantation: medium-term experience in cardiac performance and survival[J]. J Thorac Cardiovasc Surg, 1999, 118（1）: 115-122.

[35] WEISS E S, NWAKANMA L U, RUSSELL S B, et al. Outcomes in bicaval versus biatrial techniques in heart

transplantation：an analysis of the UNOS database[J]. J Heart Lung Transplant，2008，27（2）：178-183.

[36] 中华医学会器官移植学分会 . 中国心脏移植术后并发症诊疗规范（2019 版）.[J] 中华移植杂志（电子版），2019，13（1）：21-23.

[37] KOBASHIGAWA J, ZUCKERMANN A, MACDONALD P, et al. Report from a consensus conference on primary graft dysfunction after cardiac transplantation[J]. J Heart Lung Transplant, 2014, 33（4）：327-340.

[38] FELDMAN D, PAMBOUKIAN S V, TEUTEBERG J J, et al. The 2013 International Society for Heart and Lung Transplantation Guidelines for mechanical circulatory support：executive summary[J]. J Heart Lung Transplant, 2013, 32（2）：157-187.

[39] HADDAD F, HUNT S A, ROSENTHAL D N, et al. Right ventricular function in cardiovascular disease，part I：anatomy，physiology，aging，and functional assessment of the right ventricle[J]. Circulation, 2008, 117（11）：1436-1448.

[40] ARAFA O E, GEIRAN O R, ANDERSEN K, et al. Intraaortic balloon pumping for predominantly right ventricular failure after heart transplantation[J]. Ann Thorac Surg, 2000, 70（5）：1587-1593.

[41] JURMANN M J, WAHLERS T, COPPOLA R, et al. Early graft failure after heart transplantation：management by extracorporeal circulatory assist and retransplantation[J]. J Heart Transplant，1989，8（6）：474-478.

[42] STECKER E C, STRELICH K R, CHUGH S S, et al. Arrhythmias after orthotopic heart transplantation[J]. J Card Fail, 2005, 11（6）：464-472.

[43] MALHEIROS S M, ALMEIDA D R, MASSARO A R, et al. Neurologic complications after heart transplantation. Arq Neuropsiquiatr, 2002, 60（2）：192-197.

[44] GIJTENBEEK J M, VAN DEN BENT M J, VECHT C J. Cyclosporine neurotoxicity：a review [J]. J Neurol, 1999, 246（5）：339-346.

[45] CANTAROVICH M, GIANNETTI N, BARKUN J, et al. Antithymocyte globulin induction allows a prolonged delay in the initiation of cyclosporine in heart transplant patients with postoperative renal dysfunction[J]. Transplantation，2004，78（5）：779-781.

[46] HUSAIN S, MOONEY M L, DANZIGER-ISAKOV L, et al. A 2010 working formulation for the standardization of definitions of infections in cardiothoracic transplant recipients[J]. J Heart Lung Transplant, 2011, 30（4）：361-374.

[47] MEHRA M R, CRESPO-LEIRO M G, DIPCHAND A, et al. International Society for Heart and Lung Transplantation working formulation of a standardized nomenclature for cardiac allograft vasculopathy-2010[J]. J Heart Lung Transplant, 2010, 29（7）：717-727.

[48] LEE A H, MULL R L, KEENAN G F, et al. Osteoporosis and bone morbidity in cardiac transplant recipients[J]. Am J Med, 1994, 96（1）：35-41.

[49] CRESPO-LEIRO M G, ONSO-PULPON L, VAZQUEZ DE PRADA J A, et al. Malignancy after heart transplantation：incidence，prognosis and risk factors[J]. Am J Transplant, 2008, 8（5）：1031-1039.

[50] 中华医学会器官移植学分会 . 中国心脏移植免疫抑制治疗规范（2019 版）[J]. 中华移植杂志（电子版），2019, 13（1）：15-20.

[51] CHAMBERS D C, YUSEN R D, CHERIKH W S, et al. The Registry of the International Society for Heart and Lung Transplantation：Thirty-fourth Adult Lung and Heart–Lung Transplant Report-2017[J]. J Heart Lung Transplant，2017，36（10）：1037-1079.

[52] MEHRA M R, ZUCKER M J, WAGONER L, et al. A multicenter, prospective, randomized, double-blind trial of basiliximab in heart transplantation[J]. J Heart Lung Transplant, 2005, 24（9）: 1297-1304.

[53] 郑哲，黄洁，杨立猛，等 . 巴利昔单抗联合三联免疫抑制方案预防心脏移植后急性排斥反应 [J]. 中华器官移植杂志，2012，33（5）：272-274.

[54] DELGADO D H, MIRIUKA S G, CUSIMANO R J, et al. Use of basiliximab and cyclosporine in heart transplant patients with pre-operative renal dysfunction[J]. J Heart Lung Transplant, 2005, 24（2）: 166-169.

[55] HABA T, UCHIDA K, KATAYAMA A, et al. Pharmacokinetics and pharmacodynamics of chimeric interleukin-2 receptor monoclonal antibody, basiliximab, in renal transplantation：a comparison between Japannese and Non-Japanese patients[J]. Transplant Proc, 2001, 33（7-8）: 3174-3175.

[56] 黄洁,郑哲,胡盛寿,等 . 心脏移植后采用他克莫司替代环孢素 A 治疗的体会 [J]. 中华器官移植杂志,2008,29（5）：298-300.

[57] 刘冰洋，柳青，郑哲，等 . 受者 CYP3A5 基因多态性对心脏移植术后血他克莫司浓度的影响 [J]. 中华器官移植杂志，2017，38（5）：262-266.

[58] EISEN H J, KOBASHIGAWA J, KEOGH A, et al. Three-year results of a randomized, double-blind, controlled trial of mycophenolate mofetil versus azathioprine in cardiac transplant recipients[J]. J Heart Lung Transplant，2005，24（5）：517-525.

[59] KEOGH A, RICHARDSON M, RUYGROK P, et al. Sirolimus in de novo heart transplant recipients reduces acute rejection and prevents coronary artery disease at 2 years：a randomized clinical trial[J]. Circulation，2004，110（17）：2694-2700.

[60] 尹栋，黄洁，丰雷，等 . 心脏移植术后慢性肾功能不全患者应用西罗莫司的经验 [J]. 中华心血管病杂志，2012，40（2）：136-140.

[61] DELGADO JIMÉNEZ J, ALMENAR BONET L, PANIAGUA MARTÍN M J, et al. Influence of steroid dosage, withdrawal, and reinstatement on survival after heart transplantation：results from the RESTCO study[J]. Transplant Proc, 2012, 44（9）: 2679-2681.

[62] 黄洁 . 心脏移植免疫抑制诱导和维持治疗 [J/CD]. 中华移植杂志：电子版，2018，12（2）：49-54.

[63] 中华医学会器官移植学分会 . 中国心脏移植免疫抑制治疗与排斥反应诊断治疗规范（2019 版）[J]. 中华移植杂志（电子版），2019，13（1）：15-20.

[64] 黄洁，杨跃进，杨伟宪，等 . 心内膜心肌活检监测移植心脏排斥反应——附213 例次心内膜活检结果分析 [J]. 中华器官移植杂志，2007，28（11）：672-674.

[65] ELLIOTT P, ARBUSTINI E. The role of endomyocardial biopsy in the management of cardiovascular disease：a commentary on joint AHA/ACC/ESC guidelines[J]. Heart, 2009, 95（9）: 759-760.

[66] BILLINGHAM M E, CARY N R, HAMMOND M E, et al. A working formulation for the standardization of

nomenclature in the diagnosis of heart and lung rejection：Heart Rejection Study Group. The International Society for Heart Transplantation[J]. J Heart Transplant，1990，9（6）：587-593.

[67] STEWART S，WINTERS G L，FISHBEIN M C，et al. Revision of the 1990 working formulation for the standardization of nomenclature in the diagnosis of heart rejection[J]. J Heart Lung Transplant，2005，24（11）：1710-1720.

[68] BERRY G J，BURKE M M，ANDERSEN C，et al. The 2013 International Society for Heart and Lung Transplantation Working Formulation for the standardization of nomenclature in the pathologic diagnosis of antibody-mediated rejection in heart transplantation[J]. J Heart Lung Transplant，2013，32（12）：1147-1162.

[69] COLVIN M M，COOK J L，CHANG P，et al. Antibody-mediated rejection in cardiac transplantation：emerging knowledge in diagnosis and management：a scientific statement from the American Heart Association[J]. Circulation，2015，131（18）：1608-1639.

[70] 中华医学会器官移植学分会. 中国远期并发症与随访诊疗技术规范（2019 版）[J]. 中华移植杂志（电子版），2019，13（1）：24-27.

[71] MEHRA M R，CRESPO-LEIRO M G，DIPCHAND A，et al. International Society for Heart and Lung Transplantation working formulation of a standardized nomenclature for cardiac allograft vasculopathy - 2010[J]. J Heart Lung Transplant，2010，29（7）：717-727.

[72] WEBBER S A，NAFTEL D C，FRICKER F J，et al. Lymphoproliferative disorders after paediatric heart transplantation：a multi-institutional study［J］. Lancet，2006，367（9506）：233-239.

[73] KOPP J B，KLOTMAN P E. Cellular and molecular mechanisms of cyclosporin nephrotoxicity［J］. J Am Soc Nephrol，1990，1（2）：162-179.

[74] GLEISSNER C A，MURAT A，SCHAFER S，et al. Reduced hemoglobin after heart transplantation is no independent risk factor for survival but is associated closely with impaired renal function［J］. Transplantation，2004，77（5）：710-717.

[75] MARCHETTI P. New-onset diabetes after transplantation［J］. J Heart Lung Transplant，2004，23（5）：194-201.

[76] PHAM P T，PHAM P C，LIPSHUTZ G S，et al. New onset diabetes mellitus after solid organ transplantation［J］. Endocrinol Metab Clin North Am，2007，36（4）：873-890.

[77] SANCHEZ-LAZARO I J，MARTINEZ-DOLZ L，MENAR-BONET L，et al. Predictor factors for the development of arterial hypertension following heart transplantation［J］. Clin Transplant，2008，22（6）：760-764.

[78] LEE A H，MULL R L，KEENAN G F，et al. Osteoporosis and bone morbidity in cardiac transplant recipients［J］. Am J Med，1994，96（1）：35-41.

[79] CREMER J，STRUBER M，WAGENBRETH I，et al. Progression of steroidassociated osteoporosis after heart transplantation［J］. Ann Thorac Surg，1999，67（1）：130-133.

[80] BLOOM R D，CRUTCHLOW M F. Transplant-associated hyperglycemia［J］.Transplant Rev（Orlando），2008，22（1）：39-51.

[81] 中华医学会器官移植学分会. 器官移植病理学临床技术操作规范（2019 版）之移植心脏病理学临床技术操作规范[J]. 器官移植，2019，10（4）：393-401.

[82] 黄洁，杨跃进，尹栋，等 . 心内膜心肌活检 439 例次的安全性分析 [J]. 中华心血管病杂志，2010，38（1）：43-46.

[83] FIORELLI A I, BENVENUTI L, AIELO V, et al. Comparative analysis of the complications of 5347 endomyocardial biopsies applied to patients after heart transplantation and with cardiomyopathies：a single-center study[J]. Transplant Proc, 2012, 44（8）：2473-2478.

[84] LAMPERT B C, TEUTEBERG J J, SHULLO M A, et al. Cost-effectiveness of routine surveillance endomyocardial biopsy after 12 months post-heart transplantation[J].Circ Heart Fail, 2014, 7（5）：807-813.

[85] LUND L H, EDWARDS L B, KUCHERYAVAYA A Y, et al. The Registry of the International Society for Heart and Lung Transplantation：thirty-second official adult heart transplantation report--2015；focus theme：early graft failure[J]. J Heart Lung Transplant, 2015, 34（10）：1244-1254.

[86] LI L, DUAN X J, WANG H Y, et al. Acute cellular rejection and antibody-mediated rejection in endomyocardial biopsy after heart transplantation：a retrospective study from a single medical center[J]. Int J Clin Exp Pathol, 2017, 10（4）：4772-4779.

[87] BERRY G J, BURKE M M, ANDERSEN C, et al. The 2013 International Society for Heart and Lung Transplantation working formulation for the standardization of nomenclature in the pathologic diagnosis of antibody-mediated rejection in heart transplantation[J]. J Heart Lung Transplant, 2013, 32（12）：1147-1162.

[88] LEONE O, VEINOT J P, ANGELINI A, et al. 2011 consensus statement on endomyocardial biopsy from the Association for European Cardiovascular Pathology and the Society for Cardiovascular Pathology[J].Cardiovasc Pathol, 2012, 21（4）：245-274.

[89] HAAS M, SIS B, RACUSEN L C, et al. Banff 2013 meeting report：inclusion of C4d-negative antibody-mediated rejection and antibody-associated arterial lesions[J]. Am J Transplant, 2014, 14（2）：272-283.

[90] MILLER D V, KFOURY A G. "Mixed" rejection in heart transplantation[M]// LEONE O, ANGELINI A, BRUNEVAL P, et al. The pathology of cardiac transplantation：clinical and pathological perspective. Switzerland：Springer International Publishing, 2016：243-250.

[91] JOSHI A, MASEK M A, BROWN BW J R, et al. "Quilty" revisited：a 10-year perspective[J]. Hum Pathol, 1995, 26（5）：547-557.

[92] FYFE B, LOH E, WINTERS G L, et al. Heart transplantation-associated perioperative ischemic myocardial injury. morphological features and clinical significance[J]. Circulation, 1996, 93（6）：1133-1140.

[93] LU W H, PALATNIK K, FISHBEIN G A, et al.Diverse morphologic manifestations of cardiac allograft vasculopathy：a pathologic study of 64 allograft hearts[J].J Heart Lung Transplant, 2011, 30（9）：1044-1050.

[94] SABATTINI E, BACCI F, SAGRAMOSO C, et al. WHO classification of tumours of haematopoietic and lymphoid tissues in 2008：an overview[J]. Pathologica, 2010, 102（3）：83-87.

[95] CRESPO-LEIRO M G, ZUCKERMANN A, BARA C, et al.Concordance among pathologists in the second Cardiac Allograft Rejection Gene Expression Observational Study（CARGO II）[J].Transplantation, 2012, 94（11）：1172-1177.

[96] ANGELINI A, ANDERSEN C B, BARTOLONI G, et al. A web-based pilot study of inter-pathologist reproducibility using the ISHLT 2004 working formulation for biopsy diagnosis of cardiac allograft rejection：the European experience[J].J Heart Lung Transplant, 2011, 30（11）：1214-1220.

[97] COOPER L T, BAUGHMAN K L, FELDMAN A M, et al. The role of endomyocardial biopsy in the management of cardiovascular disease: a scientific statement from the American Heart Association, the American College of Cardiology, and the European Society of Cardiology [J]. Circulation, 2007, 116 (19): 2216-2233.

[98] STONE J R, BASSO C, BAANDRUP U T, et al. Recommendations for processing cardiovascular surgical pathology specimens: a consensus statement from the Standards and Definitions Committee of the Society for Cardiovascular Pathology and the Association for European Cardiovascular Pathology[J]. Cardiovasc Pathol, 2012, 21 (1): 2-16.

[99] BASSO C, BURKE M, FORNES P, et al. Guidelines for autopsy investigation of sudden cardiac death[J]. Virchows Arch, 2008, 452 (1): 11-18.

第四章

肺 脏 移 植

　　肺脏移植是慢性终末期肺疾病的有效治疗手段，目的是延长生存期，改善生活质量。与国际肺脏移植相比，我国肺脏移植受者具有年龄大、病情危重、肺纤维化及职业尘肺受者多、手术难度大、尸体供肺冷缺血时间较长等特点。近年来，随着尸体器官捐献工作的快速发展，我国肺脏移植技术的移植数量和质量均呈稳步上升。但相比国际上肺脏移植开展情况，我国的肺脏移植还有很大的进步空间。

第一节　肺脏移植的适应证与禁忌证

　　迄今为止，肺脏移植是目前临床上治疗多种终末期肺病如慢性阻塞性肺疾病、间质性肺疾病、α_1 抗胰蛋白酶缺乏、特发性肺动脉高压、特发性肺纤维化、囊性纤维化及支气管扩张等唯一有效的方法。受者筛选是肺脏移植成功的重要决定因素之一，严格的术前评估及充分准备是获得满意疗效的关键。本节根据我国近 20 年肺脏移植临床实践经验，并结合国际心肺脏移植协会肺脏移植受者选择指南，从肺脏移植适应证和禁忌证、各种终末期肺疾病手术时间选择等方面，介绍规肺脏移植的适应证与禁忌证，以及肺脏移植手术时机的选择。

一、适应证

　　选择合适的受者是肺脏移植成功的重要决定因素之一。国际心肺脏移植协会（the international society of heart and lung transplantation，ISHLT）于 1998 年初步制定肺脏移植指南，2006 年在此基础上进行修订，2014 年再次更新。我国肺脏移植受者选择标准在 ISHLT 指南基础上结合我国临床实际情况略加修改。

　　肺脏移植主要用于治疗慢性终末期肺疾病。如果慢性终末期肺疾病患者经最优化、最合理治疗，肺功能仍进行性降低，无进一步内科或外科治疗的可能，2 年内因肺部疾病致死的风险极高（>50%），即应考虑肺脏移植。

　　肺脏移植主要适应证包括：慢性阻塞性肺疾病、α_1 抗胰蛋白酶缺乏 / 肺气肿、间质性肺疾病（interstitial lung disease，ILD）、囊性纤维化 / 支气管扩张、肺动脉高压（pulmonary arterial hypertension，PAH）等。其中 ILD 包括特发性间质性肺炎和风湿免疫疾病或其他因素继发的间质性肺病。1990 年以来，肺脏移植原发病构成比中特发性肺纤维化（idiopathic pulmonary fibrosis，IPF）的比例呈明显增加趋势。我国国家肺脏移植质控中心数据显示，肺脏移植原发病中终末期 ILD 占首位，其中以 IPF 占比最高，其次为 COPD。

二、禁忌证

（一）绝对禁忌证

1. 难以纠正的心脏、肝脏和肾脏等重要器官功能不全（器官联合移植除外）。
2. 恶性肿瘤晚期。
3. 无法通过经皮冠状动脉介入手术或冠状动脉旁路移植术缓解的冠心病或合并严重的左心功能不全（但部分患者经严格筛选后可考虑心肺联合移植）。
4. 生理状态不稳定，如败血症、急性心肌梗死和急性肝衰竭等。
5. 无法纠正的出血倾向。
6. 依从性差，不能配合治疗或定期随访。
7. 未治疗的精神疾病或心理状况无法配合治疗者。
8. 缺乏可靠的社会、家庭支持。

（二）相对禁忌证

1. 年龄 >75 岁（但年龄仅为一项参考条件，无绝对上限）。
2. 进行性或严重营养不良。
3. 严重骨质疏松。
4. 移植前使用机械通气和（或）体外生命支持（需谨慎对待，排除其他重要器官的急、慢性功能不全后可考虑行肺脏移植）。
5. 存在高毒力或高度耐药的细菌、真菌定植或感染，或特定的分枝杆菌菌株定植或感染（如慢性肺部感染且预期肺脏移植术后难以控制）。
6. HBV 或 HCV 感染（排除肝硬化和门静脉高压且无明显临床症状、影像学和生化检查无异常者可行肺脏移植）。
7. HIV 感染（HIV-RNA 检测阴性并联合抗逆转录病毒治疗者，可考虑在 HIV 治疗经验丰富的移植中心行肺脏移植）。
8. 洋葱伯克霍尔德菌、唐菖蒲伯克霍尔德菌和多重耐药的分枝杆菌感染（得到充分治疗和控制者可在感染治疗经验丰富的移植中心行肺脏移植）。
9. 动脉粥样硬化性疾病（可在肺脏移植前予相应治疗，如冠心病患者应在肺脏移植术前行经皮冠状动脉介入手术或冠状动脉旁路移植术）。
10. 其他未达到终末期状态的疾病（如糖尿病、高血压、消化性溃疡或胃食管反流等，应在肺脏移植术前积极处理）。

三、肺脏移植时机的选择

根据终末期肺疾病患者的临床症状及实验室检查、肺功能和心脏超声等检查结果综合评估，预计 2~3 年内生存率＜50% 和（或）纽约心脏协会（New York Heart Association, NYHA）心功能分级 Ⅲ～Ⅳ 级者，应考虑进行肺脏移植评估。相对于肺气肿或艾森曼格综合征患者，IPF、CF 或特发性肺动脉高压（idiopathic pulmonary arterial hypertension, IPAH）患者能够耐受等待供肺的时间更短，应更早进行肺脏移植评估。

（一）COPD

COPD 居肺脏移植原发病首位，占全球肺脏移植总数的 40%。因 COPD 急性加重伴高碳酸血症入院的患者大多预后不良，一般 2 年生存率约 49%，1 年内出现病情加重 3 次以上者，生存率进一步下降。当内科治疗（包括戒烟、充分的支气管扩张及糖皮质激素吸入、康复锻炼和长期氧疗等）和肺减容术等均无法阻止疾病进展、改善肺功能时，可考虑行肺脏移植术。未行肺脏移植的 COPD 患者生存率随着年龄增长而下降，并与低氧血症、高碳酸血症和 PAH 的严重程度以及第一秒用力呼气容积（forced expiratory volume in one second，FEV_1）、弥散功能和体质量指数等因素密切相关。

2006 年 ISHLT 指南建议以 BODE 指数作为衡量 COPD 患者肺脏移植指征的有效参数。Lahzami 等对 BODE 指数在肺脏移植中的应用进行了评价，研究显示大部分 BODE 指数 ≥7 的 COPD 患者能从肺脏移植中获益。2014 年 ISHLT 肺脏移植受者选择指南制订的 COPD 肺脏移植评估和移植标准见表 4-1-1。

表 4-1-1　COPD 肺脏移植评估和移植标准

肺脏移植评估标准
（1）给予最大限度的治疗（包括药物治疗、肺康复治疗和氧疗），疾病仍在进展
（2）不适合肺减容手术
（3）BODE指数5~6
（4）$PaCO_2$＞50 mm Hg和（或）PaO_2＜60 mm Hg
（5）FEV_1＜25%预计值

肺脏移植标准（有以下之一）
（1）BODE指数H7
（2）FEV_1＜20%预计值
（3）每年出现病情加重3次或以上
（4）发生1次严重的急性呼吸衰竭伴高碳酸血症
（5）中至重度肺动脉高压

COPD：慢性阻塞性肺疾病；$PaCO_2$：动脉血二氧化碳分压；PaO_2：动脉血氧分压；FEV_1：第一秒用力呼气容积

（二）间质性肺疾病

特发性肺纤维化（idiopathic pulmonary fibrosis，IPF）是一种罕见疾病，好发于老年人，其患病率和年发病率分别为（14.0~42.7）/10 万人口和（6.8~16.3）/10 万人口，近年来患病率呈上升趋势。我国缺乏相应的流行病学资料，但近年来临床 IPF 病例呈明显增多趋势。IPF 预后极差，中位生存时间仅 2.5~3.5 年，5 年生存率低于 30%。

1983 年，加拿大多伦多肺脏移植中心 Cooper 教授成功为 1 例 IPF 患者实施单肺脏移植。目前，IPF 占全球肺脏移植原发病第 2 位，占美国肺脏移植原发病首位（52%）。IPF 患者在等待移植期间病死率非常高，故一经诊断，应立即开始进行肺脏移植评估，且在供肺分配时优先考虑 IPF 患者。2014 年 ISHLT 肺脏移植受者选择指南制订的间质性肺疾病肺脏移植评估和移植标准见表 4-1-2。

表 4-1-2 ILD 肺脏移植评估和移植标准

肺脏移植评估标准

（1）无论肺功能如何，影像学或组织病理学存在寻常型间质性肺炎或纤维化型非特异性间质性肺炎表现

（2）肺功能异常，FVC<80%预计值或DLCO<40%预计值

（3）ILD引起的任何呼吸困难或功能受限

（4）用力活动时需要吸氧

（5）炎症性间质性肺病经积极临床治疗仍无法有效改善呼吸困难症状、降低氧需求和（或）延缓肺功能下降

肺脏移植标准（有以下之一）

（1）FVC在6个月内下降超过10%

（2）DLCO在6个月内下降超过15%

（3）6 min步行试验中，指氧饱和度下降至88%以下，或步行距离<250 m，或在随访6个月内行走距离下降超过50 m

（4）右心导管或超声心动图检查发现肺动脉高压

（5）因呼吸困难、气胸或急性加重而住院治疗

ILD：间质性肺疾病；FVC：用力肺活量；DLCO：一氧化碳弥散量

（三）囊性纤维化和其他原因引起的支气管扩张

囊性纤维化是一种常见于白种人的遗传性疾病，占全球肺脏移植原发病第 3 位，而在我国支气管扩张患者更常见。CF/ 支气管扩张患者常合并慢性感染，病原微生物定植于大气道、上呼吸道和鼻窦部，移植后应用免疫抑制剂可能会导致感染再发。另外，肺脏移植前的有创机械通气或合并糖尿病、骨质疏松、鼻窦炎和胃食管反流等也是增加术后死亡的危险因素。2014 年 ISHLT 肺脏移植受者选择指南制订的 CF/ 支气管扩张肺脏移植评估和

移植标准见表 4-1-3。

表 4-1-3 CF/ 支气管扩张肺脏移植评估和移植标准

肺脏移植评估标准

（1）FEV1G30%预计值或FEV1迅速降低，尤其是年轻女性

（2）6 min步行试验步行距离<400 m

（3）因慢性缺氧导致肺动脉高压（肺动脉收缩压>35 mmHg、平均肺动脉压>25 mmHg）

（4）临床发生以下任何一项：

急性呼吸衰竭需无创呼吸机辅助通气

抗生素耐药性增加和病情加重难以恢复

营养状况变差

顽固性和（或）反复气胸

经支气管动脉栓塞仍不能控制的危及生命的咯血

肺脏移植标准（有以下之一）

（1）慢性呼吸衰竭，缺氧（PaO_2<60 mmHg）和（或）伴有高碳酸血症（$PaCO_2$>50 mmHg）

（2）长期无创通气治疗

（3）伴有肺动脉高压

（4）频繁住院治疗

（5）肺功能快速下降

（6）WHO心功能分级为Ⅳ级

CF：囊性纤维化；FEV_1：第一秒用力呼气容积；PaO_2：动脉血氧分压；$PaCO_2$：动脉血二氧化碳分压

（四）肺动脉高压 / 肺血管疾病

肺动脉高压是由于肺循环血管阻力增高导致肺动脉压力增高、右心功能不全的心肺疾病，最终可导致患者右心衰竭，甚至死亡。20 世纪 90 年代以前，PAH 治疗主要包括以钙通道阻滞剂为基础的肺血管扩张治疗以及抗凝、利尿、强心和氧疗等，效果甚微，其中 IPAH 患者的中位生存期仅 2.8 年。肺脏移植可使 IPAH 患者 5 年生存率提高至 50% 左右，因此被视为 IPAH 唯一有效的治疗手段。在肺脏移植开展较为广泛的北美和欧洲，患者一旦被确诊 IPAH，通常会立即被推荐到肺脏移植中心进行评估和等待。近年来，一系列 PAH 靶向药物，包括前列环素类、内皮素受体拮抗剂、磷酸二酯酶 5 抑制剂和可溶性鸟苷酸环化酶激动剂等的出现，明显提高了 IPAH 治疗效果并可改善患者预后，患者运动耐力和生活质量明显改善，中位生存期接近 6 年。以前列环素为代表的靶向药物已越来越多地替代了肺脏移植手术或作为肺脏移植术前的桥接治疗，使更多等待肺脏移植的 IPAH 患者推迟甚至免除肺脏移植，在保证生存质量的同时延长总体生存期。2014 年 ISHLT 肺脏移植受者选择指南制订的 PAH 肺脏移植评估和移植标准见表 4-1-4。

表 4-1-4　PAH 肺脏移植评估和移植标准

肺脏移植评估标准

（1）充分内科治疗后NYHA心功能分级仍为Ⅲ或Ⅳ级

（2）疾病迅速进展

（3）需使用胃肠外肺动脉高压靶向药物治疗

（4）已知或可疑的肺静脉闭塞病或肺毛细血管瘤样病

肺脏移植标准

（1）包括前列环素在内的药物联合治疗至少3个月，NYHA心功能分级仍为Ⅲ或Ⅳ级

（2）心脏指数 <2 L/（min·m²）

（3）右房压 >15 mm Hg

（4）6 min步行试验步行距离 <350 m

（5）出现明显咯血、心包积液或进行性右心衰竭征象（如肾功能不全、胆红素升高和脑利钠肽升高等）

PAH：肺动脉高压；NYHA：纽约心脏协会

（五）结缔组织病相关间质性肺病

因结缔组织病相关间质性肺病（connective tissue disease-associated interstitial lung disease，CTD-ILD）患者通常存在多系统受累，传统观点认为此类患者肺脏移植效果并不理想。据 ISHLT 统计，1995 年 1 月~2009 年 6 月全世界范围内因 CTD-ILD 行肺脏移植的患者仅占全部肺脏移植的0.8%。针对 CTD-ILD 患者肺脏移植的研究较少，目前最大样本量的相关研究纳入 1999~2009 年共 284 例患者，结果显示，CTD-ILD 组受者肺脏移植术后生存率与 IPF 组相似，未表现出更高的急、慢性排斥反应风险。在美国，因 CTD-ILD 行肺脏移植的多为硬皮病患者，非硬皮病 CTD-ILD 肺脏移植研究甚少。非硬皮病 CTD-ILD 患者（如系统性红斑狼疮或干燥综合征）B 细胞活化程度更高，因此理论上肺脏移植术后发生体液排斥反应的风险更高。但是，几项单中心研究结果显示，非硬皮病 CTD-ILD 患者肺脏移植术后短期和长期生存率与硬皮病及 IPF 患者相似；且经严格筛选和评估的病例，肺脏移植术后也未发生严重肺外脏器功能不全。

CTD-ILD 患者一旦发生 PAH 则病情更为凶险，存活率更低。CTD-ILD 相关 PAH 多见于系统性硬化、混合性结缔组织病和系统性红斑狼疮患者，发生率分别为 4.9%~38.0%、23%~29% 和 2%~14%。与 IPAH 相比，CTD-ILD 相关 PAH 对治疗的反应性及预后更差。

根据 2014 年 ISHLT 肺脏移植受者选择指南，当 CTD-ILD 患者对内科治疗反应不佳且无其他手术禁忌证时，可考虑行肺脏移植，但目前尚无明确统一的评估和移植标准。通常情况下，系统性疾病处于静止或相对稳定状态、而肺部病变处于终末期的患者，才推荐行肺脏移植，具体手术时机的选择可参照 IPF。

（六）结节病

由于结节病常为慢性病程，并存在病情变化，因此很难确定推荐肺脏移植的合适时间。研究发现，结节病患者出现某些临床表现可提示预后不良，包括非洲裔美国人、低氧血症、

PAH、心脏指数降低和右房压升高等；其中，右房压升高提示严重右心功能不全，是发生猝死的高危因素。等待肺脏移植的结节病患者病死率可达 30%~50%，与 ILD 患者接近。2006 年 ISHLT 肺脏移植受者选择指南制订的结节病肺脏移植评估标准为：NYHA 心功能分级Ⅲ ~ Ⅳ级。肺脏移植标准为：运动耐力下降，并符合静息状态存在低氧血症、PAH 和右房压 >15 mmHg 中的任一项。

（七）淋巴管平滑肌瘤病

淋巴管平滑肌瘤病（lymphangioleiomyomatosis，LAM）是一种罕见病，在肺脏移植原发病中仅占 1.1%。早期研究显示，几乎所有的 LAM 患者都死于出现症状后 10 年内，最近研究显示其 10 年生存率为 40%~78%。预后不良的危险因素包括 FEV1 与用力肺活量（forced vital capacity，FVC）比值下降、肺总量（total lung capacity，TLC）增加和囊性病变为主的组织学改变。2006 年 ISHLT 肺脏移植受者选择指南制订的 LAM 肺脏移植评估标准为：NYHA 心功能分级Ⅲ ~ Ⅳ级。肺脏移植标准为：①严重的肺功能损害和运动耐力下降（最大摄氧量 < 50% 预计值）；②静息状态下存在低氧血症。

（八）肺朗格汉斯细胞组织细胞增生症

肺朗格汉斯细胞组织细胞增生症（pulmonary Langerhans cell histiocytosis，PLCH）发病率很低，且仅少数病例出现严重肺功能损害需行肺脏移植，在肺脏移植原发病中仅占 0.2%。由于肺小动脉和肺小静脉受累，部分 PLCH 患者可出现严重的继发性 PAH。PLCH 患者中位生存期为 13 年，预后不良危险因素包括：高龄、FEV1 和 FEV1/FVC 严重下降、残气量（residual volume，RV）增加、RV/TLC 增加、DLCO 下降和 PAH。2006 年 ISHLT 肺脏移植受者选择指南制订的 PLCH 肺脏移植评估标准为：NYHA 心功能分级Ⅲ ~ Ⅳ级。肺脏移植标准为：①严重的肺功能损害和运动耐力下降；②静息状态下存在低氧血症。

（陈静瑜　胡春晓　张　稷）

第二节　肺脏移植受者术前评估

拟接受肺脏移植的终末期肺疾病患者往往病程长、病情重，由于呼吸衰竭、长期缺氧及高碳酸血症，部分患者甚至合并多器官功能不全。肺脏移植手术创伤大，且因肺与外界相通，围手术期感染风险较高；同时，肺富含免疫活性细胞，术后早期排斥反应的发生率高于其他实体器官移植。因此，肺脏移植对受者各器官功能状态及心理状态要求均较高，严格的术前评估及充分准备是获得满意疗效的关键。只有术前评估合格及准备充分，拟接受肺脏移植的受者才能真正进入等待名单，并开始供者匹配。对于濒危患者的抢救性肺脏移植，应在充分告知患者及家属手术风险的基础上，尽可能充分评估及准备，最大限度保证肺脏移植效果。为了进一步规范我国肺脏移植受者选择以及术前评估和准备，中华医学会器官移植学分会根据我国近 20 年肺脏移植临床实践经验，并结合国际心肺脏移植协会肺脏移植受者选择指南，从肺脏移植受者术前检查内容等方面匹配。

一、肺脏移植评估过程

肺脏移植评估过程较烦琐，需要耗费大量精力与费用，甚至需要做很多有创检查。在正式启动评估前，应充分征求患者的移植意愿，得到肯定答复后才启动评估流程。首先明确肺脏移植候选者的原发病诊断和治疗方案，其次确定影响预后的危险因素及应对措施，最后初步制订手术方案和术中辅助策略，预估供器官需求，以及制订初步的围手术期全程管理方案及远期随访策略。

（一）术前评估流程

术前评估流程一般分 3 步：首先应完善相关辅助检查；其次进行多学科讨论，全面了解患者病情并排除绝对禁忌证；最后针对相对禁忌证进行充分讨论并积极干预，制订最佳治疗方案，尽可能为肺脏移植创造条件。

（二）多学科协作

肺脏移植术前评估是典型的多学科协作过程，应包括呼吸内科、胸外科、移植科、麻醉科、心血管内科、消化内科和精神科等评估，还需营养科尽早评估患者营养状态以制订个体化营养方案，康复科尽早介入进行术前康复锻炼并制订术后康复训练方案。

1. 呼吸内科（移植内科） 评估患者基本情况，明确原发病诊断、手术适应证和禁忌证以及手术时机。明确是否存在严重血流感染、活动性结核分枝杆菌和非结核分枝杆菌感染以及未经规范治疗的侵袭性真菌病等手术相对禁忌证，并制订相应治疗方案，为移植手术创造条件。

2. 胸外科（移植外科） 评估患者基本情况，明确手术方式及切口选择、术中器械材料（特殊手术器械、缝线、人工修补材料等）、术中体外膜肺氧合（extracorporeal membrane oxygenation，ECMO）、体外循环（cardiopulmonary bypass，CPB）和主动脉内球囊反搏（intraaortic balloon pump，IABP）等辅助策略，以及供、受者匹配需求等。

3. 麻醉科 明确术前和术中麻醉用药、麻醉方式和术中辅助设备（ECMO、CPB、IABP）。

4. 心内科 评估心功能和冠状动脉情况是否能耐受手术，同时评估深静脉、外周动脉等全身血管情况，为术中或术后行深静脉穿刺、ECMO 等措施做好准备。

5. 消化内科 根据内窥镜等检查结果排除消化道肿瘤、活动性溃疡等手术禁忌证，对非禁忌证的消化道问题进行相应的专业指导及处理。

6. 营养科 排除恶病质、重度肥胖等手术相对禁忌证，根据 BMI 及营养状况对患者进行个体化干预，包括膳食方案的调整及肠内、肠外营养的配置，为移植手术创造条件。

7. 康复科 排除严重神经、肌肉功能障碍等手术禁忌证，对患者进行积极的康复指导及训练，使其以更好的状态迎接手术，同时有助于促进术后康复。

8. 心理科 评估患者的心理、精神状态及依从性，并根据情况给予相应的治疗和干预。

9. 社会工作者 评估患者的家庭支持情况，包括经济支持力度和得到人文关怀的程度。

二、肺脏移植受者术前检查

（一）基本情况

1. 基本信息：性别、年龄、身高、体质量和胸围。
2. 诊断：原发病、并发症及合并症诊断。
3. 生命体征：体温、脉搏、心率、血压和指氧饱和度。
4. 既往史：既往病史、手术史、药物过敏史、输血史和家族史等。

（二）实验室检查

1. 基本项目 ①血、尿和粪便常规；②凝血指标，凝血因子活性；③ABO/Rh血型及复查，不规则抗体筛查；④肝肾功能、电解质和心肌酶；⑤免疫球蛋白（IgG、IgA、IgD、IgM和IgE）和补体，血清蛋白电泳和淋巴细胞亚群计数；⑥内分泌相关检测，包括甲状腺功能、胰岛功能和下丘脑–垂体–肾上腺皮质轴（必要时）评估；⑦自身免疫相关指标及抗体筛查需由风湿免疫科专家根据患者的基础疾病和临床特征决定具体检测指标。

2. 感染相关检查和病原学检测 ①痰涂片及细菌、真菌和分枝杆菌培养，鼻咽拭子培养和中段尿培养；②粪便细菌、病毒和寄生虫检查；③血液传播疾病（如HIV和梅毒）相关指标；④乙型肝炎血清标志物六项、HAV抗体和HCV抗体，肝炎病毒核酸；⑤CMV抗体、EB病毒抗体和CMV/EB病毒核酸定量；⑥血清呼吸道常见病毒抗体；⑦血清支原体和衣原体抗体；⑧结核菌素试验、γ-干扰素释放试验和Gene-Xpert检测；⑨1，3-β-D葡聚糖试验和半乳甘露聚糖试验。

3. 组织配型 供者特异性抗体、HLA-Ⅰ类和HLA-Ⅱ类（DR、DP和DQ）检测。

（三）影像学检查

肺脏移植受者评估包括的影像学检查包括：正侧位胸部X线片、CT肺动脉成像（存在PAH或怀疑肺栓塞时）、肺通气灌注扫描（V/Q显像）、膈肌功能检查、腹部超声或CT、血管超声（包括下肢动、静脉和颈部动、静脉）及全身骨密度检测等。

（四）重要器官功能检查

1. 肺功能 全面肺功能检查、动脉血气分析和6 min步行试验。
2. 心脏功能 心电图、动态心电图（必要时），心脏彩色多普勒超声、右心声学造影（必要时），冠状动脉造影和（或）CT血管成像（年龄>50岁、怀疑冠心病者）及左、右心导管检查（必要时）。

3. 胃肠功能 检查胃镜、肠镜检查，必要时行食道测压及食道 24 h pH 监测。

（五）恶性肿瘤筛查

痰细胞学检查、肿瘤标志物、循环肿瘤细胞及循环肿瘤 DNA 检测（必要时）、宫颈癌巴氏涂片筛查（必要时）、乳腺钼靶 X 线片（必要时）和正电子发射计算机体层成像 -CT（必要时）。

（六）健康教育

重视患者、家庭成员和相关护理人员的健康教育。

（七）综合评估

应尽可能完善上述辅助检查，进行充分术前评估。但绝大多数肺脏移植候选者病情危重，可能无法耐受所有检查，尤其是某些有创检查。因此，在患者及家属知情理解并愿意承担相关风险的前提下，由临床医师权衡利弊，对检查项目进行取舍。

1. 能够完成基本检查的患者，根据肺源分配评分（lung allocation score，LAS）进行分配。LAS 最早源于美国，目前已在欧美普遍采用，我国自 2018 年开始试行。LAS 的核心理念是根据候选者的一般资料和临床特点，评估其肺脏移植的紧迫性和术后生存率，从而进行肺源分配。LAS 分值为 0~100 分，病情越重，评分越高；最大移植优先权一般给予 LAS 评分最高者。

2. 不能完善检查或需要紧急移植的危重患者，在家属知情理解并愿意承担未充分评估的弊端及风险后，可以接受紧急肺脏移植。

3. 已经列入肺脏移植等待名单的患者，在病情发生变化时，应随时进行针对性的复查及再评估。

4. 病情稳定、在等待名单中时间已大于 3 个月，应针对性复查相关指标并重新评估，更新临床资料和 LAS 分值。

（陈静瑜　胡春晓　张　稷）

第三节　肺脏移植供肺评估

自 2016 年我国设立人体器官转运绿色通道后，供肺转运过程得到保障。随着供肺保存技术的进步，供肺可耐受冷缺血时间也显著延长。目前，肺脏移植供者质控的难点在于如何降低由于供肺维护不当造成的弃用率以及如何有效解决供者来源性感染。同时，各捐献医院对器官的维护经验与技术水平参差不齐。本节针对肺脏移植供肺选择、获取和保护，介绍肺脏移植供肺获取与保护技术。

一、供者选择

（一）供者选择标准

脑死亡或脑、心双死亡供者供肺并不一定都适合移植。脑外伤供者可合并肺实质或支气管损伤，颅内压升高也可引起神经源性肺水肿；昏迷状态下，可能因误吸胃内容物引起化学性肺损伤。此外，供者在 ICU 救治过程中易发生院内获得性肺炎（hospital acquired pneumonia，HAP）及呼吸机相关肺炎（ventilation associated pneumonia，VAP），而且随着有创机械通气时间的延长，HAP 及 VAP 的发生率也随之升高。这些因素均可导致供肺捐献失败。早期国外许多移植中心依据理想供肺标准评估供肺，但随着肺脏移植学科的发展，近年来边缘供肺也被广泛应用于临床肺脏移植。

1. 年龄 回顾性队列研究显示，18~64 岁供者供肺脏移植术后 1 年内受者死亡率并未显著增加，因此目前倾向于供者年龄为 18~64 岁。但对于不在此年龄段的供者，仍应进行相应评估。建议可接受的供者年龄 <70 周岁。

2. 吸烟史 与无吸烟史供者相比，有吸烟史供者供肺脏移植术后受者存活率略有降低；但吸烟指数 <200 支年的供者供肺，对受者存活率并无显著影响。如果供者既往吸烟指数 <400 支年，或捐献前戒烟 ≥10 年，则既往吸烟史不是供肺的排除标准。

3. 纤维支气管镜检查及呼吸道微生物学检测 确定为潜在供者后应常规行纤维支气管镜检查，及时有效清理气道分泌物，防止发生肺部感染或肺不张，并行痰培养。若痰培养阳性，则根据药敏试验结果给予敏感抗菌药物控制感染。若痰培养发现多重耐药、广泛耐药或全耐药细菌，应弃用该供肺。国外研究提示：使用抗铜绿假单胞菌和金黄色葡萄球菌药物预防供肺感染，供者来源感染的传播风险可忽略不计。因此，纤维支气管镜下可吸净的痰液和微生物培养阳性，不是弃用供肺的标准。若纤维支气管镜检查发现严重的气管 - 支气管炎，特别是脓性分泌物被吸出后仍从段支气管的开口涌出，提示供肺感染严重，无法使用。

4. 胸部影像学检查 一般要求胸部 X 线检查肺野相对清晰，排除严重感染、误吸及严重胸部外伤。胸部 CT 排除明显占位或严重感染。

5. 动脉血气分析 动脉血气能基本反映供肺氧合情况，导致氧合下降的原因包括肺挫伤、肺水肿、肺部感染及肺不张等。因此，一般在吸入氧浓度（fraction of inspiration oxygen，FiO_2）为 1.0、呼气末正压（positive end expiratory pressure，PEEP）为 5 cmH_2O 的呼吸机支持条件下，通气约 30 min，外周动脉血氧分压（partial pressure of arterial oxygen，PaO_2）>300 mmHg，即氧合指数（PaO_2/FiO_2）>300 mmHg 是供肺可用的基本要求。尤其注意，供肺获取前应每 2 小时进行 1 次动脉血气分析，如不达标，在宣布供肺不合格之前，应确保通气充足、气管内插管位置正确及潮气量足够，经纤维支气管镜检查排除大气道内分泌物阻塞，同时采取充分通气、维持最佳体液平衡等措施后，氧合指数仍 <250 mmHg，才能做出供肺不适合移植的结论。

6. 供肺容积评估 肺是人体内唯一随着所在空间变化而塑形的器官。相对来说,肺纤维化受者膈肌位置上提,胸廓容积显著减少;而肺气肿受者膈肌下移,肋间隙增宽,胸廓容积显著增加。因此,供肺的选择需要综合考虑原发病。尽管术后早期(2 周内),受者膈肌、胸壁会在一定范围内逐渐与移植肺达到一定程度的适应,但仍不建议超大容积供肺匹配小胸腔受者。

(二)理想供者和可接受供者标准

1. 理想供者标准 ① ABO 血型相容;②年龄 <60 周岁;③持续机械通气 <1 周;④ PaO_2>300 mmHg (FiO_2=1.0, PEEP=5 cmH_2O);⑤胸部 X 线检查示双侧肺野相对清晰;⑥纤维支气管镜检查各气道腔内相对干净;⑦痰培养无特殊致病菌;⑧无胸部外伤。

2. 可接受供肺标准 ① ABO 血型相容;②年龄 <70 周岁;③ PaO_2>250 mmHg (FiO_2=1.0, PEEP=5 cmH_2O);④胸部 X 线检查示肺野内有少量至中等量渗出影;⑤如氧合指数 >300 mmHg,胸部外伤供者可以捐献;⑥存在轻微误吸或脓毒症,经治疗维护后可改善的供者;⑦气道内存在脓性分泌物,经治疗维护后改善;⑧供肺痰标本细菌培养排除多重耐药、广泛耐药或全耐药细菌;⑨多次维护评估不合格的供肺获取后,经离体肺灌注修复后达标;⑩冷缺血时间原则上不超过 12 h。

二、供肺获取和保护

供肺维护策略

供肺评估 – 维护 – 再评估是多学科协作的整体过程,旨在发现适合移植的潜在供肺,提高供肺利用率;同时发现不适合作为潜在供肺的证据,避免盲目扩大边缘供肺,影响肺脏移植近期及远期效果,减少医疗资源浪费。供肺进入评估流程时,均存在气管插管和机械通气。ICU 医护人员和供肺获取医师应尽早维护供肺,提高捐献成功率。

1. 抗感染治疗 我国肺脏移植供肺的主要来源是脑死亡器官捐献。脑死亡供者神经源性肺水肿发生率高,出现后极易发生肺部感染,同时肺水肿会引起肺泡弥散功能下降,导致低氧血症。此外,由于长期卧床及气管插管,坠积性肺炎亦常发生,故早期积极预防性抗感染治疗是必要的。病原体培养阴性的供肺较少,但通过选用敏感抗菌药物仍能获得较满意的移植效果。留取合格的下呼吸道标本后,可预防性使用广谱抗菌药物及抗真菌药物,其后再根据痰涂片及培养结果调整抗感染方案。

2. 气道管理 适量翻身、拍背,每日行纤维支气管镜检查、清理气道,确保肺扩张良好,尤其是防止下叶肺不张,行胸部 X 线和血气检查等。有效清除气道分泌物比积极抗感染治疗更为重要,应每 2 小时经气管插管吸痰 1 次,必要时经纤维支气管镜吸痰。如气道分泌物吸净后短期内镜下再次看到脓性分泌物涌出,则应放弃该供肺。如气道中发现水样分泌物,则应积极与 ICU 医师沟通,采取利尿、限制液体入量及应用胶体液等措施,以尽量减轻肺水肿等因素导致的肺功能恶化。

3. 液体管理 对于 ICU 医师而言,脑死亡器官捐献供者的液体管理极具挑战性。不同器官获取小组对供者的液体管理要求差异较大，例如供肾获取组要求给予供者充足液体，维持肾脏的血流灌注；而供肺获取组则要求尽量限制液体入量，减少晶体液用量，提高胶体液比例，循环稳定的情况下尽量维持负平衡，控制中心静脉压（central venous pressure, CVP）<10 mmHg，必要时行连续肾脏替代治疗，避免或减轻容量负荷过重和肺水肿。既往研究表明，CVP 为 4~6 mmHg 是肺保护的最佳选择，CVP 为 8~10 mmHg 则有助于肺泡 – 动脉血氧梯度增加。因此，当仅获取腹部器官时，建议维持 CVP 为 10~12 mmHg；仅获取供肺时，维持 CVP<8 mmHg；如果同时获取腹部器官和供肺，则维持 CVP 为 8~10 mmHg。目前虽暂无临床试验结果验证，但从生理学角度来看，肺脏移植供肺复苏时建议输注胶体液，以最大限度减轻肺水肿。

4. 保护性通气 注重呼吸机的有效管理，采用保护性肺通气策略。维持一定潮气量、PEEP 及间断肺复张（至少 1 次 /d），可以有效防止肺不张及肺泡萎陷，这对自主呼吸停止的捐献者尤为重要；此外，需定时监测氧合指数及肺顺应性以评估供肺状态。FiO_2 应控制在 0.4~0.5，潮气量 6~8 mL/kg，避免潮气量过大损伤肺泡。保持 PEEP 为 6~8 cmH_2O，可防止肺泡萎陷。膨胀不全的供肺在每次吸痰后均应短时间内增加潮气量及 PEEP，使萎陷的肺泡复张，改善氧合。

5. 获取前激素的应用 脑死亡导致下丘脑 – 垂体轴功能障碍、抗利尿激素分泌不足、肾上腺功能不全和甲状腺功能减退，这些情况会加剧休克。脑死亡早期由于抗利尿激素分泌不足易引发尿崩症，导致严重的低血容量和高钠血症。相对于补充血容量，建议使用血管加压素（100~200 mL/h），更易保持适当尿量。糖皮质激素可以减轻与脑死亡相关的炎症反应，减轻肺水肿，从而优化供肺功能，故建议对潜在肺脏移植供者在诊断脑死亡后常规应用甲泼尼龙（15 mg/kg）。暂不建议常规予甲状腺激素。

（陈静瑜　胡春晓　刘　东）

第四节　肺脏移植术

本节对肺脏移植术主要的操作步骤及常用术式的操作要点、程序和方法以及活体肺叶移植和再次肺脏移植等进行介绍。

一、供肺获取

在红十字会全程监督和参与下，供者家属签字同意捐献肺脏，供肺初步评估合格后，器官获取组织（organ procurement organization, OPO）启动人体器官分配网络分配供肺，移植医院供肺获取小组在 OPO 协调员的帮助下，进行供肺评估与维护。供肺维护后如符合获取标准，经供肺所在地区 OPO 协调，明确多脏器获取时间后，各团队统一进行获取。

（一）灌注

1. 灌注液选择　器官保存液建议使用细胞外液型器官保护液如低钾右旋糖酐（low-potassium dextran，LPD）液。与细胞内液型器官保护液相比，使用 LPD 液保存的供器官移植围手术期原发性移植物功能障碍发生率以及 30 d 死亡率降低。

2. 肺原位顺行灌注　供者取仰卧位，常规消毒铺巾，选择正中切口，逐层切开皮肤、皮下组织，分离剑突下，锯开胸骨进胸，剪开心包并确认供者已充分肝素化。打开心包，充分暴露心脏，依次分离主动脉 – 肺动脉间隔和上、下腔静脉，升主动脉荷包缝合处后留置心脏灌注管，收紧荷包并妥善固定，连接灌注管道。距左、右肺动脉开口下方约 2 cm 的肺动脉干上作荷包缝合，荷包中间留置肺灌注管 1~2 cm 并固定，注意避免灌注管深入一侧肺动脉，从而导致对侧肺灌注不充分。荷包完成后，打开两侧纵隔胸膜，阻断上腔静脉，剪开左心耳及下腔静脉，主动脉灌注管远心端和肺动脉灌注管近心端阻断后，心肺同时灌注。灌注开始时心包腔及两侧胸腔放入冰屑帮助心肺迅速降温。灌注过程中要时刻注意灌注管的位置，防止滑脱或进入一侧肺动脉过深。

3. 注意事项　①肺动脉灌注压为 10~15 mmHg，灌注压过高或过低均不利于完全、均匀灌注；②灌注总量为 50~60 mL/kg，但可根据肺表面灌注情况及左心耳流出的灌注液清澈程度，决定是否增加 / 减少顺行灌注量；③呼吸机设置：在肺顺行灌注时保证呼吸机持续通气，FiO_2 为 0.5，潮气量为 10 mL/kg，PEEP 为 5 cmH_2O、气道平均压力 <20 cmH_2O，呼吸频率为 14~18 次 /min。有条件的情况下可请麻醉医师在肺灌注前行纤维支气管镜 / 吸痰管吸痰。

（二）心肺获取、分离和保存

1. 心肺整块获取　心肺灌注完成后，离断两侧纵隔胸膜以及下肺韧带，于胸廓入口处离断气管周围纵隔组织，游离气管，保持肺中度膨胀，退出气管插管的同时使用 2 把阻断钳钳夹气管，于 2 把阻断钳中间离断气管，气管残端消毒处理。向上牵拉气管远端，分离两侧纵隔胸膜，于气管、食管间隙内自上而下游离，左侧需离断降主动脉，整体取出心肺后于操作台上分离。平左、右肺动脉分叉处离断肺动脉干和升主动脉，仔细解剖并游离上腔静脉至右心房，注意勿损伤后方的右肺动脉。将心脏轻轻托起牵向右侧，于左侧上、下肺静脉汇合处上方 0.5~1.0 cm 处剪开左房壁；再将心脏牵向左侧暴露右侧上、下肺静脉左房汇合处，同样位置剪开左房 1.0 cm 左右作为定位标记，右侧左房壁通常短小，必要时可游离房间沟，适当延长左房长度，避免伤及右房，最后自左向右剪开左房，完成心肺分离。供肺逆行灌注，每个肺静脉分别灌注 250 mL 左右，逆灌注结束后，供肺取出放于 4 层塑料器官保存袋中，第 1 层内放入适量灌注液以保存供肺，肺表面覆以大棉垫，第 3 层内放入碎冰屑，完成后放入冰桶内转运备用。

2. 心肺分别获取　心肺灌注完成后，先行心脏摘取，方法同心肺整块获取中的心肺分离方法。心脏摘取后在体内行肺逆行灌注，灌注结束后再获取供肺，获取保存方法同上。

二、供肺植入术

（一）受者准备

仰卧位，肢体固定，双手置于身体两侧。术前常规放置 Swan-Ganz 导管监测肺动脉压力，桡动脉或股动脉置管，留置尿管，气管内放置双腔导管或单腔双囊导管以便于单肺通气，手术期间完善气管镜检查，及时吸出分泌物、清理气道等。

循环支持设备常规备用。根据受者术前或术中情况决定是否行 ECMO 或体外循环转流。当受者因肺动脉高压预计或证实无法耐受手术，或单肺通气氧合功能差，或移植肺恢复灌注后氧合差，则需置入 ECMO。

（二）切口选择

1. 前外侧切口 经第 4 或第 5 肋间进胸，分离肋间肌肉，保留胸长神经。在切口内放置肋骨撑开器，打开胸腔暴露手术视野。根据手术操作可将手术床向左或右倾斜 30° 左右，利于解剖肺门、肺切除和肺脏移植吻合。胸腔镜辅助下双侧采用此切口可不横断胸骨、不翻身即完成序贯式双肺脏移植。

2. 后外侧切口 采用此切口亦不横断胸骨，手术视野暴露充分，但胸壁肌肉、神经离断较多。双肺脏移植时需要翻身再次消毒。

3. 蚌式切口 横断胸骨开胸使切口成"蛤壳状"，能更好暴露肺门结构、纵隔和双侧胸腔。撑开器于双侧胸壁撑开暴露手术视野。存在以下情况选择此切口更利于手术操作：①同时进行心脏手术，需体外循环辅助者；②严重肺动脉高压合并心脏异常扩大者；③对于限制性肺疾病和小胸腔者，采用双侧、前外侧切口开胸不能充分暴露手术视野时。

4. 胸骨正中切口 胸骨正中切口不离断胸壁肌肉，有利于保护呼吸肌功能，疼痛更为轻微，亦可同时处理双侧肺部病变。但此切口对肺门的显露及操作不及上述 3 种切口。

（三）受者病肺切除

为减少术中 ECMO 和体外循环转流的使用，通过术前肺功能评估，可先切除肺功能较差的一侧病肺。切除病肺前需完全分离胸腔粘连，仔细解剖肺门，鉴别并保护膈神经和迷走神经。根据供肺到达移植医院的时间安排受者病肺切除手术，以缩短供肺冷缺血时间。供肺修剪与病肺切除可同时进行，以尽量减少肺动脉阻断时间。

离断肺动、静脉时要保留足够长度。肺动脉干在第一分支远端离断，静脉于各主要分支离断，以备进一步修剪处理，保证受者心房袖口缝合的长度。离断左、右主支气管时需保留足够长度，以备后期修剪和缝合。气管缝合处周围组织需尽量保留，利于吻合口周围包埋缝合，维持血供。

（四）单肺脏移植

受者肺门修剪后，依次吻合支气管、肺动脉和左房袖口。支气管吻合时，可在支气管前壁中点缝牵引线，牵引支气管远离纵隔显露视野。供、受者支气管膜部多采用连续缝合，软骨部可采用连续缝合，也可采用间断缝合。缝线多采用可吸收线，也可采用非吸收线。支气管吻合完成后，支气管周围组织包埋吻合口。随后行肺动脉吻合，调整好供、受者肺动脉位置，阻断受者肺动脉，注意避免误夹 Swan-Ganz 导管。修剪供、受者肺动脉至合适长度，多采用 5-0 或 4-0 Prolene 线连续缝合动脉。牵引上、下肺静脉干，钳夹受者左心房侧壁，阻断时应观察血流动力学变化和心律失常情况，必要时调整阻断位置。切断受者肺静脉干并分离两干之间的连接，形成房袖口。左房袖吻合多采用 4-0 或 3-0 Prolene 线连续单纯缝合或连续水平褥式缝合，前壁最后数针放松，肺部分膨胀，控制性开放肺动脉，冲洗移植肺内残留的灌注液并排气，松开左房阻断钳，收紧左房缝线打结后撤除左房阻断钳。恢复通气和灌注后，检查所有吻合口缝线处和心包切缘并止血。

一侧胸腔引流可留置 2 根胸管，一根直胸管留置于胸腔顶部，一根弯胸管置于肋膈角。常规关闭切口，使用无菌敷料覆盖。离开手术室前再次行纤维支气管镜检查，查看支气管吻合口并清除气道分泌物。

（五）双肺脏移植

非体外循环下序贯式双肺脏移植，采用前外侧或后外侧切口完成一侧单肺脏移植后，需再次翻身行对侧肺脏移植；采用蚌式或胸骨正中切口者则不必再行翻身。

（六）ECMO 在肺脏移植术中的应用

根据受者具体情况决定是否行 ECMO 辅助。根据置管位置不同可分为中心置管ECMO 和外周置管 ECMO。根据转流方式不同可分为 V-V、V-A 和 V-A-V ECMO。若存在肺动脉高压，为减轻阻断肺动脉后的右心室负荷，多采用 V-A 或 V-A-V ECMO。V-AECMO 适合于氧合较差且心功能欠佳、血流动力学不稳定的受者，对于仅氧合差而心功能良好、循环稳定的受者，可采用 V-V ECMO。术后受者达到 ECMO 撤出标准及时撤除，若无法达标则带 ECMO 转入 ICU。

三、活体肺叶移植术

（一）活体供者选择的伦理标准

根据《人体器官移植条例》规定，活体供者选择需符合以下要求：①受者配偶、直系血亲或 3 代以内旁系血亲；②供者年龄 18~55 岁；③完全自愿基本原则，供者应有强烈和明确的捐献愿望，且不受到任何压力、强迫或利诱；④应当具有完全民事行为能力，精神科医师证明无精神障碍；⑤供者完全知情，知晓可能遇到的风险；⑥符合医学选择标准。

（二）活体供肺选择原则

活体供肺一般选取供者的右下叶和左下叶作为供肺，肺体积较大的供者通常选择切取右下叶。如果供者身高匹配，可以选择有更完整肺裂的左下叶作为供肺。供者存在单侧胸部手术、外伤或感染史，通常应选择对侧作为捐献侧。除此之外，供肺选择还应当考虑以下两个原则：

1. 功能性大小匹配 2 个移植肺叶的 FVC = 右侧供肺的测量 FVC × 5/19 + 左侧供肺的测量 FVC × 4/19。2 个移植肺叶的总 FVC 需大于受者根据身高、年龄和性别计算的预计 FVC 的 50%。

2. 解剖尺寸匹配 对供、受者进行胸部三维 CT 体积测量。解剖尺寸匹配范围尚未确定，目前可接受的供肺下叶和受者胸腔之间的体积比为 40%~160%。

（三）供肺获取

供者双腔气管插管全麻，体位和手术切口同普通肺叶切除术（经第 5 或第 6 肋间前外侧切口）。优化肺叶切除技术，保留足够的供肺动、静脉和气管长度。开胸后，在上肺静脉前和上叶支气管起始部下面的后方解剖纵隔胸膜，应仔细确认肺动脉各分支，尤其是中叶；存在解剖变异时，下叶动脉和中叶动脉之间的距离变化较大，要确认可获得的肺动脉长度，必要时可牺牲上叶后段或舌段动脉，高位无损伤钳夹后切断，近端采用 5-0 Prolene 线连续缝合。确认中叶静脉不是起源于下叶静脉。围绕下肺静脉环形切开心包，使用血管闭合器钳夹后离断处理。用肺切割缝合器分离肺裂，创面必要时使用电凝灼伤。切断下叶支气管，移出肺叶，缝合供者支气管残端。

供肺获取后，每叶的支气管均插入小口径的气管内插管并用纯氧供气。肺叶采用灌注液顺行 – 逆行灌注的方式处理。肺静脉置管后用至少 1 L 肺灌注液灌洗肺叶，至动脉回流液变清、肺组织变白，注意防止保存液流入支气管。

（四）肺叶移植术

手术流程基本类似于传统肺脏移植术，多数需要在 ECMO 或体外循环辅助下完成。应对供者进行长期随访，建立随访登记系统。重点观察供者远期肺功能和影像学变化。一旦出现相关并发症应予以积极治疗。

四、再次肺脏移植术

再次肺脏移植适应证主要包括：终末期闭塞性细支气管炎，原发性移植物失功，严重的急性排斥反应，较少见的大气道狭窄。绝对禁忌证包括：近期恶性肿瘤（部分皮肤科肿瘤除外），重要器官终末期病变，不可治愈的慢性肺外感染（包括慢性活动性乙型肝炎、丙型肝炎和 HIV 感染），受者依从性差，存在严重的精神、心理疾病，近期药物成瘾。相对禁忌证包括：高龄，临床状态不稳定，机体功能严重受限，高度耐药或高度毒性的细菌、真菌或分枝杆菌定植，肥胖，严重或症状性骨质疏松，机械通气等。

再次肺脏移植术前检测群体反应性抗体，了解受者血清中预存抗体的特异性和滴度；预存抗体滴度高者需要进行相关处理。初次移植的移植肺（或残留的自体肺）存在化脓性感染的受者，常需双肺脏移植，防止术后移植肺的早期感染并发症。

再次肺脏移植的供肺植入操作步骤与初次肺脏移植相同，但存在解剖难点，包括首次肺脏移植手术导致的粘连、吻合口部位瘢痕组织形成使解剖结构不清，肺门解剖时需要防止损伤膈神经；肺动脉需要心包内高位阻断，切除原支气管吻合口，保证左房袖的完整。

对于重症受者，体外肺支持技术能够提供等待肺脏移植过程中的短期氧合支持，延长受者等待时间。

（陈静瑜　胡春晓　毛文君）

第五节　肺脏移植术后并发症

肺脏移植术后并发症可分为外科并发症和内科并发症，其中外科并发症包括胸腔内出血、气道吻合口并发症、血管吻合口狭窄、气胸、膈神经损伤和单肺脏移植后自体肺并发症等；内科并发症包括感染、原发性移植物失功、心血管并发症、药物相关并发症、胃食管反流征和移植后淋巴细胞增殖性疾病等。术后随访对并发症防治非常重要。

一、胸腔内出血

（一）病因

受者既往有开胸手术、气胸或胸膜粘连手术史，或肺/胸腔反复感染，均会导致肺胸膜广泛粘连并形成侧支循环；肺脏移植术中创面失血较多，导致凝血因子丢失过多、止血困难，后再次出现胸腔内出血。此外，体外循环和 ECMO 的使用也会导致凝血功能障碍。

常见的出血来源包括：胸壁创面渗血、肋间血管或胸廓内动脉破裂出血、肺动静脉吻合口出血、无名动脉或主动脉破裂大出血以及凝血机制异常导致的出血，其中最常见的是胸壁创面渗血和凝血机制异常导致的出血。

（二）临床表现和诊断

胸腔内出血的临床表现有：血压进行性降低、脉搏持续加快，补充血容量后血压仍不稳定，出现低血容量休克症状；持续、大量的胸腔血性引流液（＞200 mL/h，连续 2~3 h）；血红蛋白、红细胞计数和红细胞压积进行性降低，引流液血红蛋白和红细胞计数与外周血接近，且易凝固。出现低血容量休克症状但引流量不多，怀疑胸腔引流管阻塞时，可行胸部 X 线或彩色多普勒超声检查，以判断有无胸腔内积血。

（三）治疗

出血量少，可先采取保守治疗（如输注红细胞、新鲜血浆、纤维蛋白原或凝血酶原复合物等），减少或暂停肝素/低分子肝素的使用。出现持续、大量的胸腔血性引流液或胸腔内大量积血，应在补充血容量的同时及早开胸探查，重点检查血管吻合区域和肺门组织。如同时应用 ECMO，可在补充血容量的同时评估能否撤除，撤除 ECMO 可在一定程度上减少创面渗血；如继续使用，则需进行充分的内科药物治疗或外科手术止血。

二、气道吻合口并发症

肺脏移植术后常见的气道吻合并发症包括缺血坏死、裂开、狭窄和软化，总发生率约 15%。

（一）病因

术后早期气道吻合口局部支气管缺血是造成气道吻合口并发症的一个重要原因。支气管血液供应通常来源于肺动脉和支气管动脉，肺脏移植术中支气管动脉切断后一般不予重建，因此气道血供只能依赖于低压、低氧肺动脉系统的逆行血流。供肺气道经受者支气管循环血运重建通常发生在肺脏移植术后 2~4 周。在新生血管形成之前，减少肺血流量或增加肺血管阻力的因素会加重供肺支气管缺血。这些因素包括供肺保存不良、肺缺血再灌注损伤、严重水肿、排斥反应、感染、炎症和长期正压通气。供肺气道缺血最初表现为黏膜改变，进行性缺血可导致支气管壁坏死，最终开裂。早期的缺血性改变还会促使纤维组织增生、肉芽组织形成和气道结构完整性受损，这些过程在临床上远期表现为狭窄和软化。

引起气道吻合口并发症的其他危险因素还包括：①供、受者身高、体型不匹配；②由于低心排血量或医源性因素引起的长期低灌注；③右侧气道吻合因支气管长度较左侧长，加重吻合口缺血，较左侧吻合更易发生气道并发症；④ PGD；⑤雷帕霉素的使用。

（二）临床表现和诊断

气道吻合口并发症的局部表现呈多样性和重叠性，可出现缺血坏死、裂开、狭窄和软化中的一种或多种表现。临床表现为不同程度的咳嗽、咯血、呼吸困难及肺部感染等；支气管裂开者可出现气胸、纵隔气肿及急性大咯血；严重者可发生急性呼吸衰竭。一般通过支气管镜检查确诊。

1. 吻合口裂开 发生率为 1%~10%，是肺脏移植后 1~6 周内发生严重气道缺血的并发症。其结局取决于裂开的严重程度，大多数受者死于继发感染和脓毒症。支气管镜检查是诊断的金标准。胸部 CT 检查有助于检测和评估少量漏气，支气管周围空气征和支气管壁不规则、管壁缺损、动态或固定的支气管狭窄、纵隔气肿或其组合是吻合口裂开的影像学表现。

2. 支气管狭窄 是肺脏移植术后最常见的气道并发症，一般分为 2 种类型：①位于支气管吻合口或在吻合口 2 cm 范围内，称之为中央气道狭窄（central airway strictures，CAS）；②位于吻合口远端或肺叶支气管的气道，称为远端气道狭窄（distal airway strictures，DAS），可伴或不伴 CAS。最常见于中间段支气管，导致完全狭窄或支气管中间段综合征。胸部 CT 可同时判断狭窄的程度和范围，特别对于判断 CAS 是否合并 DAS 较支气管镜检查更为直观。

3. 气道软化 是指呼气时支气管管腔缩小超过 50%。软化是由于气道内软骨支持的丧失，这些变化可能发生在吻合口甚至更广泛的气道。症状包括呼吸困难（尤其是卧位）、呼吸频率增加、分泌物清除困难、反复感染以及慢性咳嗽，常伴有哮鸣音。肺功能提示第一秒用力呼气容积、呼气峰流速和呼气中期流速（FEF25%~75%）减少。动态吸气 – 呼气 CT 扫描可提示软化症，但支气管镜检查是诊断的金标准。

（三）分级

为了便于对支气管镜检查结果进行标准化描述，建议参考国际心肺脏移植协会专家共识，主要根据累及气管支气管树的部位和严重程度对每种类型并发症进行分级（表 4-5-1）。缺血表现为黏膜炎症浸润、充血和（或）黏膜形成伪膜；当临床怀疑存在气管炎症时，必须区分轻度缺血和感染性改变。坏死表现为灰黑色失活斑块，累及支气管壁深层。缺血和坏死归在相同类型中，但以不同严重程度来区分。裂开是指吻合口处支气管壁的完全分离。狭窄被定义为气道直径的固定减少，根据远端气道直径来区分病理狭窄和单纯供、受者气道大小不匹配。软化症被定义为在呼气时气道直径 >50% 的动态降低，由于难以精确确定软化程度，该分级系统不能评估软化的严重程度。

表 4-5-1 肺脏移植术后气道吻合口并发症分级

缺血和坏死
部位
a.	吻合口区（距吻合口G1 cm）
b.	吻合口至主支气管（包括右中间段和左主支气管远端，距吻合口>1 cm）
c.	吻合口至叶、段支气管开口以下（距吻合口>1 cm）

程度
a.	<50%支气管环长度的缺血
b.	50%~100%支气管环长度的缺血
c.	<50%支气管环长度的坏死
d.	50%~100%支气管环长度的坏死

裂开
部位
a.	软骨环部
b.	膜部
c.	软骨环部和膜部

程度
a.	0~25%支气管环长度的裂开
b.	25%~50%支气管环长度的裂开
c.	50%~75%支气管环长度的裂开
d.	75%~100%支气管环长度的裂开

狭窄

部位

    a.   吻合口区

    b.   吻合口及远端支气管

    c.   仅远端叶、段支气管

程度

    a.   支气管直径减少0~25%

    b.   支气管直径减少25%~50%

    c.   支气管直径减少50%~100%

    d.   支气管完全闭塞

软化

部位

    a.   吻合口区（距吻合口<1 cm）

    b.   弥漫性（包括吻合口且距吻合口H1cm）

（四）治疗

1. 一般治疗　改善受者一般状况，予以营养支持、康复训练。全身或联合局部应用抗生素控制气管吻合口局部及肺内炎症，局部治疗包括：妥布霉素、多黏菌素E雾化治疗阴性杆菌，二性霉素B雾化治疗真菌感染。存在呼吸道坏死的受者应同时给予全身和吸入性抗真菌药物进行预防。

2. 支气管镜介入治疗　保持支气管镜检查频率以评估呼吸道并发症的进展，及时诊断和治疗新的感染；尤其对于吻合口裂开的受者需根据情况提高支气管镜检查频率至1~3次/周。支气管镜下球囊扩张是治疗气道狭窄的首选方法，单次球囊扩张通常不会产生持久效果，必须间隔一定时间进行多次扩张。球囊扩张偶尔与支架置入同时进行，以保持扩张的直径，直至气道重塑。由于大量坏死增生组织引起气道狭窄或闭塞，可以选择经支气管镜氩等离子体凝固术恢复气道通畅；冷冻治疗也常应用于治疗气道狭窄，但须考虑其疗效延迟的特点。较严重的气管裂开可以考虑通过纤维或硬质支气管镜放置金属覆膜支架帮助封闭裂开区域，待坏死区域愈合后移除支架，但须注意避免放置时的应力加重裂开程度。由于支架放置和移除均存在潜在风险，不推荐支架置入作为常规治疗；当受者发生支气管软化的症状或功能障碍严重，通过保守治疗无法得到改善时，可考虑行气道支架置入。

3. 无创正压通气治疗　对于存在支气管软化的受者，NIPPV是首选治疗方法，可滴定NIPPV所需压力值。无创正压通气（noninvasive positive-presure ventilation，NIPPV）治疗可在夜间使用，也可在白天间歇使用。此外，支气管狭窄受者在支气管镜介入治疗间歇期，也可通过NIPPV改善症状。

4. 外科治疗　对于严重的裂开、软化以及不能采取其他保守治疗措施的受者，可考虑行外科修复或支气管再吻合术。术中需要用贲门周围、肋间肌或网膜瓣来支撑和加强吻合的修复。手术方法包括切除、重建和气管成形术。

三、血管吻合口狭窄

（一）病因

血管吻合口狭窄的病因目前尚不明确，可能与供、受者血管直径不匹配及吻合方法等有关。

（二）临床表现和诊断

可表现为呼吸困难、需氧量增加、移植肺水肿、肺动脉高压以及机械通气时间延长。可通过核素灌注扫描、超声心动图和血管造影诊断。核素灌注扫描能发现移植肺低血流灌注，但这些结果仅作为判断血管狭窄的参考而不作为诊断依据。经胸腔超声心动图无法提供满意的血管吻合口附近肺动、静脉图像，而经食管超声心动图能精确判断血管吻合口形态及功能情况。血管造影是血管吻合口狭窄诊断的金标准，可精确测量吻合口压力梯度，从而指导其功能评估。

早期移植肺失功要考虑与血管吻合口狭窄进行鉴别，先行核素灌注扫描，怀疑有血管狭窄的可能则行肺血管造影。

（三）治疗

包括保守治疗、再次手术重建、血管成形术及支架置入。尽可能使供、受者血管直径相匹配，同时改进手术技术。

四、气胸

肺脏移植术后气胸是一种常见的并发症，可发生在移植肺或者单肺脏移植的自体肺一侧。

（一）病因

某些自体肺原发病（如肺气肿、肺纤维化和肺淋巴管平滑肌瘤）易引发术后气胸。术后早期呼吸机辅助通气会增加气胸发生率，但迟发性气胸也较为常见，甚至肺脏移植数年后也会发生，这和自体肺原发基础疾病的自然发展进程是一致的。对于肺气肿单肺脏移植受者而言，自体肺过度膨胀是影响其预后的严重并发症之一，可导致肺通气/血流比率失调、纵隔移位，进而影响循环和对侧移植肺功能。而引起肺薄壁损伤的因素均可引起移植肺气胸，如支气管吻合口瘘、感染、排斥反应以及支气管动脉循环缺失导致的缺血等。

（二）临床表现和诊断

可有胸闷、胸痛、呼吸困难和刺激性干咳等症状。胸部X线检查是诊断气胸的常规手段。但肺脏移植术后移植肺气胸首先要排除支气管吻合口瘘，故支气管镜检查亦十分必要。

（三）治疗

①出现自体肺气胸者，可行胸腔闭式引流保守治疗，必要时行胸腔镜下肺大疱切除及胸膜固定术；②术前尽可能选择尺寸适宜的供肺，甚至可选择尺寸稍大于预计肺容积的供肺，移植术中根据术侧胸腔容积大小裁剪供肺；③术中同期或术后行自体肺减容术；④积极控制感染，必要时行自体肺切除。

五、膈神经损伤

（一）病因

分离粘连、术中冰屑、电凝等导致的神经损伤。

（二）临床表现和诊断

术后呼吸功能恢复延迟导致脱离呼吸机困难。可通过 X 线检查膈肌功能，超声或神经传导检查评估是否存在膈神经损伤。

（三）治疗

腹式呼吸锻炼，坐位呼吸。

六、PGD

PGD 是肺脏移植术后早期受者死亡的首要原因，通常发生于移植后 24~72 h，大部分受者在术后 1 周开始明显缓解。水肿可能会持续至术后 6 个月，但大多数在术后 2 个月左右完全缓解。

（一）病因

①供者因素：性别、种族和原发病等尚未证实影响供肺质量，吸烟、饮酒是 PGD 的危险因素，但与供者年龄无关；②供肺获得性因素：长时间应用呼吸机、创伤、大量输血、炎症、肺挫伤和血流动力学不稳定等是 PGD 的危险因素；③供肺管理：肺灌注液类型、温度、灌注方式、灌洗量、灌注压力以及供肺冷缺血时间等影响供肺质量；④受者因素：原发病（特发性肺动脉高压、结节病）、合并症（中、重度肺动脉高压、高体质量指数以及既往行胸膜固定术等术后 PGD 发生风险高）；⑤供、受者匹配度：供、受者器官体积匹配度差，在非慢性阻塞性肺疾病受者中供肺过小发生 PGD 风险大，出现新生供者特异性抗体等；⑥手术相关因素：单肺脏移植、术中体外循环支持、再灌注时高吸入氧浓度和术中大量输注血制品是 PGD 的独立危险因素。

（二）临床表现和诊断

肺脏移植术后 72 h 内出现：①严重低氧血症，$PaO_2/FiO_2 < 300$ mmHg；肺水肿；②胸

部 X 线检查表现为弥漫性、渗出性肺泡浸润；③排除超急性排斥反应、静脉吻合口梗阻、心源性肺水肿和严重感染等。

2016 年 ISHLT 按照胸部 X 线片表现及 PaO_2/FiO_2 将 PGD 分为 4 级（表 4-5-2）：①对未接受有创机械通气的受者，若 $FiO_2>40\%$，不能按这一标准进行分级；②若 PaO_2 不能获得，则按照动脉血氧饱和度（pulse oxygen saturation，SpO_2）/FiO_2 进行分级，分级临界值 200、300 mmHg 分别改为 235、315 mmHg；③若胸部 X 线检查表现为弥漫性、渗出性肺泡浸润，同时应用 ECMO 支持则为 PGD 3 级；④应在移植术后 72 h 内（0、24、48 和 72 h）进行 PGD 分级。

表 4-5-2 2016 年国际心肺脏移植协会原发性移植肺无功能分级

分级	影像学改变*	PaO_2/FiO_2（mmHg）
0	无	-
1	有	>300
2	有	200~300
3	有	<200

-：无数据；*：胸部 X 线检查表现为弥漫性、渗出性肺泡浸润；PaO_2：动脉血氧分压；FiO_2：吸入氧浓度

（三）治疗

1. 一般原则 支持治疗；予保护性肺通气，FiO_2 为 0.21~0.50，低潮气量通气，PEEP 为 5~8 cmH_2O，改善呼吸功能；加强液体管理，在保证重要脏器良好灌注的前提下限制液体入量，应用利尿剂。

2. 肺血管扩张剂 前列腺素 E_1 和一氧化氮，不建议常规应用，可选择性应用于确诊为 PGD 3 级的受者。

3. ECMO 严重 PGD（3 级）为应用 ECMO 适应证，包括严重低氧血症（$PaO_2/FiO_2<100$ mmHg）、对肺血管扩张剂无反应、酸中毒和右心功能障碍；V-V ECMO 可支持大多数严重 PGD 受者，但原发性肺动脉高压者术中应用 V-A 或 V-A-V ECMO 延长至术后早期，可保护左心室，减轻肺水肿。

4. 再移植 对于严重 PGD 治疗无效者，在支持治疗及 ECMO 辅助下过渡至再移植。

5. 可选择的预防性治疗 肺表面活性物质；补体抑制剂；血小板活化因子拮抗剂等。

（四）预防

谨慎选择供者，加强管理，必要时应用体外肺灌注系统改善供肺质量。受者原发病为特发性肺动脉高压、结节病或肺纤维化合并中重度肺动脉高压是发生 PGD 的高危因素，必要时应用体外生命支持系统或 ECMO 支持，降低 PDG 的发生率及严重程度。

七、心力衰竭

（一）病因

受者术前心功能不全、心律失常；原发性或继发性肺动脉高压；慢性肺源性心脏病；先天性心脏病；未处理的冠心病；肺脏移植术中心脏牵拉、血管吻合等；肺脏移植术中心脏骤停；术后早期应激性心肌病；术后气胸、纵隔气肿；谵妄、烦躁等精神症状；术后感染及由此导致的循环不稳定、心肌损伤；术后心肌梗死、肺动脉栓塞。

（二）临床表现和诊断

肺脏移植术后心力衰竭包括左心衰竭、右心衰竭及全心衰竭，最常见的是左心衰竭。若左心衰竭控制不佳，可进一步导致右心衰竭、全心衰竭，甚至死亡。

临床表现：胸闷、气短、乏力、心动过速和呼吸急促；劳力性呼吸困难、夜间阵发性呼吸困难和端坐呼吸；烦躁、焦虑和恐惧等精神症状；心脏扩大、颈静脉充盈、肺部啰音、咳粉红色泡沫样痰、胸腔积液、腹腔积液、肝淤血和双下肢水肿。

诊断依据：典型症状、体征；胸部 X 线检查示心影增大、肺门渗出影增多、肺淤血和肺水肿；超声心动图示每搏输出量下降和左室射血分数下降、心肌收缩和舒张功能减退以及肺动脉压力升高等；实验室检查：脑钠肽、N 末端 B 型脑钠肽前体和心肌酶谱等。

（三）治疗

术前存在心力衰竭的受者，应在心力衰竭得到控制后再行肺脏移植；术中麻醉维持血流动力学稳定；术后行强心、利尿及扩血管药物治疗，如多巴胺、多巴酚丁胺、硝酸甘油、米力农、重组人脑利钠肽和左西孟旦等；术后早期维持液体平衡；延长 ECMO 支持时间；有创呼吸机序贯无创呼吸机支持，持续正压通气。

尽早纠正心律失常，心率过快可使用地高辛控制心率，由于 β 受体阻滞剂有负性肌力作用，应谨慎使用；因心力衰竭导致烦躁的受者，应充分镇静、镇痛，但应谨慎使用右美托咪定，避免发生心血管不良反应；利尿有利于减轻心脏负荷和肺水肿，但需要注意保护肾脏。

八、心律失常

心律失常是肺脏移植术后常见的心血管并发症，多于术后 30 d 内发生，首次发作一般在术后 1~7 d，可反复发作，多为室上性心律失常，房扑、房颤最为常见。

（一）病因

肺脏移植手术操作：受者肺静脉分离、供肺静脉修剪、钳夹左心房和肺静脉吻合等。感染：移植术后感染导致循环不稳定、心率变化，诱发心律失常。心力衰竭：心肌收缩和舒张功能不全，导致血流动力学和心脏电生理变化。内环境紊乱：酸碱和电解质失衡等。

（二）临床表现和诊断

临床表现为心悸、胸闷，心电监护示心率加快或减慢，失去正常窦性节律。床旁心电图可快速诊断。

（三）治疗

纠正酸碱、电解质失衡，维持 pH 值、血钾在正常范围内；静脉注射西地兰，口服或静脉应用 β 受体阻滞剂（合并心力衰竭、血流动力学不稳定慎用），控制心室率；抗心律失常药物首选胺碘酮，因其适用性广，对血流动力学影响小，安全性高，维拉帕米、普罗帕酮可作为备选；若心律失常无法在短时间内纠正，影响血流动力学稳定，可在有效抗凝基础上使用电复律治疗；绝大多数受者的心律失常为阵发性，可治愈。

九、静脉血栓栓塞症

静脉血栓栓塞症包括深静脉血栓形成（发生率 0.4%~29.0%）和肺栓塞（发生率 1.8%~8.3%），常发生于移植术后 4 个月内。

（一）病因

肺脏移植术前及围手术期受者长期卧床；高龄；术前原发病导致的高凝状态，如 COPD、肺间质纤维化和肺动脉高压等；术后早期机械通气时间延长（>48 h）；术中血管吻合、ECMO、深静脉置管和动脉置管等操作导致血管内皮损伤。

（二）临床表现和诊断

深静脉血栓形成表现为左右不对称的上肢或下肢肿胀，确诊依靠血管彩色多普勒超声；肺栓塞表现为突发胸闷、胸痛、呼吸困难和咯血等，血氧饱和度下降，血气分析示低氧血症和低碳酸血症，典型心电图可见 I 导联 S 波变深及 III 导联出现 Q 波、T 波倒置。确诊依靠 CT 肺动脉成像、核素肺通气/灌注扫描和肺动脉造影。

（三）治疗

维持生命体征平稳；吸氧，镇静，镇痛；充分抗凝，常用低分子肝素 100 U/kg 皮下注射，重症受者予普通肝素静脉微泵持续治疗，每 2 小时监测活化部分凝血酶时间；急性期后可改为华法林（定期监测国际标准化比值）或新型口服抗凝药（首选利伐沙班）序贯治疗。

（吴　波　徐　鑫　陈静瑜）

第六节 肺脏移植术后移植物感染性并发症

肺脏移植术后感染发生率和病死率都较高,可发生于移植术后任何时间,但各种类型感染的好发时间不同。易患因素包括病原体定植、肺叶膨胀不全、纤毛运动功能受损、供肺去神经支配、淋巴回流中断以及免疫抑制治疗等。

一、细菌感染

细菌感染是肺脏移植术后最常见的感染类型,术后第 1 个月是细菌感染发生的高峰期。肺脏移植术后细菌感染首先要判断是细菌感染还是定植;其次要区分感染部位,是血流、肺部感染,还是支气管、吻合口感染;最后要判断感染的严重程度,可根据受者症状、体征、炎症指标及细菌培养结果判断。

(一)病因

肺是与外界相通的器官,直接暴露于外界环境;手术造成淋巴回流中断;供肺去神经支配,缺乏神经保护机制和咳嗽反射机制,支气管黏膜上皮功能受损;移植术后免疫抑制剂使用;供者机械通气时间长、冷缺血时间长、动脉氧分压低、支气管有分泌物及边缘供者等;受者术前感染未控制、耐药细菌未清除、结构性肺病、高龄、长期大量吸烟、机械通气及急诊肺脏移植等。

(二)临床表现和诊断

典型的临床表现为发热、咳嗽、咳痰、胸闷、气短和乏力等。诊断:①典型症状、体征及痰液性状;②实验室检查:炎症指标(如白细胞、中性粒细胞、C 反应蛋白和血清降钙素原等)升高,血培养或痰培养检出细菌可明确病原体;③影像学检查:肺炎胸部 CT 或 X 摄线检查示新出现或进展性的浸润影、实变影或磨玻璃影,支气管炎影像学检查正常或胸部 X 摄线片表现为中等量间质渗出。

(三)治疗

术前存在细菌感染的受者应予抗感染治疗,感染控制后再行肺脏移植。术中抗感染方案根据供、受者已知的细菌种类和药敏试验结果选择;若暂无相关结果,常规术中预防性抗感染方案需经验性覆盖铜绿假单胞菌、耐甲氧西林金黄色葡萄球菌。术后应监测痰培养和血培养结果,提高细菌检出率;根据药敏试验结果选择药物,配合气道廓清、呼吸康复训练等综合治疗。

肺脏移植围手术期以院内获得性感染为主,致病菌以革兰氏阴性菌更为常见。常见的革兰氏阴性菌为肺炎克雷伯菌、鲍曼不动杆菌、铜绿假单胞菌和嗜麦芽窄食单胞菌,而黏质沙雷菌、大肠埃希菌、阴沟肠杆菌和洋葱伯克霍尔德菌等相对少见；常见的革兰氏阳性菌为金黄色葡萄球菌。肺脏移植 6 个月后细菌感染风险下降，以社区获得性感染为主。我国不同地区和不同等级医院的病原学及其耐药性差别较大，因此治疗推荐仅是原则性的。由于术后早期细菌性肺炎主要来自供肺，因此术前评估供肺必须参考供者的细菌培养结果，且术中即刻送检供肺的细菌培养，以尽早获得供肺来源的细菌种类和药敏试验结果，指导术后治疗。在对供肺进行微生物学检查的同时进行术后预防性抗感染治疗，以改善预后。

细菌感染按照部位可分为血流、肺部、支气管和吻合口感染。病情最凶险、死亡率最高的是血流感染，主要包括导管相关性血流感染和肺部感染导致的血流感染。前者与围手术期置入深静脉导管、动脉导管、脉搏指数连续心输出量和 ECMO 等密切相关，治疗首先应拔除或更换导管；后者肺部感染致病细菌通过肺小血管或毛细血管入血，手术、支气管镜等操作不当也会增加细菌入血的风险，血培养可发现与痰培养相同的细菌，治疗要同时兼顾血流和肺部感染。无论是导管相关性血流感染还是肺部感染导致的血流感染，都会在短时间内出现感染性休克，导致受者死亡。

细菌感染是肺部感染最常见的，多重耐药肺炎克雷伯菌、鲍曼不动杆菌和铜绿假单胞菌是最常见的致病菌。除抗生素联合治疗外，还应加强支气管镜清理气道，注意谨慎操作，避免细菌入血导致血流感染。支气管感染受者症状相对较轻，细菌毒力相对较低，感染较局限，应定期应用支气管镜清理气道，避免痰液潴留导致肺不张。吻合口感染属于支气管感染的一种特殊类型，一般以真菌感染为主，但可合并细菌感染，受者症状较轻，但治疗周期较长，需要抗细菌联合抗真菌治疗。

二、真菌感染

肺脏移植术后真菌感染以曲霉感染为主，是术后早期常见并发症，曲霉感染可分为支气管感染、吻合口感染、侵袭性肺部感染和全身播散性感染。曲霉感染高发期集中在移植后 3 个月内，75% 为支气管或吻合口感染，严重者可引起支气管吻合口瘘等，18% 为侵袭性肺部感染，7% 为全身播散性感染。烟曲霉感染最常见（占 91%），黄曲霉和黑曲霉感染发生率均为 2%，不同种类曲霉混合感染达 5%。

（一）病因

受者术前存在曲霉感染；术后免疫抑制剂的使用；长期应用大剂量糖皮质激素和广谱抗生素；移植肺持续与外界相通，环境暴露；供者 ICU 住院和机械通气时间长，移植受者作为供者，溺水供者；曲霉定植；术中吻合口及气道黏膜缺血；病毒感染，特别是巨细胞病毒（CMV）感染；慢性排斥反应；使用抗体免疫诱导治疗；预防性抗真菌治疗未覆盖曲霉。

（二）临床表现和诊断

临床表现为发热、咳嗽、咳拉丝样黏痰、胸闷和喘息等。根据支气管镜下表现，支气管曲霉感染分为浅表浸润型、全层浸润型、闭塞型和混合型。肺脏移植术后支气管曲霉感染以混合型为主。

诊断：①典型症状、体征及痰液性状。②实验室检查：真菌 1，3-β-D 葡聚糖试验（G 试验）及半乳甘露聚糖试验（GM 试验）阳性、肺泡灌洗液 GM 试验阳性可辅助诊断曲霉感染，也可与其他真菌感染相鉴别；痰培养检出丝状真菌。③影像学检查：典型的胸部 CT 表现包括结节影、实变、空洞和晕轮征等。④支气管镜检查可直接观察到吻合口曲霉感染病灶，并获取标本进行培养和组织学检查。宿主因素、临床特征和微生物学培养可以为曲霉感染的诊断提供依据，但确诊要依靠组织病理学证据。

（三）治疗

肺脏移植前存在曲霉感染的受者应在术前开始治疗，药物首选伏立康唑，并在术中、术后继续治疗。

术前无曲霉感染的受者，无论是否有高危因素，建议采取普遍预防策略。棘白菌素类药物安全性高、不良反应少、肝肾毒性小，故一般以其作为初始方案，使用卡泊芬净或米卡芬净预防感染。受者术后出现侵袭性感染，则改为伏立康唑治疗；需要注意的是，三唑类药物肝肾毒性较大，且与 CNI 有相互作用，需调整 CNI 剂量。侵袭性感染应用伏立康唑治疗 2 周以上疗效不佳时，可转换为泊沙康唑抗感染。棘白菌素类药物联合三唑类药物治疗，效果并不优于单药治疗。在全身抗真菌治疗的基础上，建议联合雾化吸入二性霉素 B 进行局部治疗，疗程一般为 3 个月。

三、病毒感染

肺脏移植术后病毒感染包括 CMV 感染、社区获得性呼吸道病毒感染等。

（一）CMV 感染

CMV 感染是肺脏移植术后最常见的病毒感染类型。与其他疱疹病毒一样，CMV 可终身潜伏于宿主体内，可反复感染。未经过预防的受者，典型 CMV 感染症状出现于肺脏移植术后第 1~4 个月。如采取预防措施，CMV 感染出现的时间更晚。

1. 病因 CMV 潜伏感染的肺脏移植受者存在术后发病风险，术后大剂量免疫抑制剂的使用是诱发因素。不同供、受者 CMV 抗体状态提示感染风险不同：①低危风险：受者 CMV 抗体阴性，供者 CMV 抗体阴性；②中危风险：受者 CMV 抗体阳性，供者 CMV 抗体阴性或阳性；③高危风险：受者 CMV 抗体阴性，供者 CMV 抗体阳性。

2. 临床表现 肺脏移植术后 CMV 感染包括直接器官损伤和间接效应，其中，直接器官损伤包括 CMV 综合征，表现为发热、乏力和骨髓抑制；组织侵袭性疾病：胃肠道疾病、肝炎、肺炎、视网膜炎、中枢神经系统疾病和心肌炎。间接效应包括机会感染增加（细菌、真菌和其他病毒感染，如 EBV 病毒相关的 PTLD）；心血管不良事件；移植后糖尿病；急、慢性排斥反应；肺脏移植后闭塞性细支气管炎。

3. CMV 病毒感染的诊断依据 出现上述典型症状、体征；胸部 CT 典型表现示小叶中央型结节、小叶间隔增厚和磨玻璃阴影等。血清学检测：CMV 抗体阳性；CMV-PP65 抗原阳性。分子生物学检测：多重聚合酶链反应定性或定量检测 CMV-DNA；细胞病理学可见巨大细胞以及核内、浆内嗜酸性包含体。

4. 治疗 肺脏移植术后建议采取普遍预防策略，受者常规使用更昔洛韦预防 CMV 感染（5 mg/kg、1 次 /d），疗程 3~6 个月。在预防期间或结束后出现 CMV 感染的受者，使用更昔洛韦（5 mg/kg、2 次 /d）抗病毒治疗；更昔洛韦耐药或不适用则应用膦甲酸钠抗病毒治疗。降低免疫抑制强度，静脉滴注丙种球蛋白。

（二）社区获得性呼吸道病毒感染

社区获得性呼吸道病毒感染病原体包括：小 RNA 病毒（鼻病毒、肠病毒），冠状病毒科（冠状病毒），副黏病毒科（呼吸道合胞病毒、副流感病毒和肺炎病毒），正黏病毒科（流行性感冒病毒 A、B），腺病毒科（腺病毒）等。

1. 病因 移植肺易接触环境中多种呼吸道病毒；术后大剂量免疫抑制剂使用。

2. 临床表现 肺脏移植术后社区获得性呼吸道病毒感染发病率较高，出现明显气道症状者占 57%。气道症状表现不一，可以从无症状到轻度上呼吸道感染，甚至重症肺炎。感染的严重程度与病毒类型有关，腺病毒感染病死率较高，继发细菌和真菌感染是其严重并发症。

3. 诊断诊断依据 典型症状、体征；胸部 CT 典型表现示磨玻璃影和斑片状实变影等；血清学检测病毒特异性抗体；分子生物学检测病毒核酸；病毒分离培养。

4. 治疗 降低免疫抑制强度；对症治疗（控制呼吸道感染症状）；抗病毒治疗。

四、隐源性机化性肺炎

肺脏移植术后隐源性机化性肺炎发生率为 10%~28%，表现为小气道、肺泡腔内炎症和肉芽组织浸润。

（一）病因

反复细菌、真菌感染；CMV 感染；急性排斥反应；受者合并结缔组织病；术后免疫抑制剂使用。

（二）临床表现和诊断

主要表现为发热、咳嗽、乏力和呼吸困难，可出现低氧血症、肺功能下降。胸部 CT 主要表现为多发斑片状肺泡影、弥漫性间质影。根据移植肺活检确诊。

（三）治疗

对糖皮质激素治疗敏感，推荐初始剂量为 0.75~1.50 mg/（kg·d），治疗有效则逐步减量至 0.50~0.75 mg/（kg·d）维持，总疗程需要半年至 1 年。急性期可选择大剂量糖皮质激素冲击治疗，大环内酯类药物联合使用（如阿奇霉素等）。

（吴　波　胡春晓　陈静瑜）

第七节　肺脏移植免疫抑制治疗

肺脏移植手术技术日臻成熟，然而急、慢性排斥反应仍严重影响肺脏移植受者的长期生存率。免疫抑制治疗可以减少肺脏移植术后排斥反应发生率，但目前免疫抑制方案尚无统一标准。本节从肺脏移植免疫抑制剂应用的基本原则、免疫诱导和维持治疗等方面，介绍肺脏移植免疫抑制治疗相关的内容。

一、免疫抑制剂应用原则

肺移植术后，受者需要长期应用免疫抑制剂以预防和治疗排斥反应，合理的应用免疫抑制剂需遵循其基本原则。在有效预防排斥反应的前提下，尽可能减少剂量，以期尽量减少药物相关不良反应。肺脏移植术后的免疫抑制剂应用原则包括：①采用免疫抑制剂联合用药方案，即根据免疫抑制剂的不同作用机制，在增强抗排斥反应作用的同时弥补单药的不足并减少单药剂量，以避免不良反应。②应根据不同个体、或同一个体不同时段以及不同个体对药物的反应和耐受性等制订个体化用药方案。③由于存在个体内和个体间的药物代谢动力学差异，某些免疫抑制剂需通过监测血药浓度及时调整剂量。④避免受者过度的免疫抑制，有助于防治因机体免疫功能过度低下所致的感染和肿瘤。

肺脏移植术后早期易发生排斥反应，需较高的免疫抑制强度。随着术后时间的延长，维持期应酌情降低免疫抑制强度。

二、免疫抑制剂应用方案

（一）免疫诱导治疗

1. 免疫诱导的概念　免疫诱导治疗是指在移植术前或术中予以强效免疫抑制剂（通常为生物制剂）治疗，目的是在移植手术和术后早期提供高强度的免疫抑制，降低或调节免疫细胞对同种异体抗原的免疫应答，减少急性排斥反应的发生风险。目前临床上免疫诱导治疗主要是在常规免疫抑制剂的基础上，应用生物制剂（抗体），在围手术期（一般是术前和术后数日）加用抗淋巴细胞免疫球蛋白或拮抗 T 细胞活化增殖信号（主要是 IL-2R）的单克隆或多克隆抗体制剂。

2. 临床常用的免疫诱导生物制剂　包括以下两类：①通过清除淋巴细胞发挥作用的免疫抑制剂，包括以抗淋巴细胞免疫球蛋白为代表的多克隆抗体，以抗 CD3[+] T 细胞、抗 CD52 单克隆抗体为代表的单克隆抗体；②拮抗 T 细胞活化增殖信号（主要是 IL-2R）发挥作用的单克隆抗体，主要是 IL-2 受体拮抗剂为代表的单克隆抗体，以及其他进入临床试验阶段的单克隆抗体制剂。对于高致敏或存在高危因素的受者，如群体反应性抗体阳性、再次移植和出现体液排斥反应等，建议应用免疫诱导治疗。除预防急性排斥反应、增强免疫抑制外，免疫诱导治疗还可作为免疫抑制剂联合应用的一部分，减少免疫抑制维持方案药物剂量和不良反应。然而，免疫诱导治疗可能增加严重感染和恶性肿瘤的发生风险，故需谨慎评估后应用。

3. 肺移植常用的免疫诱导方案 目前，肺脏移植免疫诱导治疗常用以下 3 种免疫抑制剂。① IL -2 受体拮抗剂：能够抑制活化的 T 细胞功能，但并不影响 T 细胞和 B 细胞数量；主要包括巴利昔单抗（鼠 / 人嵌合的非耗竭性单克隆抗体），通过特异性结合 IL-2 受体 α 链（ CD25 抗原），阻断 T 细胞增殖信号的传导，从而预防 T 细胞增殖及活化。②抗淋巴细胞免疫球蛋白：为多克隆抗体，目前常用的多克隆抗体常用的有兔抗人胸腺细胞免疫球蛋白（ rabbit antithymocyte globulin, rATG ）、抗人 T 细胞兔免疫球蛋白（ anti-human T lymphocyte Rabbit immunoglobulin, ATLG ）以及国内产品猪抗人 T 细胞免疫球蛋白等。③阿仑单抗：同时清除 T 细胞和 B 细胞，其对 T 细胞和 B 细胞的耗竭作用比 rATG 更强，可长达 1 年左右。国际心肺脏移植协会注册数据显示，69% 的肺脏移植受者接受了免疫诱导治疗，使用巴利昔单抗、阿仑单抗和 rATG 的受者比例分别为 57%、8% 和 5%。

（二）免疫抑制维持治疗

肺移植受者术后需要长期甚至终身应用的免疫抑制剂维持治疗，以预防排斥反应。

1. 常用免疫抑制药物 肺脏移植术后常用免疫抑制维持方案包括以下 4 类药物，分别作用于淋巴细胞活化的不同阶段。① CNI：是目前维持免疫抑制治疗的基础，主要包括环孢素和他克莫司；②细胞增殖抑制剂：最常用的是霉酚酸类药物，如吗替麦考酚酯、麦考酚钠肠溶片及硫唑嘌呤；③糖皮质激素：常用的有甲泼尼龙和泼尼松等；④雷帕霉素靶蛋白抑制剂：通过抑制 IL-2 介导 T 淋巴细胞增殖起效，与 CNI 类药物不同的是其不抑制 IL-2 所介导的 T 细胞凋亡，属于新型免疫抑制剂，临床常用的 mTOR 抑制剂主要为西罗莫司和依维莫司。

2. 国内外肺脏移植术后最常用的免疫抑制维持方案 选择上述药物中的 3 种联合应用。通过不同种类药物的联合应用，以达到增强免疫抑制效果的同时减少不良反应的目的，同一类药物（如他克莫司和环孢素）因作用机制类似不宜合用。ISHLT 注册数据统计结果显示，肺脏移植受者术后第 1、5 年最常用的免疫抑制方案为他克莫司 +MMF+ 泼尼松。但免疫抑制方案绝不是一成不变的，需根据受者年龄、一般状态、药物代谢动力学、免疫抑制剂血药浓度、致敏状态、移植肺功能、排斥反应和其他并发症发生情况以及经济状况等多种因素来制订个体化方案；临床治疗过程中需根据实际情况进行灵活的药物转换。

3. 免疫抑制剂血药浓度监测 大多数免疫抑制剂在使用过程中需监测血药浓度，以评估受者免疫状况，避免药物不良反应，并指导抗排斥反应方案调整。目标浓度监测主要包括 3 项指标：服药后 12 h 血药浓度（ $C0$ ）、药时曲线下面积和服药后 2 h 血药浓度（ $C2$ ）。CNI 类药物及西罗莫司主要监测 $C0$，MMF 主要监测药时 AUC。CNI 目标 $C0$ 在肺脏移植术后早期维持在较高水平，随着时间推移而逐渐降低，出现排斥反应时可适当提升，而出现不良反应、并发感染或恶性肿瘤等情况时应酌情降低。CNI 血药浓度在肺脏移植术后早期应每周监测 1~3 次，肝肾功能不全、胃肠道功能障碍（吸收不良和腹泻等）以及用药途径或合并用药改变等情况下需提高监测频率，随着术后时间的推移以及受者病情趋于稳定，可适当延长监测间隔。

4. 免疫抑制剂与其他药物的相互作用 需密切关注免疫抑制剂与其他药物之间的相互

作用。如三唑类抗真菌药物可不同程度提升 CNI 和西罗莫司的血药浓度（联用泊沙康唑可导致西罗莫司血药浓度显著升高而发生中毒，禁止联用），联用时应注意免疫抑制剂减量，而停用三唑类抗真菌药物时，也应注意增加 CNI 剂量。

肺脏移植常用免疫抑制剂药理作用、不良反应和用药过程监测指标详见表 4-7-1。

表 4-7-1 肺脏移植常用免疫抑制剂

免疫抑制剂	作 用	药 理 作 用	不 良 反 应	监 测 指 标
巴利昔单抗	免疫诱导	抗CD25单克隆抗体，与活化T细胞上的IL-2受体α链（CD25抗原）特异性结合	少见，偶有过敏反应	无
兔抗人胸腺细胞免疫球蛋白	免疫诱导，治疗排斥反应和慢性移植物失功	多克隆抗体，耗竭T细胞，影响T细胞活化及其细胞毒功能	白细胞和血小板减少、寒战、发热、呼吸困难、肺水肿、心动过速、低血压、静脉炎、瘙痒、皮疹、血清病和感染等	生命体征、血常规、淋巴细胞绝对值和CD3$^+$T细胞计数
阿仑单抗	免疫诱导，治疗排斥反应和慢性移植物失功	抗CD52单克隆抗体，与T细胞、B细胞和NK细胞上的CD52抗原结合	白细胞和血小板减少、头痛、寒战、发热、呼吸困难、低血压、静脉炎、瘙痒、皮疹和感染	生命体征、血常规和淋巴细胞绝对值
糖皮质激素	免疫诱导，免疫抑制维持治疗	抑制NF-AT活性，阻断细胞因子（IL-1、2、3、5, TNF-α和IFN）转录，抑制T细胞、巨噬细胞分泌细胞因子	高血糖、高血压、高血脂、精神症状、失眠、骨质疏松、股骨头坏死、液体潴留、库欣综合征、伤口愈合迟缓和感染	血糖、血压、血脂和骨密度
他克莫司	免疫抑制维持治疗	阻断NF-AT信号转导，从而阻断淋巴因子的基因转录，抑制T细胞活化	肾毒性、电解质紊乱（尤其是低血镁和高血钾）、神经毒性、高血糖、高血压、高血脂、血栓性微血管病和感染等	血药浓度（C0）、肾功能和电解质
环孢素	免疫抑制维持治疗	阻断NF-AT信号转导，从而阻断淋巴因子的基因转录，抑制T细胞活化	基本同他克莫司，但略有差异：高血糖发生率低于他克莫司，高血压和高血脂发生率高于他克莫司，还可能发生牙龈增生和多毛等	血药浓度（C0和C2）、尿量、肾功能、电解质、体细胞亚群和手抖情况
吗替麦考酚酯/麦考酚钠肠溶片	免疫抑制维持治疗	非竞争性、可逆性地抑制次黄嘌呤单核苷酸脱氢酶，从而抑制鸟嘌呤核苷合成，抑制淋巴细胞增殖	恶心、呕吐、腹泻、腹痛、白细胞减少、血小板减少、贫血、CMV感染和致畸等	药时AUC、血常规
西罗莫司	免疫抑制维持治疗	与哺乳动物雷帕霉素靶蛋白结合，抑制其活性，从而阻断细胞因子驱动的T细胞增殖，抑制细胞周期G$_1$期向S期发展	血小板减少、贫血、高脂血症、影响伤口愈合、蛋白尿、肺炎、外周水肿、血栓性微血管病和感染等	血药浓度（C0）、肾功能、血脂、血常规和胸部X线片

NF-AT：活化T细胞核因子；C0：服药后12h血药浓度；C2：服药后2h血药浓度；AUC：曲线下面积

（吴 波 胡春晓 韩威力）

器官移植临床技术

第八节　肺脏移植排斥反应的诊断和处理

　　肺脏移植在实体器官移植中较为特殊，因其与外界环境相通，持续受到环境中感染性或非感染性因素的刺激，这些因素可能改变受者免疫状态，使其更易发生排斥反应。排斥反应是受者对同种异体移植肺抗原发生的细胞和（或）体液免疫反应，是导致移植肺失功的主要原因，按发生时间分为超急性、急性和慢性排斥反应，也可依据其发病机制分为细胞介导排斥反应以及抗体介导排斥反应。

　　1990 年，ISHLT 制订了肺脏移植排斥反应病理学分类分级，并于 1996 年和 2007 年分别进行了更新，目前仍延用此分类分级标准详见表 4-8-1。

表 4-8-1　移植肺活检排斥反应诊断与分级标准

分　　级	组织学表现
A急性排斥反应	
A0无排斥反应	正常肺实质，未见单核细胞浸润、出血和坏死的证据
A1轻微排斥反应	肺实质内可见散在、少发的血管周围单个核细胞浸润，尤其是小静脉周围可见由2~3层小而圆的浆细胞样和转化的淋巴细胞围成的环形带，无嗜酸粒细胞及内皮炎存在
A2轻度排斥反应	低倍镜下即可见多处小动、静脉周围单个核细胞围管状浸润，包括小淋巴细胞、活化淋巴细胞、浆细胞样淋巴细胞、巨噬细胞及嗜酸粒细胞等，但邻近肺泡间隔或肺泡腔未见明显浸润；常见血管内皮下炎症细胞浸润，形成血管内皮炎；血管内皮炎、嗜酸粒细胞以及同时存在的气道炎症有利于诊断
A3中度排斥反应	小动、静脉周围可见密集的单个核细胞浸润，形成明显的血管内皮炎；嗜酸粒细胞甚至中性粒细胞常见；炎症细胞常浸润至血管和细支气管周围的肺泡间隔及肺泡腔，间隔扩张，单个核细胞聚集，肺泡腔可出现少许纤维蛋白沉积及小的息肉状机化，但无透明膜形成
A4重度排斥反应	血管周围、肺间质及肺泡内可见弥漫性单个核细胞浸润，伴随显著的肺泡细胞损伤及血管内皮炎；肺泡腔内有较多坏死脱落的肺泡上皮细胞、巨噬细胞、透明膜形成及中性粒细胞浸润，同时常伴有肺实质坏死、梗死或坏死性血管炎
B气道炎症	
B0无气道炎症	无细支气管炎症证据
B1R低级别小气道炎症	支气管黏膜下见少许散在的或形成环状带的单个核细胞浸润，偶可见嗜酸粒细胞，无上皮损害或上皮内淋巴细胞浸润证据
B2R高级别小气道炎症	支气管黏膜下可见大量活化的单个核细胞、嗜酸粒细胞及浆细胞样细胞；黏膜上皮可见坏死、化生或淋巴细胞浸润，甚至形成溃疡或脓性渗出
BX无法评估	由于取样问题、感染、切片和假象等原因，不能进行评估和分级

296

续表

分 级	组织学表现
C慢性气道排斥反应 （闭塞性细支气管炎）	
C0无	
C1有	细支气管黏膜下见致密的嗜酸性透明变性纤维瘢痕组织，致管腔部分或全部闭塞（同心或偏心），可能与平滑肌和气道壁的弹力纤维破坏有关，可延伸至细支气管周围间质；远端肺泡腔中的胆固醇肉芽肿和（或）泡沫状组织细胞通常与闭塞性细支气管炎有关
D慢性血管性排斥反应	进行性加重的移植物血管硬化，肺组织内动、静脉内膜纤维性增生、肥厚致管腔狭窄，单个核细胞浸润，中膜平滑肌往往萎缩，可与闭塞性细支气管炎综合征同时存在；慢性血管性排斥反应经支气管镜肺活检较难发现，常于开胸肺活检中被发现

一、急性细胞介导排斥反应

ACR 主要是由 T 细胞识别移植物 MHC 而产生，目前被认为是急性排斥反应的主要形式。ACR 可导致急性移植肺失功，也是慢性移植肺失功的高危因素。

（一）发生时间

ACR 多见于肺脏移植术后早期，尤其是术后 3~12 个月。但在经支气管镜肺活检证实的排斥反应病例中，ACR 可发生于术后数年甚至十余年后。因此，不能将时间作为诊断 ACR 的绝对依据。

（二）临床表现

ACR 临床表现缺乏特异性，难以与感染鉴别。相对典型的临床表现为低氧血症，伴有不同程度的呼吸困难、焦虑及乏力等。

（三）辅助检查

①胸部 CT：相对特异的表现包括双肺磨玻璃影（下叶为主）以及小叶间隔增厚；影像学改变可以早于症状的出现和肺功能的改变，但诊断作用有限，不能代替 TBLB。②动脉血气分析：可表现为动脉血氧分压下降。③快速现场评价（rapid on-site evaluation，ROSE）：通过 TBLB、防污染细胞刷等途径获取标本，以印片或刷片的方式制片，再进行染色和读片；如标本细胞学判读见较多活化的淋巴细胞，提示淋巴细胞参与的炎症反应，要警惕 ACR；ROSE 不能代替 TBLB，但能快速提供临床信息。

（四）病理检查

移植肺组织活检是诊断 ACR 的金标准，TBLB 是最常用获取组织的方式，诊断与分级标准详见表 4-8-1。

（五）治疗

① ACR 的治疗方案主要为糖皮质激素，但剂量及疗程尚无统一标准；通常建议大剂量甲泼尼龙静脉冲击治疗（10 mg/（kg·d），最大剂量 1 g/d，连用 3 d），之后改为泼尼松口服并逐渐减量至基础水平，级别较低的 ACR 亦可仅予泼尼松口服（0.5~1.0 mg/（kg·d））；糖皮质激素冲击治疗期间需注意预防感染。②调整免疫抑制方案：如将环孢素转换为他克莫司，将硫唑嘌呤转换为麦考酚酸类药物，加用 mTOR 抑制剂等。③重度或糖皮质激素抵抗的 ACR 应尽早给予 rATG 等淋巴细胞清除性抗体。④其他潜在治疗方案：阿仑单抗，可导致抗体依赖性淋巴细胞溶解；体外光化学疗法，通过调节 T 细胞免疫来减少排斥反应的发生。⑤建议治疗后 4~6 周再次行 TBLB 评估病情，如治疗效果不佳，要警惕急性 AMR 的可能。

二、AMR

AMR 是由于受者体内抗供者 HLA 和（或）非 HLA 抗体导致的排斥反应，是急性排斥反应的另外一种表现形式，可以单独或与 ACR 同时发生，是导致慢性排斥反应和影响受者生存的主要因素之一。

（一）分型及诊断标准

根据是否存在移植肺功能障碍，将 AMR 分为临床型及亚临床型。

1. 临床型 AMR 诊断标准包括 ①排除其他原因引起的移植肺功能障碍；②供者特异性抗体阳性；③符合 AMR 的组织病理学标准；④组织 C4d 染色阳性。上述 4 项全部符合为确诊，符合 3 项为疑诊，符合 2 项为拟诊。

2. 亚临床型 AMR 受者无移植肺功能障碍表现，但存在其他 AMR 证据：① DSA 阳性；②符合 AMR 的组织病理学标准；③组织 C4d 染色阳性。上述 3 项全部符合为确诊，符合 2 项为疑诊，符合 1 项为拟诊。

（二）病理检查

中性粒细胞附壁、中性粒细胞性毛细血管炎、动脉炎和弥漫性肺泡损伤等病理表现提示 AMR。这些表现是非特异性的，也可能出现于感染、缺血再灌注损伤和机化性肺炎，但组织 C4d 染色阳性则支持 AMR 诊断。

（三）治疗

AMR 的治疗缺乏足够的循证医学证据，目前的治疗策略主要是消耗和减少循环中的 DSA。①血浆置换：可清除循环中的 DSA；②静脉输注丙种球蛋白：可引起 B 细胞凋亡，中和抗体，并可能抑制补体激活；③利妥昔单抗：可溶解外周 B 细胞，但不影响淋巴组织中的成熟浆细胞或 B 细胞；④硼替佐米：通过消耗浆细胞并导致其凋亡，从而减少 DSA；

⑤其他单克隆抗体：依库珠单抗和阿仑单抗，用于补救治疗。

三、慢性排斥反应

慢性排斥反应是慢性移植肺失功的最主要原因。慢性排斥反应多见于肺脏移植1年后，但在经 TBLB 证实的排斥反应病例中，慢性排斥反应病变可早在术后3个月出现。

（一）临床表现

目前认为，慢性排斥反应主要有两种表型：以慢性小气道阻塞性改变为特征的闭塞性细支气管炎综合征（bronchiolitis obliterans syndrome，BOS）和以限制性通气障碍、周边肺纤维化改变为特征的限制性移植物功能障碍综合征（restrictive allograft syndrome，RAS）。临床表现缺乏特异性，主要是逐渐或快速进展的呼吸困难。

（二）辅助检查

①胸部 CT：BOS 可见细支气管空气潴留（马赛克灌注征）和支气管扩张（常见于病情进展者），RAS 可有间质改变和小叶间隔增厚；但影像学的诊断作用有限。②肺功能：BOS 主要表现为阻塞性通气功能障碍，FEV_1 相对基线下降 >20%，可见小气道功能障碍；RAS 主要表现为限制性通气功能障碍，如 FVC 相对基线下降 >20%，$FEV_1/FVC>0.7$，肺总量相对基线下降 >10%。

（三）病理检查

诊断与分级标准详见表 4-8-1。

（四）治疗

总体来说，慢性排斥反应的治疗效果不佳。尤其是 RAS，目前尚无推荐意见，建议采用个体化治疗方案。①不建议持续使用大剂量糖皮质激素；②调整免疫抑制方案，建议将环孢素转换为他克莫司；③应用阿奇霉素抑制炎症介质，疗程至少3个月，但其能否预防慢性排斥反应仍存在争议；④积极检测是否存在胃食管反流并进行治疗，如行胃底折叠术等；⑤环孢素雾化治疗，证据级别低，目前存在争议；⑥体外光化学疗法作为二线治疗选择，可能对 FEV_1 逐渐下降、肺泡灌洗液中中性粒细胞计数增多的 BOS 有一定疗效，但对 FEV1 快速下降、肺泡灌洗液中中性粒细胞计数正常的 BOS 以及 RAS 疗效不佳；⑦全淋巴照射做为补救性治疗，有研究表明其可以延缓 BOS 患者的肺功能下降，但仍需大样本研究进一步验证，且因其存在发生严重中性粒细胞减少和肺炎的风险，故应用存在争议；⑧如以上措施均疗效不佳，病情持续进展，则需进行再次肺脏移植的评估，但 RAS 患者再次移植后也可能在术后早期再次出现 RAS，生存情况较 BOS 患者差。

（陈静瑜 胡春晓 吴 波）

第九节　肺脏移植术后随访

肺脏移植术后应建立严格的随访制度，跟踪受者术后恢复过程及生活质量，尽早发现感染、排斥反应及药物不良反应等并发症。建议受者选择相对固定的医院和医师，建立个人随访档案：包括手术时间和方式，目前用药清单及用法、用量，术后并发症，其他重要指标（免疫抑制剂血药浓度、血常规、肝肾功能、肺功能和 6 min 步行试验等）。要求受者复查时必须携带随访档案，每次复查后自行填写相关信息。

一、随访方法

随访一般自受者出院开始，方式主要包括门诊随访、电话随访、短信随访、微信随访、通信随访、实地访视等。

1. 门诊随访　是最常用的随访方式，受者术后会定期门诊复查，接受医师的诊治，指导用药和提出注意事项。

2. 电话随访　鉴于肺脏移植受者地域分布的差异性，随访医院应掌握受者或其家属的联系信息，包括电话、微信、通信住址和电子邮箱，以便能随时保持联系，电话随访主要用以动态了解受者的情况并记录在随访档案中。重点提醒督促一些依从性较差的受者按时随访，并给予健康教育及指导。

3. 网络随访　目前很多中心已通过建立网站，开通微信公众号及手机应用程序等方式开展随访工作，网络的发展可以大大简化随访流程，提高工作效率，而且可以永久保存随访资料，减轻患者经济负担，医患沟通更为便捷。需要注意的是，对于病情不稳定的受者应门诊随访。

4. 其他方式　短信随访主要用以提醒受者定期随访；对于目前失联而保留家庭地址的受者可以通信随访；对于特殊类型受者，如术后行动不便者可实地访视。

二、随访频率和时间

肺脏移植术后随访是移植患者术后长期存活的重要保证，随访频率视术后时间长短而定，原则上是先密后疏。一般情况下术后 3 个月内建议每周复查 1 次，3 个月后可每月复查 1 次，术后半年、1 年各全面复查 1 次。第 2 年开始每 2~3 个月复查 1 次，此后最长复查间隔时间不应超过 3 个月。如果有突发问题，应随时就诊，对于移植术后并发感染及合并其他相关并发症的受者，应按需增加随诊频率。

三、随访内容

（一）一般随访内容

1. 常规复查 血常规，肝、肾功能和免疫抑制剂血药浓度。

2. 全面复查 应根据受者原发病及伴发疾病进行的针对性检查。

（1）实验室检查：血常规、肝肾功能、血脂、血糖、免疫抑制剂血药浓度、肿瘤指标和 DSA；

（2）辅助检查：胸部 CT、肺功能、6 分钟步行试验、超声心动图、心电图、骨密度、支气管镜及移植肺活检等。

3. 日常监测 体温、血压、血糖、体质量、肺功能和氧饱和度。

（二）肺移植术后并发症随访

肺脏移植术后应建立严格的随访制度，跟踪受者术后恢复过程及生活质量，尽早发现感染、排斥反应及药物不良反应等。建议受者选择相对固定的医院和医师，建立个人随访档案，包括手术时间和方式，目前用药清单及用法、用量，术后并发症，其他重要指标（免疫抑制剂血药浓度、血常规、肝肾功能、肺功能和 6 分钟步行试验等）。要求受者复查时必须携带随访档案，每次复查后自行填写相关信息。

（陈静瑜　胡春晓　卫　栋）

第十节　肺脏及肺脏移植病理

一、移植肺脏活组织检查病理学的基本原则

（一）检查目的

临床肺脏移植后针对并发症进行活组织检查（活检）病理学诊断，指导临床予以针对性治疗。

（二）技术特点

经支气管肺活检（transbronchial lung biopsy，TBLB）是诊断性介入肺脏病学中最基本、最常用且成熟、有效的诊断技术，也是评价术后移植肺脏并发症的主要方法，对移植肺脏并发症的诊断或鉴别诊断具有重要作用。TBLB 的安全性较高，其主要并发症为气胸，操作相关出血等并发症的发生率较低，而脑部空气栓塞等其他并发症极其罕见。需要注意的是，

TBLB 活检组织小，通常仅含有少量肺泡组织，活检过程中有时会到捏压、牵拉而扭曲变形，造成人为假象导致诊断困难。不同并发症相应病变在镜下存在交叉重叠或者同时并存，故诊断时要全面细致，在详细地观察病理学改变的基础上与临床、影像等密切结合作出判断。

支气管肺泡灌洗（bronchoalveolar lavage，BAL）是另一种有效的细胞学和感染病因学活检诊断手段，可与 TBLB 同时进行。其可以根据临床诊断的需要多次重复进行，非常有利于协助移植肺脏感染的诊断，但对急性排斥反应的诊断缺乏明确的临床意义。此外，楔形活检、再次移植时切除的移植肺脏或尸检移植肺脏组织则能进行全面的病理学诊断。

（三）经支气管镜肺活检标本的要求

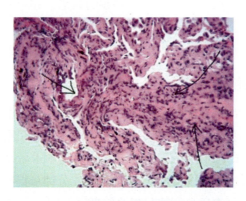

图 4-10-1　移植肺脏活检组织中的人为假象

注：图示活检肺组织内因夹捏所致的组织夹痕（↑）HE 染色，×200

移植肺脏 TBLB 至少需要钳取 5 粒扩张良好的肺脏组织，取得的肺脏组织立即置 10% 中性甲醛固定液中固定并轻微震荡，以使活检肺脏组织充分接触固定液使肺泡自然膨胀。在夹持活检标本时务必轻柔，以避免夹捏标本导致的组织皱缩等人为假象（图 4-10-1）。

（四）标本处理及染色技术

移植肺脏 TBLB 活检标本组织学处理中应包括至少 3 个连续切面的石蜡切片，切片厚度为 2~3 μm。染色包括苏木素 – 伊红（hematoxylin-eosin，HE）染色、Masson 三色染色、弹力纤维染色或银染色，染色后能更好地观察肺泡、小气道或血管等组织结构及其病变；C4d 和巨细胞病毒（cytomegalovirus，CMV）免疫酶组织化学染色可以协助诊断移植肺脏抗体介导性排斥反应（antibody-mediated rejection，AMR）和 CMV 感染因素；同时在必要时结合微生物学、血清学或分子病理学技术来进行诊断及鉴别诊断。

二、移植肺脏并发症的病理学诊断

（一）排斥反应诊断及分级标准

国际心脏和肺脏移植学会（International Society of Heart and Lung Transplant，ISHLT）对移植肺脏 TBLB 排斥反应的病理诊断及分级标准自 1991 年提出后不断进行补充和更新，目前主要参考 2007 年 ISHLT 制定的移植肺脏排斥反应诊断及分级标准（表 4-10-1）。

表 4-10-1　移植肺脏排斥反应诊断及分级标准（ISHLT，2007 年）

诊断及分级	病理学表现
A0-无	活检肺脏组织内无单个核炎性细胞浸润、出血及坏死等提示急性排斥反应的病理学表现。
A1-轻微	活检肺脏组织内可见零星的、围绕小血管周围的炎性细胞浸润，表现为小血管尤其是微小静脉分支周围有小圆形的、浆细胞样的和不同分化阶段的、活化的淋巴细胞环绕形成2~3层袖套样的围管状浸润，但浸润细胞中无嗜酸粒细胞和未形成血管内皮炎表现。
A2-轻度	在低倍镜下即可见肺脏组织内的细小动脉和细小静脉分支管腔周围环绕着混合性炎性细胞浸润，包括小淋巴细胞、活化的淋巴细胞、浆细胞样细胞、巨噬细胞甚至嗜酸粒细胞，时常可见上述动、静脉血管分支的血管内皮炎表现。虽然血管周围环绕的炎性细胞浸润可以扩展到紧邻血管外周的间质组织内，但尚未浸润到紧邻的肺泡间隔和肺泡腔内；往往未伴有细支气管壁的淋巴细胞浸润。
A3-中度	肺脏组织内的细小动脉和细小静脉分支管腔周围可见密集的单个核炎性细胞袖套样环绕浸润，炎性细胞中常混合有嗜酸粒细胞和中性粒细胞；常伴有上述血管分支的血管内皮炎；细小血管周围和支气管周围浸润的炎性细胞可扩展进入紧邻肺泡间隔和肺泡腔内；肺泡间隔内可见从零星至多数炎性细胞浸润，在肺泡间隔炎性浸润显著的部位可见多数肺泡巨噬细胞和或Ⅱ型肺泡上皮细胞聚集浸润。
A4-重度	肺脏组织内的细小血管管周、肺组织间质内和肺泡间隔等通气部有密集的单个核炎性细胞浸润并有显著的血管内皮炎和肺泡上皮细胞损伤，甚至可见肺泡腔内脱落有崩解坏死细胞、巨噬细胞、透明膜、出血的红细胞和中性粒细胞等，并伴有肺实质的坏死，梗死或纤维素样坏死性血管炎；血管周围环绕的炎性细胞可以因为扩展浸润进入紧邻肺组织而减少；注意这一阶段的血管周围和肺实质组织内显著的炎性细胞浸润需要与移植肺脏的缺血/再灌注损伤相鉴别。

移植肺脏的小气道炎症：淋巴细胞性细支气管炎（lymphocytic bronchiolitis）

分级	病理学表现
B0-无炎症	无小气道的炎症。
B1R-低级别炎症	细支气管黏膜下层内局灶或带状聚集的单个核有性细胞浸润，其中可有或无嗜酸粒细胞；黏膜上皮层内炎性细胞浸润和黏膜上皮损伤。
B2R-高级别炎症	细支气管管周及黏膜下层有单个核的、活化的炎性细胞浸润，并常伴有嗜酸粒细胞和浆细胞样的淋巴细胞；细支气管黏膜上皮伴有从上皮层内炎性浸润、坏死至化生等多样的损伤表现；注意：大量的中性粒细胞浸润则提示急性感染因素。
BX-无法分级的炎症	包括标本不合格、感染因素、切片位置和角度不佳或其他人为因素导致的无法准确判断细支气管炎症及其性质

慢性气管性排斥反应：闭塞性细支气管炎（obliterative bronchiolitis，OB/bronchiolitis obliterans syndrome，BOS）

分类	病理学表现
C0：无OB的依据	无OB相应的的病理组织学改变
C1：有OB的相应表现	终末性和呼吸性细支气管管壁嗜酸性、透明样纤维化及不同程度的管腔狭窄；伴不同程度炎症细胞浸润和不同程度的管壁平滑肌细胞坏死和弹力纤维断裂等损伤，进而下游的支气管分支内粘液瘀滞和泡沫样组织细胞聚集加重支气管管腔的堵塞

续表

诊断及分级	病理学表现
慢性血管性排斥反应	
又称为加速性移植物血管硬化（accelerated graft vascular sclerosis）或移植相关血管病（transplant-associated vasculopathy，TAV），可见肺脏组织内的动脉和静脉分支内膜纤维性增生增厚，在老年受者移植肺脏中更为常见；但总体而言，由于TBLB活检肺组织量极少，这一病变主要见于开放肺脏活检组织中。	
急性抗体介导性排斥反应（体液性排斥反应）	
移植肺脏活检组织中出现小血管内皮炎和肺泡间隔毛细血管炎时提示急性抗体介导性排斥反应，但必须注意这些病变并非特异性，在建立抗体介导性排斥反应的诊断前需要考虑或排除其他多种可能性；对于怀疑急性抗体介导性排斥反应者，可进行C4d、C3d、CD31和CD68免疫组化染色以明确诊断。	
非排斥反应病变和其他鉴别诊断因素	
移植肺脏巨细胞性肺炎	肺泡间隔炎性细胞浸润和小血管管周炎症浸润和小血管管周间质水肿，其中以肺泡间隔的炎症浸润表现更为明显；肺脏组织内炎症浸润细胞中往往可见中性粒细胞和伴有或不伴有微脓肿；肺泡上皮细胞形态异型及有时可见胞核内和胞浆内病毒包含体
肺孢子虫性肺炎	可见类似于急性排斥反应的肺脏组织间质炎性细胞浸润；肉芽肿性炎症，弥漫性肺泡损伤甚至局灶性坏死
肉芽肿性肺炎	可能发生于分枝杆菌、真菌或疱疹病毒感染，亦可见于上述肺孢子虫性肺炎时（见上文）
机化性肺炎	可见伴有不同程度肺脏间质炎症的肺泡内纤维样组织增生填塞（可能发生于感染、缺血/再灌注损伤、先前的严重急性排斥反应以及某些特发性/隐源性损伤等多种情况后）
缺血-再灌注损伤	常见于肺脏移植术后早期，常伴有急性肺损伤和中性粒细胞浸润；部分病例具有小血管和肺组织间质炎性浸润，可进展为机化性肺炎（见上文）
大气道的炎症	最常见于感染或气管反复抽吸检查等情况下；可见大气道黏膜增生的、非特异性的瘢痕组织（同时也需要进一步检查小气道的类似病变）
气管相关淋巴组织	可见远端支气管和终末细气管管周尤其是其分支部位，可见黏膜下无明显生发中心的淋巴细胞群聚集，无支气管黏膜上皮损伤，无嗜酸粒细胞和中性粒细胞浸润
吸烟者型呼吸道细支气管炎	可见呼吸性细支气管周围沉积有吞噬了棕黄色或黑色颗粒的巨噬细胞，也可见吸烟所致的其他慢性病变如支气管黏膜上皮细胞黏液样、杯状细胞样化生及呼吸上皮上皮黏液化、支气管上皮鳞状化生、支气管周围纤维增生和不同程度炎症。这一病变可来源于供肺
肺泡间隔纤维化	部分伴发于晚期的上叶肺组织纤维化，目前认为为非特异性改变且难以明确解释其病因

（二）急性排斥反应

1. 移植肺脏排斥反应A0级 （无急性排斥反应）为正常肺脏实质组织，未见单个核细胞浸润、出血或坏死。

2. 移植肺脏排斥反应 A1 级 （轻微急性排斥反应）肺脏实质内见散在的、少许的血管周围单个核细胞浸润（图 4-10-2 A）。血管，特别是小静脉，被小而圆的浆细胞样和转化的淋巴细胞围绕，在血管外膜周围形成由两层或三层细胞组成的环状带。但炎性浸润细胞中没有嗜酸粒细胞和内皮炎表现。

3. 移植肺脏排斥反应 A2 级 （轻度急性排斥反应）多见小静脉和小动脉血管周围松散或密集的单个核细胞浸润（图 4-10-2 B）。浸润的炎性细胞通常由小淋巴细胞、活化的淋巴细胞、浆细胞样淋巴细胞、巨噬细胞和嗜酸粒细胞组成。单个核细胞可以在血管周围间质聚集浸润，但未见明显浸润进入邻近的肺泡间隔或肺泡腔。血管内皮炎、嗜酸粒细胞的存在和同时存在的小气道炎症有利于诊断 A2 级，而不是轻微的 A1 级急性排斥反应。

4. 移植肺脏排斥反应 A3 级 （中度急性排斥反应）A3 级急性排斥反应的特征为在小静脉和小动脉血管周围密集的单个核细胞浸润，且通常伴有血管内皮炎（图 4-10-2 C）；炎性浸润中也时常伴有嗜酸粒细胞甚至偶尔有中性粒细胞出现；炎症浸润可明显扩展浸润到血管周围和细支气管周围的肺泡间隔和肺泡腔；肺泡间隔增宽及单个核细胞聚集，肺泡腔内可以出现少许纤维蛋白沉积及小的息肉状机化，但尚无透明膜形成。

5. 移植肺脏排斥反应 A4 级 （重度急性排斥反应）A4 级重度急性排斥反应的特征为单个核细胞弥漫性浸润血管周围、间质和肺泡腔，肺泡细胞损伤和明显的血管内皮炎（图 4-10-2 D）。肺泡内上皮细胞坏死，肺泡腔较多纤维蛋白沉积及透明膜形成，并可发生纤维组织增生即机化。同时可以伴有中性粒细胞浸润，纤维渗出，中性粒细胞浸润对肺泡间隔的损伤是严重的急性细胞排斥反应的突出特征，同时可伴有气道的明显损伤和炎症。中性粒细胞大量浸润时，需要进一步结合临床、实验室及影像学检查排除感染因素。

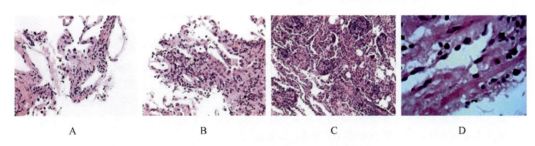

A　　　　　　B　　　　　　C　　　　　　D

图 4-10-2　移植肺脏急性排斥反应的病理学特征

A 图示轻微急性排斥反应（A1 级），在移植肺脏活检组织中的特征性表现为血管周围少数单个核细胞浸润，通常涉及小静脉，浸润的炎性细胞少而松散，未见血管周围密集的单个核细胞浸润（HE，×200）；B 图示轻度急性排斥反应（A2 级），移植肺脏活检组织中的特征性表现为小血管周围间质有明显的单核炎症细胞浸润，可见嗜酸细胞及内皮炎（HE，×200）；C 图示中度急性排斥反应（A3 级），移植肺脏活检组织内的血管周围单个核炎性细胞浸润，且炎性浸润从小血管的周围间质扩展浸润进入肺泡间隔，并伴有肺泡间隔增宽和肺泡间隔内浸润的细胞数量增多（HE，×200）；D 图示重度急性排斥反应（A4 级，重度的小动脉分支血管内皮炎），小动脉内皮淋巴细胞浸润及局部内膜轻微水肿（HE，×400）

6. 移植肺脏急性排斥反应的小气道炎症 B 级为气道炎症——淋巴细胞性细支气管炎。B 级命名仅适用于小气道，即细支气管，不包括含软骨的大气道炎症。在没有血管周围浸润的情况下，如果存在气道炎症，在将其特征归结为急性排斥反应之前，应注意结合临床排除感染因素。①小气道炎症 B0 级（无气道炎症）：B0 级中，移植肺脏活检组织内的细支气管没有炎症表现。②小气道炎症 B1R 级（低级别的小气道炎症）：移植肺脏活检组织内的细支气管黏膜下层有少见的、分散的或形成环状带的单个核细胞浸润（图 4-10-3 A），偶尔可见嗜酸粒细胞，没有上皮损伤或上皮内淋巴细胞浸润。③小气道炎症 B2R（高级别的小气道炎症）：移植肺脏活检组织内的小支气管的黏膜下层浸润的单个核细胞数量增多，且其中部分为更活化的淋巴细胞以及有更多的嗜酸粒细胞和浆细胞样细胞（图 4-10-3 B）。此外，有黏膜上皮层内单个核细胞的浸润和黏膜上皮损伤伴黏膜上皮坏死及化生。最严重时可见黏膜上皮溃疡及溃疡表面混合有纤维蛋白脓性渗出物、坏死细胞碎片和多数中性粒细胞。如果黏膜上皮和黏膜下层浸润的炎性细胞中的中性粒细胞数量明显增多时，需要考虑排除感染因素以及与急性排斥反应相鉴别，移植肺脏 BAL 则有利于明确化脓和（或）病原体感染的证据。

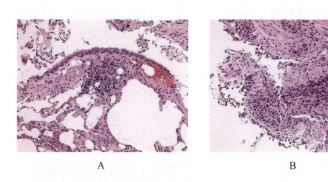

| A | B |

图 4-10-3 移植肺脏急性排斥反应的小气道炎症的病理学特征

A 图示移植肺脏急性排斥反应的低级别淋巴细胞性细支气管炎（B1R 级），细支气管黏膜外周轻度的、局灶片状的单个核细胞浸润，其远离呼吸上皮，无支气管黏膜上皮损伤；B 图示高级别淋巴细胞性细支气管炎（B2R 级），在高级别淋巴细胞性细支气管炎中，与低级别相比，单个核细胞在黏膜下明显增多，并与上皮基底膜相连，且通过基底膜渗透进入被覆的呼吸上皮，可见上皮细胞坏死、脱落和凋亡 HE 染色，×200

（三）慢性排斥反应的小气道病变

C 级为慢性排斥反应的小气道病变——闭塞性细支气管炎（obliterative bronchiolitis，OB）。OB 指细支气管黏膜下有致密嗜酸性透明变纤维疤痕组织，导致部分或完全腔内阻塞（图 4-10-4 A）。这种组织可以是同心的或偏心的，可能与平滑肌和气道壁的弹力破坏有关，可延伸至细支气管周围间质。远端肺泡腔中的胆固醇肉芽肿和（或）泡沫状组织细胞通常与 OB 有关。C0 级为无慢性排斥反应的小气道 OB。C1 级慢性排斥反应在小气道的特征为小气道 OB 病变（图 4-10-4 B）。但由于 TBLB 活检的局限性，其在诊断 OB 中的灵敏度仍不高，因此，在临床早期发现和诊断方面，移植肺脏功能分级是诊断和监测慢性气道排斥反应的首选方法，由此诊断为闭塞性细支气管炎综合征（bronchiolitis obliterans syndrome，BOS）。

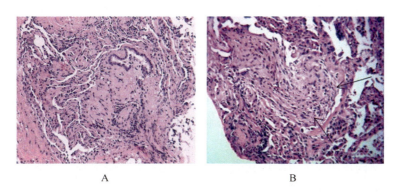

A   B

图 4-10-4 移植肺脏慢性排斥反应的闭塞性细支气管炎的病理学特征

A 图示移植肺脏活检组织内的终末细支气管黏膜被覆上皮部分破坏缺失，管壁平滑肌层破坏，局部黏膜下偏心性的纤维组织增生及增生的纤维组织压迫细支气管管腔致气道管腔扭曲和狭窄 HE 染色，×200；B 图示呼吸性细支气管内增生的纤维组织填塞致管腔明显闭锁（↑）HE 染色，×400

（四）慢性血管性排斥反应

移植肺脏慢性血管性排斥反应即加速性移植肺脏血管硬化，其特征性病变为动脉和静脉内膜纤维性增厚（图 4-10-5），致管腔狭窄甚至闭塞，部分病例的纤维化增厚内膜内仍可见单个核细胞浸润，中膜平滑肌往往萎缩，可与 BOS 同时存在。在静脉中，组织学表现通常是少细胞透明硬化症，使用老年供者供肺与这种静脉硬化的发生率增高有关。TBLB 由于活检取材的局限性，不适于移植肺脏慢性血管性排斥反应的诊断。

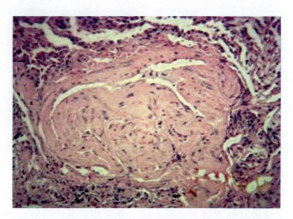

图 4-10-5 移植肺脏慢性血管性排斥反应的病理学特征

图示移植肺脏内小静脉管壁局部增生增厚及管腔部分狭窄 HE 染色，×200

（五）抗体介导性排斥反应

研究已证实，AMR 是导致移植肾脏、心脏等移植器官失功的主要致病因素之一，但与其他实体器官移植相比，移植肺脏（antibody mediated rejection，AMR）的诊断尚未明确，但血清抗人类白细胞抗原（human leukocyte antigen，HLA）抗体的存在和移植后肺泡间隔毛细血管内皮上 C4d 沉积提示移植肺脏中体液免疫应答的作用，提示 AMR 是导致移植肺脏功能障碍和失功能的重要因素。这主要归因于移植肺脏 AMR 的研究起步较晚，目前仅限于少数肺脏移植中心的研究和少数的个案报道，其临床意义、临床和病理诊断及其病理学特征仍未明确。其临床诊断基本包括 3 个方面，即血清学检测发现供体特异性抗体（donor specific antibody，DSA）；出现相应病理改变，包括急性肺损伤、肺泡间隔毛细血管炎、动脉内皮炎；免疫组织化学（免疫组化）染色呈毛细血管壁 C4d 沉积。当三者均出现时，可以确诊为 AMR。结合上述的、既往 ISHLT 肺脏移植工作组的前期研究和 2005 年美国国立卫生研究院（National Institutes of Health，NIH）对 AMR 诊断的总体经验，2007 年 ISHLT 移植肺脏排斥反应诊断标准中推荐用于诊断移植肺脏 AMR 的主要病变为急性毛细血管损伤（acute capillary injury），即移植肺的微血管炎症损伤（micro-vascular inflammation，MVI），其特征性表现为中性粒细胞性毛细血管炎（neutrophilic capillaritis），即移植肺脏活检组织内的局部或弥漫性的肺泡间隔毛细血管腔内炎性细胞尤其是中性粒细胞浸润（图 4-10-6）、伴或不伴有肺泡间隔毛细血管内微血栓和肺泡腔内出血及中性粒细胞漏出。有时可见细小动脉和（或）静脉分支的血管内皮炎。C4d 在移植肺脏 AMR 诊断中的意义尚未完全明确并有待进一步深入研究，但仍建议每例移植肺脏活检组织进行 C4d 免疫荧光或免疫组化染色，同时结合血清 DSA 检测以明确 AMR。C4d 阳性表现为移植肺脏肺泡间隔毛细血管内皮线样沉积，而小动脉、小静脉血管内皮、血管弹力膜、支气管黏膜上皮和肺泡间隔纤维组织部位均不能判定为阳性。

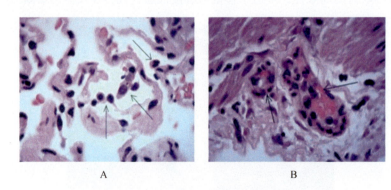

图 4-10-6　移植肺脏微血管炎或中性粒细胞性毛细血管炎的病理学特征

A 图示移植肺脏活检组织内肺泡间隔毛细血管管腔内淋巴细胞和中性粒细胞淤积浸润（↑）；B 图示微动脉管腔内中性粒细胞淤积（↑）HE 染色，×1000

（六）新的慢性排斥反应类型

1. 限制性移植肺综合征限制性移植肺综合征（restrictive allograft syndrome，RAS）
Sato 等于 2011 年第 1 次提出并命名，是指慢性移植肺脏失功能（chronic lung allograft dysfunction，CLAD）的肺脏移植受者的肺总容量 <90% 并伴有 BOS，影像学上显示以上叶为主的间质性肺疾病，肺间质毛玻璃结节、蜂窝状改变和小叶间隔增宽。病理学不显示阻塞性，而为限制性的病变，表现为肺间质和肺泡腔内充满透明变的纤维和散在的单个核细胞，肺脏外周病变更明显，纤维化范围往往比典型的机化性肺炎更大（图 4-10-7）。有时可表现为急性肺脏损伤和间质增宽的早期纤维化，此时可诊断为急性机化性肺脏损伤，逐渐演变为间质和肺泡纤维化，相对于 BOS，其预后更差。

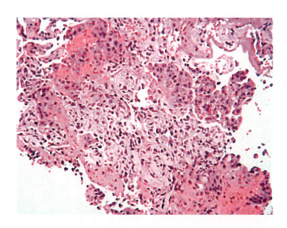

图 4-10-7 移植肺脏的限制性移植肺综合征的病理学特征

图示部分移植肺脏的肺泡腔内可见肺泡上皮细胞显著增生，同时可见局部肺泡间隔纤维组织明显增生及部分肺泡被增生的纤维组织填塞 HE 染色，×200

2. 中性粒细胞性可逆性移植肺脏功能障碍 出现 CLAD 的肺脏移植受者的 BAL 液中，中性粒细胞 ≥15% 且无感染证据时，称为中性粒细胞性可逆性移植肺脏功能障碍或阿奇霉素可逆性肺脏功能障碍（neutrophilic-reversible/azithromycin responsive allograft dysfunction，NRAD/ARAD）。一些研究结果显示，受者对阿奇霉素治疗有反应，经阿奇霉素治疗 3~6 个月后，第 1 秒用力呼气量至少提高 10% 且具有相对良好的预后。

（七）移植肺脏感染

肺脏移植受者由于应用免疫抑制剂导致机体免疫功能下降，以及供肺携带性因素使肺脏移植后的感染风险明显增加，是肺脏移植后并发症发生率及病死率增高的原因之一。移植肺脏的细菌性肺炎是最常见的感染并发症，CMV 感染位居第 2 位，其后是真菌及分枝杆菌感染。移植术后早期主要为细菌感染，最常见的 3 种细菌感染分别是假单胞菌、金黄色葡萄球菌和不动杆菌属。术后稳定期主要为真菌和病毒感染，其中真菌中主要包括曲霉

（图 1-10-8）、毛霉（图 1-10-9）和假丝酵母菌属感染；病毒主要为 CMV 感染（图 1-10-10）。

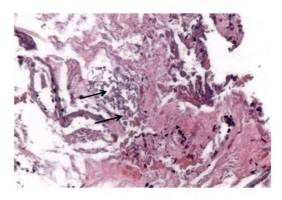

图 4-10-8　移植肺曲霉感染的病理学特征

图示移植肺脏活检组织内曲霉菌丝　HE 染色，×200

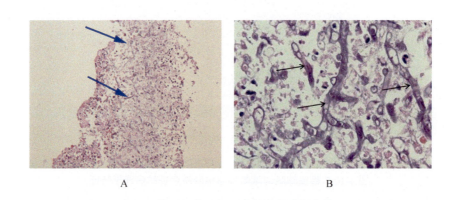

A   B

图 4-10-9　移植肺毛霉感染的病理学特征

A 图示移植肺脏活检组织内毛霉菌丝（↑）HE 染色，×100；B 图 HE 染色，×1 000

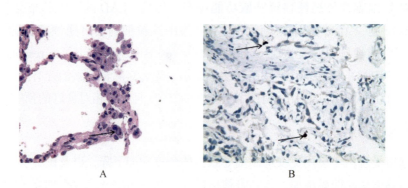

A   B

图 4-10-10　细胞免疫组化 CMV 染色见阳性表达，肺泡上皮细胞核呈阳性深褐色免疫组化，×400

　　感染早期注意与急性排斥反应相鉴别，因两者的病理改变往往相似甚至重叠。移植肺脏活检组织中大量的中性粒细胞浸润、组织坏死和肉芽肿多提示感染；显著的小气道上皮内及上皮下中性粒细胞浸润同样也支持感染，而小气道及血管周围单个核细胞浸润则支持急性排斥反应。CMV肺炎常表现肺泡间隔不成比例的、混合性炎性细胞浸润，感染细胞有核内和胞质内病毒包含体。肉芽肿性炎症并不是急性排斥反应的一个特征，可能是分枝杆菌或真菌感染，包括肺孢子菌感染，组织坏死也增加了分枝杆菌、真菌或疱疹病毒感染的可能性，而非急性排斥反应。

（八）其他病变

1. 移植肺脏缺血-再灌注损伤 肺脏移植过程中的缺血-再灌注损伤往往导致不同程度的急性肺脏损伤，目前其发病机制仍不明。大多数情况下病变轻微，基本在移植术后1个月内恢复，严重的急性肺脏损伤可能进展为原发性移植肺脏无功能（primary graft dysfunction，PGD），导致术后早期病死率增加。病理改变无特异性，仅为急性肺脏损伤，程度从轻微至伴有透明膜形成的弥漫性肺泡损伤（图4-10-11），且无感染证据。在大多数移植术后早期的活检中，缺血-再灌注损伤如果同时伴有排斥反应或感染，可引起诊断困难，此时要遵循严格的诊断标准。

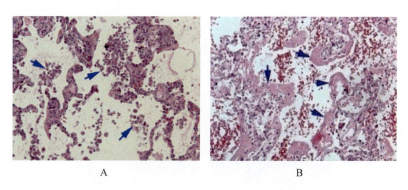

A B

图4-10-11 移植肺脏缺血-再灌注损伤的病理学特征

A图示移植肺脏活检组织内的肺泡内可见较多脱落的肺泡上皮细胞（↑）HE染色，×100；B图示移植肺脏活检组织内严重的缺血-再灌注损伤，肺泡表面明显的透明膜形成（↑）HE染色，×200

2. 误吸 由于肺脏移植为去神经的移植，移植肺脏缺乏咳嗽反射的保护，患者极易出现反复误吸，已成为慢性移植肺脏功能障碍的重要原因之一，明确后可通过治疗予以改善。其诊断的病理学特征包括在气道和肺实质中可识别具有相关异物巨细胞反应的外源性物质（图4-10-12），大脂滴和（或）吞噬有较大空泡的巨噬细胞是误吸的有效标志。误吸可以发生在移植后的早期或晚期，因此在整个术后活检的鉴别诊断中均需要注意。

3. 大气道炎症 区分大气道和小气道炎症始终是诊断中不可回避的主题之一。虽然区分不同气道的炎症有助于诊断急性排斥反应，但是目前尚无明确的证据能明确区分小气道和大气道炎症。大气道炎症最常见的是感染（图4-10-13）和误吸。除小气道的OB以外，如果发现大气道的纤维疤痕，即便多数为非特异性，也必须密切注意OB的可能性，并进一步检查予以明确或排除。

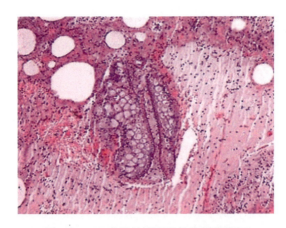

图 4-10-12　移植肺脏误吸的病理学特征

图示移植肺脏活检组织内可见外源性物质，为吸入的食物残渣图 HE 染色，×200

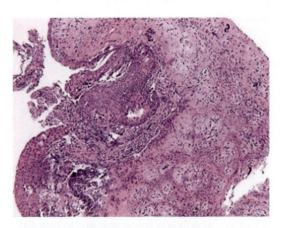

图 4-10-13　移植肺脏大气道炎症的病理学特征

图示含软骨的大气道，气道管壁大量中性粒细胞和淋巴细胞浸润，提示感染，同时可见
局部黏膜坏死脱落呈糜烂，部分呼吸道黏膜鳞状上皮化生 HE 染色，×200

4. 支气管相关淋巴组织　支气管相关淋巴组织（bronchus associated lymphoid tissue，
BALD）由沿远端支气管和小支气管分布的上皮下黏膜淋巴滤泡组成。它分散在成人肺脏
中，在气道的分叉处最为多见。淋巴滤泡主要包含 B 淋巴细胞，通常缺乏真正的生发中心。
这些滤泡与特殊的支气管和细支气管上皮有关，这些上皮由立方状、非纤毛、非黏液细胞
组成，允许跨上皮细胞传递抗原物质和细胞成分。BALD 通常界限比较清晰，其中可能含
有巨噬细胞及微血管网。上皮损伤时，中性粒细胞或嗜酸粒细胞不会在此聚集，据此可与
排斥反应相关的气道炎症、血管外周或间质的炎性浸润相鉴别。

5. 移植后复发、新发疾病　移植肺脏原发病复发是非常少见的，在 TBLB 中很难检测到。
结节病、肿瘤、淋巴管肌瘤病、肺脏朗格罕斯细胞组织细胞增生症、肺脏静脉闭塞性疾病
或肺脏毛细血管瘤病都曾有复发报道。与普通人群相比，实体器官移植受者更易发生恶性
肿瘤，无论是新发还是复发，预后更差，是引起肺脏移植后死亡的第二大原因，主要原因

是由于免疫抑制及感染的发生，常见的有卡波西肉瘤、肺癌及移植后淋巴组织增生性疾病。

三、诊断性介入肺脏病学快速现场评价技术

诊断性介入肺脏病学快速现场评价（rapid on site evaluation，ROSE）技术细胞学诊断是通过纤维支气管镜在病变部位，用毛刷或活检钳取材，将部分取材印涂于玻片，制成细胞学片基，迅速染色并以专用显微镜综合临床信息立即判读。

ROSE 包括制片、染色和判读 3 个连续步骤。

（一）制片

印片（滚片）是最常用的制片方式，适用于 TBLB、组织切割针（如 MW-319 型王氏针）常规经支气管针吸活检（transbronchial needle aspiration，TBNA）、黏膜直视下活检、内科胸腔镜直视下活检、经皮组织切割针肺活检等。应用一次性 2.5~5.0 mL 注射器针头将活检组织涂抹在无菌细胞学专用玻片上形成细胞印片。然后将印片（滚片）后的组织粒仍按常规方式进入病理或检验等相应后续过程。

刷片（涂片）适用于普通细胞刷、防污染细胞刷或超细细胞刷的刷检标本，以及痰液、黏稠体液等半液状标本喷片适用于细针穿刺活检（fine needle aspiration biopsy，FNAB）与细胞穿刺针（如 SW-121、122、521、522 型王氏针）常规 TBNA 等。

留片适用于支气管内超声（endobronchial ultrasonography，EBUS）引导的 TBNA（EBUS-TBNA）。

（二）细胞学片基的快速染色（染色）

世界卫生组织（World Health Organization，WHO）推荐采用迪夫染液对细胞学片基进行快速染色。迪夫染色与瑞氏染色（Wright stain）类似，由 Romanowsky stain 技术改良而成，结果也和瑞氏染色类似。迪夫染液含酸性染料（曙红）和碱性染料（亚甲蓝），利用各待染物质对染料亲和力的不同呈现出不同着色，从而达到辨别其形态特征的目的。迪夫染色快速，仅约 30~70 s，即靶部位取材后 1~2 min 内即可染好细胞学片基并可供显微镜下判读。因为制片、染色耗时极短，使判读过程几乎与介入操作过程，"实时"反馈。

（三）细胞学片基的快速综合分析（判读）

细胞学片基判读时的注意事项：迪夫染色后的细胞学制片应"迅速实时"进行显微镜下判读。细胞学判读所获印象是综合分析时不可或缺的信息。临床工作中，判读须基于已有知识基础与临床信息，应包括：多学科知识基础，如呼吸病学、介入肺脏病学、病理学、临床微生物学、感染病学及肿瘤学等；详细病史与体格检查；全部诊疗过程与病情发展转归；影像学表现，尤其是治疗前后影像学资料的对比；实验室检查，注意治疗前后实验室检查数据的变化；介入诊疗操作中内镜（腔镜）下表现与所获标本的物理性状；确认精准靶部位取材后"实时"细胞学判读所获印象。

肺脏移植受者常见移植肺脏或纵隔的炎症病变的肺脏活检组织印片细胞学聚类分析：

对非肿瘤性的炎症病变肺活检组织印片细胞学表现往往是组织病理学的"细胞学翻版"，即对应组织内容的细胞脱落所形成的表现，故判读者应对相应疾病的组织病理学病变有深刻理解。需要注意的是，肺脏活检组织印片细胞学聚类分析是我们在判读时最常采用的基本方法。常见的肺或纵隔非肿瘤性疾病状态在肺脏活检组织印片细胞学判读中可归为以下几类（即聚类分析的具体分类，表4-10-2），其中有些类别可以根据情况分为轻度、中度和重度。

表4-10-2　聚类分析的具体分类

分类	印片细胞学判读
a	制片不佳，导致判读结果意义不大
b	"炎症改变"：缺乏特异性，且存在程度上的差异。取材对应解剖部位的细胞（如气道上皮细胞）增生、退化、坏死、变性；或者偶见炎症细胞，如散在中性粒细胞、激活淋巴细胞、浆细胞以及过多肺泡巨噬细胞
c	大致正常/轻度非特异性炎症反应：散在清亮巨噬细胞/清亮巨噬细胞数量较多，轻度"炎症改变"
d	化脓性感染（有或无可见病原体）：见中性粒细胞为主的混合性炎症细胞，包括较多活化淋巴细胞和巨噬细胞，坏死较明显；上皮细胞增生、退化、坏死、变性
e	可符合病毒感染或可符合支原体感染：病毒性肺炎，见活化淋巴细胞为主的多种炎症细胞，包括散在中性粒细胞和巨噬细胞；II型肺泡上皮细胞增生明显，不同程度"炎症改变"，可有"巨细胞反应"、病毒包含体和"纤毛柱状上皮细胞断裂"等表现。支原体肺炎，见单核细胞（早期游走巨噬细胞）为主的多种炎症细胞，包括散在中性粒细胞，"炎症改变"明显
f	肉芽肿性炎：炎症期时具有"淋间类上皮细胞亚群"特征，即较多淋巴细胞，间杂组织细胞和类上皮细胞；增殖期则为组织细胞和类上皮细胞为主的多种炎症细胞，可见多核巨细胞
g	可符合机化：见于感染后或免疫原因，较多泡沫样巨噬细胞聚集，散在活化淋巴细胞与纤维母细胞，可有或无嗜碱性坏死物
h	可符合纤维化（纤维母细胞为主/或纤维细胞为主）：出现较多激活纤维母细胞，部分纤维母细胞已演变为纤维细胞
i	淋巴细胞为主的免疫性炎症反应：较多活化淋巴细胞，有不同程度"炎症改变"
j	嗜酸粒细胞为主的免疫性炎症反应：较多嗜酸粒细胞，有不同程度"炎症改变"
k	增殖/修复性炎症反应：组织细胞为主，偶见多核巨细胞和不典型肉芽肿，伴不同数目激活淋巴细胞及浆细胞；伴不同程度"炎症改变"
l	有可见病原的特征性表现或外来物：可有菌丝、孢子、包囊、菌体、虫体等可见病原，部分病原可伴嗜酸粒细胞
m	坏死性"炎症改变"：坏死明显，大部分细胞破碎崩解，难以分类和计数，黏液背景
n	不确定或结果与临床信息不符

（杨树东　郭　晖　陈静瑜）

参考文献：

[1] 中华医学会器官移植学分会.中国肺脏移植受者选择与术前评估技术规范 [J]. 中华移植杂志（电子版），2019，13（2）：81-86.

[2] MAURER J R, FROST A E, ESTENNE M, et al. International guidelines for the selection of lungtransplant candidates. The International Society for Heart and Lung Transplantation, the American Thoracic Society, the American Society of Transplant Physicians, the European Respiratory Society[J]. J Heart Lung Transplant, 1998, 17（7）: 703-709.

[3] ORENS J B, ESTENNE M, ARCASOY S, et al. International guidelines for the selection of lung transplant candidates: 2006 update-a consensus report from the Pulmonary Scientific Council of the International Society for Heart and Lung Transplantation[J]. J Heart Lung Transplant, 2006, 25（7）: 745-755.

[4] WEILL D, BENDEN C, CORRIS P A, et al. A consensus document for the selection of lung transplant candidates: 2014-an update from the Pulmonary Transplantation Council of the International Society for Heart and Lung Transplantation[J]. J Heart Lung Transplant, 2015, 34（1）: 1-15.

[5] YUSEN R D, EDWARDS L B, DIPCHAND A I, et al. The registry of the international society for heart and lung transplantation: thirty-third adult lung and heart-lung transplant report-2016; focus theme: primary diagnostic indications for transplant[J]. J Heart Lung Transplant, 2016, 35（10）: 1170-1184.

[6] YUSEN R D, CHRISTIE J D, EDWARDS L B, et al. The registry of the international society for heart and lung transplantation: thirtieth adult lung and heart-lung transplant report-2013; focus theme: age[J]. J Heart Lung Transplant, 2013, 32（10）: 965-978.

[7] LAHZAMI S, BRIDEVAUX P O, SOCCAL P M, et al. Survival impact of lung transplantation for COPD[J]. Eur Respir J, 2010, 36（1）: 74-80.

[8] RAGHU G, COLLARD H R, EGAN J J, et al. An official ATS/ERS/JRS/ALAT statement: idiopathic pulmonary fibrosis: evidence-based guidelines for diagnosis and management[J]. Am J Respir Crit Care Med, 2011, 183（6）: 788-824.

[9] LEY B, COLLARD H R, KING T E. Clinical course and prediction of survival in idiopathic pulmonary fibrosis[J]. Am J Respir Crit Care Med, 2011, 183（4）: 431-440.

[10] TAYLOR D A, DU BOIS R M. Idiopathic interstitial pneumonias: a re-appraisal of idiopathic pulmonary fibrosis[J]. Int J Tuberc Lung Dis, 2001, 5（12）: 1086-1098.

[11] MICHAELSON J E, AGUAYO S M, ROMAN J. Idiopathic pulmonary fibrosis: a practical approach for diagnosis and management[J]. Chest, 2000, 118（3）: 788-794.

[12] SELMAN M, KING T E, PARDO A; American Thoracic Society; European Respiratory Society; American College of Chest Physicians. Idiopathic pulmonary fibrosis: prevaling and evolving hypotheses about its pathogenesis and implications for therapy[J]. Ann Intern Med, 2001, 134（2）: 136-151.

[13] NOBLE P W. Idiopathic pulmonary fibrosis: natural history and prognosis[J]. Clin Chest Med, 2006, 27（1）: 11-16.

[14] CHRISTIE J D, EDWARDS L B, KUCHERYAVAYA A Y, et al. The registry of the international society for heart and lung transplantation: twenty-seventh official adult lung and heart-lung transplant report-2010[J]. J Heart Lung Transplant, 2010, 29（10）: 1104-1118.

[15] TAKAGISHI T, OSTROWSIK R, ALEX C, et al. Survival and extrapulmonary course of connective tissue disease after lung transplantation[J]. J Clin Rheumatol, 2012, 18（6）: 283-289.

[16] SHOWKAT A, LO A, SHOKOUH-AMIRI H, et al. Are autoimmune disease of glomerulonephritis affecting the development of panel-reactive antibodies in candidates for renal transplantation?[J]. Transplant Proc, 2005, 37（2）: 645-647.

[17] BANHAM G, PREZZI D, HARFORD S, et al. Elevated pretansplantation soluble BAFF is associated with an increased risk of acute antibody mediated rejection[J]. Transplantation, 2013, 96（4）: 413-420.

[18] DOYLE T J, DELLARIPA P F. Lungmanifestations of the rheumatic disease[J]. Chest, 2017, 152（6）: 1283-1295.

[19] KHAN I Y, SINGER L G, DE PERROT M, et al. Survival after lung transplantation in systemic sclerosis. A systematic review[J]. Respir Med, 2013, 107（12）: 2081-2087.

[20] YAZDANI A, SING L G, STRAND V, et al. Survival and quality of life in rheumatoid arthritis-associated interstitial lung disease after lung transplantation[J]. J Heart Lung Transplant, 2014, 33（5）: 514-520.

[21] ANDERSON L A, GADALLA S, MORTON L M, et al. Population-based study of autoimmune conditions and the risk of specific lymphoid malignancies[J]. Int J Cancer, 2009, 125（2）: 398-405.

[22] DISTLER O, PIGNONE A. Pulmonary arterial hypertension and rheumatic disease-from diagnosis to treatment[J]. Rheumatology（Oxford）, 2006, 45（4）: 22-25.

[23] ZHANG R, DAI L Z, XIE W P, et al. Survival of Chinese patients with pulmonary arterial hypertension in the modern treatment era[J]. Chest, 2011, 140（2）: 302-309.

[24] MATHAI S C, HASSOUN P M. Pulmonary arterial hypertension associated with systemic sclerosis[J]. Expert Rev Respir Med, 2011, 5（2）: 267-279.

[25] GOTTLIEB J, SMITS J, SCHRAMM R, et al. Lung transplantation in Germany since the introduction of the lung allocation score[J]. Dtsch Arztebl Int, 2017, 114（11）: 179-185.

[26] EGAN T M, EDWARDS L B. Effect of the lung allocation score on lung transplantation in the United States[J]. J Heart Lung Transplant, 2016, 35（4）: 433-439.

[27] ABRAMS D, BRODIE D, ARCASOY S M. Extracorporeal life support in lung transplantation[J]. Clin Chest Med, 2017, 38（4）: 655-666.

[28] HAYANGA J W A, SHIGEMURA N, ABOAGYE J K, et al. ECMO support in lung transplantation: A contemporary analysis of hospital charges in the United States[J]. Ann Thorac Surg, 2017, 104（3）: 1033-1039.

[29] KAISER L R, PASQUE M K, TRULOCK E P, et al. Bilateral sequential lung transplantation: the procedure of choice for double-lung replacement[J]. Ann Thorac Surg, 1991, 52（3）: 438-446.

[30] VENUTA F, DISO D, ANILE M, et al. Evolving techniques and perspectives in lung transplantation[J]. Transplant Proc, 2005, 37（6）: 2682-2683.

[31] TEMAN N R, XIAO J T, TRIBBLE C G, et al. Median sternotomy for lung transplantation: techniques and advantages[J]. Heart Surg Forum, 2017, 20（3）: 89-91.

[32] GUST L, D'JOURNO X B, BRIOUDE G, et al. Single-lung and double-lung transplantation: technique and tips[J]. J Thorac Dis, 2018, 10（4）: 2508-2518.

[33] MEYERS B F, SUNDARESAN R S, GUTHRIE T, et al. Bilateral sequential lung transplantation without sternal division eliminates posttransplantation sternal complications[J]. J Thorac Cardiovasc Surg, 1999, 117（2）: 358-364.

[34] HAYANGA J W, D'CUNHA J. The surgical technique of bilateral sequential lung transplantation[J]. J Thorac Dis, 2014, 6（8）: 1063-1069.

[35] IUS F, SOMMER W, TUDORACHE I, et al. Five-year experience with intraoperative extracorporeal membrane oxygenation in lung transplantation: indications and midterm results[J]. J Heart Lung Transplant, 2016, 35（1）: 49-58.

[36] MULVIHILL M S, YEROKUN B A, DAVIS R P, et al. Extracorporeal membrane oxygenation following lung

transplantation：indications and survival[J]. J Heart Lung Transplant, 2018, 37（2）：259-267.

[37] DATE H, AOE M, NAGAHIRO I, et al. Living-donor lobar lung transplantation for various lung diseases[J]. J Thorac Cardiovasc Surg, 2003, 126（2）：476-481.

[38] MITILIAN D, SAGE E, PUYO P, et al. Techniques and results of lobar lung transplantations[J]. Eur J Cardiothorac Surg, 2014, 45（2）：365-370.

[39] YAMANE M, DATE H, OKAZAKI M, et al. Long-term improvement in pulmonary function after living donor lobar lung transplantation[J]. J Heart Lung Transplant, 2007, 26（7）：687-692.

[40] DATE H, SHIRAISHI T, SUGIMOTO S, et al. Outcome of living-donor lobar lung transplantation using a single donor[J]. J Thorac Cardiovasc Surg, 2012, 144（3）：710-715.

[41] BISWAS ROY S, PANCHANATHAN R, WALIA R, et al. Lung retransplantation for chronic rejection：a single-center experience[J]. Ann Thorac Surg, 2018, 105（1）：221-227.

[42] HALL D J, BELLI E V, GREGG J A, et al. Two decades of lung retransplantation：A single-center experience[J]. Ann Thorac Surg, 2017, 103（4）：1076-1083.

[43] SOMMER W, IUS F, KÜHN C, et al. Technique and outcomes of less invasive lung retransplantation[J]. Transplantation, 2018, 102（3）：530-537.

[44] SCHUMER E M, RICE J D, KISTLER A M, et al. Single versus double lung retransplantation does not affect survival based on previous transplant type[J]. Ann Thorac Surg, 2017, 103（1）：236-240.

[45] DELLGREN G, RIISE G C, SWÄRD K, et al. Extracorporeal membrane oxygenation as a bridge to lung transplantation：a long-term study[J]. Eur J Cardiothorac Surg, 2015, 47（1）：95-100.

[46] 中华医学会器官移植学分会. 中国肺脏移植术技术规范 [J]. 中华移植杂志（电子版）, 2019, 13（2）：99-108.

[47] 中华医学会器官移植学分会. 中国肺脏移植供肺获取与保护技术规范 [J]. 中华移植杂志（电子版）, 2019, 13（2）：87-90.

[48] 卫生部医管司. 卫生部办公厅关于启动心脏死亡捐献器官移植试点工作的通知. 卫办医管发 [2011]62 号 [DB/OL]. （2019-01-17）[2011-05-03]. http：//www.nhfpc.gov.cn/yzygj/s3586q/201105/ 03ddc86c0d974c058832807f7414d596. shtml.

[49] 国家卫生和计划生育委员会脑损伤质控评价中心. 脑死亡判定标准与技术规范（成人质控版）[J/CD]. 中华移植杂志：电子版, 2015, 9（1）：13-16.

[50] 中华医学会器官移植学分会. 中国心脏死亡器官捐献工作指南（第 2 版）[J/CD]. 中华移植杂志：电子版, 2012, 6（3）：43-46.

[51] SNELL G I, PARASKEVA M, WESTALL G P. Donor selection and management[J]. Semin Respir Crit Care Med, 2013, 34（3）：361-370.

[52] BALDWIN M R, PETERSON E R, EASTHAUSEN I, et al. Donor age and early graft failure after lung transplantation：a cohort study[J]. Am J Transplant, 2013, 13（10）：2685-2695.

[53] BONSER R S, TAYLOR R, COLLETT D, et al. Effect of donor smoking on survival after lung transplantation：a cohort study of a prospective registry[J]. Lancet, 2012, 380（9843）：747-755.

[54] 王振兴, 陈静瑜, 郑明峰, 等. 肺脏移植供肺获取 100 例：冷缺血时间 ≥6 h 及肺减容对预后的影响 [J]. 中国组织工程研究, 2012, 16（5）：835-838.

[55] GAMMIE J S, STUKUS D R, PHAM S M, et al. Effect of ischemic time on survival in clinical lung transplantation[J].

Ann Thorac Surg, 1999, 68（6）: 2015-2020.

[56] ORENS J B, BOEHLER A, DE PERROT M, et al. A review of lung transplant donor acceptability criteria[J]. J Heart Lung Transplant, 2003, 22（11）: 1183-1200.

[57] STUDER S M, ORENS J B. Cadaveric donor selection and management[J]. Semin Respir Crit Care Med, 2006, 27（5）: 492-500.

[58] VAN RAEMDONCK D, NEYRINCK A, VERLEDEN G M, et al. Lung donor selection and management[J]. Proc Am Thorac Soc, 2009, 6（1）: 28-38.

[59] CHAMBERS D C, YUSEN R D, CHERIKH W S, et al. The registry of the international society for heart and lung transplantation: thirty-fourth adult lung and heart-lung transplantation report-2017; focus theme: allograft ischemic time[J]. J Heart Lung Transplant, 2017, 36（10）: 1047-1059.

[60] HAYES D J R, HARTWIG M G, TOBIAS J D, et al. Lung transplant center volume ameliorates adverse influence of prolonged ischemic time on mortality[J]. Am J Transplant, 2017, 17（1）: 218-226.

[61] SNELL G I, WESTALL G P. Selection and management of the lung donor[J]. Clin Chest Med, 2011, 32（2）: 223-232.

[62] 马春林, 梁道业, 郑福奎. 高呼气末正压在神经源性肺水肿机械通气中的作用[J]. 中华危重病急救医学杂志, 2014, 26（5）: 339-342.

[63] 冯艳, 于国东, 王华, 等. 神经源性肺水肿的液体治疗策略探讨[J]. 中华神经医学杂志, 2015, 14（2）: 176-180.

[64] MINAMBRES E, RODRIGO E, BALLESTEROS M, et al. Impact of restrictive fluid balance focused to increase lung procurement on renal function after kidney transplantation[J]. Nephrol Dial Transplant, 2010, 25（7）: 2352-2356.

[65] MUNSHI L, KESHAVJEE S, CYPEL M. Donor management and lung preservation for lung transplantation[J]. Lancet Respir Med, 2013, 1（4）: 318-328.

[66] PENNEFATHER S, BULLOCK R, MANTLE D, et al. Use of low dose arginine vasopressin to support brain-dead donors[J]. Transplantation, 1995, 59（1）: 58-62.

[67] TUTTLE-NEWHALL J, COLLINS B, KUO P, et al. Organ donation and treatment of multi-organ donor[J]. CurrProb Surg, 2003, 40（5）: 266-310.

[68] MASCIA L, PASERO D, SLUTSKY A, et al. Effect of a lung protective strategy for organ donors on eligibility and availability of lungs for transplantation[J]. JAMA, 2010, 304（23）: 2620-2627.

[69] HOWLETT T, KEOGH A, PERRY L, et al. Anterior and posterior pituitary function in brain-stem-dead donors: a possible role for hormonal replacement therapy[J]. Transplantation, 1989, 47（5）: 828-834.

[70] SHEMIE S, ROSS H, PAGLIARELLO J, et al. Organ donor management in Canada: recommendations of the forum on medical management to optimize donor organ potential[J].CMAJ, 2006, 174（6）: S13-S30.

[71] DIMOPOULOU I, TSAGARAKIS S, ANTHI A, et al. High prevalence of decreased cortisol reserve in brain-dead potential organ donors[J].Crit Care Med, 2003, 31（4）: 1113-1117.

[72] FOLLETTE D, RUDICH S, BABCOCK W. Improved oxygenation and increased lung donor recovery with high-dose steroid administration after brain death[J]. J Heart Lung Transplant, 1998, 17（4）: 423-429.

[73] MACDONALD P, ANEMAN A, BHONAGIRI D, et al. A systematic review and meta-analysis of clinical trials of thyroid hormone administration to brain dead potential organ donors[J]. Crit Care Med, 2012, 40（5）: 1635-1645.

[74] ARNAOUTAKIS G, ALLEN J, MERLO C, et al. Low potassium dextran is superior to University of Wisconsin solution in high-risk lung transplant recipients[J].J Heart Lung Transplant, 2010, 29（12）: 1380-1387.

[75] THABUT G, VINATIER I, BRUGIÈRE O, et al. Influence of preservation solution on early graft failure in clinical lung transplantation[J]. Am J Respir Crit Care Med, 2001, 164（7）: 1204-1208.

[76] SASAKI M, MURAOKA R, CHIBA Y, et al. Influence of pulmonary arterial pressure during flushing on lung preservation[J].Transplantation, 1996, 61（1）: 22-27.

[77] 中华医学会器官移植学分会 .《中国肺脏移植免疫抑制治疗及排斥反应》[J].《中华移植杂志（电子版）》, 2019, 13（2）: 94-98.

[78] SWEET S C. Induction therapy in lung transplantation[J]. Transpl Int, 2013, 26（7）: 696-703.

[79] FURUYA Y, JAYARAJAN S N, TAGHAVI S, et al. The impact of alemtuzumab and basiliximab induction on patient survival and time to bronchiolitis obliterans syndrome in double lung transplantation recipients [J]. Am J Transplant, 2016, 16（8）: 2334-2341.

[80] HEIDT S, HESTER J, SHANKAR S, et al. B cell repopulation after alemtuzumab induction-transient increase in transitional B cells and long-term dominance of naïve B cells[J]. Am J Transplant, 2012, 12（7）: 1784-1792.

[81] CORRIS P A. Induction therapy in lung transplantation? A frustrating message of persisting uncertainty[J]. Am J Transplant, 2016, 16（8）: 2250-2251.

[82] MCDERMOTT J K, GIRGIS R E. Individualizing immunosuppression in lung transplantation[J]. Glob Cardiol Sci Pract, 2018, 2018（1）: 5.

[83] BENZIMRA M, CALLIGARO G L, GLANVILLE A R. Acute rejection[J]. J Thorac Dis, 2017, 9（12）: 5440-5457.

[84] STEWART S, FISHBEIN M C, SNELL G I, et al. Revision of the 1996 working formulation for the standardization of nomenclature in the diagnosis of lung rejection[J]. J Hear Lung Transplant, 2007, 26（12）: 1229-1242.

[85] PARK C H, PAIK H C, HAAM S J, et al. HRCT features of acute rejection in patients with bilateral lung transplantation: the usefulness of lesion distribution[J]. Transplant Proc, 2014, 46（5）: 1511-1516.

[86] SARAHRUDI K, ESTENNE M, CORRIS P, et al. International experience with conversion from cyclosporine to tacrolimus for acute and chronic lung allograft rejection[J]. J Thorac Cardiovasc Surg, 2004, 127（4）: 1126-1132.

[87] REAMS B D, MUSSELWHITE L W, ZAAS D W, et al. Alemtuzumab in the treatment of refractory acute rejection and bronchiolitis obliterans syndrome after human lung transplantation[J]. Am J Transplant, 2007, 7（12）: 2802-2808.

[88] BENDEN C, SPEICH R, HOFBAUER G F, et al. Extracorporeal photopheresis after lung transplantation: a 10-year single-center experience[J]. Transplantation, 2008, 86（11）: 1625-1627.

[89] ROUX A, LEVINE D J, ZEEVI A, et al. Banff Lung Report: Current knowledge and future research perspectives for diagnosis and treatment of pulmonary antibody-mediated rejection（AMR）[J]. Am J Transplant, 2019, 19（1）: 21-31.

[90] MCMANIGLE W, PAVLISKO E N, MARTINU T. Acute cellular and antibody-mediated allograft rejection[J]. Semin Respir Crit Care Med, 2013, 34（3）: 320-335.

[91] BANSAL S B. Rituximab use in late antibody-mediated rejection[J]. Indian J Nephrol, 2016, 26（5）: 315-316.

[92] WITT C A, GAUT J P, YUSEN R D, et al. Acute antibody-mediated rejection after lung transplantation[J]. J Hear Lung Transplant, 2013, 32（10）: 1034-1040.

[93] YEUNG M Y, GABARDI S, SAYEGH M H. Use of polyclonal/monoclonal antibody therapies in transplantation[J]. Expert Opin Biol Ther, 2017, 17（3）: 339-352.

[94] VERLEDEN S E, RUTTENS D, VANDERMEULEN E, et al. Restrictive chronic lung allograft dysfunction: where are we now ?[J]. J Hear Lung Transplant, 2015, 34（5）: 625-630.

[95] VERLEDEN G M, RAGHU G, MEYER K C, et al. A new classification system for chronic lung allograft dysfunction[J]. J Hear Lung Transplant, 2014, 33（2）: 127-133.

[96] MEYER K C, RAGHU G, VERLEDEN G M, et al. An international ISHLT/ATS/ERS clinical practice guideline: diagnosis and management of bronchiolitis obliterans syndrome[J]. Eur Respir J, 2014, 44（6）: 1479-1503.

[97] WELSH C H, WANG T S, LYU D M, et al. An international ISHLT/ATS/ERS clinical practice guideline: summary for clinicians. Bronchiolitis obliterans syndrome complicating lung transplantation[J]. Ann Am Thorac Soc, 2015, 12（1）: 118-119.

[98] BENDEN C, HAUGHTON M, LEONARD S, et al. Therapy options for chronic lung allograft dysfunction - bronchiolitis obliterans syndrome following first-line immunosuppressive strategies: a systematic review[J]. J Hear Lung Transplant, 2017, 36（9）: 921-933.

[99] YUNG G L, CRAIG V. Lung transplantation and extracorporeal photopheresis: the answer to bronchiolitis obliterans?[J]. Transfus Apher Sci, 2015, 52（2）: 162-166.

[100] VERLEDEN S E, TODD J L, SATO M, et al. Impact of CLAD phenotype on survival after lung retransplantation: a multicenter study[J]. Am J Transplant, 2015, 15（8）: 2223-2230.

[101] VOS R, VERLEDEN S E, VERLEDEN G M. Chronic lung allograft dysfunction: evolving practice[J]. Curr Opin Organ Transplant, 2015, 20（5）: 483-491.

[102] 中华医学会器官移植学分会. 中国肺移植术后并发症治疗与随访规范. 中华移植杂志（电子版）, 2019, 13（2）: 99-108.

[103] IUS F, KUEHN C, TUDORACHE I, et al. Lung transplantation on cardiopulmonary support: venoarterial extracorporeal membrane oxygenation outperformed cardiopulmonary bypass[J]. J Thorac Cardiovasc Surg, 2012, 144（6）: 1510-1516.

[104] RIED M, SOMMERAUER L, LUBNOW M, et al. Thoracic bleeding complications in patients with veno-venous extracorporeal membrane oxygenation[J]. Ann Thorac Surg, 2018, 106（6）: 1668-1674.

[105] THOMAS J, KOSTOUSOV V, TERUYA J. Bleeding and thrombotic complications in the use of extracorporeal membrane oxygenation[J]. Semin Thromb Hemost, 2018, 44（1）: 20-29.

[106] LAMB K M, COWAN S W, EVANS N, et al. Successful management of bleeding complications in patients supported with extracorporeal membrane oxygenation with primary respiratory failure[J]. Perfusion, 2013, 28（2）: 125-31.

[107] CRESPO M M, MCCARTHY D P, HOPKINS P M, et al. ISHLT Consensus Statement on adult and pediatric airway complications after lung transplantation: definitions, grading system, and therapeutics[J]. J Heart Lung Transplant, 2018, 37（5）: 548-563.

[108] SANTACRUZ J F, MEHTA A C. Airway complications and management after lung transplantation: ischemia, dehiscence, and stenosis[J]. Proc Am Thorac Soc, 2009, 6（1）: 79-93.

[109] DE GRACIA J, CULEBRAS M, ALVAREZ A, et al. Bronchoscopic balloon dilatation in the management of bronchial stenosis following lung transplantation[J]. Respir Med, 2007, 101（1）: 27-33.

[110] CHHAJED P N, MALOUF M A, TAMM M, et al. Interventional bronchoscopy for the management of airway complications following lung transplantation[J]. Chest, 2001, 120（6）: 1894-1899.

[111] SUNDSET A, LUND M B, HANSEN G, et al. Airway complications after lung transplantation: long-term outcome of silicone stenting[J]. Respiration, 2012, 83（3）: 245-252.

[112] SIRITHANGKUL S, RANGANATHAN S, ROBINSON P J, et al. Positive expiratory pressure to enhance cough effectiveness in tracheomalacia[J]. J Med Assoc Thai, 2010, 93（6）: S112-S118.

[113] CAMARGO J J, CAMARGO S M, MACHUCA T N, et al. Surgical maneuvers for the management of bronchial complications in lung transplantation[J]. Eur J Cardiothorac Surg, 2008, 34（6）: 1206-1209.

[114] MAURER J R, TULLIS D E, GROSSMAN R F, et al. Infectious complications following isolated lung transplantation[J]. Chest, 1992, 101（4）: 1056-1059.

[115] KRAMER M R, MARSHALL S E, STARNES V A, et al. Infectious complications in heart-lung transplantation. Analysis of 200 episodes[J]. Arch Intern Med, 1993, 153（17）: 2010-2016.

[116] CISNEROS J M, MUÑOZ P, TORRE-CISNEROS J, et al. Pneumonia after heart transplantation: a multi-institutional study. Spanish Transplantation Infection Study Group[J]. Clin Infect Dis, 1998, 27（2）: 324-331.

[117] KOTLOFF R M, AHYA V N, CRAWFORD S W. Pulmonary complications of solid organ and hematopoietic stem cell transplantation[J]. Am J Respir Crit Care Med, 2004, 170（1）: 22-48.

[118] FISHMAN J A, RUBIN R H. Infection in organ-transplant recipients[J]. N Engl J Med, 1998, 338（24）: 1741-1751.

[119] SHIRAISHI T, IWASAKI A. Prevention and treatment strategy for infectious complication after lung transplantation[J]. Kyobu Geka, 2016, 69（11）: 900-905.

[120] HÉRAULT E, VAISSIER E, LENOIR G, et al. Infectious complication after lung transplantation for cystic fibrosis[J]. Rev Mal Respir, 1995, 12（1）: 43-48.

[121] ZAMORA M R. Cytomegalovirus and lung transplantation[J]. Am J Transplant, 2004, 4（8）: 1219-1226.

[122] ZAMORA M R. Controversies in lung transplantation: management of cytomegalovirus infections[J]. J Heart Lung Transplant, 2002, 21（8）: 841-849.

[123] DUNCAN S R, PARADIS I L, YOUSEM S A, et al. Sequelae of cytomegalovirus pulmonary infections in lung allograft recipients[J]. Am Rev Respir Dis, 1992, 146（6）: 1419-1425.

[124] FRANQUET T, LEE K S, MÜLLER N L. Thin-section CT findings in 32 immunocompromised patients with cytomegalovirus pneumonia who do not have AIDS[J]. AJR Am J Roentgenol, 2003, 181（4）: 1059-1063.

[125] COLLINS J, MÜLLER N L, KAZEROONI E A, et al. CT findings of pneumonia after lung transplantation[J]. AJR Am J Roentgenol, 2000, 175（3）: 811-818.

[126] HARBISON M A, DE GIROLAMI P C, JENKINS R L, et al. Ganciclovir therapy of severe cytomegalovirus infections in solid-organ transplant recipients[J]. Transplantation, 1988, 46（1）: 82-88.

[127] SHREENIWAS R, SCHULMAN L L, BERKMEN Y M, et al. Opportunistic bronchopulmonary infections after lung transplantation: clinical and radiographic findings[J]. Radiology, 1996, 200（2）: 349-356.

[128] DIAMOND J M, ARCASOY S, KENNEDY C C, et al. Report of the International Society for Heart and Lung Transplantation Working Group on primary lung graft dysfunction, part II: epidemiology, risk factors, and outcomes-A 2016 Consensus Group statement of the International Society for Heart and Lung Transplantation[J]. J Heart Lung Transplant, 2017, 36（10）: 1104-1113.

[129] GELMAN A E, FISHER A J, HUANG H J, et al. Report of the ISHLT Working Group on primary lung graft dysfunction part III: Mechanisms: A 2016 Consensus Group statement of the International Society for Heart and Lung Transplantation[J]. J Heart Lung Transplant, 2017, 36（10）: 1114-1120.

[130] SNELL G I, YUSEN R D, WEILL D, et al. Report of the ISHLT Working Group on primary lung graft dysfunction,

part I：definition and grading-A 2016 Consensus Group statement of the International Society for Heart and Lung Transplantation[J]. J Heart Lung Transplant，2017，36（10）：1097-1103.

[131] VAN RAEMDONCK D，HARTWIG M G，HERTZ M I，et al. Report of the ISHLT Working Group on primary lung graft dysfunction part IV：Prevention and treatment：A 2016 Consensus Group statement of the International Society for Heart and Lung Transplantation[J]. J Heart Lung Transplant，2017，36（10）：1121-1136.

[132] DUCLOS G，MIGNON A，ZIELESKIEWICZ L，et al. Takotsubo cardiomyopathy following induction of anesthesia for lung transplantation，an unexpected complication[J]. J Cardiothorac Vasc Anesth，2018，32（4）：1855-1857.

[133] KAHAN E S，PETERSEN G，GAUGHAN J P，et al. High incidence of venous thromboembolic events in lung transplant recipients[J]. J Heart Lung Transplant，2007，26（4）：339-344.

[134] DICKSON R P，DAVIS R D，REA J B，et al. High frequency of bronchogenic carcinoma after single-lung transplantation[J]. J Heart Lung Transplant，2006，25（11）：1297-1301.

[135] SEKELA M E，NOON G P，HOLLAND V A，et al. Differential perfusion：potential complication of femoral-femoral bypass during single lung transplantation[J]. J Heart Lung Transplant，1991，10（2）：322-324.

[136] KRISTENSEN A W，MORTENSEN J，BERG R M. Pulmonary thromboembolism as a complication of lung transplantation[J]. Clin Transplant，2017，31（4）：12922.

[137] MAZIAK D E，MAURER J R，KESTEN S. Diaphragmatic paralysis：a complication of lung transplantation[J]. Ann Thorac Surg，1996，61（1）：170-173.

[138] REAMS B D，MCADAMS H P，HOWELL D N，et al. Posttransplant lymphoproliferative disorder：incidence，presentation，and response to treatment in lung transplant recipients[J]. Chest，2003，124（4）：1242-1249.

[139] HALKOS M E，MILLER J I，MANN K P，et al. Thoracic presentations of posttransplant lymphoproliferative disorders[J]. Chest，2004，126（6）：2013-2020.

[140] 中华医学会器官移植学分会. 器官移植病理学临床技术操作规范（2019版）之移植肺病理学临床技术操作规范 [J]. 器官移植，2019，10（4）：383-392.

[141] 陈实，郭晖. 移植病理学 [M]. 北京：人民卫生出版社，2009：200-218.

[142] 陈实. 移植免疫学 [M]. 武汉：湖北科学技术出版社，1998：227-229.

[143] 杨树东，蔡颖，夏钰弘，等. 移植肺病理学及其进展 [J/CD]. 实用器官移植电子杂志，2017，5（6）：454-458.

[144] YANG S D，CAI Y，XIA Y H，et al. Pathology of lung allograft and its progress[J/CD]. Pract J Organ Transplant（Electr Vers），2017，5（6）：454-458.

[145] HUNT J，STEWART S，CARY N，et al. Evaluation of the International Society for Heart Transplantation（ISHT）grading of pulmonary rejection in 100 consecutive biopsies[J]. Transpl Int，1992，5（1）：S249-S251.

[146] RODEN A C，AISNER D L，ALLEN T C，et al. Diagnosis of acute cellular rejection and antibody-mediated rejection on lung transplant biopsies：a perspective from members of the Pulmonary Pathology Society[J]. Arch Pathol Lab Med，2017，141（3）：437-444.

[147] STEWART S，FISHBEIN M C，SNELL G I，et al. Revision of the 1996 working formulation for the standardization of nomenclature in the diagnosis of lung rejection[J]. J Heart Lung Transplant，2007，26（12）：1229-1242.

[148] BERRY G J，BRUNT E M，CHAMBERLAIN D，et al. A working formulation for the standardization of nomenclature in the diagnosis of heart and lung rejection：Lung Rejection Study Group. The International Society for Heart Transplantation[J]. J Heart Transplant，1990，9（6）：593-601.

[149] YOUSEM S A, BERRY G J, CAGLE P T, et al. Revision of the 1990 working formulation for the classification of pulmonary allograft rejection: Lung Rejection Study Group[J]. J Heart Lung Transplant, 1996, 15（1）: 1-15.

[150] YOUSEM S A. Lymphocytic bronchitis/bronchiolitis in lung allograft recipients[J]. Am J Surg Pathol, 1993, 17（5）: 491-496.

[151] COOPER J D, BILLINGHAM M, EGAN T, et al. A working formulation for the standardization of nomenclature and for clinical staging of chronic dysfunction in lung allografts. International Society for Heart and Lung Transplantation[J]. J Heart Lung Transplant, 1993, 12（5）: 713-716.

[152] TAKEMOTO S K, ZEEVI A, FENG S, et al. National conference to assess antibody-mediated rejection in solid organ transplantation[J]. Am J Transplant, 2004, 4（7）: 1033-1041.

[153] IONESCU D N, GIRNITA A L, ZEEVI A, et al. C4d deposition in lung allografts is associated with circulating anti-HLA alloantibody[J]. Transpl Immunol, 2005, 15（1）: 63-68.

[154] SAINT MARTIN G A, REDDY V B, GARRITY E R, et al. Humoral（antibody-mediated）rejection in lung transplantation[J]. J Heart Lung Transplant, 1996, 15（12）: 1217-1222.

[155] MAGRO C M, DENG A, POPE-HARMAN A, et al. Humorally mediated posttransplantation septal capillary injury syndrome as a common form of pulmonary allograft rejection: a hypothesis[J]. Transplantation, 2002, 74（9）: 1273-1280.

[156] MAGRO C M, KLINGER D M, ADAMS P W, et al. Evidence that humoral allograft rejection in lung transplant patients is not histocompatibility antigen-related[J]. Am J Transplant, 2003, 3（10）: 1264-1272.

[157] LEVINE D J, GLANVILLE A R, ABOYOUN C, et al. Antibody-mediated rejection of the lung: a consensus report of the International Society for Heart and Lung Transplantation[J]. J Heart Lung Transplant, 2016, 35（4）: 397-406.

[158] DENICOLA M M, WEIGT S S, BELPERIO J A, et al. Pathologic findings in lung allografts with anti-HLA antibodies[J]. J Heart Lung Transplant, 2013, 32（3）: 326-332.

[159] WALLACE W D, LI N, ANDERSEN C B, et al. Banff study of pathologic changes in lung allograft biopsy specimens with donor-specific antibodies[J]. J Heart Lung Transplant, 2016, 35（1）: 40-48.

[160] SATO M, WADDELL T K, WAGNETZ U, et al. Restrictive allograft syndrome（RAS）: a novel form of chronic lung allograft dysfunction[J]. J Heart Lung Transplant, 2011, 30（7）: 735-742.

[161] OFEK E, SATO M, SAITO T, et al. Restrictive allograft syndrome post lung transplantation is characterized by pleuroparenchymal fibroelastosis[J]. Mod Pathol, 2013, 26（3）: 350-356.

[162] SATO M, HWANG D M, WADDELL T K, et al. Progression pattern of restrictive allograft syndrome after lung transplantation[J]. J Heart Lung Transplant, 2013, 32（1）: 23-30.

[163] VERLEDEN S E, VANDERMEULEN E, RUTTENS D, et al. Neutrophilic reversible allograft dysfunction（NRAD）and restrictive allograft syndrome（RAS）[J]. Semin Respir Crit Care Med, 2013, 34（3）: 352-360.

[164] VOS R, VANAUDENAERDE B M, VERLEDEN S E, et al. Anti-inflammatory and immunomodulatory properties of azithromycin involved in treatment and prevention of chronic lung allograft rejection[J]. Transplantation, 2012, 94（2）: 101-109.

[165] BURGUETE S R, MASELLI D J, FERNANDEZ J F, et al. Lung transplant infection[J]. Respirology, 2013, 18（1）: 22-38.

[166] MIYAGAWA-HAYASHINO A, WAIN J C, MARK E J. Lung transplantation biopsy specimens with bronchiolitis

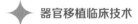

obliterans or bronchiolitis obliterans organizing pneumonia due to aspiration[J]. Arch Pathol Lab Med, 2005, 129（2）: 223-226.

[167] RICHMOND I, PRITCHARD G E, ASHCROFT T, et al. Bronchus associated lymphoid tissue（BALT）in human lung: its distribution in smokers and non-smokers[J]. Thorax, 1993, 48（11）: 1130-1134.

[168] ZAKI K S, ARYAN Z, MEHTA A C, et al. Recurrence of lymphangioleiomyomatosis: nine years after a bilateral lung transplantation[J]. World J Transplant, 2016, 6（1）: 249-254.

[169] MEYER K C, RAGHU G, VERLEDEN G M, et al. An international ISHLT/ATS/ERS clinical practice guideline: diagnosis and management of bronchiolitis obliterans syndrome[J]. Eur Respir J, 2014, 44（6）: 1479-1503.

[170] BENNETT D, FOSSI A, REFINI R M, et al. Posttransplant solid organ malignancies in lung transplant recipients: a single-center experience and review of the literature[J]. Tumori, 2016, 102（6）: 574-581.

[171] 李雯, 冯靖. 诊断性. 介入肺脏病学快速现场评价临床实施指南 [J]. 天津医药, 2017, 45（4）: 441-448.

第五章

胰 腺 移 植

胰腺移植是指将带有血管的、有生理功能的胰腺全部或节段体尾部移植给另外个体，以使受者获得其所缺乏的胰腺内分泌功能。胰腺移植时治疗糖尿病疗效最佳的方法，可有效维持糖代谢过程，阻止甚至逆转糖尿病并发症发展进程。1966 年 12 月明尼苏达大学 Kelly 和 Lillehei 等施行了全球首例临床胰腺移植术，此后，由于胰腺外分泌处理的特殊性和移植胰腺排斥反应难以及时诊断，胰腺移植在移植总数和移植效果上都远远落后于肾脏和肝移植。直至 20 世纪 90 年代末及 2000 年初，随着移植外科技术的进步，新型强效免疫抑制剂的临床应用和围手术期管理经验的成熟，胰腺移植，尤其是胰肾联合移植成功率逐步提高，受者及移植胰 1 年和 5 年存活率已接近肾移植和肝移植，已成为治疗 1 型糖尿病和部分 2 型糖尿病最有效的方法。

胰腺移植涉及多个学科，包括供、受者的免疫学和非免疫学选择，供胰的切取、灌洗和保存，供胰的植入，排斥反应的诊断、鉴别诊断以及预防和治疗，免疫抑制剂的使用、监测和调整，以及长期的随访和处理等，需要多学科协作。

第一节　胰腺移植的适应证、禁忌证及手术类型的选择

一、胰腺移植的适应证

（一）单纯胰腺移植适应证

1. 1 型糖尿病伴有：经常发作的严重低血糖或高血糖；胰岛素抵抗状态；严重视网膜病变。

2. 不稳定型糖尿病（又称脆性糖尿病），胰岛素治疗疗效不理想。

3. 2 型糖尿病：胰岛素依赖的 2 型糖尿病。

4. 慢性胰腺炎或胰腺癌行全胰切除，血糖难以控制或开始出现糖尿病相关并发症。

（二）胰肾联合移植适应证

1. 1 型糖尿病　肾功能衰竭（尿毒症期）；②单纯肾移植后移植肾功能衰竭。

2. 2 型糖尿病　胰岛素依赖，并发终末期肾功能衰竭（尿毒症期）的 2 型糖尿病者。

3. 胰岛素依赖的肾移植后糖尿病，伴有移植肾功能衰竭。

（三）肝胰联合移植或肝胰器官簇移植适应证

1. 首选终末期良性肝脏疾病，伴有 1 型糖尿病。
2. 终末期良性肝脏疾病，伴有血糖难以控制或胰岛素依赖的 2 型糖尿病。
3. 病变同时累及肝脏和胰腺，且无其他有效治疗方法的疾病，如胰腺的囊性纤维化导致的胰腺外分泌和内分泌功能不全合并严重门脉高压症等。
4. 侵犯肝脏、胰腺、十二指肠等多个器官的恶性病变，无远处转移者。

二、胰腺移植的禁忌证

（一）绝对禁忌证

1. 难以控制的全身性感染（包括结核病、活动性肝炎等）。
2. 合并严重的心、肺、脑等重要器官的器质性病变，或一般情况差，不能耐受移植手术。
3. 近期（＜6 个月）心肌梗死史。
4. 恶性肿瘤未治疗或治愈后未满 1 年。
5. 未治愈的溃疡病。
6. 艾滋病活动期。
7. 严重周围血管病变或进行性周围肢端坏死、卧床不起。
8. 严重胃肠功能紊乱、胃肠免疫疾病、不能服用免疫抑制剂。
9. 有嗜烟、酗酒、药物滥用史。
10. 伴有精神心理疾病。
11. 经多学科干预仍无法控制的高度不依从性。
12. 各种进展期代谢性疾病（如高草酸尿症等）。

（二）如有下列情况应视为胰液膀胱引流术的禁忌证

1. 未治愈的尿道感染。
2. 下尿路狭窄。
3. 糖尿病引起的神经性膀胱排尿功能障碍、膀胱挛缩或膀胱扩张，膀胱残余尿量测定 ＞100 mL。

（三）相对禁忌证

1. 年龄 ＜18 岁或 ＞59 岁。
2. 近期视网膜出血。
3. 有症状的脑血管病或外周血管病变。
4. 体重指数（BMI）＜17.5 kg/m^2 或 ＞30 kg/m^2。
5. 乙型肝炎表面抗原阳性或丙型肝炎抗体阳性而肝功能正常者。
6. 癌前病变。

三、胰腺移植的类型及其选择

（一）胰腺移植的类型

胰腺移植包括单纯胰腺移植（pancreas transplantation alone，PTA）、肾移植后胰腺移植（pancreas after kidney transplantation，PAK）、同期胰肾联合移植（simultaneous pancreas and kidney transplantation，SPK）、肝胰联合移植（combined liver and pancreas transplantation，CLP）以及肝胰器官簇移植（liver and pancreas cluster transplantation，LPCT）。PAK 指先植入肾脏，待肾功能恢复后，再择期植入胰腺，移植胰腺和肾脏来自不同供者；SPK 指同期植入胰腺和肾脏，移植物来自同一供者；CLP 指同期分别植入来自同一供者的肝脏和胰腺；LPCT 指保持供者肝脏、胰腺及十二指肠相互之间的解剖关系的多个器官整块移植。

随着内科治疗的进步，无论是哪种类型糖尿病，首选都是药物治疗，包括口服降糖药和注射胰岛素。单纯胰腺移植虽可以提高生活质量，阻止或延缓糖尿病血管病变进程，但有手术风险较高，术后还需终身服用免疫抑制剂，增加治疗费用，承受药物不良反应影响。因此，必须严格把握胰腺移植适应证，并依据糖尿病并发症的严重程度、血糖控制情况及肾功能状况选择胰腺移植手术类型。

（二）胰腺移植手术类型选择原则

1. 需要胰岛素治疗的 1 型或 2 型糖尿病，BMI > 18 kg/m² 或 < 30 kg/m²，有单纯胰腺移植适应证，已出现明显或较严重糖尿病并发症，肾功能正常或接近正常，频发低血糖或 2 年内发生过 2 次以上的严重低血糖患者，选择 PTA。

2. 有单纯胰腺移植适应证，血清肌酐 200~500 μmol/L 的透析前期患者，可选择 SPK。

3. 已开始透析或肌酐清除率 <30 mL/min 的糖尿病患者，首选 SPK。

4. 已施行肾移植的糖尿病病人或肾移植后糖尿病，需用胰岛素的患者，如移植肾功能正常、稳定，术后无并发症，糖化血红蛋白 >7%，可考虑胰腺移植（即 PAK），一般应在移植肾出现继发糖尿病肾病病变的临床表现以前施行胰腺移植，间隔时间一般为 1~3 年。

（明长生）

第二节　胰腺移植受者术前检查和准备

一、胰腺移植受者术前检查

（一）病史采集

1. 现病史和既往史　除按常规详细采集病史外，还应该着重对下列病史进行搜集和了解：①糖尿病分型、病程、临床表现及治疗情况；②查询患者既往血糖记录、糖化血红蛋白水平，全面了解患者既往血糖控制情况，以及胰岛素使用情况（胰岛素类型及用量）；③既往心前区疼痛、脑梗塞或脑出血史；④既往是否接受过激素或其他免疫抑制剂的治疗；⑤既往器官移植史；⑥血液净化治疗史；⑦输血史；⑧育龄妇女孕产史；⑨病人对饮食、药物治疗的依从性，是否吸烟、饮酒及程度，有无药物成瘾和吸毒史。

2. 家族史 ①有无糖尿病家族史；②有无肾脏疾病、心血管疾病、消化道溃疡、遗传性疾病、家族性精神病史以及恶性肿瘤的家族史。

（二）体格检查

除按常规进行全面的体格检查外，还应该特别对下列情况进行相应检查：

1. 腹膜透析管或动脉 – 静脉内瘘或用于血液透析的静脉插管状况。
2. 视力、角膜、晶体、眼底检查。
3. 肢体痛、温觉，四肢末梢循环，注意有无糖尿病足。

（三）实验室检查

1. 一般检查 ①血、尿、粪常规；②肝、肾功能及电解质；③凝血功能；④血脂、空腹血糖。

2. 胰腺内分泌功能 ①糖耐量测定；②胰岛素释放试验；③ C 肽释放试验；④糖化血红蛋白。

3. 胰腺外分泌功能 血淀粉酶和脂肪酶。

4. 胰岛细胞自身抗体 ①谷氨酸脱羧酶抗体（GAD）；②胰岛细胞抗体（ICA）；③胰岛素自身抗体（IAA）。

5. 感染性疾病筛查 ①病毒性肝炎检测（HBV、HCV 等）；② HIV 检测；③梅毒检测。

6. 免疫学检查 ①血型检查（ABO 及 Rh）；② HLA 组织配型（A、B、DR 位点）；③群体反应性抗体检测；④淋巴细胞毒性试验；⑤必要时，查供者特异性抗体（DSA）。

7. 选择性检查

（1）心电图异常或有心脏病病史、体征者：心肌酶谱。

（2）有结核病史或疑似结核病者：①结核杆菌纯化蛋白衍生物（PPD）皮试；②结核杆菌染色；③结核杆菌培养。

（3）其他病毒检测：巨细胞病毒（CMV）、EB 病毒检测。

（4）尿细菌培养。

（四）辅助检查

1. 常规检查 ①心电图；②胸部正侧位 DR 或 CT；③腹部及盆腔超声检查；④纤维胃镜或胃肠透视；⑤双侧髂血管及心脏彩色多普勒超声检查、心功能检查；⑥眼底照相；⑦肢体外周神经传导速度测定。

2. 选择性检查

（1）动态电图或运动心电图：普通心电图异常或有心脏病病史或 / 和体征者。

（2）有下列情况之一者，行冠状动脉造影，以确诊是否伴有冠心病：①年龄＞50岁；②糖尿病病程＞10年；③既往有心绞痛、心肌梗死、中风病史；④糖尿病足或有外周肢体坏疽史或已行截肢者；⑤心电图提示心肌缺血，彩色多普勒超声提示左心射血分数（EF）＜50%；⑥彩色多普勒超声提示髂血管或股动脉明显粥样硬化者。

（3）^{99}Tc-MIBI心肌灌注显像：年龄50岁以下、糖尿病病程＜10年可疑患冠心病者或有冠状动脉造影禁忌证者。

（4）肺功能测定：有吸烟史及慢性支气管炎者。

（5）纤维结肠镜检查：有下消化道病史及症状者可考虑纤维结肠镜检查明确出血性质及排除恶性肿瘤等。

（6）小肠镜：如既往有小肠病变或较大腹部手术史的患者。

（7）腹部CT或MRI：B超提示腹腔脏器异常者。

（8）准备施行胰液膀胱引流术者：①膀胱超声，包括膀胱残尿量测定；②尿动力学检查；③必要时行膀胱造影。

二、胰腺移植受者术前准备

（一）加强血液透析、消除水钠潴留

糖尿病并发或伴有终末期肾病，若出现明显水钠潴留和高钾血症等，应尽早开始或加强透析治疗，纠正电解质紊乱和酸碱失衡。加强宣教，嘱病人每天称体重，严格控制水、盐摄入量，使体重逐步下降，接近干体重，有利于改善患者一般情况及心肺功能，使高血压易于控制。

（二）控制血糖

严格控制血糖可防止过度分解代谢，减少感染，改善胃麻痹和体位性低血压，降低心衰和心肌梗死的发生率。因此，移植前应进糖尿病饮食，严格控制血糖，胰岛素的需要量应个体化，根据血糖值进一步调整胰岛素用量，血糖控制的目标值是空腹血糖7.1mmol/L（140mg/dL），餐后血糖11.1 mmol/L（200mg/dL）以下。

（三）控制血压、改善心功能

术前通常需将血压控制在140/85mmHg以下。绝大多数糖尿病肾病患者的高血压为容量依赖性，有效、稳妥的降压治疗方法是透析间期控制水、盐摄入，清除过多的细胞外液，保持理想的干体重。通过血液透析减少容量负荷，达到理想干体重后血压可趋于正常，降压药可以减量或停用。降压药物治疗可酌情选用血管紧张素转换酶抑制剂或血管紧张素受体拮抗剂、钙离子通道阻滞剂、α_1受体阻滞剂、第三代β受体阻滞剂（如卡维地洛降血压效果好，且不影响血糖）等，必要时，可联合应用。

（四）改善贫血状况

定期注射促红细胞生成素，酌情补充铁剂、叶酸和维生素B_{12}等。

（五）改善全身状况

在等待移植期间，病人应进高维生素饮食，建议每日热量 25~30 kcal/ kg ，其中碳水化合物 50%，蛋白质 20 %（摄入量每日 1.3~1.5g/kg），脂肪 30 %。及时纠正低蛋白血症，治疗贫血，对严重营养不良的患者，可在透析过程中补充营养物质，如在血液透析时静脉内补充氨基酸，使用含氨基酸的腹膜透析液等。重组人生长激素可以促进蛋白质合成代谢，有助于纠正负氮平衡。

（六）其他准备

①手术前日血液透析，手术前夜进流食，术前 12 h 禁食，术前 6 h 禁水，并清洁灌肠；②术日备血，术前留置胃管及尿管；③术日复查血常规、血生化、血糖、血淀粉酶、胸片、心电图等；④术中备用药品、物品：甲基强的松龙、生长抑素或奥曲肽、低分子右旋糖酐、白蛋白、抑酸剂、肝素 速尿、胰岛素、广谱抗生素、双J管等。免疫诱导剂（单克隆抗体或多克隆抗体）。

（明长生　付迎欣）

第三节　胰腺移植尸体供者的选择与供胰质量评估

一、胰腺移植供者的选择

糖尿病、糖尿病前期或糖耐量异常的供者不宜作为胰腺供者。由于普通人群糖尿病发病率较高，糖尿病发病与遗传、年龄、肥胖等因素有关。因此，胰腺移植供者的选择比其他器官移植供者更为严格。

（一）胰腺捐献者应符合下列条件：

1.捐献者身份明确，无民事、刑事及与医疗纠纷等，符合器官捐献的基本条件。

2.无难以控制的高血压，无糖尿病、糖尿病前期或糖耐量异常，包括妊娠期糖尿病，无糖尿病家族史

3.年龄：胰腺供者年龄一般不超过 50 岁。

4.BMI＜25 kg/m² 为最佳范围，低于 30（kg/m²）可以结合其他评估结果有条件地接受。

5.无胰腺外伤史。

6.血淀粉酶、脂肪酶正常或轻度升高但无持续升高趋势。

7.血流动力学和氧合状态相对稳定，实质器官功能评估符合肾脏捐献者要求。

8.糖化血红蛋白（HbA1c）正常（4.27%~6.07%）。潜在器官捐献者可能出现应激性高血糖，血糖是诊断糖尿病的标准，但空腹血糖容易受到进食和糖代谢等相关因素的影响，

获取前供体胰岛素的使用量不能用于决策其胰腺的可用性，而 HbA1c 测试通常可以稳定可靠地反映出检测前 90 d 内的平均血糖水平，且不受抽血时间、是否空腹、是否使用胰岛素等因素的干扰。因此，HbA1c 升高提示供者患有糖尿病或糖耐量异常，不宜捐献胰腺。

9. 供者空腹 C 肽水平亦有助于评估胰腺内分泌功能。

（二）胰腺供者免疫学选择：

符合上述捐献条件的候选供者，进一步行免疫学检测，确定供者与候选受者匹配关系：

1. ABO 血型与受者相同或相容。
2. 淋巴细胞毒试验阴性。
3. 与候选受者错配的 HLA 位点尽可能少。

（三）有下列情况者不宜作为胰腺供者：

1. 有明确糖尿病史或糖耐量检查异常。
2. 既往胰腺手术史。
3. 严重动脉粥样硬化。
4. 胰腺中、重度外伤或胰腺严重水肿。
5. 腹腔感染。
6. 胰腺实质严重脂肪浸润。
7. 恶性肿瘤（未转移的皮肤基底细胞癌、脑胶质瘤者除外）。
8. 未治愈的严重全身性细菌、病毒或者真菌感染。
9. HIV 阳性。
10. 慢性胰腺炎：超声检查简便易行，经济实用，有助于胰腺疾病的诊断，是目前公认的检查胰腺疾病的首选方法；B 型超声检查显示胰腺形态及实质回声的异常改变、较明显的胰管扩张（＞3 mm）或胰管不规则、胰腺结石和（或）胰内钙化灶，较明显的胰腺囊肿，基本可诊断为慢性胰腺炎。
11. 十二指肠段既往有手术史或严重溃疡、穿孔病史。

二、供者胰腺的质量评估

（一）供胰评估过程

供胰评估包括胰腺和十二指肠的评估。目前，还没有统一的死亡后器官捐献（DD）供者胰腺评估的标准。正常胰腺长 15~20 cm，呈淡黄色，头部扁平，体尾部略呈三菱形，质地较肾脏略软。获取胰腺后需仔细观察胰腺大小、形态、颜色和质地，灌注是否充分，有无淤血或外伤。

（二）供胰取舍策略

能否用于移植，需考虑以下因素：
1. 胰腺局部或弥漫性肿大，胰周脂肪变性或包裹性积液提示急性胰腺炎；胰腺周围粘连，胰腺被膜增厚或见斑片状钙化灶，胰腺质地坚硬或呈结节状，触及结石或囊肿，均提示慢性胰腺炎。如有以上征象，胰腺不宜用于移植。

2. 胰腺中重度损伤、纤维化、脂肪浸润和供胰血管不可修复的损伤不可用于移植。

3. 如果肉眼难以判断胰腺是否正常，可在胰腺体尾部取小块胰腺组织，行快速冰冻切片检查有无病理改变，协助判定是否适合用于移植。

4. 供胰热缺血时间应＜10 min，冷缺血时间＜12 h。

5. 供体十二指肠获取后修整重建期间需仔细检查，如发现降部和球部有损伤、溃疡、瘢痕化等情况，建议弃用胰腺。

（明长生）

第四节　胰腺移植术

一、供胰切取技术

（一）操作程序和方法

可采用原位灌注腹部多器官整块切取法，或者肝脏胰腺整块切取，或者胰腺单纯切取，下面以腹部多器官整块切取为例介绍供者肝脏、全胰、十二指肠及双侧肾脏的获取。

1. 充分准备好各种手术器材和器官灌注保存液，在切取前经静脉全身肝素化（70IU/kg）。

2. 体位、切口：供者平卧位，取腹部正中切口。上起剑突，下至耻骨联合。

3. 开腹后迅速探查各器官，确定供器官可用后，立即在各实质器官表面覆盖无菌碎冰。

4. 显露、分离腹主动脉远段，在髂动脉起始处上方2~3cm处经腹主动脉向近心端插入灌注管，灌注0~4℃器官灌注保存液，灌注高度为100cm左右，灌注量约2000~3000 mL。

5. 在动脉插管处的相同平面，经下腔静脉置入大口径引流管，导出血液和灌洗液。

6. 在小肠系膜根部显露肠系膜上静脉，距胰腺下缘至少3cm处经肠系膜上静脉插管，灌注1~4℃保存液，灌注高度为100 cm左右，灌注量约2000~3000 mL。

7. 胆囊底部剪开一小口，插管，经用4℃灌注液或冰盐水约100mL冲洗胆囊及胆总管，冲洗液进入十二指肠也可起到冲洗作用。

8. 切开降结肠后方腹膜和肾脂肪囊后，游离左侧肾脏及左输尿管，在髂血管水平处切断，然后切开升结肠后方腹膜，游离右肾和右输尿管。

9. 游离胰腺及十二指肠：切断脾胃韧带、胃结肠韧带，以脾为蒂提起胰尾，游离胰上缘至门静脉，避免损伤门静脉，再游离胰下缘至左肾上极。结扎、离断十二指肠起始部。在肠系膜上静脉灌注管平面以下横断小肠系膜及肠系膜动、静脉，近Treitz韧带处结扎、切断空肠，肠道两侧断端用聚维酮碘（碘伏）消毒。

10. 自胃窦处向左沿胃小弯游离小网膜，游离食道下段及肝周韧带，剪开膈肌使肝脏完全游离。

11. 沿脊柱前面向上锐性游离至膈肌处，最后于膈肌上方剪断胸主动脉及下腔静脉，腹主动脉插管水平面以下剪断腹主动脉、下腔静脉，整块切取肝脏、胰腺及十二指肠、脾、双肾，放入盛有冷保存液和冰块的容器中。

12.切取双侧髂血管，尽快将整块器官和备用血管放入充满1~4℃保存液的三层无菌塑料袋内，装入有碎冰块的轻便保温箱中，尽快运送至受者手术室内。

（二）注意事项

1.尽量缩短供胰的热缺血时间。

2.对于"脑死亡"供者，亦可在撤离生命支持系统前，采取"先游离，后灌洗"的方法。即：为了切取后容易分离肝脏和胰腺及避免误伤肝脏变异的动脉血管，在经腹主动脉插管灌注前先游离肝门部肝总动脉及其分支胃十二指肠动脉和肝固有动脉起始部、门静脉和胆总管，并分别用红色软胶管和蓝色软胶管标记动脉和静脉。

3.肝脏和胰腺联合切取时，不可经门静脉插管，以免胰腺灌注不良。

4.经肠系膜上静脉插管处不可离胰腺下缘太近，以免损伤胰腺内肠系膜上静脉的属支，导致胰腺植入后开放血流时胰腺出血。

5.供胰腺应充分灌注，但也要避免过度灌注。

6.游离供器官时操作准确迅速，要轻柔，避免误伤、挤压、牵拉胰腺和肾脏，造成器官损伤或血管撕裂伤；输尿管需保留足够长度。

7.切取过程中，避免误伤胃肠道，十二指肠和空肠断端应用粗线扎牢，防止胃肠内容物外溢污染切取的器官。

8.术中应尽量保留供肾及输尿管周围脂肪组织，避免在肾门区过度游离解剖。

9.切取双侧髂血管，胰腺重建血管时备用。

二、供胰修整技术

供胰、供肾系整块切取，在移植前需分离，进一步修整。

（一）供胰修整的操作程序和方法

1.供胰的分离、修整

（1）修整供胰应在低温保存液（0~4℃）中进行；

（2）如果供胰灌洗不充分，应补充灌洗。

（3）分离双肾，在距左肾静脉汇入处上缘0.5~1 cm处剪断下腔静脉，保留带腹腔干和肠系膜上动脉的腹主动脉袖片。

（4）游离肠系膜上动脉起始段、腹腔干及其主要分支胃左动脉和肝总动脉，仔细结扎肠系膜根部组织。沿十二指肠球部和胰头上缘依次游离胆总管、肝固有动脉和门静脉，周围组织需仔细结扎。靠近胰头上缘断离胆总管，结扎十二指肠侧胆总管残端。

（5）肝胰联合切取时一般按照肝移植"优先"的原则，将肝总动脉末段、胃十二指肠动脉起始段连同肝固有动脉留给供肝，重建供胰胃十二指肠动脉。也可在肝固有动脉处离断，将肝总动脉及胃十二指肠动脉留给供胰，必要时利用肠系膜动脉进行肝动脉重建。门静脉保留 1~1.5cm 给胰腺，其余留给供肝。

（6）仔细分离十二指肠近段和远段，结扎胰侧小血管和结蒂组织。切除多余肠管，断面用碘伏消毒，先连续缝合关闭十二指肠两侧断端，间断缝合浆肌层包埋。亦可用肠道闭合切割器切断十二指肠两侧肠管，保留十二指肠节段约 6~8 cm。

（7）仔细结扎胰体尾周围组织，尤其是肠系膜根部的血管残端。以避免术中出血，术后发生淋巴漏，最后切除脾脏。

（8）肝胰联合切取，必要时可将供胰上缘门静脉残端与一段髂外静脉或髂总静脉端–端吻合，酌情延长门静脉。

2. 供胰动脉及供肝动脉重建的方法

（1）肝动脉无变异时，在靠近腹腔干处切断肝总动脉，在胃十二指肠动脉起始处切断胃十二指肠动脉，将肝总动脉主要部分留给供肝（图 5-4-1A），将胃十二指肠动脉与肝总动脉残端端–端吻合（图 5-4-1B），或将胃十二指肠动脉与胃左动脉端–端吻合。

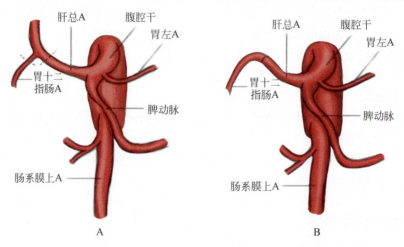

图 5-4-1　肝总动脉末段和胃十二指肠动脉起始部留给供肝，胃十二指肠动脉与肝总动脉端–端吻合

如果将腹腔干连同肝总动脉留给肝脏，脾动脉断离，肠系膜上动脉带有腹主动脉袖片，处理方法有：

①结扎肠系膜上动脉远端，脾动脉与肠系膜上动脉端侧吻合（图 5-4-2）。

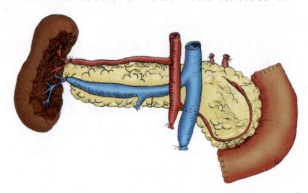

图 5-4-2　脾动脉与肠系膜上动脉端侧吻合

②用一段供体髂动脉"搭桥"，分别与脾动脉端－端吻合，与肠系膜上动脉端－侧吻合（图 5-4-3）。

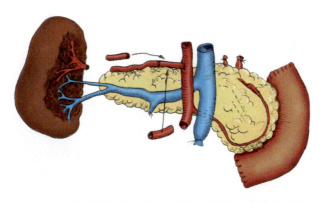

图 5-4-3　脾动脉与肠系膜上动脉之间间置一段供者动脉

③用"Y"形髂血管的髂内和髂外动脉分别与脾动脉和肠系膜上动脉端－端吻合（图 5-4-4）。

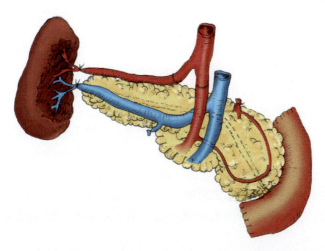

图 5-4-4　用"Y"形髂血管的髂内和髂外动脉分别与脾动脉和肠系膜上动脉端一端吻合

④用一段带有袖片的供体髂内动脉与脾动脉端端吻合，其袖片与带肠系膜上动脉的腹主动脉袖片合并成大袖片（图 5-4-5）。

（2）如果将带腹腔干和肠系膜上动脉的腹主动脉袖片留给供胰，则供肝动脉残端可能为肝固有动脉或肝左、肝右动脉，必要时可利用肠系膜动脉及其分支进行肝动脉重建。

3. 肝胰联合移植及肝胰器官簇移植的器官修整

（1）肝胰联合移植：肝脏和胰腺需要分开移植，则供肝脏和胰腺需要分开修整；

（2）肝胰器官簇移植：整块获取及修整肝脏及胰腺、部分十二指肠，不破坏各个器官的解剖连续性，移植物全部血供来自于腹腔干和肠系膜上动脉，用"Y"形髂血管的髂内和髂外动脉分别与腹腔干和肠系膜上动脉端－端吻合。

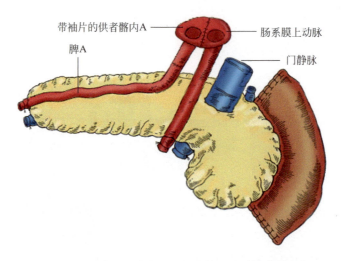

带袖片的供者髂内A ——
脾A ——
—— 肠系膜上动脉
—— 门静脉

图 5-4-5　带有袖片的供者髂内动脉与脾动脉端端吻合，
其袖片与肠系膜上动脉带的腹主动脉视片合并成为大袖片

（二）胰腺分离与修整的注意事项

1. 修整过程中，动作轻柔，避免挤压、拉扯胰腺。

2. 胰腺的血管重建：按照肝移植"优先"的原则，一般将腹腔动脉和门静脉大部分留给供肝，供胰血管则在修整时需要重建，因此，器官切取时务必切取双侧髂血管备用。

3. 修整时，沿十二指肠球部和供胰上缘仔细游离、结扎胆总管，注意避免损伤供肝侧胆总管周围滋养血管。可选择供胰上缘切断门静脉，用一段髂外静脉或髂总静脉延长门静脉，或者保留 1~1.5 cm 门静脉给胰腺，剩余部分留给肝脏。分离肝脏时要特别注意肝左动脉和肝右动脉有无变异。最常见的变异是肝左动脉来自胃左动脉，肝右动脉来自肠系膜上动脉。

4. 修整供胰时，始终维持 1~4℃低温，避免再次热缺血损伤。

5. 处理十二指肠两端时要注意无菌操作，避免污染。

6. 结扎胆总管、门静脉、肝固有动脉周围组织必须仔细，因开放胰腺后此处渗血较难处理。

三、胰腺移植术

（一）胰腺移植术的操作程序和方法

1. 受者取平卧位、麻醉。

2. 采用右下腹部腹直肌旁切口或中下腹部正中切口，移植胰静脉血汇入门静脉术式采用中下腹部正中切口。

3. 胰肾联合移时，在供胰修整期间，可经左下腹部腹直肌旁切口或中下腹部正中切口，植入供肾。

4. 进入右下腹腔，游离髂血管，胰腺植入腹腔内，胰液膀胱引流术式，可进入髂窝部腹膜外间隙植入胰腺。

5. 术中采用相应措施避免供胰的复温。

6. 供胰动脉吻合：供胰带肠系膜上动脉和腹腔动脉（或脾动脉）的 Carrel 片或修整时重建的"Y"形髂血管与受者髂总动脉行或髂外动脉行端 – 侧吻合。

7. 移植胰静脉回流有两种情况

（1）移植胰静脉血汇入门静脉术式：供胰门静脉（胰节段移植用脾静脉）与受者肠系膜上静脉行端 – 侧吻合（图 5-4-6）。

（2）移植胰静脉血汇入体循环术式：供胰门静脉（胰节段移植用脾静脉）与受者髂外静脉或髂总静脉行端 – 侧吻合（图 5-4-7）。

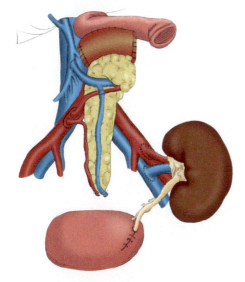 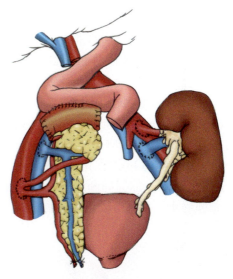

图 5-4-6　移植胰门静脉与受者肠系膜上静脉端 – 侧吻　　　　图 5-4-7　全胰十二指肠节段与受者空肠侧一侧吻合不作 Roux-en-Y 型吻合

8. 开放胰腺血流，并彻底止血。

9. 移植胰外分泌处理方式。

胰腺移植的目的是利用胰腺的内分泌功能，恢复糖代谢。但胰腺外分泌的胰液中含大量消化酶，渗出或胰漏的消化酶激活后容易引起胰周炎、胰腺炎、局部脓肿、严重腹腔感染等外科并发症，甚至导致移植失败。目前常用的术式有胰液小肠引流和膀胱引流术式两种，各有利弊（表 5-4-1），应根据供受者的个体情况选择手术方式。

表 5-4-1　胰液小肠引流与膀胱引流的比较

	小 肠 引 流	膀 胱 引 流
优点	1.符合正常消化生理 2.不引起代谢性酸中毒 3.无技术相关的泌尿道并发症	1.胰腺可植入腹腔外，不易引起腹腔感染 2.可监测尿淀粉酶，为诊断排斥反应提供参考 3.外科并发症相对较少
缺点	1.不能监测胰腺外分泌功能 2.肠漏、胰漏可能导致严重腹腔感染	1.不符合生理 2.大量碳酸氢盐随尿液排出，易导致代谢性酸中毒 3.易发生反流性胰腺炎及泌尿道并发症（反复血尿、泌尿道感染等）

（1）胰液小肠引流（enteric drainge，ED）：将全胰连带的十二指肠缝闭两端后，与受者空肠或回肠吻合，该术式的优点是：①胰液流入肠道，符合正常的消化生理，移植后胰腺外分泌功能不受影响，移植胰分泌的胰液可发挥正常消化作用；②胰液中的碳酸氢盐和电解质在肠道中吸收，不会发生胰液丢失引起的水、电解质和酸碱平衡失调。其缺点是：①技术相对较复杂，手术失败率较高；②术后易并发肠漏、胰漏、严重腹腔感染等；③不能利用胰外分泌功能监测排斥反应。对于全胰切除伴有严重外分泌功能缺乏的外科糖尿病患者，理论上此术式为最适当的治疗方式，但在临床上必须考虑到不能及时诊断排斥反应带来的影响。由于外科技术的提高，强效免疫抑制剂的应用，外科并发症和排斥反应发生率都显著降低，该术式所占的比例上升至80%以上，已成为最常用的术式。

根据全胰或胰节段移植情况，酌情选用下列吻合方式：①受者空肠（或回肠）与全胰十二指肠侧侧吻合（图5-4-7）；②受者Roux-en-Y空肠短攀与全胰十二指肠侧侧吻合（图5-4-8）或端侧吻合（图5-4-9）或端端吻合（图5-4-10）；③胰节段断面套入受者Roux-en-Y短攀，加固间断缝合。受者空肠与移植胰腺十二指肠节段也可用吻合器吻合（图5-4-11）。

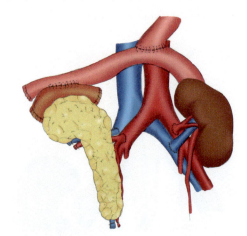

图 5-4-8　全胰带十二指肠节段与受者 Roux-en-Y 空肠侧侧吻合

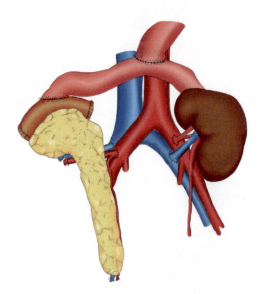

图 5-4-9　受者 Roux-en-Y 空肠与供者十二指肠节段端侧吻合

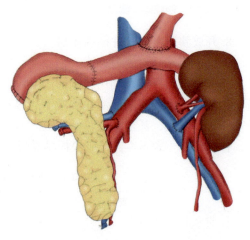

图 5-4-10　受者 Roux-en-Y 与十二指肠节段端侧铁合

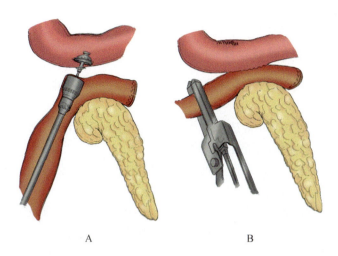

图 5-4-11 用吻合器吻合十二指肠节段与受者空肠

（2）胰液膀胱引流（bladder drainage，BD）：将全胰十二指肠节段与膀胱吻合，其主要优点是：①技术相对较简单、安全、手术失败率较低，外科并发症相对较少；②无明显腹腔污染机会，术后不易发生腹腔感染；③术后根据测定尿淀粉酶的变化早期诊断排斥反应，方法简便、无损伤。但胰液经尿道排出，也带来一些新的问题：①大量碳酸酸盐丢失，可引起代谢性酸中毒，术后需终身口服替代治疗；②由于尿液碱化，极易并发尿道感染；③移植物十二指肠内产生的肠激酶和尿道感染时某些细菌产生的酶有时可激活胰酶，引起返流性胰腺炎、出血性膀胱炎及反复发作的尿道感染等并发症。该术式在 20 世纪 90 年代中期以前占胰腺移植总数的 80% 以上，近年来已降至 20% 以下。全胰十二指肠与受者膀胱吻合（图 5-4-12）。

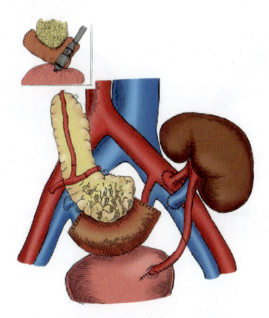

图 5-4-12 胰液膀胱引流术式（吻合器吻合）

10. 放置引流管：关腹前，肠道吻合口后方、胰周及盆腔放置外引流管。

（二）胰腺、肾脏同侧共干移植术

1. 采用腹部器官整块获取的方式获取供胰和供肾，并取一侧髂总、髂内及髂外动脉（Y形髂动脉）备用。

2. 首先完成肾脏修整，通常选取左肾，将供肾动脉与备用的"Y"形髂动脉的髂内动脉端端吻合，留取髂总动脉端和髂外动脉端备用。

3. 修胰时保留腹腔干及肠系膜上动脉共瓣的腹主动脉袖片供吻合，保留十二指肠长度约 6~8 cm 供吻合。

4. 受体取右侧经腹直肌切口进入腹腔。常规切除阑尾，打开侧腹膜后首先完成肾脏移植，"Y"形髂动脉的髂总动脉端与受体髂外动脉行端侧吻合，肾静脉与髂外静脉端侧吻合，供肾输尿管与受体输尿管端端吻合，或者与膀胱吻合。开放肾脏血管后将移植肾置于右侧髂窝，部分关闭侧腹膜，将"Y"形髂动脉的髂外动脉端暴露于腹腔内备用。

5. 植入胰腺，供胰门静脉与受体肠系膜上静脉端侧吻合（图 5-4-13）或与受体下腔静脉端侧吻合（图 5-4-14）。腹腔干及肠系膜上动脉共瓣袖片与之前保留的"Y"形髂动脉髂外动脉开口端端吻合，十二指肠与受体回肠侧侧吻合，吻合口距回盲部约 60~70 cm。

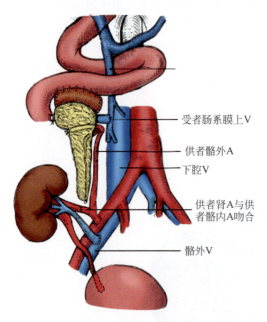

受者肠系膜上 V
供者髂外 A
下腔 V
供者肾 A 与供者髂内 A 吻合
髂外 V

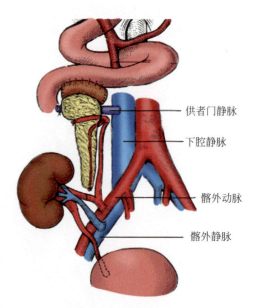

供者门静脉
下腔静脉
髂外动脉
髂外静脉

图 5-4-13 供肾和供胰同侧移植，供胰门 V 与受者下腔静脉 V 吻合

图 5-4-14 供肾和供胰同侧移植，供胰门 V 与受者下腔静脉 V 吻合

另外，也可不应用供者髂血管搭桥，供胰血管和供肾血管分别与受者髂血管吻合（图 5-4-15）。

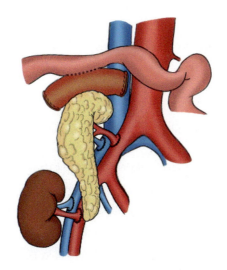

图 5-4-15　供胰和供肾植入右侧腹腔，供肾血管与髂外血管吻合供胰血管与髂总血管吻合吻合

（三）肝胰移植的手术方式

（1）肝胰联合移植：施行标准的原位肝脏移植和标准的异位胰腺移植，胰腺移植于受者的右髂窝。

（2）肝胰器官簇移植：整块获取及修整肝脏、胰腺及部分十二指肠器官簇，肝脏的肝上下腔静脉和肝下下腔静脉的吻合同常规肝移植；受者门静脉与移植物门静脉行端侧吻合；连接供体腹腔干和肠系膜上动脉的"Y"形髂血管，与受体肝固有动脉和胃十二指肠上动脉分叉口作端 – 端吻合；胰腺的外分泌引流和胆汁引流通过移植物的十二指肠与受者空肠吻合解决，无需胆道吻合。肝胰器官簇移植由于保持了肝胰十二指肠整块结构的完整性，手术操作过程较肝胰分别移植简单、方便。

（四）再次胰腺移植

必须更严格地选择供者，术前检测群体反应性抗体，以了解血清中预存抗体的特异性和滴度，尽可能避免供者 HLA 位点与致敏抗体的靶抗原相同，预存抗体高滴度者可进行相关的处理。

1. 首次移植胰的处理首次移植术后由坏死性胰腺炎、血栓形成、严重感染引起的移植胰丢失应先切除移植胰。由慢性排斥反应等因素引起的移植胰功能丧失可不必切除失功的移植胰。

2. 再次移植的时机选择术后早期由外科并发症引起的移植物丢失，如受者一般情况较好，且有适合的供体，可在切除移植胰的同时施行再次胰腺移植，否则应加强支持治疗，等待受者身体情况恢复良好后择期行再次胰腺移植。由于排斥反应导致移植胰腺功能丧失者，应根据受者的全身情况和免疫学配型情况适合的供体，择期再次移植。

3. 再次胰腺移植的手术方法若再次手术时间在首次移植失败 1~2 周进行，切除移植胰后，可利用原切口及原动、静脉吻合口，经修整后再次吻合。若各种因素引起的慢性移植胰失功，如初次为单纯胰腺移植，再次移植手术切口选择对侧部位；如初次为胰肾联合移植，再次移植只能切除移植胰后，在原血管吻合口部位的上方，游离髂血管或腹主动脉和下腔静脉远侧段供血管吻合用。

（五）胰腺移植注意事项

1. 供胰血管重建前注意胰头方向，胰液肠引流术式时胰头朝向头侧，胰液膀胱引流术式是胰头朝向尾侧。
2. 血管开放前供胰应在低温保护下操作，避免在体内复温即二次热缺血。
3. 当遇到动脉管腔内有粥样硬化斑块时，应尽量予以清除。
4. 术中应保持血压平稳，开放供胰血流前应纠正低血压，必要时术中输血。
5. 开放供胰血流时，注意防止高血钾导致心律失常。
6. 在供胰血管吻合完毕恢复血供后，选择合适位置放置胰腺，避免血管扭曲或折叠。
7. 供胰恢复血流后，表面活动性出血缝扎止血。

（明长生　陈　正　张　磊）

第五节　胰腺移植术后受者管理

由于糖尿病导致的受者易感性及全身血管病变、移植手术创伤大、移植胰腺外分泌处理的难点、术后应用较强免疫抑制剂等因素，胰腺移植，尤其是胰肾联合移植术后的外科并发症发生率较高，术后早期严密的监护和有效的处理及免疫抑制治疗至关重要，有助于改善预后、降低并发症和死亡率。肝胰联合移植分别施行原位肝脏移植和异位胰腺移植，术后肝脏移植物的处理同常规肝移植；肝胰器官簇移植术后由于保持了肝胰十二指肠整块结构的完整性，手术操作过程较肝胰分别移植简单、方便，术后并发症较少。

一、胰腺移植术后观察与监护

术后受者置于监护病房，详细监测、记录生命指标、体征、中心静脉压及液体出入量。

（一）心电监护

受者因糖尿病多年均伴有不同程度的全身血管病变和心脏疾病，术后需连续监测心率和心律，必要时做床边十二导联心电图或动态心电图。

（二）生命体征及循环状态监测

1. 观察体温、呼吸、血氧饱和度及每小时尿量变化。
2. 血压与中心静脉压：术后早期一般保留有创动脉压监测，随时了解动脉压变化。同时可供采集血标本送化验检查。动脉测压管一般放置3~5 d，血压稳定后改用无创血压监测。

中心静脉压反映左心充盈压，有助于及时了解有效循环血容量和心功能状态，并可作为补液速度和补液量的指标，也是进行补液和静脉营养治疗的有效通路。

（三）液体出入量监测

标明各引流管名称，保持通畅，并记录引流物的性状及引流量变化，记录 24h 出入液量。

二、胰腺移植术后实验室监测

（一）内环境监测

术后每日查血常规、血生化，注意 K^+、Na^+、Cl^-、Ca^{2+} 等的变化，血钾升高时，应及时处理，血钾低于 4.0 mmol/L 即可开始补钾。术中输血量大者，容易出现低血钙，应及时补充。胰液膀胱引流术式和移植多尿期，术后常出现不同程度的代谢性酸中毒，在补充血容量的基础上，及时纠正酸中毒。

（二）凝血功能监测

术后早期应密切监测凝血功能全套，包括凝血酶原时间（PT）、活化部分凝血活酶时间（APTT）、纤维蛋白原数值、凝血酶时间、血小板计数、全血红细胞计数、纤维蛋白降解产物及 D- 二聚体。一周内每日 3~4 次，以后每日 1~2 次，必要时，立即检查。有条件时，可监测血栓弹力图能更准确观察凝血功能的动态变化，有助于判断血液凝固性增高或减低。

（三）移植肾功能及影像监测

胰肾联合移植术后应密切监测移植肾功能恢复情况及影像检查变化（参见肾移植）。

（四）移植胰功能及影像监测

1. 移植胰外分泌功能 淀粉酶是监测移植胰外分泌功能的主要指标，可根据血淀粉酶、尿淀粉酶、胰周引流液淀粉酶水平综合判断移植胰功能。一般术后第 3-5 d 血淀粉酶升高达高峰，以后逐渐下降，第 7~14 d 恢复至正常水平。

术后每日检测 1~2 次血淀粉酶和脂肪酶、尿淀粉酶、腹腔引流液淀粉酶、十二指肠减压管引流液淀粉酶（肠引流术式）、尿 pH 值（膀胱引流术式）。对于采用膀胱引流术式者，增加尿淀粉酶检测次数，术后 1 周内每日 4 次，以后每天 1 次。疑有排斥反应时，酌情增加检测次数。

2. 移植胰内分泌功能 一方面，受者患有糖尿病，术后处于应激状态、常规应用大剂量皮质激素及其他免疫抑制剂，术后早期容易出现高血糖。另一方面，部分 1 型糖尿受者，对胰岛素敏感性好，如果移植胰内分泌功能恢复良好，内源性胰岛素持续分泌，但胰岛素负反馈调节功能尚未恢复，亦可发生低血糖。因此，术后早期必须严密监测血糖，每 1~4 h 检测 1 次。血糖水平应维持在 6~10 mmol/L，出现低血糖或血糖过高症状，均应及时处理。恢复饮食后，测三餐前空腹血糖及餐后 2 小时血糖。疑有排斥反应时，酌情增加检测次数。

术后第3~4周，移植胰功能恢复良好时检查口腹糖耐量试验、血清胰岛素和C肽释放试验及糖化血红蛋白。全面评估移植胰内分泌功能。

3. 移植胰影像学检查

（1）彩色多普勒超声检查：每日床边彩色多普勒超声检查移植胰大小及回声、血流情况，胰管是否扩张，胰周有无积液或积血、血栓形成等。必要时随时检查。如有条件，术后1周可进行超声造影评价胰腺血流灌注情况。

（2）多排螺旋CT检查：扫描速度快、分辨率高、无损伤，可明确移植胰组织水肿状况，胰腺周围有无积血、积液，利用数字化成像技术，可进行移植物血管影像重建，术后可酌情选择此项检查。

三、胰腺移植术后受者管理

（一）术后一般管理

1. 受者术后入监护病房，待麻醉苏醒、呼吸平稳、意识清楚后试脱机1~2 h，生命体征稳定方可拔除气管插管，拔管前后注意吸痰，并鼓励患者咳出痰液并鼓励患者咳出痰液，防止误吸。

2. 维持有效血压：术后早期血压的平稳对移植胰功能的恢复尤为重要，血压过高时，应及时处理，预防患者心血管意外、伤口内渗血或出血；血压过低时，排除原发无功能或出血等原因后，可适当补充液体、输血和升压药，保证移植肾和移植胰有效血液灌注。

3. 维持水、电解质与酸碱平衡：SPK术后多尿期，尤其是胰液膀胱引流术式，应补充足量碳酸氢钠，防止胰液丢失引起的代谢性酸中毒。

4. 维持血糖稳定：术后早期血糖水平常常较高，而且波动幅度较大。但是，移植胰腺功能对血糖的反馈抑制尚未完全建立，部分1型糖尿病患者可能发生低血糖。因此，必须严密监测血糖，在移植胰功能未恢复前应给予适量胰岛素，控制血糖水平，使血糖水平维持在6~10 mmol/L。一般输入果糖为佳，输注5%葡萄糖时应按1：4的比例加入胰岛素，必要时，使用静脉持续泵注射胰岛素，至血糖恢复正常后停用外源性胰岛素。2型糖尿病受者由于机体对胰岛素的敏感性降低，可能血糖恢复较慢，胰岛素释放试验常常显示高胰岛素血症，胰岛素峰值明显高于正常水平，可酌情应用糖苷酶抑制剂和胰岛素增敏剂等。

5. 预防感染：预防细菌感染，应用广谱抗生素5~7 d，预防真菌感染，可选择与免疫抑制剂相互作用小、安全、高效、低毒性的抗真菌药如米卡分净、卡泊芬净等应用7~14 d，并可根据供者感染信息及术中器官修整时取器官血管组织片和保存液的培养结果，调整药物或剂量。血肌酐水平恢复正常或接近正常后，静脉注射更昔洛韦，250~500 mg · d^{-1}，10~14 d后改口服2~3个月，预防CMV感染。

6. 引流管处理：肾周引流管术后48~72 h拔除。术后第3~4 d排大便后胃管可拔除，胃肠功能恢复缓慢者，可酌情给予口服缓泻剂及灌肠。胰周引流管术后4~5 d后，视引流量，酌情拔除，肠吻合口旁的"安全"引流管一般放置7~10 d。

引流物增多与出血、腹水外渗、淋巴漏和尿漏等相关，一般常规检测易于鉴别，严重时需外科处理。

（二）胰腺移植术后抗凝治疗

一般不用抗凝治疗或止血药。如果存在高凝状态、严重血管病变、热缺血－再灌注损伤较重、移植胰胰腺炎、脾静脉血流动力学改变，以及排斥反应等凝血高危因素，为了防治移植胰的血栓形成，常需要抗凝治疗。临床可根据供者、受者血管条件、受者术后凝血功能检测结果及伤口渗血或出血情况，决定抗凝治疗措施。

常用抗凝方法：①术后静脉滴注低分子右旋糖酐 250~500 mL/d，共 7~10 d；②静脉点滴前列腺素 E1（前列地尔），恢复饮食后改用口服阿司匹林 50~100 mg/d；③肾功能恢复良好、无明显出血倾向者，可皮下注射低分子肝素 0.2~0.4 mL/d 或静脉注射泵注射肝素 300~500 IU/h，术后应用 1~2 周。

（三）术后移植胰胰腺炎的预防

胰腺移植术后应常规应用生长抑素，持续静脉注射生长抑素 6 mg/d，共 5~7 d；或奥曲肽，0.1~0.2 mg，每 6~8 h 皮下注射 1 次，共 5~7 d。血淀粉酶恢复缓慢时，可延长胰酶分泌抑制剂的应用时间，血淀粉酶恢复正常 2~3 d 后可停用。

（四）营养支持

胰肾联合移植的受者，术前长期营养摄入不足、大量丢失蛋白，机体处于慢性消耗状态，呈负氮平衡。移植手术的创伤，术后较长时间的禁食，常规应用免疫抑制剂，使机体处于高分解状态，加重了氮的丢失。因此，对胰肾联合移植患者术后的营养支持是十分必要的。对于改善患者的营养状况，提高其对手术创伤的耐受力，减少或避免术后并发症，降低病死率，促进机体康复均有益处。

值得注意的是，胰腺移植术后，移植胰的胰液分泌过多，由于胰酶的消化作用，可能影响移植物十二指肠－空肠（或膀胱）吻合口的愈合导致出血或胰漏的发生。过早进食会刺激胰腺外分泌增加，不仅不利于吻合口的愈合，还可能延迟移植胰的功能恢复，甚至引起或加重移植胰胰腺炎。因此，胰腺移植，尤其是胰肾联合移植术后病情复杂，营养支持的途径应根据患者的具体情况决定，根据术后不同时期的代谢特点，分阶段进行。

术后最初几天，处于禁食期，肾功能尚未恢复，受者体内有较多尿素氮及肌酐等潴留，此期以调节水电解质平衡为主，能源物质主要为葡萄糖。术后 3~4 d 后，以静脉营养为主，肠内营养为辅，除继续输注第一阶段液体外，可加用氨基酸、脂肪乳、木糖醇。肠内营养开始前，先用米汤试餐，如可以耐受，则从低脂流质饮食逐渐过渡到低脂半流质饮食。术后 2 周开始以肠内营养为主，静脉营养为辅，肠内营养原则为低脂、高蛋白、高维生素。术后 3~4 周开始，完全由肠道供给营养，饮食原则为低脂、低胆固醇、高蛋白为主。

输入蛋白质虽不能纠正应急期的负氮平衡，但是，由于术后早期大量蛋白质引流物丢失，对贫血和低蛋白血症者，必须多次输注新鲜血及白蛋白，以改善移植器官供氧，减轻水肿，有利于改善全身状况及移植器官的恢复。

（明长生　付迎欣　陈　正）

第六节　胰腺移植术后并发症

一、腹腔内出血

（一）出血的常见原因：

①术中止血不彻底、血管未结扎或结扎脱落；②血管吻合口出血；③创面出血；④移植胰动脉或静脉破裂；⑤抗凝治疗不当或凝血功能障碍；⑥局部感染；⑦移植胰胰腺炎；⑧排斥反应。另外，咳嗽、排便等腹压增高可为诱因。

出血可发生在移植胰表面、胰膀胱吻合口、十二指肠节段吻合口或闭合端、血管吻合口等部位。

（二）临床表现与诊断：

一般发生在术后 3 周内，移植胰区突发胀痛，延及下腹部、膀胱区等；渗血较多或有活动性出血时，可出现明显的症状，其临床表现为：出冷汗、烦躁不安，脉搏细快，血压下降，尿少或无尿，引流管血性引流物突然增加，如果切口未愈合，可发现切口有出血现象。血红蛋白短期内下降明显。超声检查，可发现移植胰周或陶氏腔有积液，有时也会发现正在出血的动脉或静脉。

（三）预防：

①术中精心操作，仔细止血；②术后抗凝治疗应严密监测凝血机制、血凝流变学指标并及时调整用药方案；③防治局部感染；④防治移植胰胰腺炎。

（四）处理：

迅速补液、输血，严密观测生命体征和血红蛋白变化，应适当调整或停用抗凝剂，动脉或静脉破裂或出血量大或经输血保守治疗无效，应急诊手术探查，根据实际情况作出相应的处理，如血管修补。必要时切除移植胰，保证患者的生命安全。

二、移植胰血栓形成

（一）原因：

①糖尿病患者因血小板功能亢进，许多凝血因子增高，内源性抗凝物质减少而处于高凝状态；②胰腺是血供低压力区，加上脾切除后，脾动脉血流量减少约 10%~20%，其残端结扎后，血流易于淤滞；③手术损伤加重胰腺组织水肿，进一步减少胰腺血流量；④胰腺缺血和再灌注损伤激活凝血系统并消耗抗凝血酶Ⅲ（AT Ⅲ）；⑤移植胰胰腺炎；⑥移植

胰排斥反应；⑦血管扭曲、受压；⑧外科血管缝合技术等。

（二）临床表现与诊断：

动脉血栓形成后常无局部症状，表现为血糖值突然升高，血清和尿淀粉酶下降。静脉血栓形成早期，因移植胰淤血、肿胀，除血糖和血清淀粉酶升高外，可伴有移植胰局部疼痛和压痛，静脉完全阻塞后，血清淀粉酶降低或正常。膀胱引流式胰腺移植者，尿淀粉酶迅速降低至正常水平。彩色多普勒超声、血管造影或 CT、磁共振血管成像有助于明确诊断。

（三）处理：

怀疑有移植胰血管主干栓塞即应尽快手术探查。对于早期部分血栓形成，及时的紧急处理，有可能挽救移植胰，术中可切开血管，取出血栓，必要时可切除原吻合口、重新作血管吻合，术后辅以抗凝和溶栓治疗，严密监测凝血功能。一旦移植胰动脉和（或）静脉血栓形成完全阻塞血管，应尽早手术切除移植胰。

三、移植胰胰腺炎

（一）原因：

主要与手术损伤、肠液或尿液返流、排斥反应、感染等因素有关。

（二）临床表现与诊断：

多为水肿性，但也可进展为出血、坏死性胰腺炎以致移植物丢失。临床表现为发热、移植部位持续腹痛、腹胀、压痛及反跳痛、血清和尿淀粉酶显著升高，血清淀粉酶突然从高水平迅速下降或正常，提示移植胰广泛出血、坏死。

超声、CT 或 MRI 显示移植胰肿大、胰周或腹腔积液。

（三）处理：

①移植术后禁食，留置胃管减压，胰液膀胱引流术式，留置导尿管；②采用全胃肠外营养，进食后需限制蛋白和脂肪饮食；③维持水、电解质与酸碱平衡，纠正低蛋白血症、严重贫血；④抑制胰腺外分泌，可选用如生长抑素，或奥曲肽，并可联合应用蛋白酶抑制剂如抑肽酶（Trasylol）、加贝酯（Gabexate）；⑤口服胰酶或多酶替代剂；⑥治疗腹腔感染；⑦对症治疗；⑧如保守治疗无效或怀疑出血坏死性胰腺炎时，应及早手术，清除移植胰及周围坏死组织，必要时部分或全移植胰切除、充分引流。

四、胰漏与胰瘘

（一）原因：

①供胰修剪时胰腺实质损伤；②移植胰胰腺炎；③排斥反应；④胰腺或十二指肠节段

血供障碍导致组织坏死；⑤十二指肠节段吻合口张力过大；⑥十二指肠节段吻合口远侧端受者小肠梗阻；⑦移植胰周围感染；⑧十二指肠残端与十二指肠膀胱吻合口瘘均可引起胰漏，胰漏局限后可形成假性胰腺囊肿或胰瘘。

（二）临床表现与诊断：

根据胰漏发生的部位、时间以及引起胰漏的原因和漏口的大小等因素的不同，胰瘘的临床表现不一。常见的临床表现有：发热、局部胀痛和压痛、白细胞和血淀粉酶升高等。检测引流物淀粉酶含量有助于诊断，超声或 CT 显示移植胰周围积液。膀胱引流术式可采用经静脉膀胱尿道造影协助诊断。

（三）处理：

胰漏发生后，应及时引流移植胰周围积液、积极控制局部感染、选用如生长抑素或奥曲肽，膀胱引流术式时留置 Foley 导尿管，以减少瘘口流量。如胰周引流通畅，一般几周后胰漏大多可自行闭合。长期不愈者，应做瘘道或膀胱造影详细了解瘘口的位置，做瘘道的根治性切除并做瘘口修补。

五、代谢性酸中毒

是膀胱引流术式最常见的并发症，发生率 >60%。

（一）原因：

胰管细胞和十二指肠分泌的 HCO_3^-、Na^+、Cl^- 和水不断从膀胱丢失，可引起代谢性酸中毒、脱水和电解质紊乱。

（二）临床表现与诊断：

轻者可无自觉症状，重者呼吸增快、颜面潮红等，血 HCO_3^- < 20mmol/L，术后近期监测动脉血气分析是主要诊断方法。

（三）处理：

代谢紊乱虽然常见，但随着时间的延长，患者的代偿能力增强，代谢紊乱可逐渐缓解，一般不会导致移植胰功能丧失，对患者和移植物存活无显著影响。术后早期一般应静脉注射碳酸氢钠，对无症状的轻度代谢性酸中毒可口服碳酸氢钠片或乙酰唑胺。对保守治疗难以纠正的严重代谢紊乱，需再次手术改为胰空肠引流术式。

六、淋巴漏

（一）原因：

髂血管周围淋巴管术中漏扎或结扎处断落导致淋巴液漏出。

（二）临床表现与诊断：

淋巴漏一般发生在术后 1 周至数周内。表现为术后从伤口引流管内引出大量液体，或移植胰周进行性增大的囊性包块。根据临床表现和超声等影像学检查可进行鉴别诊断。囊肿局部穿刺可发现囊内液体清澈，淀粉酶含量低。实验室检查：蛋白质含量高，乳糜试验阳性。

（三）处理：

一般情况下，被离断的少数淋巴管漏扎，其淋巴漏出量不会很多，只要引流通畅，不至于发生感染，随着创面的愈合淋巴漏会自行消失。对有症状的囊肿、一般不主张经皮引流，因为囊肿难以消除且常引起感染。在反复穿刺无效的情况下，可从腹膜上"开窗"进行内引流。

（明长生）

第七节　胰腺移植免疫抑制剂应用

一、胰腺移植常用免疫抑制剂

胰腺移植常用的免疫抑制剂与肾移植基本相同。

（一）肾上腺糖皮质激素

糖皮质激素是临床最常用的免疫抑制剂主要有甲基泼尼松龙（methylprednisolone，MP）和泼尼松（Prednisone，Pred）。

（二）免疫诱导治疗常用的生物制剂

胰腺移植常用的免疫诱导的生物制剂包括两大类：

1. 清除 T 淋巴细胞的多克隆抗体和单克隆抗体。

2. 不清除 T 淋巴细胞的单克隆抗体：如抗 CD25 单抗（巴利昔单抗，Basiliximab）和（达利珠单抗，Dacizumab）。主要通过封闭 T 淋巴细胞表面的 IL-2 受体 CD25，阻滞 T 细胞活化第 3 信号，从而抑制 T 淋巴细胞的激活。

目前胰腺移植后应用抗体诱导治疗的比例超过 80%，其中最常用的是 rATG，约占半数，其次为巴利昔单抗，再次为阿伦单抗。

（三）其他常用免疫抑制维持药物

包括环孢素 A(CsA)、他克莫司(FK506)、霉酚酸脂(MMF)、咪唑立宾、硫唑嘌呤(Aza)、西罗莫司（SRL）、来氟米特（LFM）等。

二、胰腺移植免疫抑制剂应用原则

由于糖尿病病变的特殊性、移植胰排斥反应发生率和移植物丢失率高以及术后免疫抑制剂引起的不良反应，如高血压、高脂血症和移植后糖尿病（PTDM）等因素，胰腺与胰肾联合移植术后免疫抑制剂的选择与应用比单纯肾移植更复杂。胰腺移植免疫抑制剂应用基本原则如下：

1. 能有效预防排斥反应，同时尽量减少药物的不良反应。

2. 一般采用联合用药方法，利用免疫抑制剂抑制排斥反应过程中的不同环节，增强药物之间的协同作用及免疫抑制效果，并减少各种药物的剂量，降低其不良反应。

3. 由于胰腺是高免疫原性器官，术后近期易于发生排斥反应，因此，胰腺和胰肾联合移植早期常需诱导治疗，免疫抑制剂初始用量较大。

4. 免疫抑制方案及药物剂量的选择需要根据受者的性别、年龄、术前致敏状态、HLA配型、术后药代动力学、血药浓度、并发症、移植物功能状态、排斥反应发生、全身情况以及经济状况等多种因素制定个体化方案，并针对个体对药物的顺应性和不良反应及时调整用药种类和剂量。如果改变免疫抑制方案，应密切监测移植胰功能的变化。

5. 由于存在个体内和个体间的药代动力学差异，某些药物（如 MMF、CsA、FK506、SRL）需要通过监测血药浓度及时调整免疫抑制剂的用量。

6. 多种免疫抑制剂尤其是糖皮质激素和 Tac 对糖代谢有明显影响，在不影响抗排斥效果的前提下，应注意用药方式，酌情减少药物剂量或转换药物，并及时对症处理。

7. 受者原发病程长，术后病情较复杂，可能服用多种药物，应严密注意药物之间的相互作用，以免增加药物的不良反应。

8. 避免过度使用免疫抑制剂，以减少免疫功能降低导致的感染、肿瘤。

三、胰腺移植免疫抑制剂应用方案

（一）早期免疫诱导治疗方案

胰腺移植早期常规联合应用甲泼尼龙和抗 CD25 单抗诱导治疗。在术前高致敏状态受者、术后移植物功能延迟恢复或再次移植等情况下，可选择应用清除淋巴细胞的多克隆或单克隆抗体。

1. 甲基泼尼松龙：术中移植胰恢复血循环前静脉滴注甲基泼尼松龙 500 mg，术后前 3日每日递减 100 mg，以后继续逐日递减 20~40 mg，术后第 7~10 d 减至 20~30 mg/d，并改为口服。术后 1~3 个月 5~10 mg/d 维持。术后早期，血糖控制不理想时，肾上腺皮质激素的用量可以更低或短期停用。

2. 抗体诱导治疗：①巴利昔单抗：标准总剂量 40mg，分两次给予，每次 20 mg，移植术前 2 h 内给予，第 2 次于术后第 4 d 给予。经配制后的巴利昔单抗可一次性静脉注射，亦可在 20~30 min 内静脉滴注；②rATG：0.4~1.50 mg/（kg·d），稀释后经外周静脉滴注，滴注时间应 >6 h，疗程 3~5 d；③ATG-F：分别于术前 4 小时，术后 1、2、3 日共 4 次，每次 100 mg，其中首次 20 mg 加入 0.9% 氯化钠 200 mL 缓慢静滴皮试，30 分钟后将剩余 80 mg 加入 0.9% 氯化钠 200 mL 中 4 h 滴完。

（二）免疫抑制维持用药方案

目前临床上常用的口服免疫抑制剂主要分为三大类：CNI、抗细胞增殖类抑制剂及糖皮质激素。一般情况下，分别选择上述三大类中的一种药物进行组合，形成预防排斥反应的维持治疗"三联免疫"抑制方案。

（1）常用的维持用药方案：① FK506 + MMF+ 激素为公认的首选免疫抑制维持方案；② FK506 + SRL+ 激素；③ CsA + MMF+ 激素；④ FK506 + SRL。

（2）转换用药方案可酌情选择：① CsA + Aza+ 激素；② FK506+Aza+ 激素；③ CsA + SRL+ 激素；④ SRL+MMF+ 激素；⑤ SRL+MMF；⑥ FK506 + LFM+ 激素。

（明长生 陈 正 张 磊）

第八节　胰腺移植排斥反应

排斥反应是受者对同种异体胰腺移植物抗原发生的细胞和（或）体液免疫反应，是目前导致远期移植胰腺失功的主要原因之一。临床上常分为超急性、加速性、急性和慢性排斥反应 4 种类型。肝胰联合移植或肝胰器官簇移植由于得到同时移植肝脏的免疫保护，排斥反应发生率显著低于胰肾联合移植，其组织配型原则同肝脏移植，即 ABO 血型相同或相容即可，术后免疫抑制剂的用法同肝脏移植。

一、超急性排斥反应

超急性排斥反应多发生于移植胰腺恢复血流 24 h 内。

（一）诊断

1. 临床表现　多发生在术中，可见移植胰腺恢复血供后，最初移植胰腺充盈饱满，呈浅红色，有节律地搏动，数分钟后，移植胰腺变为花斑状，色渐变为紫褐色并失去光泽，胰腺表面渗出增多；移植胰腺由饱胀感变为柔软，胰液分泌减少或停止。

发生在术后时，可表现为血糖急剧升高，血淀粉酶升高，如血淀粉酶急骤下降，提示移植胰腺广泛微血栓形成导致外分泌功能丧失，移植胰腺区胀痛、明显压痛，胰腺周围血性引流液增多，可伴有高热、寒战等反应。

2. 超声检查　提示移植胰腺体积肿大，胰周积液，内部结构欠清晰，胰组织内血流明显减少或消失。

3. 创伤性检查　因可能导致移植胰出血，术后早期不宜行穿刺活检，必要时，可考虑剖腹探查，明确诊断。

（二）处理

目前尚无有效的治疗方法，移植胰超急性排斥反应病变发展迅速，极易引起移植胰腺广泛微血栓形成，一旦怀疑移植胰超急性排斥反应，或移植胰腺区局部症状、体征明显，B超提示胰腺组织内血流明显减少或消失，应及早剖腹探查，切除移植胰，以免导致腹腔出血、严重感染等并发症危及患者生命。

对于延迟发生的超急性排斥反应，术后给予MP冲击，利妥昔单抗、ATG免疫诱导，Tac+SRL+Pred "三联免疫" 抑制方案抗排斥。

（三）预防

关键是术前排除受者存在预存抗供者抗体的危险性。

1. ABO血型相同或相容。

2. 淋巴细胞毒试验阴性。

3. 对于反复输血、多次妊娠、长期血液透析或再次移植等有预先致敏抗体等因素的患者，应在不同时期反复多次作交叉配型试验。

4. 再次移植时尽可能避免供者HLA位点与致敏抗体的靶抗原相同。

5. 对于免疫反应高度敏感的患者，如2次以上的移植受者，在移植前可试行血浆置换或免疫吸附，清除特异的抗HLA抗体，降低抗体水平。

即使采取以上预防措施，目前医疗技术仍不能完全避免超急性排斥反应的发生。

二、急性排斥反应

急性排斥反应临床上最为常见，常发生在术后1周~3个月，也可发生在术后各个时期。

（一）诊断

1. 临床表现　单纯胰腺移植时常常没有自觉症状。胰肾联合移植者，临床主要表现为肾脏排斥反应，可出现尿量减少，体重增加，发热，血压升高，移植肾肿大、质硬、压痛，常伴有不同程度的乏力、关节酸痛、畏寒、寒战、腹胀、头痛、心悸、纳差、情绪不稳定、烦躁不安等全身反应；因发生时期、免疫抑制方案的不同而有所不同。

因使用强效免疫抑制剂，急性排斥反应的临床表现越来越不典型，症状表现比较平缓、隐蔽，可能只表现为肾功能的减退，需结合各项辅助检查综合判断综合分析。

2. 实验室检查　可有血糖或血淀粉酶升高，糖耐量试验提示餐后血糖曲线抬高，胰岛素和C-肽曲线下降，移植胰胰腺组织内放射性核素11C蛋氨酸硒明显减少。

膀胱引流式胰腺移植者，观测尿淀粉酶和尿pH的变化有助于诊断，发生排斥时，尿淀粉酶下降早于血糖值的升高，如尿淀粉酶较基础水平下降25%以上、尿pH<7.0，应怀疑有可能排斥反应。

血淀粉酶在恢复过程中再次升高，提示可能移植胰胰腺炎加重或排斥反应。在胰液膀胱引流术式，尿淀粉酶含量可达数万单位，尿淀粉酶突然下降基线水平50%以上，提示胰腺排斥反应，尿淀粉酶测不出，提示严重坏死性胰腺炎或移植胰血栓形成，应尽早作移植胰影像学检查，确定诊断。

胰肾联合移植受者，血肌酐、尿素氮升高、出现蛋白尿、尿比重下降等。免疫抑制剂药物浓度如低于治疗窗水平，亦有助于临床诊断。

3. 抗体检测 发生抗体介导的排斥反应，外周血群体反应性抗体可能升高，可进一步检测供者特异性抗体（DSA）。

4. 超声检查 诊断移植胰排斥反应没有特异性征象，严重排斥时显示移植胰体积增大，胰腺血流阻力指数增加（＞0.7）。胰肾联合移植受者，超声显示移植肾体积增大、肾皮质增厚，回声不均并增强，肾实质内可出现局限性无回声区血流减少、移植肾各级动脉血流阻力指数增加。

5. 移植物穿刺活检 是目前确诊急性排斥反应可靠的手段，SPK 受者可先行移植肾穿刺取材。经腹壁穿刺易致移植胰腺出血，常须做小剖腹直视取材，胰液膀胱引流式胰腺移植可用膀胱镜取十二指肠黏膜活检。活检标本除常规 HE 染色外，还应做免疫组织化学检测 IgG、IgA、IgM、Clq 和 C4d。典型 T 淋巴细胞介导的移植肾急性排斥反应病变为肾小球系膜基质轻度增生，动脉内膜炎表现，肾间质内可见局灶性淋巴细胞浸润；移植胰中、小动脉为主的血管内膜炎，血管内膜下小单核细胞浸润，合并管壁纤维素样坏死，间质炎性细胞浸润，以淋巴细胞为主。抗体介导的移植胰腺急性排斥反应免疫病理显示，腺泡间毛细血管 C4d 局灶性（5%~50%）或弥散性（＞50%）沉积，移植物毛细血管周围中性粒细胞浸润以及出现抗供体 HLA I 类特异性抗体。急性细胞性排斥反应和抗体介导的排斥反应可同时存在，即为混合性排斥反应。

（二）处理

1. 大剂量甲强龙冲击治疗连用 3~5 d 天。

2. 对耐激素型或强烈的急性排斥反应，可使用抗淋巴细胞抗体，根据排斥反应程度，疗程可用至 7~14 d。

3. 调整免疫抑制方案如换用其他免疫抑制剂或加大剂量。

4. 可疑或明确诊断为抗体介导的急性排斥反应，可酌情采取相关措施：①血浆置换或免疫吸附清除抗体；②大剂量 IVIG 中和及抑制体内抗体；③抗 CD20 单抗（利妥昔单抗，rituximab）清除 B 淋巴细胞；④蛋白酶体抑制剂（硼替佐米，bortezomib）诱导浆细胞凋亡，降低抗体产生；⑤补体抑制剂依库珠单抗（eculizumab）作用于补体蛋白 C5，能够阻止补体膜攻击复合物 C5b9 的形成，抑制抗体依赖的细胞介导的细胞毒性作用反应。

5. 酌情选用抗凝药如阿司匹林、改善微循环药如前列腺素 E 等，以改善移植物功能的恢复。

（三）预防

1. HLA 组织配型应尽可能少错配，术后应用足量免疫抑制剂。

2. 对免疫高致敏受者，移植术后早期采用血浆置换和低剂量 VCIG 联合 IL-2 阻滞剂或 ATG 诱导。

3. 亦可选用阿伦单抗（抗 CD52 抗体）诱导。

4. 术后动态监测 PRA，PRA 阳性者，进一步监测供者特异性抗体（DSA），因免疫抑制不足或免疫抑制剂不耐受导致的移植后延迟产生 DSA，应及时调整免疫抑制剂用量或转换有效的免疫抑制方案。

5. 加强术后随访，密切监测免疫抑制药物浓度。

三、慢性排斥反应

慢性排斥反应是指由免疫因素介导的慢性进行性移植胰腺功能减退，多发生在术后 3 个月以后。

（一）诊断

1. 临床表现　缺少特异性症状，可有发热、腹痛及移植物触痛，随着生化指标的改变，如血清淀粉酶、肌配升高（SPK 受者），机体对血糖的调控能力逐渐丧失，胰岛素分泌功能逐渐减退，出现 C- 肽水平下降、血糖缓慢升高，最后移植胰功能丧失，需要外源性胰岛素治疗。CT 可表现为移植物变小组织萎缩，血流灌注差。超声图像上可表现为移植物回声增强、体积变小或不能探及；多普勒显示动脉血流阻力指数增高，灌注减少。磁共振图像上可表现为移植胰腺体积缩小，T_1 加权像（T_1WI）强化程度小和 T_2 加权像（T_2WI）信号减低。

2. 病理学诊断　移植胰穿刺活检的方法有开放手术、膀胱镜经十二指肠穿刺活检（适用于膀胱引流患者）、腹腔镜取材活检、经皮细针抽吸活检，超声或 CT 引导下经皮穿刺活检。

主要病理学特点为移植物血管病、纤维化和腺泡萎缩。移植物血管病表现为纤维增生性动脉内膜炎、内膜和中膜弹力层纤维性或纤维细胞性增厚、向心性动脉管腔狭窄或闭塞，伴有中小动静脉的新、陈旧血栓形成，偶见内膜下的泡沫状细胞。反复发生的微小血栓形成可引起慢性缺血而导致移植物硬化。实质表现为胰腺腺泡和胰岛进行性纤维化，相应的腺泡消失，小叶从外周开始逐渐变成碎片状，同时可有不同程度的单核细胞浸润。

（二）处理

1. 慢性排斥反应的病变很难逆转，对治疗的反应差，关键是减少危险因素，预防其发生。

2. 对于损伤较轻的抗体诱导的慢性排斥，在应用标准三联维持用药方案（Pred+MMF+CNI）基础上，可选用利妥昔单抗。

3. 移植胰腺失功时，可能需要继续应用胰岛素；移植肾失功时，恢复透析，等待再次移植。

（三）预防

慢性排斥反应主要危险因素包括：急性排斥反应、组织相容性差、预先致敏、免疫抑制不足、药物依从性差和移植后的体液免疫损伤等。应积极采取预防和干预措施：

1. 减少 HLA 位点错配。

2. 足量应用免疫抑制剂，预防急性排斥反应发生。

3. 加强移植胰腺功能的监测，早期诊断和治疗急性排斥反应。

4. 程序性活检可及时发现亚临床排斥反应，并应及时治疗。

（明长生　付迎欣）

第九节　胰腺移植术后随访

移植术后长期随访是保证受者和移植物长期存活的重要措施之一。胰腺移植或胰肾联合移植术后受者的恢复期存在许多不确定因素，一些患者术后 1 个月左右即可出院；而另一些患者，术后可能发生各种并发症，延长住院治疗的时间，并影响预后。对于大部分受者，术后 1~3 个月都能获得较好的恢复。出院后的焦点问题是在供体来源紧缺的情况下，如何最大限度的延长受者和移植物的生存时间。因此，应对受者进行长期临床随访，及时了解受者生活工作恢复情况和移植胰腺的功能状态，密切关注和及时发现移植胰潜在的问题和相关药物的不良反应，并尽可能及早处理。

一、术后随访系统的建立与完善

1. 胰腺移植术后随访系统的参与者应包括移植医务人员、其他相关学科的医务人员、受者及其家属。

2. 建立受者随访资料档案，有条件的单位，应建立移植资料数据库，专人负责随访资料的登记、录入及保存。

3. 出院前应给胰腺移植受者予以术后康复、自我护理、合理用药、身体锻炼、饮食、生活习惯等方面的建议，交待出院后注意事项和随访计划。

4. 加强移植受者教育，普及移植科普知识，提高受者的依从性。

5. 切实落实、保证移植专科门诊，方便受者就医。

6. 对刚开始从事器官移植临床工作的医务人员进行培训，提高业务水平，避免遗漏随访或不必要的随访。

二、随访方式

1. 门诊随访门诊随访可按随访要求进行完整的随访检查，医生可以与受者进行当面交流，同时也方便资料的采集和记录。

2. 电话随访可以随时进行，尤其适合紧急情况下的快速联系。

3. 网络随访适合不能经常来移植医院复查的外地受者，受者在当地检查后，可通过网络将复查结果上传至移植中心，医患双方可进行相应交流。

三、随访时间及随访内容

1. 术后随访的次数及间隔时间对每个受者都很重要。一般术后 3 个月内，每周 1 次，3 个月后每 2 周 1 次，半年后，每 2~3 周 1 次，1 年后，每月 1 次。

2. 每次进行临床随访应收集和记录病史，包括受者的基本健康情况：体重、血压、尿量，有无脚踝或眼睑浮肿等。关注与胰腺移植远期并发症有关的相关问题。记录药物的使用情况，如服药情况，包括非处方药的剂量和用法，警惕药物之间的任何一种相互作用。移植后 3 个月，多已停用抗感染药物，要注意患者是否服用不必要的药物。此外，对于受者潜在的心理和社会问题也应予以重视。

3. 定期复查血常规、尿常规、空腹血糖、肝功能、肾功能、血淀粉酶和脂肪酶、尿淀粉酶等一系列指标，必要时要检查血电解质，尤其注意血钾和碳酸氢盐浓度。移植胰内分泌功能检查，口服糖耐量、胰岛素释放、C 肽释放和糖化血红蛋白术后半年、1 年时各检查 1 次，以后每年查 1~2 次。抗排斥药物浓度检测包括他克莫司谷值或雷帕霉素谷值、CsA 谷值和峰值，霉酚酸酯一般检测 AUC，需服药前、服药后半小时和 2 小时分别抽血检测，再计算 AUC 值。随访医生必须根据上述检测结果，及时调整用药剂量。

4. 由于目前缺乏特异性、敏感性高的诊断胰腺移植排斥的有效方法，有些检测指标，如血糖、血淀粉酶或尿淀粉酶异常，疑为排斥时，需进行相关影像学检查，必要时需进行移植胰穿刺或小剖腹获取移植胰组织病理学的证据。

5. 由于移植受者经常受到感染和其他疾病的威胁，且移植术后并发症较多，因此，通过随访及时发现和处理这些问题非常重要。由于糖尿病患者往往伴有心脑血管疾病、微循环障碍及相关器官功能异常，术后心肌梗塞、脑出血和脑梗塞发生率较高，是胰腺移植术后受者带功能死亡的主要原因。因此，术后随访除常规检查外，还必须密切关注血脂、心电图及心脏彩超的变化，控制高血压、高血脂，并给予抗血小板和改善微循环治疗。

（明长生）

第十节　胰腺移植病理学

虽然胰腺移植后可以通过生化和影像学检查判断胰腺功能并诊断各种并发症，但对移植胰腺进行活检病理学观察，仍然是诊断排斥反应并与其他并发症进行鉴别诊断的最直接、有效方法。

一、移植胰腺病理学的活检方法

（一）经皮穿刺活检

在超声或 CT 引导下应用 18G 或 20 G 的切割性活检针，经皮穿刺移植胰腺活检，是安全有效的诊断方法。穿刺标本的合格标准为活检组织内含有外分泌腺泡以及包含血管和导管结构在内的小叶结构。

（二）膀胱镜活检

胰液膀胱引流术式，全胰十二指肠节段与受者膀胱吻合，可以通过膀胱镜获取得移植物十二指肠组织进行病理学观察。

（三）腹腔镜活检

对于经皮穿刺活检以及膀胱镜活检难以取得满意的移植胰腺组织者，可选择腹腔镜活检。腹腔镜活检具有安全、胰腺及其周围组织观察清晰、活检取材从容、准确的优点。

（四）开放式活检

移植胰腺开放式活检包括小切口剖腹后切取小块胰腺组织或用穿刺针穿刺胰腺组织两种方式。此方法的并发症发生率以及费用明显偏高，难以进行连续多次应用，只在其他方法失败的情况下才选择使用。

目前，国际上一般首选经皮穿刺活检，如果失败或标本无法满足诊断需要，可考虑膀胱镜活检（胰液膀胱引流者）或腹腔镜活检，如果再次失败则进行开放式活检。

（五）关于胰肾联合移植的活检问题

胰腺移植绝大多数为 SPK，胰腺以及肾脏均来自同一供者，排斥反应常同时累及移植胰和移植肾，因此，通常首先做移植肾的活检，诊断、治疗移植肾排斥反应的同时可能保护了移植胰。对于单独发生的移植胰腺排斥反应，即移植肾功能正常而且排除了胰腺炎、感染等其他因素的前提下，为明确诊断则必须直接进行移植胰腺活检。

二、移植胰腺排斥反应的病理学诊断

移植胰腺的排斥反应分为抗体介导性排斥反应（AMR）、急性细胞性排斥反应（ACR）和慢性排斥反应三种类型。目前应用的诊断标准为 2011 年 Banff 移植病理学会议提出的"2011 年 Banff 移植胰腺排斥反应及其分级标准"。

（一）移植胰腺抗体介导性排斥反应

临床胰腺移植中，移植胰腺抗体介导性排斥反应分为超急性排斥反应、急性抗体介导性排斥反应和慢性活动性抗体介导性排斥反应三个基本类型。

全面的移植胰腺 AMR 诊断是临床与病理相结合的综合诊断，包括三个方面的依据：①受者血清供体特异性抗体（DSA）检测；②移植胰腺活检的组织病理学变化，包括毛细血管炎、胰腺腺泡间质的炎性细胞浸润及其腺泡损伤（腺泡细胞水肿、凋亡和坏死）、血管内膜炎甚至血栓栓塞；③ 5% 以上的腺泡间质毛细血管内皮 C4d 染色阳性。移植胰腺功能减退并不作为诊断其 AMR 的必要条件，可见活检病理学诊断具有更重要的作用。

1. 移植胰腺超急性排斥反应 临床移植胰腺超急性排斥反应仅有极少个例报道，肉眼观可见移植胰腺迅速肿胀、充血、呈异常的鲜红色，镜下观可见移植胰腺内动脉、静脉及其分支管壁呈明显的纤维样坏死和管腔内广泛纤维素样血栓栓塞，胰腺间质明显出血、水肿和大量的中性粒细胞浸润，以及大片胰腺实质缺血性坏死。此时 C4d 免疫组织化学（免疫组化）染色和 DSA 检测则可以进一步印证其诊断。

2. 移植胰腺急性 AMR 病理学特征包括三个方面：①胰腺腺泡和腺泡间隔内的炎性细胞浸润，浸润的炎性细胞包括有中性粒细胞、淋巴细胞和巨噬细胞；②血管病变，包括动脉血管和静脉血管分支的血管内膜炎，严重的急性 AMR 可累及动脉、静脉血管分支形成严重的血管内膜炎等，形成动脉内膜显著水肿，可导致胰腺实质显著的缺血性坏死或凝固性坏死，同样，严重的 ACR 亦可出现血管炎表现。近年来确定对于急性 AMR 更特异性的病理学表现为胰腺腺泡间隔毛细血管炎，即类似于移植肾的肾小管周毛细血管炎，可见毛细血管腔内不等数量的中性粒细胞和单个核细胞浸润；③腺泡细胞和胰腺实质的损伤即腺泡细胞水肿、空泡变、凋亡和坏死。

3. 移植胰腺慢性活动性 AMR 总体诊断原则是在具备抗体介导性免疫损伤证据的同时，出现了慢性移植物纤维化及其所致的功能减退。在活检病理学上包括三个方面的表现：①急性 AMR 的病理学表现（如微血管炎和 C4d 阳性）；②移植物慢性排斥反应的特征性表现即慢性移植物动脉血管病及其间质纤维化等；③排除 ACR。如果出现了这三个方面中的两项，则可诊断为可疑慢性活动性 AMR。

由于移植免疫机制中抗体和免疫细胞的协同参与，部分病例中出现混合性排斥反应，即在活检组织内同时具有急性 AMR 和急性 ACR 的病理学特征，在临床病理学诊断中需要注意。

（二）移植胰腺细胞性排斥反应

1. 移植胰腺急性细胞性排斥反应 用于其他移植器官如移植肾脏、心脏等的诊断急性 ACR 的基本组织病理学特征也适用于移植胰腺。移植胰腺急性 ACR 免疫攻击的靶部位为胰腺外分泌的腺泡上皮细胞、胰腺导管上皮细胞以及血管内皮细胞，而胰岛内的 β 细胞并非急性排斥反应攻击的主要靶细胞，因此 ACR 的主要诊断依据为移植胰腺组织内单个核细胞浸润和血管病变这两个主要方面。

（1）移植胰腺急性细胞性排斥反应的腺泡及胰液导管病变：移植胰腺实质内炎性细胞的浸润是胰腺 ACR 最基本的组织学特征，浸润的炎性细胞绝大多数为单个核细胞（图 5-10-1A、B），主要为淋巴细胞，其次为 B 细胞和巨噬细胞等，而随着急性排斥反应程度的加重，也出现较多的中性粒细胞、嗜酸粒细胞等（图 5-10-1C）。炎性浸润的部位主要位于胰腺外分泌部的胰腺小叶间隔的纤维组织内、腺泡间和腺泡上皮内，以及各级胰腺导管上皮呈胰液导管上皮炎（图 5-10-1D、E）。随着急性排斥反应程度的加重，迟发型细胞毒性免疫损伤常导致胰腺实质尤其是胰腺腺泡多灶性的溶解性坏死。

（2）移植胰腺急性排斥反应的血管病变：血管病变是诊断急性排斥反应最具特异性的病理学特征，可见于严重的 AMR 或 ACR。移植胰腺 ACR 的血管病变可以表现为动脉血管分支的动脉内皮炎（endothelialitis）以及动脉血管分支全层被累及的动脉炎（arteritis）

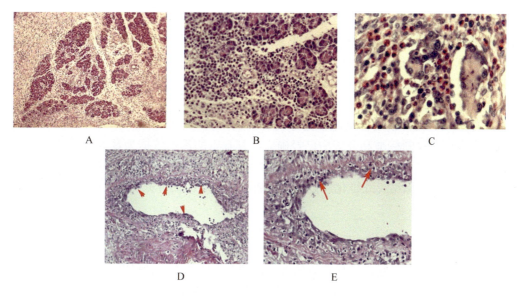

图 5-10-1　移植胰腺急性细胞性排斥反应的病理学特征

A，B 图示胰腺间质内大量淋巴细胞为主的单个核炎性细胞浸润，A 图 HE 染色，×100，B 图 HE 染色，×200；C 图示胰腺间质内大量的单个核炎性细胞浸润，且其中可见多数嗜酸粒细胞 HE 染色，×400；D、E 图示胰腺内导管上皮被淋巴细胞浸润形成导管上皮炎（↑），D 图 HE 染色，×200，E 图 HE 染色，×400

或血管炎（vasculitis）两种形式（图 5-10-2）。动脉内皮炎常常是轻度急性血管性排斥反应的表现，可见动脉血管分支内皮表面有淋巴细胞粘附，损伤的内皮细胞可出现水肿、与内膜剥离甚至全层内皮细胞明显肿胀呈明显的泡沫细胞致使内膜层明显水肿增厚，形成动脉内膜炎，水肿增厚的内膜以及呈泡沫样变的内皮细胞层内有不等数量的淋巴细胞浸润；血管炎或动脉炎是严重急性血管性排斥反应的病理学表现，表现为病变不仅仅局限于动脉内皮或内膜层，而是管壁全层淋巴细胞浸润，内膜水肿，动脉中层平滑肌甚至全层均呈纤维素样坏死。

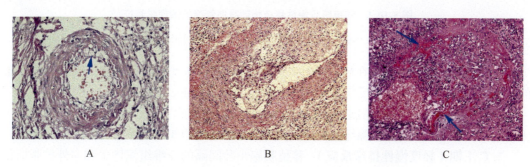

图 5-10-2　移植胰腺急性血管性排斥反应的病理学特征

A、B 图示动脉内膜水肿致管腔不同程度狭窄（↑），A 图 HE 染色，×200，B 图 HE 染色，×100；C 图示动脉内膜大量淋巴细胞浸润，内膜水肿增厚及管壁平滑肌局部纤维素样坏死（↑）HE 染色，×200

移植胰腺急性 ACR 时，胰岛炎（insulitis）并非主要的病变，但有部分病例表现为胰岛内淋巴细胞及巨噬细胞浸润呈胰岛炎表现，如果这时供、受者双方的人类白细胞抗原（human leukocyte antigen，HLA）基因相同（孪生或亲属），那么这种胰岛炎首先提示复发性糖尿病因素；而如果为非亲属间的胰腺移植，则更有可能是 ACR 因素，这里的胰岛炎有可能是整体 ACR 的一部分，是 ACR 在胰岛局部的表现。

2. 移植胰腺慢性活动性细胞性排斥反应　这一病理学诊断类型在 2008 年 Banff 移植胰腺活检病理学诊断标准和分级中已经确立，其基本的诊断依据为具备 ACR 的特征，同时具有慢性移植物动脉血管病。早期的慢性排斥反应可见由急性排斥反应逐渐演进的过程，即在一定程度的胰腺组织纤维化和慢性血管病变的同时，仍可见明显的炎性细胞浸润甚至血管内皮炎的表现。

（三）移植胰腺慢性排斥反应

移植胰腺慢性移植物动脉血管病的特征性病变为胰腺主干动脉及其各级分支的内膜明显增生甚至狭窄闭塞（图 5-10-3）。在慢性动脉血管病的基础上，因持续的缺血，逐渐导致胰腺实质出现不同程度的纤维化，同时伴有不同程度的炎性细胞浸润。早期的慢性排斥反应，胰岛通常不受影响而基本保持正常，而严重慢性排斥反应则导致胰腺广泛纤维化，胰岛由于严重的缺血而萎缩、消失而难以辨认。

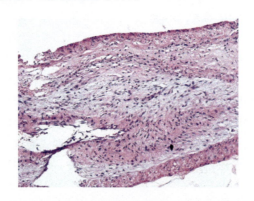

图 5-10-3　移植胰腺慢性移植物动脉血管病的病理学特征

图示移植胰腺动脉分支内膜增生致管腔明显狭窄甚至闭塞 HE 染色，×200

移植胰腺慢性排斥反应在病理学上依据活检胰腺组织内纤维化的面积范围分为 0～Ⅲ的 4 级，移植胰腺慢性排斥反应活检诊断与分期（C-Chronic 慢性）：

1. C 0 期（正常）　移植胰腺外分泌部分的小叶及腺泡结构正常，小叶间隔纤维组织无增生及扩展，大血管及胰腺导管外周仅少许正常的纤维组织环绕。

2. C Ⅰ 期（轻度慢性排斥反应）　移植胰腺小叶间隔的纤维组织增生和向外扩张但仅占据 <30% 的活检胰腺组织面积，大多数胰腺腺泡小叶结构保存，但有少许局灶性腺泡不规则和萎缩消失。

3. C Ⅱ 期　中度慢性排斥反应。移植胰腺小叶间隔的纤维组织增生和向外扩张占据了活检胰腺组织面积的 30%～60%，增生的纤维组织穿插分割胰腺腺泡组织形成许多新的、不规则的分隔，所有的胰腺腺泡小叶被分割为片块状，其中部分片块状的胰腺腺泡出现萎缩消失。

4. C Ⅲ期（重度慢性排斥反应） 增生的纤维组织占据了 60% 以上的活检胰腺组织面积，移植胰腺的大多数小叶明显萎缩消失，仅残留少许腺泡组织。

三、移植胰腺血栓栓塞

在胰腺移植术后近期尤其是术后 2 周内，血栓栓塞是导致移植胰腺术后失功的主要原因。血栓可见于胰腺的脾静脉和脾动脉系统，动脉系统的血栓较静脉发展快，最终导致胰腺广泛的缺血性坏死。除术后围手术期以外，存活期内发生的血栓可能是急性排斥反应的结果，因严重的急性排斥反应形成血管内皮炎，导致内皮损伤、基底膜暴露以促进纤维素沉积行成血栓。

移植胰腺动脉血栓栓塞时肉眼观可见移植胰腺呈灰红色，沿主干动脉管壁纵行剪开，可见动脉及其分支内血栓栓塞（图 5-10-4），胰腺实质呈广泛的缺血性坏死。

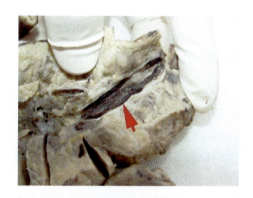

图 5-10-4 移植胰腺动脉血栓栓塞的大体表现

移植胰腺动脉主干剖开可见管腔内血栓栓塞（↑）

对于疑为血栓栓塞导致失功而切除的移植胰腺，仔细的病理解剖学检查是必须的，在具体检查步骤上应将所有的大血管即脾动脉、脾静脉主干连续多个横断面切开观察，同时对于胰腺也应进行多个断面切开取材，以发现胰腺实质内的细小血管分支的血栓、急性排斥反应所致的内膜损伤以及慢性排斥反应所致的内膜增生甚至管腔闭锁，这些均是导致胰腺栓塞、缺血损伤甚至坏死的基本原因。

四、移植胰胰腺炎

（一）移植胰腺急性胰腺炎

移植胰腺急性胰腺炎的发生率为 1%~16%，其发生原因包括胰腺的缺血－再灌注损伤、外科手术创伤、术后大量糖皮质激素的应用以及感染等，也可因为严重的腹腔感染波及胰腺。

肉眼观察，早期可见胰腺轻度水肿、充血，稍后出现出血、坏死，其暗红色出血灶常与灰黄色坏死灶交杂在一起。镜下，早期仅有间质充血水肿以及少数中性粒细胞浸润，严重者则以出血、坏死为特点，大片出血以及密集的混合性炎性细胞浸润可导致腺泡小叶结构模糊不清。脂肪组织呈灶状坏死，产生的脂肪酸与钙结合形成局部钙化。

（二）移植胰腺慢性胰腺炎

持续的、反复发作的急性胰腺炎可逐渐转变为慢性胰腺炎，典型的移植胰腺慢性胰腺炎呈胰腺体积缩小，重量减轻，小叶结构紊乱，小叶间隔宽窄不一。胰腺常与周围脏器和组织粘连而难以剥离。镜下所见，早期胰腺间质内以淋巴细胞为主的炎性浸润，间质纤维组织轻度增生，小叶内腺泡部分受累。而晚期，由于大量纤维组织增生以及转化为瘢痕组织并累及大多数小叶腺泡，多数腺泡为纤维组织取代，多数胰岛萎缩消失。

胰腺移植后由于大量免疫抑制剂的应用常合并有巨细胞病毒（cytomegalovirus，CMV）感染，形成 CMV 感染性胰腺炎，其组织学表现仅为胰腺间质内淋巴细胞浸润，有时可在血管内皮细胞以及导管上皮细胞内形成 CMV 包含体（CMV inclusion），进一步的免疫组织化学染色可正式确认病毒包含体。

五、胰腺移植后淋巴组织增生性疾病

移植后淋巴组织增生性疾病（post-transplant lymphoproliferative disease，PTLD）通常发生于移植胰腺原位，也有发生于移植胰腺以外的消化道以及中枢神经系统。对于单形性 PTLD 淋巴瘤，组织学上表现为胰腺实质内大量单一的、异型性 B 细胞表型阳性的淋巴细胞浸润，同时可有不规则灶状坏死。多形性 PTLD 淋巴瘤的细胞为不同分化阶段的 B 淋巴细胞，其中异型性的细胞占 10%~70%。由于 EB 病毒在 PTLD 的发病机制中发挥重要作用，绝大多数 PTLD 的肿瘤组织中均可呈 EB 病毒阳性。同时由于大量淋巴细胞的浸润，静脉血管分支的内皮细胞也常有 B 淋巴细胞的浸润，可形成与急性排斥反应类似的血管内皮炎样表现，而动脉内皮炎罕见，除非 PTLD 同时合并有以动脉内皮炎为特点的急性排斥反应。

移植胰腺 PTLD 病理学诊断中最关键的问题是与急性排斥反应的鉴别，由于 PTLD 主要为 B 淋巴细胞来源，而急性排斥反应主要的效应细胞为 T 淋巴细胞，因此 T 淋巴细胞与 B 淋巴细胞表型的免疫组织化学染色非常有利于初步的诊断，当然，动脉内皮炎等排斥反应特征性病变的观察也是重要的方面。

六、移植胰腺胰岛炎与糖尿病复发

胰腺移植后胰岛炎（insulitis）与糖尿病复发密切相关，移植胰腺的胰岛炎，是指胰岛内不同程度的炎性细胞浸润以及由此造成胰岛 β 细胞的破坏与消失。其发病机制可能与糖尿病的自身免疫性因素仍然存在有关。移植胰腺胰岛炎根据胰岛内浸润的炎性细胞数量的多少分为轻、中、重 3 个级别，其中轻度为每个胰岛内浸润的炎性细胞少于 10 个；中度为每个胰岛内浸润的炎性细胞为 11~55 个；重度为每个胰岛内浸润的炎性细胞达到 55

个以上。移植胰腺胰岛炎与急性排斥反应的鉴别主要依据各自的靶部位以及各自主要的组织学特点，急性排斥反应主要累及外分泌部分以及其中的血管等，表现为外分泌部明显的炎性细胞浸润以及血管内皮炎等特点，而胰岛炎的靶部位在内分泌部分即胰岛，即主要表现为内分泌胰岛的炎性浸润。

七、免疫抑制剂对移植胰腺的影响

CsA 和 FK506 对于移植胰腺内分泌部分即胰岛具有毒性损伤作用，进而导致移植胰腺的胰岛细胞损伤及糖尿病的发生，其中 FK506 的作用尤为显著。

在移植胰腺活检组织中可以通过观察胰岛细胞形态学变化予以诊断。光学显微镜下可见，通常的胰腺穿刺活检组织内可检见 1~10 个（平均 4 个）胰岛，CsA 以及 FK506 轻微毒性损伤时表现为胰岛细胞轻微肿大，细胞内可见细小空泡变甚至明显的大空泡变，使得整个胰岛细胞胞浆呈空亮状，这一变化尤其见于应用 FK506 者。随着毒性损伤的进一步加重，胰岛细胞出现核碎裂以及以核嗜酸性固缩为特点的凋亡，进而部分胰岛细胞缺失。应用免疫组化染色可见，毒性损伤的胰岛细胞内胰岛素染色明显减弱。电子显微镜下，CsA 以及 FK506 毒性损伤时的胰岛细胞内可见胞浆明显肿胀、空泡变，细胞内分泌颗粒明显减少。

八、移植胰腺的细胞学诊断方法

（一）胰液细胞学检查

在胰肠吻合或胰管填塞术式时，术后早期（2~4 周内）可将胰管支架管经空肠或腹壁引至体外而使胰液引流至体外，这一方法主要是为了降低胰漏的发生率，同时，由于急性排斥反应主要损伤胰腺外分泌部分，因此可以利用这一方法直接检测胰腺外分泌功能，并对引流的胰液进行细胞学检查，即胰液细胞学检查（pancreas juice cytology，PJC），有利于在术后早期阶段监测移植胰腺急性排斥反应，并可避免活检的定位困难并特别有利于单纯胰腺移植病例。

PJC 主要的细胞学特点为包括淋巴母细胞和单核细胞在内的单个核细胞数量显著增加。

PJC 对诊断细胞性排斥反应较其他方法可提前 2~5d 左右确立诊断，而且又有利于急性排斥反应与感染的鉴别。PJC 的灵敏度以及特异度分别达到 87% 和 97%，并且对于细菌、病毒以及真菌感染和 CsA 毒性损伤等均有良好的诊断作用。其最大的缺点是难以诊断急性排斥反应的血管病变以及慢性排斥反应。

胰腺炎的诊断为上皮细胞数量明显增多，并可见坏死的上皮细胞以及多形核细胞数量增加。感染的诊断为中性粒细胞数量明显增加，有时可以在胰液中检见细菌或真菌等感染因子。

（二）尿液沉渣细胞学检查

对于移植胰腺的胰液膀胱引流者，在监测尿淀粉酶变化的同时，尿液沉渣细胞学检查也是协助诊断急性排斥反应的一种有效途径。可以对尿沉淀中炎性细胞数量、脱落的胰腺导管上皮细胞等进行观察和计数，以协助诊断 ACR。尿液沉渣细胞学检查对诊断移植胰腺急性排斥反应的灵敏度可达 75%，如果结合 HLA-DR 抗原的免疫细胞化学染色，其灵敏度和特异度分别可达 93% 和 99%，证明尿液沉渣细胞学检查在胰液膀胱引流的胰肾联合移植中是一项简单、可靠和安全的诊断方法。

（明长生　陈　实　郭　晖）

参考文献：

[1] 明长生, 罗鲜樟, 宫念樵, 等. 胰肾联合移植 53 例术后长期存活的临床观察 [J]. 中华器官移植杂志, 2012, 33（9）: 523-527.

[2] 陈知水, 陈孝平. 移植医学——从基础到临床 [M]. 武汉: 华中科技大学出版社, 2018: 347.

[3] 刘永峰, 郑树森. 器官移植学 [M]. 北京: 人民卫生出版社, 2014: 337-355.

[4] 何晓顺, 朱晓峰. 多器官移植与器官联合移植 [M]. 广州: 广东科技出版社, 2009: 343-370.

[5] 陈实, 郭晖. 移植病理学 [M]. 北京: 人民卫生出版社, 2009: 269-284.

[6] NATH D S, GRUESSNER A, KANDASWAMY R, et al. Late anastomotic leaks in pancreas transplant recipients - clinical characteristics and predisposing factors [J]. Clin Transplant, 2005, 19（2）: 220-224.

[7] SIBLEY R K, SUTHERLAND D E. Pancreas transplantation: an immunohistologic and histopathologic examination of 100 grafts [J]. Am J Pathol, 1987, 128（1）: 151-170.

[8] DRACHENBERG C B, TORREALBA J R, NANKIVELL B J, et al. Guidelines for the diagnosis of antibody-mediated rejection in pancreas allografts-updated Banff grading schema [J]. Am J Transplant, 2011, 11（9）: 1792-1802.

[9] NORDHEIM E, HORNELAND R, AANDAH E M, et al. Pancreas transplant rejection episodes are not revealed by biopsies of the donor duodenum in a prospective study with paired biopsies [J]. Am J Transplant, 2018, 18: 1256-1261.

[10] DE KORT H, MUNIVENKATAPPA R B, Berger S P, et al. Pancreas allograft biopsies with positive C4d staining and anti-donor antibodies related to worse outcome for patients [J]. Am J Transplant, 2010, 10（7）: 1660-1667.

第六章

小 肠 移 植

　　临床小肠移植于 1967 年由 Lillehei 等首次报道。国际小肠移植注册中心（Intestinal Transplant Registry，ITR）的统计数据显示，目前小肠移植受者的 1、5、10 年存活率分别为 76%、56% 和 43%。1994 年 3 月，南京军区南京总医院黎介寿院士团队完成了亚洲首例小肠移植手术；第四军医大学于 1999 年 5 月完成了我国首例活体小肠移植手术；2003 年，南京军区南京总医院成功实施了亚洲首例肝小肠联合移植。随着免疫抑制剂的发展和外科技术的成熟，我国实施小肠移植手术的单位在不断增加。目前，中国小肠移植已从试验性手术过渡为常规手术，亟待相关临床指南和规范予以指导，使之更加规范、安全有效地开展。

第一节　小肠移植的适应证和禁忌证

一、小肠移植的适应证

　　小肠移植的主要适应证是不可逆的肠功能衰竭患者在全肠外营养支持（TPN）治疗过程中，发生反复感染、肝脏损害和失去静脉输液途径。近年的研究认为，一旦患者出现以上并发症，应尽早进行小肠移植手术。美国匹兹堡大学医疗中心的资料显示，对于单纯小肠移植而言，接受 TPN 治疗时间少于 12 个月的患者，长期生存率远远高于接受 TPN 治疗大于 12 个月的患者。成人小肠移植的适应证应结合患者的临床表现、疾病严重程度、小肠外器官受累情况以及其他治疗手段的疗效来综合判断。具体如下：

（一）无法耐受肠外营养

　　1. 即将发生的或已经发生的肝损害（总胆红素 >3~6mg/dL（54~108umol/L），进展性的血小板减少症，进行性脾肿大），或肝功能衰竭（门静脉高压、脾功能亢进、肝硬化）。

　　2. 多个部位的中心静脉血栓。

　　3. 每年 2 次或 2 次以上全身脓毒症需要住院治疗，一次导管相关的真菌血症，脓毒症休克或出现 ARDS（acute respiratory distresssyndrome）。

　　4. 家庭肠外营养（HPN）后仍经常出现脱水。

（二）由于下述疾病，死亡风险很高

1. 腹腔内侵袭性硬纤维瘤。
2. 先天性肠黏膜疾病。
3. 超短肠综合症（胃切除术、十二指肠切除术后，成人剩余小肠＜20 cm或婴儿剩余小肠＜10 cm。

（三）病死率较高的肠衰竭，不耐受HPN

1. 频繁住院，依赖麻醉剂，无法回归社会。
2. 不愿接受长期HPN。

（四）其他

1. 完全的门静脉–肠系膜静脉血栓形成。
2. 冰冻腹腔。

二、小肠移植的禁忌证

小肠移植的禁忌证又分为绝对禁忌证和相对禁忌证。

（一）绝对禁忌证

1. 伴有严重的神经系统疾病。
2. 严重的心、肺功能障碍。
3. 严重的腹腔感染或全身脓毒症。
4. 先天性或获得性免疫缺陷病。
5. 侵袭性恶性肿瘤。
6. 伴有多系统的自身免疫性疾病。
7. 静脉通道丧失，无法保证移植术后6个月静脉通道通畅。

（二）相对禁忌证

1. 无法建立静脉通道。
2. 年龄大于65岁。
3. 癌前病变或过去5年内有癌症病史。
4. 极度营养不良。
5. 酗酒、药瘾，治疗不足6个月或治疗6个月以上无缓解。
6. 缺少家庭支持（术后依从性差）。

（李幼生　姚丹华　郑　磊）

第二节 小肠移植受者选择与术前评估

小肠移植受体术前的主要检查项目

（一）营养状态指标：

身高、体重、体质指数（BMI, body mass index）

（二）检验项目：

1. 常规项目 血型、血常规、C 反应蛋白、血肝肾功能、血电解质、空腹血糖、凝血功能、血降钙素原、尿常规、大便 / 造口液常规及隐血、真菌 G 试验。

2. 免疫学项目 HLA、群体反应性抗体（PRA）、供体特异性抗体（DSA, Donor specific antibodies）、补体依赖性淋巴细胞毒试验（CDC, Complement dependent cytotoxicity）。

3. 血清病毒学指标 抗巨细胞病毒（CMV, cytomegalovirus）抗体（IgG 及 IgM）、CMV-DNA、抗 EB 病毒（EBV, Epstein-Barrvirus）抗体（IgG 及 IgM）、EBV-DNA、乙肝病毒表面抗原、抗丙肝病毒抗体、抗 HIV 抗体、快速血浆反应素（RPR, rapdi plasma reagin）试验。

（三）影像学检查：

心电图、胸部 X 线正位片、腹部 CT 及 CTA、全消化道钡餐造影或小肠造影检查（MRE 或 CTE）。

（四）其他检查

当怀疑有肝脏疾病时，推荐行肝脏活检术，有些患者有明显的肠衰竭相关性肝损害时，也推荐行肝脏活检术。术前对肝脏的评估一方面有助于全面了解受者术前的整体情况，另一方面有助于预测患者术后对药物的耐受性，并且对药物治疗方案有一定的指导作用。对于术前存在严重肠衰竭相关性肝损害的患者，可以考虑行肝肠联合移植。

（五）原发疾病相关的特殊检查

建议心电图异常或既往有心脏病病史的受者，进行心脏超声、24 小时动态心电图检查，必要时可行冠状动脉造影检查。既往有消化系统病变的受者，根据患者具体情况选择胃镜、结肠镜、小肠镜检查。既往吸烟或有支气管哮喘、COPD 等肺部疾病病史的患者，行肺功能检查。既往有血栓疾病的患者，需要进一步完善血液系统检查以排除蛋白酶 S 缺乏导致的血栓，同时行血管造影检查，明确内脏血流情况。

（李幼生 姚丹华 郑 磊）

第三节　小肠供者评估

一、尸体供小肠的选择

（一）脑死亡尸体供者

临床诊断脑死亡的证据确凿即大脑和脑干不可逆损害。脑死亡的诊断应由与器官移植无关的专科医师进行确定。脑死亡的供者一旦确定，需进行一系列的循环和呼吸维持治疗。尽量减轻对供移植器官的损害，直到获得允许摘取器官。有条件的脑死亡者可行肠道准备及免疫诱导药物。

（二）心死亡尸体供者

心脏死亡器官捐献（DCD）指来源于循环停止导致死亡后进行的器官捐献。一般情况下，包括小肠在内的供者的移植器官热缺血时间不超过 10 min。

二、尸体供小肠的禁忌证

（一）绝对禁忌证

1. 有肠系膜血管病变者。
2. 恶性肿瘤（未转移的皮肤基底细胞癌、脑胶质瘤者除外）。
3. 严重腹腔创伤。
4. 未经控制或治疗的败血症，未知感染源的败血症。
5. HIV- 抗体阳性及存在 HIV 感染高风险病史。
6. 活动期梅毒。
7. HBV 阴性受者接受 HBV 阳性器官。

（二）相对禁忌证

1. 年龄大于 65 岁。
2. 乙型肝炎病毒和丙型肝炎病毒血清学阳性。
3. 巨细胞病毒（CMV）PCR 阳性。
4. 某些严重内科疾病，如糖尿病、系统性红斑狼疮等。
5. 严重的大大血管畸形或病变。
6. 供者、受者免疫学选择。

（李幼生　郭晓明　郑　磊）

第四节　小肠移植术

一、尸体供肠切取与修整

（一）心脏死亡供体小肠切取术

心脏死亡尸体供肠切取术为原位灌注、整块切取方法。整块切取的脏器包括肝、十二指肠、胰腺、脾脏、小肠及双侧肾脏及其输尿管。整块切取的腹腔脏器可经修整分成小肠、肝脏、双肾、带十二指肠的胰腺，分别为移植供者器官进行相应的器官移植。供体修整时应同时将可能需要的架桥血管（interposition graft）一并修整。

1. 操作方法及程序

（1）充分准备好各种手术器械和器官灌注保存液。

（2）在供者心跳停止前给予全身肝素化。

（3）取腰部垫高，仰卧位，常规消毒、铺无菌巾大单，腹部大"十"字手术切口，纵切口上至剑突下、下至耻骨联合，横切口经脐至两侧腋中线。

（4）进腹后于腹腔内倒入大量屑冰，迅速将下腹部小肠襻推向右上方，打开后腹膜。

（5）游离肾下腹主动脉，经腹主动脉插管（导管为改制的 24 号气囊导尿管，顶端开口封闭，气囊以下导管侧壁作 2~3 个侧孔），插入深度 16~18 cm，气囊位于腹主动脉腹腔干开口以上，注入 20 mL 生理盐水充盈气囊以堵塞腹主动脉近心端血供，注入 0~4℃器官灌洗保存液。

（6）经肠系膜下静脉插管，注入 0~4℃器官灌洗保存液，灌注门静脉系统。

（7）经下腔静脉置入引流管，导出血液和灌洗液。

（8）直线切割闭合器分别于幽门处离断胃，于回盲部近端离断回肠。

（9）整块切取肝、十二指肠、胰腺、脾脏、小肠及双侧肾脏及其输尿管，包括带腹腔干、肠系膜上动脉及肾动脉的一段腹主动脉，带肾静脉的一段下腔静脉。

（10）切取髂血管（包括髂总、髂内、髂外动、静脉），颈部血管（包括颈总、颈内、颈外动、静脉以及锁骨下动、静脉）以备器官移植中（如肝、胰、小肠移植所需。

2. 注意事项　（1）尽量缩短热缺血时间；（2）根据术者的习惯和条件，胆囊灌洗可在脏器切取前原位灌洗或脏器切取后保存前灌洗；（3）游离并切取整块腹腔脏器时须准确、迅速、轻柔，避免误伤需切取的脏器及整块脏器间的内部组织结构。移植脏器分离，应争取在手术室进行，避免在切取现场分离造成误伤；（4）国际上多个器官移植获取供体器官，通常由小肠移植团队主导获取；在国内因小肠移植团队较少，由肝移植团队获取不失为良好的替代策略。

（二）脑死亡供体小肠切取术

脑死亡供者切取供肠术仍然是整块脏器的切取，但不同于心脏死亡尸体切取供肠的方法，应先完全游离供肠和其他供移植器官，再灌洗切取供移植器官，其目的是减少脏器损伤，减少热缺血时间。

1. 操作方法及程序

（1）脑死亡供者依赖设备维持正常心肺功能和血液循环。

（2）充分准备好各种手术器械和器官灌注保存液。

（3）取仰卧位，常规消毒、铺无菌巾单，取腹部大"十"字手术切口，纵切口上至剑突下、下至耻骨联合，横切口经脐至两侧腋中线。

（4）进入腹膜后解剖，先游离出需插管的肾下腹主动脉、下腔静脉和肠系膜下静脉。

（5）应用直线切割闭合器于幽门处离断胃，于回盲部离断回肠，游离并切除结肠。

（6）游离肝周、肾周、脾脏、胰体尾及双侧输尿管。

（7）原位经腹主动脉插管整体灌注，经肠系膜下静脉插管灌注门静脉系统，经下腔静脉置管导出血液和灌洗液。

（8）整块切取肝、十二指肠、胰腺、脾脏、小肠及双侧肾脏及其输尿管，包括带腹腔干、肠系膜上动脉及肾动脉的一段腹主动脉，带肾静脉的一段下腔静脉。

（9）切取髂血管（包括髂总、髂内、髂外动、静脉）和颈部血管（包括颈总、颈内、颈外动、静脉以及锁骨下动、静脉）以备所需进行的器官移植中（如肝、胰、小肠移植）架桥用血管。

2. 注意事项 （1）在血流动力学不稳定的供者，则需要采用心死亡供者切取器官的方法，即先原位灌注在完全冷灌注下整块切取供肠和其他器官；（2）如果条件允许应分别切取器官，并仔细解剖器官，仅保留动静脉后依次切除器官；切除顺序依次为小肠、肝/胰、肾脏；（3）脑死亡供者若需同时切取胸腔器官时，应分别由两组人员同时进行分离腹腔脏器，再摘取心脏和肺，随后整块切除腹腔脏器；如果分别切取器官，应于膈肌上阻断胸主动脉，然后切取心脏及腹部器官。

（三）供肠保存

切取和灌洗充分的整块腹腔脏器或已经分离下来的供肠置入无菌密封容器内，完全浸泡在0~4C° UW液中，置入0~4C°保温箱内保存，以备快速转运或受者手术时植入。供肠对缺血耐受差，不宜超过9h。供者器官切取完成后，尽早通知手术室开始准备受者手术，以减少热缺血时间。

（四）供肠修整术技术

尸体腹腔器官整块切取后，进一步修整小肠、肝、双肾、胰腺移植器官，以备进行相应的小肠、肝、胰腺、肾移植。

1. 操作方法及程序 供者的移植脏器的分离和修整应浸泡在0~4℃的UW液中进行。将所切取的移植物的腹主动脉背侧正中剪开，显露出腹腔干、肠系膜上动脉及左右肾动脉的开口，此时应注意检查有无变异肝、肾及肠系膜上动脉。在确认没有从肠系膜上动脉根部发出的右侧副肝动脉或肝总动脉变异的前提下，在肾动脉与肠系膜上动脉开口之间劈开动脉袖片，暴露左、右肾静脉，于左肾静脉上缘横断下腔静脉，将双肾移植物与肝、胰腺、小肠和脾移植物各自分离，肾脏供体获取组置入 0~4℃ 器官保存液中保存、转运，或由肾移植医师按要求进行修整。如不需胰腺移植者，于腹腔干和肠系膜上动脉之间离断腹主动脉和下腔静脉，胰上缘离断门静脉、胆总管，将肝移植物与小肠胰腺移植物分离。肝移植物置入 0~4℃ 的 UW 液中并交予肝脏供体获取组保存、转运，再按肝移植常规方法进行修整。小肠移植物修整时，首先自肠系膜上动脉置管，持续灌注 4℃ 的 UW 液约 500 mL，灌洗压力 9.8 kPa。保留肠系膜上动脉开口周围的部分腹主动脉壁，解剖出肠系膜上动脉长 2~3 cm。分离并去除胰腺与十二指肠，同样解剖出肠系膜上静脉长 2~3 cm。如胰腺需用于移植，则于胰腺下缘离断肠系膜上动脉、静脉离断空肠起始部，从而将小肠移植物与胰腺移植物分离开来。对灌洗不充分的供肠实施补充灌洗。修剪出髂动、静脉，颈动、静脉以及锁骨下动、静脉，选择其中长度和口径合适的血管用作为小肠移植架桥用的血管移植物。一般髂血管提供给胰腺移植，小肠移植则取颈内动脉及颈内静脉。

2. 注意事项 修整供肠过程中，始终维持低温，避免再次热缺血。修整去除胰腺过程中，应仔细结扎肠系膜血管周围的小血管，以防移植肠血管开放后广泛漏血。通常回肠末端灌注不良，可切除部分灌注不佳的末端回肠（一般不超过 50 cm）。避免过度灌注所致的血管内皮损伤及小肠水肿。

二、小肠移植术技术

（一）小肠移植术操作步骤

1. 血管通路的建立 小肠移植受体往往伴随静脉通路障碍，术前评估中应该包括血管评估，DSA、CTA、MR 都是可用选项，手术中应该建立 2~4 条中心静脉通路，最好同时包括隔上和隔下中心静脉。

2. 手术切口 对包括肝脏的移植，应该使用双侧肋缘下切口，必要时加腹正中切口，对单独小肠移植或者改良多脏器移植，通常使用腹正中切口，视需要加做横行切口。

3. 器官切除 单独小肠移植，游离残留的无功能空肠或回肠，保留适当的空肠，尽可能保留结肠；肝肠联合移植，切除肝脏，保留或者切除肝后下腔静脉；多脏器联合移植，需要切除更多的相应脏器，包括胃的多器官移植近端切断线位于食管下段或者胃上部，不包括胃的多器官移植应该行自体的胃次全或者部分切除术，同时整块切除肝脏、胰十二指肠、脾脏和残留小肠。

4. 建立血管吻合通路 强烈建议使用血管架桥以改善手术操作。对单独小肠移植，器官通常至少包含部分供体 SMA 和 SMV，肾下腹主动脉通常足以完成动脉桥血管的吻合，血管流出道根据解剖的不同可以有多个选择，包括受体门静脉、脾静脉、SMV、下腔静脉，使用静脉血管桥通常可以降低操作复杂度。对肝肠联合移植受体，动脉血流可以在腹腔动脉上方或者肾动脉下方腹主动脉架桥。如果是多脏器移植，通常保留一段供体的腹主动脉/胸主动脉以简化这一操作，静脉吻合在受体和器官的肝下下腔静脉之间进行。多器官移植的血管吻合同整块肝肠联合移植。

5. 血管吻合 通常先进行静脉吻合，静脉长度应该合适，注意避免扭转。在单独小肠移植，进行供体 SMV 或者 PV 与桥血管吻合，回流至门静脉系或者腔静脉都可以，下腔静脉吻合的优势是技术相对简单，在肝脏疾病时亦可使用。对肝肠联合移植和多脏器移植，在供体和受体的腹腔动脉上下腔静脉段进行吻合。在完整保留受体下腔静脉的情况下，不需要再吻合肝下下腔静脉。静脉吻合完成之后进行动脉吻合，在单独小肠移植，供体 SMA 吻合至动脉血管桥，在肝肠联合移植和多脏器移植，供体主动脉吻合至血管桥。开始静脉吻合时，从动脉缓慢灌注冰冻胶体，以保持供肠低温状态，并置换移植肠血管床中的 UW 液。

在肝肠联合移植，如果肝脏和小肠分别移植，则需要处理受体胰腺十二指肠流出的静脉血流，通常需要在自体肝脏切除后进行受体门静脉和下腔静脉的端侧吻合，也可以在恢复血流后进行，或者将受体门静脉吻合至供体门静脉，但后两者在技术上都更为困难。

6. 胆道处理 肝肠联合移植要切除供体的胆囊，可以在供体手术中进行。肝肠联合移植建议肝肠整块移植，这样不存在胆道重建的问题。

7. 消化道重建 单独小肠移植和肝小肠联合移植，近段消化道吻合通常位于空肠，对多脏器移植，如果包括胃，则进行胃胃吻合或者食管胃吻合，要同时进行幽门成形，如果不包括胃，最好的选项应该是残胃或者食管供体空肠 Roux-en-Y 吻合，也可以进行残胃供体空肠侧侧吻合，后者的胆汁反流性胃炎等并发症类似于毕 II 式吻合。消化道重建具体手术方式取决于外科医生的习惯，一般认为，侧侧吻合可能有利于吻合口血供。消化道重建的重要内容包括回肠造口，回肠造口主要的功能是术后肠镜监测的观察窗口，可以做端式造口也可以做袢式造口。如果患者有结肠残留，应该尽可能利用结肠，回肠结肠吻合可以一期进行也可以二期进行，如果一期进行，二期手术只需进行回肠造口还纳，可以简化难度。

8. 肠内营养管放置 相当比例的患者需要长期管饲，所以术中极有必要放置营养通路，通常分别放置为造口管和空肠造口管，亦可经胃放置，将空肠营养管经胃造口管内放至空肠。

9. 关腹 关腹这一操作在很多患者极为复杂，此前多次手术切口瘢痕、放置营养管、肠造口都增加了关腹难度，此类患者多有腹腔感染病史，腹腔瘢痕愈合以及小肠切除造成腹腔容积明显缩小。部分小肠移植患者特别是腹腔多脏器联合移植患者，无法完成一期筋膜关闭，为了避免术后腹内高压甚至腹腔间隔室综合征可仅关闭皮肤。无法一期关腹时，可以采用人工材料临时覆盖裸露的脏器，待术后充分复苏、水肿消退后进行二次探查手术以确定性关腹。对腹壁巨大缺损，也可以进行腹壁移植。

（二）注意事项

1. 血管开放前供肠应在低温保护下操作，避免在体内复温即二次热缺血。

2. 当遇到动脉管腔内有粥样硬化版块时，应予以清除。

3. 术中保持血压平稳，开放血流前应纠正低血压并注意防止高血钾导致的心律失常。

三、活体供肠的选择和手术技术

活体小肠移植理论上的优势包括缩短冷缺血时间而改善器官功能和因亲体供体 HLA 相近而减少免疫并发症。最新的 ITR 数据并未显示出亲体供体器官存活的优势，在 2001 年之后的小肠移植中，活体供体占不足 2% 的病例。大多数国家并不缺乏高质量的小肠尸体供体，活体小肠捐献也不能像其他脏器那样弥补器官短缺，活体供肠小肠移植因需要移植 150 cm 左右小肠，其吸收功能不足以满足受体需求，因此 2001 年后活体供肠小肠移植越来越少。

供体手术大多数情况是安全的，但是仍然有供体围手术期不良事件以及严重并发症的担忧，包括切口感染、疝、粘连性小肠梗阻、可能的长期胃肠道功能受损。

（一）活体供者选择条件

1. 活体供者的条件 活体供小肠必须遵照《人体器官移植条例》，必须完全符合以下所有 5 项条件：①年满 18 岁；②完全自愿、无偿，且不受任何压力、强迫或利诱；③具有完全民事行为能力；④完全知情，完全清楚切除一段供肠后可能遇到的风险；⑤符合医学选择标准。

2. 供者评估和捐献流程

（1）活体供肠移植应该将供者的身体、心理及社会适应性影响减少到最低点，供者的评估主要目的是确定合适、安全和健康的候选供肠者，在完全知情同意的前提下进行医学评估。

（2）捐赠意愿评估，确认活体器官捐赠者本人真实的意愿。

（3）确认符合法律、法规、医学伦理学和医学原则。

（4）医疗机构应当充分告知供者、受者及其家属摘取器官手术风险、术后注意事项、可能发生的并发症及预防措施等。

（5）供者、受者签署知情同意书。

（二）医学评估

在评估过程中可能因各种原因如血型、淋巴细胞毒试验阳性、组织配型不相容性以及禁忌证和其他医学危险因素等而不适合捐赠的捐赠者占较大比例。筛查的重点应放在尽早筛查出不适合捐赠的供者，避免其他不必要的检查。首先排除有供肠禁忌证的候选者，再选择合适的可供进一步选择的供者。

1. 绝对禁忌证

（1）严重认知障碍，无能力表达是否同意的意愿。

（2）有明显精神疾患。

（3）高血压导致器官损害，体重指数（BMI）>35。

（4）恶性肿瘤。

（5）妊娠。

（6）吸毒或酗酒。

（7）HIV 或人类 T 细胞白血病病毒（HTLV）感染。

（8）严重呼吸系统或心血管系统疾病。

（9）高凝血栓形成倾向，需要抗凝治疗的疾病。

（10）严重糖尿病。

（11）严重神经系统疾患。

（12）严重营养不良。

（13）排除胃、十二指肠和结、直肠的消化道出血史。

（14）严重小肠血管畸形或病变。

（15）消化吸收功能障碍，如频发无法解释的腹泻、腹胀。

（16）肠镜已确诊的炎性肠病或家族性息肉病，以及其他影响小肠解剖与功能的严重疾病以及全身疾病。

2. 相对禁忌证

（1）年龄 >65 岁。

（2）HBV 感染。

（3）血管粥样硬化。

（4）肥胖，BMI > 30。

（5）营养不良。

（6）轻度肠道畸形，如梅克尔憩室等。

3. 医学评估的程序 按以下程序依次进行检查，进行筛选，一旦发现禁忌证即不符合捐赠条件时，即终止其他检查，避免创伤性检查以及合理降低医疗费用。

（1）实验室检查：ABO 血型、HLA 配型、淋巴毒试验；肿瘤标记物，如 AFP、CEA、CA199、CA153、CA125 等。

（2）全面的内科疾病筛查［采集详细病史，体格检查，实验室检查（血液、尿液检查，X 线胸片和 ECG，必要时头颅部 CT）］。

（3）腹部 CT 或超声检查；

（4）肠道影像学检查，包括全消化道钡餐、血管造影或 CT 血管成像。必要时供体行肠系膜上动脉造影，设计切除回肠中远段及相应供血的动、静脉主干。

（三）活体小肠移植手术操作

1. 供体手术 麻醉处理无特殊，做腹正中切口，精确测量从屈氏韧带到回盲部的全部小肠长度，显露回肠血管弓，保留末端回肠 20 cm，量取远端回肠 150 cm（儿童）或 200 cm（成人）小肠，再次测量残余小肠长度，确保残留小肠长度大于总长度的 60%。根据术前肠系膜血管造影设计的供肠切取方案，仔细解剖游离回肠中远段的动脉及静脉主干，V 型修剪拟供肠段系膜，用无损伤血管夹试行阻断血管预定主干切断线，观察 20 min，对预留肠管血供无影响，静脉注射肝素 5000U。切割缝合器在近、远端切断小肠，肝素化后将供肠移出至冰水中，以 UW 液灌注至流出液清亮。完成供体消化道重建后关腹。近年来腹腔镜技术发展迅速，上述操作均可在腹腔镜下完成。

2. 受体手术 做腹正中切口，松解腹腔粘连，找到残留小肠的近端和远端残端，肾下腹主动脉和下腔静脉与供肠的回肠动脉和静脉分别行端侧吻合，其余操作无特殊。

四、特殊移植手术

（一）高龄小肠移植

小肠移植受者年龄并无严格的上限，65 岁以上属相对禁忌证。高龄是小肠移植的一个危险因素，移植后并发症的发生率和死亡率较高。手术操作并无特殊的区别。应重点注意常见的老年病、全身情况，尽量减少并发症，应注意以下几点：（1）术前应进行全身系统检查与评估，改善全身状况。围手术期加强心脏和肺脏的保护，改善心肺功能，维持血压稳定，预防发生心、脑血管意外；（2）老年人的肝、肾、骨髓等重要脏器功能储备能力下降，而小肠移植术后一些免疫抑制药和抗感染药物对肝、肾、骨髓等毒性较大，应密切注意观察肝、肾、骨髓的功能变化；（3）老年肠衰竭患者术前存在营养相对不足，主动活动受限，既有原发性肌肉衰减症，又有继发性肌肉衰减症，术前评估应包括营养状态及肌肉功能；（4）老年人理解力减弱，记忆力下降，因此需加强与老年人的沟通，指导其按医嘱规范用药，提高顺应性；（5）老年受者免疫抑制药用量一般低于青壮年受者，定期检测免疫抑制药的血药浓度，即时调整药物剂量尤其重要；（6）老年人机体新陈代谢及修复功能的降低会影响切口愈合和发生感染，因此切口拆线较普通外科病人适当延迟。

（二）儿童小肠移植

儿童小肠移植的尸体供肠应该选择年龄相当、体重略小于受者的供体。儿童患者更容易发展至肠衰竭相关性肝损害，因而儿童接受肝肠联合移植的比例高于成人。儿童移植后感染的病原谱亦显著区别于成人，儿童小肠移植的特殊技术问题具体表现在以下几个方面：（1）小儿肠衰竭患者可能受益于亲体肝小肠联合移植和减体积肝小肠联合移植。前者情况下，可以肝移植和小肠移植可以分期进行，在理想的情况下应该也可以同时进行，手术技术同亲体肝移植和亲体单独小肠移植；后者情况下，整块切取肝小肠器官，器官修剪环节采用肝门外技术切除右半肝以及第1段和第4段，进行器官植入。血管流入道为包括腹腔干和肠系膜上动脉的Carrell片，血管流出道为左肝静脉。（2）儿童小肠移植要注意腹腔容积不足的问题，在小于5岁的儿童接受亲体供体时，即使是150 cm的成人小肠也无一期关腹更为突出，需要选择儿童脑死亡供者，必要时应用临时关腹技术。（3）由于小儿小肠处于生长发育阶段，其代偿能力高于成人，在发生肠衰竭性肝损害的患者中，部分患者可以进行肝移植纠正肝衰竭，进而为残留小肠的进一步代偿提供时间窗口，具体技术细节见肝移植章节。（4）与患儿充分交流、合理计划给药方案，鼓励患儿参与药物治疗，提高依从性。（5）儿童的免疫抑制药物应用与成人有所不同，应该按照体重计算给药剂量，并密切监测血药浓度。（6）激素可导致儿童骨骼生长迟缓，可酌情减量或停用。

（三）再次和多次小肠移植

再次和多次小肠移植的比例不高。据2013年的ITR资料显示，在已完成的小肠移植的原因中，再次移植在成人占7%，儿童占8%。再次移植有1个移植类型升级现象（step-up），即首次移植是单独小肠移植或肝小肠联合移植，再次移植时可能变成肝小肠联合移植或腹腔多器官簇移植。

1. 严格供者选择 必须更严格地选择供者，术前检测群体反应性抗体，以了解血清中预存抗体的特异性和滴度，尽可能避免供者HLA位点与致敏抗体的靶抗原相同，预存抗体高滴度者可进行相关的处理。

2. 慎重掌握时机 如果由于排斥反应导致移植肾功能丧失者，再次移植时，最好在移植肠失功半年后进行。对于因非免疫因素导致首次移植失败者，在身体情况允许下可早期接受再次移植。

3. 全面受者评估 移植前应对受者的重要脏器功能如心、肺、肝、肾、凝血功能进行全面、认真地评估。应用血管成像技术对腹腔血管进行了解，应用 B 超或腹部 CT 了解腹腔情况。

五、移植小肠切除术

由于各种原因所致移植小肠失去功能，有时需切除移植小肠，切除失功能移植小肠成为挽救患者生命的最佳选择。切除移植小肠后，可等待再次小肠移植手术。

（一）适应证：

1. 不可逆转的重度排斥反应并已导致移植小肠失功能。
2. 反复排斥反应药物难以逆转者。
3. 血管并发症（血栓形成及栓塞）治疗失败者。
4. 慢性排斥反应已明确证实移植小肠失功者。
5. 其他原因所至移植小肠坏死，或无功能。

（二）操作方法及程序：

麻醉采用气管内插管全麻。麻醉后采取平卧位，根据病情需要选择适当的切口进腹。游离腹腔内粘连，暴露移植肠的动脉、静脉吻合口、尽可能切除移植肠的肠系膜上动脉。在靠近吻合口结扎移植肠的肠系膜上静脉。切除移植小肠，尽可能恢复自体残存消化道连续性，如远、近端相距较远，可行远、近端（插管）造口或关闭。

（三）注意事项：

残端、近端关闭后一定要放置腔内减压管和胃造口，以充分引流残端近侧的消化液，残端处应放置腹腔双套管，以防止残端漏的发生。充分引流腹腔内已形成的脓肿。如果患者对手术耐受好，可同时切除胆囊，避免短肠综合征导致的胆囊问题而再次手术。

（李幼生 吴国生 郑 磊）

第五节 小肠移植术后外科并发症

一、血管吻合并发症

血管吻合并发症主要是动、静脉血栓形成。由于小肠移植需要架血管（interposition graft），故血管吻合并发症并非罕见。

（一）动脉血栓形成

1. 临床表现与诊断 动脉血栓形成主要有以下两种表现：术后早期动脉血栓形成表现为移植小肠坏死、同时合并有肠道坏疽、中毒性休克、发热；术后晚期出现的动脉血栓形成表现为移植小肠缺血坏死、肠道造口有血性分泌物流出，移植小肠造口处肠黏膜苍白、坏死，腹腔冲洗液呈血性。术后早期动脉血栓形成术中即可发现，如果移植小肠色泽的改变及动脉搏动减弱或消失应考虑动脉血栓形成；术后晚期出现的动脉血栓形成需要与移植小肠缺血再灌注损伤、排斥反应鉴别，有时诊断并不容易。血管多普勒超声、CTA及血管造影是敏感而有效的诊断方法。

2. 危险因素 导致动脉动脉血栓形成主要原因为灌注供肠时，因插管致动脉内膜损伤；血管吻合技术不佳；吻合口两动脉口径大小相差较大；供体年龄过大，年龄超过45岁或近一年来有过心血管病史的供体，术后血栓的发生率明显增加；排斥反应；感染，特别是巨细胞病毒（CMV）和带状疱疹病毒感染均可损伤血管内皮细胞，促使白细胞和血小板粘附，形成血栓。

3. 治疗 术后早期动脉血栓形成可以在术中纠正不佳的血管吻合，如果有血栓形成或栓塞则可以考虑行血栓摘除术。术中摘除血栓可挽救70%的移植小肠。术后晚期出现的动脉血栓形成和栓塞，切除移植小肠是唯一能够挽救患者生命的治疗方法。

（二）静脉血栓形成

1. 临床表现与诊断 早期静脉血栓形成表现为移植小肠淤血、张力高，肠壁呈青紫色，肠腔内有大量血性渗出液。术后静脉血栓有时容易与移植物失活或缺血再灌注损伤混淆，根据临床表现也不难诊断。多普勒超声、CTV和血管造影均有助于诊断。如果高度怀疑静脉血栓形成，应尽早剖腹探查，既可以早期诊断，又可以尽早治疗，切除无功能的移植小肠以挽救受者生命。

2. 危险因素 移植小肠的静脉与受者下腔静脉端侧吻合是一种部分门腔分流，腔静脉回流对代谢的长期影响了解较少。由于供肠的SMV长度不够，与受者的门静脉或下腔静脉吻合张力较大，因而供肠应保留SMV及门静脉，供肠的门静脉与受体的门静脉端侧吻合，这样势必延长移植小肠的静脉长度，同时腹腔容积减少，移植的小肠进一步减少腹腔容积，术后易发生静脉扭曲，致血流不畅，进而发生静脉血栓；血管吻合技术不佳是导致静脉血栓形成和静脉柱塞的另一重要原因；继发于其他并发症，如吻合口周围感染，血肿压迫或血肿机化；排斥反应；供肠保存不佳，静脉血回流不畅，易发生血栓形成；供体静脉，特别是门静脉缺血易造成静脉损伤，形成血栓。

3. 预防 如果移植小肠体积过大，关闭筋膜会出现腹腔高压或腹腔间隙综合征，可仅关闭皮肤，甚至采用生物材料辅助关闭腹腔或腹腔开放，二期再关闭腹腔。

4. 治疗 术中发现静脉血栓形成或静脉扭曲应术中取栓或纠正扭曲静脉。术后晚期出现的静脉血栓形成多数需要切除移植物以保全受者生命。

二、腹腔出血

（一）临床表现与诊断

小肠移植术后出血量较小时仅表现为引流管引流出血性液体增加，严重者出现腹痛、腹胀或腹膜刺激症状；更严重者则表现为急性失血性休克征象。依据病史和临床表现不难诊断。

（二）危险因素

1. 供肠修整时，肠系膜血管结扎不妥善致出血。
2. 受体剥离广泛，剖面渗血。
3. 移植小肠自发性破裂，造成移植小肠自发性破裂的原因主要是由于急性排斥、供肠严重缺血性损伤、静脉完全阻塞。
4. 动、静脉破裂，多继发于感染、吻合口缝合不严密等。
5. 移植小肠吻合口出血。

（三）治疗

少量腹腔出血严密观察下给予止血药物等处理，动态超声及 CT 等影像学检测，如果出血量较大且非手术难以控制应紧急手术探查，根据出血病因予以处理。

三、肠道吻合口漏

（一）临床表现与诊断

由于免疫抑制剂使用使吻合口漏的临床表现不典型腹腔引流管有肠液或胆汁流出的基本可以确诊肠道吻合口漏。

（二）危险因素

小肠移植时需要移植小肠与受体小肠及结肠至少有二处吻合。移植小肠缺血性损伤，使肠道吻合后愈合能力差，再灌注损伤时进一步加重移植小肠和原小肠的组织损伤，影响肠道愈合能力。移植小肠肠袢两端血供较差，特别是伴有结肠移植时，结肠血供更差，因此，移植小肠或结肠与原肠道吻合处容易发生吻合口漏。其次是和其他器官移植一样，大剂量激素的使用是导致吻合口漏的另一重要原因；再其次是小肠移植受体多存在营养不良影响组织愈合。

（三）治疗

与其他消化道手术吻合口漏相比，小肠移植的受体由于应用免疫抑制剂易发生腹腔感染，不易局限。发现吻合口漏首选在 CT 或超声引导下经皮穿刺引流，严重腹腔感染需要再次剖腹放置主动引流管，必要时行肠造口，如果同时合并腹腔间室综合征，仅关闭腹部皮肤或腹腔开放。

（李幼生　郭明晓　郑　磊）

第六节　小肠移植术后营养支持

小肠移植的最终目标是恢复患者的肠道功能，并最终摆脱全肠外营养（total parenteral nutrition，TPN），从而恢复肠内营养（enteral nutrition，EN）和普通饮食。但是移植小肠经历了缺血再灌注、去神经、淋巴回流中断以及排斥反应，其功能恢复是一个漫长、渐进的过程。

在移植肠的功能恢复前，TPN是肠移植受者的主要能量营养来源。术中移植肠近端行插管造口为术后早期肠内营养及肠道给药建立的良好的通路。移植肠功能逐渐恢复的过程中，随着移植小肠功能逐渐恢复可缓慢逐步过渡到肠内营养。在过渡过程中应用PN+EN的方式，监测木糖吸收试验、氮平衡、粪脂、口服TAC后血药浓度，有助于了解移植肠对糖、脂肪、蛋白质吸收功能的恢复状况，调整肠内营养的配方和用量。监测营养状态指标（如体格测量、免疫功能、血清白蛋白、基础能量代谢等）和肠内营养耐受性，以指导营养支持并观察其疗效。一旦消化道动力恢复且无吻合口瘘的发生，便开始口服低脂饮食，在受者耐受和有效维持营养状态的前提下，逐步过渡至完全口服普通饮食。

第七节　小肠移植排斥反应

排斥反应是受者对同种异体小肠移植物抗原发生的细胞和（或）体液免疫反应。小肠移植具有不同于其他实体器官移植的特点：（1）小肠的肠系膜淋巴结、Peyer`s patches及黏膜固有层含有大量的淋巴组织；（2）肠腔内含有大量的微生物；（3）肠上皮细胞高度表达Ⅱ类组织抗原，因此，小肠移植的排斥反应较其他大器官移植严重。排斥反应仍然是小肠移植成功的最主要障碍。依据小肠移植排斥反应的发病机制，其病理类型可分为急性细胞介导的（细胞性）排斥反应（acute cell mediated rejection，ACMR或cellular rejection）和急性抗体介导的（体液性）排斥反应（acute antibody mediated rejection，ABMR或humoral rejection）两种类型。

一、ACMR

ACMR免疫攻击的靶细胞是移植肠黏膜上皮细胞，临床发生率较高，其监测、诊断和治疗是小肠移植术后主要工作，文献报道首次排斥反应发生的时间为18天（3~6.73年），第一次排斥反应反生在术后第1个月的患者占63.4%，术后前3个月的患者占82.4%。

（一）临床表现：

腹胀、腹痛、腹泻、发热、肠造口黏膜色泽改变、肠液大量增加，也可无征像；严重者可有移植肠梗阻的症状和体征、黏膜坏死而出血、感染性休克；

（二）诊断

详见第九节《小肠移植病理学检查》。其诊断的方法包括：

1. 内窥镜检查 黏膜水肿、红斑、组织脆、局灶性溃疡；严重者为黏膜广泛溃疡、黏膜坏死脱落、肠蠕动消失。

2. 移植肠黏膜活检 是小肠移植排斥诊断的金标准。移植小肠活检的黏膜组织病理学改变按排斥反应的轻重程度分为 5 级：无急性排斥反应（0 级）、不确定急性排斥反应（IND 级）、轻度急性细胞性排斥反应（1 级）、中度急性细胞性排斥反应（2 级）、重度急性细胞性排斥反应（3 级）。术后第 1~2 个月每周 2~3 次肠镜指导下移植肠黏膜活检病理学检查，术后第 2~3 个月检查频次减为 1 次 / 周，术后第 4~6 个月减为 1 次 /2 周，其后减为每月一次。出现临床症状与体征或行抗排斥反应治疗时，每周 2~3 次。

（三）ACMR 的治疗

ACMR 的治疗主要包括：①大剂量激素冲击治疗；②增加肠道给药量，增加 FK506 血药浓度；③ ATG 治疗，剂量同免疫诱导方案；④针对细菌与病毒，加强预防治疗；⑤选择性肠道去污；⑥肠镜随访：治疗期间每周 2 次肠镜指导下移植肠黏膜活检；⑦停止肠内营养或口服饮食，给予 PN。

二、ABMR

ABMR 免疫攻击的靶细胞是移植肠血管的内皮细胞，多发生在小肠移植术后早期，以移植肠血管血栓和间质出血为主要表现，故又称急性血管性排斥反应（acute vascular rejection，AVR）。虽然临床 ABMR 发生率较低，但后果非常严重，常导致移植物严重损害甚至功能丧失。

（一）临床表现

术中移植肠血管开放复流后色泽由红润转为暗紫色，并能排除移植肠的严重缺血再灌注损伤或血管吻合技术并发症；术后移植肠末端腹壁拖出造口黏膜颜色由红润转为暗紫色，并能排除一些外科技术的并发症。

（二）ABMR 的诊断

诊断方法详见第九节《小肠移植病理学》。

1. 纤维肠镜可迅速排除因腹壁造口狭窄导致造口段小肠供血不足或回流不畅的外科技术并发症，多普勒超声、CT 血管成像、血管造影可排除血栓形成的血管吻合技术并发症。

2. 移植肠黏膜活检组织病理学检查对 ABMR 诊断价值有限，而移植肠切除标本，可获得移植肠全层组织和肠系膜血管，其病理检查诊断价值较大。

3. AVR 典型的病理改变为黏膜组织严重充血，小血管内炎症细胞边集、血管内纤维素和血小板样沉积，管腔内有不同程度血栓形成，伴有灶性出血，动脉壁纤维蛋白样坏死。按严重程度可分为 4 级：0 级：无血管改变；1 级：血管轻度病变，少量血管可见炎症细胞聚积；2 级：血管中度病变，50% 以上血管可见炎症细胞聚积；3 级：发生血管透壁性炎细胞浸润的严重病变，伴有部分血管坏死或纤维素沉积。

4. 免疫组化或免疫荧光检测移植肠血管内膜 C4d 沉积可进一步明确诊断。

（三）ABMR 的治疗：

ABMR 的治疗包括：（1）早期、及时、积极的治疗能使轻度 AVR 完全治愈，然而 2~3 级较重的 AVR 受者移植肠切除率和受者死亡率均非常高；（2）大剂量激素冲击治疗和 ATG 治疗通常能逆转 AVR；（3）术中发生超急性排斥反应，通过其后给予 3 剂阿仑单体（CD52 单抗）、2 剂利妥昔单抗（rituximab，CD20 单抗）、增加他克莫司剂量以及血浆置换而成功救治；（4）硼替佐米联合早期血浆置换具有良好治疗前景；（5）抗凝治疗；（6）广谱抗生素及抗病毒药物；（7）停止肠内营养或口服饮食，给予 PN。

（李幼生　王　剑　郑　磊）

第八节　小肠移植术后随访

小肠移植术后的排斥反应、感染、药物的不良反应等并发症仍然严重影响患者的生存率。为了解决这一难题，最大限度地降低并发症发生率，需要进行严密监测和规律随访。包括建立一个合理的小肠移植随访系统，以及按照规定的指标和频率对患者定期随访和监测，其中术后的免疫抑制治疗及其疗效是小肠移植随访和监测的主要内容。

一、小肠移植随访系统的建立

根据我国小肠移植的现状对建立小肠移植随访系统进行初步探索，通过借鉴国际小肠移植登记中心（ITR）、美国器官获取和移植网络（OPTN）、美国受者科学注册系统（SRTR）、美国器官分配联合网络（UNOS）以及中国肾移植科学登记系统（CSRKT）、中国肝脏移植注册系统（CLTR）等建立小肠移植随访登记系统，制定随访计划、监测指标和频率，并根据实际情况对系统进行调整和改进。该系统包括小肠移植领域的重大事件、候选人、受体、供体人口学特征，术中、术后随访情况以及生存分析等内容。

建立小肠移植随访系统要求：一方面随访和监测内容不能过于简单，需要包含有效指标，观察记录病程变化及主要过程，及时发现问题，指导治疗，如能早期发现急性排斥反应，在未出现临床症状时就开始抗排斥治疗，大大降低排斥死亡率，缩短排斥反应病程，防止移植物失功；另一方面，也不能过于烦琐，在临床上难以实施，不具有可操作性，失去了随访的意义和可操作性。我们制定规范化表格用于收集数据，通过统计学分析，以了解全国小肠移植的现状和发展趋势，并对各地小肠移植中心的工作进行实时科学评估与汇总，为建立公正的小肠移植机制和政策制订提供科学依据。

二、免疫抑制治疗的随访与监测指标、频率

目前，排斥反应和感染仍然是小肠移植术后危及移植肠和患者生存的主要并发症，而这些患者可能受益于严密的随访监测以及个性化的免疫抑制治疗和预防措施。通过密切监测和随访免疫抑制治疗的各项指标，可以了解受体一般情况及移植肠的状况，有效地调整免疫抑制剂的用药，并进行有效的心理疏导、缓解心理压力、及时发现排异反应、感染及药物的不良反应，如肝肾功能异常、粒细胞减少等，从而尽早予以治疗，避免延误病情或发生不可逆后果，进而提高小肠移植患者整体的生存率、生活质量以及远期疗效。

排斥反应监测

（1）观察患者的临床征象。（2）实验室检测血淋巴细胞计数及比例、T 细胞亚群、瓜氨酸水平、外周免疫细胞群的细胞荧光分析、细胞因子、生物标记物（biomarkers）、粪便钙卫蛋白测定。（3）他克莫司（Tac）血药浓度；在应用 Tac 三天后开始，监测用药后 12 h 的谷值浓度（C0）。前 2 周检测频率为 2 次 / 周，3~4 周检测 1 次 / 周，2~6 月检测 1 次 /2 周，7 月后检测 1 次 / 月。Tac 目标浓度为：前 3 月内为 10~15 ng/mL，3 月后如病情及血药浓度平稳，减为 5~10 ng/mL。如在围手术期、Tac 的给药方式或剂量改变、应用影响 Tac 血药浓度的药物（干扰 P450 酶代谢的药物如抗真菌药物、抑酸剂等）、抗排斥及抗感染治疗期间、严重腹泻等情况下，应适当调整检测频率为 2 次 / 周。（4）内镜下移植肠黏膜活检及病理学检查；术后 3~4 天经肠造口观察窗进行首次肠镜检查及有计划的肠黏膜活检，前两次床边行肠镜检查并且不过吻合口，此后检查频率为 2~3 次 / 周，2~3 月减为 1 次 / 周，4~6 月为 1 次 /2 周，7~12 月如无并发症 1 次 / 月。术后如若出现腹痛、腹胀、发热、造口肠液突然增多或减少、肠道出血和移植肠腹壁造口颜色改变等情况时急诊行内窥镜及肠黏膜病理检查，抗排斥反应治疗后 3 天复查肠镜及病理，此后频率为 2~3 次 / 周，观察治疗效果并指导下一步治疗，待病情好转后逐渐减少侵入性内窥镜检查及活检频次。内镜下活检及病理学检查仍然是术后监测移植肠的金标准，其敏感性及特异性分别达到 52% 和 93%，一旦怀疑排斥反应发作，应多点取材。排斥反应根据病理学诊断标准分为 0 级无排斥反应、IND 级排斥反应（不确定）、1 级排斥反应（轻度）、2 级排斥反应（中度）、3 级排斥反应（重度）。1 次排斥反应定义为首次发现排斥活检日开始，至第 1 次转为正常时为止，如在病程中，病理诊断有不同级别，以评级最高的诊断为主。记录肠镜及黏膜病理活检的时间、次数及结果，排斥反应发生的时间、次数和级别，经抗排斥治疗后的逆转情况。

三、微生物学调查

术后 1~3 个月，常规进行微生物学调查（取咽试子、腹腔引流液、肠液、尿液、胆汁、痰、大便标本进行培养和涂片），频率为 2 次 / 周，行抗 CMV、抗 EBV-IgG、IgM 定性检

测，Real-time PCR 技术对 CMV-DNA、EBV-DNA 定量检测，频率为 1 次 / 周；3 月后减为 1 次 /2 周，6 月后病情稳定或出院 1 次 / 月。如有发热，体温超过 38.0℃，伴有咳嗽咳痰，肠造口液量变化等症状。

（李幼生 李元新 郑 磊）

第九节 小肠移植病理学

一、移植小肠活检病理学检查临床基本原则和方法

（一）移植小肠活检病理学检查基本原则

小肠移植术后急性排斥反应的诊断主要依靠临床观察、内窥镜检查（endoscopic examination）以及内窥镜指导下的肠黏膜活检（endoscopic mucosal biopsy）病理学诊断。急性排斥反应时，临床可观察到的表现包括发热、腹痛、呕吐、肠造口处肠液分泌明显增加甚至有血性液体等，由于这些表现均缺乏特异性，最直接、最准确的诊断手段目前仍然是内窥镜观察以及活检病理学诊断。

结合目前大部分小肠移植均采用分期恢复肠道连续性的术式，该术式早期将移植肠端两端置于腹壁外，类似小肠造口，便于直接观察移植肠管颜色以及肠液分泌，加之小肠移植急性排斥反应绝大多数发生于术后近期（30d 左右），因此正好可以利用这一小肠造口进行内窥镜观察，因此经移植术后留置的小肠造口成为小肠移植术后肉眼监测进行内镜检查以及进一步活检病理诊断急性排斥反应的最佳手段。

（二）内窥镜检查的基本方法

应用内窥镜由移植小肠造口处进入肠管一定距离后，连续观察 10~20 cm 或更长距离的移植肠段，在仔细观察的基础上可以对内窥镜所见的可疑病灶进行活检，这样既可以避免造口部位的非特异性炎症对病理诊断的干扰，又可有针对性地取得可疑病灶部位从而避免了活检取材的盲目性。同时因小肠移植急性排斥反应病变表现不均一，在活检取材时应多点取材，并同时取自体小肠组织作为对照，此外应将一份移植肠壁组织进行病源微生物学检查以便于与感染相鉴别。

移植小肠经造口的内窥镜检查多在小肠移植术后 30 d 内、恢复移植小肠的连续性之前实施。可在小肠移植术 3d 后每日进行内镜观察，以后每隔 2~3 天进行 1 次，2~3 周后再逐渐延长检查时间；一旦移植受者出现发热、恶性、呕吐、腹痛、水样泻以及小肠造口处排出物增加时应及时进行急诊内窥镜检查和必要时考虑进行活检。

（三）活检标本的处理原则

活检的移植小肠黏膜组织经 10% 中性福尔马林液固定，并进行快速脱水、石蜡包埋、3~4 µm 切片及 HE 染色后镜检；推荐也进行抗体介导性排斥反应组织学标志物 C4d 的免

疫荧光或者免疫酶组织化学染色以协助诊断抗体介导性排斥反应。

二、移植小肠急性排斥反应活检病理学诊断及其分类

（一）移植小肠急性排斥反应内窥镜检查的基本表现

急性排斥反应时内窥镜由造口处进入移植肠段一定距离后，观察可发现肠壁黏膜水肿、肠壁显脆，触之易出血，活检取材后出血较多。肠蠕动减弱甚至消失，黏膜表面糜烂甚至可见直径 0.3~0.6 cm 的椭圆形或与黏膜皱襞平行的线型浅溃疡（图 6-9-1），表面附有黄白色薄苔，则高度提示急性排斥反应可能，溃疡的形成表明急性排斥反应已经发生。经及时的抗排斥反应治疗有效者，数日后再次内窥镜观察可见移植肠段充血水肿明显减轻，糜烂消失，溃疡明显缩小或者愈合（图 6-9-2）。抗排斥反应治疗无效者再次内窥镜观察可见移植肠壁黏膜进一步肿胀，表面大量黄白色黏液附着，肠蠕动微弱，黏膜多灶性出血，溃疡明显增大至 0.8~2 cm，并可见溃疡出血。但同时需要注意这些提示急性排斥反应的病变仍缺乏特异性，为明确建立诊断和观察治疗前后的效果以及印证前期病理诊断，推荐进行连续多次的活检，这样较单一的活检可以提高诊断的准确性。

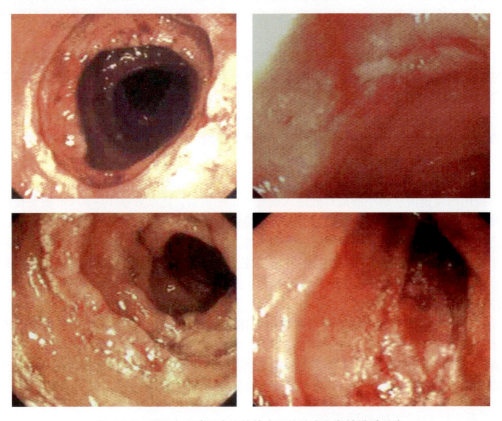

图 6-9-1　移植小肠造口内窥镜检查见移植小肠急性排斥反应

图示移植小肠肠壁黏膜水肿，黏膜表面糜烂甚至可见直径 0.3~0.6 cm 的椭圆形或与黏膜皱襞平行的线型浅溃疡

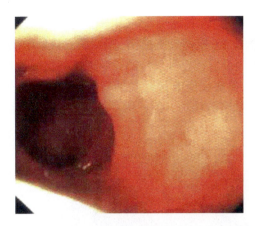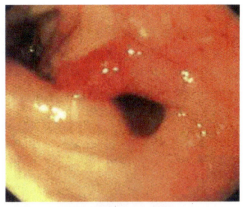

图 6-9-2 移植小肠急性排斥反应经抗排斥反应治疗数日后再次内窥镜观察
可见移植小肠充血水肿明显减轻，糜烂消失，溃疡明显愈合

（二）移植小肠急性排斥反应的基本病理学特征

移植小肠急性排斥反应的病理学诊断主要依据下列 4 个基本的病理学特征予以诊断和分级：（1）移植小肠黏膜固有层内炎性细胞浸润及其程度，浸润细胞以单个核细胞为主，包括活化的淋巴细胞、巨噬细胞和浆细胞；（2）小肠黏膜结构改变及其程度，包括绒毛水肿增宽、变矮、绒毛畸形，黏膜上皮松解、糜烂脱落和溃疡形成；（3）黏膜上皮和隐窝上皮损伤及其程度，表现为黏膜柱状上皮细胞变矮、黏液分泌减少及隐窝上皮胞质的嗜酸性变、细胞核增大、胞核深染和上皮内的炎性细胞浸润；（4）隐窝上皮细胞凋亡及其程度，在急性排斥反应中，隐窝细胞凋亡数量增加，通常情况下，早期急性排斥反应发生时（术后 3 个月）以大量的炎楔形细胞浸润为主，凋亡现象不明显，而在比较晚的排斥反应中，凋亡细胞逐渐增多。凋亡细胞的计数是在中倍显微镜下（20 倍）计数病变最重的区域，相邻 10 个隐窝内的凋亡细胞数。

（三）移植小肠急性排斥反应的病理分级

小肠移植后急性排斥反应的病理形态学改变并不具有特异性，同时还受其他因素的影响，如保存损伤、非特异性感染，移植物抗宿主反应等，因此，实际工作中诊断及鉴别诊断都比较困难，第 XIII 届国际小肠移植会议提出了移植小肠急性排斥反应的病理诊断标准及其分级，包括：（1）无急性排斥反应依据（No evidence of acute rejection - Grade 0）；（2）可疑的 / 不确定的急性排斥反应（Indeterminate for acute rejection - Grade IND）；（3）轻度急性排斥反应（Acute cellular rejection, mild - Grade 1）；（4）中度急性排斥反应（Acute cellular rejection, moderate - Grade 2）；和（5）重度急性排斥反应（Acute cellular rejection, severe - Grade 3）5 个级别：

1. 0 级——无排斥反应依据 0 级无排斥反应的依据（No evidence of acute rejection）即移植小肠黏膜活检标本中没有明显炎性浸润和没有隐窝上皮损伤，黏膜组织结构正常。

2. 可以的 / 不确定的急性排斥反应 可疑的 / 不确定的急性排斥反应（Indeterminate

for acute rejection）是针对那些出现了 4 种基本的急性排斥反应的形态学改变，如以淋巴细胞、单核细胞为主的炎性细胞浸润、黏膜结构改变、隐窝细胞损伤、隐窝凋亡数量增加等，但这些改变非常局限，或其程度还不足以达到轻度急性排斥反应的诊断标准的情况。在可疑的急性排斥反应的病例，黏膜上皮层完好，炎症反应非常轻微且局限，可以出现少许隐窝上皮的损伤但程度轻，隐窝上皮细胞凋亡数略微增加，但一般不超过 6 个 /10 个隐窝（图 6-9-3）。

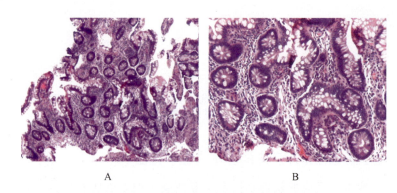

A   B

图 6-9-3 移植小肠可疑的急性排斥反应

A 图示移植小肠黏膜活检组织内黏膜上皮层完整，黏膜固有层内腺体排列规则，固有层仅轻度水肿、间质内仅少量炎性细胞浸润 HE 染色，×100；B 图示隐窝上皮和固有层内腺体上皮偶见凋亡小体 HE 染色，×200

可疑的急性排斥反应诊断对临床治疗带来一定的不确定性，因此，这一诊断的使用要慎重，不可滥用，特别是在诊断依据不充分的情况下，诊断时要排除其他非排斥反应性改变，如保存损伤、非特异性炎症等。

3. 1 级——轻度急性排斥反应 轻度急性排斥反应（mild Acute Rejection）主要表现为固有层内有轻度、局灶性的炎性细胞浸润，以淋巴细胞等单个核细胞为主，并相对集中在固有层腺体和固有层小静脉血管周围；黏膜上皮完整，但黏膜隐窝上皮出现损伤的表现，包括：杯状细胞数量减少提示黏液分泌减弱、上皮细胞的高度高度变矮、胞质嗜酸性变、细胞核增大深染、黏膜上皮层内炎性细胞浸润、隐窝上皮凋亡数目增加，可以超过 6 个 /10 个隐窝。由于固有层内炎性细胞浸润及水肿，累及黏膜固有层及黏膜下层，黏膜皱襞结构会发生改变如皱襞变矮、分叉等，但黏膜层依然完整（图 6-9-4）。

4. 2 级——中度急性排斥反应 与轻度急性排斥反应相比，中度急性排斥反应（moderate acute rejection）中隐窝损伤和破坏程度更重、范围更广。黏膜固有层间质水肿和毛细血管充血，伴有广泛的、密集的、混合性的炎性细胞浸润，累及固有层及黏膜下层（图 6-9-5），并可有轻到中度的血管炎。绒毛变形更加明显，隐窝损伤和隐窝炎分布也更加广泛，隐窝上皮凋亡的数量明显多于轻度急性排斥反应，常常有局灶性的凋亡细胞聚集（confluent apoptosis）现象，这一现象是指在同一个隐窝内出现 2 个或 2 个以上凋亡细胞；中度急性排斥反应还可以看到局灶性的隐窝消失，固有腺体减少，上皮极向紊乱并出现局灶性黏膜糜烂，但黏膜层尚完整，一般没有溃疡形成。

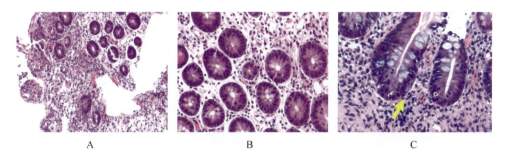

图 6-9-4 移植小肠轻度急性排斥反应

A 图示轻度低倍镜下观，小肠黏膜上皮完整，黏膜腺体排列规则，但固有层轻度水肿，有轻至中等量的单个核炎性细胞浸润 HE 染色，×100；B 图示中倍镜下观，黏膜固有腺体完整，数量多且排列规则，黏膜上皮层内偶有炎性细胞浸润，固有层内有单个核炎性细胞浸润 HE 染色，×200；C 图示高倍镜下观，隐窝上皮细胞凋亡数目增加（↑）HE 染色，×400

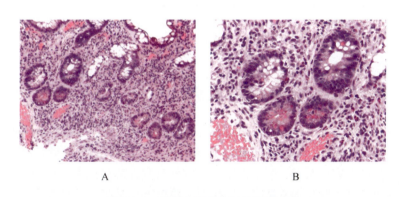

图 6-9-5 移植小肠中度急性排斥反应

图 1 示小肠黏膜活检组织内的低倍镜观，黏膜固有层内大量密集的单个核炎性细胞浸润，局部黏膜上皮变性、脱落呈糜烂 HE 染色，×100；图 2 示固有层内固有腺体明显减少，腺体排列紊乱，隐窝变浅及凋亡细胞数增加，间质大量炎细胞浸润 HE 染色，×400

5.3 级——重度急性排斥反应 移植小肠重度急性排斥反应（severe acute rejection）的病理学特征为广泛的、严重的隐窝损伤和黏膜溃疡。根据排斥反应时间的长短，隐窝减少到基本消失，残留隐窝上皮的凋亡数量不一。间质为大量淋巴细胞和中性粒细胞的混合性浸润，浸润细胞累及黏膜全层（图 6-9-6），并浸润神经纤维和肌间神经节细胞。由于黏膜损伤，上皮脱落，黏膜层次结构破坏，局部溃疡形成并可深及黏膜下层，溃疡处坏死脱落的上皮细胞、炎性渗出物等覆盖在黏膜缺损处，形成假膜样结构（pseudomembranous）。严重病例，肠黏膜结构完全消失，肠表面由肉芽组织替代，或覆盖一层假膜，这种情况在内窥镜检查时称之为剥脱性排斥反应（exfoliative rejection）。溃疡周围残留的黏膜上皮通常存在排斥反应相关的改变，如隐窝上皮损伤、大量的细胞凋亡。另外，间质血管有明显的血管炎。

如果黏膜活检取材于坏死区或溃疡区域，镜下见均为坏死组织及炎症，其深层的排斥反应表现则看不到，在此情况下，应全面分析多种因素，包括临床表现和内窥镜检查所见，必要时再次活检。

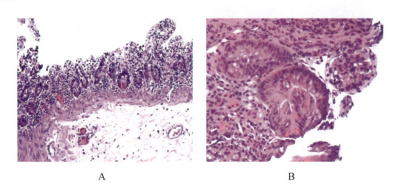

A   B

图 6-9-6　移植小肠重度急性排斥反应

　　A 图示的移植小肠活检组织低倍镜观，黏膜皱襞消失，上皮细胞坏死脱落，表面附炎性渗出物和坏死组织，固有腺体减少或消失，炎症累及黏膜下层 HE 染色，×100；B 图示重度急性排斥反应的高倍镜观，固有腺体上皮变性，凋亡细胞数明显增加，间质内大量炎性细胞浸润，并可见多数中性粒细胞 HE 染色，×400

三、移植小肠抗体介导性排斥反应

　　抗体介导性排斥反应（antibody-mediated rejection，AMR）在移植小肠中的意义逐渐得以明确，目前初步确定 AMR 是导致部分移植小肠失功能和慢性排斥反应的机制之一。但其病理学特征仍未完全明确，初步的临床观察发现其在内窥镜中表现为移植小肠黏膜明显淤血呈暗红色甚至黏膜出血；黏膜活检病理学检查可见黏膜下层毛细血管内明显淤血以及纤维素样血栓栓塞，小肠绒毛水肿、出血，中性粒细胞浸润，严重者导致小肠黏膜出血坏死；C4d 免疫组化染色的意义亦未明确，但仍建议每例小肠黏膜活检组织均进行 C4d 染色，黏膜固有层内多数毛细血管内皮阳性的情况下提示 AMR，同时参考 DSA 检测结果予以明确诊断，总体而言与移植肾脏、心脏等其他移植器官类似，移植小肠 AMR 的诊断是综合诊断，必须包括内窥镜下和活检病理学的小肠黏膜肉眼观和镜下组织结构异常、C4d 染色在多数固有层毛细血管内皮的弥漫性阳性和 DSA 抗体水平升高 3 个方面的依据。

四、移植小肠慢性排斥反应

　　移植小肠慢性排斥反应的危险因素主要包括反复的急性排斥反应、缺血损伤（包括血栓栓塞和排斥反应导致的动脉内膜增生狭窄等）和肠蠕动减少（主要由于小肠神经离断所致）等。

　　其临床表现为反复腹泻以及经久不愈的溃疡，常常发生于治疗不彻底或难治性急性排斥反应之后。纤维内窥镜可见移植小肠由于肌层增生与纤维化而明显增厚，肠蠕动迟缓，黏膜色泽苍白，常可见溃疡，多次的黏膜活检可见纤维化逐渐加重。

　　病理组织学上，黏膜层内小肠绒毛变短或消失，多数肠腺消失，残留的肠腺内可见淋巴细胞浸润，腺体上皮变性，核分裂相增多。黏膜固有层内不同程度的炎性细胞浸润，纤维组织增生等，黏膜下层内不同程度的炎性细胞浸润以及纤维化，严重的慢性排斥反应纤维化时可见黏膜下层肠道相关淋巴组织明显萎缩。动脉血管内膜增生甚至管腔闭锁形成移植小肠的慢性移植物血管病。

五、移植小肠的非排斥反应病变

（一）移植小肠缺血／再灌注损伤

移植小肠的缺血／再灌注损伤（ischemia-reperfusion injury，IRI）对术后移植小肠存活与功能发挥并不具有显著的影响，这可能是由于虽然小肠黏膜上皮对缺血等损伤较为敏感，但是同时小肠黏膜上皮也具有强大的再生与修复能力。IRI 损伤常见于小肠移植术后围手术期内，肠镜下主要表现为肠黏膜的肿胀、苍白，黏膜皱壁增宽。病理组织学变化主要累及表浅的小肠黏膜上皮，表现为小肠绒毛变短而低平、绒毛水肿、上皮与绒毛间质脱离或少数黏膜上皮脱落（图 6-9-7），固有层间质水肿，极少量淋巴细胞、浆细胞浸润，不出现小血管炎和隐窝上皮损伤，损伤邻近的上皮出现核分裂像等，这些轻微的损伤多数在术后 1~2 周后逐渐得以缓解。

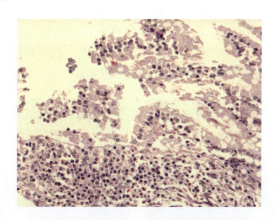

图 6-9-7 移植小肠缺血／再灌注损伤

图示移植小肠黏膜活检组织内小肠绒毛轻微水肿及少数黏膜上皮脱落 HE 染色 ×200

（二）感染

小肠移植后的感染问题较之其他移植器官更为突出，国际小肠移植登记处（IITR）统计资料显示感染占小肠移植术后受者死亡原因的 49%。小肠移植后感染发生率高的原因包括：（1）移植肠段是一种开放性器官，自身含有大量细菌及其他微生物；（2）移植术后大量长期的免疫抑制剂的应用使机体自身免疫功能明显下降；（3）小肠黏膜屏障功能因排斥反应等各种原因的损害导致细菌移位；（4）手术时间长、创伤大以及术后手术切口的引流、各种营养支持等需要留置腔静脉导管等均会增加感染的机会。

移植小肠的感染包括细菌、真菌以及病毒感染，其中 50% 为各种细菌感染，47% 为真菌感染，42.8% 为以巨细胞病毒为主的病毒感染。

1. 细菌和真菌感染 免疫抑制剂大量应用后肠道等部位条件致病菌的机会性感染，以及由于排斥反应等损伤导致肠道通透性改变，进而引起细菌移位造成肠源性感染，是小肠移植后细菌与真菌感染的两种主要原因。感染主要应与急性排斥反应进行鉴别诊断，组织学上可以通过观察炎性浸润细胞的类型以及发现真菌进行诊断，最准确的方法主要为术后小肠造口肠液以及血、痰、尿和引流液等检材定期的、多次的细菌与真菌培养，同时结合临床上是否已经根据细菌和真菌培养结果选用了针对性的敏感药物治疗、选用了合理的肠道去污方案以抑制条件致病菌的过度生长，以及术后是否尽早由肠外营养过度为肠内营养以促进肠道屏障功能的尽快恢复等以降低感染的可能，以帮助鉴别急性排斥反应与感染。

2. 病毒感染 小肠移植后病毒感染包括巨细胞病毒（cytomegalovirus，CMV）、EB病毒（Epstein-Barr virus，EBV）、腺病毒（adenovirus）以及单纯疱疹病毒（herpes simplex virus，HSV）感染等，其中CMV感染是最主要的病毒感染，CMV肠炎以及CMV肺炎是造成移植小肠失功能以及受者死亡的主要原因，而且小肠移植较其他器官移植具有更高的感染率。小肠移植后CMV感染一般发生于术后1~4月，80%的感染部位位于移植小肠。病理学上，移植小肠CMV感染的诊断主要依靠在黏膜活检组织中发现CMV病毒包含体（CMV inclusions），其主要位于小肠绒毛固有层毛细血管等血管的内皮细胞中，而黏膜上皮细胞内不多见。CMV感染可以合并有一定数量的中性粒细胞以及淋巴细胞浸润，而在黏膜糜烂以及溃疡表面也可见CMV包含体，但该部位一般少有浸润的炎性细胞。进一步的确诊可以进行CMV的免疫组织化学染色（图6-9-8）。

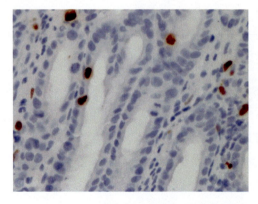 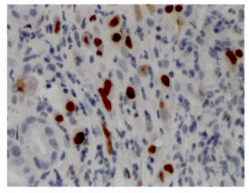

图6-9-8 移植小肠黏膜活检组织CMV病毒免疫组化染色阳性

图示黏膜上皮细胞胞核及胞浆呈CMV病毒阳性，×200

（三）重复活检

由于造瘘活检处肠段长度的限制，随着活检次数的增加，同部位重复活检的几率也相应增加。重复活检处黏膜局部常有浅表溃疡形成，或有炎性肉芽组织增生，炎症程度与周围黏膜不成比例，固有腺体减少或消失，局部的黏膜肌层排列紊乱或消失。

四、药物反应

移植小肠间质炎性细胞数量和种类改变与各种损伤因素密切相关。移植术后早期在缺血再灌注损伤期间间质炎性细胞以淋巴细胞浸润为主，在非急性排斥反应期，间质炎性细胞以浆细胞、嗜酸粒细胞为主，淋巴细胞明显减少，这主要与免疫抑制剂的应用有关。文献报道 Campath 1H 是一种人源化的 CD52 单克隆抗体，可以快速去除受者体内的淋巴细胞和单核细胞，CD52 对中性粒细胞和造血干细胞影响较小，而 FK506 则可以引起肠黏膜内浆细胞和嗜酸粒细胞的增加。

（李幼生　郭　晖）

参考文献：

[1] 中华医学会器官移植学分会. 小肠移植病理学临床技术操作规范（2019 版）. 器官移植，2019，10（5）：552-558.

[2] TZVETANOV I G, TULLA K A, D'AMICO G, et al. Living donor intestinal transplantation[J]. Gastroenterol Clin North Am, 2018, 47（2）：369-380.

[3] STANLEY K, FRIEHLING E, RANGANATHAN S, et al. Post-transplant lymphoproliferative disorder in pediatric intestinal transplant recipients：A literature review[J]. Pediatr Transplant, 2018, 22（5）：13211.

[4] REES M A, AMESUR N B, CRUZ R J, et al. Imaging of intestinal and multivisceral transplantation[J]. Radiographics, 2018, 38（2）：413-432.

[5] MATSUMOTO C S, SUBRAMANIAN S, FISHBEIN T M. Adult intestinal transplantation[J]. Gastroenterol Clin North Am, 2018, 47（2）：341-354.

[6] LAURO A, OLTEAN M, MARINO I R. Chronic rejection after intestinal transplant：where are we in order to avert it?[J]. Dig Dis Sci, 2018, 63（3）：551-562.

[7] GANOZA A, CELIK N, MAZARIEGOS G V. Intestinal re-transplantation：indications, techniques and outcomes[J]. Curr Opin Organ Transplant, 2018, 23（2）：224-228.

[8] CHI Z, MANGUS R S, KUBAL C A, et al. Multivisceral transplant is a viable treatment option for patients with non-resectable intra-abdominal fibromatosis[J]. Clin Transplant, 2018, 32（3）：13186.

[9] CELIK N, MAZARIEGOS G V, SOLTYS K, et al. Pediatric intestinal transplantation[J]. Gastroenterol Clin North Am, 2018, 47（2）：355-368.

[10] SOLTYS K A, BOND G, SINDHI R, et al. Pediatric intestinal transplantation[J]. Semin Pediatr Surg, 2017, 26（4）：241-249.

[11] RAWAL N, YAZIGI N. Intestinal transplant in children[J]. Pediatr Clin North Am, 2017, 64（3）：613-619.

[12] NAKAMURA H, HENDERSON D, PURI P. A meta-analysis of clinical outcome of intestinal transplantation in patients with total intestinal aganglionosis[J]. Pediatr Surg Int, 2017, 33（8）：837-841.

[13] NAGAI S, MANGUS R S, ANDERSON E, et al. Intestinal graft failure：should we perform the allograft enterectomy before or with retransplantation?[J]. Transplantation, 2017, 101（2）：411-420.

[14] LOO L, VRAKAS G, REDDY S, et al. Intestinal transplantation：a review[J]. Curr Opin Gastroenterol, 2017, 33（3）：

203-211.

[15] LAURO A，PANARO F，IYER K R. An overview of EU and USA intestinal transplant current activity[J]. J Visc Surg，2017，154（2）：105-114.

[16] LAURO A，MARINO I R，IYER K R. Pre-emptive Intestinal Transplant：The Surgeon's Point of View[J]. Dig Dis Sci，2017，62（11）：2966-2976.

[17] KIM H S，YOO Y S，LEE M D，et al. Experiences of living donors for small bowel transplantation[J]. Transplant Proc，2017，49（5）：1138-1141.

[18] HUARD G，SCHIANO T，MOON J，et al. Choice of allograft in patients requiring intestinal transplantation：a critical review[J]. Can J Gastroenterol Hepatol，2017，2017：1069726.